HISTOLOGIE DER HAUTKRANKHEITEN

DIE GEWEBSVERÄNDERUNGEN IN DER KRANKEN HAUT UNTER BERÜCKSICHTIGUNG IHRER ENTSTEHUNG UND IHRES ABLAUFS

VON

DR. MED., DR. MED. OSCAR GANS

ORD. PROFESSOR DER DERMATOLOGIE,
DIREKTOR DER KLINIK UND POLIKLINIK FÜR HAUT- UND GESCHLECHTSKRANKHEITEN
AN DER UNIVERSITÄT FRANKFURT A. MAIN

UND

DR. MED. GERD-KLAUS STEIGLEDER

PRIVATDOZENT DER DERMATOLOGIE,
OBERARZT DER UNIVERSITÄTS-HAUTKLINIK FRANKFURT A. MAIN

ERSTER BAND

NORMALE ANATOMIE UND ENTWICKLUNGSGESCHICHTE LEICHENERSCHEINUNGEN DERMATOPATHIEN · DERMATITIDEN I

MIT 258 MEIST FARBIGEN ABBILDUNGEN

ZWEITE AUFLAGE

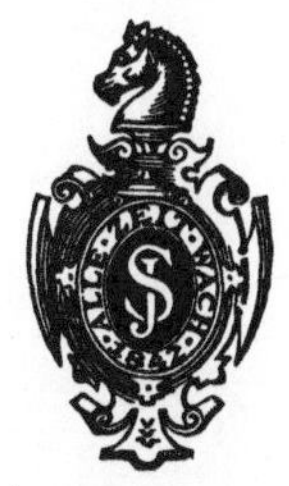

SPRINGER-VERLAG BERLIN HEIDELBERG GMBH

ISBN 978-3-642-49522-9 ISBN 978-3-642-49812-1 (eBook)
DOI 10.1007/978-3-642-49812-1

URSPRÜNGLICH ERSCHIENEN BEI SPRINGER-VERLAG OHG. IN BERLIN, GOTTINGEN AND HEIDELBERG 1955
SOFTCOVER REPRINT OF THE HARDCOVER 2ND EDITION 1955

IN MEMORIAM

KARL HERXHEIMER

GEB. 26. 6. 1861 IN WIESBADEN

GEST. 6. 12. 1942 IN

THERESIENSTADT

Vorwort zur zweiten Auflage.

Die erste Auflage war bereits vor dem letzten Kriege vergriffen. Dieser Krieg, und alles, was zu ihm führte und ihm folgte, ist die Ursache für das verzögerte Erscheinen dieser zweiten Auflage: ein Menschenalter nach dem Erscheinen der ersten Auflage und — wie ein eigenartiger Zufall es will — zwei Menschenalter nach dem Erscheinen von UNNAs „Histopathologie der Haut" im Jahre 1894.

In den verflossenen 30 Jahren hat die Erforschung der Dermato-Histo-Pathologie einen großen Aufschwung genommen. Jedoch gestattet der Stand unseres Wissens — genau wie damals — auch heute keine wirklich befriedigende Einteilung. Genau wie damals bestehen über die Zugehörigkeit so manchen Krankheitsbildes zu dieser oder jener Gruppe noch Meinungsverschiedenheiten, zumal es sich oft nicht um eine einzige, sondern um einen Komplex von Ursachen handelt; ganz abgesehen davon, daß die gleichen histologischen Bilder — ebenso wie die klinischen — durch verschiedene Ursachen hervorgerufen werden können. Man kann sich oft dem Eindruck nicht verschließen, daß wir zwar mehr Einzelheiten wissen, daß dieses Mehrwissen jedoch das Bild wohl bunter, aber nicht verständlicher gemacht hat. Trotzdem hat sich die Einteilung des Wissensstoffes auf kausal-genetischer Grundlage bewährt.

Mit der Zunahme unserer Kenntnisse ist die differentialdiagnostische Auswertung erheblich schwieriger geworden. Die manchem Untersucher so sicher begründet erscheinende histologische Diagnostik bedarf heute mehr denn je der Kenntnis des klinischen Befundes. Und andererseits — und das gilt namentlich für die Tumordiagnostik — muß man sich immer vor Augen halten, daß das zufällig Untersuchte histologisch ein ganz anderes Bild zeigen kann als das, was an anderer Stelle anzutreffen ist. Eine zuverlässige histo-pathologische Diagnostik setzt daher die Untersuchung möglichst mehrerer verdächtiger Gewebsteile voraus.

Infolge des größeren Interesses an histo-pathologischer Arbeit hat die Zahl der einschlägigen Veröffentlichungen sich erheblich vermehrt und auch wichtige Ergebnisse gezeitigt, die in unserer Bearbeitung berücksichtigt werden mußten. Der Umfang des Bandes mußte sich daher vergrößern. Daß dies nicht noch mehr der Fall war, ist nur möglich gewesen durch rücksichtsloses Ausmerzen veralteter oder überholter Vorstellungen. Wesentliche Befunde wurden jedoch auch dann beibehalten, wenn sie wenig aktuell erschienen.

Zahlreiche Autoren haben unsere Arbeit durch Übersendung von Sonderdrucken, histologischen Präparaten bzw. Photos erleichtert. Ihnen allen sei auch an dieser Stelle verbindlichst gedankt.

Eine sehr große Zahl von Krankheitsdarstellungen mußte vollständig umgearbeitet werden. Die Zahl der Abbildungen hat sich auf 258 erhöht; außerdem ist eine Reihe alter Abbildungen durch neue ersetzt worden. Eine sorgfältig ausgeführte farbige Zeichnung erweist sich — abgesehen von der Darstellung einzelner Feinstrukturen — der Histophotographie immer noch überlegen.

An einigen Stellen wird der Leser Änderungen bzw. Umstellungen in der Einordnung finden, die sich durch die Anpassung an neuere Auffassungen über die Pathogenese bestimmter Hautkrankheiten ergeben. Im übrigen hat sich in der Darstellung nichts geändert. Beibehalten wurde insbesondere auch die kurze einführende Erörterung der Klinik sowie die abschließende der Pathogenese; beides hat sich für Studierende und Forscher in gleichem Maße bewährt.

Der zweite Band wird voraussichtlich im Laufe des Winters folgen.

Der dritte Band, „Die allgemeine Histo-Pathologie der Haut", erscheint in den vom Verlag Springer geplanten Ergänzungsbänden zum JADASSOHNschen „Handbuch der Haut- und Geschlechtskrankheiten".

Frankfurt a. M., Januar 1955.

OSCAR GANS
GERD-KLAUS STEIGLEDER.

Vorwort zur ersten Auflage.

Die medizinische Forschung strebt von der morphologischen Einzelarbeit mehr und mehr den großen Zusammenhängen zu, in der Hoffnung, auf diesem Wege das Wesen der krankhaften Veränderungen besser zu verstehen. Dieses Verständnis wird jedoch nie ohne Berücksichtigung der morphologischen Einzeltatsachen zu erreichen sein, wie sie in zahlreichen Befunden niedergelegt sind. Für die Dermatologie galt es sie kritisch sichtend zu einer „Histologie der Hautkrankheiten" zu verschmelzen und so ein Gesamtbild der krankhaften Gewebsveränderungen der Haut zu schaffen.

Mein Weg war damit grundsätzlich ein anderer als jener, der P. G. UNNA — auf dessen Anregung dieses Buch entstand — zu seiner „Histopathologie der Hautkrankheiten" (Berlin 1894) geführt hatte. Er konnte im wesentlichen die Ergebnisse eigener Untersuchungen zugrunde legen, ein Unternehmen, das bei der heutigen Ausdehnung unserer Kenntnisse weder möglich noch zweckmäßig erscheint. Jetzt mußte die eigene Stellungnahme stärker zurücktreten und naturgemäß wurde auch eine viel weitgehendere Loslösung von jenem grundlegenden Werke erforderlich, als dies ursprünglich beabsichtigt war. Trotzdem kann die eigene Auffassung nie völlig ausgeschaltet werden.

Wie stets in der Dermatologie, machte auch hier die Einteilung des Stoffes große Schwierigkeiten. Eine Betrachtung nach lediglich morphologischen Gesichtspunkten kommt heute nicht mehr in Frage. Es konnte sich daher nur um eine Einteilung auf kausalgenetischer Grundlage handeln. Die Vorarbeiten, die hier von pathologisch-anatomischer Seite, dann aber, in sinngemäßer Durchführung dieser Gedankengänge auch von dermatologischer Seite, zielbewußt erstmalig von ROST in seiner „Einleitung der Hautkrankheiten auf kausalgenetischer

Grundlage" geleistet worden sind, Grundsätze, denen schon vorher JESIONEK in seiner „Biologie der Haut" Rechnung getragen hat, mußten richtunggebend sein. — Der heutige Stand unseres Wissens gestattet jedoch keine wirklich befriedigende Einteilung. Dies um so weniger, als über die Zugehörigkeit so manchen Krankheitsbildes zu dieser oder jener Gruppe Meinungsverschiedenheiten bestehen und es sich oft nicht um eine einzige, sondern um einen Komplex von Ursachen handelt. Auf alle Fälle scheint mir aber eine Anordnung nach ätiologischen Gesichtspunkten vor der nach morphologischen den Vorteil zu besitzen, daß sie die Frage nach dem *Wesen der Hautkrankheiten* — dieser Grundlage jeglicher Krankheitserkenntnis — mehr in den Vordergrund rückt. Der Bedeutung dieser Frage habe ich auch dadurch Rechnung getragen, daß der ausführlich gehaltenen Schilderung der geweblichen Veränderungen und ihrer Verwertung in der Differentialdiagnose ein kurzer Abschnitt über die formale und kausale Genese angeschlossen wurde.

Die pathologische Histologie, als eine rein beschreibende Wissenschaft stets darauf angewiesen, bestimmte augenblickliche Zustandsbilder festzulegen, ist an sich kaum berechtigt, formale oder gar kausalgenetische Richtlinien aufzuzeichnen. Während sie die letzteren überhaupt nur in engem Zusammenwirken mit der ätiologischen Forschung andeuten kann, vermag sie den ersteren nachzuspüren, wenn ihr nur eine hinreichende Zahl von Augenblicksaufnahmen zu Gebote steht, mit anderen Worten, wenn sie einen Krankheitsablauf in seiner ganzen Entwicklung von Zeit zu Zeit im Mikroskop festhalten kann. Die Dermatologie ist wie kaum ein anderer Zweig der Medizin in der glücklichen Lage, dies durchzuführen zu können. Daher ist wenigstens eine kurze Darstellung der Pathogenese versucht worden.

Dankbar gedenke ich der wohlwollenden Ratschläge und Unterstützung der Herrn Prof. L. ASCHOFF-Freiburg und E. HOFFMANN-Bonn, sowie der tatkräftigen Förderung, welche mir von seiten vieler Forscher zuteil wurde. Sie haben mir wertvolle Gewebsschnitte in entgegenkommendster Weise zu Prüfungs- und Vergleichszwecken zur Verfügung gestellt. Die Herkunft derartiger Abbildungen ist an entsprechender Stelle vermerkt.

Zu ganz besonderem Dank verpflichtet bin ich auch meinem hochverehrten Lehrer, Herrn Prof. BETTMANN, der die Durchführung meiner Arbeit in jeder Hinsicht unterstützt und mit seiner reichen Erfahrung gefördert hat.

Die Abbildungen sind von Frl. KÄTE HADLICH größtenteils nach Gewebsschnitten meiner Sammlung meisterlich und naturgetreu wiedergegeben; wo fremde benutzt wurden, sei es aus Mangel an geeigneten eigenen, sei es aus Ersparnisgründen mit Rücksicht auf bereits veröffentlichte Bildstöcke, ist die Herkunft stets beigefügt. Unterschiede in Untersuchungsergebnissen histologischer Gewebsveränderungen kommen vielfach daher, daß beliebig herausgeschnittene Hautstückchen beschrieben sind, ohne Angabe des klinischen Befundes, des Sitzes und des Zeitpunktes der Erkrankung, zu dem sie entnommen wurden. Ich war bemüht, diese Fehler zu vermeiden und habe daher der Beschriftung der Abbildungen möglichst genaue diesbezügliche Angaben hinzugefügt.

Der zweite Band wird voraussichtlich im nächsten Frühjahre erscheinen. Er enthält als Abschluß der Dermatitiden die akuten Exantheme und Dermatomykosen; ferner die Dermatozoonosen, die übertragbaren lokalen Gewebsneubildungen, die angeborenen Entwicklungsstörungen der Haut und anschließend die echten Geschwülste.

Der dritte Band, die allgemeine Histopathologie der Haut umfassend, erscheint im Rahmen des Handbuchs der Haut- und Geschlechtskrankheiten.

Die Arbeit brachte mir vielerlei Anregung, der nachzugehen die gebotene straffe Durchführung nicht erlaubte. Manch eigener Gedanke und Plan mußte daher unausgeführt bleiben. Doch dieses Opfer wird nicht vergeblich gebracht sein, wenn das Buch seinen Zweck erfüllt.

Heidelberg im Juni 1925.

Oscar Gans.

Inhaltsverzeichnis.

I. Anatomie und Entwicklungsgeschichte.

Die Haut des Menschen (Integumentum commune) wird primär aus einer Verbindung des ektoblastischen Epidermisblattes mit dem Cutisblatt, das aus dem parietalen Mesoblast der Urwirbel hervorgeht, gebildet. Das Epidermisblatt trägt die Mutterzellen der Epidermis und ihrer Anhangsorgane; anfangs einschichtig, scheidet es sich sehr früh in eine Grund- und Deckschicht: das Stratum germinativum s. basale und das Periderm, die auf einer gemeinsamen Membrana limitans prima aufsitzen (BONNET).

Das *Periderm*, die äußerste Schicht der embryonalen Epidermis, besteht aus mehr oder minder abgeflachten Zellen, die etwa vom 2. Schwangerschaftsmonat ab unter Neubildung kleinerer, aber sonst ganz ähnlicher Zellen — der ersten Anlage des bleibenden Stratum corneum — vom Stratum basale her nach und nach abgestoßen werden und mit zur Bildung der Vernix caseosa dienen.

Das *Stratum germinativum*, die Keimschicht, besteht aus einer niedrigen, anfangs einreihigen Zellage, die sich sehr bald in eine aus Zylinderzellen aufgebaute Basalschicht und eine aus polygonalen, unregelmäßig geformten Zellen gebildete Intermediärschicht scheidet. Diese Intermediärschicht nimmt an Ausdehnung mehr und mehr zu und übertrifft mit dem Ende des Fetallebens als Stratum spinosum (Stachelschicht) alle anderen Strata an Ausdehnung. Schon vorher, um den 7. Fetalmonat herum, kommt es in den obersten Zellagen des Stratum spinosum allgemein zur Bildung eines zunächst einschichtigen Stratum granulosum (granulierte Schicht); seine Zellen enthalten, in der Peripherie weniger als in Kernnähe, Keratohyalin (WALDEYER), dessen Entstehung aus Kernsubstanz heute allgemein angenommen wird. Im Zusammenhange hiermit scheint auch die von CONE festgestellte starke Vermehrung des sichtbaren Fettes im Stratum granulosum gleichzeitig mit dem Auftreten degenerativer Veränderungen am Kern und dem Beginn der Keratohyalinbildung beachtenswert. Um dieselbe Zeit lassen sich auch die ersten Anzeichen der definitiven Verhornung feststellen; es besteht demnach ein zeitlicher Parallelismus in dem Auftreten des Keratohyalins und dem Beginn der Verhornung, ohne daß man deshalb von einer direkten Abhängigkeit der letzteren von der ersteren sprechen könnte (UNNA). Schon vorher, vom 5. Fetalmonat an (LEDERMANN), findet sich regelmäßig Fett in den tieferen Epithelschichten.

An der fertig ausgebildeten *Hornschicht* läßt sich neben dem Stratum granulosum, dessen Zellen reichlich Fett in feinster, gleichmäßig über den ganzen Zelleib verteilter Form enthalten, noch ein *Stratum lucidum* und ein *Stratum corneum* unterscheiden. Ersteres enthält, am reichlichsten in Handteller und Fußsohle, eine als Eleidin bezeichnete, nach CILIANO chemisch aus Albumin bestehende, meist in dicklicher Tropfenform in den Zellen auftretende Substanz; die Membran dieser Zellen besteht bereits aus fertigem Keratin (UNNA). Das Stratum lucidum zerfällt chemisch in zwei verschiedene Schichten, die infrabasale, glykogenhaltige und die basale, ölsäure- und eleidinhaltige. Auf das Stratum lucidum, das bei gewöhnlicher Färbung als gleichmäßig leuchtender heller Streifen erscheint, folgt das *Stratum corneum*, welches nur noch aus völlig verhornten, kernlosen Zellen besteht, in denen sich eine Fettart nachweisen läßt, die RABL aus dem Eleidin ableitet und WEIDENREICH daher als Pareleidin bezeichnet. In der Hornsubstanz haben UNNA und GOLODETZ (Mh. 44, 47) ein Keratin A und Keratin B unterschieden, von denen das erstere in starken Säuren unlöslich, das zweite dagegen löslich sei. Den Verhornungsvorgang möchte UNNA durch Einwanderung bestimmter Aminosäuren aus dem Innern der Zelle in die Außenwand nach partieller Verdauung des Zellinnern erklären. Es dürfte nach neueren Untersuchungen sich bei der Verhornung nicht um einen einfach passiven Zelluntergang handeln, sondern um eine ganz spezifische Leistung der Epidermiszellen (ZEIGER, STEIGLEDER). Nach Auffassung von MACLEOD und MUENDE sind die Hornzellen die höchstdifferenziertesten der Epidermis. MEIROWSKY sieht neuerdings wieder im dem Keratohyalin ein Prokeratin.

Die Zellen des vollentwickelten *Stratum germinativum* haben in dem dem Papillarkörper unmittelbar aufsitzenden Stratum basale die Form schlanker Zylinderzellen und sind mit dem Papillarkörper durch zahlreiche feine Fortsätze „Wurzelfüßchen“ verbunden. Daneben lassen sich in den Zellen der Keimschicht auch noch zahlreiche feinere und gröbere Protoplasmafasern feststellen, von denen die letzteren als HERXHEIMERsche Spiralen bekanntgeworden sind. Die Basalzellen sind auch in erster Linie die Träger der Pigmentkörnchen (Melanin) der Epidermis, die nur bei starker Pigmentierung sich über das Stratum basale hinaus bis in das Stratum corneum hinauf vorfinden. Nach neuesten Untersuchungen sind vielleicht die Basalzellen nicht einmal Träger von Pigment. Dies liegt vielmehr unter Umständen ausschließlich in den Melanodendrocyten, früher als Melanoblasten bezeichnet, und deren polypenarmartigen Fortsätzen (BECKER, FITZPATRICK und MONTGOMERY). Wenn auch diese Auffassung vorläufig noch nicht als sicher anzusehen ist, dürfte es erwiesen sein, daß die pigmentbildenden Zellen ausschließlich von der sog. Neuralleiste in die Haut einwandern. Fett findet sich sowohl inter- wie intracellulär, hier meist in nächster Nähe der Kerne, wo der GOLGI-Apparat zu suchen sein dürfte. In dem über der Basalschicht gelegenen *Stratum spinosum* nehmen die Zellen eine erst kubische, dann flacher werdende Gestalt an. Sie liegen nicht unmittelbar aneinander, sondern lassen zwischen sich kleinste, der Lymphzirkulation dienende Spalträume (Intercellularlücken) bestehen, die auch ins Stratum basale hinabreichen. Die Zellen sind miteinander durch feinste Ausläufer der Zellmembran, die als Stacheln erscheinenden Intercellularbrücken, verbunden. (Diese Ansicht UNNAS wird allerdings von den meisten Forschern nicht geteilt. Man hält die Stacheln heute nicht mehr für Membranfortsätze, sondern für sog. Epithelfasern; den Zellen spricht man höchstens ein Oberflächenhäutchen zu.) Der Fettgehalt findet sich hier in gleicher Verteilung, jedoch in erheblich geringerer Menge und Größe der einzelnen Fetttropfen. Glykogen findet sich in den Zellen des Stratum spinosum, besonders in der Umgebung von Follikelmündungen (MONTAGNA, CHASE und HAMILTON).

Die *Grenze* zwischen *Epidermis* und *Cutis* wird durch ein kompliziertes Leisten- und Furchensystem gebildet, welchem die im mikroskopischen Schnitt vielfach fälschlicherweise „Retezapfen“ genannten Epidermisleisten (Drüsenleisten BLASCHKOS) und Falten und die zwischen ihnen liegenden, im Vertikalschnitt den Papillen entsprechenden Cutisleisten die Hauptgestaltung verleihen. In jüngster Zeit ist durch die Arbeiten von HORSTMANN das Interesse auf die Struktur der Epidermisunterfläche gelenkt worden. Die Papillen sind den Hautanhangsgebilden in einer ganz charakteristischen Weise zugeordnet, so daß sich immer wiederholende Motive entstehen. Wird diese Zuordnung gestört, ist eine Rückbildung ad integrum nicht mehr möglich. Wo die Hautanhangsgebilde fehlen, ist der Aufbau der Epidermisunterfläche ein völlig anderer. Es finden sich einfache wirbelähnliche Figuren. Die eigentliche Grenze zwischen Epidermis und Cutis wird durch ein enges Geflecht argentophiler Fasern gebildet, die *Verfilzungszone* von FRIEBOES. Die Basalzellen sind mit feinen cytoplasmatischen Füßen in dieser Schicht verankert. In der MCMANUS-HOTCHKISS-Färbung zeigt sich ein feiner Grenzstreifen zwischen Epidermis und Cutis, der aus Polysacchariden, aber nicht aus Hyaluronsäure, Glykogen oder einem anderen extrahierbaren Glykoprotein besteht (STOUGHTON und WELLS).

An dieser Stelle sei kurz auf die von FRIEBOES *vertretene Auffassung* hingewiesen, nach welcher die ganze Epidermis als ein Protoplast angesehen wird, dessen Kerne in einem Faserkorb aus Epithelfasern liegen. Dieses Fasergerüst soll aber nicht ektodermaler Herkunft sein, sondern das Produkt mesenchymaler Mutterzellen im Verbande der Epidermis. Es steht mit dem subepithelialen, genetisch gleichen, aber anders „imprägnierten“ Fasersystem in ununterbrochener Verbindung. Dieser Zusammenhang ist nur deshalb möglich, weil die Basalmembran als eine eng verfilzte Faserschicht angesehen wird. Wenn diese Auffassung auch in vielem unserer herkömmlichen Ansicht widerspricht — namentlich läßt sie sich mit der Entwicklungsgeschichte der Haut schwer vereinbaren —, so fördert sie doch andererseits theoretisch unser Verständnis für Fragen der Festigkeit und der Ernährung der Epidermis. Indessen haben mehrere Nachprüfungen (W. J. SCHMIDT, SCHAPIRO, HOEPKE und in letzter Zeit ODLAND u. a.) FRIEBOES’ Ansicht bisher nicht bestätigen können. Es scheint sich bei der Verfilzungszone vielmehr um ein Geflecht argentophiler Fasern ohne freie Endigungen zu handeln, die mit den Epithelfortsätzen in Verbindung stehen könnten.

Von den *Anhangsgebilden* der Haut wird das *Haar* als *Haarkeim* gegen Ende des dritten Monats in Form einer verdickten Epidermisplatte und einer darunter liegenden Zellverdichtung der Cutis angelegt. Als „Haarvorkeim" bezeichnen einige Autoren (PINKUS) eine umschriebene Zellvermehrung, die in der dreischichtigen Epidermis eintritt, ohne daß schon Coriumveränderungen sichtbar sind. Aus dem Cutisanteil des Haarkeims gehen der bindegewebige Haarbalg und seine Papille hervor, während aus der Epidermisplatte das Haar und seine epidermalen Scheiden entstehen. Der Haarkeim vergrößert sich durch Proliferation der Epidermiszellen, die unter gleichzeitiger Vermehrung der Zellen in der Cutis zapfenartig in diese einwachsen. Das Zentrum der Cutiszellenanhäufung dringt in den Epidermiszapfen vor, stülpt diesen ein und führt so zur Ausbildung der Haarpapille. Unterdessen haben die Zellen des Stratum basale sich palisadenartig senkrecht zur Membrana limitans prima gestellt und so die Anlage der äußeren Wurzelscheide gebildet. Gleichzeitig führen sie durch vermehrte Zellproliferation seitlich zur Entstehung von zwei Wülsten, von denen der obere sich weiterhin zur Talgdrüse, der untere zum Haarbett entwickelt. Über der Papille, die bereits sehr frühzeitig Blutgefäße erhält, kennzeichnet in diesem Stadium eine stärkere Ansammlung von Epidermiszellen den primitiven Haarkegel, aus dem weiterhin unter ständigem Längenwachstum die Zellen des Haares, die innere Wurzelscheide mit der äußeren HENLEschen und inneren HUXLEYschen Schicht hervorgehen. Das fertige, zunächst von der inneren Wurzelscheide umhüllte Haar, Scheidenhaar, durchbricht gegen Ende des 5. Schwangerschaftsmonats die Epidermis.

Das auf diese Weise entstehende primäre Haarkleid, Wollhaarkleid, Lanugo, macht gegen Ende der Embryonalzeit oder auch nach der Geburt dem aus derberen Haaren bestehenden sekundären Haarkleid Platz. Herabgesetzte Ernährung und Ablösung vom Keimlager sind die Vorboten des späteren Haarausfalls; das abgestorbene Haar wird rein mechanisch oder durch das nachwachsende Ersatzhaar aus dem Haarbalg entfernt. Dieses Ersatzhaar bildet sich aus dem Keimlager der Papille in der gleichen Weise wie das primäre Haar.

Der *Nagelbildung* geht gegen Ende des 3. Monats als „primäres Nagelfeld" (v. KOELLIKER) eine Epidermisverdickung voraus, die auf dem Dorsum der distalen Phalanx auftritt. Dieses Nagelfeld, gegen den hinteren und seitlichen *Nagelwall* durch eine seichte Einsenkung, den Nagelfalz, abgegrenzt und distalwärts in eine querverlaufende verdickte Epidermispartie, das *Sohlenhorn*, auslaufend, zeigt als erstes Anzeichen des bleibenden Nagels ein wurzelloses Hornplättchen, den *Vornagel*, der völlig vom Periderm, hier Eponychium genannt, und dem Stratum intermedium verdeckt wird. Während der Vornagel sich flächenhaft nach den Seiten und namentlich proximal ausdehnt, beginnt vom hinteren Nagelfalz und dem Nagelbett ausgehend ohne Keratohyalinbildung eine Verhornung (Onychisation) der Zellen des Stratum germinativum, die sich zum bleibenden Nagel auswächst. Dieser durchbricht bei weiterem Wachstum das Eponychium, nimmt bei dem Vorschreiten des Verhornungsprozesses den Vornagel in sich auf und überwächst schließlich auch das zum Nagelsaum reduzierte Sohlenhorn, während das Eponychium dauernd als schmaler Saum bestehenbleibt. Der *fertige* Nagel ruht auf dem aus Corium und Epithel gebildeten Nagelbett. Dieses, mit dem seitlich angrenzenden Nagelwall eine Rinne, den Nagelfalz, bildend, endet nach hinten in einer tieferen Rinne, der Nagelwurzel. Das Epithel des Nagelbettes, Stratum germinativum unguis, entspricht dem der übrigen Epidermis und bedeckt das zu zarten und groben Längsleisten umgeformte Corium. Das Stratum corneum bildet den eigentlichen Nagel, behält aber seinen Kern. An der Wurzel hat das Corium hohe, stärker ausgebildete Leisten, die an Papillen erinnern.

Die *Talgdrüsen* werden am Ende des 4. Fetalmonats zunächst als eine bei der Haarentwicklung bereits erwähnte hintere und seitliche Ausbuchtung der Zellen des Haarkegels in Form eines Wulstes angelegt. Dieser Wulst sendet seitliche Sprossen aus, deren Zellen denjenigen der äußeren Wurzelscheide des Haares, von denen sie ja abstammen, zunächst völlig gleichen. Alsbald kommt es jedoch in den zentralsten Zellgruppen dieser Sprossen zum Auftreten feinster Fettkörnchen, und damit ist die Talgdrüse als solche angelegt, da sie sich hieraus durch die Entwicklung alveolärer Drüsenbläschen allmählich zur fertigen Talgdrüse weiterentwickelt.

Die ausgebildete Talgdrüse besteht aus einem aus geschichtetem Plattenepithel aufgebauten Ausführungsgang, der unter allmählicher Verminderung seiner Schichten in das

Drüsenepithel übergeht. Die Drüse selbst besteht aus einem Kranz äußerer, niedrigerer kubischer Zellen, denen nach innen hin größere, bereits der Verfettung mehr oder weniger anheimgefallene Zellen folgen. Die völlig verfettenden Zellen bilden den Hauttalg.

Neben diesen an die Haarentwicklung gebundenen Talgdrüsen kommt es an manchen Stellen des Körpers (Vorhaut, Glans, Labia minora, roter Lippensaum, Wangenschleimhaut) zum spontanen Auftreten von Talgdrüsen, deren Entstehung jedoch auf rudimentäre Haaranlagen zurückgeführt werden kann.

Die *Schweißdrüsen* treten nach v. KOELLIKER im 5. Schwangerschaftsmonat in Form feiner solider, senkrecht in die Cutis eindringender Zapfen des Stratum germinativum auf, die an ihrem blinden Ende kolbig aufgetrieben sind. Im 7. Monat kommt es nach entsprechendem Längenwachstum zum Auftreten der bekannten korkzieherartigen Windungen, den späteren Ausführungsgängen der Schweißdrüsen. Im blinden Ende des Epithelstranges treten gleichzeitig intercelluläre Spalten auf, die durch stärkere Sekretion sich allmählich zum Drüsenlumen erweitern, während gleichzeitig eine knäuelartige Anlage entsteht: die Schweißdrüse, deren Mündung sich erst später mit dem Lumen des Drüsenschlauches zum Ausführungsgang verbindet.

Die fertige Schweißdrüse besteht aus einem vielfach gewundenen Rohr. Seine Wandung wird von einer einfachen Lage je nach dem Füllungszustand niedrigkubischer bis hochzylindrischer Drüsenzellen gebildet, die zum Teil eigentümliche nach GRAM färbbare Granula enthalten; ferner aus einer Schicht aus dem Epithel hervorgehender, glatter Muskelelemente und aus einer Membrana propria. Die Wandung des Ausführungsganges besteht aus mehrreihigen kubischen Zellen, die von einer feinen Membrana propria und von längs verlaufenden Bindegewebsbündeln umgeben sind.

Die Schweißdrüsen sind über die ganze Haut mit Ausnahme der Glans penis und der Innenfläche der Vorhaut verbreitet; besonders reichlich finden sie sich an Handteller und Fußsohle. Sie kommen beim Menschen in zwei verschiedenen Formen vor. Eine kleinere Drüsenart ist fast über die ganze Haut verstreut, während eine zweite, größere nur in der Achselhöhle, an den Warzenhöfen, in der Genital- und Analgegend vorkommt. Nach SCHIEFFERDECKER sondern die kleineren (ekkrinen) Drüsen durch ihren Epithelbelag ihr wäßriges Sekret, den Schweiß, einfach ab, während bei den größeren (apokrinen) gleichzeitig das Drüsenepithel teilweise abgestoßen wird. Die Schweißdrüsen, apokrine und ekkrine, enthalten reichlich Glykogen, außerdem noch eine sich wie Glykogen färbende, aber gegen Diastase resistente Substanz. Glykogen liegt hauptsächlich an der Basis der Zelle, die andere Substanz im entgegengesetzten Abschnitt. Da Glykogen nur selten in das Lumen sezerniert wird, ist es möglicherweise hier nur ein intermediäres Produkt. Außerdem sind in beiden Drüsentypen reichlich doppelbrechende und nicht doppelbrechende Lipoide enthalten. Die apokrinen Drüsen sollen außerdem manchmal eisenhaltige Substanzen und mehr alkalinische Phosphatase als die ekkrinen enthalten.

Das aus dem parietalen Mesoblast der Urwirbel hervorgehende, sehr zellreiche *Corium* läßt zunächst deutlich seine segmentierte Anlage erkennen. Corium und Stratum germinativum sind anfänglich aus sehr ähnlichen Gewebselementen aufgebaut, ebenso läßt sich eine Trennung in eigentliche Cutis und subcutanes Bindegewebe erst vom 3. Monat an feststellen; sie ist im 6. völlig durchgeführt. Zu diesem Zeitpunkt besteht die *Tela subcutanea* neben den Bindegewebsfasern aus zahlreichen rundlichen und sternförmigen Bindegewebszellen sowie kleinen Fettzellanlagen, während das eigentliche Corium schwächere Bindegewebsfaserentwicklung, aber charakteristische spindelförmige Zellen enthält. Die Trennung in *Papillarkörper* und *Stratum reticulare* tritt noch später ein (Ende des 6. Monats). Das fertige Corium besteht neben den zelligen Elementen im wesentlichen aus kollagenem Bindegewebe (Kollagen), das wiederum aus den kollagenen Fasern und der sog. Grundsubstanz besteht und das in wechselnder Stärke von elastischen Fasern (Elastin) durchzogen wird. Die Elastica zerfällt in ein feines oberflächliches und ein tiefes, gröberes Netz. Außerdem finden wir argentophile Fasern, aus denen sich die kollagenen Fasern aufbauen sollen.

Die Cutis ist der Träger der Ernährungs- und Innervationsorgane der Epidermis; aus ihr geht die glatte Muskulatur hervor. Die Entwicklung der Hautnerven ist nur an sehr wenigen Stellen erforscht; die Gefäße finden sich schon frühzeitig in Form weiter, mit einem einfachen Endothel ausgekleideter Hohlräume vor.

An der *fertig ausgebildeten* kindlichen Haut läßt sich deutlich ein tiefes, cutanes und ein oberflächlich gelegenes, subpapillares *Gefäßnetz* erkennen. Das erstere verläuft der Oberhaut parallel und versorgt unter starker Anastomosenbildung das Fettgewebe und die Knäueldrüsen. Aus ihm senkrecht aufsteigende Äste bilden das subpapillare Gefäßnetz, welches feinste, nicht miteinander anastomosierende Arterienästchen, Endarterien, in die Papillarleisten hineinschickt. Dieses oberflächliche Gefäßnetz umspinnt auch die Talgdrüsen und Haarbälge in einem äußerst feinen und weitverzweigten Netzwerk. Arteriovenöse Anastomosen sollen in der Haut vorkommen.

Die *Lymphgefäße* bilden ebenfalls zwei Gefäßnetze, von denen das feinere im Papillarkörper, das gröbere im subcutanen Bindegewebe liegt.

Die *Nerven*versorgung erfolgt von echten Nervenzellen bzw. von einem daraus hervorgehenden Geflecht markhaltiger Nervenfasern des subcutanen Bindegewebes aus, das, nach oben sich weiter verästelnd, schließlich an der Basis des Papillarkörpers in Faserbündel und einzelne Fasern aufgelöst wird, die frei oder als Nervenendkörperchen auftreten und bis unmittelbar unter die Hornschicht hinaufreichen. Die Langerhansschen Zellen sind nach Ferreira-Marques nur durch Vergoldung imprägnierbar. Sie stellen nach ihm ein *Systema sensitivum intraepidermicum* dar und dienen vielleicht der Rezeption des sog. hellen Schmerzes. John hat in der Epidermis einen neuen Zelltyp beschrieben, die „Stalagmozyten". Diese lassen sich nur in silberimprägnierten dicken Schnitten darstellen. Diese Zellen konnten ebenfalls von Ferreira-Marques beobachtet werden.

Die Funktion dieser Zelltypen läßt sich bisher nur vermuten, ein Zusammenhang mit Feyrters „intercalären Zellen" wird erwogen (Wiedmann). Neben den mit freien und mit einer Kapsel versehenen Nervenendigungen in der Haut, wie Meissnersche Tastkörperchen, Vater-Pacinische Körperchen usw., finden sich noch die von Pinkus entdeckten Haarscheiben. Diese sind circumscripte, stark innervierte Bezirke der behaarten Haut, welche aus einer Kuppe eigentümlich modifizierten Epithels und aus einer Cutispapille bestehen und fast über den ganzen Körper verbreitet sind. In den letzten Jahren findet das „nervöse Terminalreticulum" (Stöhr, John, Ormea) auch in der Haut eine immer größere Beachtung.

An *zelligen Elementen* finden sich in der normalen Cutis neben den Fibroblasten noch Mastzellen und außerdem die Histiocyten, die zu dem reticuloendothelialen System (Aschoff) gehören. Für das Zustandekommen von Hauterkrankungen, mit Vermehrung reifer und unreifer, normaler und pathologischer Zellen, die aus der Reticulumreihe herstammen, sind die Histiocyten von außerordentlicher Bedeutung. Vielleicht kommen auch normalerweise in der Haut undifferenzierte mesenchymale Zellen vor (Ma imow, Robb-Smith). Die Subcutis ist nicht ein einfaches Fettdepot, sondern eine Sonderform des reticulären Bindegewebes, stellt also eine Form wenig differenzierter Mesenchymzellen dar. Unna hat als normalen Bestandteil der gesunden Haut in allen Lebensaltern „saure Kerne" in wechselnder Zahl nachgewiesen. Diese sauren Kerne haben eine besondere Affinität zu basischen Farbstoffen und zeigen keine Mitosen. Ihre Bedeutung ist noch unklar.

Auf der Oberfläche der gesunden Haut finden sich regelmäßig eine Reihe banaler Eitererreger, daneben — wenn auch seltener — mancherlei Bacillen, Hefen u. a.

Die Untersuchung von Epidermiszellen im *Ausstrichpräparat* gewinnt in letzter Zeit sehr großes Interesse (Tzanck, Zoon und Mali u. a.). Dabei ist zu beachten, daß die bei der Fixation von Geweben übliche Schrumpfung nur in der Vertikalebene eintritt und daß wir bei Ausstrichen unter dem Mikroskop es nicht mit evtl. Schnitten durch einen Kern, sondern mit einer Aufsicht auf die noch erhaltene Kernmembran zu tun haben (Lennert).

II. Leichenerscheinungen.

Nach eingetretenem Tode, d. h. nach Stillstand des Herzens und der Atmung, sterben die Organe und ihre Zellen nicht sofort ab; einzelne physiologische Funktionen bleiben vielmehr noch über den Tod hinaus erhalten. Von ihnen ist für Entstehung von Hautveränderungen vor allem die sehr lange Zeit erhaltene Fähigkeit der Gewebe von Bedeutung, Sauerstoff aus dem Blute aufzunehmen und die Fähigkeit des Blutes, atmosphärischen Sauerstoff zu binden, dort wo dieser zutreten kann.

1. Leichenerscheinungen an der nicht krankhaft veränderten Haut.

Das *Erblassen* der Haut ist in erster Linie bedingt durch die Entleerung des Blutes aus den Arterien und Hautcapillaren in die Venen und Ansammlung in diesen, worauf dann die weißlichgelbe Eigenfarbe der Haut stärker hervortritt und ihr jene eigentümliche, als Leichenblässe — Pallor mortis — bekannte Farbe gibt. Dieses Erblassen beginnt, insbesondere im Gesicht, meistens schon kurz vor und während der Agonie, infolge Erlahmung der Kontraktionskraft des Herzens. Es wird sogleich nach dem Eintreten des Todes deutlicher, da nun durch das Aufhören des Kreislaufes eine Senkung des Blutes, rein den Gesetzen der Schwere folgend, nach den abhängigen Partien der Leiche erfolgt.

Dieser physiologischen Umstellung folgen nach eingetretenem Tode dann weitere, zunächst physikalische Veränderungen, von denen für den Dermatologen vor allem die *Blutsenkung* und die *Vertrocknung* Bedeutung besitzen.

Während diese letztere fast ausschließlich nur an pathologisch veränderter Haut auftreten kann (s. u.), tritt *Blutsenkung* und damit das Auftreten der Leichenflecke in dem Augenblick ein, wo nach Aufhören der aktiven Blutbewegung das Blut sich passiv nach den tiefer gelegenen Körperpartien senkt. Diese Senkung, die naturgemäß nur da auftreten kann, wo kein Druck von außen (Unterlagen, Kleidungsstücke) hemmend entgegentritt, bewirkt die Bildung von Hypostasen, die an der Haut als „äußere Hypostasen" (im Gegensatz zu denjenigen an inneren Organen) oder „Todesflecken" (Livores) bemerkbar werden.

Diese **Todesflecken** — ein untrügliches und nie fehlendes Kennzeichen des Todes — treten schon 3—4 Std später, und zwar zuerst fleck- oder streifenförmig auf, und es scheint, daß dieser Zeitpunkt zusammenfällt mit demjenigen, in welchem zu der einfachen Senkung des Blutes bereits der kadaverösen Autolyse angehörige Erscheinungen hinzutreten, als da sind beginnende Auflösung der Blutkörperchen, Transsudation von blutfarbstoffhaltigem Serum durch die Capillargefäßwand und Imbibition in die umgebenden Gewebe (v. Hofmann). Bevor diese Imbibition eingetreten ist, lassen sich jedoch die Totenflecke durch Umlagerung der Leiche zunächst noch zu nahezu völligem Schwinden bringen, um an den nunmehr abhängigen Partien erneut aufzutreten. Sind erst einmal die Diffusionsflecke vorhanden, so ist dies natürlich nicht mehr möglich. Die Totenflecke sind von blauroter, violetter oder gar dunkelblauschwarzer Farbe, und zwar um so dunkler, je länger sie bestehen und je reichlicher und flüssiger die in der Leiche vorhandene Blutmenge war. Bei sehr anämischen Personen sind sie sehr schwach, beim Verblutungstode vielfach gar nicht zu sehen. Der Grad der Verfärbung ist im übrigen mehr oder weniger von der Farbe des in der Regel hypervenösen Leichenblutes abhängig. (Hellrot bei Kohlenoxydgasvergiftung, Kälte, rauchgrau bis braun bei Vergiftungen mit Methämoglobinbildnern [chlorsaures Kali], sehr dunkel, ja sogar schwarz bei Schwefelwasserstoffvergiftung.) Bei den mannigfachen Bedingungen, die bei der Bildung der Leichenhypostase eine Rolle spielen, ist es erklärlich, daß auch unter gewöhnlichen Umständen ihre Farbe in sehr weiten Grenzen variieren kann, daß sie durch rasch eintretende Fäulnis bald ins Grünschwarze übergehen und durch nachträgliche Oxydation des Hämoglobins eine hellrote Farbe annehmen können. Diese letztere Möglichkeit wird besonders dann vorhanden sein, wenn bei umschriebener oder diffuser, mehr oder minder starker Durchfeuchtung der Epidermis, Sauerstoff aus dem die Epidermis durchtränkenden Wasser durch das Blut der Hautcapillaren aufgenommen werden kann. Ebenso können einige Krankheiten den Leichenflecken eine besondere Farbe verleihen, so die Leukämie eine Himbeerfarbe, die Hydrämie eine blaßgelbe, die Malaria eine grauschwärzliche Farbe.

Durch Zusammenfließen derartiger Flecken und Streifen entstehen weiterhin mehr oder weniger ausgedehnte, flächenhafte, unscharf in die blaßgelbe Umgebung übergehende Verfärbungen der Haut an den abhängigen Körperpartien. Im Gegensatz zu intravitalen Blutungen in die Haut zeigen diese Leichenflecken beim Einschneiden feine Blutpünktchen in der Cutis, die den durchschnittenen Hautgefäßen entsprechen und sich durch Druck aus diesen herauspressen lassen; später außerdem eine ziemlich gleichmäßige Durchtränkung der Haut mit blutigem Serum, jedoch keine freien und vor allem keine geronnenen Blutmassen im Unterhautzellgewebe. Dieses selbst ist vielmehr vollkommen blaß, die Gewebsmassen sind frei von Blut. Daher kann man auch relativ frische Totenflecke noch beseitigen, indem man die Blutsäule aus den Hautcapillaren durch Druck rein mechanisch entfernt, so daß die blasse Eigenfarbe wieder zum Vorschein kommt.

Die Totenflecke besitzen 10—14 Std nach dem Tode ihre größte Ausdehnung (KRATTER). Als ihr frühestes Auftreten darf man eine Zeit von 1—$1^1/_2$ Std nach dem Tode, als besonders spät 12—15 Std danach annehmen.

Diese Unterschiede sind einmal bedingt durch die Art des Todes: Plötzliche Todesfälle — wo das Blut flüssig bleibt — und reichliche Blutmengen führen zu rascher, ausgedehnter und intensiver Totenfleckbildung; bei schnell gerinnendem Blut sowie bei Anämischen, Kachektischen, bei nach großen und raschen Säfteverlusten eingetretenen Todesarten (Cholera, Dysenterie, Darmkatarrh der Säuglinge) tritt diese langsamer ein und infolge der Dickflüssigkeit des Blutes bleiben bedeutende Mengen dann in den oberen Partien der Leiche zurück und verleihen dieser so ein eigenartig cyanotisches Aussehen.

Im weiteren Verlauf nimmt die blaurote Verfärbung an Intensität zu. Durch die allmählich einsetzende Fäulnis kommt es dann neben diesen blau bis violettroten, hypostatischen Leichenflecken auch zum Auftreten mehr rötlicher „Diffusionsflecke", die der *Diffusion* des Blutfarbstoffes in die Umgebung entsprechen. Schließlich kann bei weiterschreitender Fäulnis der Druck der Blutsäule auf die Capillarwände so stark werden, daß es vereinzelt zum Einreißen derselben und damit zum Eindringen des Blutes in das Gewebe, und zwar in den Papillarkörper kommt. Die Unterscheidung derartiger, postmortaler, meist hirsekorn-linsengroßer, zerstreuter oder gruppiert stehender, blauschwarzer bis schwarzer Flecke von intra vitam entstandenen Ekchymosen ist um so schwieriger, als eine ganze Reihe von Autoren für die Entstehung derartiger echter Blutergüsse im Anschluß an die Hypostasenbildung auch bei *ganz* frischen Leichen eingetreten sind (ENGEL, v. HOFMANN, HABERDA). Derartige postmortale Ekchymosen treten besonders leicht bei blutreichen Leichen auf, dann auch bei dünnflüssigem Blut sowie bei von vornherein verminderter Widerstandsfähigkeit des Gefäßsystems.

Mikroskopische Untersuchungen zur *Hypostasenbildung* liegen nur äußerst spärlich vor. HABERDA betont, daß im mikroskopischen Bilde vor allem die hypostatische Blutfülle auffällt. Bei postmortalen Blutungen waren Capillaren und kleine Gefäße der Haut enorm gefüllt, so daß z. B. die Gefäßverzweigungen, welche die Hautdrüsen umgaben, wie künstlich injiziert erschienen. Das ganze Gewebe hat im ungefärbten Präparat einen diffus gelblichen Ton, offenbar von diffundiertem Blutfarbstoff, da die Berliner Blau-Reaktion an solchen Schnitten positiv ausfällt. HABERDA fand bei derartigen, postmortalen Hautblutungen niemals den Blutungsherd mikroskopisch einheitlich aufgebaut, vielmehr setzte er sich aus zahlreichen einzelnen Blutaustritten zusammen, die herdförmig in und unter dem Papillarkörper, um die Schweiß- bzw. Talgdrüsen und Haarfollikel lagen. Im Gegensatz zu intravitalen Blutungen sind die Blutkörperchen nicht ineinander verbacken, sondern deutlich in ihrer scheibenförmigen Zeichnung zu erkennen, wenn auch ihre Grenzen undeutlich sind, da der ganze Zellkörper blaß, wie ausgelaugt, erscheint.

Über die übrigen in den ersten Tagen auftretenden Leichenerscheinungen liegen zwar mikroskopische Untersuchungen vor, jedoch beschränken sich diese lediglich auf die inneren Organe ohne Berücksichtigung der Haut. Es ist dabei heute noch strittig, ob die eintretenden Veränderungen, analog den während des Lebens entstandenen, Folgen einer körnigen und fettigen Degeneration sind (v. HOFMANN) oder nicht (MASCHKA).

Austrocknen. Gegenüber diesen regelmäßig vorhandenen blauroten Totenflecken treten die durch *Austrocknen* entstehenden Flecke, die sich, wie bereits gesagt, fast nur dort bilden, wo die Epidermis durch mechanische Abschürfung,

Verbrennung oder Blaseneruption ganz oder größtenteils zerstört war, an Zahl und Ausdehnung erheblich zurück.

Diese Vertrocknungserscheinungen beginnen vielfach bereits mehrere Stunden nach dem Tode, und auch ohne äußere Einwirkung treten sie an jeder Leiche auf. Neben den Augen werden vor allem die Lippe, die Nase, die Fingerspitzen, der Hals und besonders das Scrotum befallen. Die Dünnheit der Epidermis und dann auch die Durchfeuchtung derselben mit Schweiß macht wohl diese Stellen für postmortale Austrocknungserscheinungen besonders geeignet. In eigenartiger Weise äußern sich diese am Lippensaum. Besonders LUSCHKA hat auf diese, namentlich bei Neugeborenen auftretende, Vertrocknung der Pars villosa hingewiesen. An mikroskopischen Schnitten derartiger Lippeneintrocknung kann man — auch wenn sie noch so stark ausgeprägt ist — die normalen Gewebselemente, Epithelien, Capillaren, quergestreifte Muskelfasern, Nerven, deutlich unterscheiden, eine Tatsache, die namentlich im Hinblick auf die makroskopisch ganz ähnlich aussehenden Verbrennungs- und Verätzungsschorfe Beachtung verdient.

Die Eintrocknung entsteht infolge der an der Oberfläche des toten wie des lebenden Körpers ständig vor sich gehenden Wasserabgabe, die naturgemäß an Stellen mit intakter Epidermis geringer ist als an der Epidermis beraubten. Während nun im Leben ständig neue Flüssigkeit der Haut zugeführt und so die Verdunstungsfläche feucht gehalten wird, hört dies mit dem Tode auf. Die Haut an solchen Stellen wird trocken, runzelig, pergamentartig oder schwartig, oft hart wie Leder. Sie nimmt eine gelblich bis dunkelbraune, selbst schwarze Farbe an. Im Gegensatz zu den Livores zeigt sich bei ihnen keine Vergrößerung, eher eine Verkleinerung durch die Eintrocknungserscheinungen und auch wenig Neigung zum Zusammenfließen größerer Herde.

Naturgemäß ist die mehr oder minder hell bis dunkelbraune Farbe dieser eingetrockneten Bezirke auch abhängig von der Farbe der übrigen Haut. Die Herde sind in blaßgelber Haut ebenfalls blaß, etwa strohgelblich und durchsichtig. Dagegen nehmen sie schon in nur wenig hypostatischer Haut eine mehr oder weniger rote Farbe an. Ausgeschnitten und vom Unterhautzellgewebe befreit, ist die strohgelbe postmortal entstandene Schwarte vollkommen durchsichtig, während bei intra vitam entstandenen Abschürfungen man auf der Durchsicht vielfach noch die Reaktionserscheinungen des Gewebes, namentlich in Gestalt kleiner blutgefüllter Gefäße sieht. Da diese Gefäßfüllung jedoch auch bei experimenteller Schwartenbildung in Leichenhaut beobachtet wurde (SCHULZ), ist ein Schluß auf vitale oder postmortale Veränderung daraus nicht zulässig.

Zu dem regelmäßig der Austrocknung anheimfallenden Gewebe zählt auch die Haarzwiebel; in deren Folge werden die Haare gelockert. Die Fingernägel werden nach Eintrocknung der Fingerbeeren scheinbar länger, eine Tatsache, die zu dem Volksglauben vom Wachsen der Nägel nach dem Tode geführt hat.

Diesen eben geschilderten normalen Vertrocknungsvorgängen folgt für gewöhnlich die Fäulnis. Unter besonderen Bedingungen können diese Vertrocknungserscheinungen jedoch so stark in den Vordergrund treten, daß die Leichen völlig austrocknen, mumifizieren.

Mumienbildung. Die an jeder Leiche einsetzenden Verdunstungsvorgänge führen zu einem starken Diffusionsstrom aus dem unterliegenden Gewebe nach außen. Unter besonders günstigen Bedingungen — Trockenheit und insbesondere hohe Außentemperatur bei trockener und bewegter Luft — kann diese Verdunstung den Wassergehalt des Gewebes so verringern, daß eine Fäulnis nicht mehr möglich ist und eine *Mumienbildung* entsteht.

Dieser Begriff ist uns aus der Altertumskunde hinlänglich bekannt, wenn man darunter auch ein durch künstliche Konservierungsmittel bedingtes Erhalten der Leiche versteht. Derartige Mumifikation ist jedoch wiederholt auch unter natürlichen Umständen bekannt geworden; eine gewisse Berühmtheit in dieser Hinsicht haben Leichenfunde auf dem Friedhofe des Innocents in Paris, St. Eloi in Dünkirchen, in den Gruftgewölben der Cordeliens et

Jacobins in Toulouse, S. Michel in Bordeaux, das Gruftgewölbe der Schloßkapelle Quedlinburg, die Unterkirche auf dem Kreuzberge bei Bonn-Poppelsdorf, der Bleikeller des Domes zu Bremen erhalten.

Die Haut derartig mumifizierter Leichen ist graudunkelbraun, meist gerunzelt, aber auch glatt, von leder- oder pergamentartiger Konsistenz; Haare und Nägel sind meist wohlerhalten, folgen aber auf den oben angegebenen Gründen leichtestem mechanischem Zug.

Die *mikroskopische* Untersuchung zeigt zwar meistens ein völliges Fehlen der Epidermis, jedoch ist die Zeichnung der Cutis vollkommen erhalten, während das Unterhautzellgewebe meist bis zur Unkenntlichkeit geschrumpft ist. Eingehende mikroskopische Untersuchungen peruanischer sowohl wie ägyptischer Mumienhaut verdanken wir HELLER. Bei der ersteren — Konservierung lediglich durch die heiße Luft — ergab sich, daß feinere Details nicht mehr zu erkennen waren, während in einer anderen peruanischen Mumienhaut noch einige lockere Bindegewebsfasern zu sehen waren. Bei einer ägyptischen Mumie aus dem 7. Jahrhundert v. Chr. fand HELLER eine vorzügliche Färbung der elastischen Fasern, dagegen keine Kerne mehr. Auch Schweiß- und Talgdrüsen waren nicht mehr nachweisbar. In der Cutis waren die Blutgefäße, das Fettgewebe, in der Epidermis das Pigment in der Basalschicht des Rete, die Ausführungsgänge der Schweißdrüsen deutlich festzustellen. In der Cutis fanden sich eigenartige, bei Färbung mit WEIGERTs Elastica blau färbbare Fasern von ganz geringer Länge und Zahl.

Erwähnenswert erscheint noch der hier und da erhobene starke Eisengehalt in derartig mumifizierter Haut, ein Befund, der sich unschwer aus den der Eintrocknung vorhergehenden Diffusionsströmen von innen nach außen erklärt, wobei es meines Erachtens zum Niederschlag des eisenhaltigen Blutfarbstoffs in der Haut kommen mag.

Moorgerbung. Im Anschluß hieran sei kurz auf einen eigenartigen Prozeß hingewiesen, der als „*Moorgerbung*“ bei Leichen bekannt ist, die längere Zeit in Torfmooren gelagert waren. Hier wurde die Haut ganz feucht und glänzend befunden; sie war von dunkelbrauner Farbe und biegsam wie aufgeweichtes gegerbtes Fell. Mikroskopisch fand sich keine Epidermis, dagegen eine wohlerhaltene Lederhaut, in welcher zwar keine Kerne, dagegen feinste Bindegewebsfasern nachweisbar waren. Kopf- und Barthaare waren wohl erhalten.

Im allgemeinen bleibt die Austrocknung an der Leiche auf die wenigen oben angeführten Stellen beschränkt, und der ganze Körper fällt sehr bald der *Fäulnis* anheim. Diese pflegt auch die autofermentativen Vorgänge an der Leiche, die ja auch in der sterbenden bzw. toten Zelle zunächst noch wirksam bleiben, sehr schnell zu überdecken. Tritt durch besondere Umstände eine Fäulnis nicht ein, so daß die Gesamtheit der chemischen Prozesse unter sterilen Bedingungen weitergehen und unter Spaltungen durch endocelluläre Enzyme zu einer Selbstverdauung der Gewebe führen kann (RÖSSLE), so tritt der als „Autolyse“ bekannte Zustand ein. Auf ihm beruht zum Teil die *Maceration* aseptischer, intrauterin abgestorbener Feten.

Fäulnis. Als äußerlichen Vorboten der Fäulnis kann man die bereits in den ersten Tagen eintretende grüne Verfärbung der Hautdecken betrachten. Gewöhnlich am Unterleibe beginnend — hier besitzen die Bauchdecken die relativ geringste Dicke, es werden also die aus dem Darm stammenden Fäulnisbakterien bzw. Fäulnisgase hier am ehesten die Haut erreichen — dehnt sie sich der Hypostasenbildung folgend, sehr bald über große Hautbezirke aus. ROKITANSKY hat bereits diese eigentümliche Grünfärbung auf eine Umsetzung des Hämoglobins durch den Schwefelwasserstoff zurückgeführt, der sich bei der Fäulnis entwickelt. Er veranlaßt die Bildung von Schwefelwasserstoffhämoglobin, das in dünner Schicht grün ist, dann aber auch wohl in dicker Schicht durch die eine Art trüben Mediums bildende

Haut hindurch eine grünschwarze Farbe zeigen mag. Für die zweifellos in diese Gruppe gehörige grünschwarze Pseudomelanose innerer Organe hat ERNST die Schwefeleisennatur nachgewiesen; er leitet die Entstehung des zur Bildung nötigen Schwefelwasserstoffs auf eine Bakterienart zurück. Neben dieser von innen nach außen an Intensität abnehmenden Grünfärbung hat dann MASCHKA noch auf eine Grünfärbung aufmerksam gemacht, die lediglich die Epidermis ergreift, sich mit dieser vom Corium ablösen läßt und als Macerationserscheinung der Epidermis aufgefaßt werden kann. v. HOFMANN hat spektroskopisch den grünen Farbstoff untersucht und stimmt in seinen Ergebnissen mit ROKITANSKY überein. Er fand „1. die Absorptionserscheinungen des sauerstoffhaltigen Hämoglobins, d. h. Auslöschung des blauen Bandes des Spektrums und die zwei bekannten Blutbänder neben D, außerdem aber ein schmales, aber sehr deutliches Absorptionsband im Orange zwischen C und D."

Neben der Grünfärbung erfolgt gleichzeitig eine Diffusion des aus den roten Blutkörperchen austretenden Blutfarbstoffes durch die Gefäßwände hindurch ins Gewebe. Die Totenflecke nehmen dadurch eine mehr verwaschene, mißfarbene Beschaffenheit an. An den Extremitäten kommt es entlang des subcutanen Venennetzes zur Bildung mißfarbig roter bis braunroter, verwaschener Streifen, die oft zu einem weitmaschigen Netzwerk zusammenfließen, wodurch eine grobe Marmorierung der Haut vorgetäuscht wird. Auch diese Netzzeichnung nimmt sehr bald eine grünliche Farbe an. Mit fortschreitender Imbibition wird die Haut immer succulenter; es sammelt sich eine mißfarbige, blutigseröse Flüssigkeit namentlich zwischen Corium und Epidermis an, zunächst noch vielfach durch letztere hindurchtretend. Sehr bald wird jedoch die gesamte Epidermis in mit blutigem Serum gefüllten Blasen abgehoben, die Blasen platzen, die Epidermis löst sich in Fetzen ab und legt ein feuchtes, mehr oder minder schmieriges und mißfarbiges Corium bloß. Manchmal kommt es auch zur Bildung eines klebrigen fettigen Überzuges an Stelle der Epidermis, der vertrocknet und an die Rinde alten Käses erinnert (v. MASCHKA). Gleichzeitig ist die Cutis sehr stark blutigserös durchtränkt, gequollen und löst sich dann vielfach im Wege der Colliquation des Gewebes auf, bzw. es kommt unter den oben näher bezeichneten Umständen zur völligen Eintrocknung oder Verhärtung.

Im großen und ganzen ist die Widerstandsfähigkeit der Haut und namentlich der Lederhaut gegenüber der Fäulnis eine recht beträchtliche, so daß sie vielfach noch erhalten bleibt und wie ein Gehäuse die Knochen umgibt, während die Weichteile längst geschwunden sind.

Bedeutend widerstandsfähiger als die Haut sind die *Horngewebe* des menschlichen Körpers gegen die Fäulnis, insbesondere die *Haare*. Durch die Austrocknung der Haarzwiebel bzw. durch deren colliquative Einschmelzung fallen sie zwar sehr schnell aus, bleiben dann aber außerordentlich lange, bis zu 100 Jahren, erhalten (RINGBERG und v. ZIEMKE). Auch ihre Farbe hält sich lange, wobei sich allerdings allmählich ein braunroter Farbton herausbildet. — Die *Nägel* erweichen zu Beginn der Fäulnis ebenfalls und verlieren durch die Flüssigkeitsaufnahme an Durchsichtigkeit und Elastizität. Schon nach kurzer Zeit lassen sie sich leicht ausziehen; später vertrocknen sie, um dann spontan auszufallen.

Das *Unterhautzellgewebe*, wegen seines Bindegewebscharakters ziemlich widerstandsfähig, ist manchmal der Sitz reichlicher postmortaler *Gasentwicklung*, die vielfach auch ohne während des Lebens vorausgegangenes Hautemphysem schon sehr frühzeitig, noch ehe die Fäulnis wesentlich vorgeschritten ist, auftreten kann. MARCHAND hat derartige Fälle von postmortaler Gasbildung in der Haut als erstes Zeichen der Zersetzung aufgefaßt und diese seine Ansicht ist allgemein anerkannt worden.

WALCHER untersuchte *faulende Haut* mikroskopisch. In der kühlen Jahreszeit bleibt nach ihm die Kernfärbbarkeit aller Teile der Haut im Erdgrab wochenlang erhalten. Auch nach Verlust der Epidermis ist die basale Pigmentzone sehr lange bei nicht mehr erkennbaren

Zellen vorhanden. Bei Luftleichen sind die Veränderungen sehr stark abhängig von individuellen Komponenten. Verschiedenheiten im Aufbau der Haut und ihre verschiedene Stärke an den einzelnen Körperstellen bedingen eine sehr unterschiedliche Widerstandsfähigkeit. Zunächst finden sich lange keine Bakterien. Später kommt es zur Ausbreitung von Bakterien um die Gefäße, aus dem Innern der Leiche dorthin verschleppt. Auch wurden bei Luftfäulnis in der Pars reticularis Schimmelpilze selbst in dichten Gefäßwänden beobachtet. In diesen Spätstadien wandert Fett aus dem subcutanen Gewebe in das Corium und die Papillen. Manchmal sind selbst die Gefäße des Coriums mit Fett gefüllt. WALCHER bestreitet, daß die Epidermis eines der hinfälligsten Gebilde sei. Sie löse sich bei der Fäulnis, abgesehen von frühzeitigen Eintrocknungen, sehr leicht von der Cutis. Der Zusammenhang der Epidermiszellen untereinander bleibe aber auch bei dünner Hornschicht lange bestehen. Auch im Wasser hält die abgelöste Epidermis manchmal wochenlang zusammen, wahrscheinlich durch die Intercellularbrücken.

Fettwachsbildung. Neben Fäulnis und Vertrocknung kommt unter den später auftretenden Leichenerscheinungen noch der *Fettwachsbildung* eine gewisse Bedeutung zu. Die ersten Beobachter, THOURET und FOURCROY, die ihre Erfahrungen anläßlich der Ausgrabungen auf dem Friedhofe des Innocents in Paris in den Jahren 1786 und 1787 sammelten, bezeichneten sie als *Adipocire.* Diese Umwandlung der Leichen ist lange Zeit Gegenstand zum Teil direkt gegensätzlicher Meinungsverschiedenheiten der Autoren gewesen. Die älteren, unter ihnen vor allem BICHAT, ORFILA, DEVERGIE, nahmen eine primäre Verseifung der Haut an, der dann erst später die des übrigen Organismus, in erster Linie der Muskulatur folge. KASPER und LIMAN verlegen die Fettwachsbildung zunächst in die Muskulatur. Ausführliche Untersuchungen vor allem KRATTERs, ZILLNERs und MÜLLERs haben dann über den Chemismus sowohl als auch die Morphologie des Umwandlungsprozesses Aufklärung gebracht.

ZILLNER hat nachgewiesen, daß wir analog der Wanderung wäßriger Körperbestandteile (Blutimbibition und Transsudation) auch eine Wanderung der Neutralfette (Fettimbibition und Transsudation), und zwar unter geeigneten Umständen etwa im 4.—6. Monat des Todes annehmen dürfen. Im Verfolg einer Zersetzung der Neutralfette, mechanischer Entfernung der flüssigen Spaltprodukte (Glycerin- und Ölsäuren), Verbindung der Fettsäure mit dem Ammoniak, das beim Zerfall der Eiweiße frei wird, Kristallisation und teilweiser Verseifung der höheren Fettsäuren unter Aufnahme von Kalk und Magnesia, kommt es im Panniculus dann zur Bildung des Leichenwachses.

Nach LUDWIG finden sich im Leichenwachs Ölsäure, Palmitin- und Stearinsäure in freiem Zustande und daneben die Kalkseifen dieser drei Fettsäuren. Auf gewisse, für die Adipocirebildung erforderliche Vorbedingungen im Fäulnisverlauf kann hier nicht näher eingegangen werden.

In den seltensten Fällen kommt es zu einer Fettwachsumbildung der gesamten Lederhaut. Ein Teil und oftmals der größte ist meist der fauligen Colliquation zum Opfer gefallen und es sind immer nur Reste, die einen Aufschluß über den Vorgang geben können.

Derartige Adipocire-Leichen sehen makroskopisch wie verkalkt oder versteinert aus; eine dicke, grauweiße, oftmals steinharte, im frischen Zustand stark fäkulent, im trocknen mehr ranzig riechende Schicht von Leichenwachs umschließt in tiefen und starren Falten den Körper, dessen Oberfläche einen eigentümlichen, mamelonnierten Zustand zeigt, der nach ZIRNER durch Erstarrung der körnigen subcutanen Fettschicht bei Wegfaulen der Cutis entsteht. Während die Haut, soweit sie vorhanden, überall in die genannte käsige Masse umgewandelt wird, bleiben *Haare* und *Nägel* vollauf erhalten; sie kleben losgelöst in der Fettwachsschicht.

Mikroskopisch besteht das Leichenwachs hauptsächlich aus kugeligen, radiär angeordneten, nadelförmigen Fettsäurekristallen, die in kleineren Herden beieinander liegen. An der Oberfläche der Fettwachsgebilde — denen ja die Epidermis fehlt — findet sich ein in kleinen Knötchen angeordnetes bindegewebiges

Netzwerk, dessen Maschen dichte Schollen teils radiär angeordneter, teils amorpher feiner Fettsäurekristallnadeln enthalten. In der Cutis sind — auch noch beim fertig ausgebildeten Adipocire — hier und da durch die Maschen der Fettschollen und Kristallbüschel hindurchziehende derbe Bündel faserigen Bindegewebes noch deutlich zu erkennen. Die der Oberfläche zunächst liegenden Faserzüge sind am dichtesten und besten erhalten; hier und da sind sie auseinandergedrängt. Die Zwischenräume sind von kristallinischen Massen, teils ungeordnet, teils in radiären Faserbündeln durchsetzt. Je mehr man in die Tiefe der Fettwachsschicht kommt, um so aufgelockerter wird das Bindegewebe, um allmählich sich in dem weitmaschigen Netzwerk des subcutanen Fettgewebes zu verlieren. Von den Zellmembranen der ursprünglichen Fettzellen sind Reste nicht mehr zu erkennen, während man an entfetteten Präparaten sehr deutlich den an Lederdurchschnitte erinnernden Aufbau des Bindegewebes der Cutis erkennen kann. Bei Leichen, die längere Zeit in einem an Calciumionen reichen Wasser gelegen haben, finden sich Knötchen in der Cutis, die hauptsächlich aus Kristallen aus Calciumphosphat, aber auch aus Calciumcarbonat, Neutralfett und Eiweißsubstanz bestehen (KLAUER und WALCHER). Ein Zusammenhang zwischen der Dauer des Aufenthaltes im Wasser und mikroskopischen Veränderungen in der Epidermis läßt sich nach SCHLEYER nicht feststellen.

2. *Leichenveränderungen an der krankhaft veränderten Haut.*

Gegenüber diesen Veränderungen an Leichen mit normaler Haut sind *Dermatosen* in ihren diesbezüglichen Folgeerscheinungen nur in auffallend geringer Zahl beachtet worden. Unser Wissen reicht da kaum über die Kenntnisse der Mitte des vorigen Jahrhunderts hinaus. Neben der Tatsache, daß derartige Veränderungen an der Leichenhaut viel weniger auffallen und daher viel leichter übersehen werden, mag dazu auch der Umstand beitragen, daß die meisten unserer Hautkranken, abgesehen von den wenigen großen Dermatosen, doch äußerst selten die Pforte des Klinikers verlassen, um in die Halle des pathologischen Anatomen einzugehen und daher die Möglichkeit, Hautkrankheiten an der Leiche zu beobachten, für beide eine recht beschränkte ist.

Infolge des Aufhörens der Blutzirkulation und des Abfließens der Blutflüssigkeit in die tiefer gelegenen Körperteile werden etwa vorhanden gewesene entzündliche Rötungen der Haut, wie sie vor allem die *akuten Exantheme* zeigen, an der Leiche geschwunden und daher meist nicht mehr oder kaum noch wahrnehmbar sein. Von diesem Abblassen der akuten, nur durch eine aktive, umschriebene Hyperämie bedingten Exantheme macht lediglich das *Scharlach*exanthem auf der Höhe seiner Entwicklung eine Ausnahme, da hier vielfach nur ein unvollständiges Schwinden beobachtet wird. Auch abnorme auf entzündlicher Hyperämie beruhende Rötungen in der Umgebung von *Hautgeschwüren* bleiben nach dem Tode oft bestehen.

Dagegen ist es leicht verständlich, daß gewisse in der Haut vorhandene Hautveränderungen, die durch das überdeckende Rot des zirkulierendes Blutes während des Lebens nur in einem mehr oder minder gedämpften Tone sichtbar waren, nach dem Tode vielfach stärker hervortreten. Hierher gehört der *Ikterus*, ferner intravital entstandene und bereits in Umwandlung befindliche *Blutextravasate* mit ihrer blauroten, blauen, grünen oder gelblichen Eigenfarbe, ferner

Tätowierungen und *Pigmentverschiebungen* wie bei Chloasma uterinum, Addison, Leukoderm, Vitiligo, Acanthosis nigricans usw.; dann die Verfärbung innerhalb und am Rande mancher Narben (Ulcus cruris, Ecthyma, Vagabundenkrankheit). Auch die bekannte apfelgeleeartige Eigenfarbe des *Lupusflecks* tritt nach dem Tode deutlicher hervor. GRUBER hat darauf aufmerksam gemacht, daß bei *Urämikern* ein in den letzten Lebenstagen gelegentlich auftretendes, im übrigen nicht spezifisches Exanthem sich auch nach dem Tode noch deutlich von den Leichenflecken unterscheiden läßt.

Skorbutische Blutungen sind an den oberflächlichen Teilen der Leiche von ganz anderer (bräunlicher) Färbung, wie an den abhängigen Teilen, wo dunkelblaue Töne vorherrschen. Auch der Umfang dieser Flecken pflegt hier unter dem Einfluß der Blutsenkung erheblich zuzunehmen (ASCHOFF und KOCH).

Im Gegensatz zu den fast völlig abblassenden akuten Exanthemen bleiben bei lokalen, zum Teil mechanisch bedingten *Stauungsdermatosen* an irgendeiner Körperstelle dunklere, bläuliche oder cyanotische Flecken längere Zeit, allerdings in erheblich abgeschwächtem Grade bestehen, so bei Varicenbildung, Vibices. Ebenso pflegen stärkere, insbesondere *ödematöse* Schwellungen auch nach dem Tode noch sichtbar zu bleiben, wenn sie auch an Ausdehnung und Gewebsdichte erheblich verlieren. Selbstverständlich sind alle in der Leiche vorhanden gewesenen Flüssigkeiten nach Aufhören der Herztätigkeit dem Gesetz der Schwere unterworfen. Daher findet sich ein intravital vorhanden gewesenes, universelles Ödem allmählich fast nur noch in den abhängigen Partien der Leiche vor und kann dort sehr schnell durch den Flüssigkeitsdruck zu blasiger Abhebung der Epidermis führen.

Beim „*Ekzem*" des Halses und den sog. intertriginösen „Ekzemen" treten vielfach Eintrocknungserscheinungen auf; *quaddelartige* Eruptionen schwinden sehr bald vollständig, während andere *(Sudamina)* unverändert bleiben. Wahrscheinlich sind bei dem ersteren Vorgang noch Lebensfunktionen (Resorption durch die Lymphgefäße ?) beteiligt, da Ablagerungen von Flüssigkeit innerhalb der Epidermisschichten selbst, durch diese vor der Resorption und Verdunstung geschützt bleiben.

III. Dermatopathien.

1. Die Atrophien der Haut.

Einer systematischen, pathologisch-anatomischen Einteilung der Hautatrophien stehen heute noch erhebliche Schwierigkeiten gegenüber. Insbesondere scheint eine Trennung in primäre und sekundäre Hautatrophien (HEUSS), in idiopathische und deuteropathische (UNNA) um so weniger angebracht, als die neuere Forschung gezeigt hat, daß gerade der erstere, im Sinne jener Definition wichtigster Vertreter, die Dermatitis atroph. chron. progr. idiopathica nunmehr zur zweiten Gruppe gerechnet werden muß.

Auch erscheint es nicht angängig, mit Hautatrophien s. str. „nur jene entzündlichen Krankheitsprozesse der Haut" zu bezeichnen, „deren Ätiologie uns unbekannt ist und die in der Atrophie ihr markantestes und nie fehlendes Merkmal besitzen" (MÜLLER); denn eine *Atrophie* ist niemals ein Prozeß, sondern ein

Zustand, allenfalls Folgezustand eines entzündlichen Prozesses. Es kommt hinzu, daß gerade jene Atrophien der Haut, denen im allgemein pathologisch-anatomischen Sinne diese Bezeichnung in erster Linie zusteht, meist ohne nennenswerte Entzündung beginnen und verlaufen. Was im besonderen den ganzen Bereich der atrophisierenden Dermatitiden betrifft, der keine ätiologische Einheit bedeuten kann und will, so haben wir gerade bei ihm histologisch mit einer Reihe sehr ähnlicher, ja sogar übereinstimmender Veränderungen zu rechnen, die auf diesem Wege allein eine Trennung unmöglich machen, wenn wir nicht den ganzen Verlauf des Prozesses klinisch und histologisch verfolgen und beides miteinander in Beziehung zu bringen suchen.

Die Verwirrung wird in der Dermatologie noch dadurch vergrößert, daß mit der allgemeinen Bezeichnung „Hautatrophien" auch Zustände belegt wurden, die auf einem völligen Ausbleiben der Entwicklung des Hautorgans (Agenesie), auf zurückbleibendem Wachstum hinter der Norm (Hypoplasie) beruhen oder auf frühzeitiges, teilweises oder völliges Schwinden einer anfangs normalen Hautanlage, also eine aplastische Bildung zurückzuführen sind.

Es sei daher an dieser Stelle ausdrücklich betont, daß unter Atrophie ein regressiver Vorgang am *völlig ausgebildeten* Organ verstanden wird, also stets ein *erworbener* Zustand, bei dem die Verkleinerung auf einen Schwund der elementaren Bestandteile zurückgeführt werden muß (Ziegler). Von dieser echten Atrophie sind jene eben genannten Zustände als Mißbildungen abzugrenzen; sie haben in einem anderen Kapitel Platz gefunden.

Es erscheint zweckmäßig, hier, wie an so mancher anderen Stelle in der Dermatologie, den unter dem Übermaß der Erscheinungen verlorengegangenen Anschluß an die allgemeine pathologische Anatomie erneut aufzusuchen und als *echte Atrophien der Haut nur jene Formen abzuhandeln, die durch einen Schwund der die Haut aufbauenden Elemente bedingt sind, sei es, daß es sich dabei nur um eine Verkleinerung, eine reine Größenabnahme der einzelnen Bausteine oder auch um eine zahlenmäßige Verminderung derselben handelt.* Zu berücksichtigen ist dabei allerdings, daß diese Formen häufig kombiniert vorkommen, indem zunächst das erste und dann das zweite eintritt und dieses letzte außerdem vielfach noch auf dem Umwege über die Degeneration erfolgt. Diese degenerative Atrophie unterscheidet sich von der einfachen schon seit Virchow dadurch, daß bei ihr die anatomischen, physiologischen und chemischen Eigenschaften der Bausteine eine Veränderung erleiden. Von der einfachen Degeneration trennt sie sich nach v. Recklinghausen dadurch ab, daß bei jener alle Elemente gleichsinnig verändert sind, während bei dieser einfach atrophische, mit nach Art und Ausmaß wechselnden degenerativen Veränderungen vermengt erscheinen.

Eine in etwa befriedigende Einteilung der echten Hautatrophien erscheint nur durchführbar unter Berücksichtigung der zu ihr führenden *Ursachen*, wobei es unbenommen bleiben mag, als primäre Atrophie diejenige zu betrachten, wo dieser Zustand durch eine in den Zellen begründete ungenügende Assimilationsfähigkeit bedingt ist, bzw. als sekundäre Atrophie jene, wo er durch außerhalb der Zelle gelegene, die Nahrungszufuhr behindernde Umstände hervorgerufen wird. Auf dieser Grundlage unterscheiden wir:

1. Physiologische Atrophien (durch Abnahme der bioplastischen Energie im Sinne Mönckebergs),

2. Inanitionsatrophien (infolge mangelhafter Nahrungszufuhr); mit diesen eng zusammenhängend

3. Inaktivitätsatrophien und

4. Atrophien durch mechanische Ursachen (Druck, Zug usw.),
5. sog. neurotische Atrophien,
6. Atrophien nach infektiösen und toxischen Prozessen.

Ich bin mir dabei wohl bewußt, daß auch diese Einteilung Willkürlichkeiten zeigt, daß namentlich die letzte Gruppe mannigfache Angriffspunkte bietet, selbst wenn ich dabei betone, daß jene Ursachen selten unmittelbar, sondern wohl meist erst über degenerative zu atrophischen Vorgängen führen. Denn schließlich müßten ja hier auch alle jene im Verlauf akuter und chronischer infektiöser Prozesse auftretenden Atrophien angeführt werden. Da jedoch durch eine derartige Darstellung Zusammengehöriges auseinandergerissen würde gerade dort, wo dies für das Verständnis des Ganzen unmöglich ist, so beschränke ich diese letzte Gruppe auf jene Erkrankungen, deren toxisch bzw. entzündliche Pathogenese zwar feststeht, deren auslösende Ursachen wir jedoch noch nicht kennen, vor allem auf die Dermatitis atroph. chron. progr. idiop. und die zu ihr gehörende Gruppe.

Aber auch bei den anderen Gruppen der Atrophien werden uns mannigfache Übergänge begegnen. Das mag eine exakte Systematik erschweren, aber diese soll ja nur ein Gerüstwerk bilden, an dem unser Erkenntnisvermögen einen Anhalt findet zu weiterer Forschung.

a) Physiologische Atrophien.

„Den konstituierenden Zellen eines Organismus wohnt ein durch Vererbung übertragenes, von Anfang immanentes Reproduktionsvermögen bei, was anfangs, in der Jugend des Organismus am stärksten ist und successive mit steigendem Alter an Energie abnimmt, so daß es nach einiger Zeit eben nur noch ausreicht, den Körper resp. seine Teile in ihrer Größe zu erhalten, schließlich aber selbst dafür nicht mehr genügt". Dieser Cohnheimschen Erklärung für das Einsetzen der Altersatrophie stimmt auch Mönckeberg in seiner Darstellung über die Atrophien zu, indem er, um Mißverständnisse zu vermeiden, für Reproduktion: bioplastische Energie setzt, „deren allmählicher Verbrauch früher oder später das Altern der Elemente bewirkt". Auf dieselben Ursachen muß die physiologische Atrophie, d. h. die präsenile Involution bestimmter Organe und Gewebe, also damit auch der Haut, zurückgeführt werden.

Die senile Atrophie (Atrophia cutis senilis).

Die Haut des alten Menschen erscheint schmutziggelb bis braun gefärbt, vielfach gerunzelt, dünn, so daß die Gefäße der Cutis durchschimmern. Das Fettgewebe ist geschwunden, ebenso die Elastizität. Die Epidermis ist trocken und zeigt vielfach Abschilferung ihrer obersten Lagen. Die Pigmentierung ist oft fleckförmig oder diffus verstärkt und wechselt mit pigmentfreien Stellen ab. Auf der solcherart veränderten Haut finden sich zerstreut warzige Erhebungen von gelber bis brauner Farbe, die sich leicht von der Unterlage ablösen lassen (Keratoma senile). Daneben beobachtet man vielfach Gefäßerweiterungen: Alles in allem ein charakteristisches Bild.

Die mikroskopischen Veränderungen der senilen Haut lassen sich in zwei Gruppen gliedern, einmal jene als einfache Atrophie bekannte Form, deren reinstes Bild uns an den bedeckten Körperstellen begegnet und daneben noch jene Art, die vornehmlich an den Witterungseinflüssen ausgesetzten Hautpartien auftritt, bei der neben der Atrophie vor allem noch eine Reihe von Degenerationserscheinungen zu schildern sind.

1. Einfache Atrophie. Obwohl die Altersveränderungen der Haut in den letzten Jahren größeres Interesse gefunden haben (Ejiri, Hill und Montgomery, Weidman, Evans, Cowdry und Nielson, Ströbel) sind die Ergebnisse der Untersuchungen keineswegs übereinstimmend und bedürfen noch weiterer Nachprüfung. Saalfeld hat an zehn Leichen vergleichende Untersuchungen über die Veränderungen an verschiedenen Hautstellen geführt. Im Alter findet sich nach ihm eine Verdünnung der Hornschicht, die an einzelnen Stellen deutlich lamellär ist. Sie ist vielfach ebenso breit als die darunter liegenden kernhaltigen Schichten. Meist fehlt das Stratum granulosum. Das Stratum spinosum besteht oft nur aus 4—6 Zellagen. Um die Kerne findet sich eine Vacuolenbildung. Die Basalzellschicht ist meist deutlich. Die Grenze zwischen Epidermis und Cutis ist weniger scharf als in der Norm. Die Epithelleisten sind schmal und spärlich. Sie reichen wenig tief in die Cutis hinein, daher sind auch die Papillen flach und verstrichen; ihre Zahl ist nicht wesentlich vermindert. Der Pigmentgehalt der unteren Epidermiszellen schwankt; im allgemeinen erscheint er vermehrt. Der Gehalt der Cutis an elastischen Fasern ist wechselnd; durchgängig zeigen tiefere Abschnitte mehr Elastica als die oberen. Das Bindegewebe ist hier feinfaserig, wellig und zeigt nur spärliche Kerne. Die glatten Muskelfasern sind zahlreich und deutlich vorhanden. Die Gefäße zeigen keine besonderen Veränderungen, ebensowenig die Schweißdrüsen. Der Gehalt der Cutis an zelligen Infiltraten ist wechselnd.

Lediglich an der Hodenhaut bestanden stärker entwickelte Reteleisten und ein dementsprechend aufgebauter Papillarkörper.

Hill und Montgomery sahen an bedeckten Stellen keine Veränderung der Hornschicht. Nach Weidman bestehen die Altersveränderungen in einer Degeneration und Verlust an elastischem Gewebe, in einer Atrophie der Epidermis und Schwund des subcutanen Fettes. Diese Veränderungen sind nach ihm unzweifelhaft und ausschließlich durch die Alterung bedingt. Ströbel untersuchte an 240 Leichen die Haut bedeckt getragener Stellen von verschieden alten Personen auf Umwandlung im Laufe des Lebens. Atrophische Veränderungen der Epidermis beginnen in der Mitte des Lebens. Nach ihm spielen sich die Altersveränderungen nicht an der Elastica, sondern hauptsächlich am Kollagen ab. Sie bestehen in einer Rarifizierung und Parallelisierung, zu denen später noch eine Entartung zu Kollacin hinzutritt. An den elastischen Fasern fand er keine Veränderungen außer Parallelisierung und Längsstreckung. Die Silberfasern werden gröber (Percival). Im höchsten Alter kann eine dunklere Anfärbung der Epidermiszellen, aber keine Pigmentvermehrung beobachtet werden. Die Epidermis zeigt keine Leistenbildung mehr und einen gestreckten Verlauf. Evans, Cowdry und Nielson führen die Tatsache, daß in der Jugend die Epidermis dicker ist als im Alter, unter anderem darauf zurück, daß sie durch die Elastizität der Haut, die in jugendlichem Alter wesentlich höher ist als später, zusammengezogen wird. Sie erkennen eine echte Atrophie bei der Alterung jedoch durchaus an. Bei der

2. Degenerativen Atrophie, die sich besonders in der Gesichtshaut scharf ausprägt, sind die Veränderungen der Epidermis im großen und ganzen den vorhergehend geschilderten entsprechend. Im Vordergrunde steht auch hier eine Verdünnung der Cutis, Abflachung oder gar völliges Verschwinden der Papillen. Der degenerative Prozeß spielt sich vor allem am Stützgewebe ab. Hier sind es einmal die *elastischen Fasern*, welche weitgehende Veränderungen zeigen. Zunächst sind sie in Papillarkörper und oberer Cutis scheinbar vermehrt. Diese scheinbare Vermehrung beruht auf einer unregelmäßigen Aufquellung der einzelnen Fasern unter gleichzeitiger Atrophie des kollagenen Gewebes. Die Elastica bildet, wie das besonders UNNA ausführt, unmittelbar unter dem unveränderten subepithelialen Grenzstreifen ein verworrenes, aus Fasern und Klumpen bestehendes Netz, das sich vielfach bis an die untere Grenze des oberen Cutisdrittels erstreckt. Dabei wird betont, daß hier neben dem elastischen Gewebe sich auch stets noch das kollagene an dem Aufbau der Cutis beteiligt, also nie völlig geschwunden ist. Die Degeneration des Elastins äußert sich neben jenen morphologischen Veränderungen insbesondere in seiner Basophilie. Während es sich nämlich mit saurem Orcein erheblich schwächer färbt als in der Norm, ist es im Gegensatz zu dieser für basische Farben viel aufnahmefähiger (s. Abb. 1). Im Hinblick auf ihre tinktoriell-saure Eigenschaft und um zugleich an ihre Herkunft zu erinnern, nannte UNNA die derart veränderte Elastica *Elacin*. In jenen Stellen, wo derartige basophil gewordene Reste des elastischen Gewebes, also Elacinreste, in kollagene Gewebsbröckel eingelagert sind und damit dem Kollagen ebenfalls ihre färberischen Eigentümlichkeiten aufgeprägt haben, glaubte UNNA eine neue, durch „Umprägung von Kollagen durch Elacin" entstandene Substanz vor sich zu haben, die er mit Rücksicht auf ihr regelmäßiges Vorkommen bei der kolloiden Degeneration: *Collacin* nannte. Da es sich bei diesem Gewebe ebenso wie bei dem *Kollastin* — nach UNNA einer Verbindung des Elastins mit degenerierendem Kollagen — jedoch um Adsorptionsfärbungen und Anlagerung zweier verschiedener Gewebe zu handeln scheint, eine besonders umgewandelte Gewebsart also nicht vorliegt, so dürfte diese Sonderbezeichnung wohl entbehrlich sein. Die von KREIBICH beobachtete lipoide Degeneration des Elastins bzw. Elacins konnte ich bei einigen daraufhin untersuchten Fällen seniler Haut nicht immer feststellen. PERCIVAL, HANNEY und DUTHIE fanden sie neuerdings. Ihre Auffassung der Altersveränderung als eines Umbaus der kollagenen und nicht der elastischen Substanz bedarf noch weiterer Bestätigung.

Neben dem Elastin finden sich in der senilen Haut auch vor allem Degenerationsprodukte des *kollagenen Gewebes*, besonders in der obersten Cutisschicht. Die Fasern zerfallen hier gerade wie die elastischen in wechselnd große Schollen und Körner, sie schwellen vielfach zu plumpen Gebilden an und fallen vor allem durch ihre Avidität zu basischen Farben auf. Im *elektronenmikroskopischen* Bild sind ältere und alte kollagene Fasern unverändert. Im Gegensatz zu dem normalerweise mit neutralem Orcein sich dunkelbraunrot färbenden Kollagen nehmen die degenerierten Herde bei vorheriger Färbung mit polychromem Methylenblau diese letztere Farbe an (s. Abb. 2). Diese Herde sitzen gewöhnlich etwas tiefer in der Cutis als die Elacinherde.

Die vorstehend beschriebenen Veränderungen beschränken sich bei einfach seniler Haut in erster Linie auf das obere Drittel, während die mittlere und untere Schicht der Cutis zwar an der Degeneration teilnehmen, jedoch in erheblich schwächerem Maße.

Der Gehalt des Bindegewebes an zelligen Elementen ist wechselnd; sie finden sich vorwiegend perivasculär in den oberen Cutisschichten und bestehen hauptsächlich aus kleinen, runden Zellen mit rundem, relativ großem, gut färbbarem Kern und schmalem Protoplasmasaum. Daneben finden sich auch noch Bindegewebszellen und Mastzellen in normaler Zahl. Plasmazellen werden nicht gesunden. Über die Deutung dieser Zellherde, ob sie eine Teilerscheinung der fenilen Involution, ob sie Residuen früherer Entzündungen, vielleicht im Anschluß an die Bindegewebsdegeneration sind, herrscht noch keine Einigkeit.

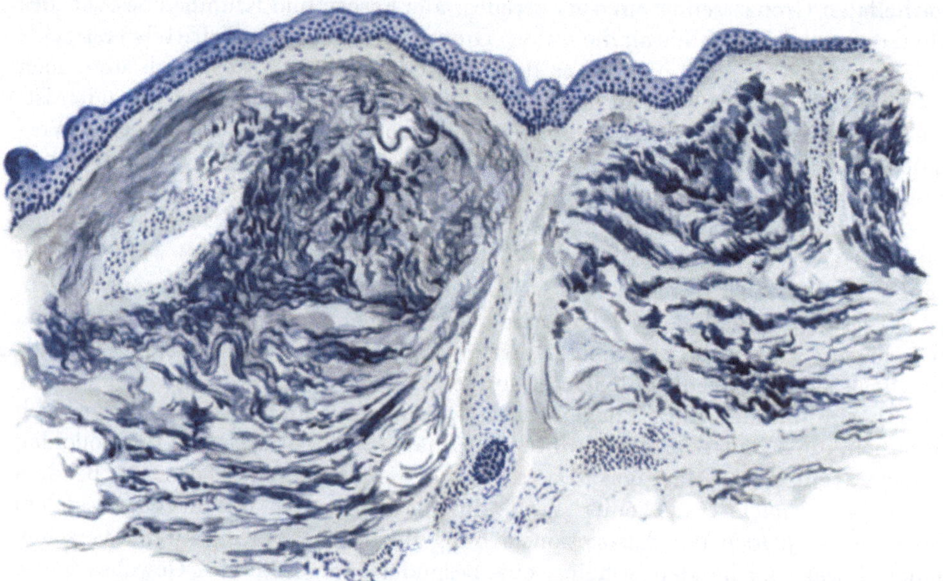

Abb. 1. *Senile (degenerative) Atrophie der Haut der Schläfe.* 64jähr. Landfrau. Atrophie der Epidermis, Reteleisten geschwunden, Papillarkörper verstrichen. Deutlicher „Grenzstreifen". Basophilie der verklumpten elastischen und kollagenen Fasern. Elastische Fasern links längs, rechts quer getroffen (kräftiges Blau), kollagene Fasern (zum Teil plumpe Schollen, mattes Graublau). Links erweitertes Blutgefäß mit sklerosierter Wandung und mäßiger Infiltration des umgebenden Bindegewebes, in der Mitte atrophischer Haarfollikel. Färbung saures Orcein, polychrom Methylenblau. O = 77:1; R = 77:1.

Jedenfalls kann man sie nicht als Kennzeichen seniler Haut ansehen, da sie auch bei jugendlichen Individuen gefunden werden.

Die *Blutgefäße* in der senilen Haut zeigen, abgesehen von einer Erweiterung der Capillaren, meistens keine besonderen Veränderungen, ebensowenig die Drüsen. Die Schweißdrüsenknäuel liegen infolge der allgemeinen Atrophie der Haut etwas oberflächlicher als normal, und die Talgdrüsen-Ausführungsgänge sind oft erweitert und von Hornpfröpfen verschlossen. Die Haarbälge sind ebenfalls verkürzt; das perifollikuläre Bindegewebe ist an der Degeneration des elastischen und kollagenen Gewebes, entsprechend dem subepithelialen Bindegewebsstreifen, unbeteiligt. Die Pigmentzellen der Haarzwiebel und Wurzel sind vielfach vermehrt. Besondere Veränderungen der *Hautmuskeln* zeigen sich mitunter in Form granulärer Trübung und hyaliner Degeneration der Muskelfasern. Die Kerne sind kennzeichnend umgestaltet (spiralförmig) und zeigen vielfach Chromatolysis. Die Muskelbündel sind im ganzen dünner und vielfach ohne Kerne (Vignolo-Lutati).

Im großen ganzen sei betont, daß die vorstehend geschilderten Degenerationserscheinungen in ihrer Stärke von dem Alter des Trägers der Haut relativ unabhängig sind, eine Tatsache, die ja durch das Rätsel des „Alterns“ überhaupt zwar nicht geklärt, aber doch verständlich wird.

MANGANOTTI glaubt, daß Dermatosen, die an atrophisch seniler Haut auftreten, keine Besonderheiten aufweisen, die auf den atrophischen Boden zurückzuführen sind; Kalkanhäufungen in den Geweben gehörten zu den ersten Erscheinungen der Hautatrophien. GOTTRON betont die follikuläre Verhornungsneigung der kolloid entarteten Greisenhaut, die bei der Cutis rhomboidalis nuchae und auch im Gesicht der Alten mit Bildung kleiner Horncysten einhergehen kann (GANS).

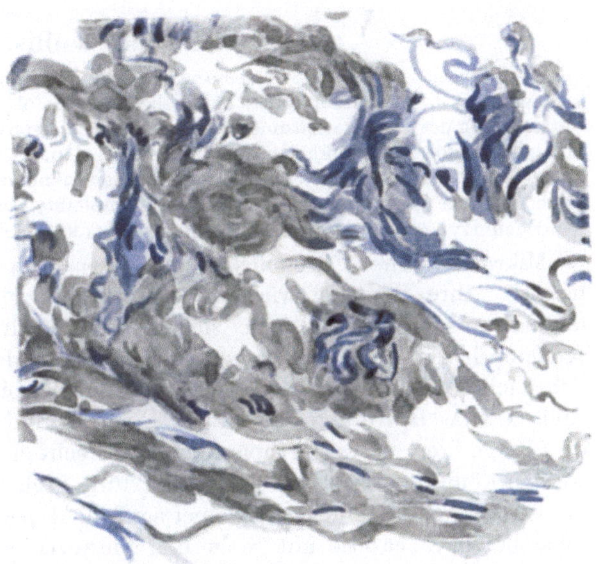

Abb. 2. *Atrophia senilis cutis.* Wange, ♂, 59jähr. Basophilie, Aufquellung, Verklumpung und Zerfall der elastischen und kollagenen Fasern. Saures Orcein, polychrom. Methylenblau. O = 325:1; R = 325:1.

Differentialdiagnose. Schwierigkeiten ergeben sich hier histologisch lediglich gegenüber der Dermatitis atroph. vasc. progress. diff.; dort sind sie eingehend besprochen.

Pathogenese. Die Tatsache, daß die stärksten Degenerationserscheinungen an jenen Stellen auftreten, welche äußeren Schädlichkeiten besonders ausgesetzt sind, weist darauf hin, daß neben dem Alter als solchem vor allem auch Witterungseinflüsse (Licht, Regen, Wind) eine besondere Rolle spielen. Die Rolle der Arteriosklerose dürfte nur sehr gering zu veranschlagen sein, da sie nur in wenigen Fällen erhoben wurde, selbst da, wo an den inneren Organen ausgedehnte arteriosklerotische Prozesse bestanden. Ob, wie HIMMEL meint, die perivasculäre Zellinfiltration als Folge „lebenslanger“ Reizungen entzündlicher, ekto- oder endogener Natur anzusehen ist und durch diese der senile Degenerationsprozeß bedingt sei, bedarf noch der Klärung.

Anhangsweise sei hier auf die von SAALFELD besonders untersuchten Arterienveränderungen der Haut im Alter und auf ihre Bedeutung für die Atrophie hingewiesen.

Arteriosklerotische Atrophie. Die Möglichkeit der schnellen und reichlichen Bildung von kollateralen Gefäßverbindungen, wie sie das Capillarsystem der Haut bietet, macht von vornherein die Wahrscheinlichkeit einer Atrophie des Hautorgans durch *arteriosklerotische* Prozesse sehr wenig wahrscheinlich. Von einem solchen Einfluß wird man nur in jenen seltenen Fällen reden können, wo die Zirkulationsstörung dauernd fortschreitend ist und nicht nur einzelne Gefäße, sondern alle mehr oder weniger zum Verschluß bringt. Tatsächlich konnte SAALFELD bei seinen Untersuchungen arteriosklerotische Veränderungen lediglich an den Arterien des Fußrückens feststellen. Diese bestanden in herdförmiger Verdickung der Intima, die einige kernlose Flecke enthielt, sowie einer leichten Auffaserung ihrer Elastica, während Media und Adventitia meist unverändert waren; nur in einem Falle wurde eine Quellung und Nekrose der Media an mehreren Gefäßen gefunden.

Die Abhängigkeit seniler Hautveränderungen von der Arteriosklerose einzelner Gefäßäste erscheint SAALFELD daher wenig wahrscheinlich. WIEDMANN betont demgegenüber, daß die präcapillaren Arteriolen, die Endgefäße seien, eine hyaline Degeneration ihrer Wandung, die tieferen Arterien, welche dem elastischen Gefäßtypus angehörten, Elasticaveränderungen zeigten.

Alopecia senilis.

Die Alopecia senilis ist als selbständiges Krankheitsbild bis heute noch sehr umstritten; vielfach wird eine Kahlköpfigkeit lediglich als Altersfolge abgelehnt und die diesbezügliche Veränderung des Haarwachstums als sekundärer Haarschwund im Anschluß an seborrhoische und pityriasiforme Krankheitsbilder aufgefaßt. Unterstützt wird diese Ansicht durch die Tatsache, daß überall dort, wo diese Krankheiten nicht vorhanden oder selten sind, bis ins hohe Alter ein voller Haarwuchs bestehenbleibt, der ja überhaupt der im Alter vorhandenen Hypertrophie aller Horngebilde (HELLER) viel eher entspricht.

Mikroskopische Untersuchungen dieser Alopecien sind nur spärlich vorhanden. Ihre Deutung wird, worauf ja eben schon hingewiesen wurde, noch dadurch erschwert, daß eine sichere Entscheidung im Sinne einer primären Kahlköpfigkeit bis jetzt kaum zu treffen ist und daher als Alopecia senilis sicherlich auch Ausgangsstadien der Alopecia seborrhoica bzw. pityrodes beschrieben sind. UNNAs Hoffnung, daß durch klinische und histologische Untersuchungen die Frage der postseborrhoischen bzw. echten senilen Alopecie entschieden werden könnte, ist bis heute noch unerfüllt. Ich selbst habe an einer Reihe von Greisenköpfen vergeblich nach einer senilen Alopecie gesucht, bei der eine frühere Dysseborrhoea capitis mit Sicherheit auszuschließen gewesen wäre.

Die Schwierigkeit wird verstärkt durch die voneinander abweichenden histologischen Befunde. UNNA bestätigte im großen und ganzen die Ergebnisse von PINKUS und MICHELSON, lehnt jedoch mangels genauer differentialdiagnostischer Unterscheidungsmerkmale zwischen der Alopecia senilis und dem Endstadium der Alopecia seborrhoica bis zu deren Klärung die erstere als selbständiges Krankheitsbild ab.

Es kommt hinzu, daß er der von MICHELSON, wie später auch von KOSUGI, in den Vordergrund der pathologischen Veränderungen gestellten Endarteriitis obliterans jeglichen Einfluß auf die Entwicklung der Alopecia senilis glaubt absprechen zu müssen, zumal er sie weder bei dieser noch der seborrhoischen besonders ausgesprochen und nur an einzelnen Gefäßen vorfand. Bei diesem Gegensatz der Meinungen sind weitere Untersuchungen über die Bedeutung der Gefäßveränderungen für die Pathogenese der Greisenhaut und insbesondere der Kahlköpfigkeit erforderlich. MICHELSON führte zwar die Atrophie der Oberhautzellagen, die Schrumpfung des Cutisgewebes, sowie die allmählich einsetzende Verschmächtigung der Haarbälge auf die im Verlauf der *Endarteriitis* der größeren Gefäße auftretende, teilweise Verödung der Capillaren der Haarbälge zurück, jedoch kann GANS hier den Zusammenhang nicht unbedingt anerkennen, da er in der Kopfhaut der Greise bei noch vorhandener starker Behaarung trotzdem gelegentlich endarteriitische, obliterierende Prozesse vorgefunden hat.

Gegenüber diesen, für die *Pathogenese* des Prozesses entscheidenden Fragen treten die übrigen an Bedeutung zurück, zumal auch eine gewisse Einheitlichkeit der Ansichten besteht. Die Kahlheit des Kopfes ist mit einer ausgesprochenen Hautatrophie verbunden. Die *atrophischen Haarbälge* sind in ihrem oberen Abschnitt trichterartig erweitert und mit abgestoßenen zusammengeballten Hornzellen und Lanugohärchen gefüllt. Auf dem Boden des erweiterten Follikeltrichters finden sich manchmal Anhäufungen von Pigmentzellen, die MICHELSON als „mißlungenen Versuch zur Haarbildung" betrachtet. Allgemein wird eine Verbreiterung der Hautmuskeln angegeben, deren Fasern vereinzelt eine feinkörnige Trübung infolge fettiger Degeneration zeigen. In auffallendem Gegensatz zu der Atrophie der Haarfollikel steht das völlige *Erhaltenbleiben* der *Talg-* und auch der *Schweißdrüsen*, sowohl nach Größe als Form. In der Umgebung der Schweißdrüsen finden sich regelmäßig geringgradige lymphocytäre Zellinfiltrate, deren Bedeutung für den Prozeß jedoch noch ungeklärt ist.

Auch die Bedeutung der Fettgewebsveränderungen ist noch strittig. F. PINKUS fand das Fettgewebe verdünnt, ebenso die mittlere Cutis; UNNA stellte eine Verdickung des Fettgewebes auf Kosten der verdünnten Cutis fest, und gerade diese Beobachtung war ihm Anlaß zur Ablehnung der Alopecia senilis als selbständiges Krankheitsbild. Auch diese Frage bedarf der weiteren Untersuchung.

Die *Alopecia praematura* soll im Zusammenhang mit der Alopecia seborrhoica erörtert werden. Ihre Stellung ist im übrigen noch ebenso ungeklärt wie die der Alopecia senilis.

b) Inanitionsatrophien.

Die Inanitionsatrophie tritt dann ein, wenn alles Brennmaterial des Organismus unter Erhaltung der Funktion seiner Organe allmählich aufgebraucht wird (LUCIANI), bis eben diese Funktionen erlöschen. Reine Inanitionsatrophien dürften bei der Haut nicht vorkommen. Es ist immer mit der gleichzeitigen Einwirkung von Vitaminmangelzuständen und von, durch die mangelnde Ernährung entstehenden, toxischen Produkten zu rechnen. Mikroskopische Untersuchungen der Haut bei *Hungeratrophie* sind ebenfalls nicht angestellt worden. Man darf jedoch annehmen, daß sie ähnlich denjenigen sein werden, wie sie bei der *Geschwulstkachexie*, die durch eine relative Inanition — bei der die Ernährung entweder quantitativ oder qualitativ unzureichend ist — zum Tode führt, auftreten. Die bei dieser oft zu beobachtende Epidermisabschilferung führt ROSANOW allerdings weniger auf eine Inanition, denn auf die Wirkung im Blut zirkulierender toxischer Substanzen zurück. Diese wirken einerseits reizend auf die tieferen Epidermisschichten, andererseits lassen sie sie früher altern. Der *Fettgehalt* der Haut bleibt nach TRAINA bei der Geschwulstkachexie sowohl wie bei Marasmus febrilis gegenüber der Norm unverändert. Eine sog. „Wucheratrophie" des Fettgewebes, wie sie FLEMMING in Form einer Proliferation des protoplasmatischen Teiles der Fettzellen bei hungernden Tieren fand, konnte er ebenso wie UNNA unter der abgemagerten Haut von an fieberhaften Krankheiten Verstorbenen nicht finden; ebensowenig ROTHMANN bei hochgradiger Tuberkulose und Carcinom. Er nimmt daher an, daß diese Abmagerung allein durch den Ausfall der normalen Fettzufuhr zum Panniculus hervorgerufen wird.

Mikroskopisch finden sich einfache Atrophie der Zellen der Epidermis, Verkleinerung der Zellen mit Verschlechterung ihrer Konstitution im Sinne VIRCHOWS.

Ähnlich liegen die Verhältnisse höchst wahrscheinlich bei der *Pädatrophie*, obwohl Untersuchungen auch für diese nicht gemacht sind.

Was nun im besonderen die verschiedenen Arten der *Atrophie des subcutanen Fettgewebes* betrifft, so geht deren erstmalige Schilderung auf tierexperimentelle Arbeiten von CZAJEWICZ und v. FLEMMING zurück. v. FLEMMING fand völlig übereinstimmende histologische Bilder sowohl bei dem durch bloße Atrophie an hungernden Tieren erzeugten Fettschwund als auch bei dem durch künstliche Entzündung hervorgerufenen und konnte mehrere Arten der Atrophie der Fettzellen beobachten. Diese kamen vielfach nebeneinander vor und zeigten Übergänge ineinander, so daß es recht schwer erschien, scharfe Grenzen zu ziehen. SCHIDACHI stellte in Verfolg der Untersuchungen FLEMMINGs für Zwecke der menschlichen Pathologie drei Grade der Atrophie des Fettgewebes auf, die auch nach meinen Erfahrungen den tatsächlichen Verhältnissen, wie wir sie bei mäßig bis hochgradig abgemagerten Leichen, bei an akuten und chronischen Krankheiten Verstorbenen vorfinden, sehr gut gerecht werden. Beim ersten Grad findet sich eine mehr oder weniger ausgesprochene einfache und seröse Atrophie, bei keiner oder nur ganz spärlicher ,,Wucherung". Beim nächsten Grade starke Verkleinerung der Fettzellen sowie neben der serösen Atrophie eine von der Peripherie des Fettläppchens zum Zentrum fortschreitende ,,Wucheratrophie". Beim dritten Grade endlich eine spindel- bis strang- oder streifenförmige Anordnung der mit Kernen dicht besäten Fettläppchen, die schließlich wirklich bindegewebsähnlich sein können.

Die seröse und die einfache Atrophie kommen beim Menschen im Panniculus adiposus verhältnismäßig häufig vor; aber auch die atrophische ,,Wucherung" des Fettgewebes, das Auftreten mehrerer Kerne um den verkleinerten Fetttropfen in einer atrophischen Fettzelle, ist durchaus nicht selten. Im einzelnen zeigen die Untersuchungen, daß die malignen Tumoren einen wesentlich geringeren Einfluß auf die Atrophie des Fettgewebes ausüben als die Tuberkulose, vor allem die chronische, eine Beobachtung, die FLEMMINGs Angabe, wonach bei mehreren Tuberkulösen mit verhältnismäßig mildem Krankheitsverlauf einfache und seröse Atrophie vorhanden waren, durchaus verständlich macht.

Von diesen bei der Inanition im weitesten Sinne auftretenden Atrophien zu trennen sind jene als *entzündliche Atrophie* des subcutanen Fettgewebes bezeichneten eigenartigen Veränderungen, wie sie ROTHMANN, KRAUS, W. PICK u. a. im Anschluß an Entzündungsvorgänge vorfanden. Es handelt sich dabei, wie man ja vielfach selbst zu sehen Gelegenheit hat, um umschriebene, knoten- und strangförmige Herde völligen Schwundes des subcutanen Fettgewebes, das nur zum Teil durch neugebildetes Bindegewebe ersetzt wird und alle verschiedenen Formen der entzündlichen Atrophie, darunter auch die ,,Wucheratrophie" mit endogener Zellneubildung, Riesenzellbildung, gelegentlich auch Bildung fettenthaltender Cysten aufweist. Derartige Veränderungen finden sich im Gefolge *örtlicher* Erkrankungsvorgänge im Bereich der Haut; sie haben manchmal eine gewisse Ähnlichkeit mit den bei der Inanitionsatrophie auftretenden Bildern, besonders mit der Wucheratrophie, zeigen auch gelegentlich einmal eine tuberkuloide Struktur, sind jedoch sowohl in ihrer Pathogenese als auch ihrem klinischen Verhalten von der Atrophie des gesamten Fettgewebes bei allgemeiner Abmagerung so verschieden, daß eine Trennung unbedingt geboten erscheint.

PFUHL und mit ihm auch BLANC lehnen die Wucheratrophie ab. Die Fettzellen gehen völlig zugrunde und die von FLEMMING beobachteten Veränderungen seien durch die einwandernden Histiocyten bedingt (s. mikrocystische disseminierte Steatonekrosen). Den entzündlichen Veränderungen folgt eine bindegewebige Sklerosierung.

Die *Welkheit der Haut* ist eine Folge des Wasserverlustes des Gewebes im allgemeinen sowie auch des Schwundes des subcutanen Fettes. Bereits VIRCHOW hat festgestellt, daß sich dabei zunächst eine helle Zone um den innerhalb der Fettzelle gelegenen Fetttropfen bildet, die nach und nach größer wird und die Zellmembran vom Fetttropfen trennt. Von dessen Oberfläche lösen sich feine Körnchen und Tröpfchen ab, die in die helle Zone hineinwandern und schließlich hier verschwinden. Je mehr der Prozeß fortschreitet, um so dunkler gelb färbt sich der zentrale Fetttropfen, der schließlich nur noch als kleinster bräunlicher Fleck übrigbleibt.

c) Inaktivitätsatrophie.

WEIGERT führte das Erhaltenbleiben der Zellfunktionen auf den steten Verbrauch und die Erneuerung der Lebenssubstanz derselben zurück. Hört dieser Vorgang einmal auf, oder wird er an Intensität schwächer, so altert die Zelle. Die Inaktivität versetzt nach WEIGERT die Zellen in den gleichen Zustand, den sie normalerweise erst im höheren Alter erreichen würden. Man ist daher berechtigt, einen innigen Zusammenhang zwischen der senilen und der Inaktivitätsatrophie anzunehmen. Andererseits bestehen jedoch auch enge Beziehungen zwischen der Inanitionsatrophie und der durch Inaktivität. Die Veränderungen sind daher grundsätzlich gleichartiger Natur und auf eine Wiederholung der dort aufgezeichneten Untersuchungsergebnisse kann um so eher verzichtet werden, als besondere, lediglich auf die Inaktivitätsatrophie gerichtete nicht vorliegen.

d) Mechanisch bedingte Atrophien.

Eine Atrophie aus mechanischer Ursache kann einerseits durch die Vermehrung der normalerweise als Wachstumswiderstände wirkenden Faktoren zustande kommen, andererseits durch äußere Momente, die eine Raumbeschränkung durch Druck, Zug usw. herbeiführen. Dabei ist es in erster Linie wohl die Zirkulationsstörung sowohl des Blutes als der Lymphe, die auf dem Umweg über eine erschwerte bzw. gestörte Ernährung der Gewebe zur Atrophie führt. Voraussetzung ist jedoch, daß diese veränderten Bedingungen einmal über längere Zeit wirksam bleiben, andererseits jedoch nicht so stark werden, daß sie eine Ernährung völlig unmöglich machen und so zur Nekrose führen.

Diese **Druckatrophie** tritt am reinsten über langsam wachsenden, in der Cutis oder Subcutis gelegenen Tumoren zutage. Durch den gleichmäßigen, von innen nach außen auf alle Hautschichten ausgeübten Druck wird die Haut zum Teil komprimiert, zum Teil verdünnt. Die *Oberhaut* wird auf wenige Zellagen reduziert. Das Leistensystem wird abgeflacht und schwindet schließlich völlig. Dementsprechend wird der Papillarkörper zu einer flachen Schicht ausgezogen. Das *elastische* Gewebe wird ebenso wie das *kollagene* Gewebe zunächst gedehnt und schließlich, bei Zunahme des Druckes, einreißen. Beim Zusammenschnurren der durchgerissenen elastischen Fasern werden diese naturgemäß in der Nähe der Rißstelle vermehrt erscheinen, aber nur scheinbar; eine wirkliche Vermehrung findet sich nach UNNA lediglich dann, wenn der Druck von sich ausdehnenden Blutgefäßen, insbesondere von Varicen ausgeht. Das kollagene Gewebe flacht sich zunächst entsprechend dem Drucke ab, wird dann gedehnt und schließlich immer mehr verdünnt. Mit zunehmendem Drucke werden auch die *Blutgefäße* zunächst verlegt und schließlich völlig geschlossen. Es schwinden zunächst die Capillaren, dann die gröberen Gefäße und schließlich auch die Spindelzellen. Das Fettgewebe wird, ebenso wie das elastische Gewebe, nur unmittelbar in der Druckzone betroffen; die Zellen verlieren ihr Fett und die Blutcapillaren wandeln sich zunächst in lockeres zellreiches, dann in fibröses, *zellarmes Bindegewebe* um und verschmelzen schließlich mit der den Tumor umgebenden bindegewebigen Membran. Von den Anhangsgebilden der Haut zeigen vor allem die *Talgdrüsen* eine sehr geringe Widerstandsfähigkeit. Sie pflegen viel schneller zu atrophieren als die Schweißdrüsen. Diese letzteren zeigen sogar an Stellen, die nicht direkt vom Druck betroffen werden, Proliferationserscheinungen. Die Haarbälge werden durch den Druck zur Seite geschoben, verbogen und verdünnt, sie können sogar schließlich völlig schwinden, ebenso die Hautmuskeln.

Für den Dermatologen besonders bemerkenswert sind Druckatrophien, die im Bereich der bei *hyperkeratotischen* Prozessen befallenen Follikel auf den Druck der in diesen aufgestapelten Hornmassen zurückzuführen sind. Dieser Druck führt zunächst zur Atrophie der Epidermis in den erkrankten Follikeln; er übt jedoch gleichzeitig auch einen mechanischen Reiz auf das umgebende Bindegewebe aus, und dieses antwortet darauf mit entzündlichen Erscheinungen von wechselnder Intensität.

Striae cutis distensae.

Die *Dehnungsstreifen* der Haut, im Anfangsstadium je nach Dicke und Pigmentgehalt der Epidermis zartrote bis violette, mehr oder minder lange Streifen, folgen häufig *über längere Zeit* sich hinziehender *Überdehnung* der Haut, sind also wahrscheinlich *mechanisch* mitbedingt. Sie führen zu, auch nach Aufhören der Schädigung noch bleibenden, streifenförmigen Atrophien der Haut von zunächst blauweißer, später mehr gelbweißer Farbe und glänzender, zarter, leicht faltbarer Oberfläche. Sie sind irreparabel. Sie treten hauptsächlich auf im Verlaufe der Schwangerschaft, dann aber auch überall da, wo ein übermäßiger Gewebsdruck (durch Tumoren, Fettansammlung, Ascites usw.) über *längere* Zeit bestehenbleibt. Auch nach akuten Infektionskrankheiten (Typhus, Meningealtuberkulose usw.), die mit mehrmonatlicher Bettruhe einhergingen, sind sie namentlich an den Oberschenkeln und in der Kniegegend beschrieben worden. Ihr Verlauf ist stets senkrecht zur Spannungsrichtung der Haut, woraus ein gewisses Gleichmaß ihrer Lagerung hervorgeht. BERTACCINI u. a. sehen toxische Zustände und Erkrankungen bzw. Dysfunktion endokriner Drüsen als ausschlaggebend für die Entstehung der Striae an, eine Auffassung, die durch Beobachtungen bei ACTH- und Cortisontherapie sehr an Wahrscheinlichkeit gewonnen hat.

Zu *Beginn der Überdehnung* untersuchte Hautstreifen der Schwangeren, in denen sich makroskopisch noch keine Striae nachweisen ließen, zeigten bei entsprechender Fixation (die Haut wurde so aufgespannt, daß ihre Fläche der am Körper vorher eingenommenen entsprach) bereits eine charakteristische Veränderung in Gestalt von *Streckung des elastischen Gewebes*, allerdings nur in der

Cutis. Papillarkörper und Epidermis waren ebenso wie die Subcutis in diesem Stadium an der Veränderung noch nicht beteiligt.

In den *frischen Striae* zeigt die Epidermis ebenfalls noch keine Verminderung ihrer Dicke. Lediglich in der Cutis sind einzelne *elastische Fasern gerissen* und zusammengeschnurrt, während die große Mehrzahl zwar sehr stark gestreckt ist, jedoch noch keine Kontinuitätstrennung zeigt. Umwandlungen im Sinne der Elacinbildung, wie sie späteren Stadien eigentümlich sein können, lassen sich noch nicht feststellen. Um die Gefäße herum findet sich eine geringgradige perivasculäre Zellinfiltration, und die Gefäße selbst haben sich bereits der allgemeinen Zugrichtung angepaßt. Der Verlauf der kollagenen Fasern entspricht dem der elastischen, so daß das Ganze von einer Reihe von gestreckten Bindegewebsbändern durchzogen ist, deren Elastica hier und da Einrisse erkennen läßt. Brain beobachtete eine ödematöse Schwellung der kollagenen Fasern.

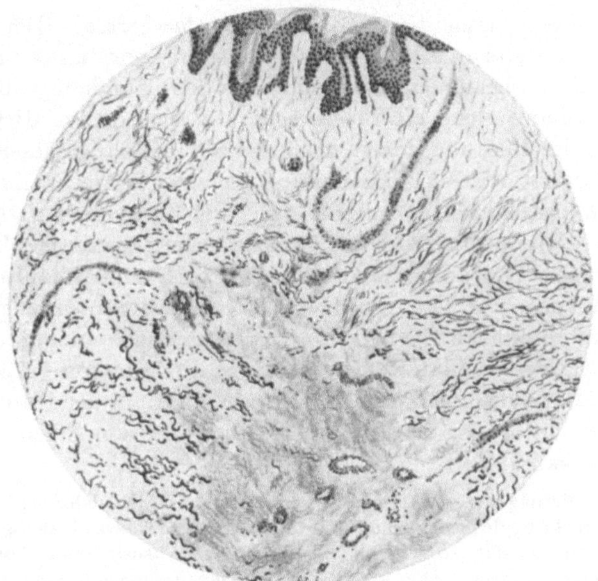

Abb. 3. *Striae cutis distensae.* Bauchhaut, 24jähr. Ipara. Elastische Fasern zerrissen, zusammengeschnurrt und verdickt, in der Rißstelle basophil. Kollagene Fasern gestreckt. Papillarkörper und Epidermis noch unbeteiligt. Färbung saures Orcein, polychrom. Methylenblau. O = 66:1; R = 50:1.

In *älteren Striae* haben die Einrisse der elastischen Fasern an Ausdehnung zugenommen, so daß es vielfach zu völliger Zerreißung gekommen ist. Es lassen sich nunmehr im Übersichtsbild *scharf getrennte* Zonen unterscheiden. Den Striae entsprechend ist die Elastica nahezu ganz geschwunden, mit saurem Orcein lassen sich nur noch ganz dünne Fäserchen feststellen. Neben diesen finden sich dann noch in manchen Fällen innerhalb der Striae elastische Fasern, die ihre Acidophilie eingebüßt haben und nurmehr basische Farben (polychromes Methylenblau) intensiver annehmen. Sie entsprechen dem von Unna als *Elacin* bezeichneten Degenerationsprodukt, finden sich jedoch, wie ausdrücklich betont sei, durchaus nicht in allen Fällen. Am Rand der Striae ist das elastische Fasersystem zu kurzen, dicken, wenig gewundenen Balken zusammengezogen, die dann weiterhin, seitwärts von den Striae wieder in ihre normale Struktur übergehen, wenn nicht eine benachbarte Stria, den Prozeß wiederholend, zur Bildung kurzer, gewellter *Elastinplatten* führt. Das kollagene Fasersystem hat seine normale Anordnung sich kreuzender Bündel und Maschen verloren. Statt dessen ist es zu der Oberfläche parallelen Gewebsplatten ausgezogen, die eine Anzahl kürzerer und längerer Spalten zwischen sich schließen. Die Gefäße haben naturgemäß, dem Drucke folgend, einen gestreckten, geraden Verlauf und liegen vielfach ebenfalls der

Oberfläche parallel. Perivasculäre Infiltrate sind jetzt nicht mehr nachweisbar. Diese Umlagerungen hören an den Grenzen der Striae auf und machen hier allmählich dem normalen Verhalten Platz.

In diesen älteren Dehnungsstreifen beteiligen sich an den Veränderungen auch *Papillarkörper* und *Epidermis*. Der erstere läßt eine deutliche Streckung des bindegewebigen Netzes erkennen, und zwar geht diese Streckung so weit, daß in der Mitte der Striae der Papillarkörper nahezu völlig verstrichen erscheint. Einrisse der elastischen Fasern des Papillarkörpers finden sich dabei kaum, eine Tatsache, die sich mit einer (aus der normalen Funktion des Papillarkörpers als eines Ausgleichorganes bei plötzlichen Spannungsverschiebungen der Haut) erhöhten Anpassungsfähigkeit erklärt. Auch die Reteleisten sind nunmehr verstrichen, namentlich im Zentrum der Striae. Hier ist bei länger bestehenden Striae dann auch die Epidermis als solche verdünnt, vielmehr nur noch aus wenigen Zellagen bestehend, während nach dem Rande hin allmählich die Leisten sichtbar werden, welche *nicht* senkrecht und schräg zur Richtung des Zuges liegen, also an der Deckung der vergrößerten Oberfläche zunächst nicht teilnehmen mußten. BENJAMOWITSCH und MASCHKILLEISSON fanden keinen wesentlichen Unterschied im histologischen Aufbau der Striae gravidarum und solchen anderer Genese.

Vereinzelt werden die Striae stärker pigmentiert befunden als ihre Umgebung. Diese Verfärbung ist auf eine echte Melaninanhäufung zurückzuführen, die sich in Form von Granula in den Zellen des Stratum basale, hier und da auch den unteren Lagen des Stratum spinosum sowie auch in den bekannten hirschgeweihartig verzweigten Zellen ansammelt. Besondere Erwähnung verlangt dann noch JADASSOHNs Fall von „Kalkmetastasen“ in der Haut, die zu einer völligen Kalkimbibition der elastischen Faserreste in den Striae geführt hatten (s. Abschnitt Verkalkung).

Pathogenese. Der länger andauernden Überdehnung der Haut folgt eine maximale Streckung des elastischen und kollagenen Gewebes. Hat die Überdehnung einen bestimmten Grad erreicht, so werden die elastischen Fasern, dem Zuge nachgebend, größtenteils zerreißen müssen. Die kollagenen Massen vermögen wohl ihren Zusammenhang besser zu wahren. Nach Zerreißen der Elastica kann man im Grunde genommen erst vom Vorhandensein von Striae reden. Durch die Kontinuitätstrennung werden auch Papillarkörper und Epidermis in Mitleidenschaft gezogen, gestreckt, dadurch verdünnt, und erlauben so dem darunter liegenden Gewebe, mit seiner roten Eigenfarbe stärker durchzudringen. Vielleicht stellen die Striae Frakturlinien innerhalb einer verschmälerten Haut dar (BORELLI), was die alte Auffassung der mechanischen Entstehung stützen würde, ohne der hormonalen Beeinflussung zu widersprechen.

e) Neurotisch bedingte Atrophien.

Die sog. neurotische Atrophie gehört zu den am wenigsten geklärten Kapiteln der Atrophie überhaupt, insbesondere ist es noch durchaus unklar, ob die Atrophie eine direkte Folge des trophischen Einflusses der Nerven ist (VIRCHOW). Am wenigsten bestritten ist noch der Zusammenhang mit dem Nervensystem bei der Hemiatrophia faciei, wenn auch hier ein genauer mikroskopischer Untersuchungsbefund bisher nicht bekannt geworden ist.

Im allgemeinen spielen bei den als Trophoneurosen beschriebenen Veränderungen der Haut verschiedenartige Prozesse, in erster Linie Degenerationen, eine so bedeutende Rolle, daß die eigentliche Atrophie vielfach nur das Endstadium der Erkrankung bildet. Insbesondere ist dabei noch völlig ungewiß, inwieweit wirklich rein nervöse trophische Störungen vorliegen. FINGER und OPPENHEIM haben darauf hingewiesen, daß den mit Erkrankung des Nervensystems in Zusammenhang stehenden Hautatrophien gemeinsam sei, daß nicht nur die Haut, sondern auch die dem betreffenden Nervenbezirk angehörigen, darunter liegenden Organe (Muskeln, Knochen) mit von der Atrophie ergriffen werden. Als „*Alopecia neurotica*" sind alle diejenigen Fälle von erworbenen Haarverlusten aufzufassen, die *nachweislich* im Anschluß an eine Störung des zentralen oder peripheren Nervensystems auftreten. Auch hier ist der Nachweis des *unmittelbaren* Zusammenhangs sehr schwer anzutreten, wenn auch zahlreiche klinische Beobachtungen — Alopecien nach Auftreten traumatischer, zentraler oder peripherer Nervenläsionen, nach psychogenen Störungen — dafür zu sprechen scheinen. So geht insbesondere die oben erwähnte Hemiatrophia faciei vielfach mit linearem oder auch unregelmäßig begrenztem Haarausfall einher. Besondere mikroskopische Untersuchungen der Kopfhaut bei diesen Formen der Alopecie liegen nicht vor.

f) Infektiös-toxisch bedingte Atrophien.

Einleitend habe ich bereits betont, daß diese Form der Atrophie meist erst sekundär im Anschluß an degenerative Prozesse aufzutreten pflegt. Da jedoch das auslösende Moment noch völlig unbekannt ist, wir jedoch toxische bzw. infektiöse Einflüsse zu Beginn der zur Atrophie führenden Prozesse annehmen dürfen, so scheint mir die Einordnung dieser Dermatosen hier berechtigt.

Ihr hervorragendster Vertreter ist die

Dermatrophia (Dermatitis atrophicans) chronica idiopathica progressiva.

Klinische Vorbemerkungen. Aus der großen Gruppe der ätiologisch noch völlig ungeklärten Hautatrophien hebt sich ein Krankheitsbild klinisch und histologisch heraus, dessen Beginn meist durch das Auftreten geringgradiger Entzündungserscheinungen angedeutet wird, die mitunter mit Infiltration der Haut einhergehen. Dieses, ursprünglich (NEUMANN: *Erythema paralyticum,* PICK: *Erythromelie*) als selbständiges Krankheitsbild aufgefaßte erste Stadium der Erkrankung, von dem eine besondere, an den distalen Teilen der Extremitäten beginnende Unterart von HERXHEIMER und HARTMANN ebenfalls als Morbus sui generis „*Acrodermatitis atrophicans*" genannt wurde, besteht aus entzündlichen Veränderungen der Epidermis und Cutis in wechselnder Stärke. Neben ödemartiger Schwellung und wechselnd starker Infiltration der Lederhaut ist das hervorstechendste Kennzeichen der Erkrankung eine diffuse erythematöse blaurote Verfärbung der Haut, die im übrigen glatt und glänzend ist, in anderen Fällen auch wieder eine Verdickung der Hornschicht in Gestalt von leichter Schuppung bis zu direkt schwieligen Auflagerungen zeigt.

Diese entzündlichen Stadien finden sich jedoch meist nicht rein vor, sondern zeigen bereits Übergänge zu dem zweiten, dem atrophischen Stadium. Hier ist die Haut tiefblaurot, vielfach gerunzelt; sie läßt eine Hautfelderung kaum noch erkennen und ist zigarettenpapierartig verdünnt. Die Elastizität ist erheblich herabgesetzt, und durch die mit feinen Schüppchen bedeckte Oberhaut schimmern die Blutgefäße als blaue und die Sehnen als gelbliche Stränge durch. In großen Falten läßt sich die äußerst dünne Haut von der Unterfläche abheben. Das Fettgewebe und das Bindegewebe scheinen völlig zu fehlen. Eine wechselnd starke Pigmentierung gibt dieser atrophischen Haut eine mehr oder minder gelbliche bis bräunliche Gesamtfarbe.

In seltenen Fällen ist diese Atrophie jedoch nicht das eigentliche Endstadium der Erkrankung. Man beobachtet vielfach das Auftreten lockerer, einstülpbarer, durch Fettgewebe gebildeter Vorwölbungen der Haut, daneben findet man fibromartige Bildungen, krampfaderartige Verdickungen der Blutgefäße und manchmal beobachtet man die Entwicklung eines sklerodermieartigen Bindegewebes, das klinisch als weiße gespannte, wenig faltbare Haut hervortritt.

Vereinzelt treten diese letzteren Erscheinungen in Streifenform namentlich an der Ulnarseite des Unterarms auf. Die Farbe wechselt hier vom Rotdunkelrot bis zum Gelb hinüber und die darunter liegenden Hautschichten zeigen eine tiefe Infiltration. Auch knötchenartige Bildungen und schließlich Auftreten von echten benignen und malignen Tumoren (Fibrom, Sarkom) in diesen atrophischen Herden sind bekannt. Selten werden auch die Muskeln und Knochen in den Krankheitsprozeß einbezogen (GANS und LANDES).

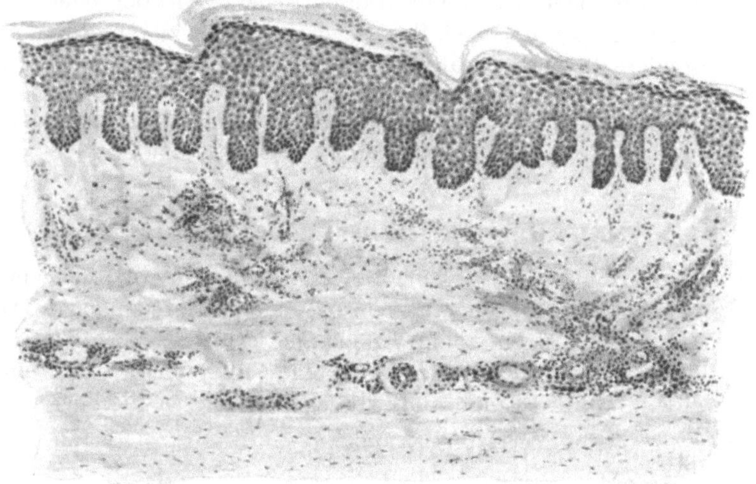

Abb. 4. *Dermatrophia chron. idiopath. progress.* Erythem am fortschreitenden Rande. (Mitte des Oberschenkels, Streckseite; 51jähr. Mann.) Verdickung und stellenweise Parakeratose der Hornschicht, Ödem und Hypertrophie des Stratum spinosum. Ödem im Papillarkörper, kurze, plumpe Papillen. Perivasculäre Infiltration besonders in der oberen und mittleren Cutis mit Erweiterung der Gefäße, Wandveränderungen und perithelialer Zellproliferation. O = 128:1; R = 98:1.

Neben diesen diffusen Veränderungen finden sich vielfach auch isolierte Herde erythematös oder atrophisch veränderter Haut von wechselnder Größe, entweder als selbständiges Krankheitsbild auftretend oder mit den vorhergehenden zusammen, deren klinische Charakteristica den geschilderten ebenso entsprechen wie die histologischen. In diese Gruppe gehört auch die Dermatitis atroph. chron. idiopath. maculosa, die *Anetodermia maculosa* (JADASSOHN).

I. Erythem. Ganz allgemein sei betont, daß naturgemäß je nach dem Zeitpunkt der Untersuchung der mikroskopische Befund unter völliger Berücksichtigung der entscheidenden Veränderungen in seiner Intensität erheblich wechseln kann. Die Hornschicht zeigt in den frühesten Stadien keine nennenswerten Veränderungen, insbesondere keine Verdünnung. Hier und da findet sie sich verdickt, mit aufgefaserten Lamellen, in seltenen Fällen auch mit einer leichten Parakeratose. Bei längerem Bestand der entzündlichen Erscheinungen kommt es jedoch zu stärkerer *Verhornung* und ausgedehnteren *parakeratotischen* Störungen. Unter der Hornschicht zeigt die Epidermis ein wechselndes Verhalten, einmal ist sie *hypertrophisch* und ödematös, an anderen Stellen finden sich bereits Rückbildungserscheinungen. Das Stratum granulosum ist meist vorhanden, ebenso das Stratum lucidum. Das Stratum spinosum zeigt, abgesehen von der hier und da vorhandenen Vacuolenbildung, keine strukturellen Veränderungen. Die Kerne erscheinen durchweg gut gefärbt. Im Stratum basale läßt sich vielfach bereits eine stärkere Pigmentansammlung bzw. Schwund beobachten. Die Reteleisten sind in den frühesten Stadien noch wohlerhalten. Im weiteren Verlauf jedoch flachen sie ab, werden kurz und breit. Der Aufbau des Papillarkörpers ist entsprechend.

Diesen verhältnismäßig geringgradigen Störungen stehen jedoch bereits stärkere Veränderungen im *Corium* gegenüber. Entsprechend der Reduktion der Reteleisten ist der Papillarkörper vielfach *ödematös* geschwollen, verkürzt und hier

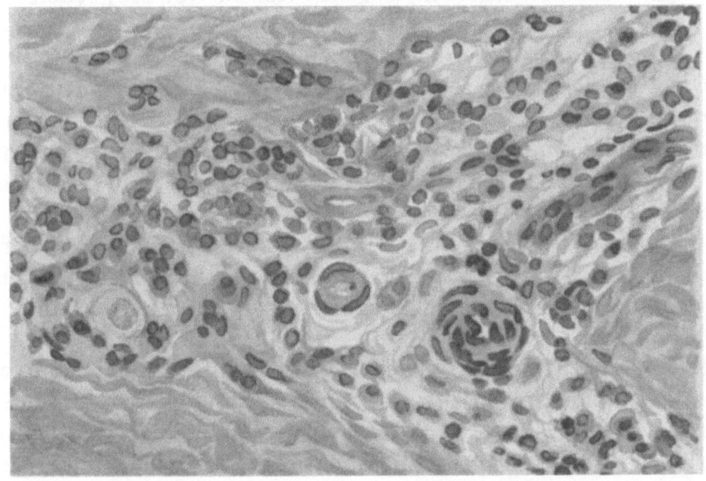

Abb. 5. *Dermatrophia diffusa idiopath. progress. Erythem.* (♂, 51jähr., Oberschenkel dorsal.) Gefäßveränderungen. Wandverdickung, Endarteriitis, Endophlebitis, Thrombose (links), Ödem, Wucherung der Perithelien und lymphocytäre Infiltration. O = 560:1; R = 532:1.

und da verstrichen. Fast überall unter der Epidermis finden sich diffuse *Infiltrationsherde,* die aus Lymphocyten, Spindelzellen und in den frühen Stadien reichlicheren, später schwächeren Ansammlungen von Plasmazellen aufgebaut sind. Die Infiltration nimmt manchmal den ganzen Papillarkörper ein, in anderen frühesten Fällen bleibt er zunächst frei (s. Abb. 4). Die Zellansammlung erstreckt sich dann durch die oberen und mittleren Teile der Cutis bis an die Subcutis heran, wo sie in Form vereinzelter, verstreuter kleinerer Zellhaufen endet. Das Infiltrat ist hauptsächlich um die größeren Gefäße, dann aber manchmal auch um die Ausführungsgänge der Schweiß- und Talgdrüsen und die Hautnerven lokalisiert. Die *Gefäße* selbst sind innerhalb der Infiltrate erweitert, an manchen findet sich eine ausgesprochen peritheliale Zellproliferation. Im allgemeinen jedoch sind Gefäßveränderungen in Form von Wandverdickung, teilweiser Verengerung und selbst Thrombenbildung vorherrschend (Endarteriitis, Endophlebitis). Diese findet sich als rein lymphocytärer, erythrocytärer oder auch hyaliner Verschluß des Gefäßlumens.

Die Veränderung des Bindegewebes ist in erster Linie abhängig von der Ausdehnung der cellulären Infiltrate. Daneben findet man jedoch auch herdförmige, schlecht färbbare elastische Faserbündel an Stellen, wo entzündliche Zellinfiltrate nicht vorhanden sind.

In diesen selbst sind die *elastischen* Fasern zum größten Teil *atrophisch*. Ihre Überreste sind rarefiziert und nur noch schwach färbbar. Die nicht infiltrierten Partien zeigen eine (scheinbare ?) Vermehrung des elastischen Gewebes. Am stärksten hat die Elastica in den Infiltraten des Papillarkörpers gelitten; in der mittleren Cutis sind die elastischen Fasern in den Infiltraten vorhanden, wenn auch in unregelmäßiger, bald stärkerer, bald schwächerer Form. Vielfach zeigen diese vergröberten Fasern die *Neigung zum Zerfall* in runde, zylindrische oder unregelmäßige Bildungen. Sie liegen zum Teil noch innerhalb des elastischen Fasernetzes, zum Teil aber liegen sie losgelöst frei im Gewebe: schollige Degeneration.

Zwischen den Infiltrationsherden finden sich Reste von nicht infiltriertem *kollagenem* Gewebe. Dieses besteht aus einem Flechtwerk dicker geschwollener, *homogenisierter* Balken. Es läßt keine deutliche Struktur mehr erkennen und bildet vielfach bereits eine diffus gefärbte Masse. Auch hier beschränken sich, ebenso wie beim elastischen Gewebe, die Veränderungen in erster Linie auf die oberen Cutispartien. In den unteren Cutisschichten tritt die fibrilläre Struktur meist noch besser hervor. Die Bindegewebszellen sind zum Teil schwer färbbar, nehmen hier und da bereits epitheloiden Charakter an. Je tiefer man in die Lederhaut kommt, je geringer die Infiltration ist, um so mehr nähert sich das Bindegewebe der Norm.

Die glatte Muskulatur scheint vielfach hypertrophisch. Schweißdrüsen, Talgdrüsen und Haarfollikel zeigen in den frühesten Stadien bereits eine Zellinfiltration in ihrer Umgebung. Späterhin finden sich an ihnen ebenfalls degenerative Veränderungen, die vielfach in das atrophische Stadium hinüberleiten. Das Fettgewebe ist zum größten Teil bereits jetzt erheblich reduziert.

Es wurde bereits betont, daß die einzelnen Stadien der Erkrankung untereinander vielfache Übergänge zeigen; die Schilderung muß jedoch aus Gründen der leichteren Übersicht getrennt erfolgen.

Klinisch wird man bei *Übergangsformen* neben dem *Infiltrat* bereits eine *Atrophie* feststellen können. Dieser entspricht mikroskopisch eine deutliche *Verschmälerung der Epidermis*, von der in den stärker schuppenden Fällen lediglich die Hornschicht eine vielfach parakeratotische Verbreiterung zeigen kann. Nur an wenigen Stellen, den Follikelmündungen entsprechend, hat die Epidermis nahezu normale Breite. Im übrigen ist das Stratum spinosum auf wenige Zelllagen reduziert, die Zellkerne sind abgeplattet und schmal. Die Keratohyalinschicht, durchschnittlich als 1—2 Zellagen dickes Stratum vorhanden, fehlt jedoch an manchen Stellen. Von einer stärkeren Deformierung der Basalzellen ist jetzt noch nichts zu merken, jedoch sind die Reteleisten nahezu völlig verstrichen bzw. nur noch in spärlichen Resten erhalten.

Der Papillarkörper ist dementsprechend abgeplattet. Die Zellinfiltrate sind jetzt zwar noch besonders dicht, jedoch nicht mehr so diffus durch das Gewebe zerstreut. Sie zeigen vielmehr die Neigung, sich um die Gefäße herum zu lokalisieren, ein Prozeß, der in der Tiefe als rein perivasculäre Zellinfiltration erscheint. Die Infiltrate bestehen meist aus Lymphocyten und Spindelzellen, jedoch sind auch noch Plasma- und Mastzellen vorhanden.

Das Bindegewebe ist bereits erheblich reduziert, namentlich in den oberen Cutislagen. Die *elastischen* Fasern sind in eben diesen Schichten außerordentlich dünn und zart, namentlich diejenigen, welche an die Basalzellschicht hinanführen. Im Bereich der Infiltrate ist das elastische und kollagene Gewebe völlig geschwunden und nur noch als blaß gefärbte, strukturlose Masse in der Umgebung zu erkennen. Die *Atrophie der Stützsubstanz* ist dabei besonders stark in der obersten Cutisschicht und im Papillarkörper ausgesprochen, während zum subcutanen Bindegewebe hin wieder eine fibrilläre Anordnung, wenn auch in groben plumpen Bündeln, statthat. Die Gefäße sind zwar erweitert, im Papillarteil vielfach auch vermehrt, jedoch sind weitere krankhafte Veränderungen an ihnen nicht zu erkennen. Auch das Ödem, die erweiterten Lymphspalten, sind geschwunden.

Die Talgdrüsen, Haarbälge, die Schweißdrüsen und Arrectores pilorum sind von Infiltraten umgeben, die sich zum Teil bereits in diese hinein erstrecken. Weitere Degenerationserscheinungen sind hier noch nicht festzustellen.

Ist somit das mikroskopische Bild in gewisser Hinsicht von den Veränderungen des Infiltrationsstadiums schon erheblich abweichend: geringere Infiltration, fortgeschrittenere Atrophie des Stützgewebes, so werden diese Unterschiede noch stärker im eigentlichen atrophischen Stadium.

II. Atrophie. Die Hyperkeratose der Hornschicht ist hier manchmal noch vorhanden, jedoch stets findet sich darunter eine sehr *stark verschmälerte Epidermis.* Körner- und Stachelschicht bestehen vielfach nur aus wenigen Zellreihen: eine Reihe kleiner Körnerzellen und 2—3 Reihen kleiner geschrumpfter flacher Stachelzellen. In diesem atrophischen Stadium sind Epithelleisten und Papillen völlig *verstrichen*; die Grenze zwischen Epidermis und Cutis verläuft in einer geraden oder leicht gewellten Linie. Manchmal findet man statt der Epidermis lediglich noch eine zarte, parakeratotische Lamelle über dem Papillarkörper, wodurch sich die Hinfälligkeit dieser Hautdecke völlig erklärt. Die Basalzellschicht ist schmal, die einzelnen Zellen sind abgeplattet und nicht mehr zylinderförmig aufgebaut. Hier und da finden sich in dem vielfach ödematösen Gewebe Leukocyten und vacuolisierte Epidermiszellen. Die Stacheln des Stratum spinosum sind zum Teil geschwunden, die Zellen selbst vielfach verkleinert. Der Pigmentgehalt wechselnd.

Das *Corium* ist erheblich verschmälert, das subcutane Fettgewebe oft sehr nahe an die Epidermis herangerückt, zugleich mit den vielfach atrophischen Schweißdrüsenknäueln. Die Talgdrüsen und Haarbälge sind in diesem Stadium meist völlig geschwunden, die Gefäße an Zahl scheinbar (?) vermehrt und erweitert. Auffallend ist das völlige Fehlen von Endarterien in jenem Teil der Cutis, der dem Papillarkörper entspricht.

Die Beschränkung der Infiltrate auf Gefäße, Schweißdrüsen und Follikel ist nunmehr noch auffallender. Vielfach findet man auch in den *Infiltraten* noch Reste von Talgdrüsen, Haarbälgen und glatten Muskelfasern. In den mittleren Partien der Cutis liegen die Infiltrate vielfach bandartig der Hautoberfläche parallel, während in den oberen Bezirken die knotige bzw. diffuse Lagerung überwiegt. Das Infiltrat besteht hauptsächlich aus Lymphocyten, manchmal auch Leukocyten, Mastzellen und Plasmazellen, vereinzelt finden sich auch Epitheloid- und spindelförmige Bindegewebszellen in wechselnder Zahl. Auch das Vorkommen von hyalinen Degenerationsprodukten sei erwähnt.

Das *Stützgewebe* ist in den oberen Abschnitten von elastischem Gewebe völlig entblößt, nur vereinzelte zarte Fasern deuten das subepitheliale Netz an. Es sei jedoch betont, daß naturgemäß dieser Schwund des elastischen Gewebes unmittelbar abhängig ist von der Intensität der vorhergegangenen Infiltration, so daß es durchaus verständlich ist, wenn manchmal die Zerstörung der Elastica erheblich geringer befunden wird, als nach Vorstehendem zu erwarten wäre. Bei einem chronischen, so langsam fortschreitenden Entzündungsprozeß sind die Untersuchungsergebnisse von dem jeweiligen Grade der Erkrankung naturgemäß außerordentlich abhängig und daher ist die vorstehende Darstellung auch nur als für ausgesprochene Fälle kennzeichnend anzusehen. Der Einzelfall wird

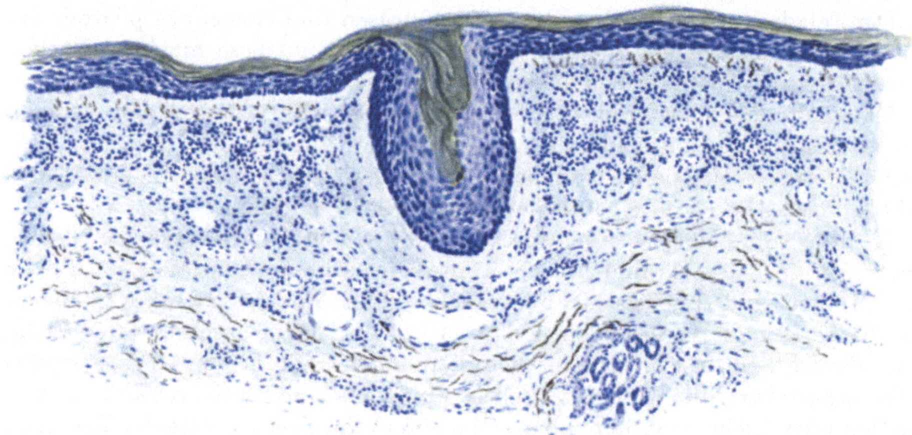

Abb. 6. *Dermatrophia chron. idiopath. progress. Atrophie.* „Ulnarstreifen". 42jähr., ♂. Hyperkeratose. Atrophie der Stachelzellschicht, verstrichener Papillarkörper, deutlicher Grenzstreifen mit zartem Elastin. Bandförmiges Infiltrat in oberer und mittlerer Cutis, vorwiegend um die erweiterten und vermehrten Gefäße. Homogenisiertes Kollagen. Corium verschmälert. Färbung: Saures Orcein, polychrom. Methylenblau. O = 128:1; R = 96:1.

eben die eine oder andere Abweichung zeigen müssen, ohne daß dadurch das *Gesamtbild* erheblich verändert werden dürfte.

Neben den zarten elastischen Fasern finden sich hier und da auch reichlicher elastische Elemente in dicken gequollenen Bündeln mit zum Teil zerfallenen, körnigen Gebilden.

In den tieferen Lagen der Cutis trifft man reichlichere, besser erhaltene elastische Fasern, obwohl auch hier eine Verminderung und Rarefikation vielfach festgestellt werden kann. In den Infiltraten selbst sind naturgemäß die elastischen sowohl als auch die kollagenen Fasern meist völlig zerstört. Auffallenderweise sind dabei färberische Differenzen des elastischen Gewebes kaum vorhanden; lediglich eine allgemein schwächere Färbbarkeit mit saurem Orcein ist festzustellen, jedoch werden degenerative Prozesse, wie Auftreten von Elacin im Gegensatz zu einer Reihe anderer, zu Atrophie führender Krankheiten nahezu völlig vermißt.

Das *kollagene* Gewebe ist an den Veränderungen ebenfalls beteiligt. Der subepitheliale Grenzstreifen ist vielfach gequollen, homogenisiert, die einzelnen Fasern haben ihre fibrilläre Struktur eingebüßt. Auch tinktoriell weichen sie in der oberen Cutisschicht von der Norm ab. Die stärksten Veränderungen des

Kollagens finden sich jedoch, ebenso wie bei der Elastica, innerhalb der Infiltrationsherde. Hier ist das Bindegewebe nur blaß gefärbt, bildet eine formlose homogene Masse, soweit es nicht völlig geschwunden ist. Der Verlauf der Bindegewebsbündel ist in den oberen Schichten vorwiegend horizontal, während in den tieferen Schichten sich vielfach inselförmige Herde von ziemlich dicken, eigentümlich starren, brüchigen Balken vorfinden, die häufig miteinander verflochten und oft zu gröberen Schollen zerfallen sind.

Die *Anhangsgebilde* der Haut, wie Schweißdrüsen, Talgdrüsen und Haarfollikel sind nur noch recht spärlich vorhanden. Vereinzelt wurde eine cystische Degeneration der Schweißdrüsen beobachtet. Talgdrüsen und Haarfollikel sind vielfach einer bindegewebigen Umwandlung anheimgefallen; an anderen Stellen ist der Entzündungsprozeß in Form der zelligen Infiltration noch festzustellen.

Die glatte Muskulatur ist meist atrophisch; auch in ihr findet sich der Entzündungsprozeß hier und da noch in Form kleinzelliger Infiltrate. Die „schrägen Cutisspanner" scheinen hier und da hypertrophisch (UNNA). Veränderungen an den Nerven wurden bisher nicht festgestellt.

Das subcutane Fettgewebe, das infolge der Atrophie der Cutis bis nahe an die Epidermis heranrückt, zeigt ebenfalls eine starke Reduktion. Das Fettpolster ist ganz allgemein vermindert, und die Rundzelleninfiltrate reichen vielfach bis tief in die Subcutis hinein.

Die *Dicke der einzelnen Hautschichten* ist vielfach millimetrisch festgestellt worden. Bei der großen Verschiedenheit, die jedoch diesen Messungen je nach dem Orte der Herkunft des Materials naturnotwendig anhaftet, scheint nähere zahlenmäßige Wiedergabe dieser Befunde, bei denen die Oberhaut zwischen 0,06—0,1 mm, die Cutis zwischen 1—1,5 mm Dicke schwankt, nicht angebracht.

Neben diesen, wenn man so sagen darf, typischen Veränderungen finden sich nun noch eine Reihe von *Besonderheiten* im mikroskopischen Aufbau der Haut, die mit einer gewissen Regelmäßigkeit beobachtet werden und daher eine gesonderte Besprechung verlangen. Es ist dies einmal der histologische Aufbau der „*Ulnarstreifen*" und zum anderen jene *sklerodermieähnlichen* Veränderungen, die sich vielfach bei der Dermatitis atrophicans vorfinden.

Der klinisch wechselnde, stark blaurot verfärbte, manchmal verdünnte, meist gespannte und durch seine stärkere Infiltration aus der atrophischen Umgebung heraustretende *Ulnarstreifen* zeigt mikroskopisch eine beträchtlich verdünnte Stachelschicht und eine meist verstärkte Hornschicht. Dabei ist die ganze Epidermis ödematös verändert. Die Reteleisten sind erheblich verkürzt und verbreitert, vielfach nur angedeutet, der Papillarkörper entsprechend mehr oder weniger abgeflacht. Das Stützgewebe der Cutis und des Papillarkörpers ist ödematös gequollen, homogenisiert, die fibrilläre Struktur geschwunden. Trotz dieser Schwellung ist die Cutis insgesamt verschmälert, die Zahl der Bindegewebsbalken vermindert. Die Zellanhäufungen, die in der obersten Cutis am dichtesten sind, treten vornehmlich perivasculär auf und entsprechen in ihrem Aufbau den Zellen im infiltrativen Stadium des Krankheitsprozesses, wobei allerdings die Plasmazellen an Zahl erheblich zurücktreten.

Die Gefäße sind vermehrt, vielfach durch die Schwellung ihrer Endothelien nahezu verschlossen. Hier und da findet man auch völlig obliterierte Gefäße.

Diese endarteriitischen Veränderungen setzen sich auch in die tieferen Cutisschichten hin fort.

Das elastische sowohl als das kollagene Gewebe sind erheblich verändert. Beide sind reduziert. Dieser Prozeß ist namentlich in den oberen Cutisschichten stark ausgeprägt, während in den tieferen Lagen das Stützgewebe sich der Norm nähert. Innerhalb der Infiltrate sind elastische und kollagene Fasern geschwunden oder nur vereinzelte, zum Teil zerfallene Reste übrig geblieben.

Das mikroskopische Bild, das neben der Zellinfiltration vorwiegend atrophische Prozesse offenbart, vermag jene klinisch feststellbare, eigentümliche Verdickung des Gewebes im Bereiche des Ulnarstreifens nicht hinlänglich zu klären. Wir müssen vielmehr annehmen, daß ein, der mikroskopischen Kontrolle nicht unterliegendes Ödem jene eigentümliche Verdichtung bedingt. Wir haben hier wieder ein Beispiel für die oft beobachtete Tatsache, daß ein klinischer Prozeß der histologischen Beobachtung entgeht und einen Beweis dafür, daß die Histologie nie selbständig, sondern nur in enger Zusammenarbeit mit der Klinik zur Aufklärung der Krankheitsbilder dienen kann.

Bei den *sklerodermieartigen, nach* der Entwicklung der Atrophien auftretenden Veränderungen findet sich mikroskopisch eine auffallende Vermehrung der elastischen Fasern, ganz im Gegensatz zu dem gewohnten Befund (OPPENHEIM). Diese Neubildung der Elastica beginnt innerhalb perivasculärer Zellinfiltrate und zwar, soweit das bis jetzt festgestellt werden konnte, nicht von alten elastischen Fasern aus, sondern augenscheinlich von eigenen elastinbildenden Zellen. Das letzte Wort in dieser Frage ist jedoch noch nicht gesprochen, für den vorliegenden Prozeß aber schließlich ja von sekundärer Bedeutung.

Die Epidermis ist in derartigen Bezirken meist nur sehr wenig verändert. Die einzelnen Zellagen sind wohl entwickelt, die Basalzellschicht normal, lediglich der völlige Mangel eines Leistensystems läßt das Pathologische des Vorganges erkennen. Die Epidermis-Cutisgrenze verläuft in einer schnurgeraden Linie. Die Bindegewebsbündel der Cutis bestehen aus dicht aneinandergereihten, nach der Subcutis an Dicke zunehmenden, parallel der Oberfläche verlaufenden Faserzügen. Die Blutgefäße in den oberen Lederhautschichten sind nahezu völlig verschlossen und von dichten Infiltrationszylindern umgeben.

Die Vermehrung des elastischen Gewebes tritt besonders stark an Übergangsstellen von rein atrophischen zu derartig verhärteten Hautstellen hervor und ist zum Studium der angedeuteten Veränderungen besonders geeignet.

Während man im allgemeinen geneigt ist, die Atrophie als Endstadium der Dermatitis atrophicans aufzufassen, finden sich doch Fälle, bei denen der Prozeß damit nicht seinen Abschluß erreicht zu haben scheint. OPPENHEIM hat darauf hingewiesen, daß man als Ausgänge der atrophisierenden Dermatitiden das Auftreten von Fettgewebe in den höheren Cutisschichten, die Entwicklung von Fibromen, von varicenartigen Blutgefäßerweiterungen und schließlich jener eben beschriebenen, sklerosierenden Prozesse beobachten kann. Daneben sind auch umschriebene knotige und streifige Infiltrate, ja sogar das Auftreten echter, benigner und maligner Tumoren beschrieben worden. Es handelte sich dabei neben fibromatösen und histiocytären Prozessen, die als sekundäre Bindegewebsneubildung aufgefaßt wurden, um myomatöse und selbst sarkomatöse Tumorbildungen. Lymphocytome wurden ebenfalls gefunden (MULZER und KEINING).

Es erscheint verständlich, daß bei derartig durchgreifenden Umbildungsvorgängen im Stützgewebe der Haut gegebenenfalls auch Störungen des allgemeinen Stoffwechsels, insbesondere des Mineralstoffwechsels (hier in loco) bemerkbar werden können. Unter diesem Gesichtspunkt ist das Vorkommen von Verkalkungserscheinungen in umschriebenen Herden (Jessner), von Amyloid (Kennedy) pathogenetisch erklärlich. Andersartige Einlagerungen, wie scharfumschriebene Anhäufungen von bröckeligen und scholligen Massen elastischen Gewebes, ähnlich den Veränderungen des Pseudoxanthoma elasticum, harren zwar noch der Klärung, sind jedoch geeignet, die vielfachen inneren Zusammenhänge der ganzen Gruppe der atrophisierenden Hauterkrankungen schlagartig zu beleuchten.

Die **Dermatrophia chron. idiopath. maculosa** (*Anetodermia erythematosa maculosa* Jadassohn), deren Zurechnung zur Gruppe der atrophisierenden Dermatitiden dieser selbst auf dem Wiener Dermat. Kongreß 1913 als berechtigt anerkannte, zeigt im histologischen Bilde *keine grundsätzlichen* Differenzen gegenüber dem vorstehend beschriebenen. Auch hier handelt es sich um einen, geringer perivasculärer Zellinfiltration folgenden Schwund der Elastica in diesen Infiltraten, aber auch unabhängig davon. Im Gegensatz zu den Striae distensae cutis liegt hier meist die Basis des der Störung des elastischen Gewebes entsprechenden Dreiecks zur Epidermis hin, eine Tatsache, die sich aus der Pathogenese des Prozesses: primäre Erkrankung der tieferen Gefäßschichten, ohne weiteres erklärt. Lediglich das Umschriebene der kleinen herdförmigen Veränderungen, die naturgemäß im histologischen Bilde gesunde und kranke Hautabschnitte, insbesondere erhaltene und geschwundene Elastica, in einem Präparat eng nebeneinander zeigen, geben diesem Prozeß das mikroskopisch besondere Gepräge. Eine ausführliche Darstellung desselben erscheint jedoch nicht erforderlich.

Chargin und Silver trennen Fälle ohne klinischen Anhalt für eine vorausgehende Entzündung, wie sie zuerst von Schweninger und Buzzi beschrieben wurden, von dem Jadassohnschen Typ der Anetodermie ab. Die histologischen Veränderungen entsprechen denen der späteren Stadien des Jadassohnschen Typs.

Die Dermatrophia chron. idiopath. diff. bzw. maculosa ist demnach mikroskopisch gekennzeichnet durch das primäre Auftreten von Gefäßveränderungen: Erweiterung, Ödem und perivasculäre Zellinfiltration; diesem chronisch-entzündlichen Prozeß folgt unmittelbar ein Schwund der elastischen Fasern in dem erkrankten Hautbezirk unter gleichzeitiger Atrophie der übrigen epidermalen und cutanen Gewebsanteile.

Differentialdiagnose. Der klinische Verlauf der Erkrankung ist in seinem eigentümlichen Entwicklungsgang ein so charakteristischer, daß diagnostische Schwierigkeiten kaum in Frage kommen. Diesbezügliche Erwägungen erscheinen jedoch erforderlich zur mikroskopischen Klärung der Unterschiede in jenen Fällen, wo dem Kliniker lediglich das rein atrophische Stadium vor Augen tritt, sei dies nun bezüglich der Abgrenzung von senil-atrophischen oder sklerodermieartigen Prozessen.

Die *senile Atrophie* der Haut ist jedoch histologisch von der Dermatitis atrophicans so sehr verschieden, daß eine Differentialdiagnose im mikroskopischen Bilde nicht schwer fällt. Vor allem ist es das Erhaltenbleiben des charakteristischen wellenförmigen Verlaufs der Epidermis-Cutisgrenze, der nahezu normale Aufbau der Stachelzellschicht sowie des Stratum granulosum, die die Stellungnahme erleichtern. Es kommt hinzu, daß die Anhangsgebilde der Haut bei der senilen Atrophie keinerlei Verminderung gegenüber der Norm zeigen, ein Befund, der sich ja leicht aus der völlig andersartigen Pathogenese dieses Zustandes erklärt. Die Stützsubstanzen sind ebenfalls lange nicht in dem Maße vermindert und verändert wie bei den Endstadien der Dermatitis atrophicans. Ihre färberische Darstellung ist überall, wenn auch von der Norm abweichend, so doch meist gleichmäßig; die elastischen Fasern sind zwar an Zahl vermindert, jedoch niemals in so hochgradigem Maße wie dort. Finden sich Zellinfiltrate in der Cutis, so sind diese nur sehr schwach entwickelt und insbesondere zeigen sie keine auffallenden Beziehungen zu den an Zahl ebenfalls normalen Blutgefäßen.

Schwieriger kann unter Umständen mikroskopisch die Differentialdiagnose zur *Sklerodermie* werden, namentlich in den Fällen, wo im klinischen Bilde beide Prozesse scheinbar nebeneinander vorkommen. Bei der Sklerodermie findet man unter dem etwas atrophischen Epithel eine deutliche Verdichtung und Verdickung des kollagenen Gewebes. Dieses erscheint als gleichmäßige, kernarme Masse, eingegrenzt von streifenförmigen, meist perivasculär angeordneten Entzündungsherden, die aus gewucherten Bindegewebselementen und Lymphocyten bestehen. Das elastische Gewebe ist in diesen Bezirken nahezu völlig geschwunden und nur noch in spärlichen, gedrehten Faserresten sichtbar. Demgegenüber zeigen die sklerodermieartigen atrophischen Herde der Dermatitis atrophicans in den Frühstadien dichte Infiltrate mit oft zahlreichen Plasmazellen, was bei der Sklerodermie nie vorkommt. Mit dem Schwund der entzündlichen Infiltrate treten ödematöse und homogene Quellungen des Bindegewebes auf, und schließlich tritt die Verdünnung der Haut mit der charakteristischen Neubildung parallel geordneter elastischer Fasern ein, was klinisch die eigenartige Erschlaffung und Fältelung der Haut bedingt. Der Prozeß ist also klinisch und histologisch von ganz anderem Verlauf, indem sich die Sklerodermisierung *aus* der Atrophie entwickelt. Mit der McManus-Färbung fand Steigleder die Basalmembran und die Gefäßwände bei der Acrodermatitis atroph. nicht wesentlich verändert.

Die *Erythromelalgie*, die nach dem klinischen Bilde wohl mit den Anfangsstadien der Dermatitis atrophicans eine gewisse Ähnlichkeit hat, wird schon durch die sie begleitenden Empfindungsstörungen hinreichend gekennzeichnet, so daß eine weitere Besprechung nicht notwendig ist. Die Trennung von der Pellagra siehe dort.

Die *Dermatitis atrophicans leprosa* (Oppenheim), die in seltenen Fällen vielleicht einmal differentialdiagnostisch in Frage kommen könnte, dürfte histologisch im Aufbau des Zellinfiltrats Unterschiede von der vorliegenden Veränderung zeigen, die auch dann eine Trennung gestatten, wenn die meist nachweisbaren Leprabacillen einmal nicht leicht zu finden sind.

Pathogenese. So übereinstimmend und klar demnach das histologische Bild ist, um so ungeklärter erscheinen die Ätiologie und damit die Pathogenese. Eines wenigstens läßt sich mit einer gewissen Berechtigung behaupten: Der Ausgang von den Gefäßen scheint durch die primäre Entwicklung der perivasculären Zellinfiltrate hinlänglich wahrscheinlich gemacht. Ob es sich allerdings dabei um eine belebte oder unbelebte Noxe handelt, ist völlig ungeklärt. Es hat auch nicht an Stimmen gefehlt, welche Gefäßveränderung und Schädigung der Stützsubstanz als gemeinsame Folge einer und derselben Schädlichkeit ansehen wollten. Auch hierüber ist noch nicht das letzte Wort gesprochen. Montgomery und Sullivan fanden mit infraroter Photographie keine Beziehung der oberflächlichen Venen zu Ulcerationen, Ulnarbändern oder pseudosklerodermieartig veränderten Bezirken.

Wichtig sind vielleicht für die ätiologische Klärung die akrodermatitisähnlichen Krankheitsbilder nach Arsenschädigungen bei Winzern, die BREUCKMANN beschrieben hat. Die Untersuchungen von HAUSER zeigen, daß die Acrodermatitis atrophicans nicht eine lokalisierte, sondern eine Allgemeinerkrankung vielleicht infektiöser Natur (GÖTZ) ist.

Es wäre drittens noch denkbar, daß die Atrophie primär aus unbekannter Ursache entstände und die entzündlichen Gefäßveränderungen lediglich infolge des Gewebszerfalls auftreten würden, eine Annahme allerdings, die mit den histologischen Veränderungen, wie sie für das erythematöse Anfangsstadium dargestellt wurden, kaum in Einklang zu bringen sein wird.

Es liegt nahe, wie auch bei einer Reihe anderer, sich vorzüglich am Stützgewebe abspielender Prozesse, an eine angeborene oder vielmehr keimplastisch bedingte verminderte Widerstandsfähigkeit des Bindegewebes, insbesondere der Elastica, gegenüber Schädigungen irgendwelcher Art zu denken. Eine solche Annahme vermag zwar die Fragestellung über die Pathogenese der Dermatitis atrophicans in eine neue Richtung zu verschieben, unser Kausalitätsbedürfnis jedoch befriedigt sie zunächst ebensowenig wie irgendeine andere.

Die eigentümliche, im Anschluß an die Atrophie auftretende und von OPPENHEIM als drittes Stadium der Dermatitis atrophicans bezeichnete Entwicklung von Fibromen, von varicösen Blutgefäßerweiterungen, die Entwicklung eines jungen elastischen Gewebes möchte dieser als eine Art von „Vakatwucherung" betrachten in einer durch den Schwund des elastischen Gewebes ihres natürlichen Widerstandes beraubten Stützsubstanz.

Dermatomyositis.

Die zunächst als Polymyositis von WAGNER, UNVERRICHT und HEPP, später von UNVERRICHT 1891 als Dermatomyositis bezeichnete Erkrankung weist neben Veränderungen in der Muskulatur, manchmal des gesamten Körpers, in fast allen Fällen Hautveränderungen auf. Diese sind durch ihre Vielgestaltigkeit ausgezeichnet. Sie können so sehr im Vordergrund stehen, daß die Erkrankung der Muskulatur übersehen wird.

Bei einem akuten Verlauf haben die Hautveränderungen große Ähnlichkeit mit einem akuten Lupus erythematodes, bei einem mehr chronischen, mit der Sklerodermie oder der Poikilodermia vascularis atrophicans. Die Verteilung der Hautsymptome ist nicht an den Muskelprozeß gebunden. Zu Beginn entstehen unter Fieberanstieg teigige Ödeme über der meist druckempfindlichen Muskulatur. Besonders im Gesicht und an den angrenzenden Körperpartien finden sich unscharf begrenzte, flächenhafte und flüchtige Erytheme. Von diesen sind die späteren harten, sklerodermieartigen Ödeme zu unterscheiden, die tiefer liegen und nach GOTTRON hauptsächlich dort vorhanden sind, wo größere Muskelmassen vorkommen. In *chronischen* Fällen kann das Bild durch eine schlaffe atrophische Haut gekennzeichnet sein. Dabei finden sich neben Teleangiektasien so ausgedehnte Pigmentierungen, daß Verwechslungen mit Morbus Addison vorgekommen sind. Die Pigmentablagerung ist oft netzförmig. Auch Schleimhäute und innere Organe können verändert sein. In einer Reihe von Fällen bestanden gleichzeitig zerfallende Carcinome des Intestinaltraktes.

Histologisch stehen in der Haut degenerative Veränderungen der Cutis im Vordergrund. Die *Epidermis* ist nur infolge der tiefer liegenden Prozesse verändert. Das Stratum corneum ist verdickt und manchmal parakeratotisch. Follikuläre Hyperkeratosen können vorkommen. Manchmal ist die Hornschicht auch völlig unverändert. Das Stratum granulosum ist fast stets vorhanden, meist sogar gut entwickelt. Das Stratum spinosum zeigt zu Beginn ein intra- und intercelluläres Ödem. Die gesamte Epidermis ist oft leicht acanthotisch. Die Basalschicht enthält manchmal Vacuolen und kann wie ausgewaschen aussehen (SCHUERMANN). Der Acanthose folgt eine meist sehr weitgehende Atrophie der Epidermis, die auf eine einzige Zellage verschmälert sein kann. Sie ist im Gegensatz zur Poikilodermie nach DOWLING und FREUDENTHAL nicht nur über Cutisinfiltraten zu finden. Der erhebliche Gehalt der Epidermis an Melanin ist auffallend.

Im Stratum papillare findet sich meist ein Ödem. Dies kann schon zu Anfang zu einer Abflachung der Epidermis-Cutisgrenze bis zu deren völlig geradem Verlauf führen. Neben einem, besonders in den oberflächlichen Cutisschichten ausgeprägten Ödem zwischen und innerhalb der kollagenen Bündel, finden sich die auffallendsten Veränderungen am kollagenen Gewebe. Sie stellen nach manchen Autoren die grundlegenden Veränderungen dar, während das entzündliche Infiltrat nur sekundär sei. Die Bindegewebsbündel sind auseinandergedrängt, die Fasern zum Teil gequollen. Ein feinfaseriges Netzwerk metachromatischer Fibrillen kann sich zwischen den Bindegewebsfasern finden oder sie umschließen. Oft ist das Kollagen homogenisiert, besonders hypepidermal.

Das Vorkommen von Erkrankungen mit *primären Veränderungen des Kollagens* wird heute abgelehnt (KLEMPERER, GANS). Es stellt wahrscheinlich eine leblose, von anderen uns unbekannten lebenden Strukturen abhängige Substanz dar (BARGMANN, GANS).

Die *elastischen Fasern* sind verklumpt und zerfallen, zum Teil auch völlig geschwunden. Zuweilen fehlen diese Veränderungen oder sind nur angedeutet.

Die pigmenttragenden Elemente der Cutis sind ebenfalls vermehrt.

Die Blut- und Lymphgefäße sind zu Beginn der Erkrankung oft ganz erheblich erweitert und angefüllt mit Erythrocyten, Lymphocyten oder einem zellfreien homogenen Inhalt (SCHUERMANN). Es besteht ein deutliches perivasculäres Ödem mit mehr oder minder dichten Infiltraten, die einen reticulären Aufbau zeigen. Es handelt sich dabei um Lymphocyten, untermischt mit kleinen Plasmazellen. Auch Eosinophilie und Hämorrhagien kommen vor. Neben Fibroblasten finden sich reichlich Mastzellen. Durch die Hämorrhagien kann es zu inter- und intracellulärer Ablagerung von Hämosiderin kommen. Die Elastica ist in der Umgebung der Gefäße besonders stark geschädigt. Die Gefäßwände der Capillaren und Arteriolen sind in der McMANUS-HOTCHKISS-Färbung leicht verdickt, hyperchrom und homogenisiert. Diese färberische Veränderung ergreift auch das pericapilläre Bindegewebe (STOUGHTON und WELLS). Diese Autoren fanden in einigen Fällen auch die Grenzmembran zwischen Epidermis und Cutis vergröbert, unregelmäßig und hyperchromatisch. Die Intima der tieferen Gefäße ist manchmal verdickt. Die Gefäßwände können von Lymphocyten und Granulocyten infiltriert sein, so daß ein Panarteriitis nodosa-ähnliches Bild gelegentlich entstehen kann. In der Subcutis finden wir ähnliche Veränderungen wie in der Cutis. Diese können zu einem Untergang von Fettzellen und folgender Granulombildung führen, wie sie an anderer Stelle bei Besprechung der multiplen disseminierten Steatonekrosen besprochen wird.

Die Anhangsgebilde der Haut sind nur sekundär betroffen. Infiltrate sind besonders um die Musc. arrectores pilorum angeordnet. An den Haarfollikeln kommt es zu sprossenartigen Wucherungen. Schließlich gehen die Anhangsgebilde zugrunde (SCHUERMANN).

In der Muskulatur finden sich die ersten Veränderungen im Sarkoplasma mit Aufsplitterung der Fibrillen und gelegentlicher Koagulation, Hyalinisierung und interstitieller Zellinfiltration. Die interstitiellen entzündlichen Veränderungen entsprechen denen der Haut. Neben endarteriitischen und perineuritischen Prozessen, besonders an den intramuskulären Endabschnitten der Nerven (BRÜCKEL und Mitarbeiter), kommt es zu einem herdförmigen, körnigen und scholligen Zerfall der Muskelfasern. Am Rande dieser schweren Veränderung haben die

Muskelbündel ihre Quer-, manchmal auch Längsstreifung verloren. FREUDENTHAL sah Ansammlungen von Lymphocyten in Art von Hämorrhagien, er bezeichnet sie mit BUZZARD (1905) als Lymphorrhagien. Bei der Dermatomyositis wurden sie erstmalig von INGRAM und STEWARD beschrieben. In diesen Lymphorrhagien finden sich manchmal keimzentrenartige Bildungen.

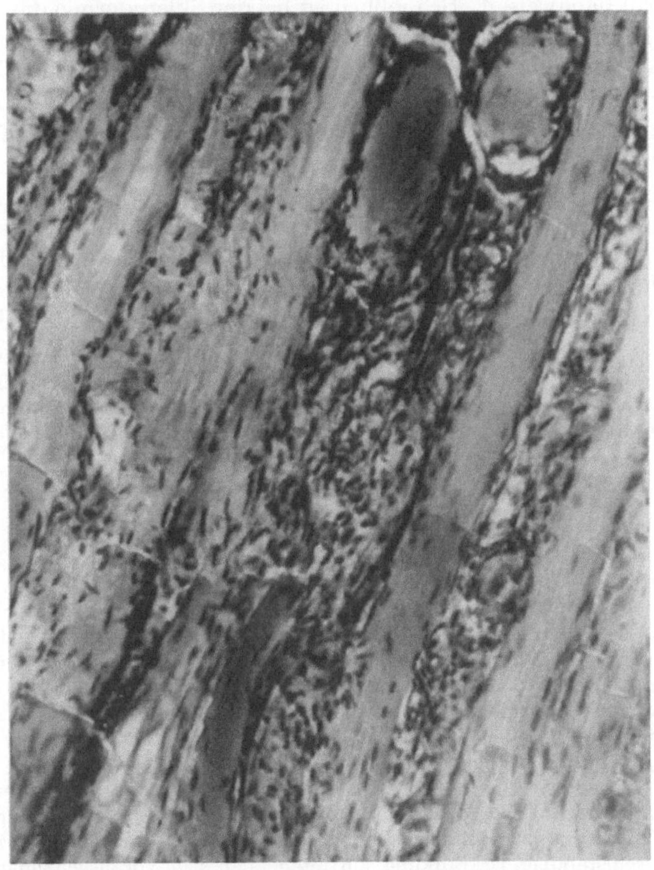

Abb. 7. *Muskelveränderungen bei Dermatomyositis.* Interstitielles entzündliches Infiltrat. Die Muskelbündel sind teilweise aufgesplittert oder untergegangen, zum Teil sind sie unter Verlust der Querstreifung homogenisiert. O = 80:1; Hämatoxylin-Eosin. (Sammlung KRÜCKE).

Differentialdiagnose. Trotz der zahlreichen Arbeiten sind die Hautveränderungen in den einzelnen Stadien und Variationen noch nicht genügend untersucht. Aus diesem Grunde ist eine *Differentialdiagnose* allein auf Grund des histologischen Bildes nicht durchführbar.

In frühen Stadien dürfte eine Abgrenzung gegenüber dem akuten Lupus erythematodes häufig unmöglich sein. Ob sich die LE-Zellen (HASERICK und HARGRAVES) zur Differentialdiagnose des Lupus erythematodes weiterhin werden verwenden lassen, muß nach neuesten Arbeiten (INDERBITZIN, JASINSKI und Mitarbeiter) dahingestellt bleiben. Auch gegenüber der Sklerodermie ist, besonders in späten Stadien, eine Differenzierung histologisch nicht möglich (GOTTRON, FREUDENTHAL, ALLAN). Meist ist die Atrophie der Epidermis bei der Sklerodermie nicht so ausgesprochen. Bei der Dermatomyositis findet sich häufiger eine metachromatische schleimige Umwandlung des Gewebes, was bei der Sklerodermie nur sehr selten der Fall ist. Diese mucinöse Degeneration bedeutet eine Änderung der Cutisbeschaffenheit (GOTTRON). Bei der Sklerodermie lassen sich mittels der McMANUS-HOTCHKISS-Färbung keine Veränderungen der Gefäßwände und der Basalmembran nachweisen. Schließlich ist bei der Sklerodermie das Bindegewebe viel ausgedehnter und in allen Schichten homogenisiert. Bei der Dermatomyositis fehlt nach GOTTRON die Hypertrophie des Cutisgewebes. Die sklerodermieartigen Stadien der Acrodermatitis atrophicans HERXHEIMER und die *Poicilodermia vascularis atrophicans* PETGES-JAKOBI lassen sich histologisch ebenfalls in vielen Fällen nicht davon trennen. Es sind zahlreiche Fälle von Dermatomyositis als Poikilodermie aufgefaßt worden, da die Muskelveränderungen nicht beachtet wurden. Die Veränderungen, die sich nach STOUGHTON und WELLS mit der McMANUS-Färbung bei der Dermatomyositis nachweisen lassen, finden sich nicht bei der Poicilodermia vascularis atrophicans. Auch bei der Acrodermatitis atrophicans und der Anetodermia maculosa hat STEIGLEDER sie nicht gefunden.

Pathogenese. Gleichartige histologische Veränderungen in der Haut bei Sklerodermie und bei bestimmten Stadien der Dermatomyositis und anderen Erkrankungen erlauben keinen Rückschluß darauf, daß die gleichen Ursachen vorliegen müssen (GANS). Diese sind völlig unklar. Der Beginn des Krankheitsprozesses in der Haut ist vielleicht an den Gefäßen zu suchen.

Poicilodermia vascularis atrophicans.

Das erstmalig von PETGES und JAKOBI (1906) aufgestellte, äußerst seltene Krankheitsbild ist in Ätiologie und Pathogenese noch völlig ungeklärt. Es besteht aus mehr oder weniger ausgedehnten, über den ganzen Körper und manchmal auch auf die Mundschleimhaut verteilten Herden, die teils rundlich, teils unregelmäßig begrenzt sind und in erster Linie durch ihre Atrophie auffallen. Braune bis gelbbraune Pigmentansammlungen in ihrer Umgebung, neben hellroter bis livider Marmorierung, in den atrophischen weißen Herden selbst eine eigenartig netzförmige Zeichnung, Teleangiektasien, manchmal auch capilläre Blutungen, meist mäßig stark ausgesprochene Sklerosierung, Fortschreiten des Prozesses vom Zentrum zur Peripherie, starke Betonung der rotbraun verfärbten Follikelmündungen: das entspricht ungefähr dem eigenartigen Krankheitsbild, welches JAKOBI treffend mit einer abgelaufenen intensiven Röntgenverbrennung verglichen hat. Der Poicilodermia vascularis atrophicans dürfte wohl eine anlagemäßige Minderwertigkeit der Haut zugrunde liegen, die zum mindesten als scheinbar selbständige Erkrankung auftreten oder sich vorausgehenden Hauterkrankungen, z. B. der Acrodermatitis atrophicans, anschließen kann. Daneben gibt es Formen, die angeboren oder in den ersten Lebenstagen bzw. Jahren auftreten. Es scheint auch Übergänge zwischen der Poicilodermia vascularis atrophicans und der Dermatomyositis zu geben. Angeborene oder unmittelbar nach der Geburt aufgetretene Veränderungen im Sinne einer Poicilodermie mit Catarakt wurden zuerst 1868 von ROTHMUND beschrieben und als ROTHMUND-*Syndrom* bezeichnet (s. Bd. II).

Bei der *kongenitalen cutanen Dystrophie* von THOMPSON dürfte es sich vielleicht um ein selbständiges, von der Poicilodermie abzutrennendes Krankheitsbild handeln. Histologisch finden sich hier Hyperkeratose und Acanthose neben atrophischen Hautbezirken mit Verlust der Papillen und verwaschener Epidermis-Cutisgrenze. Auch Pigmentverschiebungen scheinen vorzukommen. Außerdem finden sich Capillarerweiterungen, Dilatation der Schweißdrüsen, Fehlen der Haarfollikel und geringe perivasculäre Lymphocyteninfiltrate. ROOK und WHIMSTER fanden Verminderung und Fehlen der elastischen Fasern.

Das *frische Stadium* der P. v. atroph. zeigt die obere Epidermis nicht nennenswert verändert. In Papillarkörper und oberer Cutis findet man eine mäßig starke lymphocytäre *Zellinfiltration*, die hier und da bis ins Stratum basale hinaufreichen kann, vorzüglich die Gefäße begleitet und am Übergang zur gesunden Haut besonders ausgesprochen ist. Im Zentrum eines solcherart begrenzten Krankheitsherdes finden sich, der beginnenden Atrophie entsprechend, ein Schwund des Papillarkörpers, insbesondere seiner Elastica, und vielfach ein Ödem und eine Auswaschung der unteren Basalzellage, die oft nur noch als zarter Zellschatten sichtbar ist. In der angrenzenden Cutis findet man neben Ödem und perivasculärer Zellinfiltration eine deutliche Rarefikation des elastischen Gewebes zu dünnen und kurzen Faserresten. Es handelt sich also in erster Linie um einen ödematös-entzündlichen Prozeß, der vom Gefäßbindegewebsapparat auszugehen scheint. GOUGEROT und ELIASCHEFF, wie auch NICOLAU, sehen kleine Papeln als Primärefflorescenz an. Diese sollen aus umschriebenen Ansammlungen von Bindegewebszellen, Lymphocyten und pigmenthaltigen Zellen gebildet sein. Die Basalmembran soll aufgelockert sein, und Zellen mit hellem geschwollenem Kern sollen aus der Epidermis in die Cutis oder umgekehrt proliferieren. Es kommt zur typischen Höhlenbildung und zur Entstehung von Hyalinkörpern.

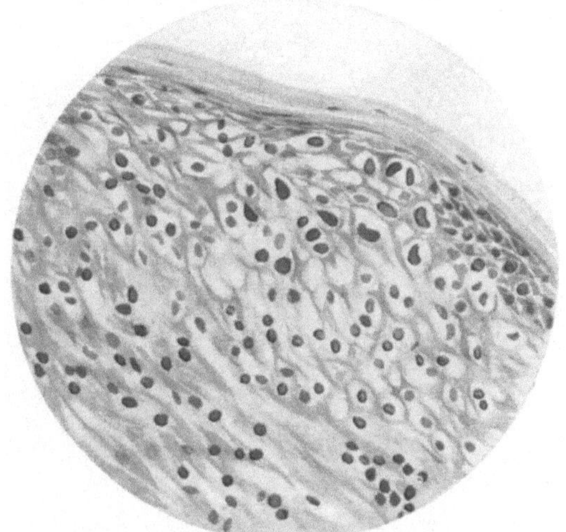

Abb. 8. *Poicilodermia atroph. vasc. Älterer, noch fortschreitender Herd.* Rücken. — 29jähr., ♂. Ödem der Epidermis und des Papillarkörpers. Intracelluläres Ödem und Kernschrumpfung in fast allen Schichten der Epidermis. Übergreifen der lymphocytären Infiltrate in die Epidermis. Perivasculäre Infiltration (unten rechts). O = 412:1; R = 309:1.

Älteres Stadium. In einem älteren atrophischen Krankheitsherde scheint die Hornschicht im großen und ganzen nicht verändert. Nur an einzelnen Stellen finden sich Hornpfropfbildungen in den Ausführungsgängen der Follikel. Vereinzelt zeigen die Zellen der Hornschicht in diesem Bezirk noch erhaltene und färbbare Kerne, bei gleichzeitiger Verdickung des Stratums. Dieser umschriebenen Parakeratose gehen noch näher zu beschreibende Veränderungen im Papillarkörper parallel. Jedoch bestehen diese Cutisveränderungen auch an Stellen, wo die Hornschicht normal erscheint. Immerhin ist die gegenseitige Abhängigkeit der beiden Veränderungen nicht von der Hand zu weisen.

Die *Epidermis* ist im ganzen deutlich *verschmälert*, das normale Reteleistensystem an den meisten Stellen völlig verstrichen. Hier zieht die Epidermis in 6—8 Zellagen in einem gerade gestreckten Band über den gleichfalls verstrichenen Papillarkörper hinweg. Das Stratum basale ist sehr stark *ödematisiert*; die einzelnen Zellen zeigen geschrumpfte, halbmondförmige Kerne und Vacuolenbildung im Protoplasma. Der Papillarkörper wird von stellenweise mächtigen Zellinfiltraten eingenommen. Sie umscheiden zum Teil die sehr stark erweiterten Gefäße nach Art von Zylindern. Die *Infiltrate* beschränken sich auf den Papillarkörper und den obersten Abschnitt der Cutis; sie reichen bis an und vielfach in das Stratum basale hinein und bestehen fast ausschließlich aus Lymphocyten und wuchernden Bindegewebszellen. Leukocyten und Plasmazellen sind nicht festzustellen. Dagegen finden sich Mastzellen mit auffallend starken Verzweigungen ihres Protoplasmas. In bestimmten Abständen sieht man diese Zellinfiltrate fleckförmig durchsetzt von Haufen *pigmentierter* Bindegewebszellen in ziemlicher Zahl. Ihr Pigment hat im polychromen Methylenblaupräparat eine hell- bis grasgrüne Farbe. Die Endothelien der erweiterten Gefäße scheinen an den Veränderungen nicht beteiligt; in ihrem Lumen finden sich Lymphocyten und ganz vereinzelte Leukocyten. Außerdem sieht man sehr stark erweiterte Gefäßlumina ohne Inhalt und mit einer, im Vergleich zum Gefäßlumen sehr zarten Endothelwand: anscheinend erweiterte *Lymphspalten.* Wo die Zellinfiltrate

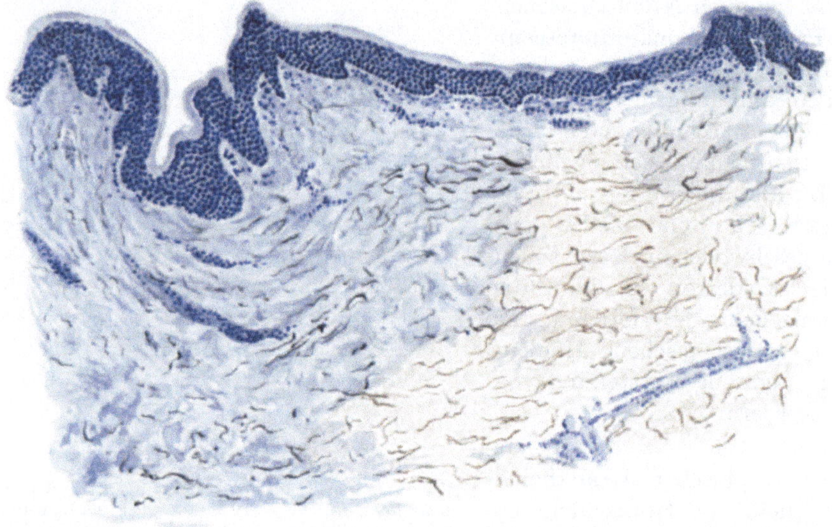

Abb. 9. *Poicilodermia atroph. vasc.* Vorgeschrittener Herd. ♂, 29jähr., Rücken. Fleckförmige Basophilie des kollagenen und elastischen Gewebes. Elastinschwund. Saures Orcein, polychrom. Methylenblau. O = 128:1; R = 128:1.

größere Ausdehnung gewonnen haben, zeigt die im übrigen regelmäßig aufgebaute Basalzellschicht Auflockerungserscheinungen. Der Zellverband ist gelöst, die einzelnen Zylinderzellen haben an Volumen zugenommen und zeigen vacuolenartige Bildungen: Veränderungen, die an der äußeren Haut sowohl als auch an Schleimhautherden beobachtet werden. Die Zellinfiltrate, die in ihrem Gesamtaufbau in mancher Beziehung an die Veränderungen beim Lupus erythematodes erinnern, sind nicht kompakt zusammengefügt, sondern ganz locker aufgebaut. Das Ganze macht den Eindruck eines weitmaschigen Netzwerkes, in das die zelligen Elemente — Lymphocyten, Bindegewebszellen, Pigment- und Mastzellen — eingestreut sind.

Dieses eigenartige, schwammartige Netzwerk zeigt im Orceinpräparat weitgehende Veränderungen des kollagenen und elastischen Gewebes. Die *Elastica* ist in den Infiltraten nahezu vollständig geschwunden; wo die Fasern noch andeutungsweise vorhanden sind, bilden sie ein zartes, zerrissenes Netzwerk. Ganz besonders kennzeichnend ist die herabgesetzte Affinität des elastischen Gewebes zum sauren Orcein. Während sonst durchschnittlich die Färbung in einem tiefen Braunrot besteht, sind die elastischen Fasern hier nur schwach braun und vielfach gar nicht gefärbt. Diese Veränderung der Elastica findet sich nicht nur in dem Bezirk, der die entzündlich-proliferativen Prozesse zeigt, sondern durch die ganze Tiefe der Cutis und Subcutis hindurch. Wenn hier auch die einzelnen Fasern naturgemäß eher stärker gezeichnet erscheinen als in den oberen Gewebsschichten, so ist doch gerade dadurch die Rarefikation noch auffallender. Statt eines zusammenhängenden, vielfach verschlungenen Netzwerkes ergibt sich ein aus einzelnen veränderten Fasern bestehendes Gefüge; die Fasern sind sehr kurz und wie abgerissen; wir haben ein weitmaschiges, zerrissenes Netzwerk vor uns.

Handelt es sich hier in erster Linie um entzündlich-atrophische Veränderungen, so sind doch auch in Cutis und Subcutis *degenerative* Prozesse nachgewiesen worden. In Schnitten, die auf Elacin gefärbt sind, finden sich die charakteristisch geschwungenen Elacinfasern in grünen bis blauen, stielrunden Bündeln zusammenliegend in reichlicher Menge. In demselben Maße ist das kollagene Gewebe an den Degenerationserscheinungen beteiligt. Die Veränderungen sind mindestens so auffallend, wie die an der Elastica, und die Störung läßt sich an dem grobscholligen, gekörnten, vielfach in Bruchstücken daliegenden Gewebe deutlich erkennen; denn die einzelnen Fasern bestehen aus plumpen, kurzen und dicken Balken, die unregelmäßig durcheinander liegen.

Vereinzelt ist eine *mucinöse* Degeneration des kollagenen Bindegewebes gefunden worden (GLÜCK). Ob die von FLEHME festgestellte Verbreiterung der Musc. arrect. pilorum, die Vermehrung ihrer Kerne, einen regelmäßigen Befund darstellt, muß weiterer Untersuchung vorbehalten bleiben. In dem von GANS beobachteten Falle war dies nicht zu finden.

STEIGLEDER beobachtete bei einem Fall von Poicilodermia vascularis atrophicans höchst eigentümliche, scharf abgekapselte, kalkhaltige Gebilde in Höhe der Grenze zwischen Cutis und Subcutis etwa von der Größe einer Talgdrüse. Sie besaßen eine Kapsel aus 2—4 Zellagen in Art der contractilen Elemente der Schweißdrüsen. In dieser Kapsel umgab eine stark acidophile, vollkommen homogene Substanz eine stark basophile amorphe, die eine positive Reaktion nach KOSSA zeigt. Inmitten dieser Ablagerung sah man eine Gruppe von Zellen mit nur wenig angefärbten Kernen und hellem, reichlichem Zellplasma, das teilweise Kalkkörnchen enthielt.

An der Schleimhaut ließen sich degenerative Veränderungen *nicht* feststellen.

Differentialdiagnose. Da der JACOBIsche Fall seinerzeit mit dem Lupus erythematodes in Beziehung gebracht wurde, sei hier darauf hingewiesen, daß sich zwar gewisse Ähnlichkeiten mit diesem im histologischen Bild ergeben haben, daß daneben jedoch nicht unerhebliche Differenzen bestehen. Vor allem ist der Lupus erythematodes durch ein strangförmiges Infiltrat um die Gefäße gekennzeichnet. Außerdem findet sich in frischen Fällen ziemlich regelmäßig ein Ödem, in älteren Fällen immer ein Zerfall des elastischen Gewebes. Dazu kommen noch degenerative Prozesse im Epithel, sowie die für den Lupus erythematodes typische Hyperkeratose. Die Polysaccharide zeigten bei der Poikilodermie nach der McMANUS-Färbung keine Veränderungen an den Gefäßen und an der Basalmembran, dagegen große Kugeln von Polysaccharidmaterial in jenem Bereich, in welchem die elastischen Fasern völlig geschwunden waren. STOUGHTON und WELLS erwähnen, daß sie in einem Fall von subakutem Erythematodes ganz ähnliche Veränderungen fanden wie bei der Poikilodermie.

DOWLING und FREUDENTHAL sehen die Differentialdiagnose gegenüber der Dermatomyositis darin, daß bei der Poikilodermie die Veränderungen entzündlicher, bei der Dermatomyositis aber degenerativer Art sind und sich vor allem auf das Kollagen konzentrieren. Bei der Dermatomyositis sei die Epidermis meist verdünnt, bei der Poikilodermie dagegen nur über dem Infiltrat, während sie in der Umgebung acanthotisch wuchere.

Die Poicilodermia reticularis pigmentaria mit Lokalisation in Gesicht und am Hals wird von CIVATTE selbst heute zur Melanosis RIEHL gerechnet, obwohl sicher nicht alle unter diesem Titel beschriebenen Krankheiten hierher gehören.

Pathogenese. Bei der geringen Zahl der beobachteten Fälle ist die Pathogenese noch durchaus umstritten. JACOBI selbst, sowie einige der späteren Beobachter (BRUCK, GLÜCK) sind geneigt, die Krankheit ohne Rücksicht auf ihre Ätiologie der großen Gruppe der idiopathischen Hautatrophien einzureihen. Daher die von GLÜCK vorgeschlagene Bezeichnung der Dermatitis atrophicans reticularis bzw. ZINSSER: Atrophia cutis reticularis cum pigmentatione, bzw. MÜLLER: Atrophodermia erythematodes reticularis (womit auf Analoga zum Lupus erythematodes hingewiesen werden soll). Auf Grund des von GANS histologisch untersuchten BETTMANNschen Falles und unter Berücksichtigung der von diesem beigebrachten Gesichtspunkte möchte er die Erkrankung in die Gruppe der keimplasmatisch bedingten, umschriebenen Hautatrophien einreihen.

Da bei dem Falle von JAKOBI der Patient eine beträchtliche Muskelschwäche aufwies, könnte es sich ebenso wie bei dem Falle von PETGES um eine Dermatomyositis gehandelt haben. Deshalb werden in der englischen Literatur die von LANE und von GOUGEROT und ELIASCHEFF beschriebenen Fälle als typisch angesehen. WADDINGTON rechnet die Poicilodermia atrophicans vascularis im Sinne von LANE mit der Parapsoriasis en plaques BROCQ zu den Vorstadien des Granuloma fungoides.

Kraurosis vulvae.

Seit BREISKY bezeichnet man als Kraurosis vulvae eine eigentümliche, unter starkem Jucken fortschreitende Schrumpfung der äußeren weiblichen Genitalien, die schließlich unter Sklerosierung zu teilweisem oder völligem Schwund der kleinen, zum Teil auch der großen Labien, der Klitoris, des Dammes, und narbiger Verengung des Introitus vaginae führt. Die erkrankten Hautstellen sind anfangs geschwollen und gerötet, später fleckweise lederartig verdickt, zum Teil hyperkeratotisch und pigmentiert. — Eine entsprechende Erkrankung ist auch am männlichen Genitale (Glans, Präputium) beschrieben (DELBANCO, GALEWSKY u. a.).

Bei der histologischen Erforschung des Krankheitsbildes hat man zunächst geglaubt, einen *entzündlich hypertrophischen* Anfang von einem *narbig-atrophischen* Ausgang unterscheiden zu können (v. MARS u. a.). Tatsächlich gehen jedoch bei den meisten der beobachteten Fälle beide Formen der Veränderung nebeneinander her, so daß eine derartig scharfe Trennung nicht berechtigt erscheint. Aus Gründen leichterer Übersicht seien gleichwohl beide Formen nacheinander dargestellt.

MONTGOMERY und Mitarbeiter betonen die Besonderheiten der normalen Anatomie der Vulva. Diese sei durch eine Reihe von Variationen im Laufe des Lebens gekennzeichnet. Der oberste Abschnitt oder manchmal sogar die gesamte innere Oberfläche der kleinen Labien sei echte Haut und nicht Schleimhaut. Dabei sind die Reteleisten hier oft unregelmäßig. Auch in der normalen Haut sind schon Ansammlungen von Lymphocyten im Papillarkörper und um die Hautanhangsgebilde häufig. Nach unseren Erfahrungen finden sich in der Haut des Genitales auch ohne das Vorliegen luischer Veränderungen häufig ungewöhnlich reichlich Plasmazellen.

Den *hypertrophischen* Hautabschnitten entspricht im Gewebsschnitt eine *Verbreiterung der Epidermis*, namentlich der Horn- und Stachelschicht. Die erstere übertrifft die übrigen Schichten oft um ein Vielfaches (HELLER u. a.). Dabei

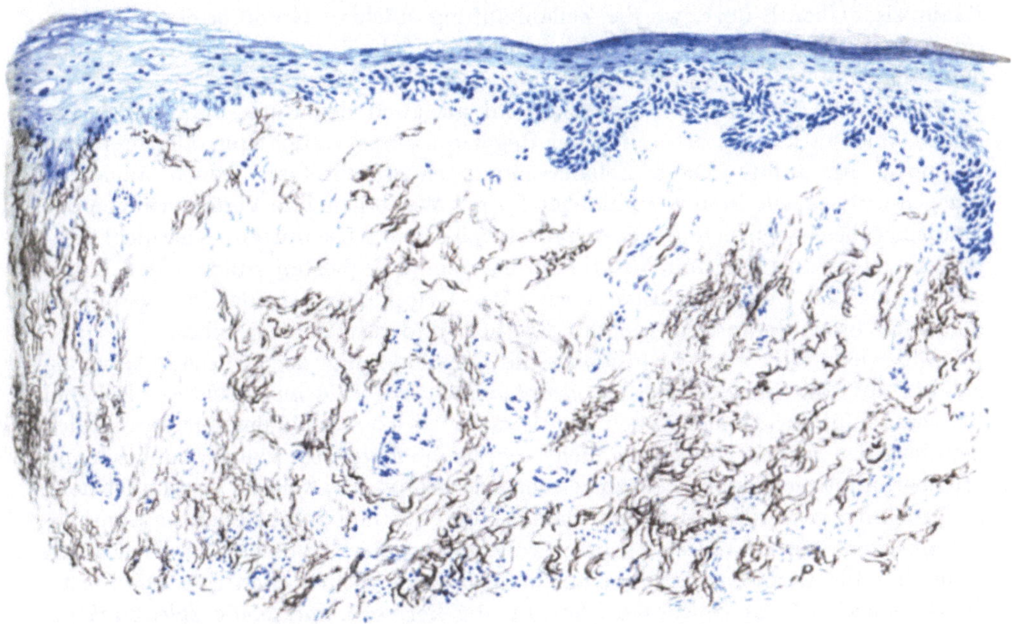

Abb. 10. *Kraurosis vulvae*. Endstadium. Atrophische neben hypertrophischen Epidermisabschnitten, zum Teil parakeratotisch, zum Teil hyperkeratotisch. Gefäße stark erweitert, geringe perivasculäre Infiltration. Elastin herdweise geschwunden, Kollagen sklerosiert. Saures Orcein, polychrom. Methylenblau. O = 128:1; R = 100:1.

finden sich sowohl rein *hyperkeratotische* als auch *parakeratotische* Abschnitte, jedoch nur selten in unmittelbarem Zusammenhang. Außer den, entsprechend der allgemeinen *Acanthose* verlängerten und verbreiterten, oft mit seitlichen Fortsätzen versehenen Reteleisten ist die Epidermis nicht wesentlich verändert, insbesondere ist das Stratum granulosum von regelrechter Größe und Form der einzelnen Zellen. Vereinzelt beobachtete durchziehende, oder gar in kleineren umschriebenen Herden sich ansammelnde polynucleäre Leukocyten sind auf äußere Reizwirkungen zurückzuführen, die mit der Erkrankung als solcher nicht in Beziehung stehen. Auf eben diesen „Reizen" beruht wohl auch die Entwicklung fleckweise zerstreuter *Pigment*herde, die sowohl in den Zellen des Stratum basale und den untersten Stachelzellagen, als vereinzelt auch in pigmenttragenden „Spinnenzellen" des Coriums angetroffen werden. Es handelt sich um Melanin. Nicht eben selten kommt es auf dem Boden derart acanthotisch gewucherter epithelialer Zellelemente zur Entwicklung *carcinomatöser Neubildungen*, die an und für sich jedoch keine Besonderheiten in ihrem Gewebsaufbau zeigen. Ein

Gleiches gilt von den *Leukoplakien*, wie sie als Folge oder auch im Verlauf der kraurotischen Entwicklung beobachtet werden.

Der *Papillarkörper* ist sowohl in den Papillen als im Stratum subpapillare in wechselnd starkem Grade *zellig infiltriert*; es handelt sich in erster Linie um lymphocytäre Zellformen, daneben um Mastzellen und umschriebene Haufen polynucleärer Leukocyten. DELBANCO sah, wie auch DARIER, das Auftreten von Plasmazellhaufen in der Adventitia der Gefäße bei männlicher und weiblicher Kraurosis. Überall dort, wo die Zellanhäufung stärkere Grade erreicht, ist das *elastische* Gewebe aufgelockert, zersplittert und vielfach geschwunden. Oft geht dem Schwund eine Umwandlung in *Elacin* voraus (HELLER).

Die *Gefäße* des Papillarkörpers sowohl als auch der Cutis, namentlich die Venen, sind stark erweitert und in der Regel von einem schmäleren oder breiteren Zellgürtel umsäumt. Diese Zellansammlungen durchsetzen jedoch auch die übrigen Cutisanteile in unregelmäßiger Form. Weitergehende Veränderungen des Bindegewebes lassen sich in diesen hypertrophischen Abschnitten meist nicht feststellen. MONTGOMERY und Mitarbeiter fanden in frühesten Stadien der Kraurosis vulvae eine deutliche Erweiterung der Lymphräume in der Pars papillaris der Cutis ohne Veränderungen des Epithels und des Bindegewebes.

Außerdem fällt auch hier bereits die Verminderung der drüsigen Anhangsgebilde auf, die im Bereich der *atrophischen Gewebsabschnitte* bis zu völligem Schwunde führen kann. Neben den *Drüsen* ist hier auch das für gewöhnlich gerade in den großen Labien reichlich vorhandene *Fettgewebe* völlig atrophisch und oft überhaupt nicht mehr nachzuweisen. Die *Zellansammlung* im Corium ist noch ausgedehnter geworden. In langen Bändern und Streifen durchziehen die Lymphocytenhaufen das oft *ödematös* geschwollene Gewebe. Daneben, und dies gilt besonders für die in der Atrophie am weitesten vorgeschrittenen Hautabschnitte, treten umschriebene Gewebsbezirke auf, die kernarm und völlig *sklerotisch* geworden sind. Hier fehlen dann auch die elastischen Fasern oder finden sich nur noch in Bruchstücken vor. Oberhalb derartig sklerosierter Herde ist dann auch die *Epidermis verschmälert*. Epithelleisten und Papillen sind geschwunden, der Papillarkörper in ein flaches Band umgeformt, in dessen Bereich die elastischen Fasern fleckweise als zarteste Reiserchen noch nachweisbar geblieben sind; auch hier zeigt sich also im Untergang des Elastins die gleiche eigenartige, fleckförmige Beschränkung auf umschriebene Herde. Die Epidermis überzieht derartige Bezirke als schmale Platte, die nur aus einer niedrigen Basalzellreihe und wenigen Stachelzellagen besteht, die von einem einschichtigen Stratum granulosum und einer äußerst zarten Hornschicht überdeckt sind. Es bestehen demnach enge räumliche Beziehungen zwischen den atrophisierenden Vorgängen im Corium und in der Epidermis, die pathogenetisch auf ein und dieselbe Ursache zurückzuführen sind. SCHUMANN fand überall eine deutliche Hyperplasie der peripheren sensiblen Nervenabschnitte.

Differentialdiagnose. Das ausgebildete Krankheitsbild macht kaum Schwierigkeiten. Bei der Neigung zu carcinomatöser Umwandlung bedarf jeder Fall jedoch genauester Beobachtung und unter Umständen histologischer Untersuchung. Das gleiche gilt für *Leukoplakien*, wie sie häufig neben der Kraurosis am weiblichen sowohl als besonders am männlichen Genitale beobachtet und als Ausgangspunkt bösartiger Neubildungen festgestellt wurden. Nach RAPPAPORT und CHAIRMAN kann der histologische Befund nur in Verbindung mit den klinischen Symptomen zur Diagnose verwendet werden. Die von manchen Autoren angenommene Identität der Kraurosis vulvae, der Balanitis xeroticans obliterans (STÜHMER) und der Kraurosis penis untereinander und mit dem Lichen sclerosus bzw. der Weißfleckenkrankheit stützt sich auf das manchmal zu beobachtende gemeinsame Vorkommen (GOTTRON, MONACELLI, PAUTRIER und WORINGER, SZODORAY u. a.) und auf gewisse übereinstimmende histologische Befunde, die auch wir bestätigen können. Schon OPPENHEIM faßte Weißfleckenkrankheit und Kraurosis vulvae als ein Syndrom auf. Es bedarf noch weiterer Untersuchungen, um diese Ansicht zu stützen (s. Weißfleckenkrankheit bzw. Sklerodermie und und Lichen sclerosus).

Die Veränderungen der Balanitis xeroticans obliterans (STÜHMER) entsprechen histologisch denen der Kraurosis glandis.

Von J. J. ZOON wurde ein Krankheitsbild unter dem Namen *Balanoposthite chronique circonscrite bénigne à plasmocytes* beschrieben. Dabei handelt es sich um Veränderungen, die klinisch das Bild der Erythroplasie von QUEYRAT boten.

Histologisch fand sich unter einer meist atrophischen Epidermis im Corium ein Infiltrat vorwiegend aus Plasmazellen, am Rande auch Mastzellen, Lymphocyten, Eosinophilen und Fibroblasten. Die Capillaren waren erweitert und vermehrt.

Pathogenese. Allerdings ist man bezüglich der kausalen Genese der Kraurosis über reine Vermutungen nie hinausgekommen. Neben ektogenen chronischen Entzündungsprozessen (VEIT, JUNG u. a., infolge von Pruritus, Fluor, Gonorrhoe, Masturbation usw.) hat man auch hämatogen oder lymphogen angreifende Schädigungen angeschuldigt (SEELIGMANN). Daneben hat es nicht an Stimmen gefehlt, die den örtlichen Bedingungen und insbesondere den entzündungserregenden Schädigungen nur eine untergeordnete Bedeutung zusprechen.

Blepharochalasis.

Im Anschluß an die Dermatrophia idiopathica sei hier ein eigentümliches Krankheitsbild erwähnt, das ausschließlich die Oberlider befällt und stets mit einer Erschlaffung der Lidhaut endet. Anfänglich anfallsweise auftretende, leicht entzündliche Schwellungen der Oberlider führen nach und nach zu einer Verdünnung der Lidhaut, die in ihrer ganzen Ausdehnung von zahllosen erweiterten zarten Blutgefäßen durchzogen wird, wobei die Lidhaut geschwollen und aufgetrieben erscheint. Die Oberfläche ist glänzend und in zahlreiche feine Fältchen gelegt. Schließlich hängt das Oberlid in Form eines schlaffen, geröteten Beutels herab. Die Erkrankung bevorzugt das jugendliche Alter; in seltenen Fällen ist sie auch beim Erwachsenen beschrieben worden.

Die histologischen Befunde sind naturgemäß verschieden, je nach dem Stadium, in welchem die Untersuchung erfolgte. In *ausgebildeten Fällen* fand v. MICHELS eine sehr starke Erweiterung der Blutgefäße mit ausgedehnter Wucherung der Perithelien der kleinen Arterien und Venen. Herdweise sah er eine kleinzellige Infiltration, die zusammen mit einem namentlich in der Subcutis stark entwickelten Ödem zu einer Auseinanderdrängung der einzelnen Bindegewebsfasern geführt hatte. Das elastische Gewebe erschien nicht verändert, vielleicht an einzelnen Stellen leicht vermehrt. Auch das kollagene Bindegewebe zeigte herdweise Neubildung, und zwar in erster Linie um die Liddrüsen, die im übrigen mit Ausnahme einzelner cystisch erweiterter Schweißdrüsentubuli keinerlei Veränderung darboten. Das Ödem führt gelegentlich zu Lockerung und Zerreißung des Unterhautzellgewebes (FEHR), ja sogar zu richtigen Hohlraumbildungen, in denen manchmal kleine Blutungen und Herde von Blutpigment nachzuweisen sind. LODATO und ALVIS sahen eine Verminderung des elastischen Gewebes;

nach LODATO war es noch am besten um die Follikel erhalten und schien stellenweise bröckelig zu zerfallen. Die Kerne der Muskelfasern des Orbicularis waren gewuchert, die Muskelfasern selbst verschmälert und fast homogenisiert.

Das Ödem führt ferner zu einer Abflachung des Papillarkörpers und damit zu einem Schwund der Papillen. Die Epithelleisten sind dann verschmälert und verkürzt, stellenweise auch völlig geschwunden. Die gesamte *Epidermis* mit Ausnahme der leicht hyperkeratotischen Hornschicht ist in diesem Stadium deutlich verschmälert. Nicht selten fehlt das Stratum granulosum völlig, und dann bleiben die Zellen in der darüber liegenden Hornschicht kernhaltig (Parakeratose).

Zusammenfassend handelt es sich demnach um eine Atrophie der Lidhaut mit Elastizitätsverlust infolge einer chronisch proliferierenden Entzündung der Cutis, die mit einem wechselnd starken Ödem einhergeht und zu einer Atrophie der Epidermis führt. Die Blepharochalasis stellt eine umschriebene Dermatochalasis dar. Sie ist von der sog. Cutis laxa (s. dort) abzugrenzen.

Pathogenetisch entspricht der Befund dem bei der Dermatrophia progressiva chronica idiopathica zu erhebenden (HERXHEIMER und HARTMANN).

Alopecia areata.

Als Alopecia areata bezeichnen wir einen herdweise, kreisförmig und scharf abgegrenzt auftretenden Haarausfall, bei dem die Haut des erkrankten Bezirks weder vor Beginn des Haarausfalls noch nachher irgendeine stärkere Veränderung zeigt. Der einzelne Herd dehnt sich nach der Peripherie gleichmäßig fortschreitend aus; durch das Zusammenfließen mehrerer kann es zum Kahlwerden großer Bezirke des behaarten Kopfes, ja sogar des ganzen Schädels kommen. Vielfach befällt die Alopecia areata gleichzeitig auch Augenbrauen und Bartgegend, seltener Achsel-, Rumpf- und Schamhaare. Die Haare in der Nähe des fortschreitenden Randes folgen ohne abzubrechen leichtestem Zug, und vielfach findet sich eine als „Ausrufungszeichen“ (!) bekannte Form von Haarstümpfen. Wie SABOURAUD am Haarausfall nach dem Partus feststellte, dauert es 75 Tage, bis ein abgestorbenes Haar aus dem Haarfollikel emporgestiegen ist.

In der mikroskopischen Darstellung sind zu trennen die Veränderungen an den Haaren und diejenigen an der Haut als solcher. Wir kennen zwei verschiedene Arten der *Haarstörung*. An den in nächster Umgebung der Area stehenden, von der Erkrankung ergriffenen ursprünglichen, den Papillenhaaren, die normal glänzen und weder abbrechen noch splittern, findet man ein allmählich spitz zulaufendes und im übrigen nicht verändertes Wurzelende. Die Spitze entspricht der völlig atrophischen Hohlwurzel. Die *innerhalb* der Erkrankungsherde stehenden, nach dem Ausfall der Papillenhaare auftretenden Beethaare, die $^1/_2$—1 cm über der Hautoberfläche abgebrochen sind, zeigen die oben erwähnte Form, wobei sie gegen die Wurzel zu dünner und blasser werden. Das Haar endet in der Regel in einer kleinen, aber normalen Wurzel. Im Schaft finden sich entweder eine oder mehrere knotenförmige Auftreibungen, die Neigung zum Aufsplittern zeigen; ihnen ist wohl die Neigung des Haares zum Abbrechen zuzuschreiben. An derartigen Bruchstellen ist das Haar meist aufgesplittert oder auch glatt quer abgebrochen.

Es handelt sich bei beiden Formen der Haarveränderung um zur *Atrophie* führende Prozesse, von denen der akute, die Erkrankung einleitende, nur die Wurzeln der normalen Papillenhaare befällt, während der die Beethaare in der

Area befallende am Haarschaft oberhalb der Wurzel angreift (UNNA). Diese Atrophieform führt zu Veränderungen, die an Trichorrhexis nodosa erinnern, während die erstere jenen Wurzelatrophien entspricht, die auch bei anderen akuten Alopecien vorkommen.

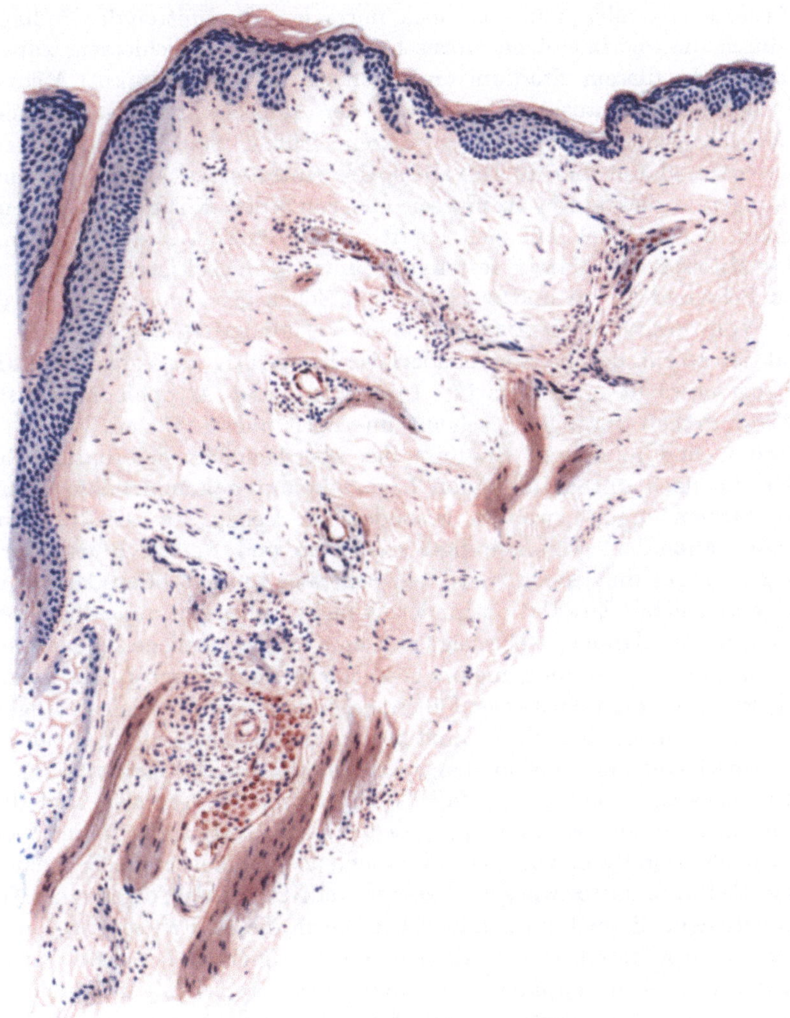

Abb. 11. *Alopecia areata* (kurz nach dem Haarausfall). Starke Erweiterung und umschriebene Thrombose der Gefäße (namentlich perifollikulär); im vorliegenden Falle unter starker Beteiligung eosinophiler Leukocyten; mäßige perivasculäre Infiltration. Hämatoxylin-Eosin. O = 147:1; R = 147:1.

Die *Haut* ist zu Beginn des *akuten Stadiums*, das klinisch dem Lockerwerden der Haare entspricht, der Sitz eines leichten *Erythems*, sowie einer mehr oder weniger ausgesprochenen, ampullenartigen *Erweiterung der Follikelöffnungen*. Diese, von SABOURAUD als „utricule péladique" bezeichnete Veränderung, ist auf das oberste Drittel der Follikel, jenen zwischen der Einmündung der Talgdrüse und der äußeren Haut gelegenen Teil, beschränkt. Die Wand des Utriculus wird von bereits *atrophisierendem* Follikelepithel gebildet, das sehr stark abgeplattet ist und eine Basalzellschicht vielfach schon nicht mehr erkennen läßt. Nach oben hin sich zu einer kleinen kreisförmigen Öffnung verengend, nach unten kegelförmig zugespitzt, heben sich diese eigenartigen Bildungen sehr scharf von den darunter sitzenden, zunächst noch normalen Abschnitten der Follikel ab. Sie sind durch die oberflächliche Hornschicht zum Teil verschlossen, zum Teil sind sie offen. In diesem Stadium enthalten sie nach SABOURAUD Mikrobenhaufen, in denen er die auslösende Ursache der Alopecia areata sehen möchte. Da die *Kokken*ansammlungen nur in diesem frühen Stadium des Prozesses gefunden werden, glaubt SABOURAUD alle später eintretenden Veränderungen auf Toxinwirkungen zurückführen zu müssen, die von jenen Kokken ausgingen.

Im Innern der Follikel läßt sich bereits zu dieser Zeit eine erhebliche Abnahme der Mitosen der Matrix feststellen, unter gleichzeitiger Atrophie ihrer Zellen und Schwund des in und zwischen den Zellen gelegenen Pigments (GIOVANNINI). WORINGER und THÉE fanden keine Verminderung des Pigments. Die DOPA-Reaktion war in den meisten Epidermiszellen positiv, dagegen in den Haarzwiebeln abgeschwächt oder negativ. Inwieweit dieser Atrophie zunächst ein degenerativer Prozeß vorangeht, scheint uns noch unentschieden.

Im Corium sind in diesem Stadium das oberflächliche horizontale Gefäßnetz, sowie die nach unten führenden bzw. von unten kommenden *Gefäße* in wechselnd starkem Grade erweitert, besonders die Venen. In der Regel finden sich in diesen außerdem wandständige, aus roten und weißen Blutkörperchen gebildete *Thromben*, die jedoch meist ein zentrales Lumen offen lassen, demgemäß als wesentliches Zirkulationshindernis nicht unbedingt angesehen werden können. Im perivasculären Gewebe zeigt sich eine ausgesprochene *Zellvermehrung*. Es handelt sich dabei in erster Linie um gewucherte Bindegewebszellen, Lymphocyten und, in weiter vorgeschrittenen Fällen, besonders auch Mastzellen. Allgemein ist jedoch zu betonen, daß diese entzündlichen Zellansammlungen hier viel schwächer entwickelt sind, als in den späteren Stadien der Erkrankung.

Mit dem Einsetzen des Haarausfalls, dem *Beginn der Kahlheit*, sind die erwähnten Kokkenhaufen bereits völlig geschwunden; statt ihrer finden sich zu diesem Zeitpunkt eine Reihe von Veränderungen des Follikels und seiner nächsten Umgebung, die SABOURAUD, wie schon gesagt, geneigt ist, als Folgen einer Toxinwirkung anzusehen. Parasiten irgendwelcher Natur, die als Erreger des Prozesses in Frage kommen könnten, sind in diesem Stadium niemals festgestellt worden.

Die *Zellinfiltration* in Papillarkörper und Cutis hat erheblich zugenommen. Neben den Gefäßen des oberen Netzes, deren Zellmantel erheblich verbreitert ist und nunmehr Mastzellen in großer Zahl enthält, sind vor allem die Follikel und ihre Umgebung daran beteiligt, aber auch hier nimmt der Prozeß seinen Ausgang vom Gefäßsystem. Am stärksten sind die Gefäße des unteren Balgteils, namentlich oberhalb des Bulbus, unterhalb der Talgdrüsen und der Follikeltrichter, dann aber auch die der Haarpapille befallen. Die übrige Cutis ist wenig verändert. Eine mäßige Zellansammlung hat die oberen Abschnitte stärker infiltriert wie die unteren. Die Knäueldrüsen und ihre Umgebung sind meist unverändert.

In dem derart gebauten Gewebe lassen sich leicht *zwei Formen von Haaren* unterscheiden. Einmal Haare, an denen der normale Wechsel ungestört vor sich geht, daneben jedoch — wenn hier auch aus leicht erklärlichen Gründen die Zahl der noch nicht ausgefallenen Haare erheblich geringer ist als die der vorigen — Haare, die die oben kurz geschilderte *Entwicklungsstörung* nun in stärkerem Ausmaß zeigen: der Bulbus ist erheblich reduziert, oft völlig geschwunden; gleichzeitig verkleinert sich die Papille. Unter Verdickung der Grenzmembran wandelt sie sich zu einem kugeligen Knopf um. Im Gegensatz zur langsamen Entwicklung bei normalem Haarwechsel, wo „das Papillenhaar sich von der Papille im Aufwärtssteigen ebenso abzieht, wie es dieselbe niederwachsend ergriffen hat", tritt dieser Aufstieg vom Areatahaar viel später und dann plötzlich ein (UNNA). Infolge der einsetzenden Atrophie und mangelnden Neubildung des Follikelepithels erfolgt die Verhornung des unteren Haarendes viel früher und weiter nach abwärts als gewöhnlich: ein sehr dünnes, lose in dem relativ zu weiten Follikel sitzendes und daher leichter ausfallendes Haar ist die Folge. Diese Art der Verhornung reicht jedoch in den einzelnen Follikeln ungleichmäßig weit nach unten; auch bleibt die Wurzelscheide fleckweise unverhornt. In den verdünnten Haaren hat sich das Mark manchmal erweitert, und es treten lufthaltige Höhlen darin auf.

Nach dem Ausfallen derartiger abnorm schnell verhornter Haare sind die leeren und nun zusammenfallenden Haarbälge naturgemäß viel länger als beim normalen Haarwechsel. Bleiben funktionsfähige Reste der Haarmatrix zurück und bilden sie dann ein neues Haar, so werden diese jungen, kleinen Papillenhaare in viel zu weiten Bälgen stecken. Zu dieser Anomalie tritt dann noch eine Abweichung von der Längsrichtung bei diesen jungen Haaren. Durch das Übergewicht, welches der Hautmuskelapparat über die leeren, nach Ausfall der starken Haare widerstandslosen Haarbälge gewinnt, kommt es zu Abknickungen, spiraligen Drehungen, zu cystenartigen Erweiterungen und an anderen Stellen wieder zu Einschnürungen der Haarbälge und damit auch der nachwachsenden jungen, zarten Papillenhaare.

Die tief nach abwärts reichende Verhornung und der Mangel eines regelmäßig auffasernden, besenförmigen Wurzelstückes des Areatahaares zusammen mit den eben geschilderten Abweichungen von der Längsrichtung sind als Kennzeichen der Alopecia areata zu betrachten.

Das *dritte Stadium*, das des eingesunkenen, elfenbeinfarbenen „hypotonischen" haarlosen Herdes, beendet ein *Haarersatz*. Er erfolgt, indem ein Epithelsproß sich in die Tiefe senkt und im Hypoderm eine Papille entwickelt, aus der das neue Haar hervorgeht. Daneben erfolgt die Neubildung auch aus epithelialen Ausbuchtungen erhalten gebliebener Follikelreste der Talgdrüsenausführungsgänge. Man findet nämlich, wenn auch relativ selten, in den haarlosen Bezirken unmittelbar in die Haut ausmündende Talgdrüsen, zunächst ohne Spur von Haaren, in denen sich dann späterhin die eben angedeutete Haarentwicklung vollzieht. Vielfach sieht man in ein und demselben Follikel oben noch das abgestorbene, kranke pigment- und marklose Haar und im unteren Teil bereits das junge, mit beginnender Mark- und Pigmentbildung: Ein Vorgang, der von SABOURAUD treffend mit den Verhältnissen vor dem Zahnwechsel der Kinder verglichen wurde.

Dabei ist im ganzen die Zahl der Follikel erheblich reduziert. Die Talgdrüsen sind vergößert, eine Veränderung, die in unmittelbarer Abhängigkeit von dem längeren Aussetzen der Haarbildung zu stehen scheint. Diese Talgdrüsenhypertrophie findet sich übrigens bei allen nicht mit Narbenbildung einhergehenden Alopecien.

Die erhalten gebliebenen Follikel sind von einem verdickten, fast sklerotischen, mit zahlreichen jungen Bindegewebszellen durchsetzten Gewebe umgeben, das sich auch auf die übrigen Hautabschnitte fortsetzt und oft an wirkliches Narbengewebe erinnert. In der Umgebung dieser Bindegewebszüge, besonders zur Subcutis hin, finden sich zahlreiche Mastzellen.

Schließlich wäre noch auf den völligen Pigmentmangel der basalen und suprabasalen Zellagen hinzuweisen, der hier ebenso wie in den neugebildeten

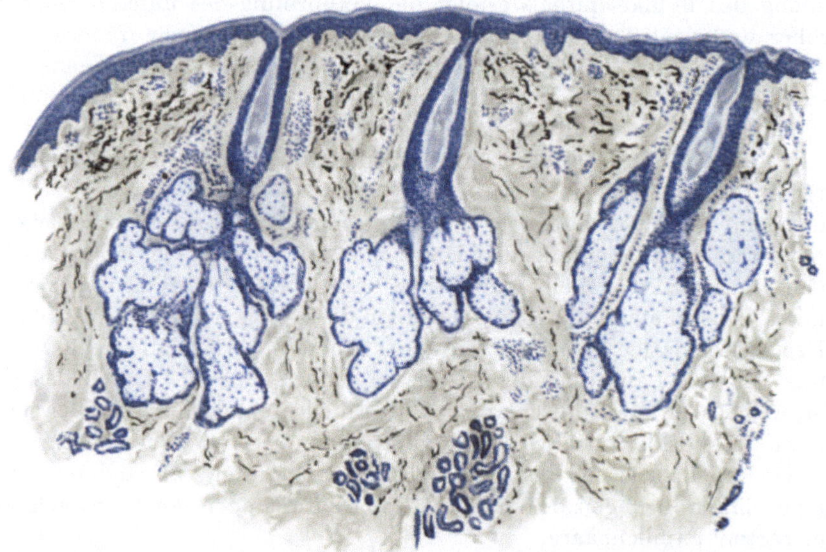

Abb. 12. *Alopecia totalis s. decalvans. des Kopfes*, seit 20 Jahren bei ♂ bestehend. Geringgradige perivasculäre lymphocytäre Infiltrate. Bindegewebssklerose. Hypertrophie der Talgdrüsen. Verhornung der Follikel unter Schwund des unteren Balgteils. Saures Orcein, polychrom. Methylenblau. O = 31:1; R = 31:1.

Haarpapillen und Haaren während der ganzen Dauer des Krankheitsprozesses bestehen bleibt und — wie das ja auch das klinische Bild lehrt — erst einige Zeit nach Einsetzen des Haarwachstums wieder ausgeglichen wird. GOHLKE und HOLTSCHMIDT sahen bei 6 Fällen, gefärbt nach BIELSCHOWSKY und GROS, degenerative Veränderungen an größeren gemischten Nerven. Ähnliche Veränderungen bestanden am Terminalreticulum der Blutgefäße und Schweißdrüsen.

Die **Differentialdiagnose** der Alopecia areata gegenüber anderen, zu umschriebenem Haarausfall führenden Erkrankungen ist nach dem Gesagten unschwer durchzuführen, da die durch Pilze, Eitererreger, nach Traumen und insbesondere die im Verlauf der Lues auftretende Alopecia areolaris, hinlängliche Unterschiede in ihrem histologischen Aufbau zeigen. An dieser Stelle mag dieser Hinweis genügen.

Nur bei der *Alopecia decalvans*, der totalen Alopecie, ist ohne Kenntnis des klinischen Befundes eine Trennung schwierig durchzuführen. Die Veränderungen sind hier nämlich grundsätzlich die gleichen, wie sie dem Dauerzustand der

Alopecia areata entsprechen: Perivasculäre Zellinfiltration, vornehmlich aus Lymphocyten bestehend, Vermehrung der Mastzellen — wenn auch in erheblich geringerer Zahl als dort und insbesondere mehr gleichmäßig über das ganze Gewebe verteilt —, Verdichtung des Bindegewebes, das nur von wenigen Gefäßen und Schweißdrüsenausführungsgängen durchzogen ist. Auffallend allerdings und abweichend von der Alopecia areata sind in diesem sklerosierten Gewebe die außerordentlich hypertrophischen, in Form großer kreisförmiger Herde eng beieinanderliegenden Talgdrüsenhaufen, die aus vielen einzelnen Drüsenläppchen aufgebaut sind. Dies drängt zu dem Rückschluß, daß sie aus einer Reihe ursprünglich einzeln stehender Follikel unter allmählicher Vereinigung ihrer Öffnungen zusammengeflossen sind.

Die Pathogenese der Alopecia areata sowohl, als auch die der Alopecia decalvans ist noch völlig ungeklärt. Das histologische Bild im ersten Stadium der Erkrankung berechtigt an entzündliche Vorgänge zu denken, denen sich dann später atrophische anschließen. Dystrophische (Jacquet), infektiös-toxische (Sabouraud), toxische (Bettmann), trophoneurotische (Joseph) Ursachen sind als Erklärung herangezogen worden. Alle werden schließlich auf eine neurotrophische Grundlage hinauslaufen. Wir müssen uns jedoch heute noch auf den Standpunkt stellen, daß die Alopecia areata ein zwar wohl abgegrenzter Symptomenkomplex ist, dem eine einheitliche Ätiologie und Pathogenese jedoch nicht untergeschoben werden darf (Pöhlmann).

2. Die Dystrophien der Haut.

A. Dystrophien der Haut als Hautleiden im engeren Sinne.

a) Dystrophien im Gebiete der Hornbildung.

Das Wesen der Dyskeratosen liegt in einer Abnormität des Verhornungsprozesses. Dieser kann sowohl im Sinne einer Hypo- als auch einer Hyper- wie einer Paraplasie verlaufen, und unter Umständen beim gleichen Organismus in verschiedenen Bezirken in dem einen sowohl wie dem anderen Sinne auftreten. Dystrophische Störungen der Verhornung finden sich jedoch in erster Linie als *Hyperkeratosen.* Unter diesen unterscheidet man klinisch primäre und sekundäre, wobei man unter letzteren alle im Anschluß an andere Dermatosen auftretenden Hyperkeratosen versteht. Auf sie wird an betreffender Stelle näher eingegangen werden. An dieser Stelle sind lediglich die primären oder essentiellen Hyperkeratosen zu berücksichtigen, und zwar insoweit, als es sich dabei nicht um Prozesse handelt, die sich bereits im embryonalen Leben abgespielt haben und daher an anderer Stelle beschrieben werden. Wie wir sehen werden, wird es sich dabei allerdings in erster Linie trotzdem um Veränderungen handeln, bei denen die hereditäre Disposition, der genonome Faktor im weitesten Sinne, eine Rolle spielt, und zwar ist das Ektoderm der gemeinsame Boden, von dem diese Veränderungen ausgehen. Da von diesem Keimblatt auch die Anhangsgebilde der Haut, die Haare und Nägel abstammen, ist es leicht erklärlich, daß Störungen der einen vielfach solche der anderen parallel gehen.

Es liegt gewissermaßen in der Natur der übermäßigen Verhornungen begründet, daß sie in ihrem Äußeren einander sehr ähnlich sehen, auch wenn sie ätiologisch nicht das geringste miteinander zu tun haben. Daher herrschen auf diesem Gebiete erhebliche Meinungsverschiedenheiten, die besonders bei ungewöhnlichen, nicht ganz den geläufigen Krankheitsbildern entsprechenden Formen hervortreten. Es ist verständlich, daß daher manchmal auf Grund ganz geringfügiger Abweichungen neue Krankheitsbilder geschaffen und diese mit neuen Namen belegt wurden, was eine Auseinandersetzung in diesen Dingen erheblich erschwert. Neben den in erster Linie zu berücksichtigenden feststehenden Formen habe ich auf derartige Beobachtungen anhangsweise hingewiesen, ohne ihnen im übrigen einen eigenen Abschnitt widmen zu können. Wenn die Annäherung an die eine oder andere Gruppe dabei gelegentlich auch gewaltsam erfolgen mußte, so schien mir doch eine andere Lösung vorläufig nicht möglich.

Die Anwendung der durch Ernst, Unna, Meirowsky, Rothman u. a. begonnenen Erforschung der *Chemie* der Verhornung auf die Pathologie des Verhornungsprozesses harrt auch heute noch der Durchführung. Die ihr entgegenstehenden Schwierigkeiten werden verständlich, wenn man bedenkt, daß selbst der Vorgang der normalen Verhornung ein chemisch bzw. physikalisch-chemisch noch sehr umstrittener ist.

Von den Zustandsbildern der Haut, bei welchen *erbliche Bedingungen* eine entscheidende Rolle spielen, ist das häufigste die

Ichthyosis vulgaris.

Die Veränderung beginnt Ende des 1. bis Anfang des 2. Lebensjahres als diffuse, allmählich an Stärke zunehmende Trockenheit und Sprödigkeit der Haut unter gleichzeitiger Verringerung der Schweißbildung. Sie tritt meist symmetrisch, vor allem und stärker an den Streckseiten, schwächer an den Beugeseiten der Extremitäten auf, unter geringerem Befallensein des Kopfes und Freibleiben vor allem der Kontaktstellen: Achselhöhle, Ellenbeuge, Leiste, Kniekehle. Klinisch lassen sich je nach dem Grade der Veränderung verschiedene Formen voneinander trennen, die jedoch durch Übergänge verbunden sind. Beim leichtesten Grade, der *Ichthyosis simplex,* findet sich lediglich eine auffallend trockene und rauhe Haut ohne stärkere Bildung von Hornzellen; bei der *Ichthyosis nitida* kommt es bereits zur Bildung größerer, grauer bis grauweißer oder graubrauner Schuppen, die bei der *Ichthyosis serpentina* in pfennigstückgroße und noch größere, unregelmäßig geformte, vielfach flächenhaft zusammenhängende, schmutziggrüne bis graubraune Hornschilder übergehen, die nach Form und Anordnung lebhaft an die Haut der Saurier erinnern (Sauriasis). Der stärkste Grad der Veränderung schließlich, die *Ichthyosis hystrix,* führt zur Bildung stacheliger Hornplatten, die in Form großer Schuppen, kegel- oder zylinderförmiger, vielfach „stalaktitenartiger" Haufen derber, hornharter, graubrauner Gebilde auftreten.

Allen Formen gemeinsam ist die stark herabgesetzte Schweiß- und Talgsekretion und die dadurch bedingte auffallende Trockenheit der Haut.

Die Histologie der Ichthyosis ist noch umstritten; es handelt sich dabei neben tatsächlichen Unterschieden im histologischen Befund und deren Deutung besonders um die Frage, ob an deren Hand eine strenge Scheidung der Ichthyosis entsprechend ihren einzelnen klinischen Formen durchführbar ist. Während Unna dies als stets sicher möglich bezeichnet, glaubt Gassmann, dem wir nach Unna die einzige systematische Untersuchung der ganzen Frage verdanken, daß ähnlich wie in der Klinik, so auch im mikroskopischen Bild *Übergangsformen* vorkommen können. Trotzdem erscheint der Versuch der Trennung aus theoretischen und praktischen Erwägungen zweckmäßig.

Bei den *leichtesten* Formen findet sich in einigen von mir untersuchten Fällen eine *Verbreiterung der Hornschicht*, die naturgemäß nicht sehr ausgesprochen, jedoch im Vergleich zu entsprechenden Hautstellen gesunder Menschen sicher vorhanden ist. Dabei folgt diese, in ihrem weitaus größten Teil kernlos und nur vereinzelt färbbare Kerne enthaltend, in gleichmäßiger Ausdehnung dem leicht gewellten Verlauf der unverhornten Oberhaut. Lediglich in die trichterförmig erweiterten Follikelöffnungen senkt sie sich in lamellär geschichteten Hornpfröpfen hinab, die häufig ein oder auch zwei, mehrfach abgeknickte und daher immer nur bruchstückweise im Schnitt sichtbare Haare umschließen. Ein derartig erweiterter Follikel tritt einmal als breiter, klaffender, horngefüllter Trichter des intradermalen Abschnittes auf, dem ein normaler oder aber auch in seinem Verlauf abgeknickter unterer Teil folgt, oder aber, die Hornbildung und damit die Erweiterung, setzen erst unterhalb des epidermalen Follikelanteils ein. Sie

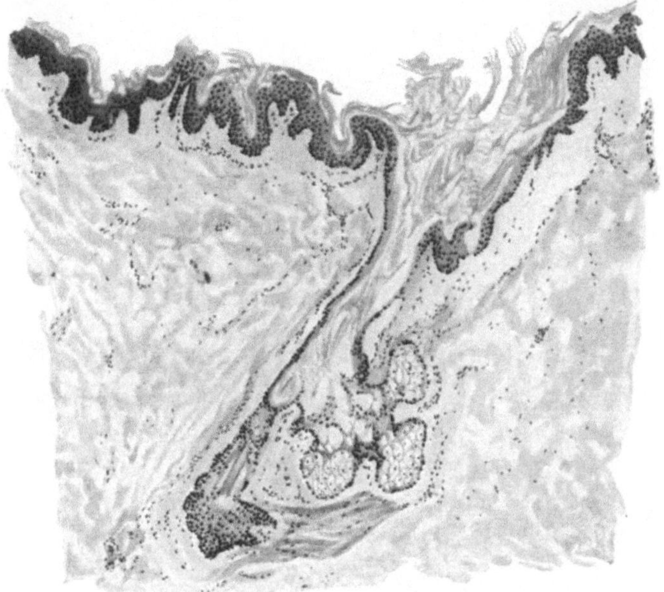

Abb. 13. *Ichthyosis nitida.* (Brust, ♂, 24jähr.). Hyperkeratose der Epidermis und des sackartig erweiterten, mit Hornmassen gefüllten Follikels. Hypoplasie des Stratum granulos. In der Tiefe Reste eines atrophischen Haares. Atrophie der Talgdrüse. Hypertrophie der Arrect. pil. O = 66:1; R = 52:1.

führen dann hier zu horngefüllten Hohlräumen, deren von Unna vorgeschlagene Bezeichnung als Horn-„Cysten" Gassmann glaubt ablehnen zu müssen, da eine eigentliche Cyste nicht vorhanden sei. Ein nennenswertes Hervorragen des verhornten Follikelpfropfs über die Umgebung ist in der Regel nicht vorhanden. Dagegen sah Unna bei stärker fortgeschrittener Hyperkeratose eine Verhornung auch der interpapillären Stachelschicht, so daß die Hornschicht knopfförmig in die Epithelleisten vorragte, ein Befund, den allerdings Gassmann und auch ich nie angetroffen haben.

Ein Stratum lucidum ist nicht nachzuweisen; auch die *Körnerschicht* ist meist nur sehr schwach, vielfach gar *nicht vorhanden.* Gassmann fand in solchen Fällen an ihrer Stelle eine stark abgeplattete Zellage, die sich mit Hämatoxylin in diffuser Weise intensiv färbte.

Die Ansichten über die Struktur des Stratum spinosum gehen zur Zeit noch erheblich auseinander. Während Unna infolge Verkleinerung der einzelnen

Zellen, insbesondere ihres Protoplasmas im ganzen eine Abnahme der Stachelzellschicht fand, die zur Bildung einer schmalen, suprapapillären Platte und Verkürzung der Epithelleisten führte, betont GASSMANN, daß derartige Veränderungen zwar manchmal bei der Ichthyosis nitida vorkommen, daß sie aber keinen regelmäßigen Befund darstellen. Ebenso lehnt er das konstante Auftreten der von UNNA betonten *Formveränderung* des Rete sowohl wie des Papillarkörpers ab, wonach die Epithelleisten des ersteren mit gleichmäßig abgeplatteten Flächen auf der Cutis säßen und die Papillenspitzen durch den vertikal gerichteten Druck der Epidermis in einer geraden Ebene abgeflacht würden. Dadurch entständen

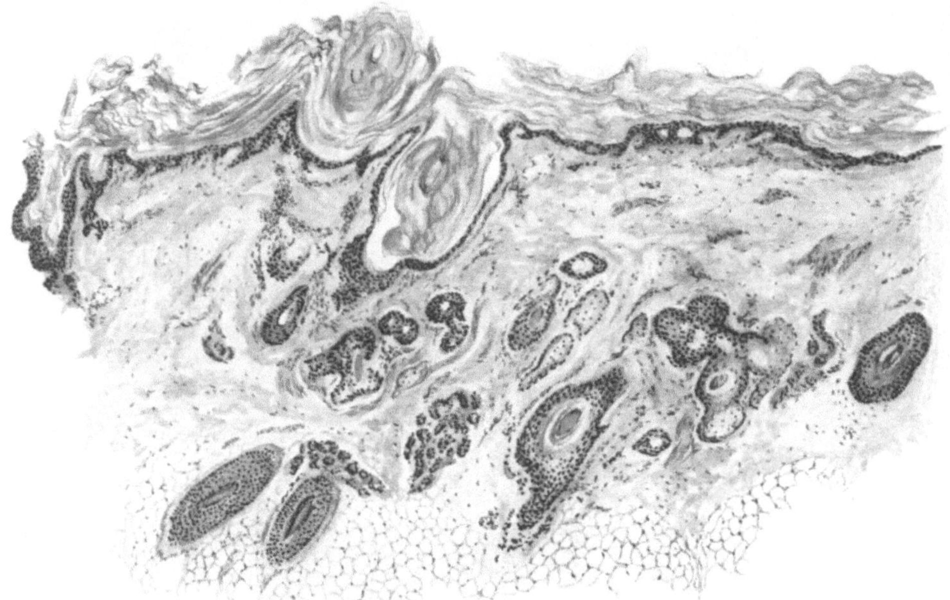

Abb. 14. *Ichthyosis der Kopfhaut.* Hypertrophie der Hornschicht; Atrophie der übrigen Epidermis. In den hyperkeratotischen, ampullenartig erweiterten Follikeln Reste der Haare. Atrophie der Talgdrüsen. Mäßige perivasculäre Zellinfiltrate der Cutis (sekundäre Reizwirkung?). O = 35:1; R = 32:1. (Sammlung K. BECK.)

dann gleichzeitig gerade abgestutzte Leisten und Papillen, ein unverkennbares Kennzeichen der Ichthyosis nitida. Eigene Untersuchungen zeigten zwar gelegentlich eine plumpere Struktur der Papillen, auch wohl eine Verkürzung der Epithelleisten, jedoch war der Befund unregelmäßig, so daß er als entscheidender Beweis für den in Frage stehenden Umbau nicht angesehen werden kann.

GASSMANN weist auf das gehäufte, wenn auch wechselnd zahlreiche Vorkommen von gleichmäßig verteilten *Leukocyten* im unverhornten Epidermisanteil und von Mitosen im Stratum basale hin. Das letztere trägt außerdem ein intracellulär gelagertes, körniges, gelbbraunes *Pigment* in wechselnder, manchmal vermehrter, manchmal verminderter Stärke.

In engem Zusammenhang mit der Verhornung des Follikelausführungsganges steht die stets zu beobachtende beträchtliche *Atrophie der Talgdrüsen.* Vielfach, besonders an den sackartig erweiterten und durch Hornmassen verschlossenen Haarbälgen gar nicht nachweisbar, sind sie auch an den noch offenen nur als spärliche kleine Überreste zu sehen. Das Verhalten der Schweißdrüsen wechselt; sie wurden mit einer Ausnahme (Mortimer) stets vorgefunden. Eine *Verhornung des Porus*, die Unna äußerst selten, Gassmann in der Hälfte seiner Fälle sah, konnte auch ich gelegentlich beobachten. Dagegen findet sich ziemlich regelmäßig eine *Erweiterung der Drüsenknäuel*, die sogar so weit gehen kann, daß das intertubuläre Bindegewebe zusammengedrückt wird und die Schläuche sich gegenseitig abplatten; ein Befund, den Unna in Beziehung bringen möchte zu der regelmäßigen Anhidrose der Oberhaut, zumal es ihm nicht gelang, in den sezernierenden Epithelien die sonst regelmäßig vorhandenen Fettkörnchen darzustellen. Da sich daneben jedoch im gleichen Schnitt auch den normalen durchaus entsprechende Knäuel finden können, wenn auch in wechselnder Zahl, und zudem diese Veränderung auch an nicht direkt ichthyotischen Hautpartien (Kniekehle, Sternum) ebenfalls erhoben wurde, scheint auch dieser Befund nicht unbedingt zu dem Bilde gehörig.

Die *Cutis* ist wenig verändert, namentlich zeigen die Gefäße keine Besonderheiten. Es findet sich eine ziemlich regelmäßige und über die ganze Haut (Gefäße, Schweißdrüsen), obere und mittlere Partien der Cutis sowie auch die Papillen verbreitete *Vermehrung der Mastzellen*, namentlich in der Umgebung der Gefäße; dazu eine, wenn auch geringgradige, namentlich *perivasculäre Zellzunahme* im Papillarkörper, die aus gewucherten fixen Bindegewebszellen, nie aus Plasmazellen, selten oder nie aus Leukocyten besteht. Außerdem tritt hin und wieder ein körniges, gelbbraunes Pigment in vereinzelten Herden auf. Eine scheinbare Zunahme des kollagenen Gewebes in älteren Fällen, namentlich in der unteren Cutis, in der Umgebung der Schweißdrüsen, mag wohl auf ein enges Zusammenrücken der einzelnen Bündel infolge Fettschwundes im Panniculus zurückgeführt werden; dagegen tritt die von Unna betonte *Hypertrophie der schrägen Hautmuskeln* ziemlich regelmäßig auf.

Bei den *mittelschweren* Formen, der *Ichthyosis serpentina*, steht im Gegensatz zur vorigen eine ausgesprochene *Verbreiterung* des Stratum spinosum unbestritten im Vordergrunde. Sie ist bedingt durch eine Vergrößerung der einzelnen Stachelzellen sowohl als auch ihrer Anzahl und führt zur Ausbildung einer mehrschichtigen suprapapillären Schicht und eines breiten, gut entwickelten, wenn auch etwas verkürzten Leistensystems. Dadurch gewinnt auch der Papillarkörper ein lebendigeres Aussehen. Bald zu mehreren zusammenliegend, bald weiter auseinandergezogen, hier verlängert und verschmälert, dort wieder verbreitert und abgeflacht, bilden die Papillen mit den Epidermisleisten eine mehr oder weniger steile Wellenlinie. Auch die Körnerschicht ist verdickt und geht ohne weiteres in die hypertrophische Hornschicht über. Diese besteht aus dicht zusammengeschichteten kernlosen Hornplatten, die ähnlich wie bei der I. nitida in die Follikelöffnungen vordringen, diese erweitern und vereinzelt auch verschließen; daneben kommt es auch außerhalb der Follikel durch das Vordringen der Verhornung gegen das hypertrophische Stratum spinosum in diesem zur Bildung tiefer, verhornter Fortsätze, die bald knopfartig, bald mehr stumpf kegelförmig gestaltet sind, aber überall deutlich die lamelläre Schichtung zeigen.

Anhangsweise sei auf eine vereinzelt (Kyrle) beobachtete, überaus starke, makroskopisch an die Farbe der Negerhaut erinnernde Pigmentablagerung im Stratum basale bei der Ichthyosis serp. hingewiesen; diese Formen verlangen besondere Aufmerksamkeit, da sie — augenscheinlich mit der Hyperkeratose in Beziehung stehend — bei deren Rückgang schwinden.

Die Veränderungen in der *Cutis* sind viel geringer als bei der Ichthyosis nitida; man kann sie vielfach als völlig normal bezeichnen. Die Zellvermehrung, vornehmlich aus Mastzellen, auch aus vereinzelten Plasmazellen bestehend, ist erheblich weniger deutlich als dort; wo vorhanden, tritt sie in erster Linie ebenfalls perivasculär um die im übrigen normalen Gefäße oder die Schweißdrüsen auf. Nur die Talgdrüsen sind ähnlich wie bei der Ichthyosis nitida spärlicher und erheblich verkleinert.

Die *Ichthyosis hystrix* schließlich bietet den eben erwähnten steilwelligen Verlauf der Hornschicht-Stachelschicht bzw. Epidermis-Cutisgrenze in einem

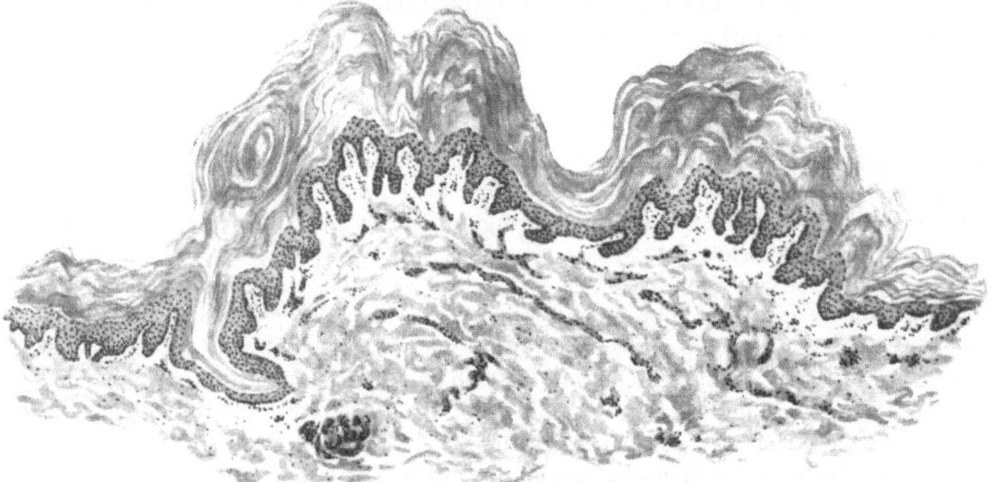

Abb. 15. *Ichthyosis hystrix.* Unterarm volar, 19jähr., ♀. Starke Hypertrophie der lamellär gebauten Hornschicht, mäßige Verbreiterung der übrigen Schichten der Epidermis. Hyperkeratose der Follikelostien. Verlängerung und Verbreiterung der Papillen. O = 35:1; R = 35:1.

noch stärkeren Maße dar. Dabei besteht eine so erhebliche Hypertrophie der Hornschicht, daß die unverhornte Epidermis meist einen atrophischen Eindruck macht, obwohl sie gegenüber der Norm sicherlich verbreitert ist (Gassmann). Zu dieser Wirkung trägt auch eine beträchtliche Verlängerung und Verbreiterung, eine Hypertrophie der Papillen bei, die naturgemäß allgemein zu einer Verlängerung zwar, aber auch einer erheblichen Verschmälerung der interpapillären Leisten sowohl als auch des suprapapillären Stratum mucosum führt.

Die Hornschicht ist zu gleichmäßig dicken, die übrige Epidermis unter Umständen um das 5—6fache überragenden, wechselnd stark ansteigenden bzw. abfallenden Hornbergen und -tälern verbreitert; über den ersteren finden sich vielfach noch wohlerhaltene Zellkerne, während sie in den letzteren fehlen. Der ursprünglich lamelläre Aufbau dieser Hornschicht ist meist nicht mehr zu erkennen, obwohl er in der ebenfalls stets, wenn auch weniger gewucherten Hornschicht der Umgebung deutlich sichtbar zu sein pflegt. Ein eigentliches Stratum lucidum wurde bisher noch nicht beobachtet, dagegen fanden sich vereinzelt in der entsprechenden Zellschicht eine oder mehrere Reihen feiner Tropfen, die Gassmann als modifiziertes Eleidin ansah. Im Gegensatz dazu ist die Körnerschicht zwar nur schwach entwickelt, aber doch stets nachzuweisen, wenn auch meist nur in einer Lage sehr zarter Keratohyalinkörner. Das Stratum spinosum ist aus großen wohlgeformten, in allen Schichten mit deutlichen Stacheln versehenen Zellen aufgebaut und geht aus einem ebenfalls gut ausgebildeten, reichlich Mitosen zeigenden Stratum basale hervor.

Die Schweißdrüsenanzahl scheint nicht verändert. Soweit die spärlichen vorliegenden Untersuchungsbefunde ein Urteil gestatten, finden sich keine Störungen in Form oder Aufbau; vereinzelte schmale atrophische Schläuche mit abgeplatteten, sezernierenden Epithelien, die letzteren zum Teil auch in erweiterten Lumina auftretend, sind einmal beobachtet worden. Auch das Verhalten der Talgdrüsen wechselt; in einem der GASSMANNschen Fälle fehlten sie völlig, trotz der wenigen vorhandenen Haare, im zweiten waren sie in normaler Zahl, zum Teil sogar gut entwickelt.

Papillarkörper und Cutis weisen keine besonderen Veränderungen auf; auf die Vergrößerung des ersteren wurde oben schon hingewiesen. Eine von JOSEPH beobachtete Atrophie des Elastins sämtlicher Cutisschichten, namentlich der oberen, scheint ein mehr zufälliger Nebenbefund gewesen zu sein.

Als „*Ichthyosis paratypiques*“ ist von BESNIER ein Krankheitsbild bezeichnet worden, das besonders bei jungen Mädchen, vielfach zugleich mit anderen Hemmungsmißbildungen (Alopecia, Wolfsrachen) auftritt und im Gegensatz zur Ichthyosis vulgaris gerade die Gelenkbeugen am stärksten, und zwar in Form der Ichthyosis hystrix befällt. Die Berechtigung zur Sonderstellung wegen dieser Lokalisation muß noch als durchaus unerwiesen betrachtet werden, zumal weitgehende histologische und klinische Übereinstimmung, namentlich mit der Ichthyosis hystrix vera atypica besteht. Insbesondere scheinen hier die histologischen Unterschiede nur graduell zu sein; sie bestehen im Erhaltenbleiben der Kerne in sämtlichen Hornschichtlagen, einer deutlichen Verbreiterung der Körnerschicht und wahrscheinlich auch der Bildung eines Stratum lucidum, welch letzterer Befund ja auch bei Ichthyosis vulgaris beobachtet wurde.

Differentialdiagnose. Die typische Ichthyosis vulgaris ist histologisch, besonders im Zusammenhang mit der Klinik, kaum zu verkennen. Auch die Ichthyosis hystrix atypica bzw. paratypica dürfte nach dem eben Gesagten kaum Schwierigkeiten machen, zumal der einzelne Hystrixherd sich von den gewöhnlichen Warzen ohne weiteres durch deren außerordentlich reichlichen Keratohyalin- und Eleidingehalt unterscheidet.

Neben den sicher als atypische Ichthyosis vulgaris anzusehenden Fällen sind nun noch eine ganze Reihe von Beobachtungen bekanntgeworden, deren Stellung im System strittig ist. Soweit es sich dabei um Krankheitsbilder handelt, die mit auch nur einiger Bestimmtheit sich in die Gruppe der Hyperkeratosis univ. cong. (Ichthyosis foetalis) einerseits, in die der systematisierten Hornnaevi bzw. lokalisierten Keratome andererseits, rechnen lassen, wird ihrer an jener Stelle gedacht werden. Daneben jedoch gibt es auch eine oder gar mehrere Gruppen, die noch nicht restlos geklärt sind, vor allem die sog. „Übergangsfälle“, unter ihnen BROCQS „*Erythrodermie congénitale ichthyosiforme*“.

Ihre genaue Bestimmung, lediglich auf Grund histologischer Kriterien, scheint ein Verlangen, das an Hand der heutigen mikroskopischen Untersuchungsmöglichkeiten undurchführbar ist; immerhin liegen aber doch mehrere neuere und genauere Untersuchungen vor, die ihre Einordnung zwischen fetaler und wahrer Ichthyosis berechtigt erscheinen lassen. Die nähere Begründung dieser Stellungnahme ist im Anschluß an die Hyperkeratosis cong. gegeben.

Besondere Beachtung verlangt ferner die *Keratosis suprafollicularis* (pilaris), die wir aus einer Reihe hier nicht zu wiederholender Gründe als selbständiges Krankheitsbild anerkennen müssen. Sie unterscheidet sich von der bei mancher Ichthyosis zu beobachtenden follikulären Hyperkeratose durch die stets normale Verhornung; nirgends findet sich bei ihr ein Erhaltenbleiben der Zellkerne in der Hornschicht. Dazu kommen als wesentlicher Unterschied die stets vorhandenen, wenn auch wechselnd starken Entzündungserscheinungen, wobei allerdings zu beachten ist, daß bei der ichthyotischen Follikelhyperkeratose gelegentlich auch einmal ein *vorübergehender* Entzündungszustand auftreten kann. Inwieweit daneben eine echte isolierte „*Ichthyosis follicularis*“ überhaupt vorkommen kann, ist noch nicht hinlänglich untersucht, wenn auch einige Beobachtungen (GASSMANN, RIEHL) dafür zu sprechen scheinen. Die Fälle MACLEODS möchte ich wegen der gleichzeitigen Kahlheit nicht ohne weiteres hierher gerechnet wissen.

Pathogenese. Die Ichthyosis wird heute allgemein als eine keimplasmatisch bedingte, kongenitale Mißbildung betrachtet, und zwar äußere sich diese in Form einer Dyskeratose, die mit einer mehr oder auch weniger, bis kaum wahrnehmbaren Verdickung der Hornschicht einhergeht. Dabei spielt eine eigentlich vermehrte Neubildung von Hornmassen weniger eine Rolle, als deren verstärkte Retention (GASSMANN). Ob dabei primär eine Dysfunktion des Epithels oder des bindegewebigen Anteils der Haut anzunehmen ist, scheint eine müßige Fragestellung, da schlechterdings die erstere von der letzteren schließlich abhängig sein kann. Bei den wiederholt beobachteten Beziehungen zwischen Ichthyosis und Drüsen mit innerer Sekretion, insbesondere der Schilddrüse, ist auch der Gedanke nicht ganz von der Hand zu weisen, daß hinter dem, was uns als keimplastische Störung des Hautaufbaues erscheint, lediglich die Folge einer, allerdings in ihren Einzelheiten bisher noch nicht faßbaren, kongenitalen Korrelationsstörung des endokrinen Systems zu suchen ist.

Keratoma hereditarium palmare et plantare.

Handteller und Fußsohlen, einschließlich der Volarflächen der Finger und Zehen, sind von einer gelben bis schmutziggrauen, stark ($^1/_2$—1 cm) verdickten, vielfach eingerissenen, im übrigen aber normal aufgebauten Hornschicht bedeckt, die, zum dorsum manus hin wallartig scharf absetzend, in die gesunde Haut übergeht. Zwischen beide Abschnitte schiebt sich eine leicht schuppende, im übrigen aber nicht veränderte, $^1/_2$—1 cm breite, blaurötliche Randzone ein, die gelegentlich auch einmal fehlen kann. Im Bereich der Hyperkeratose ist die Schweißabsonderung fast stets gesteigert, und die Schweißporen fallen durch ihre bienenwabenähnliche Zeichnung (JARISCH) auf. Die Verhornungsanomalie kann vereinzelt proximalwärts auf die Extremitäten sowie auf das Dorsum übergreifen. Hier tritt sie dann meist in kleinen umschriebenen Herden auf. Über den erkrankten Partien, vereinzelt auch in deren nächster Umgebung, nehmen Schmerzempfindung sowie die Empfindung gegen den faradischen Strom allmählich ab, während das Tastgefühl ungestört bleibt.

Neben der diffusen Form sind herdförmig umschriebene (BESNIER, DUBREUILH) sowie disseminierte (BUSCHKE und FISCHER, GALEWSKY) und dissipierte (BRAUER) beschrieben worden, die wahrscheinlich grundsätzlich das gleiche Krankheitsbild darstellen. Auf die pathogenetisch interessanten Fälle von Erythroderma congenitum symmetricum progressivum von GANS und KOCHS sei hingewiesen.

Das histologische Bild wird beherrscht von den *Veränderungen in der Epidermis*, denen gegenüber die der Cutis an Bedeutung nahezu völlig zurücktreten. Vielfach zeigt diese keine Abweichung von der Norm. Das elastische und kollagene

Gewebe ist nicht verändert, namentlich läßt sich das erstere leicht mit seinen feinen Ausläufern zur Epidermis hin verfolgen. Lediglich der Papillarkörper ist umgestaltet; statt in leichter Wellenlinie zieht er sich in Form einer großen, unregelmäßige Leisten bildenden „sägeförmigen" (THOST) Linie hin. Die einzelnen Papillen sind oft bis auf das 5fache verlängert, dementsprechend verschmälert und spitz zulaufend. Die Basalzellen umsäumen in regelmäßiger Form und Anordnung die Papillen. Das *Stratum spinosum* ist gegenüber der Norm sehr stark verbreitert, an manchen Stellen bis zu 20 und 30 Zellagen einnehmend. Die Vermehrung der Stachelzellschicht zeigt sich außerdem in der Ausbildung breiter, plumper, gegen die Cutis hin nicht spitzer, sondern mehr oder weniger kurz abgestumpfter Leisten, die im Schnitt eine trapezähnliche Zeichnung darbieten (VÖRNER). Die Zellen selbst sind dabei nach Form und Größe nicht verändert; es handelt sich hier also zunächst um ihre rein zahlenmäßige Vermehrung, in deren Bereich die Intercellularbrücken länger und stärker entwickelt sind. Letztere lassen sich über mehrere Zellen hinweg verfolgen und liegen oft in parallelen Faserbündeln zusammen. Da diese, ebenso wie die intracellulären Fasern, außerdem die Neigung zu vorzugsweise vertikaler (zur Cutis hin) und horizontaler Verlaufsrichtung zeigen, kommt es zur Bildung ganzer Netzsysteme, die bei entsprechender Färbung scharf hervortreten.

Neben dem Stratum spinosum ist auch das *Stratum granulosum* sehr verbreitert. Die Anhäufung der Keratohyalinkörner ist manchmal so stark, daß die gesamte Zelle davon ausgefüllt und der Kern völlig überdeckt ist. Dabei wechselt die Breite dieser Zone im gleichen Schnitt erheblich, indem dort, wo die Epithelleisten mit breiter Basis aufsitzen, eine starke Keratohyalinansammlung statthat, während suprapapillär meist nur 2—3 Zellagen granuliert sind.

Über dem Stratum granulosum liegt als hellglänzendes welliges Band das sehr stark entwickelte *Stratum lucidum.* Hier ist ebenso wie im Stratum granulosum die von der Stachelzellschicht her gut entwickelte Protoplasmafaserung noch zu erkennen, wenn auch meist nur noch in Resten. Auf den Eleidinreichtum dieser Schicht hat besonders VÖRNER hingewiesen. Über sie hinweg zieht leicht gewellt die ebenfalls stark verbreiterte *Hornschicht,* in der gequollene und vacuolisierte, in naher Beziehung zu den Schweißdrüsenausführungsgängen stehende Schichten mit völlig normalen abwechseln. Im Bereich der ersteren sind vereinzelt zahlreiche Züge von Streptokokken nachgewiesen worden (NASS), denen jedoch nur eine sekundäre Bedeutung zugesprochen werden kann. Sie mögen zwar zu Zersetzungs- und damit stärkeren Entzündungserscheinungen führen, dürften aber für die Veränderung als solche ohne Belang sein.

Während diese gequollenen und vacuolisierten Abschnitte in der Hornschicht ziemlich regelmäßig aufgefunden werden, ist die ihnen entsprechende bzw. vorausgehende Veränderung in den unteren Epidermisabschnitten bisher nur vereinzelt, am sorgfältigsten von VÖRNER beobachtet und beschrieben worden. Sie tritt als heller gefärbte, wechselnd breit und scharf abgesetzte, zylinderförmig die Schweißdrüsenausführungsgänge umgebende Zone auf. Sie wird verursacht durch degenerative Vorgänge an und in den in Betracht kommenden Zellen. Diese äußern sich einmal in einer herabgesetzten Tinktionsfähigkeit der Zellen, die außerdem in ihrem Aufbau eine erhebliche Umwandlung erfahren haben. Während nämlich die basalen und die diesen zunächst folgenden Zellagen nichts

Auffallendes zeigen — sie sind vielleicht etwas kleiner als gewöhnlich —, beginnt in den darauffolgenden Schichten eine zur Oberfläche der Haut hin immer stärker ausgesprochene Abnahme in der Färbungsintensität. Dazu kommt eine erhebliche Volumzunahme der ganzen Zellen sowohl als auch der Zellkerne. Gleichzeitig treten im Protoplasma der Zellen eine oder mehrere bläschenartige *Vacuolen* auf, die unter Umständen eine beträchtliche Größe erreichen und durch ihren Druck den zunächst noch runden, in der Mitte liegenden Kern entweder in Sichelform an eine Wand pressen, oder aber, wenn er zwischen mehrere dieser Vacuolen zu liegen kommt, ihn zu einem schmalen, flachen, manchmal auch

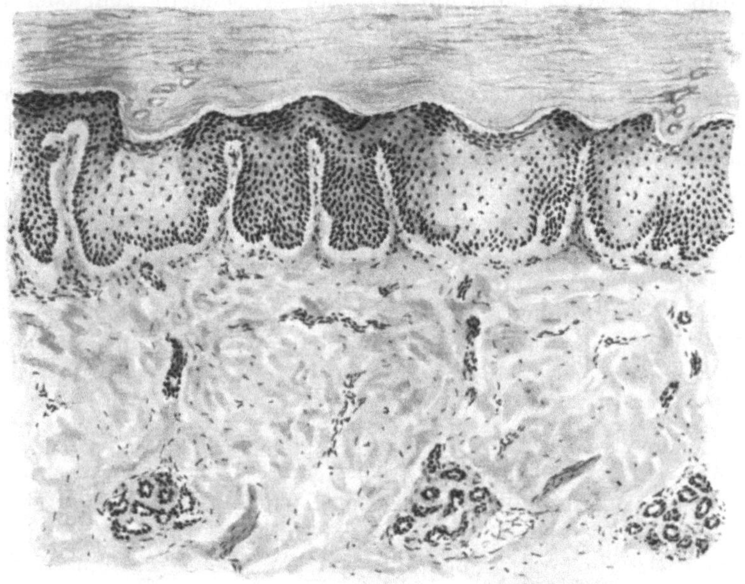

Abb. 16. *Keratoma heredit. palmare.* (♀, 19jähr.) „Sägeförmiger" Verlauf der Papillarkörper-Epidermisgrenze; verlängerte und verschmälerte Papillen, verbreitertes Stratum spin., granulos. und lucidum. Hyperkeratose. Umschriebene „Aufhellung" der Epidermis. O = 128:1; R = 128:1.

„biskuitförmig" zusammengedrückten Gebilde umgestalten. Die Veränderung erstreckt sich in dem befallenen Bezirk auch auf die Zellen des Stratum granulosum und lucidum, sowie auch auf die Intercellularräume. Zwar bleibt die Zellwand als solche erhalten, aber die Intercellularbrücken, die in den unteren Abschnitten noch ihren charakteristischen Aufbau und Verlauf zeigen, werden nach oben hin immer mehr zu langen, dünnen, von Zelle zu Zelle verlaufenden Fäden ausgezogen, bis sie schließlich einreißen und zu kurzen, kolbig verdickten Resten zusammenschrumpfen. Auch dieser Umstand trägt dazu bei, die Intercellularräume in unregelmäßig blasige Hohlräume umzuwandeln, die bald kleiner, bald größer erscheinen, und durch ihre Nichtfärbbarkeit dem ganzen Gebiet jenen verwaschenen Ausdruck verleihen, der es von seiner Umgebung so scharf abhebt.

Die Berechtigung zur Abtrennung von Besniers „*Keratodermie symmétrique palmaire et plantaire*", die durch das Auftreten inselförmiger, von einer bis $^1/_2$ cm breiten, lebhaft geröteten Zone umgebener, verhornter und gleichzeitig stark schwitzender Herde gekennzeichnet ist, scheint zur Zeit noch umstritten. Der herdförmige Beginn, auch im späteren Alter, die bisher noch nicht beobachtete Vererbbarkeit, können nach unserer heutigen Auffassung der Genodermatosen keine ausreichende Begründung hierzu geben. Anders steht es allerdings mit den in derartigen Fällen beobachteten entzündlichen Vorgängen. Sollten diese, wie VÖRNER annehmen möchte, das Ursächliche des Krankheitsbildes sein, so wäre natürlich eine Sonderstellung berechtigt. Zunächst wäre allerdings noch der Beweis zu führen, daß es sich nicht auch hier primär um eine Genodermie gehandelt hat, die durch äußere Ursachen sich zur Genodermatose weiterentwickelt. Dieselbe Fragestellung drängt sich auch für eine als *Forme ponctuée*

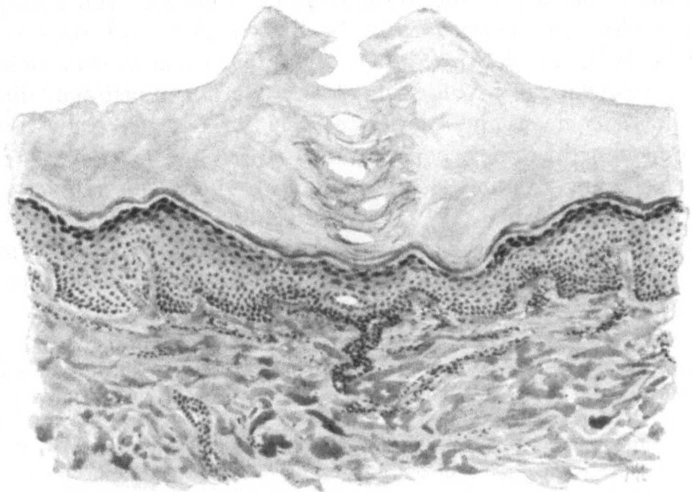

Abb. 17. *Keratodermia periporalis*. Vola manus. 20jähr., ♂. Hyperkeratose um das Schweißdrüsenostium mit Atrophie des zugehörigen Epidermisabschnittes und Schwund des Papillarkörpers. van Gieson. O = 147:1; R = 147:1.

abgetrennte Gruppe der BESNIERschen Dermatose auf, die HALLOPEAU, HALLOPEAU und CLAISSE in Beziehung zu den Schweißdrüsenmündungen brachten, die DE BEURMANN und GOUGEROT direkt als Porokeratose bezeichnen. Bei diesen Krankheitsbildern scheint es sich um verschiedene Abarten grundsätzlich gleicher Vorgänge zu handeln, so daß sie GALEWSKY in enge Beziehung zu einer Gruppe disseminierter, symmetrischer, lokalisierter, palmarer und plantarer Keratodermien bringen möchte, die verschiedene Bezeichnungen erhalten haben.

Es handelt sich um die als *Keratoma dissipatum hereditarium palmare et plantare* (BRAUER) bzw. *Keratodermia maculosa disseminata symmetrica palmaris et plantaris* (BUSCHKE und FISCHER, GALEWSKY) oder *Porokératose papillomateuse palmaire et plantaire* (MANTOUX) beschriebenen, eigenartigen, meist auf die Vola und Planta beschränkten, umschriebenen, symmetrisch angeordneten, zahlreichen (bis zu 100) stecknadelspitzen bis pfennigstückgroßen, zum Teil parakeratotischen Horneinlagerungen, die in ihrem histologischen Aufbau sowohl als auch in ihrer Klinik und Pathogenese *grundsätzlich* mit dem klassischen Keratoma hereditarium übereinzustimmen scheinen. Auch der von GANS als *Keratodermia periporalis* bezeichnete Fall wäre hierher zu rechnen. Histologisch handelt es sich um eine lediglich auf die gesamte Epidermis und hier in erster Linie die Hornschicht beschränkte Verdickung, die, je nach dem Ausgangspunkt, zu verschiedenen Bildern führt (s. Abb. 17). Cutis und Papillarkörper sind in reinen Fällen unverändert; entzündliche Zellansammlungen, Veränderungen am Bindegewebe wurden nicht beobachtet.

Brauer glaubt zwar in dem Vorhandensein der Parakeratose im zentralen Anteil der Efflorescenzen bei seinem Kranken eine prinzipiell sehr wichtige Abweichung von diesem Bilde gefunden zu haben. Man kann sich dieser Auffassung jedoch nicht restlos anschließen. Nicht etwa deshalb, weil Brauer das Fehlen der Parakeratose im Buschkeschen Falle als „wie es scheint, unwesentliche Eigenschaft" betrachtet und diese zusammen mit den von Emery, Gastou, Nicolau und dem von Mantoux beobachteten Falle mit dem seinigen eine Gruppe bilden läßt. Zu der vorläufigen Stellungnahme zwingt vielmehr die in ihrer letzten Ursache noch völlig ungeklärte Verhornungsfrage, die es meines Erachtens zur Zeit noch nicht gestattet, bei im übrigen grundsätzlich völlig übereinstimmendem histologischem Befund, so schwerwiegende Entscheidungen lediglich wegen eines, zudem doch auch unregelmäßigen (Buschke-Fischer) Symptoms zu fällen. Auch Galewskys Bedenken, daß diese Fälle meist erst im späteren Leben auftreten (mit Ausnahme von Bräuers Fall), scheint durch die oben gegebene Auffassung des Prozesses als einer Genodermatose entkräftet.

Die *Krankheit von Mljet (Mal de Meleda)*, die hauptsächlich auf der dalmatinischen Insel Mljet nordwestlich von Ragusa, sehr selten auch sonst vorkommt, ist klinisch und histologisch von Kogoj eingehend untersucht worden. Es handelt sich dabei um eine meist recessiv, sehr selten auch dominant vererbliche (Greither), in frühester Kindheit auftretende Hyperkeratose der Handflächen und Fußsohlen mit der Tendenz zum allmählichen Weiterschreiten bis zu den Knien und Ellbogen. Die Begrenzung ist scharf. Es besteht eine Hyperidrose der befallenen Partien.

Histologisch ist eine sehr starke Hyperkeratose ohne Parakeratose mit breiten quadratischen acanthotischen Epithelzapfen vorhanden. Die Papillen sind unregelmäßig kegelförmig oder hoch und schmal auslaufend. Neben einer zahlenmäßigen Vermehrung der Schweißdrüsenelemente fanden sich in der Cutis mehr oder weniger ausgeprägte, wohl sekundäre, entzündliche Veränderungen (Kogoj).

Als *Acrokeratosis verruciformis* beschrieb Hopf 1931 ein Krankheitsbild mit symmetrischen disseminierten verruciformen Keratosen, das auf mehr oder weniger umschriebene Bezirke der Extremitätenacren beschränkt ist. Die familiäre Keratose kann schon bei Geburt bestehen oder sich in der frühen Kindheit entwickeln. Sie tritt häufiger auch erst in den Pubertätsjahren auf. Kombination mit disseminierten Keratosen der Palmae und Plantae und mit dem Morbus Darier kommen vor.

Histologisch sind umschriebene, stark ausgeprägte Hyperkeratosen über einem verbreiterten Stratum granulosum vorhanden. Nirgends sollen sich Parakeratosen und degenerative Zellveränderungen, wie Vacuolenbildung usw. finden. Die Differentialdiagnose gegenüber den Verrucae planae und vulgares, mit denen die Acrokeratosis gern verwechselt wird, ist daher leicht.

Anhangsweise sei hier die *Helodermia simplex et anularis* (Vörner) erwähnt: Auf der Volarseite der Hände und Finger, an den Rändern und auf dem Dorsum derselben auftretende, hühneraugenähnliche, unscheinbare, fast regelmäßig gedellte Knötchen, die gelegentlich Kreisformen bilden. Sie zeigen histologisch eine

Vermehrung des cutanen Bindegewebes, eine geringgradige perivasculäre Zellinfiltration sowie eine Verbreiterung des Epithels mit zentraler Desquamation der Hornschicht. Die beginnende Ringbildung besteht nicht bloß in einer einfachen Hyperplasie des Bindegewebes, sondern dieses degeneriert und wird unter Zunahme der entzündlichen Veränderungen schließlich nekrotisch.

Histogenetisch führt VÖRNER die Verbreiterung des Epithels auf eine sekundäre Beeinflussung durch die Vorgänge in der Cutis zurück. Eine Klärung des Wesens dieser merkwürdigen Veränderung muß weiterer Beobachtung überlassen werden.

Differentialdiagnose. THOST, dem wir die erste eingehende histologische Schilderung der Erkrankung verdanken, bezeichnete sie als erbliche Ichthyosis palmaris et plantaris cornea, faßte sie also als eine lokale *Ichthyosis* auf. Ganz abgesehen von den vielen klinischen Unterschieden (meist nicht isoliert, sondern Ausdehnung auf den übrigen Körper, mangelnde Symmetrie), bei denen die *herabgesetzte* Schweißsekretion mit an erster Stelle steht, sind Stratum spinosum und granulosum bei der Ichthyosis im Gegensatz zum Keratoma hereditarium meist erheblich verschmälert. Das *Cornu cutaneum* unterscheidet sich neben dem durchaus nicht hereditären Auftreten, vorzüglich im späteren Alter, der keineswegs vorhandenen Bevorzugung der Palmae und Plantae, vor allem durch die histogenetische Entwicklung und den eigentümlichen Aufbau: Anfangs Verbreiterung der im übrigen normalen Stachel- und Körnerschicht, später Rückbildung und Schwund derselben, während gleichzeitig die Hyperkeratose außerordentlich an Ausdehnung zunimmt und jenen eigenartigen Aufbau aus Horntüten und Hornkuppeln zeigt. Auch die *systematisierten, verhornten Naevi* lassen sich schon durch die zahlreichen, unregelmäßig in die Cutis vordringenden, zum Teil mit Cysten und Hornkugeln durchsetzten Epithelsprossen ohne weiteres erkennen.

Ob die fehlende Aufhellung der Zellen in der Umgebung der Schweißdrüsenausführungsgänge dazu berechtigt, Verhornungen, die sich neben dem Keratoma hereditarium verschiedentlich an anderen Stellen und besonders auf dem Dorsum der Hände und Füße gefunden haben, von diesem abzusondern und sie zu den einfachen Schwielen zu rechnen, scheint noch umstritten, zumal ja das genannte Symptom auch beim echten Keratoma hereditarium gelegentlich zu fehlen scheint.

Die Erkennung des klassischen Keratoma hereditarium wird daher kaum Schwierigkeiten machen. Anders steht es mit den anhangsweise kurz erwähnten disseminierten Formen. Eine Trennung von den syphilitischen Clavi, von den Arsenkeratosen, von der Porakeratosis Mibelli dürfte mit Rücksicht auf den eigenartigen histologischen Aufbau und den als Ganzes doch abweichenden klinischen Gesamteindruck noch leicht durchführbar sein. Auch die *Helodermia simplex et anularis* (VÖRNER) ist durch die Vermehrung des cutanen Bindegewebes mit der mäßigen, entzündlichen perivasculären Zellansammlung, besonders aber durch die erst sekundär auftretende Verdickung des Epithels mit nachfolgender zentraler Abstoßung der Hornschicht unschwer abzugrenzen. Dagegen scheint mir die Durchführung einer gegenseitigen differentialdiagnostischen Analyse der oben anhangsweise erwähnten disseminierten, echten palmaren und plantaren Hyperkeratosen durchaus untunlich, dies schon mit Rücksicht auf die geringe Zahl der beobachteten Fälle.

Die **Pathogenese** des Keratoma hereditarium ist einfach zu umgrenzen; es handelt sich um eine dominant vererbbare, auf keimplasmatischen Störungen beruhende Anomalie eines umschriebenen Bezirkes des Ektoderms. Ob dabei die breite mächtige Körnerschicht, die dieser folgende und besondere Entwicklungsart der basalen Hornschicht zu dem Schluß berechtigen, daß die stärker sich entwickelnden Stachelzellen einem zwar beschleunigteren und unregelmäßigeren — aber sonst regelrechten — Verhornungsprozeß unterliegen (Krzysztalowicz) als die normalen, bedarf noch weiterer Prüfung; ebenso Vörners Erklärung für das Auftreten jener hellen Zone um die Schweißdrüsenausführungsgänge. Da sich nämlich im ganzen Prozeß an keiner Stelle Zeichen auch nur der geringsten Veränderung vorfinden, die die oben geschilderten besonderen, streng auf die nächste Umgebung der Schweißdrüsenausführungsgänge beschränkten Veränderungen erklären könnten, glaubte Vörner sie mit Rücksicht auf die gleichzeitig bestehende starke Hyperhidrosis als Folge einer Imbibition mit Schweiß auffassen zu dürfen, der sowohl inter- als auch intracellulär eindringend, den eigenartigen Umbau bewirke.

Keratosis suprafollicularis (pilaris) alba et rubra.

Die Keratosis suprafollicularis ist als Dermatose sui generis noch sehr umstritten. Von der einen Seite lediglich als ein Symptom leichtester Ichthyosis betrachtet, sieht die andere in ihr ein selbständiges Krankheitsbild. Es ist allerdings ohne weiteres zuzugeben, daß bei manchen Ichthyotikern neben anderen auch an den Streckseiten der Extremitäten eine der Keratosis suprafollicularis ähnliche Veränderung auftritt. Jedoch wird man bei regelmäßigem Danachachten einmal manche Ichthyotiker, leichte und auch mittlere Formen finden, denen diese follikuläre Keratose fehlt — um so weniger Berechtigung kann ich dem Vorgehen zubilligen, das in ihr ein einleitendes Stadium der Ichthyosis sehen will — und umgekehrt, und das scheint mir das Entscheidende, viele Fälle von echter Keratosis suprafollicularis, die selbst bei längster Beobachtung niemals eine andere denn die suprafollikuläre Keratose zeigen. Zudem ist der histologische Unterschied zwischen ihr und jenen, bei der Ichthyosis vorkommenden follikulären Verhornungsprozessen ein so deutlicher, daß man an der Keratosis suprafollicularis als selbständigem Krankheitsbild festhalten muß. Auch von der Keratosis spinulosa (Lichen spinulosus) scheint die Keratosis suprafollicularis durch die hier nie so stark ausgebildeten Hornstacheln, insbesondere aber ihr diffuses und nicht herdförmiges Auftreten hinlänglich abgegrenzt.

Die Keratosis suprafollicularis besteht in einer rein follikulären, besonders an den Streckseiten der Extremitäten, seltener — nach Brocq nie — auf dem Kopf auftretenden Hyperkeratose, die in überstecknadelkopfgroßen, meist unveränderten (alba), seltener leicht hyperämischen (rubra) Hornkegeln oder Hornschüppchen diffus die meisten Follikel befällt. Sie verleiht dem ganzen Hautgebiet ein reibeisenähnliches Aussehen. Entfernt man die Horndecke, so tritt darunter meist ein im Follikeltrichter steckendes eingerolltes Haar hervor. Die Veränderung geht mit einem Schwund der zugehörigen Talgdrüsen einher und endet mit der Zerstörung einer Reihe von Haarfollikeln, an deren Stelle eine einfache, verhornte Ausbuchtung oder Höhlung zurückbleibt, deren Wand durch die Epidermis gebildet wird.

Aus klinischen, daneben aber auch aus anatomischen Gründen sind von der Keratosis suprafollicularis streng zu trennen einmal die fleckförmig auftretende und nicht auf die Streckseiten beschränkte *Keratosis follicularis spinulosa* (Lichen spinulosus) und zum anderen das *Ulerythema ophryogenes* Unna-Taenzer, das zur vollständigen Atrophie der interfollikulären Cutis führt.

Die Bezeichnung Keratosis suprafollicularis (Unna) scheint zweckmäßiger als Keratosis pilaris, da letztere für durchaus verschiedene Veränderungen gebraucht wird, und es sich ja in erster Linie um eine Verdickung der Hornschicht im obersten Abschnitt der Mündung der Haarfollikel handelt.

Das Wesentliche und Primäre im *histologischen* Befunde ist eine *Verdickung der Hornschicht* über und in der erweiterten Follikelmündung, der erst sekundär eine mäßige Erweiterung des Haarbalgtrichters folgt. Das Verhalten der umgebenden *Cutis* wechselt. Die Papillen sind bisweilen etwas größer als gewöhnlich.

Die Gefäße sind manchmal erweitert, sowohl die perifollikulären als auch die oberflächlichen, in vielen anderen Fällen wieder nicht. Ziemlich regelmäßig findet sich lediglich eine mäßige perivasculäre und intervasculäre, sowie besonders perifollikuläre, auch die Balgwand selbst durchsetzende *Zellinfiltration* die aus zahlreichen Mastzellen, weniger aus Spindelzellen und vereinzelten Plasmazellen aufgebaut ist.

Die von UNNA einmal beobachtete schleimige *Degeneration* des Kollagens sei erwähnt, obwohl es dahingestellt bleiben muß, inwieweit die Keratosis suprafollicularis als solche an deren Entstehung beteiligt war. Ein Gleiches gilt für

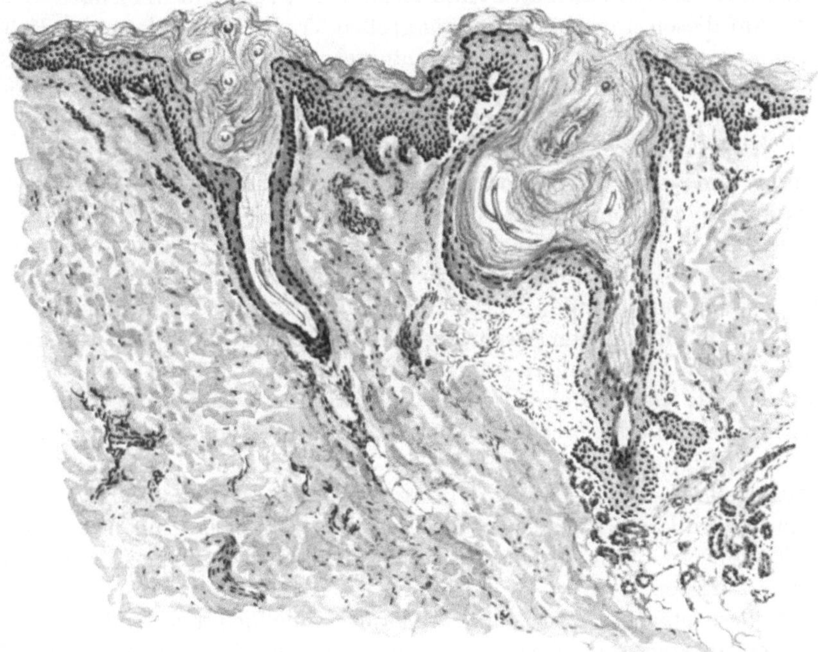

Abb. 18. *Keratosis suprafollicularis.* (Oberarm, Streckseite, 19jähr. ♀.) Umgestaltung der Follikelostien durch die Hornmassen; links kegel-, rechts tulpenkelchartig. In den Hornmassen längs- und quergetroffene Reste des vielfach gewundenen Haares. O = 128:1; R = 128:1.

die hier und da beobachtete stärkere Verhornung der Schweißdrüsenausführungsgänge und die von AUDRY betonte Rückbildung derselben.

Die *Oberhaut* in der Umgebung der Follikel ist meist nicht verändert. Einer vereinzelt beobachteten Verdünnung des Stratum mucosum und corneum, gelegentlich auch einer Verdickung des letzteren, dürfte um so weniger Bedeutung beizulegen sein, als ja einmal gewisse örtliche Unterschiede bestehen und zum anderen für diese Fälle die Zugehörigkeit zur Keratosis suprafollicularis noch nicht restlos erwiesen ist.

Welcher Natur sind nun die *Veränderungen im Follikelausführungsgange*? Zunächst sei betont, daß viele Haarfollikel vollständig regelmäßig gebaut erscheinen. Sie zeigen die gleiche Gruppenbildung wie in der normalen Haut.

Als wichtiger Unterschied von dieser ist jedoch festzustellen, daß sie außerordentlich häufig zu zweien, seltener zu dreien oder vieren eine gemeinsame unregelmäßige, ampullen- oder zylinderförmige Mündung besitzen, die zwar gewöhnlich von gleicher Weite, aber viel tiefer ist als in der Norm (GIOVANNINI). Daneben findet man auch gelegentlich Follikel, die keinen eigentlichen Trichter oder nur die Andeutung eines solchen besitzen; sie münden stets in den Trichter eines benachbarten Follikels.

Die durch die Verhornungsanomalie bedingte *Umgestaltung der Follikelostien* ist zweierlei Art, wobei aber die Öffnung stets ihre normale Weite behält. Lediglich das darauf folgende Stück zwischen ihr und dem Follikelhals wird umgeformt, und zwar meist in einen stumpfen Kegel, der tiefer und weiter ist als in der Norm, oder aber eine annähernd zylindrische oder auch tulpenkelchartige Form annimmt. Auf diesen unverhältnismäßig großen Trichter folgt dann der Follikelhals und -körper als kurzes, schmales Anhängsel. Vereinzelt findet sich in jenem Teile, der zwischen dem Muskelansatz und dem Trichter liegt, eine kleine, ziemlich regelmäßig kugelartig gebaute Erweiterung, in der dann Hornansammlung und die gleich zu schildernde Schlingenbildung des Haares ebenfalls vorhanden sind. Der Trichter wird von wenigen, locker geschichteten Hornlagen ausgefüllt, durch welche ein vielfach spiralig gekrümmter Haarschaft sich durchwindet. Da diesem der Durchtritt nach außen durch die über das Follikelostium hinwegziehende verdickte Hornschicht erschwert, ja vielfach unmöglich gemacht ist, so wird er von seinem geraden Verlauf abgeleitet, drängt die Folligelwand auseinander — wodurch die eben beschriebene Erweiterung erklärt ist — oder aber, wenn diese seinem Druck nicht standhalten kann, tritt er durch die Wandung in das umgebende Gewebe ein, um entweder alsbald wieder umbiegend in sein Bett zurückzukehren oder nicht. Da derartige Fälle besonders bei den als Keratosis suprafollicularis rubra bezeichneten Formen gefunden werden, so scheint deren Pathogenese sowohl als auch ihre Zugehörigkeit zur Keratosis suprafollicularis alba hinlänglich geklärt; denn das in die Cutis eindringende Haar muß als *Fremdkörper* wirken und daher naturgemäß eine umschriebene *Abwehrreaktion des Gewebes* auslösen.

Nimmt diese stärkere Grade an, so kann schließlich ein völliger *Schwund* des gesamten unteren und mittleren Follikelanteils sowie der zugehörigen Talgdrüse erfolgen, wobei dann das erweiterte und horngefüllte Ostium als flache oder stärkere Ausbuchtung der Epidermis übrigbleibt. Vereinzelt kommt es auch zu bindegewebiger Einschließung derartiger Haare, die dann nach Art einer Cyste ohne wahrnehmbare Verbindung mit der Außenwelt in der Cutis reaktionslos liegen bleiben. Diese *Follikelatrophie* kann auch ohne Beteiligung der Haare, lediglich durch die übermäßige Hornbildung in die Wege geleitet werden.

Der durch die Abbiegung des Haarschaftes ausgelöste Druck und Zug führt vielfach noch zu einer seitlichen *Verschiebung der Stachelschicht* im mittleren Teil des Haarbalges, wodurch der Haarschaft bald mehr der einen, bald mehr der anderen Balgwand genähert wird, und das freigewordene Zentrum von der Stachelschicht ausgefüllt wird (UNNA). Inwieweit an dieser Lageveränderung der Muskelzug der Arrectores pilorum beteiligt ist, bedarf, zumal die Muskeln selbst in Mitleidenschaft gezogen sind, noch weiterer Untersuchung. Die von LE MOINE und auch UNNA betonte Hypertrophie dieser Muskelgruppe wird von GIOVANNINI bestritten. Aus meinen Präparaten geht auf alle Fälle ein erheblicher Dickenunterschied sowohl einzelner Bündel von gleichen, als erst recht von verschiedenen

Körperstellen entnommener Schnitte hervor, ohne daß man bei der bekannten regionären Verschiedenheit dieser Dinge berechtigt wäre im einen oder anderen Falle nun ohne weiteres eine Muskelhypertrophie anzunehmen.

In den Aperturae communes sowohl als auch den Trichtern der Haarfollikel ist das *Stratum mucosum* meist erheblich verschmälert; zu dieser Umwandlung trägt neben der tatsächlichen Verringerung der Zellagen vor allem eine Abplattung der einzelnen Stachel- sowohl als auch Basalzellen bei. Das darauffolgende Stratum *granulosum* ist meist gut ausgebildet, ebenso das Stratum lucidum. Die diesem aufsitzenden, die einzelnen Follikelostien sowohl als auch die Aperturae communes ausfüllenden *Hornschichten* sind hier zunächst locker

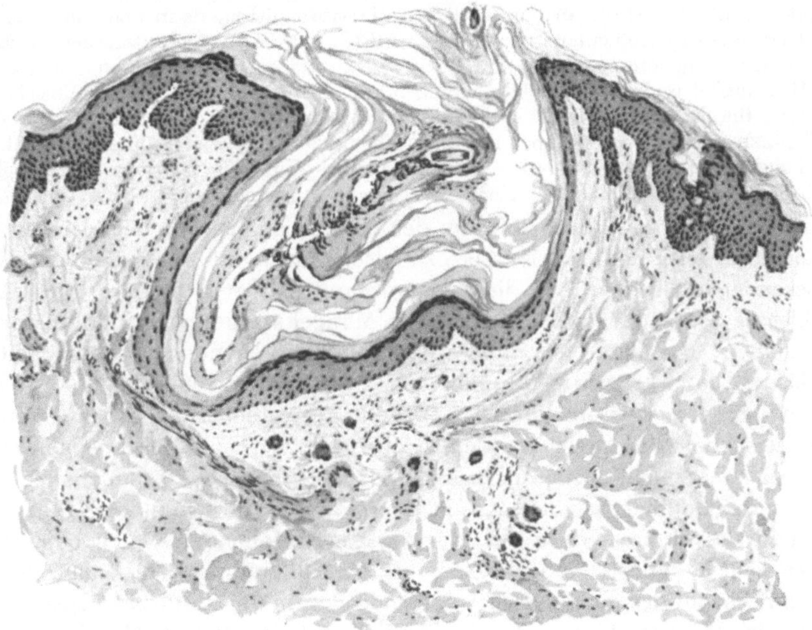

Abb. 19. *Keratosis suprafollicularis.* Fremdkörper-Riesenzellen im perifollikulären Granulationsgewebe. O = 128:1; R = 128:1.

aufgebaut und meist kernlos. Sie verdichten sich in den obersten Abschnitten und überragen bisweilen die Umgebung in Form unregelmäßiger, halbkugel- und kegelförmiger Höcker, die von dem zugehörigen Haar durchbrochen werden, falls dieses nicht, was meist der Fall ist, unter der darüber hinwegziehenden dicken Hornschicht steckenbleibt und abgelenkt wird.

Es wurde schon auf die *Verkürzung der Haarfollikel* und damit auch der äußeren Wurzelscheide hingewiesen. Auch an ihr kommt es häufig zu einer Verhornung, die bis in die Nähe oder auch bis in die Höhe der Ansatzstelle des Muskels reichen kann. Hier finden sich außerdem als fast regelmäßiger Befund ein oder zwei stark entwickelte Epithelfortsätze, die in ihrer Mitte oft Hornperlen verschiedener Größen aufweisen, und zwar in einer Zahl, die jene der normalen Haut erheblich übertrifft.

Es ist ohne weiteres einleuchtend, daß der durch die eben geschilderten Veränderungen ausgelöste innere Druck in dem einzelnen Follikel zu weitgehender

Störung sowohl der Haar- als auch der Talgdrüsenentwicklung führen muß. Die *Talgdrüsen* sind daher in vielen Fällen zu kleinen Überresten zusammengeschrumpft oder auch völlig atrophiert. In manchen Follikeln finden sich keine Haarreste mehr, weder von früheren noch von neu entstehenden. Dort, wo noch Haare vorhanden sind, handelt es sich meist um solche mit vollem Bulbus, gelegentlich auch um Papillenhaare.

Mit der Keratosis suprafollicularis in engem Zusammenhange und mit ihr durch alle möglichen Übergänge verbunden ist die

Keratosis pilaris rubra atrophicans faciei

(*Ulerythema ophryogenes* UNNA-TÄNZER). Die Erkrankung findet sich in erster Linie an den Augenbrauen, an der Stirn, an den seitlichen Halsabschnitten, dann aber auch oft dort, wo die Keratosis suprafollicularis beobachtet wird (JADASSOHN). Sie unterscheidet sich von dieser im Grunde genommenen nur durch die viel ausgesprochenere Neigung zur Atrophie, die zu Haarausfall und feiner Narbenbildung führt. HECHT will auf Grund klinischer Veränderungen die Keratosis pilaris rubra atrophicans faciei vom Ulerythema ophryogenes UNNA-TÄNZER abgrenzen, gibt aber zu, daß sich diese von ihm getrennten Erkrankungen häufig kombinieren. Die Frage der Einordnung der Keratosis pilaris rubra atrophicans faciei bedarf, wie die follikulären Keratosen überhaupt, einer umfassenden Bearbeitung.

Das erythematöse Anfangsstadium der Erkrankung ist von der gleichen Form der Keratosis suprafollicularis mikroskopisch kaum zu unterscheiden. UNNA legt besonderes Gewicht auf die hier vorhandene perifollikuläre Rarefikation und Sklerose des Bindegewebes, sowie den Mangel stärkerer perifollikulärer Zellwucherungen. Bei deren so außerordentlich weitgehenden Abhängigkeit von sekundären Einwirkungen (Traumen usw.), die naturgemäß bei der in erster Linie an den Streckseiten der Extremitäten auftretenden Keratosis suprafollicularis meist viel stärker sein werden als beim Ulerythema ophryogenes, scheint mir jedoch eine solche Differenzierung nicht stichhaltig. Da zudem die Hornanbildung der Follikel, das begleitende Erythem und die Umbildungen des Haarbalges und des Haares jenen der Keratosis suprafollicularis auch nach UNNAs Angaben sehr „analog“ sind, scheint mir eine Trennung der beiden Veränderungen auf Grund des histologischen Befundes kaum durchführbar. Insbesondere scheint mir das von UNNA als Unterschied betonte tiefere Herabsteigen der Hyperkeratose bis zum unteren Drittel des Haarbalges und die zylindrische oder trommelförmige Ausweitung der zwei oberen Drittel desselben doch allzusehr von rein mechanischen Bedingungen — in erster Linie dem Grade der Hornretention — abhängig zu sein.

AUDRY hat als **Keratosis circumpilaris** eine nicht an die Streckseiten gebundene, fleckweise in umschriebenen Herden auftretende Veränderung, nach seiner Meinung eine Varietät der Keratosis suprafollicularis, beschrieben. Bei ihr bilden die hyperkeratotischen Schichten eine Scheide um das im übrigen in normaler Richtung verlaufende Haar, anstatt wie sonst das Follikelostium auszufüllen und seinen Austritt zu hindern. Es scheint sich jedoch hier um ein in die Gruppe der Keratosis spinulosa gehöriges Krankheitsbild zu handeln (ADAMSON).

Als **Keratosis verrucosa** beschreibt WEIDENFELD ein eigenartiges Krankheitsbild, das in symmetrischen, auf gesunder Haut besonders am Unterschenkel auftretenden, stark juckenden, halbkugeligen oder flachen, runden oder polygonalen, zum Teil follikulär gestellten, rötlichen bis schmutzigweißen undurchsichtigen Knötchen besteht, die eine glatte oder schuppende Oberfläche haben.

Mikroskopisch bestanden diese Knötchen aus aufgelagerter, zum Teil parakeratotischer Hornsubstanz, der eine Verbreiterung in erster Linie des Stratum lucidum, dann aber auch der Körner- und Stachelschicht, sowie eine Vergrößerung des Papillarkörpers parallel geht. KNIERER fand parakeratotische Veränderungen nur in den erweiterten Follikelmündungen. Lebhafte Generationsvorgänge im Stratum basale, suprapapilläre Bläschenbildung und Erythrocyten im Rete fand er nicht.

WEIDENFELD möchte die Veränderungen zur chronischen Urticaria mit sekundärer starker Verhornung rechnen oder zur Gruppe der umschriebenen Keratosen mit sekundärer Wucherung in Papillarkörper und Cutis. Nach KEINING handelt es sich um kein selbständiges Krankheitsbild. BOHNSTEDT fand die Veränderungen bei zwei Fällen klinisch und histologisch identisch mit der Prurigo nodularis.

Differentialdiagnose. Die Unterscheidungsmerkmale gegenüber der *Ichthyosis vulgaris* wurden dort schon kurz besprochen. Es sei hier nochmals betont, daß bei der Keratosis suprafollicularis lediglich eine Wucherung der Hornschicht an und in der Follikelmündung stattfindet, wodurch diese gänzlich verschlossen und in ihrem obersten Teile eine das Haar umschließende „Retentionscyste“ gebildet wird. Bei der Ichthyosis hingegen dehnt sich die Hyperkeratose langsam über die Wandungen des *ganzen* Haartrichters aus, so daß dieser im Gegensatz zur Keratosis suprafollicularis von unten nach oben in Form eines breiten Trichters gleichmäßig und besonders an der bei der Keratosis suprafollicularis nicht veränderten Mündung stark erweitert wird. Die Haare sind in diesen Hornmassen völlig geschwunden. Da bei der Ichthyosis die Follikelmündung offen bleibt, so kann die Ansammlung von Hornmassen in der trichterförmigen Ausweitung nicht als einfache Stauungsfolge betrachtet werden, sondern zum Teil als eine vermehrte Bildung seitens der Trichterwandung; es besteht also eine Hornperle und keine Retentionscyste (MIBELLI).

Von den *Acnecomedonen* unterscheidet sich der Hornpfropf bei der Keratosis suprafollicularis durch das völlige Fehlen von Talg und den lockeren Aufbau seiner einzelnen Schichten.

Der Vollständigkeit halber sei noch auf die weitgehende Ähnlichkeit hingewiesen, die ein beginnender *Favus* des Kopfes mit der Keratosis suprafollicularis haben kann, und zwar jene Fälle, wo das Pilzwachstum ohne nennenswerte Entzündungserscheinungen beginnt und Scutula noch nicht gebildet sind. Immerhin wird auch in diesem Zustand das Vorhandensein von, wenn auch nur spärlichen, Pilzfäden eine Entscheidung gestatten.

Pathogenese. Wenn auch die eben geschilderten Einzelheiten des Bildes rein mechanisch durch die Wirkung des Verhornungsprozesses, durch die Retention des Haarschaftes und dessen Durchbruch in die Cutis mit den nachfolgenden Entzündungserscheinungen, die zusammen zur völligen Atrophie des Follikels und seiner Talgdrüse führen, hinlänglich geklärt erscheinen, so liegt doch die letzte auslösende Ursache der Hyperkeratose noch völlig im Dunkeln, das ja auch durch die Annahme einer Entwicklungsanomalie der Follikel (JACQUET, BROCQ) oder eine „Sensibilisierung“ einzelner Zellverbände und Toxinwirkung (CHALMERS-GIBBON) nicht restlos gelichtet ist.

Keratosis follicularis Morrow-Brooke.

Die als selbständiges Krankheitsbild lange Zeit nicht anerkannte, mit ausgesprochener Hyperkeratose und Hyperpigmentierung einhergehende Hautveränderung, entwickelt sich langsam und heilt spontan wieder ab, vielfach unter Übergreifen auf bisher freie Stellen.

Sie findet sich in erster Linie an den Streckseiten der Extremitäten, außerdem jedoch auch am Nacken, den Ohren, im Gesicht, am Rumpf, meist unter Freibleiben des behaarten Kopfes, sowie der Handflächen und Fußsohlen. Die Beteiligung der Beugeseiten wechselt. Im Anschluß an eine umschriebene Verdickung und stärkere Pigmentierung der Hornschicht kommt es, manchmal unter starkem Jucken, zum Auftreten zahlreicher kleiner, schwarzer Punkte, die alsbald ohne nennenswerte Entzündungserscheinungen zu stecknadelkopf- bis hanfkorngroßen, braunen Papeln, comedoähnlichen Pfröpfen oder dunkeln, aus den Follikelöffnungen heraustretenden Stacheln anwachsen. In ihrer Mitte lassen diese Efflorescenzen oft ein schwarzes Pünktchen oder auch ein abgebrochenes Haar erkennen. Die befallenen Hautbezirke sind außerordentlich trocken. Die Größe der harten, stachelförmigen, fast ausschließlich in den Follikelöffnungen auftretenden Gebilde wechselt; sie ist in erster Linie von der Lokalisation abhängig.

Die Affektion wurde unter den verschiedensten Namen beschrieben: *Keratosis follicularis contagiosa* (Brooke), *Ichthyosis sebacea cornea* (Wilson), *Ichthyosis follicularis* (Lesser). Nach Pieczkowski unterscheidet sie sich von der Keratosis follicularis Typus Siemens klinisch dadurch, daß die letztere noch zusätzliche keratotische Merkmale aufweist, z. B. Verhornungen an den Plantae und Palmae, an der Mundschleimhaut und den Nägeln.

Die Schilderung des histologischen Befundes muß sich einmal mit den Epidermisveränderungen im allgemeinen, dann mit denjenigen der Follikel im besonderen befassen.

Die *Epidermis* in der Umgebung der Efflorescenzen ist von einer derben, stark verbreiterten Hornschicht überzogen, die vielfach auch ohne Unterbrechung über die veränderten Follikel hinwegzieht. Sie übertrifft an manchen Stellen die gesamten übrigen Hautschichten an Ausdehnung, selbst dort, wo gleichzeitig eine Vergrößerung und Verbreiterung des Stratum spinosum besteht. Beide Strata werden meist durch eine aus mehreren Zellagen aufgebaute granulierte Schicht abgegrenzt.

An den *Follikeln* fällt in erster Linie ebenfalls die starke *Hyperkeratose* auf. Diese hat entweder den ganzen Follikel ergriffen, oder aber sie beschränkt sich auf dessen Ausgang. In den jüngsten der derart veränderten Follikel wendet sich die hyperkeratotische Hornschicht der Umgebung mit einer plötzlichen Biegung in den Follikelausgang hinab, gleitet an dessen Wandung eine kurze Strecke entlang, um nach Überschreiten der Basis an der anderen Seite in gleicher Dicke emporsteigend, wieder in die umgebenden Hornmassen überzugehen. Der Wucherung der Hornschicht geht zunächst eine Hypertrophie des Stratum spinosum parallel, das gegen erstere durch ein aus mehreren Zellagen aufgebautes Stratum granulosum, gegen das Corium scharf durch eine wohlgeordnete Basalzellschicht abgegrenzt ist.

Die derart veränderten *Follikelöffnungen* sind wechselnd stark erweitert, und zwar zeigen sie Trichter- oder Zylinderform, oder auch becher- und kugelförmige Gestalt. Im weiteren Verlauf wird der ganze Follikelausgang von zwiebelschalenartig angeordneten Hornlamellen ausgefüllt und schließlich völlig verschlossen. Durch den allmählich zunehmenden Druck der Hornmassen kommt es dann zu einer *Atrophie der übrigen Epidermisschichten.* Es entsteht dann ein tief in das Corium hineinragender mächtiger Hornzapfen in dem erweiterten Follikelhals, an dessen unterem Ende der normal gebliebene tiefere Follikelteil als unscheinbares Anhängsel sichtbar ist. Vereinzelt wird der ganze Haarbalg, dann meist in Trichterform, von der Hyperkeratose ergriffen. Der ganze Follikel mit Haarbalg und Talgdrüse stellt dann einen einzigen, großen, unter der Oberfläche gelegenen trichterförmigen Hornzapfen dar.

Kommt es lediglich zu einem Verschluß des Follikelhalses, so bedingt dieser naturgemäß eine Reihe von Veränderungen an dem durch ihn in seiner normalen Entwicklung gehemmten Follikel: Er führt zu *Retentionserscheinungen*, die sich einmal in Bildung von comedoähnlichen Cysten, zum anderen in Umbildung des Haares und des ganzen Follikels sowie manchmal in Atrophie der zugehörigen Talgdrüse äußern. Das Haar oder gleichzeitig auch der ganze Haarbalg verlaufen dann in spiraliger Krümmung, so daß ein Schnitt in der Haarrichtung dieses in einzelnen Abschnitten von verschiedenster Verlaufsrichtung zeigt. Bleibt die Verhornung auf das Follikelostium beschränkt, so verläuft das Haar bis dorthin in gerader Linie, um dann erst eine Spiralform anzunehmen, die an jene bei der Keratosis pilaris (Hyperkeratosis suprafollicularis UNNA) erinnert.

Überall dort, wo die im Follikelostium beginnende Hyperkeratose die über dieses fortziehende, ebenfalls verbreiterte Hornschicht überragt, kommt es zur Bildung jener für die Veränderung kennzeichnenden *Hornstacheln*. Auf Reihen von Flachschnitten läßt sich leicht feststellen, daß die *über* den Follikel fortziehende Hornschicht in dessen Zentrum gesprengt ist und die gebildeten Hornmassen durch diese Öffnung hindurch über die Oberfläche hinausragen.

Je nachdem die Hyperkeratose nur das Follikelostium oder den ganzen Follikel ergreift, entstehen *verschiedenartige Hornbildungen*. Im ersteren, dem für die Veränderung gewöhnlichsten Falle, entsteht ein aus zwiebelschalenartig aufeinandergelagerten Hornlamellen aufgebautes Gebilde, das nur wenig in die Cutis hineinragt und eher einer verhornten Epidermisleiste, denn einem verhornten Follikel entspricht. Die richtige Deutung wird jedoch durch das in der Regel noch vorhandene Haar erleichtert. In dem Maße, als die den Follikel ausfüllende Stachelschicht junge Hornlamellen produziert, erhebt sich der Hornzapfen allmählich über die Oberfläche empor. Dabei bilden die ältesten und kleinsten Hornlamellen die Spitze, die jüngsten und daher größten die Basis, wodurch die emporsteigende Hornsäule eine nach oben spitz zulaufende stachelförmige Gestalt gewinnt (UNNA).

Befällt die Hyperkeratose den ganzen Follikel, so schieben sich zwischen Haar- und Stachelschicht dauernd neue Hornlamellen ein; der Follikel wird dann in einen unten spitzen, nach oben weit geöffneten Trichter umgewandelt, in dessen Zentrum das von mehreren, konzentrisch geschichteten, nach unten spitz zulaufenden „Horntüten" eingehüllte Haar liegt. Dieses bildet mit den verhornten Massen zusammen an der Oberfläche jene comedoähnlichen, stumpfen und kurzen Stacheln, in deren Zentrum es vielfach abgebrochen als schwarzer Punkt erkennbar ist. In der Umgebung dieser Hornstacheln finden sich regelmäßig kleine Hornpfropfbildungen, die der natürlichen Faltenbildung der Haut entsprechen und von den Follikeln ganz unabhängig sind. Manchmal wird auch ein Schweißdrüsenausführungsgang von der Hyperkeratose ergriffen, jedoch geht diese dann niemals über das Ostium hinaus.

Die Verhornung verläuft im allgemeinen als reine Hyperkeratose; nur dort, wo (durch den Druck des Hornzapfens ?) das Keratohyalin schwindet, insbesondere also am Grunde desselben, bleiben die Zellkerne erhalten, und es kommt zur *Parakeratose*.

Eine atypische Verhornung des Follikelepithels analog den bei der DARIERschen Krankheit beschriebenen „Corps ronds" und „Grains" ist bisher nur in einem Falle beobachtet worden (LEWANDOWSKY). Die Gebilde waren über die ganze Wand des Follikels verteilt, und es ließen sich auch hier alle Übergänge von den normalen Epithelzellen zu jenen Degenerationsformen beobachten.

Die Veränderungen in der *Cutis* sind gering und von untergeordneter Bedeutung. Es handelt sich lediglich um eine leichte Erweiterung der Gefäße mit mäßiger perivasculärer und perifollikulärer, lymphocytärer Zellinfiltration um die befallenen Follikel.

Differentialdiagnose. Die mannigfachen Beziehungen, die sowohl Klinik als Histologie der Keratosis follicularis mit einer Reihe verwandter Dermatosen verknüpfen und daher auch heute noch einige Autoren ihre Abtrennung als selbständiges Krankheitsbild ablehnen lassen, machen eine eingehende Stellungnahme gegenüber ähnlichen Dyskeratosen erforderlich.

Die Gegensätze zu DARIERs Dermatose werden dort erörtert werden. Es ist vor allem die stets fehlende Lückenbildung, welche eine sichere Trennung erlaubt, was besonders wichtig erscheint, zumal LEWANDOWSKY ja das Vorkommen von Corps ronds — die ja an und für sich nicht mehr als für DARIER kennzeichnend angesehen werden können — auch bei der Keratosis follicularis festgestellt hat.

Eine Trennung der comedoähnlichen Hornpfröpfe von den echten *Comedonen* der *Acne* ist leicht durchführbar. Sie unterscheiden sich dadurch, daß sich bei der Keratosis follicularis die Hornbildung von Anfang an auch an der Basis vollzieht; außerdem fehlen die Talgdrüsen.

Diese beiden Tatsachen erlauben eine Unterscheidung auch da, wo — was ja zumeist der Fall ist — auch bei der Keratosis follicularis ein Haar im Zentrum des verhornten Follikelostiums eingeschlossen ist.

Auch die Unterscheidung vom *Lichen spinulosus* (Keratosis spinulosa) dürfte heute unschwer durchzuführen sein. Man muß dabei allerdings von vornherein darauf verzichten, jene von einigen französischen Autoren als „Acné cornée" beschriebene Dermatose nun restlos entweder zur Keratosis follicularis oder Keratosis spinulosa schlagen zu wollen, wenn auch nach den sorgfältigen Untersuchungen SALINIERs die Acné corné der Keratosis follicularis erheblich näher zu stehen scheint. Schon die klinischen Differenzen ermöglichen jedoch eine Trennung: Fleckweises Auftreten fast gleichgroßer Herde vorzugsweise am Rumpf, mit Neigung zur Gruppierung und Bildung feiner, gleichartig aufgebauter Hornstacheln bei der Keratosis spinulosa; diffuses Auftreten von stecknadelkopf- bis linsengroßen, isoliert stehenden Efflorescenzen, besonders an den Extremitäten, unter Bildung erheblich größerer, verschieden dicker polymorpher Stacheln, und gleichzeitig comedoähnlicher, kaum aus den Follikeln hervortretender Hornpfröpfen bei der Keratosis follicularis. Dazu kommt im mikroskopischen Bilde die fast reine Hyperkeratose bei der Keratosis follicularis gegenüber der Parakeratose bei der Keratosis spinulosa.

Klinik und Histologie der „*Keratosis pilaris*" sind von der Keratosis follicularis so abweichend, daß eine besondere Gegenüberstellung sich erübrigt.

Pathogenese. BROOKE hat schon in der hyperplastischen Wucherung der Epidermiszellen und dem Übermaß der Verhornung das Grundlegende der Veränderung erkannt, wobei das Primäre des Zustandes in der Hyperkeratose zu erblicken ist. Diese Hyperkeratose reicht völlig aus, um alles übrige des Prozesses zu klären. Der eigenartige, oben geschilderte Bau der befallenen Follikel erschwert zunächst die Abstoßung der neugebildeten Hornmasse, führt zu deren Anhäufung im Innern und durch den wachsenden Druck damit wiederum zu weiteren Formveränderungen, insbesondere der Haarbildung und der Talgdrüse. Dort, wo der Follikel durch die darüber hinwegziehende feste Hornplatte verschlossen wird, muß es zu den geschilderten Retentionserscheinungen und damit zur Bildung der comedoähnlichen Horncysten kommen; bleibt der Follikel von vornherein offen, so bilden sich die Hornstacheln.

Für die Entstehung der Verhornungsanomalie selbst spielen sowohl Retentions- als auch gesteigerte Neubildungsvorgänge eine Rolle. Die letzte auslösende Ursache dafür ist uns allerdings noch unbekannt. Immerhin deuten mehrere der beobachteten Fälle darauf hin, daß das Wesen der Veränderung in einer kongenitalen Anlage zu suchen ist.

Bei einer ganzen Reihe hierher gehöriger Veränderungen ist eine *Grundursache bisher noch unbekannt geblieben.* Als

Keratosis spinulosa (Lichen spinulosus)

wird ein zunächst und am häufigsten in England bekanntgewordenes Krankheitsbild benannt, das in den französischen selten, noch seltener in den deutschen Zeitschriften erwähnt wird. Es handelt sich dabei nach Crocker um eine in akuten oder subakuten Schüben ohne nennenswerte Entzündungserscheinungen bei jugendlichen Personen auftretende Veränderung, die in erster Linie die Follikel, gelegentlich auch die Schweißporen und sogar auch die interfollikuläre Haut befällt. Die Einzelefflorescenz besteht aus blassen bis rötlichen, kegelförmigen Papeln von Hirsekorngröße, denen ein weißgrauer, 1—2 mm hoher Hornstachel aufsitzt, der in eine Vertiefung der Papel eingelassen ist. Die Erkrankung tritt in symmetrisch verteilten Herden auf, die eine gewisse Vorliebe für die Nackengegend und die Schulter zeigen, jedoch auch an anderen Körperstellen, Streckseiten der Arme, Vorderseite der Oberschenkel, Rücken, Bauchseite, vorkommen können. Unbehandelt pflegt die Veränderung längere Zeit bestehen zu bleiben, ist jedoch therapeutischen Eingriffen leicht zugänglich.

Bei der äußerst spärlichen Zahl der beobachteten, und insbesondere der histologisch untersuchten Fälle, ist die Stellung der Erkrankung noch äußerst unklar, so daß sie in den meisten deutschen Lehrbüchern kaum oder nicht erwähnt wird. Dazu kommt, daß sie unter den verschiedensten Namen geschildert worden ist, wobei außerdem die Zugehörigkeit derartiger Fälle zu dem Krankheitsbilde auch noch bestreitbar erscheint. Die Acné kératique (Tenneson und Leredde), Acné cornée exanthématique (Thibierge), Kératose folliculaire villeuse (Baudoin und Du Castel), Acne cornea (Giovannini), sind nach Lewandowsky hierher zu zählen, während er die Zugehörigkeit der einfachen Acné cornée der französischen Autoren im Gegensatz zu Brocq und Adamson noch bezweifelt und sie mit Salinier zur Keratosis follicularis Brooke rechnen möchte. Dabei muß ich noch betonen, daß auch Lewandowskys Fall mir wegen des Auftretens im Anschluß an eine Trichophytie Bedenken erweckt, worauf ja auch schon Adamson hingewiesen hat. Lewandowsky selbst hat seinen Fall ja auch später zu den Trichophytiden gerechnet (s. Lewandowsky: Die Tuberkulose der Haut S. 167). Es ist der Gedanke nicht ganz von der Hand zu weisen, daß er es hier doch mit einem infektiösen Prozeß zu tun hatte, der auf einer zum „Spinulosismus“ neigenden Haut die Keratosis spinulosa hervorrief. Mit dieser Stellungnahme ist, um das gleich hier vorwegzunehmen, naturgemäß auch die Pathogenese festgelegt; es wäre in solchen Fällen die Keratosis spinulosa eine auf bestimmte, in erster Linie wohl infektiöse Reize offenbar werdende besondere Reaktionsform der betreffenden Haut, womit sich ja auch der zu Beginn exanthemartige Charakter der Veränderung sehr gut in Einklang bringen ließe.

Bei der geringen Zahl der vorliegenden Beobachtungen ist eine Entscheidung vorderhand unmöglich.

Histologisch handelt es sich, soweit die wenigen mikroskopischen Beobachtungen eine genaue Darstellung überhaupt zulassen, um langgestreckte, ovale oder auch kegelförmige, echte, in erster Linie *intrafollikuläre Horngebilde,* die im oberen Drittel, vereinzelt auch in den unteren Follikelabschnitten (Piccardi) auftreten. Außerdem wurden sie als tubuläre und peritubuläre Verhornung des obersten spiraligen Teils der Schweißdrüsenausführungsgänge, sowie schließlich, wenn auch selten und kleiner als sonst, unabhängig von irgendwelchen

Anhangsgebilden der Haut als umschriebene, knopfartige, aus einer kleinen Epidermisfalte hervortretende Verdickungen der Hornschicht beobachtet.

Der Aufbau der *Hornpfröpfe* und der aus ihnen zentral herausragenden Hornstacheln ist in allen drei Fällen grundsätzlich der gleiche. Sie bestehen aus zentral lockeren, zum Rande hin dichter werdenden, teils parakeratotischen, teils echt verhornten Horngewebsschichtungen, die sich in die weniger stark gewucherte Hornschicht der Umgebung fortsetzen. Nach der Tiefe schicken sie lange, comedonenähnliche Hornpfröpfe vor und erheben sich als 1—2 mm hohe, zarte filiforme Stacheln über die Umgebung.

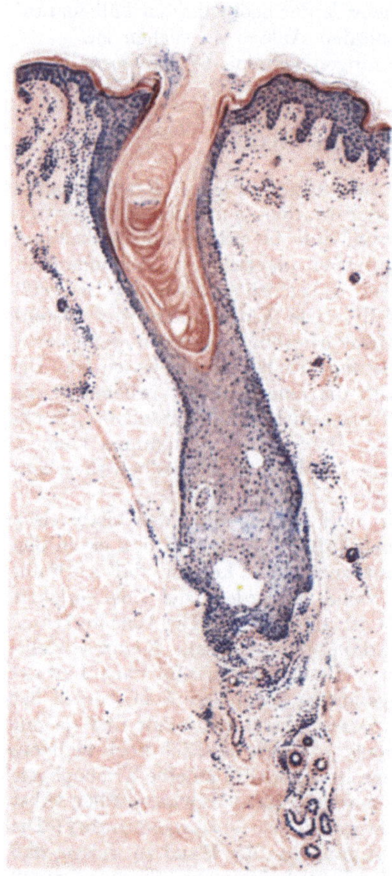

Abb. 20. *Keratosis spinulosa* (Lichen spinulosus). Intrafollikuläre Hyperkeratose und Parakeratose mit Hornstachelbildung und Haarverlust; geringere allgemeine Hyperkeratose. Mäßige perifollikuläre Zellinfiltration. Atrophie der Talgdrüse und des unteren Follikelabschnitts. Cystische Erweiterung der Schweißdrüsenknäuel. Hämatoxylin-Eosin. (Sammlung E. FREUND.) O = 66:1; R = 40:1.

Die *Hornschicht* ist in dem ganzen erkrankten Bezirk, also auch in der Umgebung der Hornpfröpfe, erheblich, aber verschieden stark verdickt; sie übertrifft stellenweise die Stachelschicht um das 2—3fache. Sie ist lamellär, aus dichten Hornplättchen aufgebaut und zeigt auch an den von Hornstacheln freien Stellen einen wellenförmigen Verlauf mit stumpfwinkeligen Erhebungen. Das Stratum granulosum ist meist gut entwickelt. Das Verhalten der *Stachelschicht* wechselt; an einzelnen Stellen normal, trotz starker Hyperkeratose, mit gut entwickelten Epithelleisten und normalen Zellen, ist sie an anderen Stellen erheblich verschmälert, weniger durch Abnahme der Zellreihen, als durch Abplattung der einzelnen Zellkörper; an dritter Stelle schließlich, und zwar besonders um den unteren Pol der Hornzapfen, ist sie, ebenso wie die Körnerschicht, erheblich verbreitert (BECK). Das Stratum basale zeigt keine Besonderheiten; auffallend erscheint nur jeglicher Mangel einer Mitosenbildung.

In den erkrankten *Follikeln* finden sich sehr selten Haare; wo sie vorhanden, scheint die Hornschicht des erweiterten Follikeltrichters dem Haar nach außen zu folgen und es vollständig zu umhüllen. Die unteren $^2/_3$ der Follikel atrophieren allmählich und mit ihnen die Talgdrüsen. Diese Atrophie ist um so hochgradiger, je stärker die Hornanbildung im Follikeltrichter auftritt. Ähnliche Rückbildungsvorgänge finden sich auch an den erkrankten Schweißdrüsen; die Drüsenknäuel sind manchmal cystisch erweitert, ihre Epithelien atrophiert (VIGNOLO-LUTATI).

Die Beteiligung des *Bindegewebes* an dem Prozeß ist wechselnd. In einigen Fällen kaum oder gar nicht verändert, findet sich in anderen Fällen in den mittleren, namentlich den inter- und perifollikulären Abschnitten eine entzündliche Zellansammlung. Diese besteht in erster Linie aus Lymphocyten und Fibroblasten, am Rande spärlichen Plasmazellen, gelegentlich auch einmal einer Riesenzelle. Die oberen Cutisschichten und der Papillarkörper sind, von einer mäßigen Gefäßerweiterung abgesehen, kaum verändert. Ob eine Degeneration des Bindegewebes, die sich im Schwund des Elastins sowie einer Homogenisierung des Kollagens in dieser Schicht äußerte und klinisch kleinen weißen atrophischen Herden entsprach (BECK), zu dem Krankheitsbilde gehört, bedarf noch weiterer Untersuchung. Die Arrectores pilorum waren in einzelnen Fällen vorhanden und normal, in anderen sehr schwach oder gar nicht entwickelt.

Differentialdiagnose. Die differentialdiagnostischen Merkmale bauen sich in erster Linie auf klinischen Beobachtungen auf. Dies gilt ganz besonders für die Stellung zum *Lichen ruber acuminatus,* dem *Lichen scrophulosorum,* sowie der *Keratosis suprafollicularis.* Von den histologischen Beweismitteln scheint besonders das *gleichzeitige* Vorhandensein der Horngebilde in Follikelhals, Schweißdrüsenausführungsgang und an anderen Hautstellen von Wert, denn die von PICARRDI als charakteristisch angesprochene Parakeratose braucht nicht immer vorhanden zu sein (BECK); und das von UNNA als Unterschied gegenüber der Keratosis suprafollicularis betonte Entstehen der Hornmassen, auch in den ersten Stadien, ausschließlich auf Kosten der Follikelwand und ohne suprafollikuläre Keratose, wird von VIGNOLO-LUTATI abgelehnt.

Pathogenese. Soweit überhaupt zu dieser Frage Stellung genommen wurde, hat es sich nur darum gehandelt, ob primär ein entzündlicher Faktor vorhanden sei, der sekundär die Hyperkeratose hervorrufe oder umgekehrt. Dieser namentlich von LEWANDOWSKY vertretene — bei seinem vermeintlichen Falle von Keratosis spinulosa durchaus berechtigte — Standpunkt wird von anderen (namentlich BECK, VIGNOLO-LUTATI) nicht geteilt. Nach ihnen spricht das mikroskopische Bild entschieden dafür, daß die Entzündung durch den Reiz der in die Cutis vordringenden Hornmassen wachgerufen wird und von hier aus sich erst sekundär in das interfollikuläre Bindegewebe fortsetzt. Die Beantwortung der Frage nach der Ursache dieser Hyperkeratose bleibt bei dieser Annahme allerdings offen. Hier muß auf die follikulären Hyperkeratosen und horncystenartigen Einschlüsse in der Cutis hingewiesen werden, die vor allem nach dem 2. Weltkrieg in Frankreich, Holland, der Umgebung von Basel, in Norddeutschland und in Berlin häufiger beobachtet wurden und die wohl auf die innere und äußere Einwirkungen von Paraffin und Halowax, wahrscheinlich mit Chlorgehalt, zurückzuführen sind. Sie wurden als Halowax-Acne, Cable Rash usw. bezeichnet, zum Teil aber auch als infektiös angesehen. Wahrscheinlich sind sie zur Chloracne zu rechnen (s. dort).

Hyperkeratosis follicularis vegetans.

(DARIERsche Krankheit.)

Auf scharf umschriebenen, depigmentierten Flecken entwickeln sich allmählich kegelförmige, leicht abgeflachte, harte, stecknadelkopf- bis linsengroße, mit einer graubraunen Hornkruste bedeckte Knötchen, die fest mit ihrer Unterlage verbunden sind. Sie treten in wechselnder Zahl auf. Entfernt man eine solche, meist auffallend trockene Primärefflorescenz, so findet man an ihrer Unterfläche einen weichen feinen Zapfen, der in einen kraterförmigen Trichter mit erhabenem Wall eingesenkt war. Dieser Trichter entspricht meist, aber durchaus nicht immer, einer erweiterten Follikelöffnung; manchmal sind jedoch auch die Schweißporen oder auch die normalen Hauteinsenkungen befallen. Durch Zusammenfließen dieser Knötchen, bzw. unter Anlagerung neu entstehender kleinerer an die älteren und größeren, bilden sich glatte oder auch unebene, vielfach warzenartige Felder, die an Kontaktflächen der Haut zu papillomatösen und verrukösen, durch tiefe Rhagaden getrennten Wucherungen ausarten können, innerhalb deren zersetzte und übelriechende Sekretmassen zurückgehalten werden.

Die Erkrankung zeigt eine gewisse Vorliebe für jene Hautstellen, an denen sich auch die Dysseborrhoische Dermatitis (seborrhoisches Ekzem) zu lokalisieren pflegt; sie ist jedoch an allen Körperstellen vorgefunden worden, auch auf der Mundschleimhaut und an den Nägeln. HOPF hat auf die häufige Kombination des Morbus Darier mit verschiedenen disseminierten naevoiden Keratosen, besonders der Acrokeratosis verruciformis hingewiesen.

Wie die Untersuchungen von MU und später von H. NEUMANN gezeigt haben, beginnt die Erkrankung mit einer Störung des Pigmentgehaltes der Epidermis. Es findet sich zunächst eine stärkere Pigmentierung der basalen Epithelschichten und ein vermehrtes Auftreten von Pigment in der Cutis, der bald ein völliger Pigmentschwund in der Epidermis, besonders den Basalzellen folgt.

NEUMANN sah den Beginn von DARIER-Efflorescenzen mit *nicht* follikulären, bis überstecknadelkopfgroßen unregelmäßigen weißlichen Flecken, die bei oberflächlicher Beobachtung als Narben imponierten und sich später in typische Efflorescenzen umwandelten. PREISSMANN konnte diese Befunde bestätigen, ebenso wir.

Gleichzeitig mit dem Pigmentschwund verdickte sich die Epidermis acanthotisch. Es traten Zellsprossen auf. Lückenbildungen fehlten. Das Stratum granulosum war gewöhnlich normal. Es bestand weder eine Hyper- noch Parakeratose. Corps ronds und Grains fehlten vollkommen. Später verdickte sich die Hornschicht parakeratotisch. Auch histologisch war kein Zusammenhang mit den Follikeln nachzuweisen. Der histologische Befund kleiner Papeln mit unter der Lupe erkennbarer Hyperkeratose zeigte dann schon die Kennzeichen der nun zu schildernden typischen Efflorescenz.

Das histologische Bild wird beherrscht durch die wechselnd starke *Hypertrophie der Epidermis*, in erster Linie der Hornschicht sowie des Stratum granulosum. Die Veränderungen in den übrigen Hautabschnitten treten demgegenüber an Bedeutung erheblich zurück. Sie sind, um das gleich hier zu betonen, im wesentlichen abhängig von sekundären Entzündungserscheinungen. Die drüsigen und Bindegewebselemente zeigen ein völlig normales Bild. In den jungen primären Papeln findet sich eine geringgradige perivasculäre, aus Lymphocyten aufgebaute Zellinfiltration, jedoch lediglich in dem oberen Abschnitt der Cutis und dem durch die krankhaften Vorgänge in der Epidermis umgestalteten Papillarkörper. Die einzelnen Papillen sind meist stark verlängert und entsprechend verschmälert, an anderen Stellen wieder verbreitert und verkürzt. Die Gefäße sind etwas erweitert, ihre Endothelien jedoch nicht verändert.

Die Umgestaltung des Papillarkörpers ist bedingt durch die Wucherungsvorgänge in der Epidermis. Die Basalzellen sind zwar bezüglich der Zellstruktur normal und haben ihren charakteristischen, palisadenartigen Verlauf beibehalten. Auffällig erscheinen nur die zahlreichen Mitosen, die in ihrem Auftreten in erster Linie an eigentümliche, oberhalb der Basalschicht bis hinauf in das Stratum granulosum gelegene, intercelluläre bläschenartige Bildungen gebunden sind. Sie kommen jedoch auch unabhängig von diesen im Stratum spinosum vor. Dazu kommt bei länger bestehenden Papeln eine starke Pigmentierung der Basalzellen. Bei diesen „Bläschen" handelt es sich um jene „*Lücken*", die seit BOECK als für die DARIERsche Krankheit besonders charakteristisch angesehenen Hohlraumbildungen. Sie erinnern manchmal an die aus anderen Kapiteln bekannten intercellulär entstehenden Bläschen, nur erscheint der ganze Vorgang hier schwerfälliger. Die Hohlräume sind von wechselnder Gestalt; bald nur schmale Spalten, bald mehr breit als hoch. Sie treten in erster Linie unter Stellen starker Hornzapfenbildung auf, indem hier das Stratum basale sich vom Papillarkörper loslöst. Daneben finden sie sich jedoch auch in den übrigen Zellagen. Die sie bedeckenden Zellen des Stratum spinosum zeigen eine Reihe kennzeichnender Veränderungen.

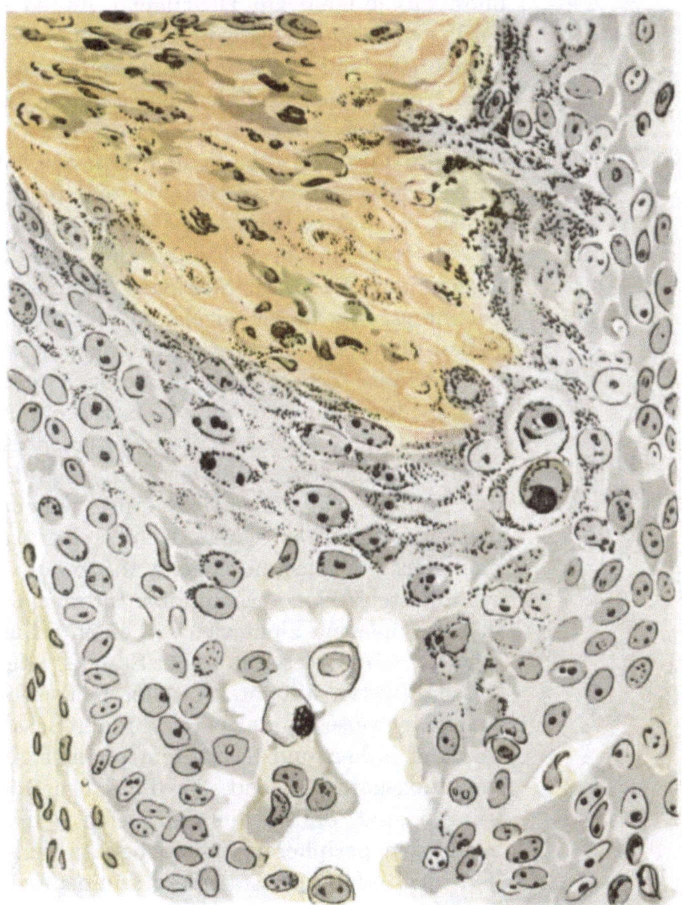

Abb. 21. *Hyperkeratosis foll. veget.* Rumpf, 50jähr., ♂. Entwicklung der Epithelumwandlung. „Lücken"; „Corps ronds"; „Grains". Eisenhämatoxylin-van Gieson. O = 1000:1; R = 750:1.

Ihre Form weicht von der Norm ab; teils vieleckig, mit lang ausgezogenen Fortsätzen, teils rund, liegen sie am Rande, vereinzelt jedoch auch innerhalb der Lücken. In letzterem Falle sind sie mit deren Wandung vielfach durch homogenen oder auch feinkörnigen, oft fadenförmig ausgezogenen Inhalt verbunden. Ob es sich dabei stets um Fibrin handelt, ist noch strittig.

Viele dieser Zellen gehen außerdem Veränderungen ein, die unter dem Namen der „*Corps ronds*" bzw. „*Grains*" bekanntgeworden sind und von dem ersten Beobachter, DARIER, irrtümlich für belebte Krankheitserreger (Psorospermien) gehalten wurden. Es handelt sich um meist homogene, rundliche, scheinbar von einer doppelten Membran umgebene, stark glänzende Körper, die die Epidermiskerne meist an Größe überragen. Sie finden sich über das Stratum spinosum hinaus in wechselnder Zahl, besonders im Stratum granulosum und corneum. In den unteren Epidermisschichten umschließen diese „runden Körper“ stets ein scharf begrenztes, granuliertes oder auch homogenes, kernartiges Gebilde, das je mehr zur Oberfläche, um so unscharfer wird, vielfach in körnige Haufen zerfällt und schließlich völlig in dem umgebenden Gewebe aufgeht. Bei entsprechender Darstellung (am besten eignet sich Eisenhämatoxylin v. Gieson) entpuppt sich ihre doppelbrechende Membran als Abkömmling der umgebenden Hornschicht; sie zeigt dieselben optischen und färberischen Eigentümlichkeiten und ist vielfach durch Fortsätze mit der Umgebung verbunden. An guten Schnitten läßt sich der Entwicklungsgang dieser eigentümlich umgewandelten Zellen deutlich verfolgen. Die „*Corps ronds*“ gehen danach aus Zellen hervor, die sich zunächst abrunden, während sich um ihre Kerne ein unfärbbarer Hof bildet, so daß sie in erweiterten Kernhöhlen liegen. Gleichzeitig verändert sich auch die Struktur der Kerne. Ihr Chromatingerüst schwindet, statt dessen tritt unter Quellung des Kernkörperchens eine stark färbbare homogene Masse auf. Die derart veränderten Zellen verlieren ihre Intercellularbrücken, das Protoplasma zieht sich auf einen schmalen Rand zurück. Ob sie sich nun in der Stachel- oder — wo sie am häufigsten auftreten — der Körnerschicht oder ausnahmsweise einmal bereits in der Basalzellschicht gebildet haben und dann dem physiologischen Entwicklungsgang folgend, in die Hornschicht aufgestiegen sind, ob sie aus den tiefen Schichten kommend den peripheren Zelleib bereits verloren haben *(Grains)* oder im Stratum granulosum entstanden, und dann meist noch von dem verhornten, peripheren Zelleib umgeben sind: stets sind es verhornte Zellen, deren degenerierter Kern erhalten geblieben ist und deren körniger Inhalt oft die für Keratin kennzeichnenden Reaktionen gibt (Jarisch).

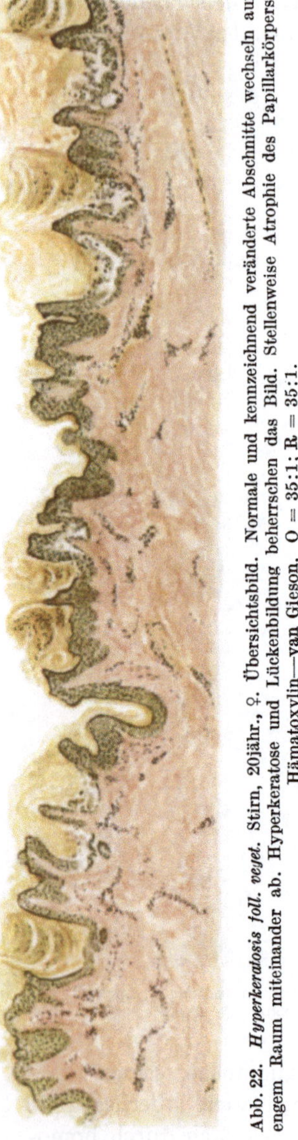

Abb. 22. *Hyperkeratosis foll. veget.* Stirn, 20jähr., ♀. Übersichtsbild. Normale und kennzeichnend veränderte Abschnitte wechseln auf engem Raum miteinander ab. Hyperkeratose und Lückenbildung beherrschen das Bild. Stellenweise Atrophie des Papillarkörpers. Hämatoxylin—van Gieson. O = 35:1; R = 35:1.

Die Intensität dieser Degenerationserscheinungen in den einzelnen Epidermislagen ist wechselnd; am zahlreichsten wurden sie im Stratum granulosum gefunden. Nach dem Entwicklungsgang des Prozesses ist es jedoch selbstverständlich, daß sie in jeder Schicht vorkommen können. Eine gewisse Regelmäßigkeit ist insofern vorhanden, als die „runden Körper“ stets in den tiefen, die „Grains“ stets in den oberflächlicheren Lagen auftreten.

Die derart betonte Wachstumsstörung der Epidermiszellen wird durch die außerordentlich wechselnde Größe der einzelnen Zellen und ihrer Kerne, durch die oft vermehrte (2—3) Zahl der Kernkörperchen noch unterstrichen. Außerdem werden *Epithelriesenzellen* beobachtet, die durch Zusammenfließen mehrerer Retezellen entstehen und 6—8 im Protoplasma unregelmäßig zerstreut liegende Kerne enthalten.

Kehren wir nun zu dem *Gesamtaufbau der Epidermis* zurück! Die Wucherungsvorgänge sind, wie schon kurz betont, von wechselnder Intensität. Das Stratum spinosum ist manchmal völlig normal, an anderen Stellen wieder verdickt und kann dort, wo die Hornzapfen tief in die Epidermis eindringen, bis auf wenige Zellagen zusammengeschrumpft sein. Ganz entsprechend verhält sich das Stratum granulosum, nur daß hier die Vermehrung der Zellen gegenüber der Norm, dann aber auch das Auftreten der Kerndegenerationen am stärksten ist. Es sei betont, daß sich neben den eben geschilderten, in wechselnder Zahl auftretenden degenerierten Zellen auch ganze Zellagen vorfinden, die völlig normal sind. Andere wieder zeigen lediglich eine Vergrößerung ihrer Form ohne sinnfällige weitere Degeneration.

Das Stratum lucidum ist nur sehr undeutlich, meist gar nicht nachzuweisen, so daß das Stratum granulosum unmittelbar in das Stratum corneum übergeht.

Der ganze Vorgang führt jedoch regelmäßig zu einer starken *Verbreiterung der Hornschicht*, namentlich dort, wo das Stratum granulosum, tief in die Stachelzellschicht hinabreichend, nur durch wenige Zellagen von den Papillen getrennt ist und aus mehreren Zellreihen besteht. Eine gegenseitige Abhängigkeit von Hypertrophie der Hornschicht und der granulierten Schicht läßt sich jedoch nicht immer feststellen. Oft findet sich vielmehr unter einer mächtigen Hornschicht nur ein zartes Stratum granulosum, ja granulierte Zellen können völlig fehlen, so daß die Hornschicht unmittelbar an das Stratum spinosum stößt. An anderen Stellen wiederum, und dies scheint mir doch bei weitem häufiger zu sein, ist die Zahl der Zellen im Stratum granulosum im ganzen weit größer als in der Norm.

Am stärksten ist, wie schon betont, die Hypertrophie der Hornschicht. An manchen Stellen übertrifft sie diejenige der übrigen Epidermis um das Mehrfache. Die Hyperkeratose ist, worauf ausdrücklich hingewiesen sei, durchaus *unabhängig* von den Follikeln — das Haar bleibt dabei meist erhalten — und Drüsenmündungen. Sie findet sich ebenso häufig an anderen Stellen und dringt hier wie dort in Form kegelförmiger Zapfen mit der Spitze nach unten in die Cutis vor, wie sie andererseits in ihrer ganzen Ausdehnung die Umgebung erheblich überragt.

Im *feineren Aufbau* der Hornschicht lassen sich nun in der Regel zwei verschiedene Formen unterscheiden. An manchen Stellen liegen die zahlreichen Hornlamellen mehr oder auch weniger deutlich geschichtet übereinander, bald eng aneinandergepreßt, bald weiter voneinander abstehend. Die untersten und mittleren Hornschichtlagen zeigen dabei vielfach Nester unvollkommen verhornter Zellen mit sehr gut erhaltenen und färbbaren Kernen. An anderen Stellen wiederum haben die einzelnen Lamellen ein grobbalkiges Netzwerk gebildet, namentlich dort, wo die Hornzapfen zur Cutis hinstreben. In den Maschen dieses Netzes finden sich oft in wechselnder Zahl, bald einzeln, bald in Gruppen auftretend, die oben beschriebenen Degenerationsformen der Epidermiszellen, bald als „Corps ronds“, bald — und dann meist in größeren Haufen — als „Grains“. Dabei läßt sich auch bei ihnen der Übergang von den normalen Stachelzellen zu diesen unregelmäßig und zu früh verhornten Formen feststellen.

In weiter *vorgeschrittenen Fällen* ist naturgemäß der Charakter der eben geschilderten Efflorescenzen meist weniger rein darstellbar. Es findet sich vielfach eine Abplattung, ja sogar eine *Atrophie der Papillen* im Zentrum des Prozesses. An der Peripherie sind die Papillen hingegen verlängert, so daß die

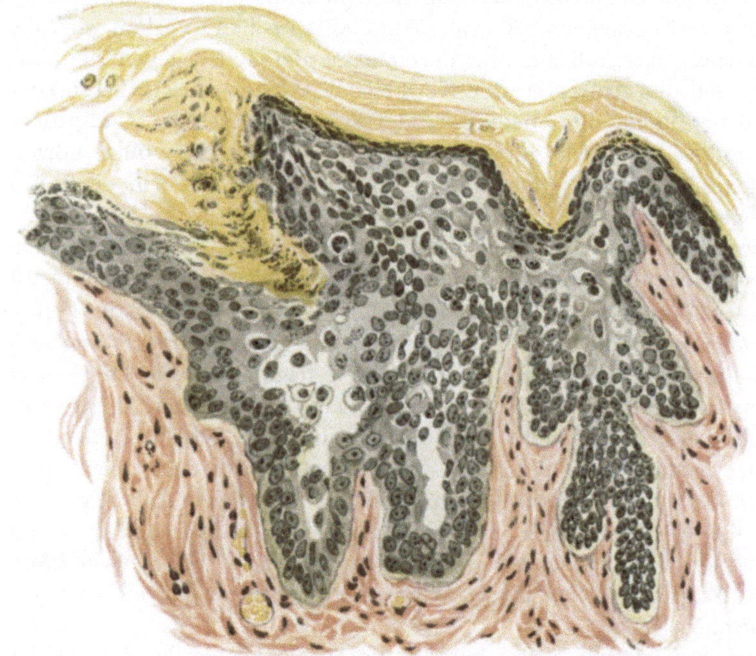

Abb. 23. *Hyperkeratosis foll. veget.* Rumpf, 30jähr., ♂. Epidermisveränderungen. Sproßbildung, Lücken. Corps ronds, Grains. Hornzapfen. Eisenhämatoxylin-van Gieson. O = 300:1; R = 225:1.

Cutis zentral vertieft erscheint. Hier entsteht dadurch eine tellerartige Vertiefung, die das klinische Bild leicht verständlich macht. Ist es zur *Rhagadenbildung* gekommen, was bei länger bestehenden Fällen immer eintreten wird, so bilden natürlich die Einrisse der Epidermis, die bis in den Papillarkörper und die Cutis hineinreichen können, zusammen mit den dann auch stets vorhandenen stärkeren Wucherungen und den ausgedehnten Entzündungsprozessen im Corium ein vielgestaltiges Gesamtbild, das aber in seinem Grundcharakter doch noch deutlich den primären Aufbau widerspiegelt.

Neben diesen typischen Veränderungen finden sich nun noch in manchen Fällen stärker ausgeprägte *Besonderheiten*, auf die kurz hingewiesen werden muß. Es sind dies einmal *blasenartige Bildungen*, die als stärker entwickelte Lücken aufgefaßt werden dürfen. Die Entstehung der letzteren erfolgt einmal durch acantholytische Vorgänge, die einen Teil der Stachelzellen unter Hinterlassung fibrinöser und schleimiger Fäden völlig zum Schwinden bringen (Darier), während gleichzeitig dieselbe unbekannte Ursache andere Zellen lediglich ihrer Stacheln beraubt und sie so zu jenen als „Corps ronds“ bekannten, kugeligen Bildungen umformt, die durch weitere Degeneration zerfallen und deren Reste in den „Grains“ zu suchen sind.

Die von H. und H. Hailey als *familial chronic phemphigus*, in der Literatur als *Morbus* Gougerot und Hailey oder als *Dyskeratosis hereditaria bullosa*, recurrent herpetiform dermatitis repens, familial benign chronic bullous dermatose, keratosis follicularis with vesiculation und anderen Namen beschriebene Erkrankung dürfte wohl eher der Epidermolysis bullosa als dem Morbus Darier zuzuordnen sein. Gewisse histologische Gemeinsamkeiten, wie Auftreten von Grains und Lückenbildung, reichen nach dem oben Gesagten nicht aus, den Morbus Hailey als eine Abart des Morbus Darier anzusehen.

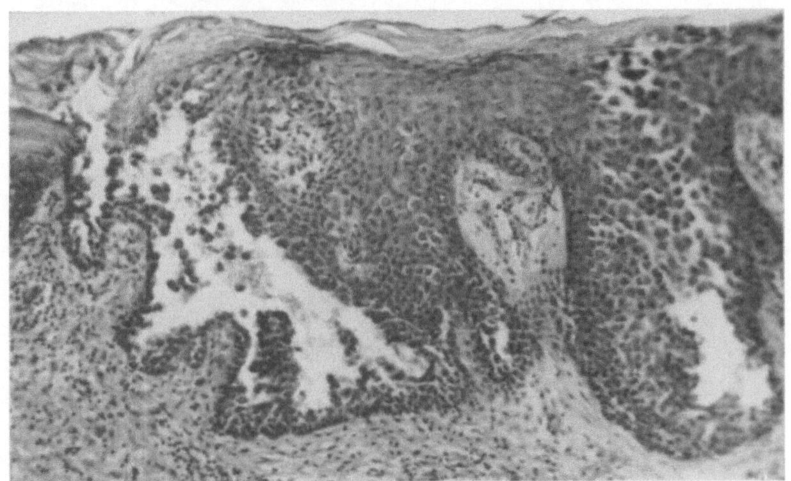

Abb. 24. Morbus Hailey-Hailey (familiärer benigner Pemphigus) Sammlung H. Kuske). Hämatoxylin-Eosin, O = 80:1. (Histo-Photo.)

Histologisch finden sich intraepidermale Bläschen, manchmal auch supepidermale Blasen. Die Epidermis ist neben einer Hyperkeratose mit teilweiser Parakeratose deutlich im Sinne einer „Papillomatose“ verbreitert. Die Zellen des Stratum spinosum sind auch in der Nachbarschaft der Bläschen auseinandergerissen und nur noch lose miteinander verbunden. Die starke *Acantholyse* ist eines der Hauptkennzeichen dieser Erkrankung. Innerhalb des Stratum spinosum bilden sich größere Lücken. Die Zellen können sich ganz loslösen und, frei innerhalb der Lücken und Bläschen liegend, sich degenerativ verändern. Dyskeratotische Veränderungen wie Grains und Corps ronds finden sich manchmal. Dyskeratotische Umwandlungen des Epithels wie auch die Lückenbildung sieht man histologisch auch in der noch klinisch unveränderten Haut. Das Corium ist nur unbeträchtlich und rein sekundär betroffen. Nach Dupont sind die degenerativen Veränderungen der Epithelzellen innerhalb der Blasen deutlich unterschieden von denen des Pemphigus.

Soweit über die Blasenbildung beim Darier eingehendere Beobachtungen vorliegen (Spiethoff), ist sie unmittelbar abhängig von einem stärkeren intercellulären Ödem und dieses wiederum von ausgedehnteren Entzündungserscheinungen im Corium. In derartigen Fällen, die im allgemeinen nur bei weiter fortgeschrittenen Erkrankungen zu finden sind, ist auch die celluläre *Infiltration* in Papillarkörper und Cutis stärker ausgeprägt. Neben den schon erwähnten Lymphocyten finden sich dann auch Plasma- und Mastzellen, sowie auch auffallend viele Leukocyten, insbesondere eosinophile. Da derartige starke Entzündungserscheinungen besonders in jenen Fällen auftreten, wo es im Anschluß an stärkere Wucherung der Epidermiselemente und Macerationsvorgänge in diesen zu sekundären Veränderungen gekommen ist, so erscheint bis heute die Frage, ob hier eine primäre Erkrankung des Coriums vorliegt oder nicht, noch unentschieden. Man muß dabei allerdings berücksichtigen, daß — wie im Falle SPIETHOFF — die Blasen auf scheinbar unveränderter Epidermis aufgetreten

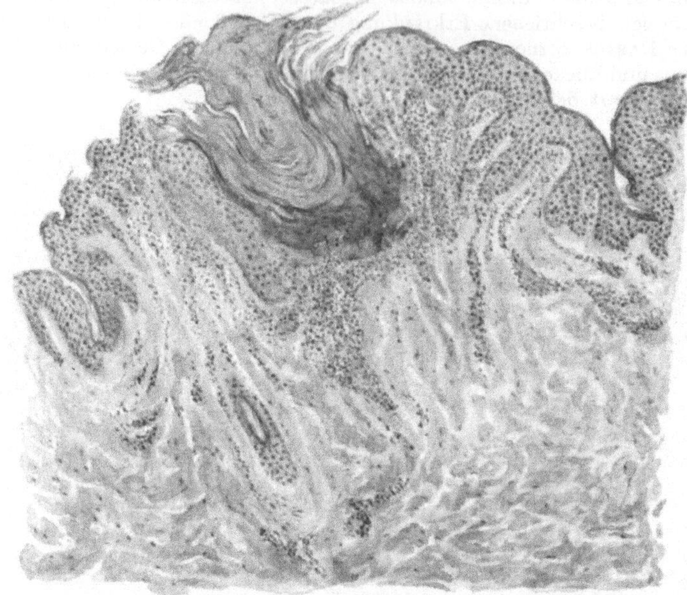

Abb. 25. *Hyperkeratosis foll. et parafoll. in cutem penetrans* (KYRLE). Die Epidermis durchdringende follikuläre und parafollikuläre Hornpfropfbildung; starke entzündliche Zellansammlung in der Cutis. Hämatoxylin-Eosin. O = 66:1 R = 66:1. (Sammlung KYRLE.)

sind, daß in dem von BUKOVSKY beobachteten Falle ein entzündlicher Prozeß die Veränderung einleitete.

Auch in den Blasen werden, wie das ja bei ihrem genetischen Zusammenhang mit den Lücken selbstverständlich erscheint, die kennzeichnenden Kerndegenerationsprodukte vorgefunden. Ebenso verständlich erscheint es, daß im Anschluß an stärkere Exsudationsvorgänge Blutungen, sei es per rhexin, sei es per diapedesin in die Epidermis und in die Blasen hinein auftreten können.

Größere Bedeutung kommt jedoch eigenartigen *Epithelsproßbildungen* (s. Abb. 23) zu, die wiederholt beobachtet wurden (DARIER-THIBAULT, BELLINI, PINKUS-LEDERMANN). Es handelt sich dabei um schlauchartige, von der Basalzellreihe ausgehende und aus Basalzellen aufgebaute Epithelwucherungen, die langsam in das umgebende Bindegewebe vordringen und bei oberflächlicher Betrachtung den Eindruck epitheliomatöser Neubildungen erwecken können. Diese, in manchen Fällen völlig fehlenden, in anderen wieder sehr zahlreich vorhandenen Epithelsprossen senden ihrerseits wieder seitliche Fortsätze aus, so daß es zu eigentümlichen, *drüsenartigen* Bildungen kommt. Auch in diesen geht die Bildung der runden Körper vor sich. Diese Epithelsproßbildung kann im Verein mit der Lückenbildung histologische Bilder ergeben, die an einen Naevus syringo-adenomat. papill. erinnern (BEERMAN).

Grundsätzlich die gleichen Veränderungen wie an der äußeren Haut finden sich an der Mundschleimhaut: wechselnd starke Papillomatose, Acanthose, insbesondere Lückenbildung. Es kann sich dazu gesellen eine Parakeratose mit mäßig zahlreichen „Corps ronds" und „Grains" (SPITZER). Diese letzteren Veränderungen kommen allerdings nicht regelmäßig vor (REENSTIERNA).

Anhangsweise sei hier jenes von KYRLE beobachtete, eigentümliche Krankheitsbild erwähnt: die von ihm so genannte *Hyperkeratosis foll. et parafoll. in cutem penetrans*, die zwar in mancher Beziehung der DARIERschen Krankheit nahesteht, sich von dieser jedoch auch wieder unterscheidet (entzündliche Zellhaufen in der Cutis bei älteren Krankheitsherden, vor allem aber jene, die ganze Epidermis durchdringenden und unmittelbar in die bindegewebige Haut hinabreichenden Hornpfröpfe).

Inwieweit bei dieser Veränderung Toxidermien beruflichen oder medikamentösen Ursprungs *(Teer, Schmieröl* usw.) eine Rolle spielen, wie dies HABERMANN für die KYRLEsche Beobachtung und ähnliche Veränderungen (Keratosis foll. contag.) andeutet, harrt noch weiterer Klärung.

Differentialdiagnose. Der eigentümliche mikroskopische Aufbau der DARIERschen Krankheit, weniger die „Corps ronds" und die „Grains" — die ja auch bei einer Reihe anderer Krankheitszustände vorkommen (Lupus erythematodes, Lichen ruber planus: UNNA, Pemphigus: EHRMANN, Hornkrebse: FABRY, Lupus verr., Condylomat. acuminat.: PETERSEN) und selbst bei ganz typischem Darier fehlen können —, als vor allem *die Lückenbildung, die Epithelsprossen* und die *Bildung von Hornzapfen*, nicht nur in den Follikeln und Schweißdrüsenausführungsgängen, sondern auch an jeder anderen Stelle der Hautoberfläche, gestatten in jedem Falle eine sichere Diagnose. Dazu kommt das eindrucksvolle klinische Krankheitsbild. Es erscheint daher heute müßig, noch die Differentialdiagnose zwischen Darier und Ichthyosis hystrix zu erörtern, da weitgehende Unterschiede sowohl im klinischen als auch im mikroskopischen Bilde bestehen.

Trotzdem mag es Fälle geben (BUKOVSKY), wo Differenzen im histologischen sowie im klinischen Bilde die Einordnung in unser Krankheitsbild erschweren. In diesem Zusammenhang muß man daran denken, daß höchstwahrscheinlich bei vielen derartigen Verhornungsanomalien eine keimplasmatische Störung anzunehmen ist, über deren Grundlage wir uns ebensowenig eine Vorstellung machen können wie über die dadurch bedingten Einzelheiten der Abweichung von der Norm.

Stellung nehmen muß man jedoch zur Frage der Trennung der DARIERschen Krankheit von der *Keratosis follicularis* MORROW-BROOKE, zumal amerikanische Autoren (WHITE, BOWEN) die beiden Veränderungen nicht hinreichend auseinandergehalten haben. Eine Trennung dürfte jedoch schon klinisch nicht schwer sein, wenn man bedenkt, daß die Lokalisation der Keratosis follicularis der der DARIERschen Krankheit völlig entgegengesetzt ist. Aber auch histologisch zeigen sich weitgehende Unterschiede. Es fehlt die Wucherung der Reteleisten, die Verlängerung und Verschmälerung der Papillen, jede stärkere Hornzapfenbildung außerhalb der Follikel und vor allem die für die DARIERsche Krankheit so charakteristische Lückenbildung.

Pathogenese. Wenn auch die Natur der DARIERschen Krankheit im Grunde genommen noch ungeklärt ist, so liegen doch eine Reihe von Beobachtungen vor (Heredität, Systematisierung, gleichzeitiges Vorhandensein anderer Entwicklungsanomalien), die ihr einen Platz unter den kongenitalen Dermatosen zuweisen. Ob dabei BELLINIS Auffassung eines Dyskeratoma naevicum, AUDRYS „Dystrophie générale de l'épiderme" auf kongenitaler Basis das Grundlegende des ganzen Zustandes trifft, muß weitere Forschung klären. So viel ist gewiß: Die Frage, ob primär entzündlicher Vorgang im Corium und sekundäre Störung in der Verhornung oder umgekehrt, scheint den Kern der Sache nicht zu erfassen. Höchstwahrscheinlich dürfen wir die in der Cutis vorhandenen, wechselnd stark ausgeprägten entzündlichen Veränderungen nicht als maßgebend für die epidermale Störung ansehen. Die Lückenbildung insbesondere ist wohl primären Veränderungen der Zellen des Stratum spinosum zur Last zu legen, die zu atypischen Verhornungsvorgängen führen. Inwieweit dabei kolliquativ-nekrotische (JANOVSKY, MOUREK) oder exsudativ-entzündliche Prozesse (MIETHKE, BUZZI) beteiligt sind, bedarf noch der Klärung. Die Kerndegenerationen entwickeln sich erst nach Bildung der Lücken, da sie nie ohne deren, wenn auch nur andeutungsweises Vorhandensein auftreten. Es ist auch nicht geklärt, ob der manchmal bei der Keratosis follicularis beobachtete Vitamin A-Mangel als ursächlich oder vielmehr sekundär durch eine Unfähigkeit der geschädigten Epidermis zur Speicherung anzusehen ist. Weitere Untersuchungen müssen erst klären, ob die bei einem Fall von JOHN und ORMEA beschriebene Veränderung vegetativer Ganglien allgemein zutrifft.

In erster Linie dürfte es darauf ankommen die Bedingungen zu erforschen, unter denen die ebenfalls noch unbekannte auslösende Ursache die in jenen Zellen schlummernden Kräfte wachruft, welche zu den Veränderungen führen.

Epidermodysplasia verruciformis Lewandowsky-Lutz.

Diese Erkrankung wurde auch unter dem Namen Verrucosis generalisata (TORNABUONI, HOFFMANN u. a.), verallgemeinerte Warzenerkrankung (HOFFMANN), Erythrokératodermie naevique praecancereuse (CIVATTE) beschrieben. Sie tritt im Säuglingsalter, seltener vor und nach der Pubertät auf. Die Eltern waren in vielen Fällen nachweislich blutsverwandt. Die Efflorescenzen sind sehr vielgestaltig. Meist ähneln sie den juvenilen oder vulgären Warzen. Sie können aber auch Veränderungen ähnlich sein, wie sie beim Morbus DARIER, bei der Psoriasis und der Parapsoriasis, manchmal sogar beim Lichen ruber oder dem Xeroderma pigmentosum vorkommen. Gesicht und Hände, aber auch die unteren Extremitäten und der Stamm, manchmal auch die Schleimhäute, können befallen werden. Die Erkrankung tritt meist als symmetrisches, generalisiertes oder lokalisiertes, mono- oder polymorphes „Exanthem" auf. Die Veränderungen sind resistent gegen jegliche Therapie. Sie haben die Neigung, schon in jugendlichem Alter carcinomatös zu entarten.

Histologisch besteht, ebenso wie im klinischen Bild, große Ähnlichkeit mit den Verrucae vulgares. Kennzeichnend ist eine erhebliche Vacuolenbildung in den Epidermiszellen, die schon vorhanden sein kann, ehe eine Verbreiterung der Epidermis oder eine Hyperkeratose eintritt. Die Vacuolisierung beginnt mit einer wabenartigen Umbildung des Zellprotoplasma und einer Zellvergrößerung. Der Kern wird halbmondförmig oder mützenförmig am Rande zusammengedrängt. Die Pyknose ist gewöhnlich sehr intensiv. Oft ist die Epidermis insgesamt verbreitert. Die Hornschicht ist hyperkeratotisch, selten parakeratotisch oder wabenartig umgewandelt. Das Keratohyalin besitzt noch seine normale Färbbarkeit (ORMEA). Häufig findet sich die stärkste Vacuolenbildung innerhalb des Stratum granulosum. Dies kann nur noch spärlich vorhanden oder geschwunden sein, ebenso wie das Stratum lucidum. Die degenerativen Zellveränderungen finden sich schon in den tiefsten Zellschichten der Epidermis. Das Zellplasma zeigt färberische Veränderungen und ist vielfach deutlich acidophil. Sehr selten können sich auch dyskeratotische Veränderungen, wie Corps ronds, finden.

Bei der *carcinomatösen Entartung* findet sich ein ganz allmählicher Übergang zwischen den Zellen mit der, auch im Hämatoxilin-Eosin-Präparat erkennbaren, Netzbildung und den Vacuolen und echter, meist spinocellulärer Carcinombildung.

Während sich in den oberen Schichten des Corium oft vergröberte und zerfallende elastische Fasern finden, sind die übrigen Bindegewebsveränderungen meist geringfügiger und sekundärer Natur. Es muß berücksichtigt werden, daß an den Stellen, die dem Licht ausgesetzt sind, die dort üblichen Veränderungen naturgemäß auftreten.

Differentialdiagnostisch sind bei der Epidermodysplasie gegenüber dem Morbus Darier Lückenbildung und dyskeratotische Umwandlungen höchstens vereinzelt zu beobachten. Extracelluläre Ödembildung ist selten. Es finden sich allerdings Zellen, in denen kein Kern mehr zu sehen ist. Gegenüber den ausgedehnten Lückenbildungen des Morbus Darier dürften sich hierdurch aber keine differentialdiagnostischen Schwierigkeiten ergeben. Bei der *Acrokeratosis verruciformis* Hopf fehlen ausgeprägte degenerative Veränderungen.

Am schwierigsten ist die Differentialdiagnose gegenüber den *Verrucae vulgares.* Abgesehen von den klinischen Unterschieden, wie dem Bestehen meist seit Geburt, der *Therapieresistenz,* der Symmetrie sowie der Neigung zur carcinomatösen Entartung, sind die degenerativen Zellveränderungen bei den Warzen zwar zu finden, jedoch nicht so ausgeprägt. Es kommen zwar eosinophile Kerne und Nucleolen bei der Lewandowsky-Lutzschen Erkrankung vor, echte Einschlußkörperchen sind aber bisher nicht gefunden worden. Die histopathologischen Veränderungen sind nicht charakteristisch, wie auch nicht anders zu erwarten. Sie kommen auch, worauf vor allem Kogoj hingewiesen hat, bei anderen hyperkeratotischen Prozessen, allerdings nicht in diesem Ausmaße, vor.

Pathogenese. Die meisten bis heute beschriebenen Fälle sprechen gegen die Annahme, daß es sich bei dieser Erkrankung um generalisierte Warzen auf einem besonderen Terrain handelt, die etwa schon vor der Geburt übertragen wurden. Auch die kürzlich von Lutz selbst vorgenommene erfolgreiche Überimpfung von zwei, allerdings nicht charakteristischen Fällen scheint nicht beweisend. Es ist damit zu rechnen, daß neben den dyskeratotischen Veränderungen auch echte Warzen vorkommen. Die Kombination mit anderen Verhornungsanomalien spricht dafür, daß es sich tatsächlich um eine Genodermatose und eine Dyskeratose handelt. Einzelne unter dieser Krankheitsbezeichnung veröffentlichte Fälle sind vielleicht nichts anders als generalisierte Warzen. Dies spricht nicht gegen die Einordnung der übrigen Fälle. Wieweit Vitamin A-Stoffwechselstörungen mitspielen, ist noch zu klären. Ob die Epidermodysplasie bestimmten Naevusarten zuzuordnen ist, läßt sich aus dem histologischen Bild allein nicht entscheiden.

Angiokeratoma Mibelli.

Meist bei jugendlichen, seit längerer Zeit an Pernionen leidenden Personen beiderlei Geschlechts, in erster Linie auf den Streckseiten der Finger und Zehen, Hände und Füße, dann auch Ellbogen und Kniegelenke, sowie den Ohrmuscheln (Pringle), gelegentlich auch am Scrotum (Fordyce), meist symmetrisch auftretende, stecknadelkopf- bis hanfkorngroße, zunächst blaurote Flecke. In ihrer Mitte zeigen diese einen besonders stark braunrot gefärbten, auf Druck nicht schwindenden Punkt. Die Efflorescenzen wandeln sich alsbald durch Entwicklung kleinster Gefäßschlingen zu glatten, lividen bis graurötlich gefärbten Papeln um. Unter allmählicher Verdickung der bedeckenden Hornschicht entstehen schließlich flache oder warzenartige, verhornte Gebilde von blauroter bis grauer Farbe, die vielfach zu linsengroßen Hornscheiben zusammenfließen, durch welche die erweiterten Gefäßschlingen als dunkelrote Pünktchen durchschimmern. Besondere Beschwerden bestehen kaum. Spontane Rückbildung einzelner Herde wird beobachtet.

Neben dieser klassischen Form sind mit ihr histologisch völlig übereinstimmende Gebilde beschrieben worden, die durch außergewöhnliche Lokalisation und Anordnung eine Sonderstellung einnehmen (Angiokeratoma corporis naeviforme: FABRY, KYRLE, oder universale: FABRY, Angiokeratoma corporis diffusum: STÜMPKE; Angioma keratosum: BETTMANN, das wohl zu den naeviformen zu zählen ist).

Mikroskopisch steht im Vordergrund des Krankheitsbildes die außerordentlich starke Erweiterung der Gefäße in Papillarkörper und oberer Cutis. Diese nimmt an Intensität von der Peripherie zum Zentrum des einzelnen Herdes zu, und zwar bei den mehr flachen Formen allmählich, bei den warzigen ganz plötzlich. Im *Anfangsstadium* handelt es sich dabei um eine spindelförmige Erweiterung der Papillargefäße, indem bald weitere, bald engere *blutgefüllte Hohlräume* miteinander in Verbindung stehen. Von diesen ziehen kleinere, oftmals wiederholt verzweigte Seitenkanäle ab, die bis dicht an die Basalschicht herandrängen und in den späteren Stadien die ganze Papille in einen einzigen, von vielfachen Septen durchzogenen großen Blutsack umwandeln. Schließlich geben auch diese, aus langen schmalen Endothelien aufgebauten Septen dem Drucke der Blutflüssigkeit nach; sie zerreißen und bilden zunächst noch längere oder kürzere, in das Lumen des Hohlraumes hineinragende Zungen, die endlich ebenfalls verstreichen, so daß nunmehr ein großer, runder oder längs-oval gestellter Blutsack übrigbleibt. Gelegentlich reißt auch dessen Endothelbelag an einzelnen Stellen ein, so daß es dann zu Blutaustritten in das umgebende Gewebe kommen kann, die dessen Bindegewebszüge zunächst auseinanderdrängen und schließlich zu hämosiderotischem Pigment umgewandelt werden. Dieses verleiht dem ganzen Gewebe makroskopisch den eigentümlichen, braunroten Farbton. Neben den großen, auch im Schnitt noch mit Blut gefüllten Hohlräumen finden sich, namentlich zum Rande der Veränderungen hin, erweiterte, blutleere Gefäßschlingen, deren Inhalt wohl bei der Excision ausgetreten ist.

Überall dort, wo die erweiterten Gefäße an die *Epidermis* unmittelbar heran- oder gar in diese hineintreten, wird deren Aufbau in Mitleidenschaft gezogen. Die interpapillären Epithelleisten werden verdrängt und verschmälert, oft in mehrere Fortsätze aufgeteilt. Dabei scheint an manchen Stellen der *Endothelbelag* der großen Bluträume geschwunden, so daß ihr Inhalt unmittelbar an das Stratum basale oder spinosum heranreicht (JOSEPH, UNNA, FROHWEIN), ein Befund, demgegenüber RAU und SCHEUER das regelmäßige Erhaltenbleiben der Endothelauskleidung betont haben.

In der Umgebung der erweiterten Gefäße wurden wiederholt geringgradige Zellansammlungen beschrieben, was sich durch den Reiz der stetig andrängenden Blutsäule sehr gut erklärt, ohne daß man dabei an eine besondere entzündungserregende Schädigung denken müßte, wie sie namentlich französische Autoren (MILIAN, PAUTRIER) ätiologisch verwerten wollten. Im übrigen ist der bindegewebige Anteil der Cutis nicht verändert, insbesondere zeigen die elastischen Fasern normale Verhältnisse.

Beim *Angiokeratoma* FABRY *mit kardio-vasorenalem Symptomenkomplex* wurden von RUITER, POMPEN und WIJERS in den Wänden der Getäße der Haut, der internen Organe und in der Muskulatur Einlagerungen einer homogenen eiweißartigen Substanz zwischen den Muskelbündeln beobachtet. Außerdem waren die Muskelbündel geschwollen, wenig färbbar und stark vacuolisiert. Später konnten HORNBOSTEL, SPIER, KOCH und SCRIBA einen ähnlichen Fall beobachten. Es zeigte sich, daß die glatten Muskelzellen durch Einlagerung von Lipoiden verändert waren. Sie nehmen deshalb an, daß es sich um eine Thesaurismose mit Störungen des Lipoid- und Kohlenhydratstoffwechsels handelt. HORNBOSTEL und SCRIBA beschrieben die Einlagerung von doppelbrechenden Lipoiden in den tieferen Arterien der Haut und denken an eine Phosphatidspeicherungserkrankung.

SCHAUER will das Angiokeratoma MIBELLI histologisch vom Angiokeratoma naeviforme abgrenzen. Während es beim ersten sich nur um reine Capillarektasien handle, sei das zweite mit capillären Gefäßneubildungen im Sinne eines Angioms verbunden.

Von den *Anhangsgebilden* der Haut sind die Ausführungsgänge der Schweißdrüsen in den seitlichen Abschnitten gut erhalten, während sie im Zentrum der Veränderungen fehlen; ebensowenig lassen sich Haare und Talgdrüsen nachweisen. Ausnahmen, wie die Beobachtungen WIESNIEWSKIs bei flachen Efflorescenzen, kommen vor. Eine Dilatation der Lymphräume, in die dann das

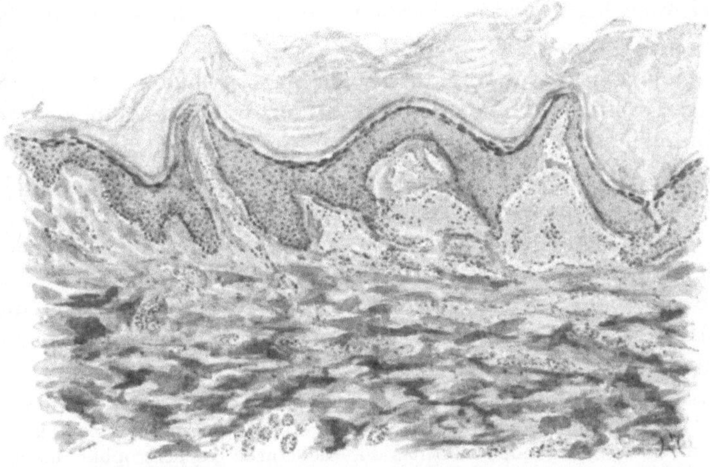

Abb. 26. *Angiokeratoma Mibelli.* Blutsackartige Erweiterung der Gefäße in Papillarkörper und — wenn auch schwächer — in der oberen Cutis. Ausgedehnte Hyperkeratose. Acanthose abwechselnd mit Schwund der Stachelzellschicht. Verbreiterung des Stratum lucidum (hellgelbes Band über dem Stratum granulosum). Hämatoxylin-van Gieson. (Sammlung ARNING.) O = 66:1; R = 66:1.

Blut aus den erweiterten Gefäßen einwanderte, was MIBELLI als Folge fortdauernder Zirkulationsstörungen ansah, ist nur noch von AUDRY bestätigt worden.

Der Aufbau der *Epidermis* zeigt gewisse Unterschiede, je nachdem man es mit einem dem Drucke der andrängenden Blutsäule ausgesetzten Bezirk der Veränderung zu tun hat oder nicht. Im ersteren Falle sind die unteren Zellagen, namentlich in den Epithelleisten, verschmälert und zusammengedrückt, aber auch die oberhalb der Bluträume gelegenen Abschnitte sind verschmälert und verkleinert. An jenen Stellen hingegen, die einer unmittelbaren Druckwirkung nicht ausgesetzt sind, fand FROHWEIN die Zellen des Stratum basale gequollen und aufgeblasen, vielfach mit Mitosen durchsetzt und von einer vermehrten, strukturlosen Intercellularsubstanz umgeben. Dabei traten die Intercellularbrücken besonders deutlich hervor, was er auf die ödematöse Durchtränkung dieses Gewebes zurückführt. Das Stratum spinosum ist in den suprapapillären Abschnitten deutlich verschmälert, manchmal auf eine dünne Lage völlig abgeflachter Zellen, so daß die Bluträume unmittelbar an die unterste Schicht des Stratum lucidum heranreichen. Das Stratum granulosum, im allgemeinen etwas verbreitert, ist in solchen Fällen völlig geschwunden. Das Stratum lucidum ist fast überall, besonders aber über den weiten Blutsäcken, erheblich verbreitert. Es erhebt sich bei den warzigen Formen zu direkt konischen Bildungen in die Hornschicht hinein. Dieser Eindruck wird dadurch hervorgerufen, daß dann die gesamte Hornschicht an dieser Stelle von denselben eleïdinreichen Zellen gebildet zu sein scheint wie das Stratum lucidum, eine Tatsache, die insbesondere bei entsprechender Färbung (v. GIESON, RUSSEL) deutlich hervortritt (WIESNIEWSKI). Die Hornschicht nimmt in den seitlichen sowohl, als auch den zentralen Abschnitten sehr an Ausdehnung zu. Dabei wird ihr Zusammenhang in den tieferen Schichten vielfach durch andrängende Bluträume aufgelockert; es finden sich dann manchmal längliche, mit Blut und Detritus gefüllte Hohlräume. Gelegentlich treten in den oberen Hornschichtlagen, und zwar oberhalb einiger Papillen, Erweichungsherde und Markhöhlen auf, die durchaus im Aufbau denjenigen bei den Hauthörnern entsprechen.

Differentialdiagnose. Das Angiokeratoma MIBELLI bietet mikroskopisch einen so eigenartigen Befund, daß eine Verwechslung mit irgendeiner anderen Veränderung kaum möglich sein dürfte.

Beim verhornenden *Angiom*, das manchmal klinisch ähnlich aussehen kann, handelt es sich im Gegensatz zu jenem um ein Angiom, das erst sekundär durch bestimmte, hier nicht näher zu erörternde Ursachen eine Verhornung seiner Decke erfährt. Auch das *Granuloma teleangiectodes* zeigt in Frühstadien bei der manchmal bestehenden Hyperkeratose eine gewisse Ähnlichkeit mit dem Angiokeratoma MIBELLI; jedoch schützt histologisch der stets nachweisbare entzündliche Charakter vor einer Verwechslung.

Pathogenese. Als primäre Veränderung wird jetzt wohl allgemein die Erweiterung der papillären und subpapillären Gefäße betrachtet, der erst sekundär, gewissermaßen als Schutzwirkung gegen die andrängenden Blutmassen, die starke Hypertrophie der Hornschicht, sowie die Umgestaltung der übrigen Epidermis nachfolgen. Da in erster Linie schwächliche, jugendliche, an Frostbeulen und ähnlichen Gefäßveränderungen leidende Personen mit einem allgemein wenig widerstandsfähigen Gefäßsystem von der Erkrankung befallen werden, scheint pathogenetisch die Annahme einer konstitutionellen Schwäche wohl begründet. Inwieweit hierbei keimplasmatische Störungen als Voraussetzung der von ESCAUDE ververtretenen „kongenitalen Debilität der Blutcapillaren“ eine Rolle spielen, ist noch unentschieden.

Das gelegentliche Zusammentreffen mit Tuberkulose scheint jedoch bei dieser Sachlage durchaus erklärlich, ohne daß man deshalb, wie dies namentlich von PAUTRIER geschehen ist, dem Tuberkelbacillus als solchem eine unmittelbare ätiologische Bedeutung beimessen dürfte. Beim Angiokeratoma corporis diffusum FABRY haben wir schon auf die Möglichkeit einer Lipoidstoffwechselstörung hingewiesen.

Porokeratosis (Parakeratosis) Mibelli.

Die Primärefflorescenz der Erkrankung bildet ein isolierter, inmitten normaler Umgebung gelegener, schmutzigbrauner, kegelförmiger Hornzapfen, dessen Spitze von einem comedoähnlichen Hornpfropf ausgefüllt wird. Wird dieser Hornpfropf entfernt, so liegt ein zentrales Grübchen bloß. Unter zentraler Abflachung verbreitert sich dieser Hornzapfen im Laufe längerer Zeit zu erbsen- bis markstückgroßen und noch größeren Herden. Den charakteristischen Teil eines solchen parakeratotischen Herdes bildet ein wallartig erhabener Hornring von kegelförmigem Querschnitt, der sich in einer geschlossenen, mehr oder weniger gewundenen Linie ausbreitet und auf seiner Höhe eine dünne, konzentrisch verlaufende Einsenkung trägt, aus der eine zarte Hornlamelle als harter, scharfer, aber feiner Kamm hervorragt. Das Zentrum der größeren dieser Herde ist meist atrophisch eingesunken und enthält vereinzelte der eben geschilderten Hornzapfen, jedoch meist keine Haare, Follikel- oder Drüsenöffnungen.

Diese Veränderungen finden sich teils vereinzelt, teils zu mehreren, selbst zahlreichen Herden über den ganzen Körper verstreut vor; auch die Schleimhaut des Mundes und des Präputiums beteiligen sich an der Erkrankung.

Im Gegensatz zu früheren Auffassungen zeigt die Efflorescenz der Porokeratosis MIBELLI nur selten einen Zusammenhang mit den Schweißdrüsen. Als selbständiges Krankheitsbild dürfte sie wohl heute allgemein anerkannt sein, ist jedoch besser als *Para*keratosis (s. u.) zu bezeichnen.

Die *histologischen* Veränderungen spielen sich in erster Linie in der *Epidermis* ab, und zwar sind daran alle Schichten beteiligt, wenn auch in wechselndem Maße. Der Prozeß wird durch eine Wucherung des Stratum granulosum und spinosum eingeleitet unter gleichzeitiger erheblicher Vergrößerung der Hornschicht.

Manchmal kann in den frühesten Stadien ein Schweißdrüsenausführungsgang oder eine Follikelöffnung das Zentrum der Hornzapfenbildung sein. Dann läßt sich dieser verhornte Schweißdrüsengang innerhalb der lamellär angeordneten Hornschichtlagen auch noch deutlich erkennen, selbst dann, wenn der Verhornungsprozeß bereits die epitheliale Wandung infolge einer Atrophie des Stratum spinosum an dieser Stelle völlig verdrängt hat und lediglich die eigenartige Ansammlung der Hornmassen die charakteristische Schlängelung des Ganges widerspiegelt. Das Zentrum des Hornpfropfes bildet ein Zapfen, der aus nahtförmig übereinander gelagerten, eleïdinhaltigen *para*keratotischen und oft basophilen, manchmal mehr oder weniger senkrecht zur Hautoberfläche liegenden Lamellen besteht. Er ragt über die Hautoberfläche büschelförmig hervor, wenn er nicht, was allerdings im Präparat häufig der Fall sein dürfte, bereits ausgefallen ist, und man statt dessen nur noch die nabelartige Ausbuchtung erblickt. Am wohlerhaltenen Herd hat man den Eindruck, als ob diese nach der Seite allmählich oder steil zur nicht veränderten Hornschicht abfallenden Hornmassen im Zentrum in die gleichfalls gewucherte Stachelschicht eingestülpt wären. Spielen sich die Veränderungen über einem Schweißdrüsenausführungsgang ab, so dringen die Hornmassen bis an seine epidermale Grenze vor. Es kann zu erheblichen Veränderungen des intracutanen Abschnittes kommen, die dann an atypische Epithelveränderungen denken lassen (MIESCHER). Hier kann man auch deutlich den mehrschichtigen Aufbau dieses hypertrophischen Stratum corneum erkennen, auf den MIBELLI bereits in seiner ersten Veröffentlichung hingewiesen hat. Bei Behandlung mit Osmiumsäure läßt sich nämlich eine unterste, fettfreie Zellage des Stratum lucidum von dem geschwärzten übrigen Anteil dieser Schicht deutlich trennen; dieser wird überlagert von der eigentlichen, vielfach parakeratotischen Hornschicht. Das Verhalten des Stratum granulosum unter den verhornten Partien ist wechselnd; teils ebenfalls gewuchert, teils kaum verändert, verschmälert oder selbst völlig geschwunden.

Die *Acanthose*, an der sich anfänglich neben dem Stratum spinosum vor allem das Stratum granulosum beteiligt, ist ebenfalls stark ausgeprägt, wenn auch lange nicht in dem Maße wie die Hyperkeratose. Die breit und massig in die Cutis vorspringenden Reteleisten, die besonders dort, wo sie von Schweißdrüsengängen durchzogen sind, vergrößert sind, führen zu einer Umbildung des Papillarkörpers, so daß die einzelnen Papillen lang und schmal ausgezogen erscheinen.

Dabei folgt die hypertrophische Hornschicht der von den Reteleisten gezeichneten Wellenlinie; überall dort, wo die Leisten sehr tief in den Papillarkörper hinabreichen, senkt sich die Hornschicht ebenfalls tief herab und führt hier oft zur Verdünnung des Stratum spinosum und granulosum bis auf wenige oder gar nur eine Zellage: *Atrophie des Rete* durch Herabsteigen der Hornschicht. Dabei ist auffallend, daß bei der Osmiumbehandlung sich in der Hornschicht auch hier

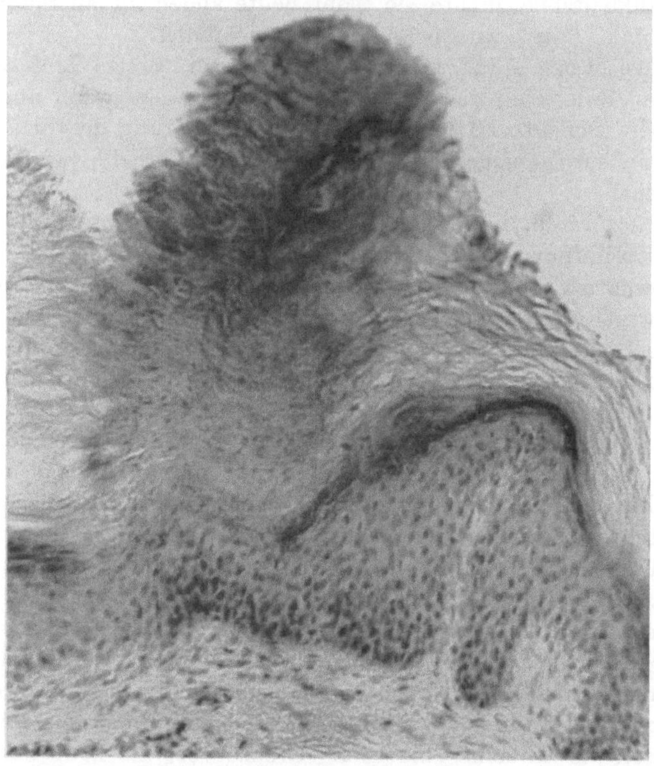

Abb. 27. *Porokeratosis Mibelli* (Histophoto). In der Mitte der parakeratotische Hornzapfen. Man sieht hier deutlich das Stratum granulosum aufgehoben und die Epidermis verschmälert. In der Nachbarschaft deutliche Acanthose. Der Papillarkörper ist unter dem Hornzapfen geschwunden. Optische Vergrößerung. O = 80:1. Hämatoxylin-Eosin.

die Zonenbildung deutlich zeigt. Zwei geschwärzte Zonen schließen einen aus verhornten Zellen bestehenden, durchsichtigen, farblosen Streifen ein, der jenem normalerweise nur in der Palma manus vorkommenden entspricht. Unter dem Ganzen liegt dann noch als ein schmales helles Band der fettlose Teil des Stratum lucidum. Oberhalb dieser ganzen Schicht findet sich noch eine parakeratotische Schuppe von wechselnder Ausdehnung.

Bereits in diesem frühen Stadium des Prozesses findet man *Zellinfiltrate* in Cutis und Papillarkörper; in letzterem treten sie lediglich als perivasculäre Anhäufungen von Lymphocyten und Bindegewebszellen um die mäßig erweiterten Capillaren auf; erst in der eigentlichen Cutis gesellen sich dazu auch noch Mastzellen in manchmal recht großer Zahl. Neben den Gefäßen sind manchmal die meist cystisch erweiterten und von einem auffallend niedrigen Epithel ausgekleideten *Schweißdrüsenknäuel* von derartigen Infiltraten umgeben. Diese treten jedoch auch selbständig auf; sie finden sich dann im Bindegewebe, besonders unter den Stellen, wo in der Epidermis die Hyperkeratose auf eine stärkere Entwicklung des Prozesses hinweist. Die Ansicht mancher Autoren, daß diese Zellansammlungen auf eine entzündliche Ätiologie der Porokeratosis hinweisen, veranlaßt mich zu betonen, daß zu Beginn bei schon sehr stark ausgesprochenen Epidermisveränderungen diese Zellinfiltrate vielfach noch ganz gering sind, und daß weiter sich die Erkrankung in stärkstem Maße auch an Stellen vorfindet, wo in der Cutis keinerlei Zellansammlung aufgetreten ist. Es erscheint daher richtiger, diese Veränderungen als sekundäre zu betrachten.

In weiter *fortgeschrittenen*, flächenhaften, ausgebreiteten Stadien findet man entsprechend dem klinisch sichtbaren peripheren Wall mit der kammartig in diesen eingelassenen Hornleiste im senkrechten Schnitt einen Aufbau des Gewebes, der sich grundsätzlich nicht von dem eben geschilderten unterscheidet. Dabei läßt sich auf Horizontalschnitten durch einen solchen Herd die Kontinuität dieser Hornleiste deutlich erkennen, da diese parakeratotische Masse sich stärker färbt als das umgebende, regelmäßig verhornte Gewebe.

Das innerhalb des Hornwalles gelegene Zentrum des Herdes erfordert insoweit eine besondere Besprechung, als sich dort neben vereinzelten der eben geschilderten Hornzapfen und Platten auch bereits das *Endstadium* des Prozesses darstellende, ausgesprochen *atrophische* Veränderungen finden können. In letzterem Falle ist in diesem zentralen Abschnitt die Epidermis nur noch aus wenigen Reihen verkleinerter und geschrumpfter Stachelzellen aufgebaut, unter denen das Stratum granulosum kaum noch zu erkennen ist. Die Hornschicht ist auch hier meist noch hypertrophisch, wenn auch in geringerem Grade und zeigt an bestimmten Stellen jenes von UNNA als „atrophisches Herabsteigen" der Hornschicht gekennzeichnete Verhalten noch deutlich. Die Epidermis-Cutisgrenze verläuft als gleichmäßige, mehr oder minder gewundene Linie, und nur hier und da wird sie durch eine noch stärker entwickelte Reteleiste unterbrochen. Der Papillarkörper ist demnach völlig verstrichen. Die Cutis unterhalb dieses Bezirks führt manchmal etwas erweiterte Gefäße, um die jedoch keine besondere Zellanhäufung zu sehen ist. Das kollagene Gewebe ist sklerosiert und, namentlich in der Umgebung der Knäueldrüsen, deutlich verdichtet. Vielfach sind diese sowie auch Haarfollikel und Talgdrüsen sogar schon geschwunden. Ist die Atrophie des gesamten Cutisgewebes stärker ausgesprochen, so entsteht schließlich jene auch klinisch wahrnehmbare zentrale Eindämmung der erkrankten Hautpartie, in der sich mikroskopisch keinerlei Anhangsgebilde mehr nachweisen lassen. Auch klinisch ungewöhnliche Formen mit systematisierten, sehr kleinen Herden oder ungewöhnlichen Hyperkeratosen zeigen histologisch das typische Bild.

Differentialdiagnose. Der *Lichen ruber* ist histologisch so völlig abweichend gebaut, daß eine besondere Erörterung nicht notwendig erscheint. Bei der *Verruca vulgaris* liegen die Hauptveränderungen in der Epidermis, die der Cutis sowie besonders die des Papillarkörpers treten völlig zurück. In erster Linie ist hier das Stratum granulosum sehr stark ausgebildet, und zwar in jedem Stadium des Prozesses, während bei der Porokeratosis seine Wucherung im ganzen schwächer erscheint und außerdem nur zu Anfang besteht. Ferner sei erwähnt, daß bei den Warzen der peripher fortschreitende Prozeß im Zentrum niemals Rückbildungserscheinungen zeigt, insbesondere keine Atrophie. Über die *Keratodermia maculosa* diss. palmae und plantae siehe dort.

Pathogenese. Die Erkrankung beginnt mit einer umschriebenen Acanthose, an der besonders das Stratum granulosum beteiligt ist. Die Porokeratosis Mibelli zeigt meist keinen Zusammenhang mit den Schweißdrüsenausführungsgängen und deren nächster Umgebung. Der Name Porokeratosis ist daher unberechtigt und besser durch Parakeratosis Mibelli zu ersetzen, da die Parakeratose bzw. Hyperkeratose das wesentliche Merkmal der Erkrankung darstellt. Die Ätiologie ist noch völlig unklar.

Pityriasis rubra pilaris (Devergie).

Der Entwicklungsgang dieses Krankheitsbegriffes ist einer der eigenartigsten der neueren Dermatologie. 1857 als Pityriasis pilaris von Devergie eingeführt, 1889 von Besnier mit dem Beiwort rubra näher gekennzeichnet und erschöpfend dargestellt, war er trotz der mannigfachen Beziehungen, die die damalige deutsche i. e. Wiener Dermatologenschule mit der Pariser verbanden, in Wien bis dahin unbekannt, um in diesem Jahre auf dem Pariser Kongreß von Kaposi, dem berufensten Vertreter der damaligen Wiener Schule, als Lichen ruber acuminatus angesprochen zu werden. Eine Einigung in dieser Frage hat sich seitdem noch nicht ergeben; und es ist für den kritischen Beschauer bemerkenswert zu sehen, wie sich die Ansicht der Meister überall in den Arbeiten der Schüler getreulich widerspiegelt. Eine Reihe von Beweisen wurde herangeführt, um diese oder jene Stellungnahme zu begründen; es ist auch sicherlich der Wille zur sachlichen Beurteilung vorhanden, aber nur zu natürlich, daß diese zu leicht der Schulmeinung zum Opfer fällt. Es erscheint deshalb zwecklos, von vornherein eine Stellungnahme festzulegen, und eher wünschenswert, die Tatsachen für sich reden zu lassen, um so vielleicht zum Ziele zu gelangen.

Die an und für sich seltene Erkrankung, die meist in früher Jugend, und zwar häufiger beim männlichen als beim weiblichen Geschlecht auftritt, zeigt mehrere voneinander verschiedene Formen, die allein oder gleichzeitig miteinander vorkommen, sich mehr oder weniger rasch entwickeln, zeitweilig rezidivieren und vom Arsen nicht nennenswert beeinflußt werden. Im wesentlichen handelt es sich um eine follikuläre, aber auch allgemeine Hyperkeratose der Hautoberfläche, die ohne stärkere Entzündungserscheinungen mit einer starken bleibenden Hautröte einhergeht.

Das *erste Stadium* ist gekennzeichnet durch dicht beieinanderstehende, hirsekorn- bis stecknadelkopfgroße, meist follikuläre — oft ein abgebrochenes Haar enthaltende — dann aber auch periporale oder einfach epidermale Hornkegel von roter oder brauner bis grauer Eigenfarbe, die auf leicht geröteter trockener Haut aufsitzen und in ihrer Gesamtheit lebhaft an die Cutis anserina erinnern. Gelegentlich flachen sich diese Kegel ab und schwinden, ohne irgendeine Veränderung zu hinterlassen. In anderen Fällen jedoch fließen sie abflachend zu diffusen verdickten Herden zusammen, die anfangs gerötet sind, dann abblassen und stark schuppen. Sie treten besonders an den Streckseiten der Extremitäten, namentlich den Grundphalangen der Finger auf und bleiben häufig die einzige Äußerung des Krankheitsbildes. In anderen, *schwereren Fällen* wird der ganze Körper ergriffen; es kommt zu perifollikulären stärkeren Entzündungen und Schwellungen, die gelegentlich zu einer richtigen schuppenden Erythrodermie überleiten. Das Zusammenfließen der Efflorescenzen, die Rötung und gipsmehlartige oder auch groß-lamellöse Schuppung, dehnen sich auf größere Hautflächen aus, so daß Bilder entstehen, die dem Lichen ruber planus, der Dermatitis squamosa (Ecz. squam.) oder auch einer Psoriasis täuschend ähnlich sein können. Hohlhand und Fußsohle beteiligen sich an der Veränderung in Form harter, verhornter, aber nicht nennenswert schuppender Auflagerungen. Eine Erkrankung der Schleimhäute ist bisher mit Sicherheit nicht beobachtet worden. Die Anhangsorgane der Haut, die Haare und Nägel, werden ebenfalls in Mitleidenschaft gezogen; erstere fallen zum Teil aus, letztere sind oft stark verdickt und vom Nagelbett durch graue Hornmassen abgehoben. Durch die allgemeine Spannung der Haut kann es sekundär zu schmerzhaften Einrissen, namentlich an den Gelenkbeugen, sowie zum Ectropium der Lider kommen. Nach mehr oder weniger langer Zeit pflegen die Erscheinungen zurückzugehen, ohne daß eine sekundäre Umwandlung der Hornkegel in andere Efflorescenzen jemals feststellbar wäre.

Das allgemeine Befinden ist eigentlich nie gestört; die Erkrankung ist daher prognostisch quoad vitam gut, mit Rücksicht auf die Neigung zu Rückfällen im übrigen allerdings nicht günstig zu beurteilen.

Die eben geschilderte Veränderung wird von den einzelnen Schulen ganz verschieden aufgefaßt, und es sei darüber, lediglich unterrichtend, einiges mitgeteilt. In Frankreich trennt man die Pityriasis rub. pil. vom Lichen plan. (Wilson) und identifiziert erstere mit dem Lichen rub. ac. Kaposi unter ausdrücklicher Betonung, daß dieser mit dem eigentlichen Lichen Wilson, von dem eine plane und akuminierte Form anerkannt wird, nicht zu verwechseln sei (Brocq). Die gleiche Auffassung vertreten englisch-amerikanische Schriftsteller. Die Breslauer Schule nahm im großen ganzen den gleichen Standpunkt ein; nach Neissers Referat (Rom 1903) wollte er den Namen *Lichen* einzig und allein für die als Lichen ruber bezeichnete Krankheit beibehalten, bei der er zwei Hauptformen, den Lichen rub. plan. (Wilson) und Lichen rub. ac., unterschied, wobei der letztere mit dem Lichen rub. ac. Kaposi nicht das geringste gemein hat. Die Pityriasis rub. pil. endlich war für ihn eine selbständige Krankheitsform, eine *Keratonose*, d. h. eine mit essentiellen Verhornungsanomalien einhergehende Erkrankung. Unna und seine Schüler (Delbanco, P. Unna jr.) vertreten im großen ganzen die gleiche Auffassung. Betont wird diese Stellungnahme besonders gegenüber Riecke, der in seiner ausgezeichneten Darstellung der Lichen ruber-Frage in Mraceks Handbuch die Pityriasis rub. pil. als mit dem Lichen rub. ac. Kaposi übereinstimmend betrachtete und trotz der älteren und eindeutigen Bezeichnung die erstere auf Kosten der letzteren zurücktreten ließ. Riecke ging hier einig mit der Wiener Schule. Mit wenigen Ausnahmen (H. Hebra, Neumann) wurde dort die Pityriasis rub. pil. als völlig übereinstimmend mit dem Lichen rub. ac. Kaposi, dem Lichen exsudativus ruber Hebrae bezeichnet und daher auch unter diesem Namen geführt, der seinerseits wieder eine der beiden Hauptformen des Lichen rub. plan. bilde.

Die histologische Untersuchung hat zu berücksichtigen einmal die papulöse *Primärefflorescenz*, sei diese nun follikulärer, periporaler oder einfach epidermaler (sinuöse Papel Unnas) Natur, und andererseits die diffuse, schuppende Erythrodermie. Am stärksten verändert ist in beiden Fällen die *Hornschicht*, die gewöhnlich 2—3-, an manchen Stellen auch 8—10mal so breit ist wie in der Norm und aus übereinandergelagerten, regelrecht verhornten Lamellen besteht. Neben der Verhornung hat Unna besonders auf eine erhebliche Flächenvergrößerung des Stratum corneum hingewiesen, die nur bei Hyperkeratosen vorkomme, welche nicht der dauernden Abschuppung unterliegen und zur Folge habe, daß die Horndecke als Ganzes zu groß wird und dadurch die Stachelschicht und den Papillarkörper in grobe Falten werfe. Sie führe an Stelle der feineren Hautfurchen zur Bildung neuer Hautfurchen, die nur zum Teil am Orte der gröberen normalen Furchenbildung auftreten. Das Stratum granulosum ist an manchen Stellen verbreitert, an anderen fehlt es völlig. Die Stachelschicht hingegen ist im Bereich der Veränderungen durchweg hypertrophisch, die Epithelleisten verlängert und verbreitert, die einzelne Stachelzelle deutlich vergrößert und die Intercellularräume erweitert, ohne daß im übrigen ein stärkeres Ödem feststellbar wäre. Wo es doch gelegentlich an umschriebener Stelle zu einem Ödem der Stachelzellen kommt, ist das Keratohyalin des Stratum granulosum vermindert oder auch geschwunden und die Hornschicht parakeratotisch. Das Stratum basale färbt sich meist sehr stark, die Mitosen sind darin vermehrt, im übrigen ist es aber nicht verändert und sitzt einem mäßig zellreichen, wenig geschwollenen und kaum ödematösen Papillarkörper auf, dessen Gefäße zwar deutlich, aber nur wenig erweitert sind.

Die *Verhornungsanomalie* tritt besonders an den Haarbalg-Talgdrüsenausführungsgängen hervor. Diese sind vielfach sehr stark erweitert, teils zylindrisch, teils mehr kegelförmig und mit dicken, geschichteten Hornlamellen angefüllt, die unmittelbar in die verdickte Hornschicht der Umgebung übergehen und zentral vielfach ein Haar oder Reste eines solchen beherbergen. Die Hornlamellen bilden in der Mitte der Follikelöffnungen stachelartig hervorragende Hornkegel, die entweder als comedonenähnliche, ovale, abgerundete Kegel oder auch als formlose Hornmassen aus den Follikeln hervorragen und zusammen mit der vergrößerten Stachelschicht jene für die Pityriasis rubra pilaris so kennzeichnenden *Hornstacheln* bilden. In manchen Follikeln erstrecken sich diese in voller Breite bis in den Grund des Lanugohaarbalges, in anderen nur bis zum

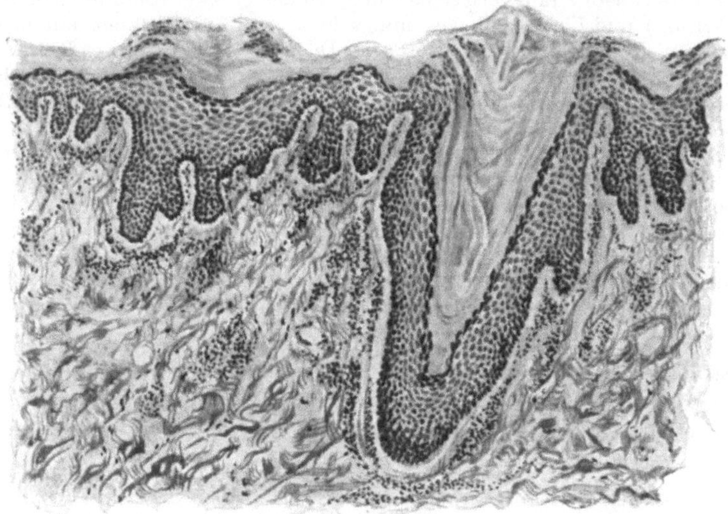

Abb. 28. *Pityriasis rubra pilaris* (DEVERGIE). Anfangsform. Folliculäre, periporale und „sinuöse" Papeln, erstere mit Haarresten und beginnender Hornstachelbildung. Hyperkeratose, zum Teil Parakeratose, Acanthose. Streng perivasculäre Zellinfiltration geringer Ausdehnung. Eisenhämatoxylin-van Gieson. (Sammlung DELBANCO-UNNA.) O = 66:1; R = 66:1.

Grunde des Follikeltrichters. Das Haar wird durch die Hornmassen zurückgehalten, geknickt oder auch spiralig gewunden, fällt aber meist bald aus.

Ähnliche Hornansammlungen finden sich auch in den Schweißdrüsenausführungsgängen sowie an anderen Hautstellen, wo die Hornkegelbildung in den normalen oder neugebildeten Hornfurchen unabhängig von den Anhangsgebilden der Epidermis sich entwickelt hat *(sinuöse Papel)*. Vielfach stoßen die so verschiedenartig gebildeten Hornkegel zusammen und im Schnitt erscheinen sie dann als zwei oder drei ineinander übergehende Gebilde.

Neben der echten Hypertrophie mit kernlosen Hornzellen zeigt die Hornschicht auch an einzelnen unregelmäßig verteilten Stellen abgeplattete, aber deutlich färbbare Kerne in einzelnen Schichten *(Parakeratose)*. Innerhalb der Hornschicht finden sich hin und wieder zwiebelschalenartig angeordnete Hornmassen, die vielfach zu Hornperlenbildung führen. Das unter der Hornschicht gelegene Stratum granulosum ist in den Follikeltrichtern stark verbreitert, ebenso die Stachelschicht, die einem kräftig entwickelten Stratum basale aufsitzt. Die peripilären Hornkegel sind demnach unmittelbar auf die außerordentlich starke Verhornung der epithelialen Follikelwandung zurückzuführen.

Die Veränderungen in *Papillarkörper und Cutis* sind je nach dem Zeitpunkt, zu welchem die Untersuchung erfolgt, von wechselnder Ausdehnung. In den frühesten Fällen, wo lediglich eine geringgradige perifollikuläre Rötung auf die entzündlichen Erscheinungen hinweist, findet sich nur eine mäßige Erweiterung und perivasculäre *Zellinfiltration* in den entsprechend der Wucherung der Epithelleisten mehr oder weniger umgestalteten Papillen. Dabei handelt es sich jedoch stets um streng an die Gefäße gebundene Zellansammlungen; eine diffuse Infiltration des Papillarkörpers ist nie zu sehen. Lediglich in der unmittelbaren Umgebung der Follikel ist eine stärkere entzündliche Zellansammlung festzustellen. Die Zellen sind teils rundlich, mit großem, stark färbbarem Kern und schmalem Protoplasmasaum (Lymphocyten), teils spindelig mit dreieckigem Kern und basophilem Protoplasma (gewucherte fixe Bindegewebszellen). Plasma- und Mastzellen sind wenig, polynucleäre Leukocyten kaum vorhanden. Die Zellansammlung umgibt hier die ganzen Follikel, und ihr entspricht dann meist eine mäßige ödematöse Anschwellung des Follikelepithels, die sich gelegentlich auch an umschriebenen Stellen der Stachelschicht über derartigen Zellansammlungen vorfindet.

Die Haarbalgmuskeln sind meist stark vergrößert, die Schweißdrüsen trotz der Hyperkeratose ihrer Ausführungsgänge kaum verändert; vereinzelt findet man eine Erweiterung ihres Lumens. Dagegen sind die *Talgdrüsen* meist atrophisch, ein Befund, der trotz des Gegensatzes gegenüber den Schweißdrüsen doch wohl auf den Verschluß der Follikeltrichter durch die Hornmassen zurückzuführen sein dürfte, da die Talgdrüsenepithelien erfahrungsgemäß infolge lang anhaltenden Druckes schneller ihre Tätigkeit einzustellen pflegen als jene. Im übrigen zeigt der bindegewebige Anteil des Coriums keine Störungen, insbesondere sind die elastischen Fasern nicht verändert.

In den *weiter vorgeschrittenen Stadien* der Erkrankung, die nach Abflachen, Zusammenfließen und damit Schwinden der einzelnen Hornkegel klinisch als stark gerötete, schuppende, Dermatitis squamosa- oder psoriasisähnliche Herde erscheinen, haben namentlich die entzündlichen Erscheinungen des Coriums, die zelligen Infiltrate des Papillarkörpers und der Gefäßwände, sowie die Erweiterung der oberflächlichen Capillaren und Gefäße noch zugenommen. Entsprechend der Vergrößerung und Verlängerung des Leistensystems gewinnen auch die Papillen an Höhe. Die perifollikuläre Epithelwucherung geht über in eine diffuse Acanthose der Oberfläche und eine Hypertrophie des Leistensystems (Unna). Das Lumen der Gefäße und Capillaren ist erweitert, desgleichen die Lymphspalten. Die Papillen sind zum Teil geschwollen, vergrößert und ödematös, gelegentlich auch verlängert, behalten dabei jedoch in der Regel ihre normale Kegelform. Es fällt auf, daß vielfach derartige Abschnitte verbreiterter und *vergrößerter Papillen mit ziemlich ausgedehnten papillenfreien Räumen abwechseln*, ein Befund, der differentialdiagnostisch namentlich gegenüber der Psoriasis von Bedeutung ist. Wenn auch die zellige Infiltration des Coriums und die Erweiterung der Gefäße im großen ganzen nicht viel stärker ist als in den ersten Stadien, so dehnen sie sich doch erheblich tiefer in die Cutis aus. Die Bindegewebszellen zeigen hier wie dort eine starke Proliferation. Haarbälge, Talg- und Schweißdrüsen, sowie Hautmuskeln sind ebenfalls in dem oben geschilderten Sinne verändert.

In der *Epidermis* findet man dann an Stelle der festen, zusammenhängenden Hornplatte dünne und dicke Schuppen, in denen echt verhornte mit parakeratotischen Lagen abwechseln. Die Schuppen sind teils flach, teils noch in Form von Kegeln und Stacheln hervorragend. Zum Unterschied von anderen Prozessen beschränkt sich die Parakeratose jedoch immer auf kurze, meist suprapapilläre Hautabschnitte, namentlich über stärker ödematösen Papillen, wo dann auch das Keratohyalin im Stratum granulosum fehlt und die Stachelschicht verschmälert ist. Dicht daneben über den interpapillären Abschnitten, noch mit jenen im Zusammenhang, tritt dann eine echt verhornte Schicht auf, unter der eine mächtig entwickelte Körnerschicht, eine verbreiterte und gewucherte Stachelschicht liegt. Oberhalb der ödematösen Papillenköpfe lassen sich hier und da innerhalb des Epithels umschriebene Leukocytenansammlungen feststellen, die in Form kleiner

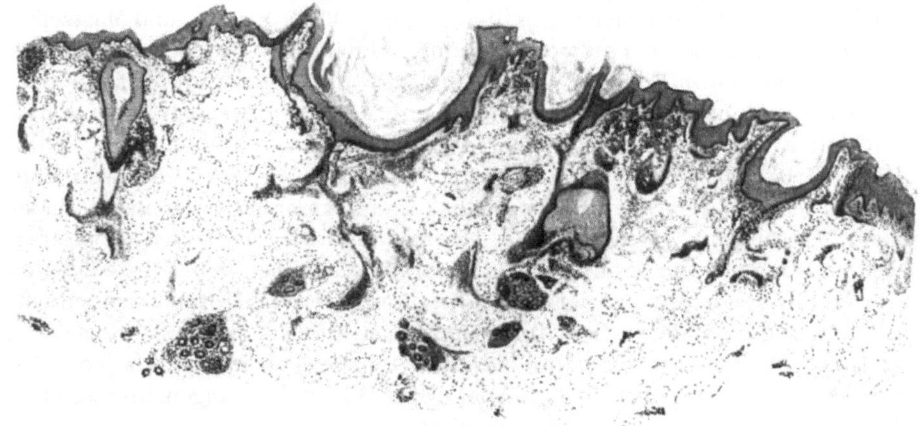

Abb. 29. *Pityriasis rubra pilaris* (DEVERGIE). Vorgeschrittenere Form. Übersichtsbild. Ausgedehnte entzündliche Veränderungen im Corium; zellige Infiltration der Gefäßwände und des Papillarkörpers; Gefäßerweiterung. Hyperkeratose und Acanthose mehr flächenhaft. O = 16:1; R = 14,4:1.

Nester zwischen den auseinandergedrängten Epithelien eingeschlossen sind und dazu beitragen, die sonst so fest gefügte Hornschicht in lockere Schuppen zu verwandeln.

Differentialdiagnose. Die Unterscheidung der Dermatitis squamosa- und psoriasisähnlichen Zustände im Verlauf der Pityriasis rubra pilaris von jenen läßt sich noch verhältnismäßig leicht durchführen. Abgesehen von den klinischen Unterschieden, erwähnt sei nur die Art und Entwicklung der Schuppenbildung aus der Primärefflorescenz in dem einen, das völlige Fehlen der letzten im anderen Falle, finden sich auch im histologischen Bilde eine Reihe von Merkmalen, die eine Trennung leicht gestatten. Es ist bei der *Psoriasis* vor allem das auf der Höhe der Erkrankung innerhalb eines Herdes stets gleichmäßige und vollständige Fehlen des Keratohyalins — erst bei der Neubildung der Schuppen tritt es wieder stärker auf — das sie von der Pityriasis rubra pilaris trennt durch die hier abwechselnd, namentlich interpapillär direkt gewucherte, suprapapillär dagegen geschwundene Körnerschicht. Daß auch die stets regelmäßig und stark entwickelte Papillomatose der ersten bei der letzten nur stellenweise und unregelmäßig — mit völlig papillenfreien Bezirken abwechselnd — auftritt, daß ferner jene eigentümlich grobe Fältelung der hypertrophischen Hornschicht, die Bildung von Hornzapfen und Hornperlen, bei der Psoriasis überhaupt nicht vorkommen, sei nochmals angeführt.

Große Schwierigkeiten bereitete und bereitet hingegen die Stellungnahme zum *Lichen ruber planus*. Handelt es sich hier wirklich nur um dessen akuminierte Form oder ist diese letztere, wie sie F. HEBRA sah und als Lichen ruber exsudativus, dann KAPOSI im Einverständnis mit HEBRA als Lichen ruber acuminatus bezeichnete, wirklich eine selbständige, auch vom Lichen ruber planus WILSON zu trennende Dermatose. Diese letztere Frage wird beim Lichen zu beantworten sein. Hier kann es sich nur darum handeln festzustellen, ob die Pityriasis rubra pilaris überhaupt etwas mit der akuminierten Form des Lichen WILSON zu tun haben kann. Tritt man für die Identität beider Dermatosen im Sinne KAPOSIS ein, so muß naturgemäß auch die Pityriasis rubra pilaris, gerade wie ihr Gegenstück, in den anfänglichen Veränderungen denjenigen beim Lichen ruber planus entsprechen. Mit anderen Worten, es muß die Histogenese der Planuspapel mit der des peripilären Hornkegels der Pityriasis rubra pilaris übereinstimmen. Soweit ein Urteil aus nur wenigen eigenen und manchen fremden Fällen möglich ist, scheint dies *nicht* der Fall zu sein. Klinisch sowohl wie histologisch mögen sich bei oberflächlicher Betrachtung gewisse Ähnlichkeiten aufdrängen; bei genauerer Durchsicht aber findet man eine Reihe grundlegender Unterschiede. Im Gegensatz zu der auf normaler Haut auftretenden, streng umschriebenen Lichenpapel, handelt es sich bei der Pityriasis rubra pilaris um umschriebene Hornkegel, die aber stets als Teilerscheinung einer allgemeinen Hyperkeratose der gesamten Hornschicht auftreten. Diese Hornkegel beruhen zunächst lediglich auf einer mäßigen Hypertrophie der Stachelschicht und vor allem einer bedeutenden Ansammlung von Hornmassen in und über dem Follikeleingang, also einem rein epidermalen, follikulären Prozeß, im Gegensatz zum Lichen ruber planus, wo die Papel eine in erster Linie cutane entzündliche Knötchenbildung mit anfangs an und für sich unerheblicher Verhornungsanomalie darstellt. Das perifollikuläre Zellinfiltrat des Papillarkörpers ist bei der Pityriasis rubra pilaris zu Beginn schwächer als bei der Lichenpapel (GALEWSKY). Die Infiltration hält sich bei der Lichenpapel mehr an den oberen Teil des Haarbalges; sie besteht aus den bekannten kleinen, gleichmäßigen Zellen in einem ödematösen Gewebe, während die zellige Infiltration der Pityriasispapel den ganzen Haarbalg gleichmäßig befällt, sogar oft vorzugsweise im unteren Teile auftritt und aus ganz verschiedenen Zellformen besteht. Die Zellen des Infiltrates sind nach UNNA nicht so gleichmäßig klein und protoplasmaarm wie beim Lichen, sondern gut entwickelte Bindegewebszellen. Trotz der an einzelnen Stellen hochgradigen Entzündung des Follikelepithels kommt nach ihm eine derartig sklerotische Veränderung der Balgmembran mit Ablösung der Stachelschicht im oberen Teil des Haarbalgs wie beim Lichen nicht vor; es sei ein progressiv entzündlicher Vorgang und kein regressiv entzündlicher wie beim Lichen.

Aber auch auf der *Höhe* des Prozesses lassen sich noch eine Reihe von *Unterschieden* feststellen. Diese zeigen sich namentlich im Aufbau des entzündlichen Zellinfiltrates, das bei der Pityriasis rubra pilaris aus einer beträchtlichen Ansammlung von Lymphocyten besteht (SOWINSKI), einer Angabe, die zu bestätigen ist und daher meist eine Trennung von dem aus Lymphocyten, aus polynucleären Leukocyten, wenn auch in wechselnder Zahl, aufgebauten Licheninfiltrat gestattet, zumal Leukocytenauswanderung — wenn überhaupt vorhanden — bei der Pityriasis rubra pilaris eine nur sehr geringe Rolle, und zwar in erster Linie im Epithel spielt. Dazu kommt, daß dieses Infiltrat nirgends die ganze Papille ausfüllt, nirgends zu einer Atrophie oder gar einem Verlust der Stachelschicht oder zu großen Ödemlücken an der Grenze von Cutis und Epithel führt wie beim Lichen ruber.

Wenn man daher auch wohl auf Grund dieser Betrachtungen in klassischen Fällen eine Beziehung der Pityriasis rubra pilaris zum Lichen ruber und damit auch zu dessen akuminierter Form ablehnen darf, so muß doch zugegeben werden, daß im *Einzelfall die Unterscheidung außerordentlich schwer* werden kann; namentlich dann, wenn eine Entscheidung, ob rein cutane oder rein epidermale Papelbildung vorliegt, nicht zu treffen ist; wenn weiterhin die entzündlichen Veränderungen in der Cutis sich nicht so ohne weiteres in der einen oder anderen Richtung deuten lassen. Man wird dann um so vorsichtiger in seiner Stellungnahme sein, als ja immer mehr und mehr betont werden muß, daß die Morphe einer Dermatose nicht nur von der auslösenden Ursache, als vielmehr im besonderen Maße auch von der Ausdrucksfähigkeit der erkrankten Haut abhängig ist.

Diese Vorsicht scheint um so mehr geboten, als wir ja überhaupt eine sichere ätiologische Grundlage weder für die eine noch die andere Gruppe kennen und daher Überraschungen nicht ausgeschlossen sind, wie man sie schon so oft, erinnert sei nur an die Tuberkulose und die Tuberkulide, erleben mußte.

Pathogenese. Der Erkrankung liegt eine Störung des normalen Verhornungsprozesses zugrunde. Ob diese tatsächlich, wie es den Anschein hat, primär in der Epidermis ihren Sitz hat, ob sie, wie andere Schriftsteller meinen, doch stets eine, wenn auch noch so geringfügige entzündliche Veränderung des Coriums zur Voraussetzung hat, ist noch nicht restlos zu entscheiden. Inwieweit die von VIGNOLO-LUTATI angegebenen Nervenveränderungen tatsächlich regelmäßig vorhanden sind — ich habe sie nicht gefunden —, ob daher die Hyperkeratose als eine neurotrophische Störung toxischen Ursprungs zu betrachten ist, scheint mir vorläufig noch ebensowenig begründet, wie die Annahme einer auf kongenitaler Grundlage beruhenden Verhornungsanomalie. Vielleicht beruht ein Teil der als Pityriasis rub. pil. bezeichneten Fälle auf einem Vitamin A-Mangel (s. d.). Auch eine erbliche Komponente scheint mitzuspielen (LEITNER).

Dystrophia papillaris et pigmentosa.

(Acanthosis nigricans.)

Die Dermatose ist charakterisiert durch eine in symmetrischer und typischer Lokalisation (Hals, Achselhöhlen, Mammae, Lenden, Anal- und Genitocruralfurche, Ellenbeugen, Kniekehlen, Hände, Füße) auftretende Hyperpigmentierung und papillomatöse Wucherung. Ähnliche Wucherungen finden sich auf der Mund-, Rachen- und Kehlkopfschleimhaut, hier jedoch ohne die typische Verfärbung. Die Veränderung beginnt mit einer braunen, nach und nach braunschwarz bis schwarz werdenden Pigmentierung, in deren Bereich die Haut zunächst nur eine verstärkte Oberflächenfelderung, dann aber grobe Granulierung und endlich ausgedehnte, vielfach in parallelen Reihen angeordnete papillomatöse Wucherungen zeigt. Die Efflorescenzen gehen unter Abnahme ihrer Pigmentierung und Wucherung allmählich in die gesunde Umgebung über.

Die Veränderung tritt in zwei, in den Hauterscheinungen völlig übereinstimmenden Formen auf; die eine, gutartige, entwickelt sich vorzugsweise bei jugendlichen Menschen, manchmal kombiniert mit endokrinen und Stoffwechselstörungen, manchmal ohne nennenswerte Allgemeinstörungen oder gar maligne Neubildungen; die zweite Form tritt meist vergesellschaftet mit bösartigen Tumoren, namentlich des Magens, aber auch anderer Organe auf, ohne daß die Beziehungen der beiden Veränderungen zueinander bisher geklärt wären.

Das mikroskopische Bild wird gekennzeichnet durch eine *Hypertrophie des Stratum spinosum*, eine wechselnd starke, meist jedoch reduzierte granulierte

Schicht, ein fast stets fehlendes Stratum lucidum bei *mächtig entwickelter Hornschicht*. Dazu kommt eine starke Pigmentierung sowohl der Epidermis wie der Cutis und eine *Papillomatose* mit meist nur geringen Entzündungserscheinungen.

Die letzteren bestehen in einer, zur gesunden Umgebung hin schwächer werdenden, zum Zentrum einer derartigen papillomatösen Bildung hin stärker werdenden, im allgemeinen perivasculären Zellinfiltration, meist aus Lymphocyten, zu denen in manchen Fällen Mastzellen in wechselnder Zahl treten. Die Infiltration beschränkt sich auf den Papillarkörper, reicht kaum noch bis in das obere Cutisdrittel hinunter. Sie findet sich neben den Capillaren und Gefäßen meist auch noch um die Knäueldrüsen, Haarfollikel und — an der Brustwarze — um die Milchkanälchen. Erreicht das Infiltrat die Basalzellschicht, so dringen vielfach Lymphocyten bis in das Stratum spinosum vor.

Die Infiltration tritt jedoch durchaus nicht gleichmäßig auf: Neben Papillen mit starker perivasculärer Zellansammlung finden sich im gleichen Präparat wiederum andere, die kaum einzelne Lymphocyten zeigen. Die Gefäße selbst, Blut- sowohl wie Lymphgefäße, verhalten sich ebenfalls ungleichmäßig; bald sind sie erweitert, bald nicht verändert.

Die *Bindegewebsfasern* sind zwar zu Beginn des Prozesses gequollen und zusammengebacken, so daß das Gewebe ein glasiges, homogenes Aussehen erhält (Grouven und Fischer), auf der Höhe des Prozesses hingegen zeigen das elastische sowohl als das kollagene Gewebe keine wesentlichen Abweichungen von der Norm. Die Fasern selbst erscheinen ungewöhnlich zart und fein und bilden einen eigentümlichen Gegensatz zu den normal dicken und festen Bindegewebsbalken der Cutis, in die sie schroff und unmittelbar übergehen (Boeck). Bei längerem Bestand pflegt sich allerdings allmählich eine Atrophie, besonders der elastischen Fasern innerhalb der Papillen einzustellen.

Die *Papillen* selbst sind wechselnd stark vergrößert, so daß der Papillarkörper unregelmäßig gestaltet erscheint, ein Befund, der das Eigentümliche des klinischen Bildes völlig klärt. Einmal finden sich lange, schmale, am oberen Ende zwiegespaltene, abgerundete oder kolbig aufgetriebene Papillen, daneben wieder Papillengruppen, die, aus einer gemeinsamen Basis entsprießend, sich dann jede wiederum zwei und mehrmals unregelmäßig teilen. Der vielfach gezogene Vergleich mit dem Condyloma acuminatum scheint mir nicht recht glücklich gewählt, weil bei diesem die Hypertrophie sich in erster Linie auf das Stratum spinosum bezieht und die Papillen selbst lediglich passiv verschmälert und lang ausgezogen werden. Insoweit mag der Vergleich stimmen, als ja auch bei der Acanthosis nigricans die Papillen in den verschiedensten Richtungen verlaufen, so daß auf einem Schnitt längs und quer getroffene, durch schmale, wechselnd tiefe Furchen voneinander abgetrennte Papillen und Papillengruppen sichtbar sind.

Die unteren *Epidermisschichten* sind ungleichmäßig entwickelt; manchmal nahezu normal, an anderen Stellen wieder deutlich atrophisch, während an dritten wiederum — und diese überwiegen bei weitem — eine ausgesprochene Hypertrophie der einzelnen Schichten vorliegt, ohne daß sich eine Regelmäßigkeit im Auftreten derselben feststellen ließe.

Die Basalzellschicht zeigt die geringfügigsten Veränderungen. Sie beschränkt sich meist auf 2—3 Zellreihen, jedoch werden im gleichen Schnitt an anderen

Stellen oft 5—6 Zellreihen in regelmäßigem, gegen den Papillarkörper gut abgegrenztem Verlauf beobachtet. Die einzelnen Zellen nehmen, namentlich an hypertrophischen Stellen, eine langgestreckte, plattgedrückte Form an.

Die bedeutendsten Veränderungen zeigt — neben der Hornschicht — die *Stachelzellschicht.* Entsprechend dem eben geschilderten Aufbau des Papillarkörpers ist naturgemäß auch der Verlauf des Stratum spinosum ein unregelmäßiger. Bald in mächtigen 8—10reihigen Zellagen, bald nur in 3—5 Reihen überdeckt es die Papillen. Daher findet man bald schmale lange, ja selbst fadenförmige, senkrecht nach abwärts ziehende solide Epithelleisten, bald kurze breite, unregelmäßig verlaufende, die im Schnitt vielfach durch schmale epitheliale

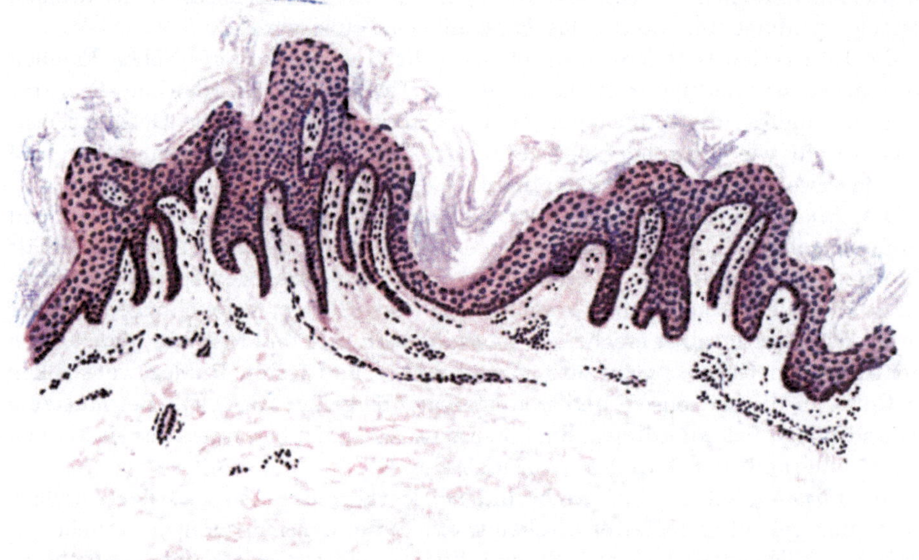

Abb. 30. *Dystrophia papillaris et pigmentosa* (Acanthosis nigricans). Vorderer Rand der Achselhöhle, 43jähr., ♂. Hyperkeratose, Acanthose, Papillomatose. Starke Pigmentierung, hier namentlich im Stratum basale, weniger im Corium. Unregelmäßige, schwache perivasculäre Zellinfiltration. O = 128:1; R = 128:1.

Brücken miteinander verbunden sind. In sämtlichen Reihen des Stratum spinosum finden sich Mitosen in mäßiger Zahl.

An manchen der Zellen kommt es zu eigentümlichen Veränderungen. Der Kern ist in ihnen halbmondförmig zusammengeschrumpft. Dieser Halbmond hat sich mit seiner Hohlseite von der Kernmembran zurückgezogen, so daß ein ebenfalls halbmondförmiger, großer, heller homogener Rand entsteht. In dieser hellen Zone eine homogene, glasige, zu Lebzeiten des Organismus innerhalb des Zellkerns ausgeschiedene Substanz zu vermuten (Kuznitzky), erscheint mir nicht berechtigt; ebensowenig vermag ich jedoch darin ein lediglich durch die Fixation entstehendes Kunstprodukt zu sehen (Spietschka), da ich derartige Vacuolenbildungen auch an vital excidiertem und frisch geschnittenem Gewebe bei einer ganzen Reihe von Hauterkrankungen vorgefunden habe. Es handelt sich dabei vielmehr um Störungen im Zelleben, die auf abnorme Stoffwechselvorgänge der befallenen Epidermis zurückzuführen sein dürften, sei es, daß diese nur vorübergehend (akute Exantheme), sei es, daß sie dauernd sind (Poikilodermia atroph. vasc., Dermatitis atroph. vasc. u. a.). Gelegentlich finden sich im Stratum spinosum konzentrisch geschichtete Hornkugeln, die an ihrer Peripherie von 1—2 Reihen von Körnerzellen umsäumt sind.

Das *Stratum granulosum* ist meist atrophisch; oft ist es überhaupt nicht vorhanden oder nur aus 1—2 Zellagen aufgebaut. Daneben kann es jedoch stellenweise auch hypertrophieren. Das Stratum *lucidum* fehlt meistens; selbst wenn vorhanden, ist es sehr schwach entwickelt, so daß die hypertrophische Hornschicht meist dem Stratum granulosum unmittelbar anliegt. Die Ausdehnung der *Hornschicht* wechselt. Über den Papillen ist sie fast normal zu nennen, dagegen nimmt sie zwischen den Papillen und an den Follikelöffnungen an Ausdehnung erheblich zu. Dabei sind die tiefsten Schichten fest aneinandergefügt und deutlich lamellär aufgebaut, während die oberen Schichten stark gelockert erscheinen und große, lose zusammenhängende Blätter bilden. Die Verhornung ist stets vollständig, ein parakeratotischer Prozeß wird nie festgestellt.

Die *Hyperpigmentierung* wechselt nach Lokalisation und Verteilung; relativ regelmäßig findet sie sich nur im Stratum basale, und zwar in Form sehr feiner, gelber bis brauner Granula, meist gleichmäßig verteilt oder auch dem distalen Pol der Zellen kappenförmig angelagert. In den Stachelzellen, namentlich in den unteren Lagen sowie der unteren Hornschicht wurde ebenfalls Pigment beobachtet.

In der Cutis ist das Pigment ebenfalls vermehrt; es findet sich hier einmal in unregelmäßig geformten braunen Brocken und Bröckchen im obersten Cutisdrittel, außerdem in kleinen gelben Körnchen im Papillarkörper, teils intracellulär, teils in den Lymphspalten. Gesetzmäßige Beziehungen lassen sich jedoch ebensowenig zwischen Hyperpigmentierung und Papillomatosis wie Hyperpigmentierung und Blutgefäßverteilung feststellen.

Das Pigment ist eisenfrei und gehört zur Gruppe der Melanine.

Als eine Besonderheit im histologischen Bilde mag die Beobachtung von GROUVEN und FISCHER angesehen werden, die an Stellen schwächster Papillomatose eine Atrophie sämtlicher Teile der Epidermis mit Ausnahme der Hornschicht vorfanden. Die Autoren scheinen geneigt, diesen Befund als einen die Veränderung einleitenden zu betrachten. Da jedoch auch plötzliche Rückbildung der Papillomatosis beobachtet wurde, ist die Annahme nicht ganz von der Hand zu weisen, daß auch hier ein solcher Vorgang vorgelegen habe.

Vereinzelt steht bisher MALCOLM MORRIS' Fall von Dystrophia papillaris sine pigmentatione, sowie derjenige BOECKS, wo, entgegen dem gewöhnlichen Verhalten, der Papillarkörper ungewöhnlich zellreich war und gewucherte Bindegewebszellen sowie Mastzellen in breiten Zylindern die Gefäße begleiteten. Das Auftreten kleiner Nester und Züge von carcinomatösen Zellen in den Lymphgefäßen der tiefen Cutis ohne entzündliche Reaktion der Umgebung berichtet DUBREUILH. NICHOLAS beobachtete Veränderungen im Sinne einer Acanthosis nigricans über cutanen und subcutanen Metastasen eines Lymphosarkoms. Es ist daher ratsam, auch die tieferen Hautschichten mit zu excidieren und zu untersuchen. SCHLAMMADINGER sah ein Leiomyosarkom der Haut zusammen mit einer Acanthosis nigricans.

Differentialdiagnose. Fehlen der „Corps ronds“ und „Grains“ und besonders der Lücken trennt die Dystrophia papillaris von der DARIERschen Dermatose, worauf hingewiesen werden muß, da beiden klinisch gewisse Hautbezirke gemeinsam sind. Im allgemeinen genügen jedoch zur klinischen Trennung bereits die Unterschiede im primären Auftreten. Mit Krusten bedeckte isolierte Papeln beim

Darier, ohne Krusten und Papelbildung hypertrophierende, zusammenhängende Papillenleistengruppen bei der Acanthosis nigricans.

Der Versuch, die letztere lediglich als eine atypische Form der Ichthyosis zu betrachten, muß als endgültig gescheitert angesehen werden, da sowohl im klinischen, als besonders im histologischen Bilde (in der Regel Verschmälerung der unteren Epidermislagen bei der Ichthyosis, Wucherung bei der Acanthosis nigricans) weitgehende Unterschiede bestehen.

Pathogenese. UNNA, dem wir neben JANOVSKY die erste Schilderung der Dystr. pap. verdanken, sah das Wesen der pathologischen Veränderung in der Wucherung der Stachelschicht und glaubte daher in Anlehnung an das AUSPITZsche System mit dem Namen Acanthosis nigricans die Veränderung treffend zu bezeichnen. DARIER sah in der Entzündung und Hypertrophie der Papillen das Entscheidende und wählte daher die Bezeichnung Dystrophia papillaris et pigmentosa. Wir möchten sie als die sachlich richtigere beibehalten, obwohl sich der Name Acanthosis nigricans so durchgesetzt hat, daß selbst GOUGEROT und CARTEAUD in Nouvelle pratique dermatologique sich die Bezeichnung zu eigen gemacht haben.

Ob Störungen des Sympathicus (DARIER) oder des endokrinen Systems (HELLERSTRÖM, KNOWLES u. a.), oft ausgelöst durch maligne Tumoren des Abdomens, als Ursache des Prozesses anzusehen sind, ist noch nicht entschieden. Die Erkrankung kann 10—12 Jahre bestehen, bevor Tumorsymptome wahrgenommen werden (FREUND, MASSON und MONTGOMERY). BERNHARDT wies auf das häufige Zusammentreffen mit anderen Verhornungsanomalien hin.

Hyperkeratosis nigricans linguae.

Die *schwarze Haarzunge* ist häufiger, als dies nach den spärlichen Veröffentlichungen, bei denen sich zudem unter der gleichen Bezeichnung verschiedene Vorgänge verstecken, den Anschein hat. Es handelt sich um eine Hypertrophie in erster Linie der vor dem V der Papillae circumvallatae gelegenen Papillae filiformes, welche mit starker Verhornung und Dunkelfärbung (schwarz-braun-grün) des Gewebes einhergeht und ohne besondere Beschwerden wechselnd lange und in wechselnder Stärke auftritt. Ätiologisch lassen sich zwei Arten unterscheiden, eine wahre, idiopathische, naevusartige, und eine falsche, vor allem auf lokale mechanische Reize entstehende und bald wieder verschwindende Art (HEIDINGSFELD), wobei aber auch noch zu bedenken ist, ob nicht auch die erste Form zum Offenbarwerden noch einer besonderen Ursache bedarf. Außer den obengenannten finden sich noch folgende Bezeichnungen: schwarze Zunge, grüne Haarzunge, Lingua nigra, black tongue, la langue noire, coloration noire de la langue, nigritie de la langue, coloration noire extriusèque spontanée de la langue, Hypertrophie épitheliale piliforme, Mélanotrichie linguale, Mélanoglossie, Glossophytie, nigrities linguae, Keratomykosis linguae, Lingua pilosa nigra.

Im *Übersichts*präparat eines mir vorliegenden Falles tritt der bindegewebige Anteil der Papillae filiformes als erheblich verlängertes und gleichzeitig auch verschmälertes Gebilde hervor. Die einzelne Papille verzweigt sich dabei mehrfach nach oben und seitwärts nach Art der sekundären Papillenbildung. Dabei wird sie am Übergang zum Stratum subpapillare von dem wuchernden Stratum mucosum der Umgebung zylinderförmig umfaßt und eingeschnürt, so daß der obere Abschnitt gewissermaßen wie durch einen Stiel mit dem Corium verbunden ist, wie wir dies ja in der Regel bei den Papillae fungiformes zu sehen gewohnt sind.

Entsprechend den lang ausgezogenen Papillen scheint das *Epithel* tief, aber doch gleichmäßig weit in die Cutis hinabzusteigen; dabei verlaufen die Spitzen der Epithelleisten aber alle so ziemlich in gleicher Höhe und die Vergrößerung derselben äußert sich lediglich in einer Ausdehnung nach der Breite zu, so daß man den Eindruck hat, als ob die Papillen mehr durch den Druck der von den Seiten andrängenden wuchernden Epithelzellen zusammengepreßt und nach oben ausgezogen würden, wodurch ein Vordringen der Epithelleisten vorgetäuscht wird.

Im Gegensatz zur Norm laufen diese zur Cutis hin nicht mehr oder minder spitzkegelförmig zu, sondern sie schwellen hier zu knopfartigen Bildungen an, die nun, umgekehrt wie die Papillen, an einem schmäleren epithelialen Stiel hängen. In die Achse eines solchen Stieles steigt die hypertrophische Hornschicht hinab; sie drängt an seiner engsten Stelle das Stratum mucosum auf wenige Zellagen zusammen und dringt als breiter plumper Zapfen gegen die Cutis vor. Hier ist die *Stachelschicht* zwar breiter entwickelt, zeigt aber außerdem in ihrer ganzen Ausdehnung eine Reihe von Veränderungen. Zunächst findet man anstatt der hohen Zylinderzellen des Stratum basale ein mehr kubisches Epithel mit runden, statt längsovalen Kernen, so daß sich Basal- und Stachelzellschicht auf Grund des Zellaufbaues nicht ohne weiteres voneinander unterscheiden lassen. Kernteilungsfiguren finden sich nicht in nennenswert vermehrter Zahl. Schon nach wenigen Lagen werden die Stachelzellen größer und alsbald auch flacher; der Kern schrumpft, und es treten im Protoplasma der Zellen helle, vacuolenartige Hohlräume auf. Diese werden nach oben hin größer, während sich gleichzeitig die Zellmembranen zu zusammenhängenden, netzartig geschichteten *Hornlamellen* vereinigen, in deren Maschen die Kerne zunächst noch erhalten bleiben. Die anfangs nur locker geschichteten Lamellen sind, je weiter man zur Oberfläche hinaufsteigt, um so fester miteinander verbunden. In Form langer und platter Bänder verlaufen sie dann mehr oder weniger stark gewellt von einer interpapillären Leiste zur anderen. Die Kerne bleiben dabei in manchen Lagen erhalten; in den darunter- oder darüberliegenden sind sie geschwunden, ohne daß in den vorherliegenden Keratohyalin aufgetreten wäre, wie dies von mancher Seite beschrieben wird. Der zwischen zwei solchen, strebepfeilerartigen Leisten liegende, also suprapapilläre Abschnitt der Epidermis weist eine erheblich schmälere Epitheldecke auf, die meist sehr schnell und ohne Keratohyalinbildung in eine aus langgestreckten zylindrischen Gebilden mit dazwischen gestreuten flachen Kernen aufgebaute Hornschicht übergeht. Die Hornzellen türmen sich dann zu isolierten *Hornpfeilern* und *Hornspitzen* auf; bei Papillen mit mehreren Spitzen ist der Zusammenhang dieser Hornzellen fester, und es kommt dadurch vielfach zu quastenartigen Bildungen. Auf diese Weise kommt jener eigentümliche Aufbau zustande, wie ihn ganz ähnlich die Cornua cutanea zeigen. Es lassen sich hier wie dort Hornkuppeln und Horntüten unterscheiden; auch hier finden sich ähnliche *Markraumbildungen*, wie wir das dort gesehen haben, wobei jedoch betont werden muß, daß die Marksubstanz sich durchaus nicht an die zentralen Abschnitte der einzelnen Papillen bindet, sondern genau so unregelmäßig verteilt ist, wie die Papillenköpfe nach allen Seiten verzweigt sind. Dadurch macht ein solcher Schnitt auf den ersten Blick einen sehr unklaren und regellosen Eindruck.

In den allerobersten Lagen ist die *Zusammenschweißung* der einzelnen Lamellen so weit fortgeschritten, daß sich eine Schichtung hier nicht mehr erkennen läßt. Betrachtet man einen derartig verhornten Papillenabschnitt, ein „Haar" der schwarzen Haarzunge, mit starker Vergrößerung, so sieht man, daß es aus einzelnen fest aneinander haftenden Hornlamellen aufgebaut ist. Diese sind meist parallel und dicht aneinander gelagert und aus lang ausgezogenen, zusammengedrängten, flachen, rings um die Längsachse rispenartig angeordneten Hornzellen aufgebaut. Pigmentansammlung innerhalb dieser Zellen läßt sich meist nicht feststellen; die dunkle *Verfärbung* wird allgemein einmal auf die zwischen den Hornmassen gelegenen Fremdkörper, Staubpartikelchen usw., dann aber auch auf die Eigenfarbe der Hornmassen selbst zurückgeführt, die ja um so dunkler wird, je älter, trockener und fester die Hornschicht ist. Zwischen den unregelmäßig zerklüfteten, mit mancherlei Vorsprüngen und Einrissen versehenen Massen lassen sich dann vielfach noch andere Fremdkörperreste, Muskelfasern,

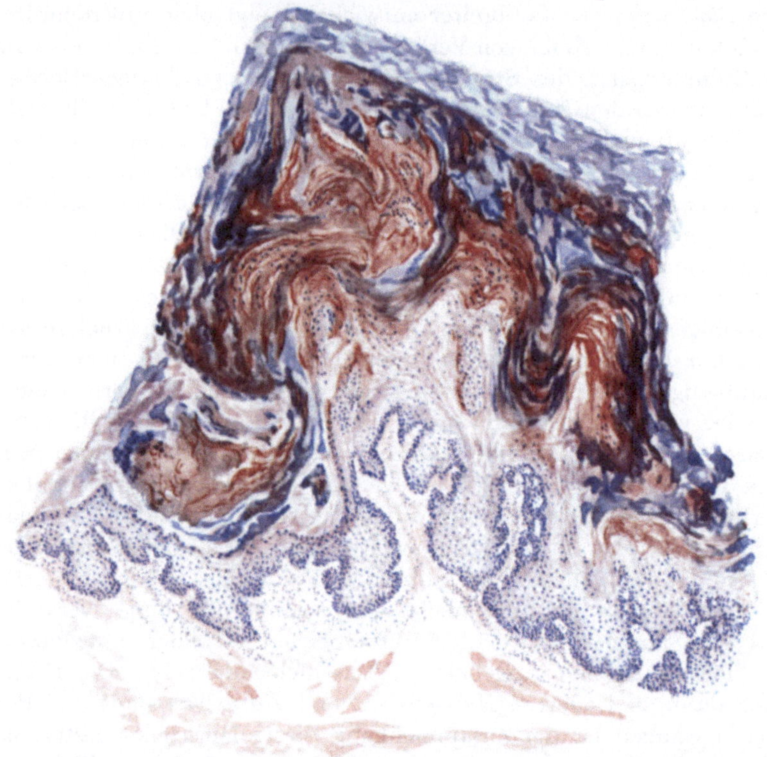

Abb. 31. *Hyperkeratosis nigricans linguae* (schwarze Haarzunge). 43jähr., ♂. Verlängerte und verschmälerte, fingerförmig aufgeteilte Papille, stielförmig durch acanthotische Epithelleisten abgeschnürt. Hyper- und Parakeratose in Gestalt von „Hornpfeilern und Hornspitzen", „Markraumbildungen". Auflagerung (violettroter) Fremdkörper- und Detritusmassen. Hämatoxylin-Eosin. O = 35:1; R = 28:1.

gelegentlich auch Pilzfäden und andere Mikroben feststellen, die von außen zum Teil mit der Nahrung eingedrungen und zwischen den fadenförmigen Hornmassen steckengeblieben sind.

Papillarkörper und Cutis sind, wenn man von der durch die Epithelproliferation bedingten Umgestaltung des ersteren absieht, kaum verändert. Insbesondere wird jegliche entzündliche Reaktion des Gewebes völlig vermißt.

Pathogenese. Die Ursache des abnormen Zusammenhanges der normalerweise sich ablösenden Hornmassen in den Fällen von spontan auftretender Haarzunge ist noch völlig ungeklärt. Nach Oppenheims experimentellen Untersuchungen ist allerdings für gewisse, insbesondere die sog. Pseudoformen, die Bedeutung örtlich einwirkender, insbesondere die Hornbildung reizender Substanzen erwiesen, während die ursprüngliche Annahme einer parasitären Entstehung schon sehr bald abgelehnt wurde. Inwieweit vereinzelt naeviforme Bildungen der Veränderung zugrunde liegen, dürfte nur von Fall zu Fall zu entscheiden sein. Neuerdings wird das Auftreten nach oraler Gabe von Antibioticis beschrieben.

b) Dystrophien im Gebiete der Bindegewebsbildung.

Die Sklerodermie.

Die *Sklerodermie* ist eine eigentümliche Verhärtung der Haut, die in Form umschriebener oder diffuser, dann oft symmetrischer, tiefer oder oberflächlich gelegener Herde auftritt, bei denen es vorläufig dahingestellt bleiben muß, inwieweit ihnen eine einheitliche Genese zugrunde liegt.

Klinisch unterscheidet man hauptsächlich zwei Formen, eine *diffuse* und eine *circumscripte*, bei welch letzterer man noch eine bandförmige *(Sklerodermie en bandes)* von einer fleckförmigen *(Sklerodermie en plaques)* trennen kann. Sie kommen allein oder auch zusammen vor, und alle machen eine ähnliche Entwicklung durch. Diese beginnt, manchmal von einem *Erythem* eingeleitet, mit einer *ödematösen Schwellung*, die sich bei normaler bis mattgelber Hautfarbe nur dem Tastgefühl als teigig derbe, scharf umschriebene Verdichtung darbietet oder auch als livider, prall gespannter, glänzender Hautbezirk von der gesunden Umgebung abhebt. Nach wechselnder Dauer kann es in seltenen Fällen zur Rückbildung kommen; im allgemeinen geht der Prozeß jedoch, von der Mitte des Herdes beginnend, in den sklerodermatischen Zustand über.

Im Zentrum eines solchen Herdes fühlt man dann eine eigentümliche, fast wachsharte, von einer gelblichen Haut bedeckte Platte, die nach dem fortschreitenden ödematösen Rand hin von einem lividen Ring (lilac ring) eingefaßt wird. Bei Stillstand des Prozesses schwindet auch dieser; er hinterläßt vielfach eine braune Pigmentierung, während bei hinlänglicher Dauer im Zentrum zunächst stärkere Schuppung der Epidermis auftritt, die dann schließlich ebenso wie der gesamte verhärtete Abschnitt der Atrophie verfällt.

Die diffuse Form bleibt durchaus nicht auf die Haut beschränkt, sondern befällt auch Schleimhäute, Bindegewebe, Muskeln und Gelenke, besonders auch den Oesophagus. Dabei gleichen die Bindegewebsveränderungen der inneren Organe denen des Lupus erythematodes disseminatus, während die der Haut und des Oesophagus von diesen verschieden sind. Je nach dem Sitz und der Ausdehnung der Veränderung können die verschiedensten Zustandsbilder auftreten, *Sklerodaktylie, Myosklerose, Hemiatrophia faciei progressiva*, schließlich, bei der diffusen Form, panzerartige Einschnürungen ganzer Körperabschnitte, die eine schwere Beweglichkeitsstörung bedingen. Vielleicht sind die fibrinoid-degenerativen Veränderungen an den Gefäßen der Nieren und anderer Eingeweide in manchen Fällen die Todesursache.

Die *circumscripte Sklerodermie* tritt *bandförmig*, besonders an den Streckseiten der Extremitäten auf, diese oft ringförmig umgreifend, vielfach dem Verlauf der Nerven und Gefäßbahnen folgend, hin und wieder ulcerierend. *Fleckförmig* entwickelt sie sich im Gegensatz dazu mit besonderer Vorliebe am Rumpf, vor allem beim weiblichen Geschlecht, in Form zahlreicher derber, kleiner, weißer, eingesunkener, gelegentlich von erweiterten Blutgefäßen durchsetzter Herde, die zusammenfließend den Eindruck „eines in die Haut eingefalzten Visitenkartenblattes" machen *(kartenblattähnliche Sklerodermie* UNNAS*)*. Diese kartenblattähnliche Sklerodermie und die als *White spot disease, Weißfleckenkrankheit* oder teilweise auch als *primärer Lichen sclerosus et atrophicus* bezeichneten Krankheitsbilder gehören, soweit sie das gesamte Corium betreffen, sicher zu den umschriebenen Sklerodermien. Ob es berechtigt ist, die anderen Fälle dieser Erkrankungen auf Grund der in der oberen Hautschicht gelegenen Sklerosierungen und der diese schalenförmig umgebenden Infiltrate, sowie der völligen Zerstörung der Elastica in einem Teil der Fälle, von der circumskripten Sklerodermie abzusondern (MIESCHER, LUTZ u. a.), ist unseres Erachtens zum mindesten fraglich. Ist es doch in keiner Weise erwiesen, daß der circumskripten Sklerodermie eine einheitliche Ursache oder ein einheitlicher Entstehungsmechanismus zugrunde liegt (s. auch Lichen sclerosus et atrophicus).

Das *histologische Bild* wechselt naturgemäß für das ödematöse, indurierte und atrophische Stadium. Es liegt jedoch bei den einzelnen Formen der Sklerodermie formal-genetisch — soweit dies überhaupt festzustellen ist — wahrscheinlich ein grundsätzlich gleichartiger Prozeß vor. Da dessen Entwicklung, namentlich bei den anfangs geringfügigen Veränderungen, am besten im Vergleich mit der gesunden Haut der Umgebung verständlich wird, sei die Schilderung der

Sclerodermia circumscripta

vorangestellt.

Bereits im *Frühstadium* der Erkrankung ist die *Epidermis* innerhalb der gegen die Umgebung scharf abgesetzten Herde vielfach auf wenige Zellreihen beschränkt. Unter diesen erreicht oder übertrifft die hypertrophische Hornschicht, die in konzentrisch geschichteten Massen überall in das oberste Drittel der Haarfollikel hinabsteigt, die anderen Strata erheblich an Breite. Auf ein normales Stratum granulosum folgt eine erheblich verschmälerte Stachelschicht. Diese sitzt einer unregelmäßig gestalteten, durch grobe und vielgestaltige Lücken auseinandergedrängten, aus kleinen, vieleckigen Epithelien aufgebauten Basalschicht auf. Die Epithelien der Stachelschicht und vor allem des Stratum basale zeigen schon frühzeitig eine Aufhellung und Auflockerung ihres Protoplasmas, das zunächst *vacuolisiert* wird und schließlich völlig schwindet. Dadurch werden die einzelnen Zellen aus ihrem Zellverbande gelöst und zum Schluß bleibt an manchen Stellen nur noch eine Aneinanderreihung nackter Zellkerne übrig, die endlich in eigenartige, mannigfach geformte Kernreste zerfallen. DREUWS Annahme, es liege hier ein für die Sklerodermie charakteristischer Vorgang vor, dürfte nicht zu Recht bestehen; ähnliche Veränderungen finden sich überall dort wieder, wo langdauernde dystrophische Vorgänge zur Atrophie der Epidermis führen (vgl. Abbildung zur Poikilodermie). Jener zerklüftete Aufbau der Epidermis-Cutisgrenze wird noch verstärkt durch die verschieden großen, unregelmäßig gestalteten Papillen, die nur noch vereinzelt durch kleine Epithelleisten getrennt sind, so daß der *Papillarkörper* bereits in diesem frühen Stadium zu einer fast völlig gleichmäßigen Fläche ausgeglichen ist. Diese kann gelegentlich durch einen mehr oder weniger tief verhornten Follikelhals unterbrochen werden. Dazu kommt eine eigenartige *Höhlen-* oder *Blasenbildung*, indem jene intercellulären, vereinzelt bis in das Stratum spinosum hinaufreichenden Lücken sich nach unten in die obere Cutis fortsetzen. Sie heben als ungleichmäßig gestaltete, ödematös erweiterte Lymphspalten stellenweise die Epidermis von der Cutis ab. In seltenen Fällen kann die Papillarschicht so ödematös sein, daß es zu einer Pseudoblasen- und Blasenbildung kommt, was übrigens auch beim Lichen sclerosus et atrophicus der Fall sein kann (GOTTSCHALK und COOPER).

Am Rande des Erkrankungsherdes, zum Gesunden hin, besteht ein leichtes Ödem und eine Wucherung der Zellen des Stratum mucosum. Die Papillen sind unregelmäßig geformt und nach außen abgedrängt. In der Mitte des erkrankten Bezirks, sowohl in der Epidermis wie im Papillarkörper, ist das in der Umgebung stets normale, am Rande sogar vermehrte Hautpigment bereits völlig geschwunden.

Im *Corium* entspricht diesen Veränderungen ein gegen die Umgebung scharf abgesetzter, flacher, vielfach linsenförmiger, nicht über die obere Cutis hinausreichender Bezirk. In diesem sind die Blut- und namentlich die Lymphgefäße stark erweitert; hier ist stets ein interstitielles *Ödem* feststellbar. Innerhalb dieses Herdes liegen unregelmäßig zerstreut und meist unabhängig von den Gefäßen spärliche, locker gebaute *Zellansammlungen*, die nur an der Grenze zur gesunden

Umgebung hin zu stärkeren Haufen anschwellen. Sie bestehen aus gewöhnlichen Spindelzellen, spärlichen Mast- und Plasmazellen sowie besonders aus Lymphocyten. Innerhalb dieser Infiltrate ist das *elastische* Gewebe meist völlig geschwunden, das *kollagene* in zarte Bälkchen aufgesplittert. Auch in dem übrigen Teil des Erkrankungsherdes ist an Stelle der groben Kollagenbündel ein außerordentlich feines, dünnes homogenisiertes Fadenwerk getreten; die elastischen Fasern sind auseinandergedrängt, zum Teil sogar geschwunden. Erst allmählich, nach der Tiefe zu, findet sich der normale Bau der Bindegewebsbündel wieder vor. Auch die Umgebung der Haare, Talg- und Schweißdrüsen ist an dem Ödem und der Zellinfiltration beteiligt.

Im *zweiten Stadium*, das man im Gegensatz zu dem ödematösen ersten als das der *kollagenen Hypertrophie*, der *homogenen Bindegewebssklerose* (UNNA)

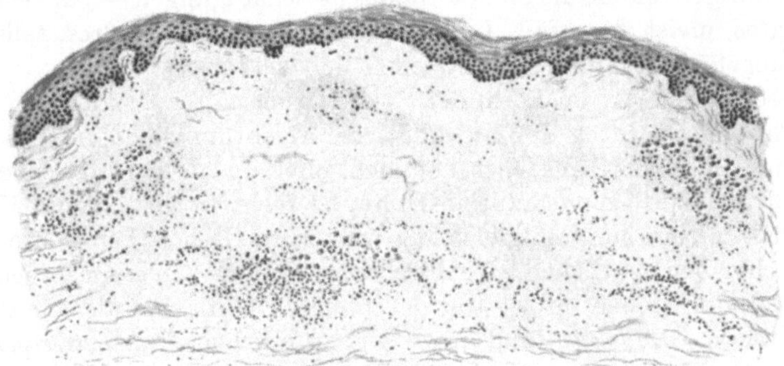

Abb. 32. *Sclerodermia circumscripta*. (Brust, ♀, 24ährig.) Zur Zeit der homogenen Sklerose. Epidermis verschmälert bei verbreiterter Hornschicht, geschwundene Epithelleisten, verstrichener Papillarkörper; hypepidermale Lückenbildung; scharf abgesetzter, von entzündlichem Zellinfiltrat eingefaßter Herd im Corium, innerhalb dessen die elastischen Fasern fast völlig geschwunden, die kollagenen aufgesplittert sind. O = 128:1, R = 100:1. (Sammlung P. G. UNNA.)

bezeichnen kann, ist der Gegensatz zwischen dem gesunden und kranken Bezirk womöglich noch ausgesprochener. Nunmehr sind der größte Teil der erweiterten Gefäße und Lymphspalten sowie die Zellvermehrung innerhalb des Herdes völlig geschwunden; letztere ist nur noch an den Grenzen in größeren Haufen vorhanden. Die Stachelschicht ist noch schmäler, die Hornschicht, vom Rande nach der Mitte zunehmend, noch breiter geworden; die Körnerschicht ist zum Teil geschwunden, zum Teil noch erhalten. Der Papillarkörper ist völlig verstrichen, und die Epidermis-Cutisgrenze verläuft als eintönige, durch wenige unregelmäßig erweiterte Lymphspalten unterbrochene, kaum gewellte Linie.

Die *Cutis* ist nunmehr in eine derbe *kollagene Platte* umgewandelt, deren Fasern, vorwiegend waagerecht verlaufend, die verdünnten atrophischen Reste der elastischen Fasern sowie im subpapillären Abschnitt, aus der Epidermis versprengte, protoplasmalose, nackte Kerne umschließen. An manchen Stellen sind die elastischen Fasern auch völlig geschwunden, an anderen wieder fleckweise erhalten. Das Gewebe ist im übrigen ausgesprochen *zellarm* und nahezu völlig gefäßlos. Einige spärliche, gelegentlich auch erweiterte Gefäße finden sich nur in der peripheren, aus unregelmäßigen, bald zusammenhängenden, bald vereinzelt stehenden Zellhaufen aufgebauten Infiltrationszone, die unmittelbar in die gesunde Umgebung übergeht. Brown, O'Leary u. a. fanden bei Fällen, die vasomotorische Störungen zeigten, besonders reichlich Zellinfiltrate um die kleinen Gefäße. Die celluläre Zusammensetzung der Infiltrate hat sich nicht wesentlich geändert; sie bestehen vor allem aus kleinen Lymphocyten und vermehrten Bindegewebszellen. Gelegentlich finden sich auch Mast- oder gar vereinzelte schlecht entwickelte Riesenzellen.

Die *Anhangsgebilde* der Haut sind an den Veränderungen nur mittelbar beteiligt. Die Haarfollikel und mit ihnen die Talgdrüsen sind erheblich verkleinert, zum Teil völlig geschwunden; die Schweißdrüsenausführungsgänge ziehen als schmale dünne Schläuche durch den sklerosierten Bezirk; die unter diesem gelegenen Schweißdrüsenknäuel sind vereinzelt stark erweitert. Innerhalb der peripheren Randzone sind sie ebenfalls von einem Zellinfiltrat umgeben, ohne daß sich im übrigen andere als rein mechanische Schädigungen — bald erweitertes, bald verengtes, meist verzerrtes Lumen, teils zusammengepreßtes, teils von der Wandung abgelöstes Epithel — feststellen ließen (Unna).

Von dieser kleinfleckigen Form der Sklerodermie unterscheidet sich die **großfleckige (Morphaea)** durch gewisse klinische Eigentümlichkeiten, die auch im histologischen Bilde zum Ausdruck kommen, ohne im übrigen so schwerwiegend zu sein, daß sie eine grundsätzliche Trennung rechtfertigen, zumal Übergänge der verschiedenen Formen am gleichen Kranken wiederholt beobachtet wurden. Es finden sich neben deutlichen, atrophischen weißen Herden ausgesprochen derbe, feste, weiße Indurationen mit glatter gespannter Oberfläche, die von dem recht kennzeichnenden „*Lilaring*" und jener eigentümlichen *Pigmentveränderung* in dessen nächster Umgebung begrenzt sind. Letztere erscheint im histologischen Präparat im Papillarkörper und besonders in den Basalzellen in Form sehr feiner Körnchen, die sich allerdings, wenn auch in schwächerem Grade, über den ganzen Herd verteilen können. Entsprechend dem Lilaring findet sich an den unteren und seitlichen Grenzen des sklerotischen Herdes ein teils quer-, teils längsgetroffener Gefäßbezirk, dessen Venen stark erweitert, dessen im übrigen normale Arterien von wechselnd breiten adventitiellen Zellmänteln umgeben sind, wodurch eine Ähnlichkeit mit der kleinfleckigen Form besteht.

Hier wie dort wird an dieser Stelle das elastische Gewebe völlig, das kollagene größtenteils durch ein Infiltrat zerstört, an dessen Aufbau hier zahlreiche Plasmazellen beteiligt sind (Unna). Als *Unterschiede* der beiden Formen betont Unna, daß bei der Morphaea der sklerosierte Bezirk erheblich weiter in die Tiefe, bis ins Fettgewebe hinabreicht, so daß die Knäueldrüsen völlig von ihm umschlossen sind. Das Gewebe besteht hier aus verbreiterten, im übrigen normal verlaufenden Bindegewebsbündeln, die das nicht veränderte elastische Gewebe lediglich zu einem weitmaschigen Netz auseinanderdrängen. Durch die Verdickung des Bindegewebes werden die Lymphspalten und Lymphgefäße sehr stark verengt, die Schleifen der Knäueldrüsen auseinandergetrieben sowie durch die abwärts drängende Sklerose entrollt. Auch fehlt die bei jener so kennzeichnende Erweiterung der angrenzenden Lymphwege. Die Haarfollikel werden verlängert und verschmälert; die Epidermis-Cutisgrenze ist abgeflacht, aber nie in so starkem Maße wie dort. Dagegen hat der zarte Aufbau der Bindegewebsfasern hier einem dicken Geflecht weichen müssen, wie wir es sonst nur in der Cutis finden. Stachelschicht und Körnerschicht sind normal; es fehlt die Hyperkeratose. Gelegentlich findet sich als Folge eines stärkeren intercellulären Ödems eine leichte Störung in der Verhornung, die sich klinisch als Schuppung äußert. Alles in allem ist bei der Morphaea die Oberhaut sehr gering und rein passiv an dem pathologischen Prozeß beteiligt, eine Feststellung, die ja auch dem klinischen Befund entspricht.

Stoughton und Wells fanden bei der umschriebenen und generalisierten Sklerodermie mittels der McManus-Färbung keine Änderung in dem Polysaccharidgehalt der Corium-Epidermisgrenze oder der Gefäßwände trotz der beobachteten Gefäßveränderungen. Im Gegensatz zu der erwähnten morphologischen, lichtmikroskopisch festgestellten Kollagenveränderung erscheinen diese Fasern unter dem *Elektronenmikroskop* völlig normal gebaut.

Sclerodermia diffusa.

Bei der *Sclerodermia diffusa* liegen im Vergleich zu dem eben Besprochenen sehr viel einfachere Verhältnisse vor. Zunächst erscheint die eigentliche *Epidermis* kaum verändert; vor allem findet sich weder eine Hypertrophie der Horn-, noch eine Atrophie der Stachelschicht. Auch die Abflachung des Papillarkörpers ist meist nur sehr wenig ausgesprochen. Die Papillen sind zwar plumper, breiter und pressen die Epidermisleisten auf wenige Epithellagen zusammen, so daß die suprapapilläre Stachelschicht leicht verdickt erscheint. Es findet sich jedoch vor allem nie oder in den frühesten Stadien nur andeutungsweise jene für die kleinfleckige Sklerodermie so bezeichnende, für die großfleckige weniger ausgeprägte ödematöse Erweiterung der Grenzlymphbahnen.

In der *Cutis* beherrschen im *erythematösen Anfangsstadium Gefäßveränderungen* das Bild; einmal in Form der besonders an der Cutis-Subcutisgrenze liegenden, vorwiegend perivasculären, aus zahlreichen Lymphocyten und fixen Bindegewebszellen, wenigen Mast- und Plasmazellen aufgebauten herd- und strangförmigen Infiltrate; zum anderen in Veränderungen der die Gefäßwände dieses Hautabschnittes zusammensetzenden Gewebe. Das Infiltrat liegt vor allem in der Adventitia, während die Media sich normal verhält. Die Endothelzellen sind geschwollen, so daß das Lumen leicht verengt ist; in anderen Fällen ist es abgeplattet oder gar ganz bzw. teilweise verschlossen. In den größeren Gefäßen dringen die Infiltratzellen vielfach zwischen die Muskelzellen der Gefäßwand vor; stellenweise findet sich im Lumen der Gefäße selbst neugebildetes und dann rekanalisiertes Gewebe. Es findet sich vielfach eine deutliche Endarteriitis und eine Phlebosklerose. Vereinzelt konnte auch eine Umwandlung des Kollagens bzw. Elastins in der Umgebung der Gefäßwände zu Kollastin und Kollacin bzw. Elacin festgestellt werden (Krzysztalowicz). Gleichzeitig sind Cutis, Stratum papillare und subpapillare ödematös durchtränkt. Die Streifen des kollagenen Gewebes sind verschmälert, gleichsam in feine Fasern aufgeteilt, langgestreckt und parallel zur Epidermis verlaufend, vielfach basophil. Die elastischen Fasern nehmen nur rein mechanisch an dieser Umänderung teil, wodurch sie quantitativ vermehrt erscheinen.

In den *weiter vorgeschrittenen Stadien* sind die Gefäße noch stärker verengt bzw. verschlossen. Die anfangs reichlich in die Cutis eingestreuten Bindegewebszellen werden spärlicher und kleiner und schwinden allmählich bis auf den Kern und einen schmalen Protoplasmasaum. Das Kollagen in Cutis und Subcutis hat weitere Veränderungen erfahren. Die Umwandlung in breite, eigentümlich homogene Fasern setzt ein. Dieser parallel geht stellenweise ein Zerfall der elastischen Fasern, wodurch die Spannungsverhältnisse der Cutis eine Störung erfahren. Diese bewirkt, daß größere Lücken nahezu völlig elastinfreien Gewebes abwechseln mit Stellen, an denen die elastischen Fasern bündelweise zusammengeschoben sind und verdickt erscheinen. Gelegentlich tritt auch herdweise eine *Neubildung* zarter, meist flach gewellter, *elastischer Fasern* in Stratum subpapillare und Cutis auf. Es entstehen dadurch jene bis erbsengroßen, als *Sklerodermia tuberosa* zu

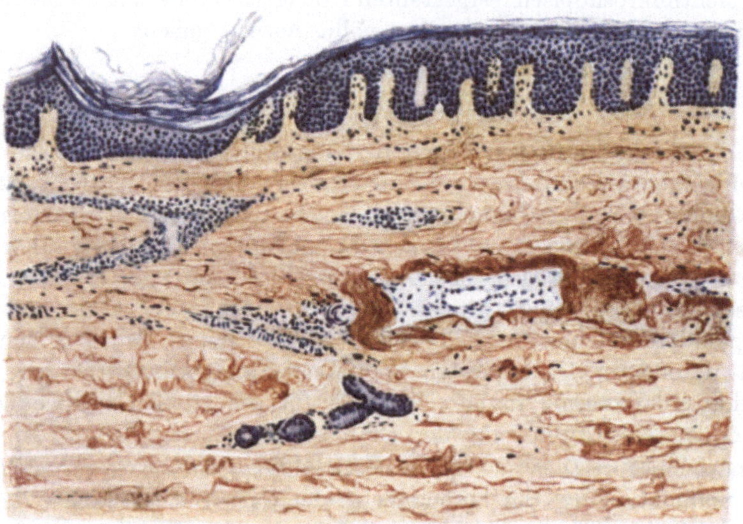

Abb. 33. *Sclerodermia diffusa.* (Vorgeschritteneres Stadium.) Perivasculäre Infiltration, starke Gefäßveränderungen, herdweiser Zerfall bzw. Anhäufung elastischer Fasern, Homogenisierung des Kollagens in Cutis und Subcutis. Hämatoxylin, saures Orcein. O = 77:1, R = 65:1.

bezeichnenden gelbweißen Papeln, wie GANS in einem von BETTMANN veröffentlichten Falle feststellen konnte (s. Abb. 34). Sie erinnern zwar an den Naevus elasticus (LEWANDOWSKY), haben mit diesem jedoch nichts gemein.

Hierher gehören auch jene Formen, wo im Gegensatz hierzu eine *Verdichtung des kollagenen* Gewebes in der mittleren Cutis, ohne nennenswerte Veränderung des elastischen, zu derartigen Bildungen führt (BRUHNS, LIPSCHÜTZ). Nicht zu verwechseln sind diese Knoten mit den gelegentlich infolge Ablagerung von phosphor- oder kohlensaurem Kalk auch bei der Sklerodermie entstehenden Gebilden, wie sie EHRMANN, OEHME, THIBIERGE und WEISSENBACH u. a. beschrieben haben.

Das *Fettgewebe* in der erkrankten Haut schwindet allmählich vollkommen und wird durch sklerosiertes Bindegewebe ersetzt. Damit beginnt der ganze Prozeß in das *atrophische Stadium* überzutreten. Die Haarfollikel werden schmäler und kürzer. Die von den sklerosierten Bindegewebsmassen völlig umschlossenen Knäueldrüsen sind teils verengt, teils erweitert, stets aus ihrer Lage verdrängt. Lediglich die Hautmuskeln werden von dem Prozeß nicht nennenswert beeinflußt. Schließlich setzt ein Schwund des hyalin umgewandelten kollagenen sowie auch des elastischen Gewebes ein, der dann zu einer Atrophie der Haut führt, welche sich nicht wesentlich von allgemeinen Atrophien aus anderen Ursachen unterscheidet.

JOHN beschreibt Veränderungen des Terminalreticulums sämtlicher Hautanteile einschließlich der Anhangsgebilde, die sich in einer Vermehrung der SCHWANNschen Kerne in freiziehenden, sonst normalen großen Plasmaschläuchen bis zu einer völligen Zerstörung des Terminalreticulums äußern können.

Kurz erwähnt seien ferner die *Veränderungen des Muskel- und Bindegewebes*, wie sie OEHME, DIETSCHY, MARCHAND u. a. beobachteten. An den Muskeln zeigen sich nämlich

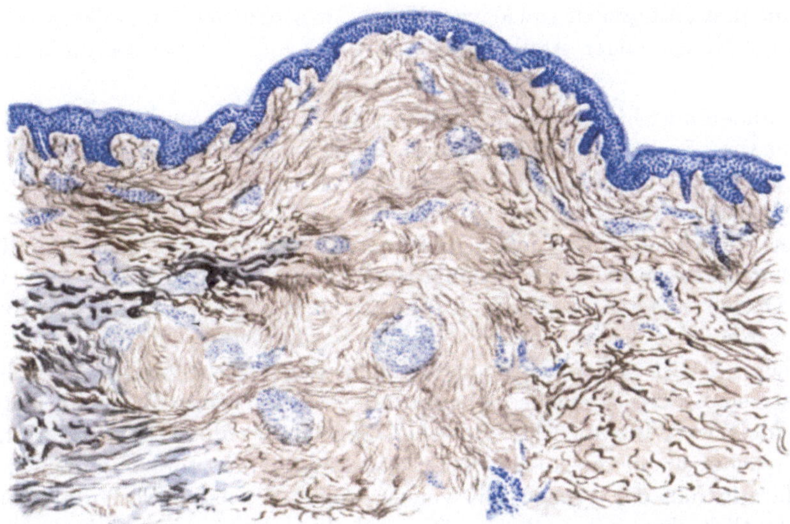

Abb. 34. *Sclerodermia diffusa.* (Sclerodermia tuberosa.) Brust, ♀, 42jähr. In der Mitte Neubildung des elastischen Gewebes. Homogenisierung des Kollagens (rechts und links in Cutis und Subcutis). Zerfall des Elastins. Links unten Basophilie des Kollagens. Fleckförmige, zum Teil perivasculäre Infiltrate. Saures Orcein, polychromes Methylenblau. O = 77:1, R = 60:1.

die gleichen anatomischen Veränderungen wie in der Haut: Vermehrung und Sklerose des Bindegewebes, Zellinfiltration in der Nähe der Gefäße, vor allem aus Lymphocyten, dazu eine sekundäre Muskelfaserdegeneration. Die *Muskelatrophie* stellt demnach weiter nichts dar, als eine Ausbreitung des sklerotischen Prozesses auf tiefer liegende Teile, wie er sich ja auch auf die inneren Organe (Herz, Lunge, Leber usw.) erstrecken kann. Die gelegentlich bei solchen Fällen beobachtete Verkalkung kommt auch bei der reinen Sklerodermie als rein lokaler Prozeß von geringem Umfang in der Haut vor (WEBER, WIJNS). Näher ist auf diese Verkalkungsvorgänge bei der Calcinosis eingegangen.

Differentialdiagnose. Während die Erkennung der Sclerodermia diffusa kaum Schwierigkeiten machen dürfte — die Gegensätze zur *Dermatitis atrophicans progressiva* wurden bei dieser erörtert — liegen die Dinge bei der Sclerodermia cricumscripta, und zwar besonders der kleinfleckigen Form erheblich verwickelter. Zwar sind *Vitiligo* und *Leukoderm* histologisch leicht zu erkennen, handelt es sich doch in beiden Fällen lediglich um einen umschriebenen Pigmentschwund *ohne* irgendwelche anderen Veränderungen. Auch der *Lichen r. planus*, der gelegentlich in Formen vorkommen kann, die klinisch an die kleinfleckige Sklerodermie erinnern (E. HOFFMANN, JADASSOHN u. a.), ist histologisch völlig anders gebaut. Vor allem läßt er das elastische Gewebe im großen und ganzen unverändert, während wir bei der Sclerodermia circumscripta — ähnlich allerdings auch beim Lichen sclerosus — ein ganz eigenartiges Verhalten und insbesondere eine schnelle Zerstörung beobachten.

Dagegen kommen histologisch einander sehr ähnliche Bilder vor, die an und für sich nicht zur nosologischen Bewertung der betreffenden Krankheitsfälle ausreichend sind. Zu denken ist hier einmal vor allem an jene 1901 von WESTBERG erstmalig beobachtete „mit weißen Flecken einhergehende, bisher nicht bekannte Dermatose", die sich histologisch von allem unterscheidet, was wir bisher als Sclerodermia circumscripta kennengelernt haben. Sie hat auch mit den von JOHNSTON und SHERWELL sowie von HAZEN veröffentlichten Fällen von *White spot disease* viel weniger Ähnlichkeit, als diese mit der Sclerodermia circumscripta.

Zum anderen ist hier zu berücksichtigen die *primäre* Form des *Lichen sclerosus* (HALLOPEAU). Es ist wohl anzunehmen, daß tatsächlich zwischen diesen beiden typischen Krankheitsbildern Bindeglieder vorkommen: Fälle, wie sie v. ZUMBUSCH, CZILLAG, FISCHER, MILIAN und VIGNOLO-LUTATI beschrieben haben, die gleichzeitig Merkmale des Lichen sclerosus und mehr noch der Sklerodermie *(„lichenoide Sklerodermie")* zeigen; und andererseits wieder Fälle, wie die HOFFMANNs, ORMSBYs und BIZZOZEROs, die zwar der Sclerodermia circumscripta zugezählt werden, durch gewisse klinische Unterschiede aber dem Lichen sclerosus nahestehen. Es ist dabei jedoch zu betonen, daß diese Bindeglieder wohl nur scheinbare sind, denn Verschiedenheiten oder Übereinstimmungen im histologischen Bilde sowohl wie auch im klinischen Befunde beruhen vielfach darauf, daß die Untersuchungen in verschiedenen Entwicklungsstadien vorgenommen wurden; ferner darauf, daß der Prozeß mit verschiedener Intensität verläuft. Bei dem außerordentlich chronischen Wesen der in Rede stehenden Erkrankungen ist es jedoch sehr selten möglich, die verschiedenen Entwicklungsstadien in ihrem ganzen Verlauf zu beobachten. Vorläufig halten wir daher daran fest, daß Lichen sclerosus und atrophicus oder Lichen albus zwar auch Anlaß zur Entstehung weißer, sklerodermieartiger Herde geben, daß diese aber mit unserer Erkrankung nichts zu tun haben.

Nach PAUTRIER und LEVY sind die Veränderungen bei manchen Sklerodermiefällen so geringfügig, daß eine Diagnose nicht möglich ist.

Die *Dermatomyositis* ist in ihren Endstadien manchmal histologisch kaum oder nicht abzutrennen, besonders dann, wenn die Muskelveränderungen nicht deutlich hervortreten (KLINGMANN, FREUDENTHAL u. a.)

Pathogenese. Die ganze Frage wäre mit einem Schlage gelöst, wenn man über die Genese der Sklerodermie Näheres wüßte. Es hat jedoch den Anschein, als ob die unter diesem morphologischen Gesichtspunkt zusammengefaßten Krankheitsbilder, die ja schon formalgenetisch voneinander abweichen — bei den circumscripten Formen steht primär mehr die Bindegewebsveränderung im Vordergrunde, bei den diffusen mehr die der Gefäße — kausalgenetisch durchaus nicht einheitlicher Natur sind. Vielleicht geben die von JOHN gefundenen Veränderungen des vegetativen Terminalreticulums einen Hinweis, wie die Schädigung der Haut sich abwickelt. Die Ursache ist damit noch nicht gefunden. Die Auffassung der Sklerodermie als einer „Kollagenose" verliert jeden Boden, wenn man sich vergegenwärtigt, daß das Kollagen eine „leblose" Substanz ist. Veränderungen an ihr können also nur dann eintreten, wenn andere vorausgegangen sind. Die fibrinoide Degeneration ist so allgemein verbreitet, daß sie unmöglich zur Klassifizierung von Krankheitsbildern verwendet werden kann (Klemperer, Gans).

Als eine selbständige und im wesentlichen prognostisch gutartige Erkrankung kann man von der akuten Form der Sklerodermie das

Sklerödem der Erwachsenen (Buschke)

abgrenzen, das sicherlich im Schrifttum wiederholt unter der Diagnose der ersteren niedergelegt ist. Es handelt sich dabei um eine häufig im Anschluß an oder auch als akute, influenzaähnliche Erkrankung einsetzende, schmerzlose, wachs- bis

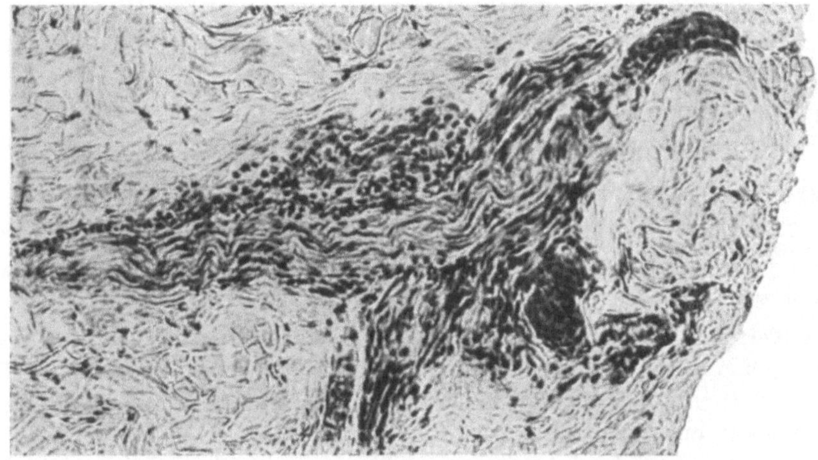

Abb. 35. *Scleroedema adultorum.* Perineurale Infiltration in der Cutis an einer Teilungsstelle eines gequollenen Nerven. O = 180:1; R = 180:1. (Sammlung E. Hoffmann.)

fast knorpelharte Versteifung der tieferen Schichten der Cutis, der Tela subcutanea und wahrscheinlich zum Teil auch der Fascie und der Muskulatur. Sie beginnt ziemlich akut, meistens am Nacken und setzt sich kontinuierlich von oben nach unten fort, um nach einem wechselnd langen Bestand sich größtenteils wieder zurückzubilden, ohne im Gegensatz zur Sklerodermie zu atrophischen oder sonstigen Störungen (Pigmentierung, Depigmentierung) zu führen, allenfalls unter Zurücklassung einer elephantiasisähnlichen Veränderung der Haut.

Histologisch handelt es sich in den frischen Stadien nicht um eine entzündliche Veränderung, sondern um die Einlagerung eines homogenen Exsudates ins tiefe Corium. Dieses drängt die Bindegewebsfibrillen unter Schonung der elastischen Fasern auseinander und läßt Epidermis, Papillarkörper sowie obere Cutis frei (Buschke). Dieses homogene Exsudat ist nach Nobl kein einfaches Ödem flüssiger Art, wie wir es bei Nierenentzündungen, bei Stauungszuständen finden, sondern eine Einlagerung einer festen Substanz. Diese Substanz ist nach Freund *schleimartig* metachromatisch, gibt aber keine Mucinfärbung. Braun-Falco fand nach Vorbehandlung mit Hyaluronidase eine Aufhebung der Metachromasie und nimmt daher an, daß es sich um Hyaluronsäure handelt. Freund fand wie vorher Pinkus, Nobl und Rummert, neben einem sonst sehr geringfügigen Infiltrat aus Plasmazellen und Lymphocyten (GOTTRON) zahlreiche Mastzellen um die Gefäße.

Ob ein Teil der als sog. *Sklerodermie der Neugeborenen* bekannten seltenen Erkrankungen, die in pädiatrischen Lehrbüchern recht verschiedenartig aufgefaßt werden, ebenfalls hierher zu rechnen sind, scheint, wie auch BUSCHKE betont, bei der auf dem Gebiete der atypischen ödematösen Zustände des Säuglingsalters vorhandenen Unklarheit noch reine Hypothese.

Für die *Pathogenese* besonders beachtenswert erscheinen von E. HOFFMANN beim Sklerödem (BUSCHKE) erhobene histologische Veränderungen an den cutanen Nerven in Gestalt perineuritischer Infiltrate, Verdickung und Aufquellung. Spätere Untersucher konnten diesen, allerdings in einem sehr frühen Stadium der Erkrankung erhobenen Befund nicht bestätigen. BUSCHKE und OLLENDORFF beschrieben einen Fall, bei dem die tieferen Fascien und die Muskeln hauptsächlich befallen waren.

Hier sei das

Sclerema neonatorum (Sklerödem SOLTMANN)

angeschlossen, bei dem eine ödematöse und adipöse Form (Fettsklerem) unterschieden wird. Die Erkrankung beginnt in den ersten Lebenswochen mit oder ohne vorherige Störung des Allgemeinbefindens meist an den unteren Extremitäten, vielfach auch auf den Rumpf übergreifend und führt in kürzester Zeit unter zunehmender Schwäche und herabgesetzter Eigentemperatur zum Tode.

Sie äußert sich bei dem *ödematösen Sklerem* zu Beginn als eine harte ödematöse Schwellung und blasse oder blaurote, cyanotische Verfärbung der erkrankten Teile. Die Leichenöffnung zeigt lediglich eine wechselnd starke Durchwässerung des ganzen Körpers mit einer Flüssigkeit, die eiweißreicher ist als bei gewöhnlichen Ödemen. Histologisch fand LUITHLEN nichts, was eine Trennung von anderen Ödemen gestattete. MENSI stellte eine Atrophie der Epidermis, meist bei mangelndem Stratum granulosum fest; im Corium eine dichte Anhäufung von Fasern und Zellen, stärker blutgefüllte Gefäße; in der Subcutis eine blutige Durchtränkung des im übrigen gut erhaltenen Fettgewebes, GANS konnte diese Befunde an einem Fall der Heidelberger Kinderklinik nicht bestätigen und schließt sich daher LUITHLEN an.

Die zweite Form, das *Sclerema adiposum*, besser als präagonale Induration des Fettes (GRAY, MCINTOSH u. a.) bezeichnet, besteht in einer Verhärtung der Haut zu einer glatten, gespannten, auf der Unterlage nicht verschieblichen, wachsartig verfärbten, gelegentlich auch cyanotischen Decke, die dem Fingerdruck nicht nachgibt und dadurch an das Sklerödem der Erwachsenen erinnert, ohne zu diesem im übrigen irgendeine Beziehung zu haben. Es geht mit einer Massenverminderung der erkrankten Gewebsabschnitte einher.

Beim Einschneiden sind Cutis und Subcutis widerstandsfähiger als in der Norm, das Fettgewebe von blasser, weißer Farbe und eigentümlich stearinähnlicher Härte. Im übrigen ist die ganze Decke völlig ausgetrocknet, pergamentartig, oft verdünnt. Histologisch fand sich in den wenigen untersuchten Fällen eine normale oder auch atrophische Epidermis mit Fehlen des Stratum granulosum (MENSI), eine Verdickung der Bindegewebsfasern ohne eine sichere Zunahme derselben. Die Zellinfiltration im Corium war nur gering, auch die Gefäße nicht vermehrt; das Fettgewebe der Subcutis erheblich verringert, zahlreiche Fettkristalle enthaltend, aber sonst nicht verändert.

Hier zu erwähnen ist auch die *Adiponecrosis subcutanea neonatorum (Lipodystrophia subcutanea neonatorum)*. Sie wird besser als Fettnekrose oder Fettumbau *der Neugeborenen* bezeichnet. Die gleichen Veränderungen kommen nämlich auch in den anderen Fettlagern des Körpers vor, entgehen aber meist der Beobachtung (FLORY, ZEEK und MADDEN). Die Erkrankung befällt im Gegensatz zur vorigen kräftige, gut genährte und sonst völlig gesunde Kleinkinder. Sie ist vielleicht familiär und hat eine gute Prognose.

Histologisch steht nach GRÜTZ im Vordergrund dieser umschriebenen Erkrankung des Fettgewebes der Umbau der gespeicherten Fette. Die Fettläppchen nähern sich nach ihm wieder ihrer ursprünglichen Struktur als Primitivorgane. Die Septen zwischen den Einzelläppchen werden teils ödematös, teils unter echter Zunahme des Bindegewebes verbreitert. In den Läppchen treten zunächst Vacuolen in den Fettzellen auf. Das Fett färbt sich nicht mehr gleichmäßig mit Sudan III. Kristalle, meist doppelbrechend und keine Fettfärbung annehmend, werden ausgefällt. Am Rande beobachtet man proliferative Vorgänge. Lymphocyten, Neutrophile und Histiocyten sind zu finden. Die Histiocyten haben nach WORINGER und DISS eine besondere Fähigkeit, Vitalfarbstoffe und Lipoide zu speichern. Nach BLANC werden auch Schaumzellen gefunden. Die Kerne der benachbarten Fettzellen vermehren sich. Es entstehen vielgestaltige Riesenzellen mit randständigen, kranzartig angeordneten zahlreichen Kernen. Das Granulationsgewebe wird außerordentlich polymorph und nimmt schließlich das gesamte Läppchen ein. Elastische Fasern fehlen. Nekrosen werden beschrieben, sind jedoch selten und treten auch dann meist ganz zurück. Hämorrhagien sind nach BLANC ebenfalls selten, nach GRÜTZ sind sie, ebenso wie die Gefäßveränderungen, sekundärer Natur.

Wesentlich ist der Abbau von Fett. Während im Zentrum der Läppchen sich noch derartige Vorgänge abspielen, baut sich vom Rande her normales Fettgewebe auf. Es kommt zur erneuten Einlagerung von Fett. Es handelt sich also nicht um eine einfache Fettnekrose, sondern um einen Vorgang besonderer Art (GRÜTZ). Die Fettzellen gehen nicht wie bei der Nekrose zugrunde, sondern werden *umgebaut*. Es kommt bei dieser Erkrankung zu einer völligen Abheilung, vielleicht über ein bindegewebiges Narbengewebe (WORINGER). Diese letzte Annahme widerspricht allerdings der Ansicht von GRÜTZ.

Die *Ursache* ist noch unklar. Vielleicht ist sie in einem abweichenden chemischen Aufbau des Unterhautfettes zu suchen. Dafür spricht der beobachtete Beginn vor der Geburt (ZEEK und MADDEN). Das kindliche Fett hat bekanntlich eine andere Zusammensetzung als das des Erwachsenen. Auffallenderweise beteiligen sich die höher gelegenen Fettzellen um die Hautanhangsgebilde nicht an dem Krankheitsprozeß. Auch verhalten sich diese Zellen in der normalen Haut anders als das subcutane Fett: sie nehmen mit Sudan III einen anderen Farbton an (GRÜTZ).

Die Auffassung von GRÜTZ über die Besonderheit des Vorgangs bedarf der weiteren Bestätigung. Die Fettgewebsnekrose als solche ist bei den disseminierten Steatonekrosen ausführlich dargestellt.

Differentialdiagnostisch ist der *Sklerodermie der Neugeborenen* zu gedenken, bei der jedoch die Säuglinge im übrigen ganz gesund sind. Sie ist auch von durchaus gutartigem Verlauf.

Die *Genese* des ödematösen und adipösen Sklerems ist noch recht umstritten. (Über die Bedeutung von Nervenerkrankungen bei oder nach akuten Infektionskrankheiten siehe oben.) Auch für den Verlaufsunterschied des Sklerödems — beim Erwachsenen ein unbedingt gutartiger, nahezu sich völlig rückbildender

Vorgang, beim Säugling eine stets zum Tode führende Erkrankung — haben wir noch keine Erklärung. Sie wird wohl so lange auf sich warten lassen, als das dunkle Wesen des ganzen Prozesses nicht aufgehellt ist.

Pseudoxanthoma elasticum (Darier).

Das *Pseudoxanthoma elasticum* stellt eine weder klinisch noch histologisch streng umschriebene Erkrankung des elastischen Gewebes der Haut dar. Es ist eine Teilerscheinung einer Erkrankung des gesamten elastischen Gewebes des Körpers. Während es sich in den *klassischen* Fällen um das symmetrische Auftreten leicht erhabener papulöser Efflorescenzen von xanthomartiger Gelbfärbung und vielfach netzförmiger Anordnung an den Beugefalten der großen Gelenke, am Halse, am Rumpfe, also an bedeckten Körperstellen handelt, liegen Beobachtungen vor, wo die klinisch und histologisch genau gleichen Veränderungen an unbedeckten Körperstellen, vielfach auch asymmetrisch aufgetreten sind, sich in ihrer Lokalisation also über den ganzen Körper, ja sogar auf die Mundschleimhaut verteilen. Die Krankheit befällt beide Geschlechter ziemlich gleichmäßig, ist in jedem Alter festgestellt worden und zeigt in ihrem klinischen Verlauf keine nennenswerten Umwandlungen des einmal vorhandenen Aufbaues. Restlos typische Efflorescenzen sind dabei nicht vorhanden. Meistens bestehen sie aus stecknadelkopf- bis linsengroßen, rundlichen oder vielgestaltigen Knötchen; es sind auch größere Papeln, Flecke und selbst längere Balkenbildungen beobachtet worden. Die Oberfläche ist glatt, nirgends gedellt und deutlich erhaben. Erwähnenswert ist eine gewisse Neigung zu *familiärem Auftreten.*

Das histologische Bild wird beherrscht von eigentümlichen *Veränderungen des elastischen Gewebes der Cutis.* In klassischen Fällen zeigen Epidermis sowie Papillarkörper keine nennenswerten Veränderungen. In der Cutis lassen sich dagegen schon bei schwacher Vergrößerung drei verschiedene Zonen feststellen. In der an den Papillarkörper anschließenden Zone ist das elastische und kollagene Gewebe nicht verändert. Insbesondere sind die elastischen Fasern von normaler Zartheit und Dichte, zur Cutis hin waagerecht verlaufend, während zarte Fasern nach aufwärts in den Papillarkörper und bis ans Stratum basale ziehen. Zellansammlungen entzündlicher Natur werden hier in der Regel vermißt; auch die Gefäße zeigen normalen Verlauf. Das *pathologische* Geschehen spielt sich vielmehr in der darauffolgenden Zone ab, die nach der Tiefe zu bis in die Gegend der Schweißdrüsenknäuel reicht, während sie nach den Seiten hin meistens an den benachbarten Haarbalg-Talgdrüsenfollikeln haltmacht. Jedoch liegt keine gleichmäßig flächenhafte Ausbreitung vor, sondern es bilden sich ungleichmäßig geformte Läppchen und Wülste aus, die entweder durch schmale Brücken normalen elastischen Gewebes getrennt sind oder durch verbindende Stränge miteinander in Zusammenhang stehen. Vielfach kann man bei der einzelnen Papel auch einen perifollikulären Aufbau des veränderten Gewebes beobachten. Die Subcutis als dritte Zone pflegt in der Regel an der Erkrankung nicht beteiligt zu sein, jedoch ist die Abgrenzung zu ihr hin manchmal unregelmäßig und zeigt allmähliche Übergänge.

Der erkrankte Bezirk tritt schon im ungefärbten Präparat als unregelmäßig angeordneter, mit körnigen und zusammengeknäuelten Massen erfüllter Herd hervor. Im gefärbten Präparat lassen sich nun eine Reihe von Veränderungen feststellen, die in erster Linie das *elastische Gewebe* betreffen. In dem erkrankten Gebiet färben sich die elastischen Fasern durchgehend schwächer mit saurem Orcein. Der Verlust ihrer Acidophilie gibt sich weiterhin dadurch zu erkennen, daß sie manchmal die UNNAsche Elacinreaktion geben. Vielfach wechseln dabei basophile und acidophile Strecken an der gleichen Faser miteinander ab. Neben diesen färberischen Differenzen zeigen sich dann noch eigenartige Störungen des Aufbaues. Während an den Grenzen des Erkrankungsherdes die elastischen Fasern zart und sich gleichmäßig verästelnd in den eigentümlichen Windungen verlaufen, tritt plötzlich am Übergang in das kranke Gewebe ein unregelmäßiges Durcheinander plumper, septierter und körnig zerfallender Knäuel ein. Die einzelne Faser wird dicker, der glatte Rand wird welliger; hier und da treten Einschnürungen auf, die an Mycelfäden oder Rosenkranzformen erinnern. Die

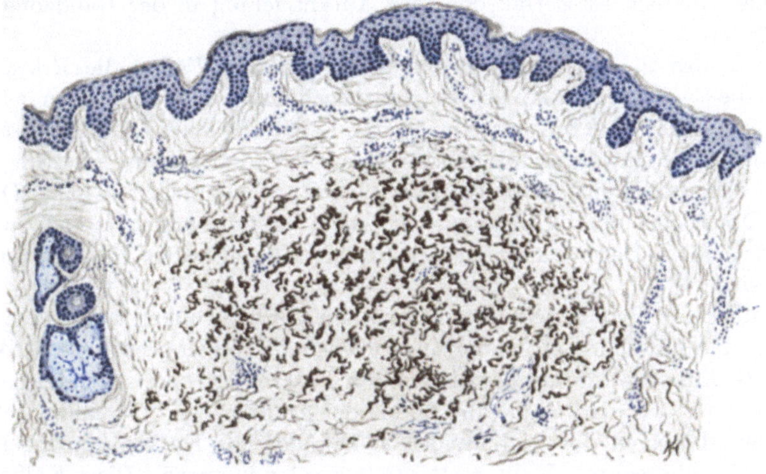

Abb. 36. *Pseudoxanthoma elasticum.* Herdförmiger Zerfall bzw. Degeneration des Elastins in der Cutis. (Saures Orcein, polychromes Methylenblau.) O = 66:1, R = 66:1. (Sammlung der Breslauer Hautklinik.)

gewohnte Ordnung des Faserverlaufs ist gestört; ihr normaler Aufbau ist verworfen. Vielfach treten Längsspalten zwischen den Fasern und Vacuolenbildung in ihnen auf. Die einzelnen Fasern sind zerrissen, am Ende vielfach aufgelockert und in einen Haufen schwer färbbarer Brocken und Bröckchen zerfallen (*Elastoclasis* oder *Elastorrhexis* Dariers). Die einzelnen Fasern sind zu unregelmäßigen Haufen zusammengeballt, vielfach bandartig verbreitert und spiralig oder korkzieherartig gewunden.

Im großen und ganzen macht das elastische Gewebe dieser Krankheitsherde den Eindruck, als ob es vermehrt wäre, sogar *tumorartiger* Aufbau wird beschrieben, während in den klassischen Fällen tatsächlich nur eine pathologische Verdickung, Zerfall und Aufquellung der Fasern vorzuliegen scheint.

Die Veränderungen des *kollagenen Gewebes* treten demgegenüber an Bedeutung völlig zurück.

Insbesondere ist ein Zerfall des Kollagens kaum festzustellen. Abgesehen davon, daß die einzelnen Balken dicker und plumper sind als normal, was immerhin auf eine, wenn auch ganz geringgradige Beteiligung dieses Gewebes hinweist, zeigen sie keine nennenswerten Veränderungen.

Die Gefäße in klinisch unveränderter Haut können ebenso wie in den befallenen Bezirken eine Kontinuitätstrennung der Elastica und eine schlechtere Anfärbbarkeit mit Orcein, schließlich alle Veränderungen der Elastica aufweisen, die wir oben beschrieben haben (Brill und Weil, Urbach und Nékám).

Die *zelligen Elemente* werden in der Regel der Zahl nach vermehrt gefunden; es handelt sich dabei in erster Linie um Bindegewebszellen sowie auch Mastzellen. Leukocyten und Plasmazellen sind nicht festzustellen, dagegen wurden hier und da Riesenzellen beobachtet. Es erscheint zwar selbstverständlich, sei aber ausdrücklich betont, daß sich echte Xanthomzellen niemals vorgefunden haben.

Das Gewebe in der *Umgebung* der Herde zeigt ganz normale Verhältnisse. Die elastischen Fasern, von normaler Struktur und Schlängelung, sind vielleicht etwas vermehrt und verdickt. Sie gehen unmittelbar in die erkrankten Faseranteile über. Jedoch ist Zerfall oder gar Aufknäuelung in der Randzone nicht festzustellen.

Während also in den eben geschilderten typischen Fällen die Erkrankung streng auf die Cutis beschränkt ist, sind dann noch eine Reihe von Fällen bekanntgeworden, die in ihrer Klinik (s. o.) von der Regel abwichen, wenn sie auch im großen ganzen die histologische Struktur getreulich wiederholen. Es muß jedoch betont werden, daß in einzelnen der in der Literatur niedergelegten Fälle (DÜBENDORFER, DOHI) sich doch Übergänge zu jenen Veränderungen fanden, wie wir sie bei der senilen Degeneration des elastischen Gewebes der Haut anzutreffen gewohnt sind.

Gegenüber den eben geschilderten typischen Veränderungen treten eine Reihe mehr sekundärer Befunde an Bedeutung zurück. Zu diesen gehört die wiederholt beobachtete *Kalkinkrustation* der elastischen Fasern (FRIEDMANN). Es handelte sich dabei um stark lichtbrechende, feine oder grobkörnige, krümelige, schollige Substanzen, die nach der v. KOSSAschen Methode als Kalkablagerungen, und zwar von phosphorsaurem Kalk, festgestellt werden konnten. Diese Kalkablagerung fand sich in jenen elastischen Fasern, die bei der färberischen Darstellung bereits als verändert aufgefallen waren.

In denjenigen Fällen, wo der Krankheitsprozeß sich direkt unterhalb des Papillarkörpers oder gar bis in diesen hinein erstreckt, erscheint es verständlich, daß dann der Papillarkörper verstrichen und die Epidermis atrophisch sein kann (HERXHEIMER und HELL).

Hier und da festgestellte stärkere lymphocytäre Zellinfiltrationen um die Krankheitsherde, das Auftreten von Mastzellen in größerer Menge, der Befund vereinzelter Riesenzellen mag im einzelnen das Krankheitsbild im histologischen Schnitt etwas bunter gestalten, jedoch können daraus besondere Unterschiede wohl nicht hergeleitet werden. Ähnlich ist wohl auch das Auftreten stärkerer Pigmentierung (BOSELLINI) über den erkrankten Herden zu betrachten.

Differentialdiagnose. Anders steht es jedoch mit den Fällen, wo nun das elastische Gewebe nicht in der typischen herdförmigen Weise erkrankt ist, sondern die Veränderungen sich diffus bis in die Subcutis hinein fortsetzen. Hier ist differentialdiagnostisch zur *senilen Degeneration* der Haut Stellung zu nehmen. Bei dieser steht jedoch im Vordergrunde der hochgradige Schwund des kollagenen Gewebes, an den sich erst die Veränderungen des elastischen Gewebes anschließen; ein Prozeß also, der dem vorliegenden in seinem Entwicklungsgang direkt gegensätzlich gegenübersteht. Zudem ist die ganze Cutis dort diffus erkrankt, während es sich hier um ganz umschriebene Bezirke handelt. Es kommt hinzu, daß die senile Degeneration klinisch eine erkennbare Volum*abnahme*, aber keine Zunahme und außerdem eine ganz andere Farbe hat.

In zweiter Linie kommt dann differentialdiagnostisch noch das *Kolloidmilium* in Frage. Es handelt sich hier tatsächlich um die Bildung einer „kolloiden“, sogar aus dem Gewebe ausdrückbaren Substanz, die sich in erster Linie unmittelbar unter dem Papillarkörper ansiedelt, in ihrer ganzen Masse vom Entstehungsort zur Oberfläche hindrängt, und durch die darunter sich entwickelnde, frische Epithelproliferation gewissermaßen abgestoßen wird.

Pathogenese. Es handelt sich um eine familiäre, vielleicht recessiv vererbliche Erkrankung des gesamten elastischen Gewebes des Körpers (BETTMANN, FRIEDMANN u. a.). Schon der von DARIER 1896 beschriebene Fall hatte später Sehstörungen. Durch Risse in der Membrana elastica chorioideae kommt es zu *angioiden Streifenbildungen der Retina.* An den Gefäßen des Körperinneren, vor allem der Aorta, kann die Elastica geschädigt sein und so ein tödlicher Ausgang der Erkrankung folgen. Dieser Symptomenkomplex wurde schon von GROENBLAD und STRANDBERG beschrieben und wird nach dem Vorschlag von FRANCESCHETTI als GROENBLAD-STRANDBERG-Syndrom bezeichnet.

Die „kolloide“ Degeneration der Haut.

Die allgemeine pathologische Histologie pflegt heute alle transparenten, strukturlos homogenen Eiweißsubstanzen, sofern sie *epitheliale* Umwandlungs- oder Abscheidungsprodukte sind, als epitheliales Hyalin oder *Kolloid* den bindegewebigen entsprechend umgewandelten Gebilden, dem *Hyalin* im engeren Sinne (konjunktivales Hyalin) gegenüberzustellen. Es ist dabei zu betonen, daß in dem Begriff Hyalin oder Kolloid kein chemisch einheitlicher Körper, sondern eine Reihe von Eiweißmodifikationen mit gleichen optischen Eigenschaften (*ohne* Amyloidreaktion, die für sich eine besondere Unterabteilung bilden) zusammengefaßt sind. Färberisch lassen sie sich voneinander hauptsächlich dadurch unterscheiden, daß bei Anwendung von Fuchsin-Pikrinsäuregemischen (VAN GIESON) das bindegewebige Hyalin im engeren Sinne durch seine starke Affinität zu sauren Farben die leuchtend rote Fuchsinfarbe annimmt, während das weniger acidophile Kolloid sich meist gelb färbt.

Grundsätzlich wären daher auch in der Dermatohistologie jene im bindegewebigen Anteil der Haut sich abspielenden, zu den entsprechenden Veränderungen führenden Vorgänge als *hyaline Degenerationen im engeren Sinne* zu bezeichnen. Dabei pflegt die feinfaserige Struktur des Gewebes unter Umwandlung zu dicken homogenen Zügen, die sich ihrerseits wieder zu dichten, homogenen größeren Massen zusammenfügen, verlorenzugehen. Da man bisher allgemein, namentlich seit den grundlegenden Arbeiten UNNAs annahm, daß diese Veränderungen sich in erster Linie vom kollagenen, weniger vom elastischen, meist jedoch von beiden Geweben herleiten lassen, pflegte man in der Hauthistologie das entsprechende hyaline Umwandlungsprodukt „*Kolloid*“ zu nennen und trat so *formal* im absichtlich scharfen Gegensatz zu dem Übereinkommen in der allgemeinen pathologischen Histologie. Ein *sachlicher* Gegensatz ist durchaus nicht vorhanden, wenn sich diese Tatsache auch nur rein negativ daraus ableiten läßt, daß weder der Pathologe sein Hyalin oder Kolloid, noch der Dermatologe sein Kolloid und Hyalin chemisch irgendwie genauer bestimmen kann. Die Dermatologie vermag zudem die Berechtigung zu ihrer Stellungnahme von der Klinik herzuleiten, der gegenüber die Histologie doch stets nur Mittel zum Zweck (des besseren Verständnisses), aber niemals Selbstzweck sein soll. Da man nun ursprünglich unter dem Begriff der Kolloide zwar sehr verschiedenartige, glasig durchscheinende, stark lichtbrechende homogene Massen, aber in erster Linie doch *leim*ähnliche verstand, so scheint mir UNNAs Vorschlag, diese Bezeichnung gerade bei Degenerationen des *leim*gebenden Gewebes, des Kollagens, zu verwerten, durchaus berechtigt. Dies um so mehr, als ja auch die Klinik in dem Auftreten der Veränderung als gelbe, durchscheinende Knötchen, die beim Anschneiden leimähnliche Massen entleeren, jenem ursprünglich für kolloide Substanzen aufgestellten Begriff in vollkommenster Weise gerecht wird. Ich muß daher trotz des allgemeinen Bestrebens, die Dermatohistologie ihrer Mutter, der allgemeinen pathologischen Histologie wieder weitgehendst nahe zu bringen, doch hier die *kolloide Degeneration im Sinne der Dermatologen unbedingt aufrechterhalten.* Wie die allgemeine pathologische Histologie ein epitheliales Hyalin anerkennt, möge sie auch einem bindegewebigen, einem konjunktivalen Kolloid eine verständnisvolle Aufnahme nicht versagen, wenn auch die Frage andererseits wieder dadurch verwickelter wird, daß wir ja allein auf das elastische Gewebe beschränkte Veränderungen kennen, die klinisch durchaus dem entsprechen, was wir als kolloide Degeneration zu bezeichnen pflegen, ohne daß dabei das Kollagen selbst irgendwie verändert wäre.

Wir müssen daher heute — entsprechend dem allerdings oft kaum noch feststellbaren Ausgangspunkt der Veränderung — soweit als möglich zwei Gruppen unterscheiden, je nachdem die kolloide Degeneration vom elastischen oder kollagenen Gewebe ausgegangen ist (ARZT). Dabei müssen wir allerdings den stillen Vorbehalt machen, daß meist beide beteiligt sind und nur die Veränderung des einen mehr im Vordergrunde steht.

Die kolloide Degeneration des elastischen Gewebes

tritt klinisch bei vielen Gelegenheiten auf. Sie wird in Narben, bei Einschmelzungs- und Entzündungsprozessen, bei Geschwülsten, bei der senilen Degeneration der Haut u. a. angetroffen und kann daher für keine Erkrankung als charakteristisch angesehen werden. Es handelt sich dabei um hellgelbe bis elfenbeinfarbige, umschriebene oder unregelmäßig fleck- oder auch knötchenartige Herde von wechselnder Größe, die fast ausschließlich an den unbedeckten Körperstellen langsam entstehen und dann über lange Zeit unverändert bleiben.

Histologisch lassen sich die dabei vorliegenden Veränderungen nur mit entsprechenden Bindegewebsfärbungen nachweisen, also mit dem VAN GIESONschen Säurefuchsin-Pikrinsäuregemisch, mit Fuchsin nach WEIGERT, sowie dem Orcein und dann noch besonders mit den von UNNA für diese degenerativen Veränderungen angegebenen spezifischen Färbemethoden. Die umgewandelten elastischen Fasern, die sich auch makroskopisch auf der Schnittfläche deutlich durch ihren gelbweißen Farbton aus der Umgebung hervorheben, erscheinen dann als homogene oder mehr grobschollige, zum Teil verdickte, meist kernlose, bei WEIGERTs Färbung diffus grauschwarze Massen. Mitunter entstehen aus den verfilzten und verdickten Fasern dichte Knäuel, deren Elemente segmentiert, körnig zerfallen und zu tropfenartigen Resten umgewandelt sind. Vielfach kommt es dabei auch zur Bildung von basophilem Elastin, dem *Elacin.* Bei all diesen Veränderungen fällt die Ähnlichkeit mit den bei der senilen Degeneration zu erhebenden Befunden auf, von denen sie tatsächlich oft schwer zu trennen sind, zumal ein großer Teil der in Frage stehenden Veränderungen oft erst im höheren Alter aufzutreten pflegt. Auf eine genauere Darstellung des kolloiden Umbaues des elastischen Gewebes bei den verschiedenen Erkrankungsformen wurde und wird im übrigen an entsprechender Stelle näher eingegangen.

Eine Erkrankung mit *kolloider Degeneration* soll jedoch hier besprochen werden, da sie ausschließlich durch diese gekennzeichnet ist.

Pseudomilium colloidale (Pellizari).

Dieses wurde früher als Kolloidmilium (E. Wagner), Colloidome miliaire (Besnier), Hyalom (Vidal-Leloir), Dégénérescence colloid du derme (Besnier und Balzer), Conjunctivom mit hyaliner Degeneration (Milian) im Sinne einer selbständigen Erkrankungsform

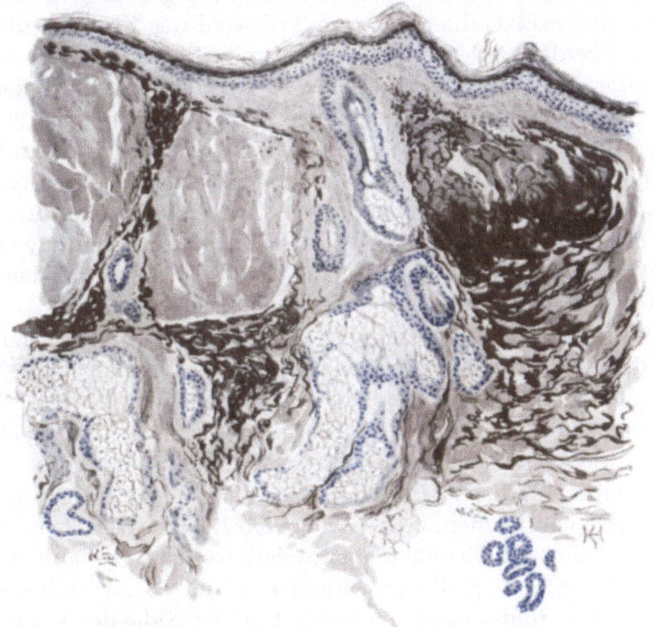

Abb. 37. *Kolloide Degeneration der Haut* (sog. Kolloidmilium). Gesichtshaut. Atrophie der Epidermis; herdförmige Umwandlung des elastischen und kollagenen Gewebes der Cutis in homogene, kernarme Massen. O = 66:1, R = 66:1. Orcein, polychromes Methylenblau. (Sammlung P. G. Unna.)

der Haut bezeichnet. Ferreira-Marques und van Uden haben kürzlich den Namen *Elastosis colloidalis conglomerata* vorgeschlagen, um ihrer Anschauung über die Entstehungsweise Rechnung zu tragen.

Es handelt sich dabei klinisch um in erster Linie im Gesicht, dann auch an den Händen, also den unbedeckten Körperstellen, auftretende, stecknadelkopf- bis erbsengroße, gesonderte oder auch zusammenfließende, meist durchscheinende, flach halbkugelige oder auch leicht zugespitzte oder gar vielhöckerige Erhabenheiten von citronengelber oder auch normaler Hautfarbe. Der Inhalt derartiger Knötchen tritt nach Einschneiden auf Druck als blaßgelbe durchscheinende gallertartige Masse hervor. Die Veränderung tritt meist im späteren Leben auf, wurde jedoch auch bei Jugendlichen gefunden (Bosellini). Familiäres Vorkommen der Erkrankung wurde beschrieben.

Histologisch ist die Epidermis über diesen Knötchen in der Regel mehr oder weniger stark verdünnt, ohne sonstige Veränderungen; zwischen den Knötchen ist sie meist von gewöhnlicher Breite. Unter dem Epithel erstreckt sich bei den kleineren Knötchen zunächst eine Schicht gut erhaltenen Bindegewebes;

bei den größeren tritt sofort jene eigentümliche, homogene oder feinfaserige, kernarme Masse auf, die bis in die mittlere Cutis und die Drüsenschicht hinabreicht und dem Ganzen ihr kennzeichnendes Gepräge verleiht. Am einzelnen Knötchen läßt sich dabei eine allmählich einsetzende Verdickung von Fasern, die sich mit van Gieson gelb färben, der *Verlust des feineren Aufbaues* und des welligen Verlaufs, der Übergang zu homogenen, eintönig und unregelmäßig zerfallenden kernarmen Blöcken deutlich beobachten. Letztere sind nur selten von kleinen Gefäßen durchzogen. Nach den Seiten zu sind sie meist von Streifen normalen Bindegewebes in wechselnder Ausdehnung umschlossen. Diese eintönigen Massen sind manchmal von mehr oder weniger großen und unregelmäßigen Spalten durchsetzt, die zwar zum Teil wohl der Fixation und Härtung ihre Entstehung verdanken (Marchionini und Aygüm), zum Teil jedoch durch ihren Endothelbelag sowie durch ihren Verlauf zum Gesunden hin, wo sie eindeutiger erscheinen, sicher als erweiterte Blut- und Lymphgefäße erkennbar sind. Die Wandung der größeren *Gefäße* ist an der hyalinen Umwandlung ebenfalls beteiligt; ihr Elastin ist geschwunden, statt seiner eine breite, hyaline, stark verdickte Wand übriggeblieben (s. Abb. 38). Nach der Grenze zur normalen Umgebung hin findet sich manchmal eine etwas stärkere Ansammlung gewucherter Bindegewebszellen, Lymphocyten, und auch Endothelzellen, von denen manche ein eisenhaltiges, gelbes Pigment tragen können (Bizzozero).

Ferreira-Marques nimmt gegen die Begriffe Kollastin und Kollacin Stellung. Er weist auf den von ihm als Übergangszone bezeichneten Gewebsabschnitt zwischen der kolloiden Substanz und dem normalen Gewebe hin. Hier findet sich nach ihm eine Massierung von Faserkonglomeraten, die Elasticafärbung annehmen und die das kollagene Gewebe fast völlig verdrängen. Gitterfasern treten hier sehr zahlreich auf. Es läßt sich der allmähliche Übergang der Faserkonvolute, die Orcein annehmen, zu den kolloiden Blöcken verfolgen. Das Elastin kann dabei gelegentlich zu Elacin umgewandelt werden; es kann das ebenfalls in Umwandlung begriffene Kollagen imbibieren und so zur Bildung von sog. Kollastin führen. Man findet dann, namentlich in der Nähe der Epidermis, grobe homogene, strukturell an verdickte Kollagenbündel erinnernde Blöcke, die sich färberisch wie Elastin verhalten, also mit saurem Orcein sehr gut darstellbar sind. Schließlich kann sich die Elacinfaser dort, wo sie zu Tröpfchen und Körnern zerfällt, mit dem Kollagen zu sog. Kollacin verbinden (Unna). Auf das Hypothetische in der Auffassung dieser Dinge als wirkliche chemische Umwandlungsprodukte und nicht als Erscheinung physikalisch-chemischen Umbaues sei wenigstens aufmerksam gemacht.

Diese letzteren Veränderungen jedoch sind durchaus nicht immer deutlich vorhanden. In manchen Fällen beschränkt sich die Kolloidbildung scheinbar allein auf das kollagene Gewebe, in welchem Schwellung, Homogenisierung und Änderung des färberischen Verhaltens immer stärker hervortreten, so daß schließlich eine neue, jeglicher spezifischen Struktur und Chromophilie entbehrende Substanz übrigbleibt: das *Kolloid*. In diesem finden sich oft langgestreckte, aber im übrigen wohlerhaltene Bindegewebszellen, die gelegentlich durch Zusammenfließen mehrerer Kerne zu riesenzellartigen Bildungen führen (Bizzozero). Da innerhalb des erkrankten Bezirks die elastischen Fasern jedoch meist völlig geschwunden sind, so liegt die Annahme nahe, daß den Veränderungen des

Kollagens solche des Elastins vorangegangen sind, zumal sich auch weitgehende Degeneration des letzteren in nächster Umgebung der Erkrankungsherde vorfinden kann (Arzt).

Bei unserer geringen Kenntnis des Chemismus dieser ganzen Umwandlungsprodukte, bei der Schwierigkeit ihrer färberischen Verfolgung und Deutung wird im Einzelfall eine Entscheidung immer recht schwierg bleiben. Zusammenfassend erscheint daher die Vorstellung viel annehmbarer, daß wir in dem bindegewebigen Kolloid vielleicht *keine völlig einheitliche Substanz* vor uns haben,

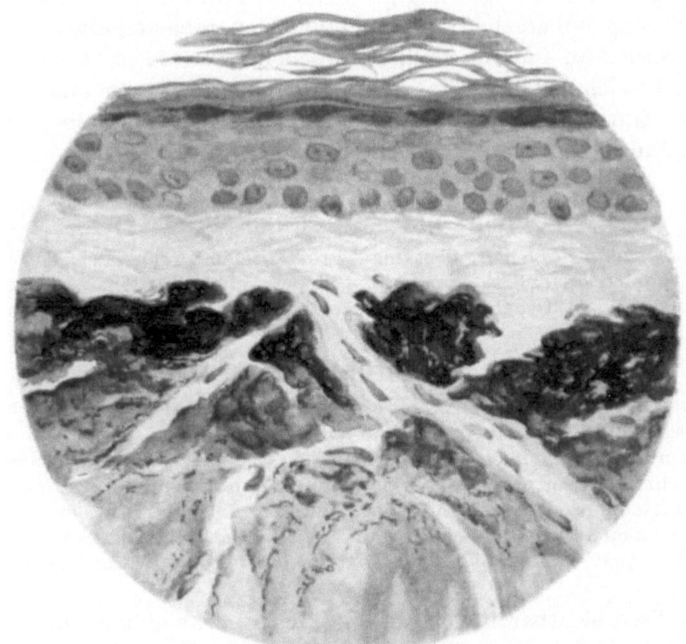

Abb. 38. Dasselbe wie Abb. 37. Ausschnitt bei stärkerer Vergrößerung. Die schollige Natur der umgewandelten Massen noch deutlicher. Das Gewebe durchziehen einige, zum Teil erweiterte Capillaren. O = 1000:1, R = 800:1. (Sammlung P. G. Unna.)

daß es sich vielmehr um eine Masse handelt, die in den meisten Fällen vom Kollagen und wohl auch vom Elastin abstammt, infolge ihres eigentümlichen Aufbaues aus diesem Gemenge acidophiler und basophiler Substanzen keinerlei besondere färberische Affinitäten zeigt und dadurch vom normalen Bindegewebe abweicht.

Die Untersuchungen Kreibichs bedürfen heute immer noch einer gründlichen Nachuntersuchung. Sollten sich seine Angaben bestätigen, wonach stets nur das Elastin in Kolloid übergeht, das Hyalin jedoch als eine dem Kollagen artverwandte Substanz zu betrachten ist, so wäre damit ein wesentlicher Schritt vorwärts getan.

Differentialdiagnose. Beim Auftreten der Veränderungen im hohen Alter kann die Trennung von jenen der *senilen Degeneration* der Haut Schwierigkeiten machen. Sie können unter Umständen so groß sein, daß eine sichere Entscheidung ebensowenig zu treffen ist, wie für jene „Übergangsfälle" von *Pseudoxanthoma* elasticum, wie sie Bosellini beschrieben hat.

Pathogenese. Sollten sich die Befunde von FERREIRA-MARQUES auch in weiteren Fällen bestätigen, so wäre die formale Genese der Veränderungen im Sinne KREIBICHS zu erklären. Wir möchten hier jedoch nochmals darauf hinweisen, daß gleiche Färbung nicht gleiche chemische Struktur und Entstehung aus den gleichen Ausgangsprodukten bedeutet. Das Auftreten mächtiger Elastinmassen bei seinem relativ geringen Vorkommen in normaler Haut ist schwer zu verstehen. Familiäre Disposition und stärkere Sonnenbelichtung dürften zum Zustandekommen des Krankheitsbildes beitragen.

c) Dystrophien im Gebiete der Pigmentbildung.

Die Störungen der Pigmentversorgung, ob sie nun mit einer Steigerung oder einer Verminderung einhergehen, kann man in angeborene und erworbene trennen. Die ersteren werden an anderer Stelle besprochen. Für die erworbenen Pigmentanomalien ergibt sich zwanglos eine Trennung nach bekannter und unbekannter Ursache, eine Einteilung, die hier um so angebrachter erscheint, als sie dem ätiologischen Einteilungsprinzip gerecht zu werden versucht.

Leukopathia acquisita.

Bei der *Leukopathia acquisita* pflegt man zwei Formen zu unterscheiden, deren eine sekundär im Anschluß an andere Veränderungen der Haut eintritt, während die zweite, primäre oder auch idiopathische allgemein unter dem Namen

Vitiligo

bekannt ist. Sie tritt in umschriebenen, oft symmetrischen, mehr oder weniger runden oder auch polycyclischen, pigmentfreien und scharf begrenzten Flecken auf. Diese können sich vergrößern, dann auch zusammenfließen, schließlich den ganzen Körper einnehmen, und sich später manchmal wieder pigmentieren, um an anderen Stellen erneut aufzutreten, meist unter stärkerer Pigmentierung der umgebenden Randzone. Auch die Haare in dem erkrankten Hautabschnitt nehmen an dem Pigmentschwund teil. Um die Follikel schwindet das Pigment zuletzt und tritt zuerst wieder auf. Nach LEBEUF beginnt die Vitiligo mit einer Hyperpigmentierung.

Die histologisch sichtbaren Veränderungen sind sehr einfach und bestätigen eigentlich nur das klinische Bild. Innerhalb der weißen Flecke ist fast jede Spur von Pigment aus der Epidermis geschwunden, ohne daß im übrigen an den Zellen mit den heutigen Untersuchungsmöglichkeiten irgendeine Störung ihres Aufbaues sichtbar wäre. In einzelnen Gruppen weniger Basalzellen, und zwar besonders auf den Spitzen der Epithelleisten, finden sich noch zarte, feine splitter- oder staubartige Pigmentkörnchen, die oft kappenförmig dem Zellkern aufsitzen. Nach der Mitte des pigmentfreien Bezirks schwinden aber auch diese und hier ist die Epidermis und meist auch die Cutis völlig pigmentfrei. Nur vereinzelt findet man in deren oberster Schicht noch jene großen, vielfach verzweigten, unregelmäßig sternförmigen, grobe Pigmentkörner tragenden Zellen, Chromatophoren, die dann, je näher man der überpigmentierten Randzone kommt, an Zahl allmählich zunehmen und auch in der mittleren Cutis sichtbar werden. Sie finden sich namentlich in der Umgebung der Gefäße, Haarfollikel und Drüsen.

Innerhalb des Epithels ist das Pigment dunkelbraun bis schwarzbraun, in den Zellen der Cutis von goldgelber bis brauner Farbe.

In anderen Fällen ist der Übergang vom pigmentierten zum pigmentfreien Teil ein ganz plötzlicher. In der Randpartie findet sich jedoch stets eine erhebliche Zunahme an Epidermispigment, das vom Stratum basale bis manchmal in die Hornschicht hinaufreicht. Die Basalzellen sind mit Pigment oft so überladen, daß der Kern in manchen völlig verdeckt und nicht sichtbar ist.

Im allgemeinen gehen Pigmentgehalt der Epidermis und Cutis einander parallel; die Pigmentkörnchen treten dabei meist intracellulär auf; hier und da auch in Lymphspalten.

Wiederholt wurde auf *entzündliche Vorgänge* in den befallenen Hautabschnitten hingewiesen (JARISCH, BLOCH u. a.), die sich fast ausschließlich in den obersten Cutisschichten bzw. im Papillarkörper abspielten. Es fand sich eine mäßige Erweiterung der Gefäße und perivasculäre Infiltration von Lymphocyten und fixen Bindegewebszellen. Es mag sich dabei vielleicht (?) um genetische Zusammenhänge mit dem zum Pigmentverlust führenden Prozeß handeln. Die eigentliche Ursache ist jedoch noch völlig dunkel. Werden Vitiligoherde mit Ultraviolettlicht bestrahlt, so findet sich nach BECKER im Gegensatz zur Umgebung keine entzündliche Infiltration, wohl aber ein Auftreten von MASSON-Zellen in der Epidermis.

Wesentlich seltener wurden bei der Vitiligo *atrophische Vorgänge* in der Haut beobachtet (LELOIR, MARC, WIESNIEWSKI), die sich in einer Verdünnung der Epidermis, Verstrichensein der Papillen, Verengerung und Abnahme der Zahl der Blutgefäße äußerten. LELOIR glaubt auch Störungen im Nervenaufbau der vitiliginösen Haut gesehen zu haben, eine sog. *Neuritis degenerativa atrophica,* ein Befund, der allerdings mit Rücksicht auf die Schwierigkeit derartiger Untersuchungen nur mit größter Zurückhaltung zu verwerten ist.

Hier muß auf das bemerkenswerte Verhalten vitiliginöser Hautstellen gegenüber dem von BLOCH in die Pigmentforschung eingeführten *Dioxyphenylalanin* (Dopa) kurz eingegangen werden. Es gelingt damit bekanntlich bei normaler Haut im Protoplasma einer großen Zahl von Basalzellen einen teils diffusen, teils feinkörnigen, dunkelbraunen bis grünlichschwarzen Farbstoff darzustellen, oder auch eine nur rauchgraue oder graubraune Färbung, die auch in den untersten Lagen der Stachelzellen noch auftritt, sich dann aber nach und nach verliert. Im Zentrum eines Vitiligoherdes fällt diese Reaktion jedoch völlig negativ aus; sie tritt nur dort auf, wo auf den Spitzen der Reteleisten noch einzelne pigmentierte Basalzellen liegen. Dagegen ist sie in der hyperpigmentierten Randzone viel stärker als in der normalen Haut. Zu ähnlichen Ergebnissen führen auch noch andere leicht oxydable Körper (KREIBICH). So weit die tatsächlichen Befunde; auf ihren Wert für die Deutung der Pigmentgenese wird im allgemeinen Teil noch näher eingegangen. Die depigmentierte Haut nimmt nach Verpflanzung die normale Hautfarbe an. Daraus ist auf die Bedeutung einer übergeordneten Regulation (nervöser Art ?) zu schließen (HAXTHAUSEN, COMEL). Nach ZÜRCHER und Mitarbeitern ist der Gehalt der vitiliginösen Haut an Vitamin B_1 erhöht.

Differentialdiagnose. Das histologische Bild vermag uns keine besondere Handhabe zur Trennung von anderen, ähnlichen Zuständen zu geben.

Sekundäre Leukopathien.

Bei den erworbenen sekundären Leukopathien, vor allem den *Leukodermen* im engeren Sinne (*Leukopathia syphilitica, psoriatica* u. a.) ist der Pigmentschwund im allgemeinen nach Ausdehnung und Stärke geringer; er unterscheidet sich jedoch zumeist nach Art des Auftretens grundsätzlich nicht von einer beginnenden Vitiligo. Auch hier setzt der Pigmentschwund zunächst in der *Epidermis* ein, bleibt in den Basalzellen auf den Spitzen der Reteleisten auch hier länger erhalten. Im übrigen zeigt die Epidermis hier ebensowenig wie dort irgendwelche Störungen. In den meisten Fällen bleiben allerdings schwache Überreste des Pigmentes auch in der Epidermis erhalten, so daß eine völlige Entfärbung hier viel seltener angetroffen wird, eine Beobachtung, die mit dem klinischen Befund, der eigentlich nie das harte Weiß vitiliginöser Hautstellen erreicht, durchaus übereinstimmt.

Das Pigmentsystem der *Cutis* beteiligt sich in viel geringerem Grade an den Veränderungen als bei der Vitiligo. Im allgemeinen finden sich auch dort, wo

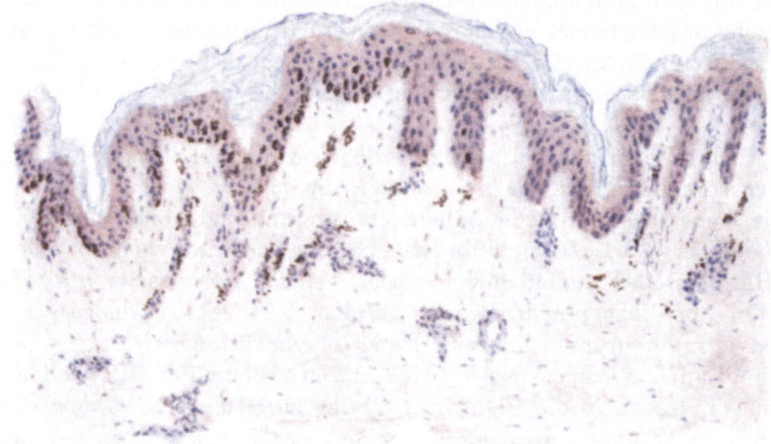

Abb. 39. *Leukoderma luicum.* (Haut der Schulter, ♀, 24jähr.) Umschriebener Pigmentschwund rechts, also in der *Umgebung* der syphilitischen perivasculären Zellinfiltration. Methylgrün-Pyronin. O = 147:1, R = 147:1.

schließlich das Epidermispigment fast völlig geschwunden ist, neben pigmenttragenden Leukocyten, auch frei im Gewebe liegende Pigmentkörner, sowie jene großen, wohlerhaltenen, mit dicken schwarzbraunen bis braungelben Melaninkörnern beladenen, durch ihren sternförmigen Aufbau gekennzeichneten Zellen vor, wenn auch weniger an Zahl.

Besonderes Gewicht ist auf das Verhalten der Gefäße in dem veränderten Bezirk gelegt worden. Wir sehen selbstverständlich dabei ab von jenen genetischen Beziehungen, die man früher zwischen Melaninbildung und Blutfarbstoff unmittelbar herstellen wollte. Für uns steht, wenigstens für das

Leukoderma luicum,

im Vordergrunde die Bedeutung der spezifischen Infektion für die Gefäßveränderung und damit auch für die Pigmentdystrophie.

Bekanntlich stehen sich auch heute noch zwei Meinungen gegenüber; die eine, vornehmlich von französischen Autoren, dann auch von Unna vertretene, sieht im Rete pigmentosum der Syphilitiker keine vollkommene Depigmentation, sondern im Gegenteil eine echte Hyperpigmentierung infolge des luischen Prozesses, vielleicht infolge nervöser Störungen (vegetatives und autonomes

Nervensystem), bei dem die scheinbare Entfärbung der Maschen nur eine Kontrastwirkung der normalen Hautfarbe darstellt. MAJEFF und auch UNNA betonen die verbreitete Hyperplasie der Endo- und Perithelien der Gefäße in dem hyperpigmentierten Bezirk und dessen völlige Unabhängigkeit von etwa gleichzeitig vorhandenen syphilitischen Papeln. Die andere Ansicht, zunächst von O. SIMON, LESSER, NEISSER, später von JADASSOHN und EHRMANN vertreten, sieht das Wesentliche des Prozesses in den weißen Flecken, die bei pigmentierten Menschen im Anschluß an, wenn auch noch so schwach entwickelte oder gar nur mikroskopisch feststellbare — nach BUSCHKE überhaupt nicht unbedingt notwendig vorausgehende — Roseolen und besonders Papeln auftreten und daher als eine

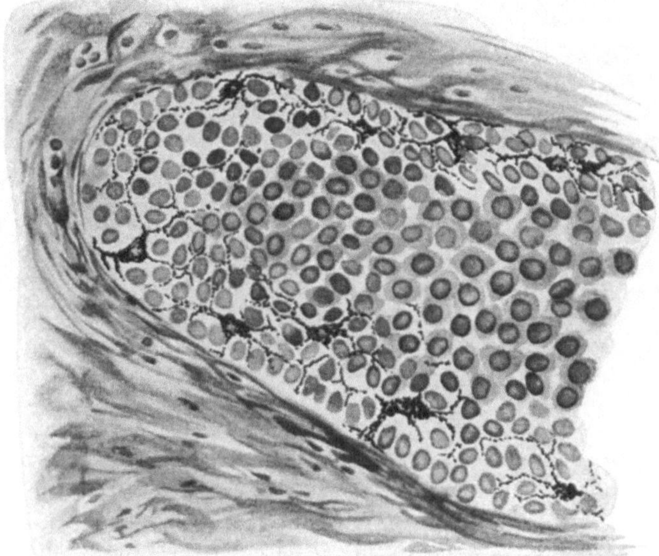

Abb. 40. *Melanoblasten* in normaler Haut. Versilberungsverfahren. O = 380:1, R = 300:1. (Sammlung P. SCHNEIDER.)

unmittelbare Einwirkung der Spirochaeta pallida oder ihrer Toxine (PINKUS, LIPSCHÜTZ u. a.) auf den Zellchemismus zu betrachten sind. Auf die besonders in den Vereinigten Staaten in letzter Zeit häufiger beschriebenen Depigmentierungen durch die Oxydation hemmende, vor allem in Gummi enthaltene Stoffe, sei hier hingewiesen (Hydrochinonmonomethyläther).

Zu dieser Auffassung hat vor allem der Nachweis deutlicher, spezifischer Infiltrationen um die hohen und tiefen Gefäße der Cutis in Fällen beigetragen, wo sich — nach einer initialen geringgradigen Pigmenthypertrophie (LIPSCHÜTZ) — der Pigmentverlust im Verlauf der Rückbildung syphilitischer Efflorescenzen entwickelte, eine Beobachtung, deren Richtigkeit auch UNNA betont. Dabei ist jedoch die andere Möglichkeit nicht ohne weiteres von der Hand zu weisen, daß es sich in solchen Fällen um eine mit Hyperpigmentierung abheilende Syphilis und nicht um einen eigentlichen Pigmentschwund handelt. Dem unbefangenen Beobachter drängt sich auf Grund der klinischen Erscheinungen der Gedanke auf, daß beide Vorstellungen zu Recht bestehen. Wir sind auch heute noch nicht weit über jene Feststellung hinausgekommen, die UNNA vor etwa 60 Jahren traf, daß außer der Gefäßveränderung und dem Pigmentschwund auf diesem Gebiet alles noch strittig und unbekannt ist.

P. SCHNEIDER hat allerdings überzeugend dargetan, daß zwischen dem Schwund der pigmenttragenden Zellen im Stratum basale und dem Auftreten der Spirochäten enge Beziehungen bestehen. Überall dort, wo sich Spirochäten in größerer Zahl vorfinden, kommt es zu einer eigenartigen Umbildung der Melano-

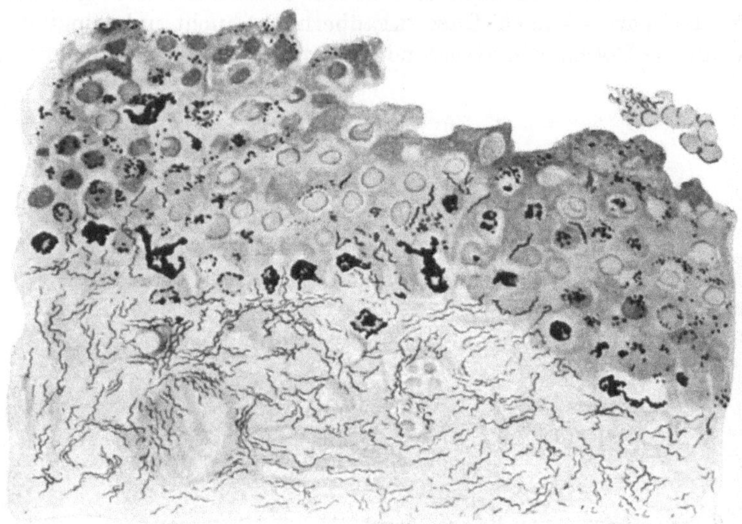

Abb. 41. *Melanoblasten in luischer Papel.* Versilberungsverfahren. O = 300:1, R = 240:1. (Sammlung P. SCHNEIDER.)

blasten, deren Zelleib „knorrig" wird, seine Fortsätze verliert, Kugelform annimmt und schließlich abstirbt. Die frei werdenden Pigmentkörner werden allmählich durch die normale Epithelmauserung nach außen abgestoßen (s. Abb. 39).

Leukoderma psoriaticum.

Das Leukoderma psoriaticum unterscheidet sich im Pigmentgehalt grundsätzlich nicht von dem Leukoderma luicum. Daher ist es, voll ausgebildet, schwer von diesem zu unterscheiden, namentlich in jenen Fällen, wo die meist in der Mitte des weißen Herdes liegende psoriatische Papel bereits geschwunden ist. Nach BLUMENFELD soll allerdings das histologische Bild hier eine Trennung ermöglichen, da wir bei dem Leukoderma luicum in der Regel immer deutliche Infiltrate um die Gefäße und endarteriitische Veränderungen in der Cutis finden, während in den psoriatischen Herden diese Infiltrate, wenn überhaupt, dann nur äußerst spärlich vorhanden sind und in den diesen folgenden weißen Flecken völlig fehlen. LEDERMANN konnte einen derartigen Unterschied jedoch nicht finden und auch ich kann die weiteren Angaben BLUMENFELDS, wonach beim Leukoderma luicum die Epidermis in der entfärbten Hautpartie dünner und die Reteleisten auch abgeflacht seien, nicht bestätigen. Wenn auch unsere serologischen Untersuchungsmethoden die differentialdiagnostische Bedeutung dieser Frage erheblich verringert haben, so sollte sie doch einer Nachprüfung unterzogen werden.

Ochronosis.

Zur Gruppe der Melaninpigmente gehört wahrscheinlich auch jene seit VIRCHOW als Ochronose bezeichnete seltene Form der Pigmentierung, bei der es im Verlaufe einiger Jahre neben der Haut hauptsächlich in den Knorpeln, Gelenkkapseln und Sehnen zur Ablagerung gelber (daher der Name) bis schwarzbrauner, stets körnig oder scholliger, in gelöstem Zustande diffus färbender, jedoch nie kristallinischer Farbkörnchen kommt, die allerdings kein Melanin sind (FITZPATRICK). Der Eindruck der blaugrauen Verfärbung wird nach PICK lediglich dadurch bedingt, daß verschiedene Gewebsschichten wie übereinander gelagerte dünne Blättchen die eigentlich pigmentierten Teile überdecken (Interferenz), eine Vorstellung, die dem Dermatologen von manchen anderen Farbenerscheinungen in der Haut her ja völlig geläufig ist. Der Grad dieser äußeren Pigmentierung wechselt. Nach POULSEN sind Ohren, Augen und Nase am häufigsten, die übrige Haut etwa in $^2/_3$ der Fälle, und zwar namentlich das Gesicht, aber auch Körper und Extremitäten beteiligt. Die Nägel sind sehr selten (GROSS und ALLARD) erkrankt. Die Hautfarbe ist diffus braun bis blau, oft mit dunklen, schwarzbraunen oder schwarzen Flecken. Fälle, wie der POPES, wo das ganze Gesicht schwarzbraun oder gar kohlschwarz (OSLER) erschien, sind recht selten. In manchen Fällen ist die Haut überhaupt nicht verändert. An der Innenseite der Lippenschleimhaut kann die Verfärbung gelegentlich besonders stark sein.

Histologisch ist die Epidermis stets pigmentfrei; die Verfärbung beschränkt sich auf das Corium, eine Eigentümlichkeit, die ohne weiteres eine Unterscheidung vom Morbus Addisonii gestattet, wo ja das Pigment in erster Linie in den tieferen Epidermisschichten auftritt. POPE fand in der bläulich verfärbten Fingerhaut das Bindegewebe der Subcutis diffus gelbbraun gefärbt; PICK in der Haut des Thenar das Bindegewebe des Stratum papillare und subpapillare sowie die hyalin umgewandelten Wände einiger Gefäße gleichmäßig diffus gelb gefärbt. Besonders intensiv, förmlich citronengelb, war die hyalin gequollene Wand einzelner kleiner Blutgefäße der Pars papillaris.

In einem Fall von LAYMON, dessen Histologie von FITZPATRICK diskutiert wurde und dessen Schnitte wir durch die Freundlichkeit von MONTGOMERY sehen konnten, fanden sich schleifenartige Schollen einer homogenen bräunlichen Substanz im Papillarkörper, wie sie ähnlich FRIDERICH und NIKOLOWSKI in ihrem Fall zwischen Naevuszellen beobachten konnten. Während FITZPATRICK annimmt, daß es sich um eine Ausfällung um die Capillaren gehandelt habe, glauben FRID ERICH und NIKOLOWSKI, daß zunächst eine Einlagerung in die kollagenen Fasern stattfände und erst deren degenerative Veränderung zur klinisch wahrnehmbaren Pigmentierung führe. FRIDERICH und NIKOLOWSKI beobachteten in der Umgebung Riesenzellen. Außerdem kam es zur Knochenbildung. Sie erklären die Ablagerung im Naevusbereich mit den dort vorhandenen, gegenüber der übrigen Haut veränderten Durchblutungsverhältnissen. Um die Schollen sahen sie eine Verdichtung des Kollagens im Sinne einer Scheinkapselbildung. Auch in dem amerikanischen Präparat findet sich in der Umgebung der bräunlichen Schollen eine ähnliche Degeneration, wie sie von FRIDERICH und NIKOLOWSKI beschrieben wird.

Das Pigment ist *histochemisch* den autogenen Pigmenten, dem *Melanin*, verwandt; eine endgültige Einreihung steht noch aus. Da wir jedoch heute die Grenzen zwischen Melanin und Lipofuscin, jenem normalerweise in alternden Organen auftretenden Pigment, nicht mehr so scharf ziehen, glaubt HUECK, daß es sich jeweils um das gleiche Pigment handeln dürfte, d. h. bei der Haut um Melanin, bei den übrigen Organen um Lipofuscin. Demnach gäbe es kein spezifisches „ochronosisches“ Pigment, sondern es handelte sich um eine excessive

Steigerung der auch schon normalerweise in jedem Gewebe vorkommenden autogenen Pigmente (s. dazu FITZPATRICK, s. o.).

Pathogenese. Für die Entstehung dieser Pigmentmengen hat PICK darauf hingewiesen, daß Ochronosekranke vielfach eine rezessiv vererbliche Alkaptonurie haben oder infolge langdauernder Karbolumschläge an einer chronischen Karbolvergiftung leiden. Im ersteren Falle *(endogene Ochronose)* kommt es im Organismus zum Auftreten von Homogentisinsäure, im anderen *(exogene Ochronose)* von Karbol selbst: am Stoffwechsel der Kranken sind also in jedem Falle Benzolkörper beteiligt, die, soweit man heute übersehen kann, zu den Bausteinen des Melanins gehören. Damit wäre die übermäßige Pigmentbildung sehr gut in Einklang zu bringen. Immerhin ist auch bei dieser Vorstellung die Mitarbeit eines Fermentes erforderlich. Ob der Nachweis einer Tyrosinase im ochronotischen Knorpel (POULSEN) dazu berechtigt, gerade auf dieses Ferment zurückzugreifen, erscheint gerade nach den neueren Untersuchungen möglich, ist aber nicht sicher zu entscheiden.

Arsenmelanose.

Die Arsenmelanose ist klinisch durch eine, längere Zeit nach Einnahme eines Arsenpräparates ohne irgendwelche Allgemeinstörungen auftretende und allmählich an Tiefe zunehmende Pigmentierung der auch normalerweise pigmentierten Hautstellen gekennzeichnet. Unter Schonung der unbedeckten Hautstellen — oft mit Ausnahme des dann wie sonnengebräunt aussehenden Gesichts — treten zunächst gelbliche, dann schmutzigrotbraune, später dunkler, bronzefarbig bis schwarz werdende Flecken auf, die nach und nach zusammenfließen. Nach Aussetzen des Mittels bleibt die Melanose unter Umständen noch lange Jahre bestehen, um sich dann manchmal wieder zurückzubilden.

In voll ausgebildeten Fällen ist die *Oberhaut* im mikroskopischen Präparat im ganzen gleichmäßig, an manchen Stellen jedoch noch besonders stark verdünnt, und zwar geschieht diese Verdünnung nur auf Kosten der Stachelschicht. Die Hornschicht ist demgegenüber nicht verschmälert, an manchen Stellen zeigt sie sogar eine leichte Hyperkeratose. Hier und da kommt es auch zu wulstartigen Verdickungen der oberen Hornschichten, die sich dann oft als breite, langgezogene Spangen im Zusammenhang gebliebener Hornzellen von den darunterliegenden Schichten abheben. Die Stachelschicht besteht meist nur aus 2—3 Zellagen. Ihrem Schwunde im Deckepithel geht eine entsprechende Verdünnung der Epithelleisten parallel, indem diese lang und schmal, an ihrem der Cutis zugerichteten Ende häufig spitz zulaufend, in diese hinabreichen. Die Basalzellen sind deutlich aufgehellt, gequollen, ihre Grenze zum Papillarkörper ist unklar und verwaschen.

Ein unten noch näher zu schilderndes *Ödem des Papillarkörpers* und der Cutis führt an vielen Stellen zu einer vollständigen Verwerfung des normalen Aufbaues von Oberhaut und Cutis. Der Papillarkörper ist nämlich stellenweise fast völlig verstrichen, so daß die Epidermis-Cutisgrenze eine gleichmäßig gebogene Linie bildet; von dieser ziehen dann die eben geschilderten Epithelleisten nach unten. Sie grenzen ungleichmäßige, meist schmale und hohe papillarkörperähnliche Bildungen ab, die jedoch mit den ursprünglichen Papillen nichts mehr gemein haben als die Lokalisation, während sie an Flächenausdehnung den Rauminhalt mehrerer normaler Papillen einnehmen.

Die *Cutis* ist allenthalben von mehr oder weniger breiten Zellzügen durchsetzt, die bei stärkerer Vergrößerung als die Capillaren mantelförmig umgebende *Infiltrate* erkennbar werden. Diese Zellansammlungen begleiten die Gefäße bis dicht unter die Oberhaut, nach unten bleiben sie auf etwa das oberste Cutisdrittel beschränkt.

In diesem Bezirk sind die Blutgefäße selbst an Zahl bedeutend vermehrt, stellenweise erweitert, wenn auch nicht besonders auffallend; ähnlich verhalten sich die Lymphgefäße. Hier und da finden sich auch stärkere Ansammlungen von Lymphocyten um die Gefäße, so daß es dort, wo mehrere von ihnen näher beieinander liegen, zur Bildung richtiger großer Zellherde kommt. Das Elastin ist in diesem Bezirk fast völlig geschwunden; nur vereinzelt reichen dünne aufgesplitterte Fasern bis etwa in die Mitte des Papillarkörpers, um sich hier allmählich zu verlieren. Auch das Kollagen ist in diesem Bezirk sehr stark aufgesplittert; von seinen kräftigen Zügen ist nichts mehr vorhanden. Statt

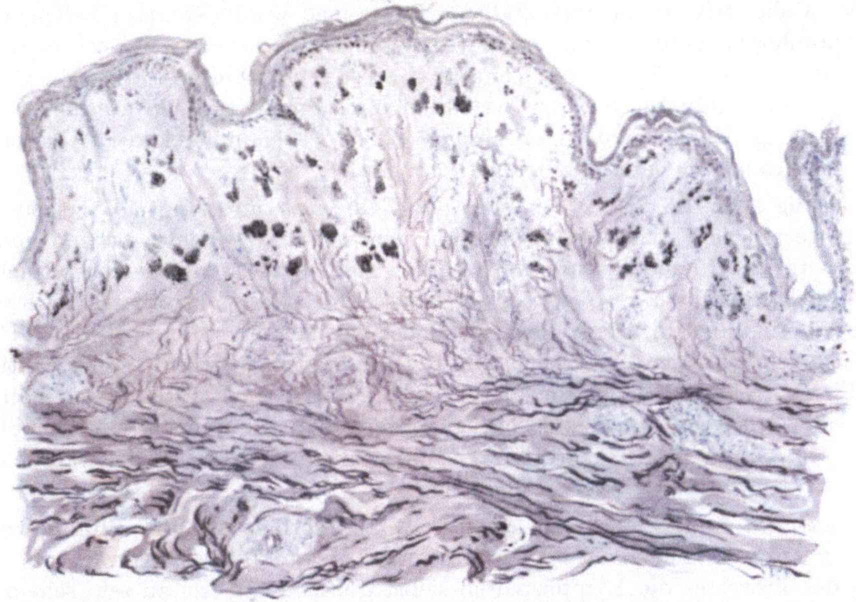

Abb. 42. *Arsenmelanose.* (Bauch, ♂, 30jähr.) Hyperkeratose; Atrophie der Stachelzellschicht, Hyperpigmentierung des Stratum basale, verstrichene Papillen. Ödem, perivasculäre Infiltration und Pigmentvermehrung im Stratum papillare, subpapillare und der oberen Cutis, ebenda Aufsplitterung des elastischen, Aufquellung des kollagenen Gewebes. (Saures Orcein, polychromes Methylenblau.) O = 66:1, R = 66:1.

dessen ist ein ungleichmäßig verwaschenes Filzwerk übriggeblieben, welches in dem ödematös geschwollenen Bezirk, selbst bei eigens darauf gerichteten Färbungen, kaum hervortritt. Diese Störungen im Aufbau der Cutis sind durch ihre eigenartige Lokalisation und ihre scharfe Begrenzung — die in ihrem scharfen Abgeschnittensein zur mittleren Cutis hin an den Lichen ruber erinnert — besonders charakteristisch.

Die *Pigmentierung in der Epidermis* beschränkt sich hauptsächlich auf die Basalzellen, die im ungefärbten Präparat als eine gleichmäßig schwach gelbbraun gefärbte Zone von wechselnder Breite erscheinen. Bei stärkerer Vergrößerung umspinnt das staubartige Pigment die Zellkerne wie ein zartes Netzwerk, den Kern völlig frei lassend. Die Pigmentierung reicht hinauf bis in das Stratum spinosum und gelegentlich sogar bis zur Hornschicht. Aber stets handelt es sich, sowohl beim Epidermis- wie Cutispigment, um ein streng intracelluläres Auftreten.

Je nach der Stärke der Pigmentansammlung ist innerhalb der einzelnen Epidermiszellen die Lagerung der braungelben Pigmentkörnchen so, daß bei ganz geringem Gehalt das Pigment ausschließlich an der Peripherie der Zelle gelegen ist; mit steigendem Pigmentgehalt zeigt sich eine stärkere Ansammlung in denjenigen Teilen, welche dem Zellrande am nächsten liegen und bei stärkster Pigmentierung schließlich ist das Pigment über die ganze Zelle verteilt, läßt jedoch eine gewisse Vorliebe für die Randnähe auch dann noch erkennen.

Ganz anders ist die *Verteilung des Pigments im Papillarkörper.* Entsprechend dem plötzlichen Aufhören der perivasculären Infiltrate, des Ödems sowie des Schwundes des elastischen und kollagenen Gewebes an der Grenze des oberen Cutisdrittels, beschränkt sich auch das Auftreten des Pigmentes auf eben diesen Bezirk. Dabei tritt es in allen Fällen nur an jene wohlbekannten Zellen, die Chromatophoren, gebunden auf, und zwar so gut wie immer in granulärer, niemals jedoch in klumpiger Form. Seine Farbe wechselt vom Ocker über das Grün zum Braungelb hinüber. Meistens wiederholen die Pigmentkörner in ihrer Aneinanderlagerung die Form der zugehörigen Zelle, wobei vielfach die bekannten hirschgeweihartigen Gebilde zustande kommen.

Was die spezielle *Topik der Pigmentanhäufungen* anbelangt, so zeigen sie eine ausgesprochene Vorliebe für die Nähe der Gefäße. Dementsprechend findet sich die stärkste Pigmentansammlung dort, wo die Gefäße am stärksten vermehrt sind. Auch überall da, wo stärkere perivasculäre oder gar isolierte Infiltrate auftreten, sind die Pigmentzellen reichlicher vorhanden. Ganz allgemein läßt sich also ein gewisser Zusammenhang zwischen proliferativer Gewebsreaktion und Pigmentreichtum nicht von der Hand weisen. Der Vollständigkeit halber sei erwähnt, daß man in Mastzellen neben den mit polychromem Methylenblau metachromatisch violett gefärbten Granula auch typische Pigmentkörnchen antreffen kann.

Gelegentlich finden sich auch in einzelnen Endothelzellen der Blut- sowohl, als auch der Lymphgefäße feinkörnige Pigmentansammlungen, während auf der Höhe des Prozesses die Lymphspalten selbst durchgängig frei zu sein scheinen. Setzt der Rückgang des Prozesses ein, so ist es auch hier häufiger anzutreffen.

Chemisch handelt es sich, wie GANS nachgewiesen hat, um ein autogenes Pigment, das in die Gruppe der Melanine gehört.

Klinisch und auch histologisch in enger Beziehung zur Arsenmelanose stehen jene während des Krieges 1917 von RIEHL erstmalig und auch nach dem 2. Weltkrieg wieder beobachteten, zuerst als *Melanose* bezeichneten Fälle, die E. HOFFMANN unter der Bezeichnung

Melanodermitis toxica lichenoides

(et bullosa) einreihen möchte in eine große Gruppe von Hautveränderungen, die durch Kriegsersatzstoffe mitbedingt sind (s. Abschnitt C).

Dabei kann diese Erkrankung wahrscheinlich durch von außen und von innen einwirkende Faktoren ausgelöst werden. CIVATTEs Poikilodermie réticulée pigmentaire du visage et du cou ist nach seinen eigenen Angaben mit der Melanosis identisch.

Klinisch handelt es sich neben Hyperkeratose, Erythem und Schuppenbildung und unter Umständen vereinzelt auch Blasenbildung vor allem um eine wechselnd starke, meist netzförmige Pigmentierung, namentlich der unbedeckten, dem Licht ausgesetzten, aber auch der bedeckten Körperstellen. Auf das Krankheitsbild als solches wird bei den Toxicodermien näher eingegangen; hier ist nur kurz die Hautverfärbung zu besprechen, die sich in hellen bis dunkelbraunen, vielfach zusammenfließenden Flecken äußert, neben denen auch depigmentierte Stellen auftreten.

Histologisch findet sich das Pigment in parallel zur Hautoberfläche angeordneten Zügen vornehmlich im Stratum subpapillare, in engster räumlicher Beziehung zu perivasalen und perifollikulären Infiltraten. Es tritt auch in Form kleiner Körnchen auf, die bei schwacher Vergrößerung zu gröberen Schollen zusammenzufließen scheinen und strang- oder sternförmig angeordnet sind. Dabei bleibt der Papillarkörper völlig pigmentfrei, ebenso bei den reinen Formen der Melanosis RIEHL die Epidermis (KERL). Diese kann allerdings nach HABERMANN Vacuolisierung der Basalzellen und Infiltration des Stratum papillare und subpapillare ganz ähnlich der Arsenmelanose aufweisen. Immerhin wird sich für die meisten Fälle doch wohl eine Trennung von der Arsenmelanose ermöglichen lassen, die ja hauptsächlich und vor allem ziemlich gleichmäßig an den schon physiologischerweise stärker pigmentierten Hautstellen auftritt. Dazu kommt, daß die übrigen Veränderungen, vor allem die follikulären und perifollikulären Hyperkeratosen bei der Arsenmelanose niemals jenen Grad erreichen wie hier. Das Gemeinsame ist in allen Fällen der RIEHLschen Melanose eine mit Pigmentinkontinenz einhergehende Hyperpigmentierung mit entzündlichen Veränderungen der Cutis. Nach MIESCHER ist die Pigmentinkontinenz ein Anzeichen der Epidermisschädigung. Die Epithelzellen verlieren ihr Pigment, das im Papillarkörper von histiocytären Elementen phagocytiert wird. Schließlich wird auch noch die Anamnese eine Entscheidung im Sinne einer Arsenmelanose ermöglichen.

Hier sei auch kurz auf die **Incontinentia pigmenti Bloch-Sulzberger** hingewiesen, von SIEMENS als Melanosis corii degenerativa, von CAROL und BOUR als Melanoblastosis cutis linearis seu systematisata bezeichnet.

Bei dieser Erkrankung treten kurz nach der Geburt oder im ersten Lebensjahr pigmentierte Flecken mit unregelmäßiger Form besonders an Rumpf und Extremitäten auf, im wesentlichen symmetrisch in einer eigenartigen linienförmigen Anordnung. Histologisch fand sich unter einer meist vacuolisierten Basalschicht mit einem normalen oder auch verminderten Pigmentgehalt eine deutliche Zunahme der pigmenthaltigen Zellen in der Cutis. Diese sind nach SULZBERGER nur Melaninträger. CAROL und BOUR wollen in diesen Zellen eine positive Dopareaktion gefunden haben. EPSTEIN und Mitarbeiter, ebenso DOORNINK, glauben auf Grund der Literaturübersicht und Beobachtung eines eigenen Falles, daß die Incontinentia pigmenti mit einem bläschenförmigen oder blasenartigen Anfangsstadium einsetzt. Dann komme es zu einer Hypertrophie der Epidermis durch sehr starke, warzenartige Hyperkeratose mit intraepidermalen Hornzentren und einer Bindegewebsverdichtung im oberen Corium, Acanthosis, Papillomatosis. Die elastischen Fasern sind dabei vermindert, die fixen Bindegewebselemente vermehrt, die Endothelien geschwollen. Es besteht ein Ödem und innerhalb der Blasen sowie zwischen den Epidermiszellen finden sich sehr zahlreiche Eosinophile. UEBEL und Mitarbeiter fanden Veränderungen im Sinne einer Endarteriitis. Später ist das entzündliche Infiltrat nicht mehr so ausgesprochen. Das Stadium der Pigmentverschiebung wäre demzufolge nur ein Endstadium nach den vorausgegangenen Prozessen.

Pathogenese. Vielleicht handelt es sich, wie EPSTEIN und Mitarbeiter glauben, um eine anlagemäßige Minderwertigkeit, zumal in ihrem Fall auch noch andere Fehlbildungen (Fehlen der Hautanhangsgebilde) zu beobachten waren. FRANCESCHETTI und W. JADASSOHN unterscheiden zwei Formen der Incontinentia pigmenti, deren histologisches Bild aber übereinstimmen soll.

Der Morbus Addison

stellt eine Erkrankung des Gesamtorganismus dar, bei der die Hautveränderungen nur einen Teil der Erscheinungen ausmachen. Durch eine Unterfunktion oder Zerstörung der Nebenniere, vor allem der Nebennierenrinde, kommt es zu erheblichen allgemeinen Störungen, besonders von seiten des Kreislaufs, des Stoffwechsels und Nervensystems. Es entwickelt sich fortschreitend eine fleckförmige, später diffus gelbbraune Pigmentierung, zunächst der von vornherein stärker gefärbten, dann auch der übrigen Hautstellen und der Schleimhäute.

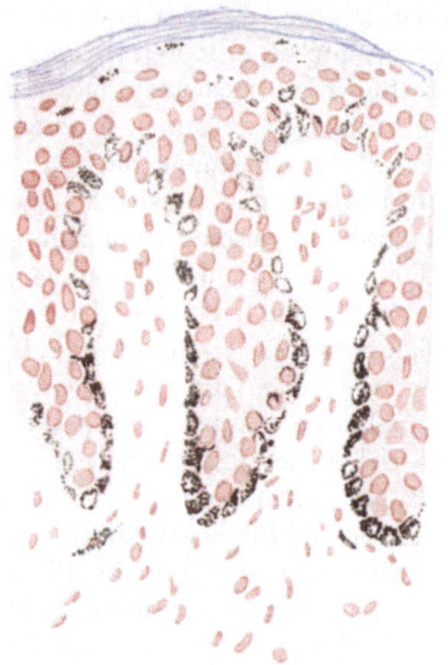

Abb. 43. *Morbus Addisonii.* Haut. Pigmentvermehrung hauptsächlich im epidermalen Hautabschnitt. Alauncarmin. O = 560:1, R = 450:1.

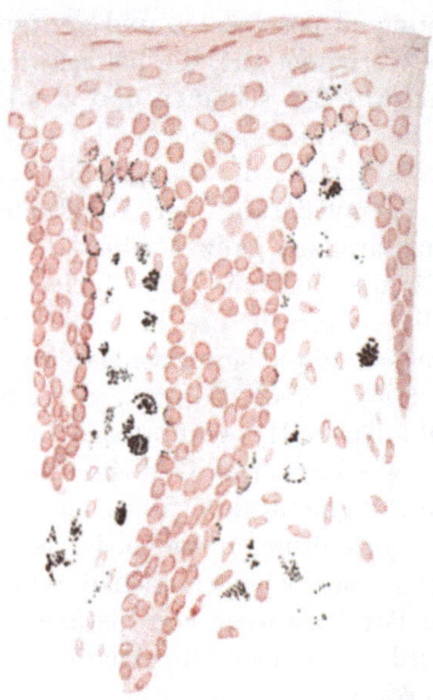

Abb. 44. *Morbus Addisonii.* Mundschleimhaut. Pigmentvermehrung hauptsächlich im bindegewebigen Hautabschnitt. Alauncarmin. O = 560:1, R = 450:1.

Dabei sind die unbedeckten Partien gewöhnlich etwas dunkler, braunschwarz (bronzefarben) verfärbt gegenüber dem Graubraun der übrigen. Klinisch bleiben Hand- und Fußfläche sowie der behaarte Kopf stets frei.

Die Pigmentierung tritt in erster Linie in der *Epidermis* auf, während Papillarkörper und Cutis für gewöhnlich in sehr viel schwächerem Maße befallen sind. Meist pflegt eine Reihe von 2—3 Zellagen, und zwar das Stratum basale und die tiefsten Lagen des Stratum spinosum, als ein dunkelschwarzer Saum die Epidermis vom Papillarkörper abzugrenzen. Dabei sind die auf den Kuppen der Epithelleisten liegenden Zellen stärker pigmentiert als die anderen (s. Abb. 43). Sie sind von dichtgedrängten, braunen bis braunschwarzen körnigen Pigmentmassen angefüllt. Diese beschränken sich stets auf das Zellprotoplasma und sind oft so ausgedehnt, daß der Kern völlig verdeckt ist. Dieser selbst bleibt jedoch völlig frei. Neben den gewöhnlichen pigmentierten Basalzellen sind dann bereits von Caspary im Epithel Pigmentzellen mit langen, verzweigten Fortsätzen beobachtet worden, die morphologisch mit den pigmenttragenden Zellen der Cutis große Ähnlichkeit haben, im Gegensatz zu diesen sich jedoch mit Blochs Dopa ausgezeichnet darstellen lassen (Dendritenzellen, Langerhanssche Zellen ?). Zur Hornschicht hin wird die Pigmentanhäufung allmählich schwächer; aber selbst in dieser finden sich noch vereinzelte Körner und auch Bröckel von braunem

Pigment, das jedoch nicht mehr so deutlich die intracelluläre Lagerung zeigt. Die Epidermis ist im übrigen in ihrem Aufbau nicht verändert. Die Epithelien der Haarpapillen sowie der Haarwurzelscheiden bleiben durchwegs frei von Pigment.

In der *Cutis* findet sich die Pigmentansammlung namentlich im Papillarkörper, und zwar in einzelnen, zum Teil rundlichen, zum Teil mit langen sternförmigen Fortsätzen versehenen Zellen. Sie treten in der Nähe des Stratum basale, daneben jedoch auch frei im Gewebe, vielfach in ausgesprochener Anlagerung an die Capillaren auf. Wiederholt wurden Pigmentkörnchen frei in den Lymphspalten des Bindegewebes beobachtet; ferner auch innerhalb der Capillaren, hier gelegentlich von den Endothelien oder auch von Leukocyten aufgenommen (PFÖRRINGER). Ob und inwieweit dieser letztere, eigentlich nur an der Fingerhaut erhobene Befund mit der Erkrankung in unmittelbare Beziehung gebracht werden darf, sei dahingestellt. Ganz allgemein sei jedoch betont, daß der Pigmentgehalt der Cutis außerordentlich wechselnde Stärke haben kann.

Die Pigmentierung der *Schleimhaut* weicht insoweit *manchmal* von der der äußeren Haut ab, als hier die Ablagerung in erster Linie und stärker im bindegewebigen und meist erheblich schwächer, vielfach auch gar nicht, im epithelialen Teil erfolgt, eine Beobachtung, für die eine Erklärung bislang noch aussteht. In ausgesprochenen Fällen dieser Art sind die Basalzellen hier völlig pigmentfrei. Wo es indessen in ihnen zur Pigmentablagerung kommt, unterscheidet sich dieses nicht von dem auf der Haut beobachteten; ebensowenig zeigen sich Unterschiede im Verhalten des Cutispigments. Im allgemeinen pflegt die Pigmentierung im Stratum papillare mucosae viel ungleichmäßiger aufzutreten als in der Epidermis; neben pigmenthaltigen Papillen finden sich vielfach mehrere nebeneinander, die völlig frei sind. Die hier und da betonte Abhängigkeit der Stärke der Cutispigmentierung von der der Epidermis fand sich in mehreren von mir untersuchten Fällen durchaus nicht bestätigt. Bei der engen Verwandtschaft des im Nebennierenmark gebildeten Adrenalins mit dem Tyrosin und Dihydrooxyphenylalanin ist die Melaninbildung aus dem gemeinsamen Grundstoff Tyrosin naheliegend, jedoch noch nicht gesichert (BITTORF 1923, FITZPATRICK und Mitarbeiter 1950).

Differentialdiagnostisch von einer gewissen Bedeutung können die Hautpigmentierungen werden, welche bei mit starkem Blutzerfall einhergehenden Allgemeinerkrankungen zu beobachten sind, z. B. der *perniziösen Anämie*, bei der, wie zuerst FRENCH betonte, neben der Haut auch die Schleimhäute befallen werden können. Da das Hautbild bei beiden Erkrankungen klinisch ein völlig gleichartiges sein kann, so ist zu beachten, daß jenes bei reinen Fällen von mit Blutzerfall einhergehenden Erkrankungen auftretende Pigment als Abkömmling des Blutfarbstoffes eine *positive Eisenreaktion*, manchmal allerdings erst nach sog. Demaskierung, gibt, was beim Addison ja nicht der Fall ist. Bei der praktischen Verwertung dieser Tatsache ist allerdings zu bedenken, daß selbstverständlich die abnorme Pigmentierung gelegentlich auch mit der Erkrankung als solcher nichts zu tun hat (NÄGELI), indem andere Ursachen [angeborene Hyperpigmentierung, Arsenmelanose oder tatsächlich eine gleichzeitig bestehende Erkrankung des chromaffinen Systems (ROTH)] eine Rolle spielen. Auf alle Fälle finden sich bei den auf eine Hämochromatose zurückzuführenden Pigmentablagerungen im Stratum papillare und subpapillare zwischen den Bindegewebsfasern vielfach, namentlich in der Nähe der Gefäße, noch wohlerhaltene Erythrocyten als Reste frischer, daneben aber in den Zellen des umliegenden Bindegewebes häufig mehr grobkörnige, goldgelbe, die Eisenreaktion gebende Pigmente als Folge älterer Blutungen. Sie liegen teils in den Capillargefäßendothelien, teils in adventitiellen oder gewöhnlichen Bindegewebszellen oder gar frei in den Lymphspalten und sogar in den Knäueldrüsen, sei es in den Drüsenzellen oder in der Membrana propria. Diese Beobachtung drängt übrigens zu der Annahme, daß in jenen von Riehl beschriebenen und vielfach angezweifelten Fällen von Addisonscher Krankheit es sich vielleicht um eine Kombination mit einer Hämochromatose auslösenden Erkrankung gehandelt haben möchte, wie sie ja auch Bittorf beschrieben hat.

Daß eine derartige Hämosiderose der Cutis infolge allgemeiner Hämochromatose ferner bei *Carcinom, Tuberkulose, Alkoholabusus, Sumpffieber und Purpura,* schließlich auch noch bei *Bronzediabetes* (Anschütz) vorkommen kann, vermindert — bei den dann stets noch vorhandenen weiteren differentialdiagnostischen Anhaltspunkten — den Wert jener Feststellung meines Erachtens durchaus nicht. In allen diesen Fällen spielt wohl die Grundkrankheit für die Pathogenese der Pigmentierung nur indirekt eine Rolle, indem sie als Folge von Gefäßwandveränderungen einen Untergang der roten Blutkörperchen oder interstitielle Hämorrhagien hervorruft.

Die Pigmentierung bei der *Arsenmelanose* unterscheidet sich von der beim Addison durch die dort näher beschriebene scharfe Abgrenzung im oberen Cutisdrittel.

Hämochromatose.

Anhangsweise sei hier auf eine eigentümliche Verfärbung der Haut hingewiesen, die als erd- oder bronzefarbene bis schiefergraue oder grauschwarze Pigmentierung vor allem an den unbedeckten Körperstellen, ferner in den an und für sich stärker pigmentierten Achselhöhlen und der Schamgegend auftritt; die Schleimhäute bleiben im Gegensatz zum Addison meist frei. Ursprünglich wurde die Veränderung nur mit dem Diabetes mellitus in Zusammenhang gebracht (Diabète bronzé, *Bronzediabetes*): sie ist konstant mit einer Lebercirrhose und oft mit endokrinen Störungen verbunden und findet sich jedoch außerdem bei einer ganzen Reihe verschiedenartiger, chronischer, mit Kachexie einhergehender Allgemeinerkrankungen. Die Hämochromatose ist also stets ein *Symptom* und niemals eine eigene Krankheit, und zwar handelt es sich dabei stets um Pigmentierungen, deren *hämatogene* Natur sichergestellt ist. Der Blutzerfall ist dabei vorwiegend intravasculär. Ob diese Pigmentierung bei der Hämochromatose lediglich eine besonders starke Hämosiderose ist und das daneben häufig zu beobachtende stärkere Auftreten eines Fe-negativen Pigments auf grundsätzlichen Unterschieden der Pigmentbildung beruht, ist noch nicht entschieden (Hueck).

Makroskopisch fehlt das Pigment etwa in der Hälfte der Fälle völlig; bei den übrigen finden sich fließende Übergänge von nahezu pigmentloser bis dunkelschwarzbraun gefärbter Haut. Aber auch in den klinisch scheinbar pigmentfreien Fällen fand sich dieses mikroskopisch in Cutis und Subcutis, besonders in der Propria der Schweißdrüsen und ihrer Ausführungsgänge, zum Teil aber auch in zerstreuten Bindegewebszellen (Ungeheuer) stets vor.

Bei der Hämochromatose lagern sich das eisenhaltige und das eisenfreie Pigment unter Überwiegen des ersten in den Parenchymzellen der Organe ab. In der Epidermis, ebenso in den glatten Muskelzellen, findet sich jedoch oft nur das nicht auf Eisen reagierende Pigment (Hueck, Rössle und Mitarbeiter). Dieser letzteren Angabe stehen allerdings die Befunde von v. RECKLINGHAUSEN, UNGEHEUER u. a. gegenüber, die das Vorkommen eisenpositiven Pigments neben Fe-freiem auch in der Haut erwähnen, allerdings oft erst nach Demaskierung des Eisens. Es erhebt sich dabei allerdings die Frage, ob die zur Demaskierung verwendete Salzsäure auch wirklich eisenfrei ist (LIESEGANG).

Über die näheren örtlichen Bedingungen, die zur Hämochromatose führen, sind wir bis heute noch nicht sicher unterrichtet; man mißt dabei den Schädigungen der Capillarwände und Basalmembranen, wie sie bei der Entstehung cirrhotischer Prozesse zu beobachten sind, eine besondere Bedeutung bei.

Vielleicht handelt es sich auch um eine generalisierte Störung des Eisenstoffwechsels, insbesondere um eine abnorme Speicherung des aus der normalen Blutmauserung frei werdenden Eisens. Dabei ist es vielleicht möglich, daß die Zellen das Eisen durch eine allgemeine Störung speichern, aber nicht mehr abgeben können. Schließlich zeigt es sich, daß Gewebe chemisch-analytisch Eisen wie auch andere Stoffe in reichem Maße enthalten, ohne daß der histochemische Nachweis gelingt (LETTERER). Die Differentialdiagnose sollte man nicht vom Fe-Gehalt von Hautstückchen abhängig machen, da dieser vielleicht für die Erkrankung gar nicht kennzeichnend ist, sondern vom Fe-Gehalt des Blutes.

B. Dystrophien der Haut bei Allgemeinerkrankungen.

a) Endokrin bedingt.

Wenn auch fast alle Störungen in der Funktion endokriner Drüsen vielfach mit Hautveränderungen einhergehen, so kann es hier doch nicht unsere Aufgabe sein, diese im einzelnen darzustellen; denn die Mehrzahl derselben ist durchaus nicht kennzeichnender Art. Ihr Zusammenhang mit Störungen endokriner Natur ergibt sich vielmehr lediglich aus dem gleichzeitigen Auftreten im Rahmen anderer Veränderungen des Gesamtorganismus. Ein kennzeichnender Gewebsbau scheint ihnen zudem, soweit man dies heute beurteilen kann, kaum eigentümlich.

Die histologische Durchforschung dieser Hautveränderungen brachte nur ein spärliches Ergebnis. Diese Tatsache erscheint durchaus verständlich, da sich die Störungen der Haut stets sekundär entwickeln und ihnen für die Klärung der Krankheitsursachen nur eine geringe Bedeutung zukommt.

Aus dem Gesamtgebiet lassen sich nur wenige, man möchte fast sagen, klassische Bilder herausschälen, bei denen geweblich in etwa eigenartige Störungen im Aufbau der Haut beobachtet wurden. In erster Linie handelt es sich dabei um Erkrankungen der *Schilddrüse*. Hyperfunktion dieses Organs, die das klinisch wohlbekannte BASEDOWsche Krankheitsbild bedingt, ruft eine dünne glatte, feuchte, oft ödematöse oder mit Blutungen durchsetzte Haut hervor, meist mit diffusem Haarausfall verbunden. Bei *Basedow*kranken auftretende umschriebene Ödeme zeigen große *Lymphangiektasien* im Gewebe (SATTLER); sie stellen ein Gemisch von Ödem, Lymph- und Blutstase dar, die klinisch als große Herde harter, reliefartig hervortretender, umschriebener Hautschwellungen erscheinen. Ihre Ursache sieht man in vasomotorischen Störungen umschriebener Blut- und Lymphgefäßbezirke, die durch entsprechende Störungen im Nervensystem hervorgerufen werden, welche ihrerseits wieder auf endokriner Grundlage beruhen. Neben Ödemen wurden urticarielle und erythematöse Veränderungen beobachtet. Gelegentlich zeigten die Ödeme eine an die Sklerodermie erinnernde blaßviolette Färbung und Härte; sie können so sehr mit diesem Krankheitsbilde übereinstimmen, daß eine Trennung Schwierigkeiten macht, um so mehr, als ja auch gerade die Sklerodermie häufig mit Hyperthyreosis vergesellschaftet ist.

Myxödem.

Histologisch kennzeichnendere Veränderungen zeigt die Haut bei der Hypothyreosis, beim *Myxödem* bzw. der *Cachexia thyreo- seu strumipriva.*

Klinisch tritt hier allmählich eine teigige Schwellung der Haut auf; diese wird trocken, schlaff, erscheint ödemartig geschwellt und schilfert vielfach ab. Die Erkrankung findet sich besonders häufig bei Frauen im mittleren Lebensalter und führt infolge der Hautschwellung — bei der, abweichend vom Ödem, Fingereindrücke *nicht* bestehenbleiben — zu einer eigentümlichen Veränderung des Gesichtsausdrucks mit rohen, stumpfen Gesichtszügen. Daneben kommen abweichende, sehr polymorphe Veränderungen vor (SCHUERMANN, v. FISCHER), die noch über die von KREIBICH vorgeschlagene Einteilung: Myxoedema diffusum, tuberosum und papulatum hinausgehen. Die Schleimhäute sind ebenfalls beteiligt, die Zunge ist schwer beweglich. Der Gang ist unsicher, die Sinnesfunktionen herabgesetzt, ebenso der gesamte Stoffwechsel.

Die mikroskopischen Befunde in der Haut Myxomatöser sind durchaus nicht einheitlich. Es werden dafür Verschiedenheiten des Alters, der Lokalisation der Gewebsstücke, dann aber auch, und das scheint von ausschlaggebender Bedeutung, der Grad der Erkrankung angeschuldigt. Denn gerade die Veränderung, die bei einer Anzahl der Fälle als besondere Eigentümlichkeit beobachtet wurde, die *Schleimablagerung in Cutis* und *Subcutis*, scheint nur in einem bestimmten Stadium der Erkrankung vorhanden zu sein (ORD), in der Regel im jüngeren. Zusammenfassend kann man die Gesamtheit der Veränderungen mit BECK in regressive und progressive scheiden, die sich nebeneinander abspielen. Die *Epidermisveränderungen* sind dabei wohl rein sekundärer Natur. Sie äußern sich einmal in einer verschieden starken Färbbarkeit der Epithelzellkerne, von denen ein Teil sehr stark, ein anderer ganz ungefärbt bleibt, beide durch allmähliche Übergänge verbunden. Bei den dunkel gefärbten Kernen handelt es sich um die sog. sauren Kerne UNNAs, deren Bedeutung wir nicht kennen. Die ungefärbten Kerne entsprechen nekrotischen Epithelzellen. Sie finden sich hauptsächlich dort, wo die Epidermis sehr verdünnt ist und die Epithelleisten verstrichen sind. Ihr Protoplasma hat seine normale feine Körnelung verloren. Manche Autoren glauben, daß es sich als eine metachromatisch färbbare, große dichte Masse ungleichmäßig rundlicher Körner in großen Lücken zwischen Epidermis und Papillarkörper fände. REUTER fand innerhalb der Basalzellen das eosinophile Plasma in Richtung der Cutis gesenkt, während der Kern am oberen Zellpol zu finden war. BECK, dem wir eine genaue Schilderung der Epidermisveränderung verdanken, meinte, die Veränderung sei durch das Myxödem hervorgerufen, zumal auch schon frühere Beobachter (CASPARY, UNNA) sie angetroffen hatten. Ob es sich dabei tatsächlich um Kennzeichen des myxödematösen Prozesses handelt, ist fraglich.

Die *Cutisveränderungen* sind hingegen eindeutiger dargestellt worden. ORD, VIRCHOW, FLETSCHER-BEACH erwähnen eine eigentümliche *Mucin*ansammlung infolge weitgehender Degeneration des Bindegewebes der myxödematösen Haut und des Hypoderms. GANS möchte eher auf Grund eines eigenen beobachteten Falles eine Zwischenlagerung der mucinartigen Substanz zwischen die Bindegewebsfasern annehmen, ebenso REUTER. Sie fand sich als „amorphe, wolkige, schleimartige oder geformte und dann ausgesprochen kristallinische Bildung“ (UNNA), besonders in dem geschwollenen Papillarkörper, aber auch zerstreut in der übrigen Haut. Die kristallinische Form war häufiger als die formlose, und ihre teils zackig, teils büschelförmig auslaufenden schmalen, dichten Körper ließen sich oft zusammenhängend durch größere Abschnitte der Haut verfolgen. Sie lagen dabei meist quer zu den Saftspalten und Fasern frei im Gewebe.

Allerdings fand sich auch die mucinöse Einlagerung *nicht regelmäßig* vor (BECK, KASPARY, BAUMGARTEN und CEELEN). Genau so verhält es sich mit einer

Bindegewebswucherung, wie sie von ORD, VIRCHOW u. a. manchmal „fast wie Granulationsgewebe .... mit reichlicher Kern- und Zellteilung" beobachtet wurde. Das gehäufte Vorkommen von Mastzellen in Verbindung mit dem Auftreten von Mucin beschrieb KREIBICH. ASBOE-HANSEN sieht sie als Mucinbildner an. Verschiedene Autoren erwähnen das Auftreten zahlreicher sternförmiger Zellen innerhalb der mucinösen Einlagerung. Vielleicht handelt es sich dabei zum Teil auch um Mastzellen oder jugendliche Fibroblasten. Ähnliche Befunde sowie *Epithelwucherung* der drüsigen Adnexe erhob die englische Myxödemkommission.

Eine wertvolle Ergänzung erhalten diese Angaben durch Feststellung mucinöser Massen im cutanen und subcutanen Gewebe thyreidektomierter Tiere (HORSLY, HALIBURTON, BOURNEVILLE, WAGNER und SCHLAGENHAUFER), wenn sie auch nicht völlig mit den beim Myxödem zu erhebenden Veränderungen übereinstimmen (BIRCHER).

Ähnliche schleimige Einlagerungen finden sich in der Haut vielleicht auch bei *sporadischem Kretinismus* (SCHLAGENHAUFER und WAGNER), ein Befund, der auf die Zusammenhänge der mucinösen Einlagerungen mit der Schilddrüse ein bezeichnendes Licht wirft.

Die Cutisveränderungen zeigen sich ferner noch in andersartigen Umwandlungen des *kollagenen* und elastischen Gewebes. Das erstere nimmt an Dicke zu; es besteht eine hochgradige Aufquellung und Auffaserung der kollagenen Bündel, die viel tiefer in die Cutis hinabreicht als bei der normalen Haut. Die einzelnen Fasern erscheinen dabei vielfach wie coaguliert, an anderen Stellen aufgesplittert. Im Stratum papillare und subpapillare bilden diese feinen Fasern ein verworrenes Geflecht, während sie in den tieferen Schichten allmählich wieder in parallelen Bündeln verlaufen (BECK).

Die *elastischen* Fasern zeigten in einzelnen Fällen, ebenso wie die kollagenen, eigentümliche Umwandlungen ihres körperlichen und färberischen Verhaltens. Diese entsprechen im großen ganzen denjenigen, wie wir sie bei der senilen Degeneration der Haut (s. dort) in der Regel antreffen. Es scheint daher die Annahme auch nicht unberechtigt, daß das Auftreten von *Elacin*, *Kollastin* und *Kollacin* (UNNA, BECK) auch in diesen Fällen von Myxödem in gleichem Sinne zu deuten ist. Weitere Untersuchungen müssen hier eine Entscheidung bringen.

Um die kleineren Blutgefäße fand CEELEN Rundzelleninfiltrate und Vermehrung der Bindegewebszellen.

Das **Myxoedema tuberosum** (JADASSOHN und DOESSECKER) ist durch isolierte, über den Körper verteilte, unter Umständen konfluierende Knoten gekennzeichnet. Es handelt sich, ebenso wie bei dem *lichenoiden Myxödem*, um lokalisierte, mit einer Hypothyreose verbundene Myxödeme mit entsprechendem histologischen Aufbau. MONTGOMERY und UNDERWOOD u. a. grenzen als *Lichen myxoedematosus* generalisierte und lokalisierte lichenoide Mucinablagerungen ab, die nichts mit endokrinen Störungen, auch nicht der Schilddrüse, zu tun haben sollen, sondern rein lokal bedingt sind.

Klinisch ist davon zu trennen das prätibiale symmetrische *Myxoedema circumscriptum*. Dieses tritt bei Basedow (Hyperthyreose), oft allerdings erst nach erfolgter Strumektomie, auf. Nach SCHUERMANN sind bei echtem Myxödem die Unterschenkel verschont. Es wurde bereits 1891 von SOLLIER und 1892 von

v. Jaksch beobachtet. Der histologische Aufbau ist, im Gegensatz zu der Variabilität beim generalisierten Myxödem, hier viel einheitlicher. Es findet sich eine unterschiedlich stark ausgeprägte Hyperkeratose, Erweiterung der Haarfollikel und Verdünnung der Epidermis. Diese Veränderungen werden durch die Umwandlung der Cutis bedingt. Während die oberste Coriumschicht im Stratum subpapillare nicht wesentlich verändert ist, findet sich in der tieferen Cutis ein deutliches Ödem wechselnden Ausmaßes, oft ist sie völlig strukturlos.

Die sehr starke Einlagerung von Mucin geht ebenso wie beim Lichen myxoedematosus (s. o.), weit über die beim allgemeinen Myxödem hinaus. Das Mucin besteht vielleicht aus Hyaluronsäure und sulfathaltigen Mycopolysacchariden (Watson).

Gottron erwähnt neben endarteriitischen Veränderungen das Auftreten von sog. Sperrarterien. Als solche bezeichnet er kleinere elastische Gefäße, die zwischen Elastica interna und Endothel mauerartig gelagerte rundliche Zellen mit großem Querschnitt, chromatinreichem Kern und leicht angefärbtem Plasma haben. Im polarisierten Licht sah er Fibrillen. Die Zellen waren von feinsten elastischen Fasern umgeben.

Gottron sieht die Mucinansammlung als eine Ablagerung aus dem Blut infolge einer verlangsamten Durchströmung des Gewebes an. Er beschreibt ferner erweiterte Lymphgefäße mit einer eingelagerten eiweißartigen Substanz. Dies wird im Sinne eines verlangsamten Abbaues gedeutet. Nach der Auffassung Gottrons wie auch anderer ist die Ablagerung von Substanzen in der Haut ganz allgemein an die Durchblutungsverhältnisse gebunden. Er beruft sich auf die Angabe von P. Schuermann, daß das Entscheidende, z. B. für die Fettablagerung, in der Beschaffenheit der Grundsubstanz gegeben sei, diese sei wiederum im Sinne Rickers von der vorliegenden Kreislaufstörung abhängig.

Der Vollständigkeit halber erwähne ich hier noch *Veränderungen der Achselschweißdrüsen*, wie sie während der Gravidität beobachtet wurden (Waelsch, Rebaudi u. a.). Sie mögen als Beweis für die Zusammenhänge der Haut und ihrer Anhangsgebilde auch mit den *Sexualdrüsen* bzw. deren Tätigkeit dienen. Es handelt sich dabei hauptsächlich um eine wesentliche Verstärkung der normalerweise vorhandenen Drüsenplatte, die dadurch zustande kommt, daß die Drüsenschläuche in ihrem sekretorischen Anteile eine bedeutende Erweiterung erfahren haben. Von Rebaudi wurden außerdem bei der *Eklampsie* noch eigentümliche, nekrotisierende Veränderungen der Drüsenepithelien beobachtet, ein Befund, der allerdings von Waelsch auf postmortale Veränderungen zurückgeführt wird. Es handelte sich dabei um schwere Schädigungen des hypertrophischen Schweißdrüsenapparates, die sich in parenchymatösen, mehr oder minder schweren Entartungserscheinungen von trüber Schwellung bis zu vollständiger Zerstörung des sezernierenden Teiles äußerten.

Veränderungen der Schweißdrüsenstruktur wurden übrigens auch bei *menstruierenden* Frauen beobachtet (Loeschcke u. a.). Neuerdings wurde auch die Beeinflussung der Epithelien der Mundschleimhaut durch den Menstruationscyclus nachgewiesen (Russel, Ziskin u. Mitarbeiter, Schreus u. Mitarbeiter), ja selbst der Epidermiszellen (Schreus).

Pathogenese. Bei der Entstehung der Myxödeme ist nicht allein mit einer thyreogenen, sondern, wenn auch seltener, mit einer diencephalen und hypophysären (v. Fischer) Genese zu rechnen. Das tuberose Myxödem beruht nach Carol auf einer relativen, lokalen Unterfunktion der Thyreoidea, vielleicht ausgelöst durch Kältereize bei gestörter Schilddrüsentätigkeit. Auch andere Erklärungen werden angeführt, ohne daß es möglich ist, diese hier zu erörtern.

Adipositas dolorosa.

Die Adipositas dolorosa oder nach ihrem Entdecker, einem amerikanischen Neurologen, die DERCUMsche Krankheit, besteht in einer starken, teils diffusen, teils mehr umschriebenen, bei Druck oder auch spontan stark schmerzenden Fettablagerung in der Haut und im subcutanen Gewebe, die an bestimmten Körperstellen, namentlich den Unterschenkeln, hier in Manschettenform, und über den Musc. deltoidei, bei Frauen häufiger als bei Männern, beobachtet wird. Sie tritt meist in späteren Jahren auf und ist stets mit einer allgemeinen Fettleibigkeit verbunden. Die Haut über derartigen Fettansammlungen zeigt, wahrscheinlich infolge von Störungen im Blutkreislauf, meist eine blaurote bis blaßblaue Verfärbung; dazu treten manchmal auch Blutungen der Haut und Schleimhaut sowie eine veränderte Schweißsekretion. Gleichzeitig bestehen eine allgemeine, gelegentlich bis zu völliger Muskelschwäche gesteigerte leichte Ermüdbarkeit sowie eine Reihe geistiger Anomalien, deren Intensität schwankt von Zeichen einfacher Gedächtnisschwäche bis zu wirklichen Geistesstörungen. Das Leiden schreitet chronisch fort; es steht in enger Beziehung zu den diffusen und multiplen umschriebenen schmerzhaften Lipomen, von denen eine scharfe Trennung auch nicht möglich ist, wenigstens nicht weiter, als es der rein anatomische Charakter der Geschwülste mit der Unterscheidung von diffusen und umschriebenen Lipomen erlaubt. Ihre Sonderstellung ist vielleicht heute nicht mehr berechtigt. Es handelt sich wohl um die Verbindung einer Adipositas mit einer Polyneuritis.

Die *histologische* Untersuchung der Fettmassen hatte dementsprechend ein völlig negatives Ergebnis; sie ergab keinen Unterschied von gewöhnlichem Fett; vielleicht waren die einzelnen Fettzellen etwas größer als gewöhnlich, die Cutis fettreicher, indem das die Hautgefäße umgebende Bindegewebe stärker mit Fettzellen erfüllt war und daher Talg- und Schweißdrüsen sowie Haarbälge vielfach mitten im Fettgewebe lagen. Auf das Auftreten jugendlicher, in Haufen zusammenliegender Lipoblasten hat DAMMANN hingewiesen. Die von einzelnen Beobachtern (DERCUM, MÉNÉAU u. a.) betonte interstitielle Neuritis der feineren Nervenzweige im Fettgewebe wurde von anderen ebensowenig beobachtet wie die von DOBROVICI gemeldete Druckatrophie der Nervenfasern. Auch das ungefähre Dutzend zur Sektion gekommener Fälle hat zur Klärung der *Genese* des Krankheitsbildes wenig beigetragen. Vor allem scheint die Bedeutung der Schilddrüse nur gering, zentral nervöse Störungen ohne direkte Beziehung, ebenso rheumatische Erkrankungen oder konstitutionelle Momente (SCHWENKENBECHER). Die Schmerzempfindung könnte man auf eine durch die Fettinfiltration und die mit ihr zusammenhängende Blut- und Lymphstauung hervorgerufene erhöhte Gewebsspannung zurückführen, die eine Dehnung und Pressung der feineren Nervenenden zur Folge hat.

Differentialdiagnostisch ist an Elephantiasis, Myxödem, Fettsucht, nervöse Ödeme, echte Lipome zu denken, deren Trennung kaum Schwierigkeiten macht.

Lipodystrophia progressiva.

Die Erkrankung beginnt meist in den Entwicklungsjahren, schreitet, ohne besondere Beschwerden, schneller oder langsamer vom Kopf nach abwärts fort und führt zu einem symmetrischen Schwund des subcutanen Fettgewebes, etwa der oberen Körperhälfte, und einer Anhäufung desselben in der unteren. Die erste Fettansammlung scheint in den meisten Fällen an den unteren Extremitäten sowie vor allem am Gesäß aufzutreten, gelegentlich war sie auch ascendierend. SIMONS, der 1910 als erster die Erkrankung in Deutschland beobachtete und ihr die treffende Bezeichnung gab, sah in ihr eine Trophoneurose. Neben dem Fettschwund besteht als dessen natürliche Folge eine gesteigerte Wärmeabgabe (die Kranken frieren dauernd), sowie eine gesteigerte Wasserabgabe der fettlosen Teile (LOEWY). Die Krankheit kommt fast ausschließlich bei Frauen vor. Nach PERUTZ kann die Erkrankung auch andere Verteilungsformen des Fettschwundes und der übermäßigen Fettansammlung als die erwähnte aufweisen.

Bei der Untersuchung eines Hautstückchens aus einem erkrankten Bezirk fand sich schon makroskopisch keine *Spur von Fett*, ein Befund, der um so auffallender erscheint, als ja selbst bei den schwersten Marasmen immer noch eine schwache Schicht rotgelben atrophischen Fettgewebes vorhanden ist. Mikroskopisch fand ARNDT ein vollkommenes Fehlen des Fettes, das sich nur in Spuren in den Talgdrüsen und an den Haarwurzeln nachweisen ließ. Abgesehen von einer leichten Vermehrung und Schwellung der fixen Bindegewebszellen sowie einer minimalen perivasculären Lymphocytenansammlung im Stratum papillare und subpapillare, fand sich weder hier noch im eigentlichen Corium die geringste Veränderung. Insbesondere zeigten sich selbst bis in die tiefsten Schichten der Cutis propria keine Spuren einer Entzündung. Einen ähnlichen Befund konnte TIÈCHE in einem der von FEER beschriebenen Fälle erheben. An einem noch nicht völlig fettverarmten Hautstück fand er eine sehr geringe Ausbildung des Fettgewebes, und zwar nicht in Form gut entwickelter Fettläppchen, sondern meist als unregelmäßig angeordnete 2—3schichtige Züge von Fettzellen. Der Aufbau dieser Zellen war im übrigen normal. Mit Osmiumsäure ließ sich in den meisten eine schwarze Masse nachweisen, die zum Teil in Granula, also Fettbröckel, zerfallen war. Ob es sich tatsächlich um regressive Vorgänge handelt, ließ TIÈCHE unentschieden.

Differentialdiagnostische Eröterungen, die sich mit der *Hemiatrophie*, dem *Trophödem*, der *Sklerodermie* und der *Elephantiasis* auseinanderzusetzen hätten, dürften kaum erforderlich sein.

Die **Pathogenese** der Lipodystrophie ist noch völlig unbekannt. Innersekretorische Störungen, insbesondere der Schilddrüse, vasomotorisch-trophische Einflüsse, sind verantwortlich gemacht worden, ohne daß sichere Anhaltspunkte vorhanden wären. FEER glaubt auf jeden Fall eine Mitwirkung des Nervensystems annehmen zu müssen, da sonst die Fettatrophie einerseits, die Fetthypertrophie andererseits, unerklärlich wären. Soweit man lediglich aus dem Schrifttum sich eine Meinung bilden darf, scheinen auch rein mechanische Einflüsse eine Rolle spielen zu können. Zwar wird als Hauptablagerung die Gesäß- und Oberschenkelgegend bezeichnet, aber es sind doch auch die Unterschenkel und die Füße bis zu den Fersen befallen; nach FEERS Messungen darf man sogar annehmen, daß die Waden sich öfters an der Hypertrophie beteiligen, als aus den Angaben hervorgeht.

b) Metabolisch (allgemein oder/und lokal) bedingt.

Amyloidosis der Haut.

Über Amyloidbildung in der Haut ist bis heute nur wenig bekannt geworden. Aber auch dieses Wenige gestattet bereits, die Amyloidose der Haut genetisch in verschiedene Untergruppen zu teilen. Es lassen sich, soweit wir überblicken, vier Gruppen von Amyloidablagerungen in der Haut abgrenzen.

Bei der 1. handelt es sich um die klassische Form der Amyloidose als Folge schwerer, zur Kachexie führender Krankheitsbilder. Nur sehr selten ist hier die Haut sichtbar beteiligt. Krankheitsbilder, bei denen es zu einer starken Ablagerung in der Haut kam, sind zum Teil in die folgende Gruppe zu rechnen.

Die 2. Gruppe ist die der sog. *Paramyloidose* (Picchini und Fabris 1930). Diese wurde erstmalig 1929 von Lubarsch deutlich abgegrenzt. Während bei der ersten Form hauptsächlich das Parenchym innerer Organe betroffen ist, finden wir hier ganz erhebliche Amyloidablagerungen in Geweben mit glatter und quergestreifter Muskulatur, so vor allem auch in der Media der Gefäße. Die Prädilektionsstellen der ersten Form sind hier dagegen frei. In der Haut finden sich mächtige Einlagerungen, manchmal so ausgedehnt, daß an eine Sklerodermie gedacht werden kann. Daneben kommt es zu einer Vergrößerung von Zunge und Lippen, petechialen Blutungen, Müdigkeit, leichter Ermüdbarkeit, Tachykardie und chronischer Obstipation (Miescher). Häufig wird diese Form verkannt. Die histochemischen Methoden des Amyloidnachweises versagen oft. Die Bennholdsche Probe mit Kongorot ist negativ. Es kann oft gleichzeitig ein Plasmocytom vorhanden sein.

Die 3. Form ist ausschließlich auf die Haut beschränkt. Es muß dabei allerdings damit gerechnet werden, daß Einlagerungen an inneren Organen der Beobachtung entgehen. Die Infiltration der Haut kann beliebig ausgedehnt sein (Königstein). Es bestehen primär keine pathischen Veränderungen. Die klinischen Formen sind dabei sehr wechselnd. Sie können Lichen ruber-artig, poikilodermieartig, nodulär oder Lichen Vidal-artig sein. Marchionini hat auf das Vorkommen einer solchen Erkrankung zusammen mit einer nicht erblichen Epidermolysis bullosa auf geringfügige Traumen hingewiesen. Gottron bringt diese mit der Amyloideinlagerung in Zusammenhang.

Die 4. Form ist ebenfalls auf die Haut beschränkt. Die Ablagerung erfolgt aber in bereits pathisch veränderte Haut. Freudenthal hat sich um diese Gruppe besonders verdient gemacht und bezeichnet die Ablagerung als *seniles Amyloid.* Wie weit diese Form hier anzuführen ist, läßt sich nicht sicher entscheiden.

Wahrscheinlich gibt es nicht nur verschiedene Arten von Amyloid, sondern auch verschiedene Entstehungsmechanismen. Der wechselnde Ausfall unserer mikrochemischen und färberischen Reaktionen scheint ebenfalls in diesem Sinne verwertbar; denn es gibt gelegentlich Amyloid, das nur die Metachromasie zeigt und deshalb unter Umständen mit anderen Metachromasie hervorrufenden Substanzen verwechselt werden könnte und anderes, das nur die Jodschwefelsäurereaktion gibt, wobei M. B. Schmidt bei ersterem Verhalten an ganz frische, beim zweiten an ältere und alte Ablagerungen dachte. Ganz besonders wechselnd ist der Ausfall bei der Paramyloidose. Ferner können diese Reaktionen in jedem einzelnen Falle sich an der einen Stelle durchaus kennzeichnend, an einer anderen mehr oder weniger abweichend verhalten. Manchmal wirkt das lokale Amyloid als Fremdkörper und gibt zur Riesenzellbildung Anlaß.

In der Regel färbt sich das Amyloid mit van Gieson graugelb bzw. gelb, mit Methylviolett rot; es nimmt unter Jodeinwirkung (Lugolsche Lösung) einen braungelben bis mahagonibraunen, unter Jod-Schwefelsäureeinwirkung einen mehr oder weniger blauen bis violetten Farbton an. Das Amyloid färbt sich, wie Palitz und Peck feststellten, mit den modernen Polysaccharidfärbungen, z. B. McManus-Hotchkiss, Ritter und Oleson, Hale. Hass isolierte aus Leberamyloid ein saures Polysaccharid. Nach seiner Annahme handelte es sich um Chondroitin-Schwefelsäure. Die Ablagerung erfolgt in homogen scholligen Massen, die in den ersten Anfängen jedoch nur mikroskopisch sichtbar sind. Neuerdings wird auch das *Kongorot*, namentlich als Vitalfärbung (NOMLAND und PLUMER, MARCHIONINI und JOHN) bei klinischem Verdacht auf Amyloidose benutzt. Amyloid ist doppelbrechend, besonders nach Einlagerung von Kongorot.

Amyloidosis cutis als Nebenbefund bei Befall der parenchymatösen Organe.

Klinisch ist eine derartige Amyloidose der Haut nur dann festzustellen, wenn sie stärkere Ausmaße annimmt, wie in den Fällen von KÖNIGSTEIN, wo sie sich einmal in Form zahlreicher kleinster *Bläschen* in einer höchst atrophischen und von älteren und jüngeren Blutungen durchsetzten Haut der Brust, ein anderes Mal in Gestalt zahlloser kleinster *Knötchen* und Papeln von brauner Farbe an der Haut des Thorax fand. Entzündliche Veränderungen treten bei dieser Form der Amyloidose so gut wie nie auf. Wir möchten hier noch einmal darauf hinweisen, daß es sich bei starker Ablagerung in der Haut unter Umständen um Fälle gehandelt haben kann, die eigentlich in andere Gruppen gehören.

Bei den mit allgemeiner Amyloidose einhergehenden Fällen fand SCHILDER bei histologischer Durchforschung eine Bevorzugung gewisser Körperstellen für die Ablagerung, nämlich der Achselhöhlen und der Kopfhaut. Das Amyloid fand sich hier vor allem in der Nähe der Schweiß- und Talgdrüsen, ein Befund, der sich an anderen Körperstellen nicht erheben ließ. Es war dabei vor allem die konstante topographische *Beziehung des Amyloids zum elastischen Gewebe* bemerkenswert. Es lagerte sich zwischen das Epithel der *Haarbälge* bzw. der *Talgdrüsen* und die dicht anschließenden elastischen Fasern. Von der Muskelschicht der *Schweißdrüsen* drängte es die elastischen Fasern samt der ihnen anhaftenden Bindegewebshülle ab. Dabei fiel auf, daß die Amyloidmäntel weit häufiger um weite Schweißdrüsenkanälchen gelegen waren als um enge. Die Hüllen der Schweißdrüsen waren jedoch nicht in ihrer ganzen Ausdehnung gleichzeitig der Degeneration verfallen, sondern diskontinuierlich. Je nach dem Grade der amyloiden Degeneration war das Verhalten des Amyloids zur Elastica der *Schweißdrüsen* bzw. zu deren Bindegewebsring verschieden. Zuerst lagerte sich das Amyloid zwischen Epithel und Elastica, diese vom ersteren abdrängend. Nimmt das Amyloid zu, so kommt es zur Atrophie der elastischen Hülle, häufig unter Aufsplitterung ihrer elastischen Fasern, so daß das Amyloid zwischen diesen vordringt. Überschreitet es schließlich die Grenze der Elastica, so ist die Schweißdrüse von einem dicken, scholligen Amyloidmantel umgeben, der häufig Reste der elastischen sowohl als auch der Bindegewebshülle der Schweißdrüsen umschließt. Die Drüsenepithelien selbst sind dabei kaum verändert; nur selten findet sich eine Atrophie der über dem Amyloid gelegenen sezernierenden Epithelien.

Bei den *Talgdrüsen* lagert sich das Amyloid in Form feiner Streifen um die Peripherie der Acini, und zwar zwischen die den Acinus korbartig umspinnenden elastischen Fasern und das Drüsenepithel.

Die Nervenfasern sind frei, jedoch verläuft bisweilen in ihnen eine amyloid degenerierte Capillare.

Daneben findet sich das Amyloid auch in den Gefäßen (Arterien, Venen und Capillaren) und in Form unregelmäßiger Klumpen im Zwischengewebe.

Auch das gesamte übrige *Corium* ist an der Amyloidose beteiligt. Im Stratum papillare liegt das Amyloid dicht unterhalb des Epithels, von diesem meist durch den bekannten unveränderten schmalen Grenzstreifen getrennt. Es findet sich hier oft in kleineren oder größeren Hohlräumen, die von endothelartigen, vielleicht zusammengepreßten Gewebselementen ausgekleidet sind, und manchmal kann man in dem Lumen dieser Hohlräume auch noch rote Blutkörperchen feststellen (KÖNIGSTEIN). Daneben kommt das Amyloid jedoch auch frei im Gewebe vor, gelegentlich sogar unmittelbar das Epithel berührend, ja sogar in einzelnen Amyloidkörnern gegen dieses vorgeschoben (SCHILDER). Über solchen Stellen ist der Papillarkörper verstrichen, die Epidermis abgeflacht und oft deutlich verdünnt. Gelegentlich kann sie sogar über solchen Amyloidschollen völlig fehlen, so daß diese frei zutage liegen.

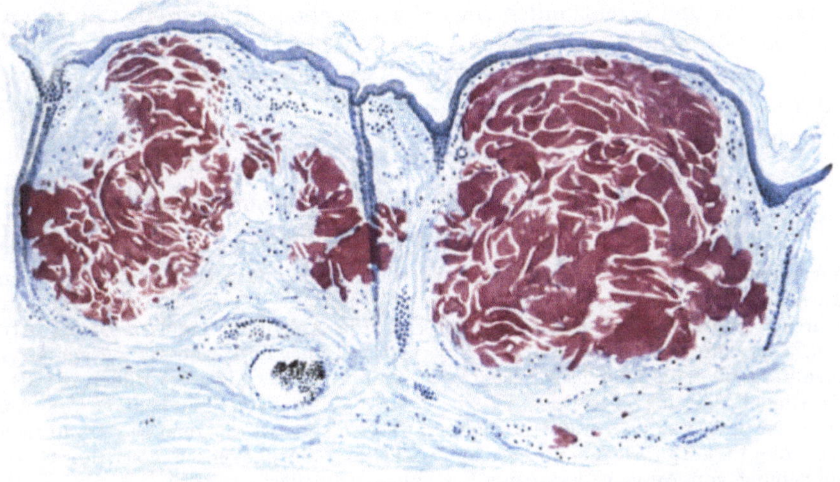

Abb. 45. *Amyloidosis cutis metabolica.* Scrotalherd. Herdförmige Ansammlung in Papillarkörper und Cutis unter Freibleiben des „Grenzstreifens" und ohne nennenswerte Gewebsreaktion. Atrophie der Epidermis, Schwund des Stratum papillare. (Die scheinbare Beteiligung der Schweißdrüsenausführungsgänge beruht auf Über- bzw. Unterlagerung der Amyloidmassen.) Methylviolett. O = 66:1, R = 55:1. (Sammlung KÖNIGSTEIN.)

Die *Amyloidablagerung* beschränkt sich im großen und ganzen auf *Papillarkörper* und *obere Cutis*. In den unteren Coriumschichten findet sie sich in erheblich geringerer Menge, teils an die Gefäße gebunden, teils frei im Bindegewebe. Ähnlich verhält sich das subcutane Binde- und gelegentlich auch das Fettgewebe. Dabei sind dann die einzelnen Fettläppchen in verschiedenem Grade betroffen und auch innerhalb des einzelnen Läppchens ist das Amyloid ungleichmäßig verteilt. In der Regel ist die Peripherie stärker verändert als die Mitte. Um die einzelne Fettzelle findet sich ein bald schmälerer, bald breiterer konzentrischer Amyloidring. Die Ringe benachbarter Zellen können miteinander oder aber auch mit dem Amyloid der Capillaren und des Zwischengewebes verschmelzen. Es ist darauf hinzuweisen, daß auch in klinisch unveränderter Haut hier wie bei der Paramyloidose der Nachweis von Amyloid gelungen ist.

Die Paramyloidose

wurde von LUBARSCH abgegrenzt und als systematisierte atypische Amyloidose bezeichnet (s. o.).

Von der ersten Gruppe weichen die Ablagerungen durch ihre Lokalisation und ihr färberisches Verhalten ab. Die Metachromasie fehlt manchmal, die Reaktion mit Kongorot ist schwach, die Jodreaktion versagt oft. Nach MIESCHER stellt sie sich klinisch in drei Hauptformen dar: 1. Als stecknadelkopf- bis bohnengroße gelbliche oder perlmutterfarbene transparente Knötchen derber Konsistenz, entweder regellos zerstreut oder gruppenförmig angeordnet. 2. Als platten- oder strangförmige Infiltrate oder Knoten von zum Teil beträchtlicher Ausdehnung. Dabei können die Veränderungen umschrieben sein oder ganze Körperregionen einnehmen. 3. Als diffuse sklerodermieartige Umwandlung ausgedehnter Hautregionen. Diese Veränderungen können auch nebeneinander vorkommen (GOTTRON).

Histologisch findet sich meist eine erhebliche Ablagerung des Paramyloids in den obersten Cutisschichten, vielfach mit folgender Atrophie der Epidermis. Sie kann aber auch bis in die Subcutis vordringen und hier die Fettzellen zusammenpressen und eigentümlich ringartig umgeben. Riesenzellen kommen vor. Die Gefäße fallen durch eine besonders starke Ablagerung in ihrer Wandung und Umgebung auf. GOTTRON weist, wie schon KREIBICH, auf Lipoideinschlüsse innerhalb des Amyloids hin. Er konnte entzündliche Veränderungen in der Umgebung des Paramyloids nicht feststellen.

Auf die Haut beschränkte Amyloidosen ohne vorherige pathologische Veränderungen.

Wir können hier zwei Formen unterscheiden: 1. Solche, die alle Hautschichten befallen; 2. solche, die im wesentlichen auf die obersten Cutisschichten beschränkt sind. Auf den Formenreichtum haben wir schon hingewiesen. Die Abheilung kann mit einer Atrophie erfolgen. GOTTRON beschreibt sie als anetodermatisch, aber im Gegensatz zur echten Anetodermie auf die obersten Schichten beschränkt. Auf poikilodermieartige Bilder, die als Folge der Amyloideinlagerung entstehen, sei hingewiesen. Die Fettzellen können von Amyloid eingescheidet sein (PEARSON und Mitarbeiter). Die Elastica ist oft zerstört. Im übrigen entsprechen die Verhältnisse den vorher beschriebenen. Morphologisch normales Gewebe in der Umgebung von Amyloid kann durch Kongorot angefärbt sein.

Einlagerung von Amyloid in klinisch veränderter Haut.

Bei dieser Form der Amyloidablagerung in der Haut ist es natürlich außerordentlich .schwer zu entscheiden, welchen Anteil an den stets vorhandenen Störungen im geweblichen Aufbau man der Amyloidablagerung zur Last legen muß bzw. was auf Rechnung der primären Hauterkrankung zu setzen ist. Für die letztere wird das histologische Bild im Einzelfall natürlich durchaus verschieden sein. Hyperkeratosen (JULIUSBERG, GUTMANN), Dermatitis atrophicans (KENEDY), Geschwüre (LINDWURM, BUHL), seborrhoische Warzen (KREIBICH) gaben die Grundlagen ab, in deren Bereich es zur Amyloidablagerung kam. Aber auch in diesen Fällen ist für die Veränderung das Fehlen primär entzündlicher Vorgänge *innerhalb* der davon befallenen Teile des Coriums kennzeichnend.

Das Amyloid ist in solchen Fällen sowohl in den oberflächlichsten Schichten des *Coriums* gefunden worden — hier scheint die Ablagerung zu beginnen (GUTMANN) —, teils dicht unter dem Epithel, teils in geringer Entfernung von diesem (GUTMANN, JULIUSBERG), als auch um die Blutgefäße des subcutanen Fettgewebes und der Haarbälge (KENEDY).

Innerhalb des Amyloids sah GUTMANN unregelmäßig verstreut und manchmal in vermehrter Zahl große blaßgefärbte Kerne von unregelmäßiger Form, offenbar Reste von Endothelien und Bindegewebszellen, die zum Teil von feinkörnigem, gelbbräunlichem Pigment umschlossen waren. Entzündliche Vorgänge fehlten innerhalb der Amyloidherde, am Rande fanden sich umschriebene lymphocytäre Infiltrate. FREUDENTHAL sah die Eliminierung von Amyloid in Form kleinster Partikel durch die Epidermis, ein Befund, der von GOTTRON bestätigt wurde.

Pathogenese: Die allgemeine Amyloidose beruht auf einer Störung des Eiweißstoffwechsels, die durch verschiedene chronische Infektionskrankheiten (Tuberkulose, Staphylokokkeneiterungen, besonders der Knochen, Malaria, Dysenterie, Syphilis und vielleicht auch Gonorrhoe) hervorgerufen werden kann. Das Zustandekommen der Amyloidablagerung ist noch vollkommen unklar. Bei der Paramyloidose sind Fälle bekannt, in denen sicher kein

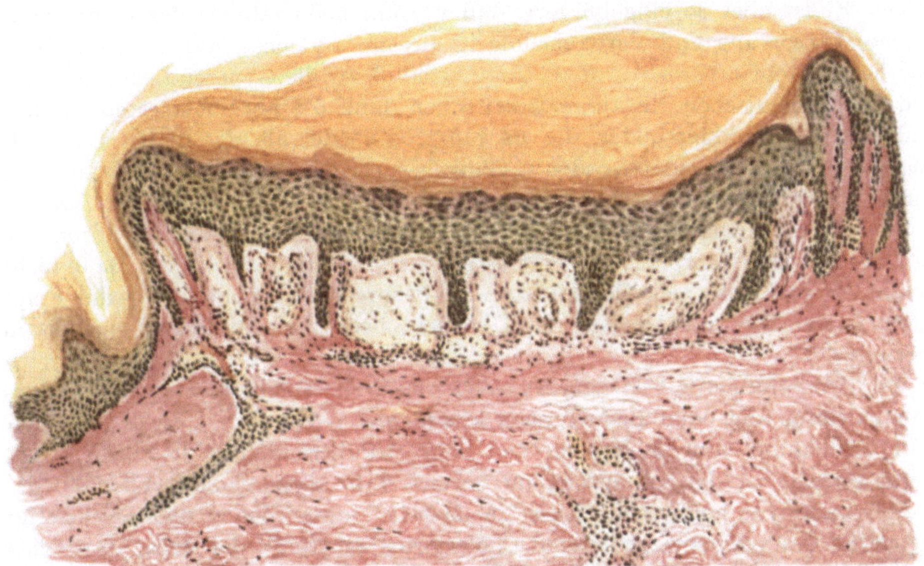

Abb. 46. *Örtliche Amyloidosis* bei umschriebener Hypertrophie der Epidermis (Hyperkeratose, Acanthose). Die Amyloidablagerung ist scharf beschränkt auf das Stratum papillare. Mäßige celluläre Reaktion in den Randabschnitten. In den Amyloidherden Reste endothelialer und Bindegewebszellen. VAN GIESON. (Sammlung GUTMANN.) O = 77:1, R = 70:1.

Plasmocytom vorlag. In solchen Fällen fand sich aber manchmal eine Vermehrung der Plasmazellen im Knochenmark. Das Plasmocytom bildet ein besonderes Eiweiß, das vielleicht als Amyloid abgelagert oder umgebildet werden könnte. Die wirklichen Ursachen sind bis heute ungeklärt.

Primäre und sekundäre, örtliche und allgemeine Störungen des Fettstoffwechsels.

Xanthomatosen.

Während sich klinisch die verschiedensten Einteilungsformen der Xanthomatosen ergeben, ist die Morphe als solche verhältnismäßig wenig unterschiedlich und das histologische Bild recht eintönig. Es dürfte als überholt anzusehen sein, hier nun frühere rein beschreibende Begriffe anzuführen. Wir wollen vielmehr zunächst die Einteilung von THANNHAUSER, der sich besonders um die Erforschung dieser Erkrankungen verdient gemacht hat, wiedergeben. Dabei sollen kleine klinische und histologische Differenzen schon in dieser Übersicht erwähnt und im

Anschluß daran der Aufbau des gemeinsamen histologischen Bildes am Beispiel des Xanthomknotens dargestellt werden. Zunächst soll dabei ausschließlich auf die hypercholesterämischen und hyperlipämischen Formen eingegangen werden. GANS hat immer wieder betont, daß die Histologie nicht Selbstzweck sein soll. Sie kann nur im Zusammenhang mit der Kenntnis des klinischen Bildes sowie des Verhaltens des Gesamtorganismus sinnvoll betrieben werden. Es ist deshalb angebracht, in der Übersicht auch einige klinische Hinweise mit anzuführen, die über den Rahmen der sonst üblichen Beschreibung hinausgehen.

Der Name Xanthom ist, worauf vor allem URBACH hinwies, kein sehr glücklicher. Er ist aber so eingebürgert, daß wir ihn beibehalten sollten, um keine größere Verwirrung und Verwechslung in diesem, an sich schon so schwer übersichtlichen Gebiet hervorzurufen. Im Anschluß an die hypercholesterämischen und hyperlipämischen Xanthomatosen sollen dann die normocholesterämischen und andere Krankheitsbilder, die als Lipoidosen oder als mit diesen verwandt angesehen werden — oder wurden —, hier besprochen werden. LETTERER lehnt einen Zusammenhang der von ihm beschriebenen, heute meist als *Letterer-Siwe* bezeichneten Krankheit mit dem HAND-SCHÜLLER-CHRISTIAN-Syndrom ab. Er gibt zu, daß die Morphen zum mindesten einander sehr ähnlich sind. Da es nicht unsere Aufgabe ist, hier die Ätiologie zu besprechen, möchten wir die Frage offen lassen, aber aus Gründen der Übersicht beide Erkrankungen gemeinsam erörtern.

Zur Anhäufung von Cholesterin in Zellen und Geweben kann es nach THANNHAUSER unter folgenden Bedingungen kommen:

1. Aufnahme von Cholesterin aus dem zirkulierenden Blut in die Zelle. Voraussetzung ist die Anhäufung im Serum, d. h. Hypercholesterinämie.

2. Gesteigerte Cholesterinsynthese in dazu befähigten Zellen und gleichzeitige Retention des vermehrt gebildeten Cholesterins innerhalb der Zelle, in welcher es gebildet wurde. Dabei ist der Cholesteringehalt des Serums normal.

3. Das kolloidal gelöste Cholesterin im Serum kann sich in geschädigten und degenerierten Geweben niederschlagen. Die folgenden Erkrankungen sind der ersten Gruppe zuzurechnen.

Hypercholesterämische Xanthomatosen.

Essentielle hypercholesterämische Xanthomatose, familiäre hypercholesterämische Xanthomatose.

Bei dieser Gruppe können plane und tuberöse Xanthome und Xanthelasmen an der Haut auftreten; Sehnen, Blutgefäße und Endokard können mit befallen sein. Andere Organe werden nicht betroffen.

Die Veränderungen sind meist orangegelb und auf die Streckseiten der Extremitäten beschränkt. An Fingern und Gesäß können sie so tief liegen, daß die oberflächliche Haut unverändert bleibt. Im Blutserum sind die Cholesterinwerte erhöht bei normalem Verhältnis des Cholesterins zum Cholesterinester. Histologisch finden wir den noch später zu besprechenden Gewebsaufbau der Xanthome mit keinen oder wenig Eosinophilen, keinen oder spärlichen Leukocyten, Plasmazellen und Lymphocyten. Neben der essentiellen kann die Hypercholesterämie nach verschiedenartigen Lebererkrankungen auftreten, z. B. der biliären Cirrhose. Auf den klinisch und ätiologisch einzigartigen Fall einer hypercholesterämischen Xanthomatose bei intrahepatischem Verschlußikterus nach Salvarsan, den PFEIFFER und WIRTZ beschrieben haben, sei hier hingewiesen. Die Autoren sahen das Auftreten von

Xanthomen bei Abfall des Blutcholesterinspiegels. Auch bei Obliteration des Ductus choledochus kann es zu einer Hypercholesterämie kommen. Bei Myxödem findet sie sich ebenfalls; sehr selten auch hier mit Xanthomen. Der Zusammenhang der Schilddrüsenfunktion mit den Cholesterinwerten des Blutes ist zu wenig beachtet worden.

Hyperlipämie mit sekundären Hautxanthomen.

Hyperlipämisches Serum ist milchig, sahnig und undurchsichtig (Sahneserum). Die Vermehrung des Cholesterins und der Phosphorlipoide tritt gegenüber der des Gesamtfettes zurück.

Hierher gehören die idiopathische familiäre Hyperlipämie der Kinder mit Vergrößerung von Leber und Milz, die hepato-splenomegale Lipoidose (Bürger und Grütz) mit sekundären Hautxanthomen. Dabei finden sich entzündlich tuberöse Hautxanthome, die abhängig sind von der Höhe des Serumfettgehaltes. Diese Xanthome haben einen entzündlichen Hof, sind oft uncharakteristisch und manchmal auf den Schleimhäuten lokalisiert. Der erhöhte Fettgehalt des Serums steht im Gegensatz zu dem der Organe Man vermutet deshalb eine Retentionshyperlipämie bei gestörter Fettabgabe an die Organe. Auch bei Erwachsenen wird eine idiopathische Hyperlipämie gelegentlich mit Glykosurie, Leber und Milzvergrößerung beobachtet. Beim schweren Diabetes kommt es ebenfalls zur Hyperlipämie mit eruptiven Xanthomen, ebenso bei der chronischen Pankreatitis.

Histologisch überwiegt ein entzündliches Granulationsgewebe. Schaumzellen sollen sich nur vereinzelt finden. Auf die sehr seltenen eruptiven Xanthome bei der v. Gierkeschen Glykogenspeicherungskrankheit, die häufig mit Hyperlipämie verbunden ist, sei hingewiesen. Auch bei der Nephrose kommt es zur Hyperlipämie. Xanthome wurden unseres Wissens nicht beobachtet.

Klinisch bezeichnet man als **Xanthome** umschriebene, wechselnd große, in die umgebende Haut eingelagerte plane oder auch vorgewölbte tuberöse Knötchen- und Knotenbildungen von gelbweißer bis gelbbrauner Eigenfarbe, die an den verschiedensten Organen, insbesondere an der Haut und den Schleimhäuten auftreten. Früher pflegte man die umschriebenen lokalisierten, sich im späteren Lebensalter äußerst langsam, besonders an den Augenlidern entwickelnden, dann vielfach persistierenden Bildungen als Xanthoma vulgare von den generalisierten, schneller auftretenden Formen zu trennen. Zu den lokalisierten Xanthomen rechnete man auch jene mikroskopisch als Fibrome, Sarkome, kurz als echte Tumoren erkennbaren Gebilde, deren histologischer Aufbau durch die Einlagerung xanthomatöser Massen sein ganz besonderes Gepräge erhält, ohne daß im übrigen die durch den gegebenen Aufbau vorgezeichnete Weiterentwicklung irgendwie gestört wird. In Übereinstimmung mit Pick und Pinkus und auch mit Thannhauser betrachten wir diese als *echte Tumoren*, die die Besonderheit der xanthomatösen Umwandlung lediglich allgemein oder vielleicht auch örtlich bedingten Stoffwechselstörungen verdanken. Wenn ihrer daher hier als einer Erscheinungsform der Xanthomatose auch kurz gedacht wird, so kann eine eingehende Darstellung doch erst später erfolgen. Dort wäre dann auch die Frage zu erörtern, ob es wirklich eine rein aus Xanthomzellen aufgebaute Geschwulstform gibt, bei der das Bindegewebe lediglich die Rolle der Stützsubstanz spielt *(Xanthom en tumeurs)*.

Die

tuberösen Xanthome

bieten folgendes klinisches Bild.

Die in jüngeren Stadien mehr roten bis rotgelben, später mehr gelben, stecknadelkopf- bis bohnen- und auch überwalnußgroßen Knoten treten mit einer gewissen Vorliebe an den Extremitäten auf; in erster Linie dort, wo das Gewebe häufiger und stärker dem Druck ausgesetzt ist, also an den Ellbogen und Knien, dann an Handfläche und Fußsohle, aber auch so ziemlich an jeder anderen Körperstelle; im Gegensatz zum Xanthelasma der Augenlider allerdings sehr selten an dieser Stelle. Auch die Schleimhäute, ferner von den inneren Organen außer der Leber, der Niere und dem Endokard vor allem die Intima der großen Gefäße, werden von dem Prozeß befallen. Die Entwicklung bis zur vollen Höhe, mit der vielfach ein Zusammenfließen der kleineren Knötchen zu größeren Herden einhergeht, kann unter Umständen sehr schnell, innerhalb weniger Tage geschehen, erfolgt jedoch im allgemeinen langsamer, dauert Monate und Jahre und kann bisweilen ebenso wieder zurückgehen.

Der histologische Aufbau dieser Knoten ist gekennzeichnet durch die erstmalig von de Vincentiis und von Touton beschriebenen, mit Cholesterin beladenen Schaumzellen, die sog. „*Xanthomzellen*", ohne daß diesen jedoch eine spezifische Bedeutung zukäme (Pinkus und Pick). Sie sind eine Sonderform der

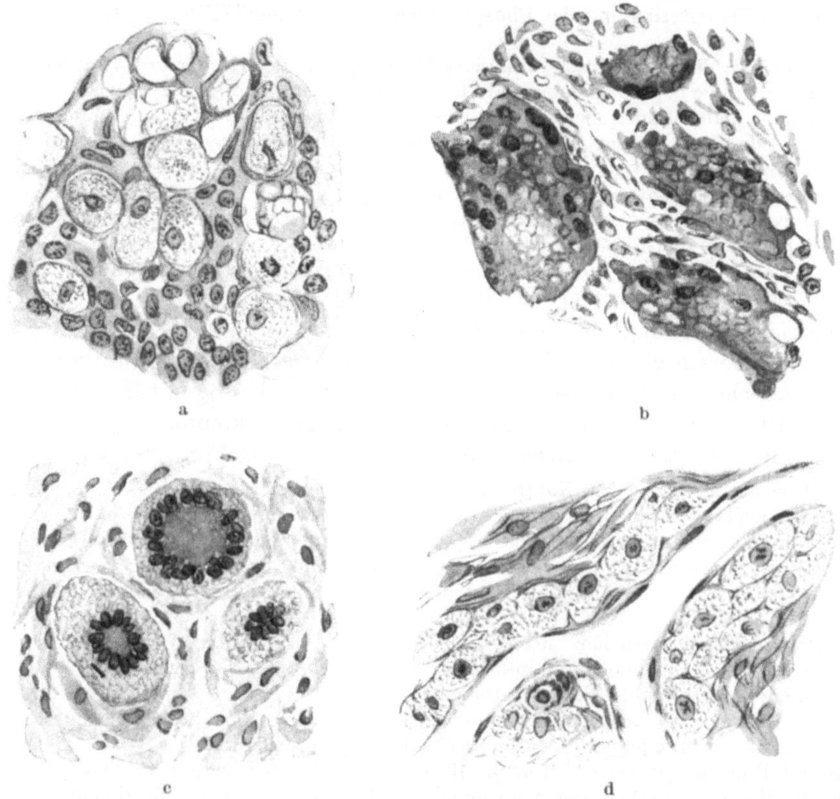

Abb. 47a—d. *Xanthomatöse Zellformen.* a, c, d aus Augenlidxanthom, b aus xanthomatösem Blastom. a Sog. „echte" Xanthomzellen. b Xanthom-Riesenzellen (Typus Fremdkörperriesenzellen) (Sammlung Walz). c Xanthom, Riesenzellen (Typ Touton). d Beginnende xanthomatöse Ansammlung in der Umgebung einer Vene. Eine große Zelle in Teilung.

Schaumzellen. Schaumzellen treten nach Letterer nicht nur bei der Cholesterinspeicherung auf. Sie sind weder für eine bestimmte Art von Fetten noch für Fette charakteristisch. Nach Letterer ist die Entstehung nicht abhängig von der Menge des gespeicherten Fettes, denn er konnte bei Cholesterinfütterung von Mäusen chemisch ein erhebliches Ansteigen des Cholesteringehalts der Organe nachweisen, ohne daß dies histochemisch möglich gewesen wäre oder sich Schaumzellen gefunden hätten. Auch bei der Eiweißspeicherung (Roulet) oder sogar bei der Speicherung kolloidaler Silicate (Rössle), also anorganischer Substanz, kommt es zur Bildung von Schaumzellen. Letterer sieht deshalb in der Schaumzelle den Ausdruck der Ablagerung eines Stoffes in der Zelle, den diese im Augenblick oder überhaupt nicht zu verarbeiten vermag.

Diese Auffassung steht in Einklang mit einer Angabe von THANNHAUSER bei den normocholesterämischen Xanthomatosen. Trotz Gewebsuntergang und Granulationsbildung, etwa bei der Lymphogranulomatose, kommt es nicht zur Bildung von Schaumzellen. Dies ist bei den normocholesterämischen Xanthomatosen jedoch der Fall. Hier entstehen also nach seiner Ansicht bei der Proliferation unreifer Bindegewebselemente Zellen, die der embryonalen Reticulumfettzelle entsprechen und aus denen sich dann die Schaumzellen entwickeln. Diese Zellen treten meist herdförmig in wechselnd großen, zunächst in der Cutis gelegenen, dann gegen die Epidermis vordringenden, soliden zelligen Knoten auf. Sie sind in der Regel scharf abgesetzt, können sich gelegentlich aber auch unscharf in die Umgebung verlieren. Im ersteren Falle sind die Knoten von einer bindegewebigen Kapsel umgeben, von der aus feine Septen in den Herd vordringen und diesen so wieder in kleinere Teile zerlegen. Dabei sind diese Bindegewebsfasern durchaus wohl erhalten; Kollagen und Elastin sind durch die Einlagerungen lediglich auseinandergedrängt, zeigen aber sonst keinerlei Degenerationserscheinungen. In einzelnen Fällen fehlt die scharfe bindegewebige Abtrennung gegen die Umgebung; die Zellmassen nehmen dann allmählich ab und das Bindegewebe zu, so daß ein unmerklicher Übergang zum normalen Gewebe stattfindet. Auch die Umgebung derartiger Knoten und Knötchen ist meist nicht verändert; gelegentlich können der Papillarkörper und auch die Epidermis einmal etwas abgeflacht oder verstrichen sein; es mag auch hin und wieder an Stellen, die stärkeren Traumen ausgesetzt sind, zu einer leichten entzündlichen Zellansammlung kommen, ohne daß diesen Befunden eine mehr denn sekundäre Bedeutung beizumessen wäre. Auch die vereinzelt (E. HOFFMANN) und stellenweise beobachtete beträchtliche Wucherung der Epidermis neben einer Hyperkeratose scheint weniger dem xanthomatösen Prozeß als vielmehr rein örtlichen Bedingungen zur Last zu fallen, die durch die starke Erweiterung der oberflächlichen, mit Erythrocyten und wurstförmigen lipoiden Massen vollgepfropften Gefäße ausgelöst wurden.

Verfolgt man die *Entwicklung* eines einzelnen *Xanthomknotens* von den allerfrühesten Stadien an, so findet sich zunächst lediglich eine Anhäufung von Zellen in der unmittelbaren Umgebung der subpapillären Blutgefäße, vereinzelt auch der Capillaren und der Lymphräume der Papillen (s. Abb. 47). Diese Zellen (Histiocyten, ASCHOFF-KIYONO) zeigen bereits einen ganz eigenartigen Bau. Sie haben eine ovale bis rhombische Form, sind etwas größer als Endothelzellen und besitzen ein fein granuliertes Protoplasma, in dessen Zentrum ein stark gefärbter Zellkern liegt. Bei Fettfärbung läßt sich in den meisten dieser Zellen eine Anhäufung feinster Granula erkennen, die außerdem in den Lymphgefäßendothelien oder auch noch frei in den Lymphräumen vorkommen und deutlich doppelbrechend sind. Bei Lösung dieser feinen Granula, wie dies namentlich Alkoholfixation bedingt, bleibt ein *feinwabiges Protoplasmanetz* zurück. Gelegentlich tritt die Anhäufung der doppelbrechenden Substanz auch in diesem Stadium schon in den Basalzellen der Epidermis auf. Häufig tragen die Capillaren und Präcapillaren einen förmlichen Mantel solcher Zellen, so daß sie, dem Verlauf derselben folgend, das Gewebe streifenförmig durchziehen.

Diese *engen räumlichen Beziehungen zu den Blutgefäßen* sind in älteren Stadien nicht mehr so leicht zu erkennen. Mit der *Ausdehnung* des Prozesses *im Corium* kommt es vielfach zu einer sekundären Umgestaltung des Papillarkörpers und der Epidermis. Die Papillen werden dann oft außerordentlich breit und kurz, an anderen Stellen wieder schmäler und höher. Die *Epidermis* ist im großen ganzen nicht verändert; es fällt jedoch im Sudanpräparat eine Ansammlung gelber Körnchen und Schollen in den Basalzellen auf, so daß diese Schicht einen eigenartig trübgelben Eindruck macht. Es handelt sich dabei nicht nur um die normalerweise hier vorkommenden kleinsten Fettkörnchen, sondern um eine auch durch ihre räumlichen Beziehungen deutlich in das Krankheitsbild gehörige Veränderung. Im *Corium*, und zwar besonders im Stratum subpapillare, aber auch in den benachbarten Gewebsschichten, finden sich jene *großen polygonalen Zellen*

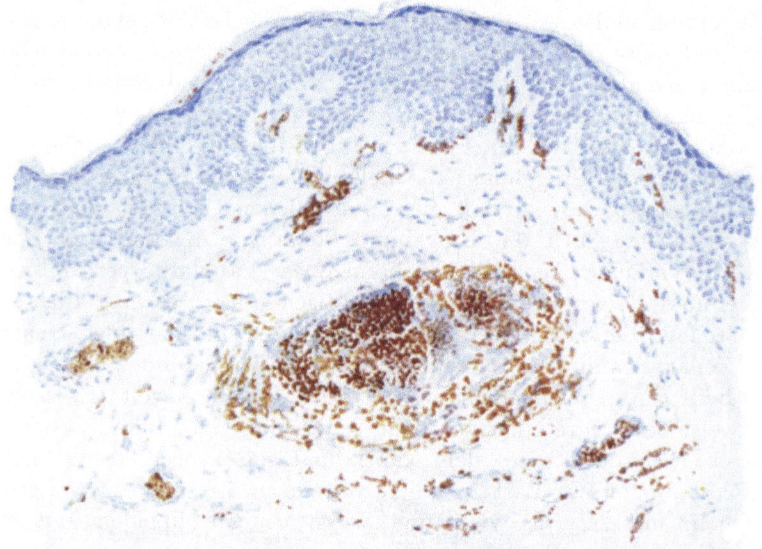

Abb. 48. *Xanthoma tuberosum multiplex* (Unterarm, Streckseite, 53jähr., ♂, schwerste Lipämie bei hypophysärem Diabetes). Umschriebener Xanthomknoten der Cutis; geringe Beteiligung der Epidermis; Lipämie. Hämatoxylin-Sudan. O = 147:1, R = 147:1.

mit scharf ausgeprägten Zellgrenzen, der feinwabigen oder schaumigen Protoplasmastruktur und einem oder mehreren, oft exzentrisch gelegenen rundlichen oder ovalen Kernen. Manchmal beherbergt eine Zelle mehrere Kerne, die dann ähnlich wie in *Riesenzellen* dicht beieinander gelagert sind, meist so, daß sie in Ring- oder Kranzform die Mitte der Zelle umrahmen (TOUTONsche Riesenzellen). Neben diesen großen Zellen finden sich dann auch gewöhnliche sternförmige, platte oder auch dreieckige Bindegewebszellen und eine fibrilläre Grundsubstanz, deren Fasern oft ganz deutlich die großen Zellen umspinnen. In den meisten Herden lassen sich dabei alle Übergangsformen von diesen einfachen fixen Bindegewebszellen zu den großen polygonalen und den Riesenzellen feststellen. Die ersteren, mit ihren zunächst länglichen, stäbchenartigen Kernen, liegen in erster Linie an der Peripherie eines solchen Xanthomherdes und zeigen eine allmählich stärker werdende Blähung des Zelleibes, zunächst noch ohne deutliche Wabenstruktur. Aber diese wird vielfach auch an wohlausgebildeten großen Zellen vermißt und scheint eng mit physikalisch-chemischen Zustandsänderungen des Zellinhalts verknüpft. Nicht selten begegnet man in diesen „*Xanthomzellen*", denn um solche handelt es sich, *Kernteilungsfiguren* in den verschiedensten Stadien, ein Beweis dafür, daß wir es, wenigstens in jungen Herden, durchaus nicht mit einem gewöhnlichen Degenerationsprozeß zu tun haben. Diese Zellen blähen sich nach der Mitte zu auf; an Stelle des gleichmäßig körnigen Protoplasmas tritt jene eigenartige Wabenstruktur. Der Kern verbleibt in der Mitte und von ihm zieht ein zartes Fadengerüst (*Spongioplasma* UNNAs) zum Zellrande. In den Maschen dieses Gerüstes finden sich zunächst die kleinen und zarten Granula, die nun, je länger der Prozeß andauert, um so größer werden. Dann reißt das Netzwerk an manchen Stellen ein, der Inhalt fließt zu größeren Fettkugeln zusammen, so daß schließlich ein eigenartiges septiertes Gewebe übrigbleibt, das am Rande noch Netzstruktur und kleine granuläre Einlagerungen, nach der Mitte hin schmale, lange Septen und Gewebsreste mit den Fetteinlagerungen enthält.

Diese xanthomatösen Bildungen enthalten bei gleichzeitigem chronischem Ikterus in einem Teil der wabigen Zellen gelegentlich reichlich *Gallenpigment* in gelbgrünen Tropfen (SCHULTE).

In den größten und daher *ältesten Knoten* treten die Xanthomzellen an Zahl meist weit zurück gegenüber der Masse des Bindegewebes, so daß man hier viel eher den Eindruck eines fibromatösen Gebildes bekommt, dem einige Xanthomzellen eingelagert sind. Im Zentrum derartiger Knoten findet sich häufig eine Ansammlung doppelbrechender Massen, die nähere Beziehungen zu den Zellen nicht mehr erkennen lassen. Hat einmal der *Rückbildungsprozeß* endgültig eingesetzt, so schwindet zunächst dieser zentrale Lipoidherd, die ovalen peripheren Zellen rücken näher zusammen; aus deren Protoplasma schwindet die xanthomatöse Substanz, statt dessen tritt vielfach ein goldgelbes Pigment (Lipochrom ?) in feineren und gröberen Schollen auf. Unterdessen ist das Volumen der Knötchen erheblich kleiner geworden; das elastische und kollagene Gewebe nähert sich wieder seiner normalen Anordnung, der Papillarkörper gewinnt seine ehemalige Struktur zurück; mit ihm auch die Epidermis und ihre Leisten. Schließlich schwindet auch der letzte Rest des Pigments aus den ehemals xanthomatösen Zellen, und es bleibt nur ein vermehrter Pigmentgehalt in den Basalzellen der Epidermis übrig, der sich histologisch von dem normalen Pigment der Haut nicht mehr unterscheiden läßt. Nur in seltenen Fällen hinterläßt die xanthomatöse Bildung nach ihrem Schwund eine *Atrophie* des cutanen und subcutanen Gewebes.

Die Ergebnisse der verschiedenen mikroskopischen und *mikrochemischen Fettuntersuchungsmethoden* seien hier kurz zusammengestellt. Am ungefärbten Präparat kann man bei starker Vergrößerung und genügender Abblendung erkennen, daß die in die Wabenmuster eingelagerten und auch die in den „Fetthöhlen" liegenden Massen aus feinen, zu Gruppen aneinandergelagerten Nadeln bestehen, die im Polarisationsmikroskop deutlich anisotrop sind und meist in Drusenform auftreten; durch längeres Erwärmen und Abkühlen lassen sie sich leicht in Tropfen mit deutlichem Achsenkreuz überführen. TOUTON hat diese Kristallnadeln bereits gesehen, konnte aber nach Lage der Dinge damals über ihre Natur nichts Näheres aussagen.

Mit Sudan III ist das subcutane Fettgewebe typisch gelbrot; die Zellen der xanthomatösen Schicht nehmen jedoch die Farbe nur zum Teil, und zwar in einem fleckigen Braunrot an; ähnlich geringe Unterschiede bietet Scharlachrot: subcutanes Fett leuchtend hellrot, der veränderte Bezirk dunkelbraunrot bis schmutzigbraun. Mit Nilblausulfat ist das Fettgewebe leuchtend hellrot bis rosa, der Xanthomherd dunkelgrün bis blau. Bei Behandlung mit Osmiumsäure ist das subcutane Fett schwarz, die Zellen der xanthomatösen Schicht grau.

Die vorstehende, zusammenfassende Darstellung soll naturgemäß nur eine rein übersichtgebende sein. Sie kann daher auf eine ganze Reihe von *Abweichungen*, wie sie der eine oder andere Fall geboten hat, um so weniger eingehen, als bei der Bewertung derartiger Unterschiede auch der Zeitpunkt der Untersuchung eine Rolle spielen muß. Betont sei lediglich, daß die Ausdehnung der Veränderungen in weiten Grenzen schwanken kann. Von fast als lokalisiert zu betrachtenden, namentlich auf die Streckseiten der Extremitäten, vor allem Ellbogen und Knie, beschränkten Formen gibt es klinisch alle Übergänge bis zu jenen nicht mehr lediglich eine reine Haut, sondern eine allgemeine Erkrankung darstellenden Fällen. Diese Übergänge zeigen sich nicht nur im klinischen, sondern auch im histologischen Bilde.

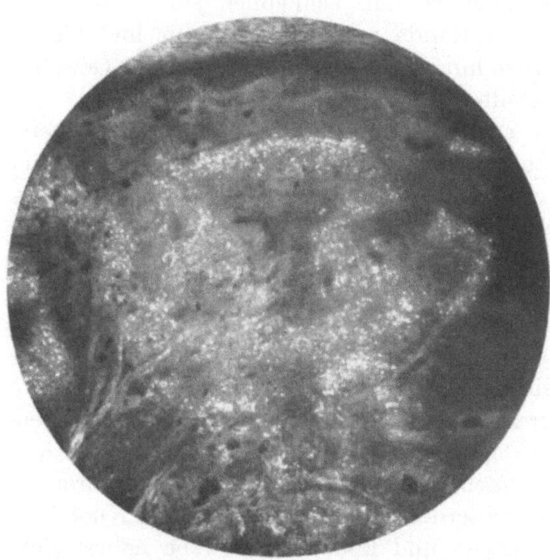

Abb. 49. Der gleiche Fall wie Abb. 48. Aufnahme im Polarisationsmikroskop. Fleck- und strangförmige (besonders links unten) Einlagerung der doppelbrechenden Massen. O = 35:1, R = 35:1.

Die mit dem Auftreten der *Rückbildungserscheinungen* in derartig ausgedehnten Fällen einsetzenden *entzündlichen Vorgänge* — Infiltration mit Plasmazellen und Lymphocyten — führen zu einem Schwund des cutanen und subcutanen Gewebes und damit schließlich zur *Hautatrophie*. Sie ist als sekundäre Folgeerscheinung ohne weiteres verständlich. Dieses von dem gewöhnlichen abweichende Verhalten fällt daher doch nicht aus dem Rahmen des Ganzen heraus.

Gegenüber diesen Formen der Xanthomatosis hat man geglaubt, den Xanthomen der Augenlider eine Sonderstellung einräumen zu müssen. Es schienen dafür klinische als auch histologische Gründe maßgebend, von denen ich die ersteren nur kurz streifen, die letzteren jedoch etwas näher erörtern muß. Betrachten wir zunächst das

Xanthelasma (Xanthoma palpebrarum).

Es war vor allem das isolierte und im Gegensatz zur allgemeinen Xanthomatosis so häufig erst im späteren Alter beginnende Auftreten nur in der Augengegend, was eine Abtrennung begründet erscheinen ließ. Zu diesen klinischen treten aber auch histogenetische Unterschiede. Im Gegensatz zur Xanthomatosis generalisata handelt es sich hier wohl immer um eine *bleibende* Infiltration, zunächst der *Gefäßadventitien*, mit doppelbrechender Substanz. In den *frühesten* Stadien der Veränderung, die klinisch lediglich einer streifenförmigen Gelbfärbung entspricht, sind die größeren Hautgefäße, besonders die Venen, in eine gelblich gefärbte, undurchsichtige Masse eingelagert; dazu treten in fortgeschritteneren Fällen, wo es sich bereits um erhabene Gebilde handelt, strangförmige und konzentrisch geschichtete Anhäufungen dieser doppelbrechenden Massen um die übrigen Gefäße des Papillarkörpers und der Cutis bzw. der Follikel, so daß schließlich eine Gruppe bandartiger, parallel geschichteter Stränge vorhanden ist: ein eigenartiger Aufbau, der mit der besonderen anatomischen Struktur

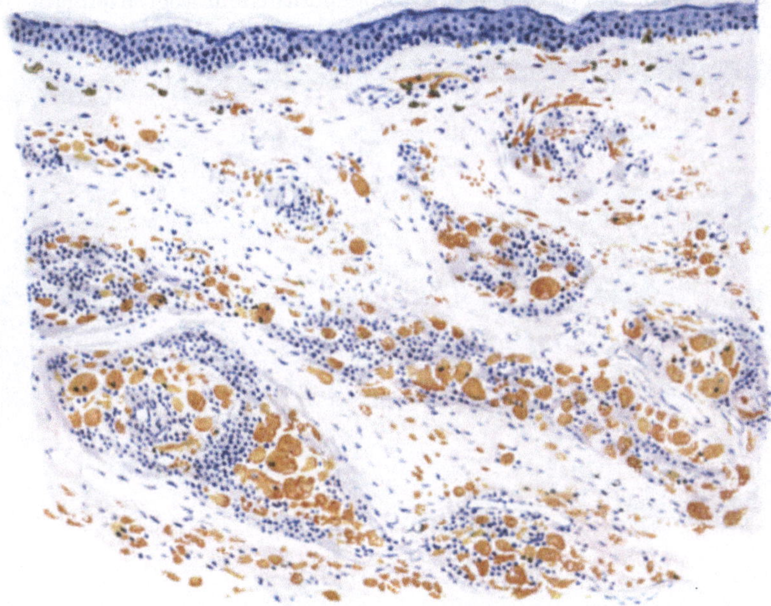

Abb. 50. Xanthelasma *(Xanthoma palpebrarum)*. *Jüngerer* Krankheitsherd. Hämatoxylin-Sudan. O = 40:1, R = 40:1.

der Augenlider eng zusammenhängt. Der feinere histologische Aufbau der Xanthomzellen in ihnen entspricht dem oben allgemein geschilderten; nur kommen wahre „Riesenzellen" seltener vor und auch die Zahl der „echten" Xanthomzellen ist vielfach außerordentlich gering. Da sich jedoch auch hier alle Übergänge von den einfachen Bindegewebszellen bis zu jenen xanthomatösen Zellformen vorfinden, ist wohl der Schluß berechtigt, daß wir es hier zu tun haben mit einem zwar quantitativ viel schwächeren, qualitativ jedoch durchaus gleichen Vorgang. Auf alle Fälle handelt es sich nicht um die Folge degenerativer Prozesse in den Muskelfasern des M. orbicularis oculi, denn ähnliche Bilder degenerierender Muskelfasern, wie sie POLLITZER zeichnet, finden sich auch in senilen Augenlidern, die keine Spur einer xanthomatösen Bildung aufweisen. Es dürfte sich also auch hier viel eher um zwei parallel verlaufende, aber im übrigen voneinander völlig unabhängige Vorgänge handeln. Hat demnach die Auffassung viel für sich, es liege auch hier eine von Bindegewebs- bzw. Endothelzellen ausgehende, auf einer Störung des Cholesterinstoffwechsels beruhende

Veränderung vor (SCHMIDT, ARNING und LIPPMANN), so sind doch die näheren Umstände, die gerade an den Augenlidern zu derartigen Prozessen führen, auch in ihren ersten Anfängen noch völlig unklar. Daher erscheint es zweckmäßig, die alte Bezeichnung „Xanthelasma" in ihrer ursprünglichen Bedeutung für das Xanthoma palpebrarum anzuwenden und es als eine klinische Sondergruppe innerhalb der Xanthomatosen aufzuführen.

Das

Xanthoma juvenile

stellt einen Übergang zu den normocholesterämischen Xanthomatosen dar. Ob sich mit Recht eine Gruppe als Naevoxanthoendotheliom abgrenzen läßt, ist sehr

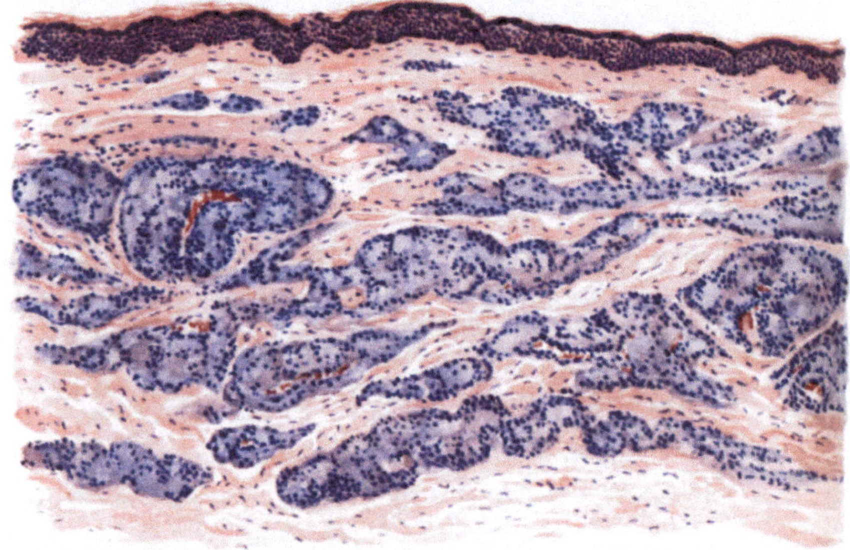

Abb. 51. Xanthelasma *(Xanthoma palpebrarum)*. *Älterer* Krankheitsherd. Hämatoxylin-Eosin. O = 77:1, R = 77:1.

fraglich. Naevuszellen wurden dabei niemals gefunden. Das Xanthom des Jugendlichen ist dadurch ausgezeichnet, daß es sich immer um einzelne nicht mit anderen konfluierende Veränderungen handelt, die kommen und schwinden. Der Aufbau entspricht histologisch dem des Xanthomknotens. Ihre Entwicklung erfolgt sehr selten schon vor der Geburt, zumeist tritt sie in den ersten Lebensjahren auf. Sicher sind unter dieser Bezeichnung auch Xanthomformen veröffentlicht worden, für die die genannten Kriterien nicht zutreffen. Sie sind besser in andere Gruppen der Xanthome einzureihen. NOMLAND sah bei seinen Fällen von „Naevoxanthoendothelioma" ein fast völliges Zurücktreten von Schaum- und Tutonzellen zugunsten endothelialer, wahrscheinlich jugendlicher bindegewebiger Zellelemente, die alle reichlich Fett enthielten, das sich mit Sudan III anfärben ließ, also einen dem von LAYMON und SCHOCH entsprechenden Befund.

Die normocholesterämischen Xanthome.

Nach neuerer Auffassung handelt es sich bei dieser Gruppe von Erkrankungen nicht um eine Störung des Lipoidstoffwechsels. Der Krankheitsbeginn ist vielmehr in einer Wucherung junger Bindegewebselemente zu sehen. Diese wird vielleicht durch anlagemäßige Faktoren ausgelöst. Eine Bezeichnung als eosinophiles xanthomatöses Granulom oder Reticuloendotheliom oder auch Reticulogranulom ist daher angebrachter. Wir selbst führen die Erkrankung nur deshalb an dieser Stelle an, weil sie endgültig noch nicht eingeordnet werden kann.

Die Erkrankungen werden unter der Bezeichnung HAND-SCHÜLLER-CHRISTIAN-Erkrankung oder — besser — -Syndrom zusammengefaßt. Die Polymorphie gibt leicht zu Fehldiagnosen Anlaß. Neben Bronzepigmentierung, papulopustulösen Efflorescenzen und Purpura kommen Veränderungen im Sinne einer dysseborrhoischen Dermatitis vor. Hautveränderungen finden sich in über zwei Dritteln aller Fälle von LETTERER-SIWE-Syndrom (NÖLLER WAGNER und BODENSTEDT). Sie können sehr selten schon vor der Geburt auftreten. Bei dem LETTERER-SIWE-Syndrom haben wir es wahrscheinlich mit einer akuten Verlaufsform des HAND-SCHÜLLER-CHRISTIAN-Syndrom zu tun, bei der es nicht mehr zu Fetteinlagerungen kommt. Wegen der gemeinsamen Morphe besprechen wir beide hier zusammen. Bei dem LETTERER-SIWE-Syndrom können Haut, Meningen, Gehirn, Knochen, Lungen, Pleura, Leber, Milz und Lymphknoten befallen sein. Beim Erwachsenen ist die generalisierte Form des HAND-SCHÜLLER-CHRISTIAN-Syndrom sehr selten.

Nach der Einteilung von THANNHAUSER haben wir hierher neben den folgenden Krankheitsformen die *Xanthomata disseminata* der Haut zu rechnen. Sie wurden früher mit anderen Xanthomformen zusammengeworfen. POLANO und MONTGOMERY haben sich um die Abgrenzung besonders verdient gemacht. Im Gegensatz zu den im vorigen Kapitel erwähnten Veränderungen sind sie vorwiegend am Hals, in den Achselhöhlen und in den Gelenkbeugen lokalisiert. Ihre Farbe ist hellgelb oder sepiabraun. Petechien und *petechienartige Efflorescenzen* (THANNHAUSER) können vorkommen. Die Blutungen bedingen den tödlichen Verlauf der akuten Form (GOTTRON).

Das eigentliche HAND-SCHÜLLER-CHRISTIAN-Syndrom besteht bekanntlich in dem eosinophilen Granulom der Knochen, des Gehirns und der Meningen, einem Exophthalmus und Diabetes insipidus. MALLORY, GREEN und FARBER haben angenommen, daß auch das — zunächst sehr unglücklich als eosinophiles Granulom der Haut bezeichnete — *Reticulogranuloma eosinophilicum* zum HAND-SCHÜLLER-CHRISTIAN-Syndrom gehört. Es kann gemeinsam mit den Knochentumoren vorkommen oder auch als isolierte, diesem gleichwertige Veränderung der Haut bestehen. Es hat keinerlei Beziehung zum sog. Granuloma faciale eosinophil. (s. d.).

Die *histologischen* Veränderungen wollen wir nach der von TEILUM aufgestellten, auch von THANNHAUSER übernommenen Einteilung besprechen.

Die *erste, hyperplastisch-proliferative* Phase besteht in einer Vermehrung junger histiocytärer, vielleicht auch endothelialer, nach LETTERER *adventitialer* Zellen bei fehlender endothelialer Beteiligung. Dabei sollen diese Zellen zunächst in Capillarnähe in Bandform angeordnet sein und nur unmittelbar unter der Epidermis im Papillarkörper sich vorfinden. Selten finden sich in diesem Stadium schon Eosinophile. GOTTRON sieht den Krankheitsbeginn in einer veränderten Durchströmung der Endstrombahn. Diese soll in einer hochgradigen Erweiterung mit Strömungsverlangsamung bestehen, eine Auffassung, die von NÖDL in einem allerdings nicht recht hierher passenden Fall bestätigt wird. Nach GOTTRON sind diese initialen Erscheinungen die Voraussetzung für die Purpura, die eine Erythrodiapedese ist und bei geringgradiger Änderung der peripheren Durchströmung nicht vorhanden zu sein braucht. Die jugendlichen Bindegewebszellen sind von ovaler bis rundlicher Form mit reichlich leicht eosinophilem Plasma. Dies ist homogen und nicht wabig. Der Kern ist groß, chromatinarm und bläschenförmig. Dabei können die Zellen konfluieren, isoliert bleiben oder auch ein reticuläres Netz bilden. Fette lassen sich, auch im polarisierten Licht, zunächst nicht nachweisen. Die Blutaustritte erklären das Vorkommen von Hämosiderin in den Efflorescenzen des HAND-SCHÜLLER-CHRISTIAN-Syndroms. Die Veränderungen der Epidermis sind rein sekundär und können in einer Acanthose mit follikulärer und parafollikulärer Hyperkeratose bestehen — die dann klinisch an einen Morbus DARIER denken läßt — oder auch zum Untergang des Epithels mit nachfolgender Ulceration führen.

In der *zweiten, granulomatösen Phase* wird dann das Plasma der erwähnten Bindegewebselemente wabig. Gleichzeitig kommt es zu einer Lipoideinlagerung. Aus diesen Zellen können sich dann Schaumzellen entwickeln. Diese enthalten manchmal eisenhaltiges Pigment. In der zweiten Phase treten dann auch Leukocyten verschiedener Art auf.

In der *dritten Phase* finden sich auch Riesenzellen. Diese sind aber meist nicht vom TOUTON-Typ. Sie haben ein mehr kompaktes Protoplasma. Die Kerne sind

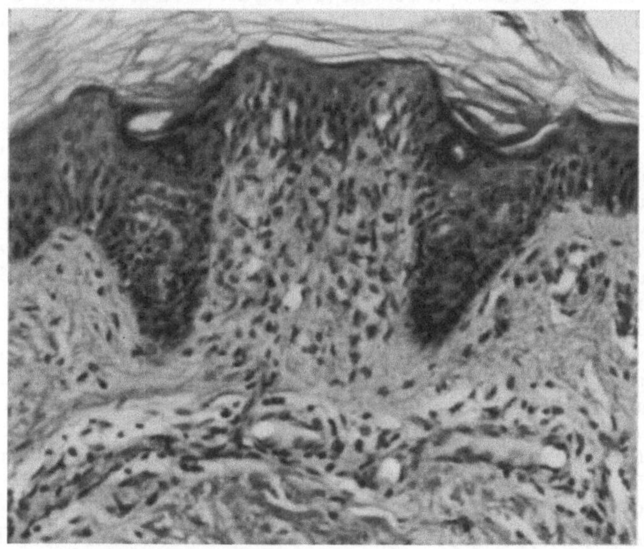

Abb. 52. Retikulose (LETTERER-SIWE-Erkrankung), ♂, 6 Monate, rechter Oberbauch. Sehr junge Efflorescenz mit Gefäßerweiterung und jugendlichen Bindegewebselementen zwischen Capillaren und Epidermis. Hämatoxylin-Eosin, O = 80:1.

entweder zentral angehäuft oder füllen den gesamten Zelleib aus. Die Bildung des Granuloms nimmt zu. Die reticulären Elemente vermischen sich mit Leukocyten, Lymphocyten, Eosinophilen und Plasmazellen. Später finden sich auch Fibroblasten und Gefäßneubildungen. Kennzeichnend für die hier vorkommenden Xanthome ist die Neigung zur Nekrose und Blutung. Am Rande sind die Herde stärker proliferativ und exsudativ als beim einfachen Xanthom. Das ortsständige Bindegewebe, besonders das elastische, wird fast völlig zerstört.

Mit der Einwanderung der Fibroblasten beginnen die Rückbildungserscheinungen und damit die *vierte, fibröse Phase*. Allmählich tritt an Stelle des Granulationsgewebes ein verdichtetes kollagenes Bindegewebe. Es kann dadurch zu differentialdiagnostischen Schwierigkeiten gegenüber fettspeichernden Histiocytomen (s. Bd. II) kommen.

Auch bei anderen Krankheitsbildern können sich Xanthomzellen finden. Unter diesen stellt die Lymphogranulomatosis (PALTAUF-STERNBERG) unter Umständen den Histologen vor schwierige Entscheidungen. Nach LETTERER kann hier der Cholesteringehalt der Efflorescenz der gleiche sein, doch fehlt das Lecithin.

Das *eosinophile Granulom* des Knochens wurde fast gleichzeitig von LICHTENSTEIN und JAFFE und OTANI und EHRLICH als eine Krankheitseinheit erkannt. GREEN und FARBER und MALLORY nahmen eine Beziehung zum HAND-SCHÜLLER-CHRISTIAN-Syndrom an.

WOERDEMAN hat alle damals als eosinophiles Granulom der Haut beschriebenen Krankheitsbilder klassifiziert. Nach seiner Einteilung, gegründet auf der von WEIDMAN, sind hier das als *Reticulogranuloma eosinophilicum cutis* bzw. *Reticulogranuloma eosinophilicum cutis simplex* bezeichnete Bild zu besprechen. Die erste Form stellt Hautmanifestationen des eosinophilen Granuloms des Knochens, des LETTERER-SIWE- und des HAND-SCHÜLLER-CHRISTIAN-Syndroms dar. Bei der zweiten Form handelt es sich um solitäre Tumoren ohne weitere Erscheinungen mit ausschließlicher Lokalisation in der Haut. Sie sind das Äquivalent des eosinophilen Granuloms des Knochens, lokalisiert in der Haut.

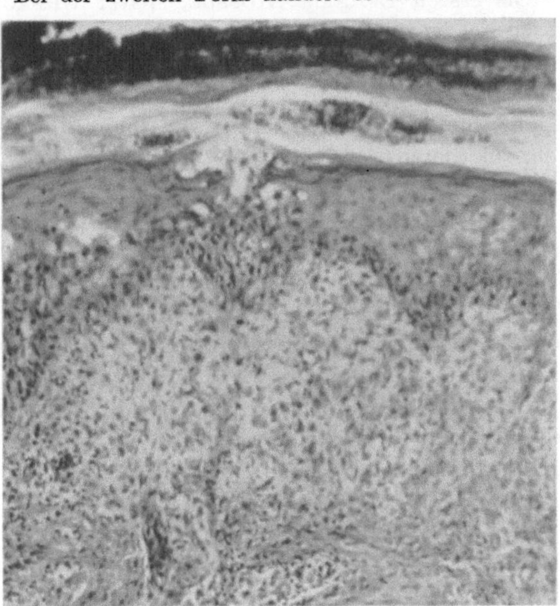

Abb. 53. Gleicher Fall wie vorige Abbildung. Ältere Efflorescenz mit zahlreichen jungen Bindegewebselementen im Stratum papillare und subpapillare. Hämatoxylin-Eosin, O = 80:1.

Histologisch finden sich Histiocyten mit acidophilem nichtwabigem Plasma und großen unregelmäßig geformten, bläschenartigen Kernen, die flächenhaft angeordnet sein können. Zwischen diese sind mehr oder weniger viele Eosinophile und Lymphocyten eingestreut. Auch mehrkernige Riesenzellen, von denen manche Vacuolen enthalten, können vorkommen.

Inwieweit es berechtigt ist, die erwähnten Krankheitsbilder zusammenzufassen, kann bei der Seltenheit der Fälle heute noch nicht endgültig entschieden werden. Das gemeinsame Vorkommen des eosinophilen Granuloms des Knochens und der Haut wurde zuerst von CURTIS und CAWLEY und ein Jahr später von MCCREARY beobachtet.

Xanthomzellen kommen, wie erwähnt, auch bei Tumoren und tumorähnlichen Erkrankungen vor. Auf sie wird bei Schilderung der entsprechenden Krankheitsbilder hinzuweisen sein.

Die als Speicherkrankheit meist im Zusammenhang mit dem HAND-SCHÜLLER-CHRISTIAN-Syndrom besprochene Cerebrosid-Lipoidose GAUCHER und die Phosphatid-Lipoidose NIEMANN-PICK sollen hier erwähnt werden. Bei beiden Erkrankungen kann es zur Melaninhyperpigmentierung der Haut und Schleimhäute, seltener zu Hämorrhagien kommen. Dies sind jedoch histologisch nicht kennzeichnende Begleitsymptome.

Hyalinosis cutis et mucosae, Lipoidproteinose (URBACH-WIETHE).

Diese seltene, wahrscheinlich recessiv vererbliche Erkrankung tritt angeboren oder im frühesten Kindesalter auf. Das erste klinisch faßbare Symptom ist meistens die Heiserkeit. Diese kommt durch Befall der Stimmbänder durch Efflorescenzen vor, die oft im Mund und Rachen schon vor den Hautveränderungen zu finden sind. Es handelt sich dabei um gelbliche bis weißliche Flecke und Papeln. Auf der Epidermis sieht man meist warzenartige Efflorescenzen, besonders im Gesicht und an den Händen, also an den lichtexponierten Stellen. Diese Lichtempfindlichkeit und die manchmal nachgewiesene Porphyrinurie (LUNDT) sind bemerkenswert. Der Blutchemismus ist oft nicht verändert. Es dürfte sich deshalb wahrscheinlich nicht um eine Lipoid- oder Kohlenhydratstoffwechselerkrankung handeln. Auch der Gehalt der Ablagerungen an Phosphatiden ist nicht bewiesen, da die von URBACH durchgeführten histochemischen Methoden ihre Beweiskraft verloren haben. Die Epidermisveränderungen sind rein sekundärer Natur. Die Hautveränderungen können knötchenartig und diffus auftreten. Bei follikulärer Anordnung und Konfluation können sie manchmal an eine umschriebene Neurodermitis erinnern.

Die ersten Befunde (RÖSSLE, später URBACH) sind *histologisch* nicht mehr wesentlich erweitert worden.

Die ersten Veränderungen finden sich nach URBACH in der Cutis. Die Epidermis ist noch normal, die Cutis dagegen stellenweise homogenisiert und enthält kleinste Hohlräume. Die Capillaren sind vermehrt und erweitert, die Wandungen zum Teil von homogenen Mänteln umgeben. Später kommt es zu umfangreichen kugelförmigen Ablagerungen, in denen die Kerne nur noch teilweise erhalten sind. Spaltbildungen sind wohl auf die Fixierung zurückzuführen. Innerhalb der eosinophilen Ablagerungen sieht man kleine Hohlräume. Bei VAN GIESON-Färbung ist diese homogene Substanz gelblich; sie enthält keine elastischen Fasern, die auch in der Umgebung vermindert sind. Die Amyloidproben sind negativ. Die Einlagerungen können den ganzen Papillarkörper ausfüllen und in der Tiefe untereinander zusammenhängen. Zwischen der Epidermis und ihnen bleibt meist ein Streifen frei. HOLTZ und SCHULZE sahen bei WEIGERT-Färbung den Papillarkörper blauschwarz, bei Elacinfärbung orceinrot. Es würde sich also um eine Substanz handeln, die sich wie das von UNNA beschriebene Kollastin verhält.

Beachtenswert ist die ringförmige Ablagerung der Substanz, die manchmal beschrieben wird. In den Ablagerungen finden sich Vacuolen, die bei entsprechender Vorbehandlung eine Fettfärbung annehmende Substanz enthalten. Diese färbt sich mit Nilblausulfat blauviolett, nach SMITH-DIETRICH blaugrau, nach CIACCIO I orange, nach LIEBERMANN-SCHULTZ deutlich blaugrün. Es ist nicht sicher entschieden, ob sie doppelbrechend ist. Die Digitoninreaktion ist negativ. Kongorot gab nach HOLTZ und SCHULZE stellenweise fraglich positive Reaktionen.

Wie erwähnt, werden die Fettreaktionen heute nicht mehr als spezifisch für bestimmte Lipoide angesehen. Es ist daher nicht erwiesen, daß es sich um eine phosphatidhaltige Substanz handelt.

WEYHBRECHT und KORTING fanden bei Weiterverfolgung des Falles von LUNDT und FRITZE, v. ZEZSCHWITZ und G. SCHULZE histologisch eine Verlängerung und Verbreiterung der Papillen unter Schwund der Reteleisten. Die Homogenisierung in der oberen Cutis war nicht vollständig. Es ließen sich noch Fasern erkennen. Mehr in der Tiefe waren homogene Schollen zwischen die normalen Bindegewebsfasern eingelagert. Darunter waren nur noch das Bindegewebe der Schweißdrüsen und die Muskulatur der Gefäße betroffen, ein Verhalten, das an die Amyloidosen erinnert. Die homogene Substanz war mit der McManus-Reaktion stark anfärbbar. Das Hyalin war in der WEIGERTschen Elasticafärbung nicht schwarzblau tingiert. Die Gefäße hatten einen fast normalen Endothelbelag, während die übrige Wand dem Prozeß völlig zum Opfer gefallen war. Es fanden sich reichlich mit Silber imprägnierbare, senkrecht zur Oberfläche verlaufende elastische Fasern.

Hier sei ferner die bisher nur dreimal beschriebene *extracelluläre Cholesterinose* erwähnt. Sie wurde von KERL und URBACH zuerst beschrieben. In der Weltliteratur sind zwei weitere sichere Fälle bekannt (LAYMON, SOBEL und POLLOCH). Ob sie tatsächlich ein eigenes Krankheitsbild darstellt, läßt sich wohl auf Grund von drei Fällen nicht entscheiden. Sie ist charakterisiert durch stets extracelluläre Ablagerung einer sudanophilen Substanz, die sich histochemisch als Cholesterin erweist und sich anfangs um die Gefäße, später in der gesamten Cutis findet. Zellinfiltrate von jungen Bindegewebselementen, untermischt mit Lymphocyten und Segmentkernigen mit Kernzerfallserscheinungen und Blutungen, werden erwähnt. Außerdem wird auf den Gefäßreichtum hingewiesen.

Bei der Bearbeitung der Hyalinosis cutis et mucosae drängt sich die Frage auf, ob es sich nicht um eine Sonderform der Amyloidose bzw. Paramyloidose handelt, wenigstens in einigen der beschriebenen Fälle.

Necrobiosis lipoidica (diabeticorum).

(Dermatitis atrophicans [maculosa] lipoides [diabetica].)

Dieses Krankheitsbild, zuerst von OPPENHEIM beobachtet, wurde als Entität von URBACH erfaßt. Inzwischen sind zahlreiche Fälle bekanntgeworden (20 bis 25% nach DEGOS), bei denen kein Diabetes mellitus bestand. Nach KAALUND-JØRGENSEN sind 80% der Befallenen Frauen. Das Krankheitsbild darf wohl nicht mehr als eine Lipoidose angesehen werden, sondern als eine örtliche Durchblutungsstörung mit Nekrobiose, also langsamem Gewebsuntergang und nachfolgender Fetteinlagerung.

Klinisch findet man meist einen oder nur wenige Herde auf der Streckseite der Unterschenkel, sehr selten in anderer Lokalisation. Es handelt sich um mehr oder weniger große, scharf begrenzte, plattenartige, durch die gespannte Haut oft an eine Sklerodermie erinnernde Herde, um so mehr, als sie von einem violetten Ring umgeben sind. Diese sind braungelb bis rötlich mit zahlreichen Teleangiektasien. Ihr Zentrum ist eingesunken, sehr selten ist dies oder der Rand erhaben, so daß ein Granuloma anulare-ähnliches Bild entsteht. An den Acren und am übrigen Körper sind die Herde sehr selten. Sie beginnen ohne allgemeine Symptome, meist mit einer linsengroßen derben Papel.

Histologisch zeigt die Epidermis ausschließlich sekundäre Veränderungen. Im Anfang ist sie hyperkeratotisch und acanthotisch, später atrophisch oder — selten — ulceriert. In der mittleren Cutis findet sich eine Nekrose mit homogenisierten Bindegewebsschollen oder Balken. Hier ist das Gewebe sehr kernarm oder kernlos und färbt sich ungleichmäßig mit Eosin. Mit Sudan III nimmt es einen gelblich-bräunlichen Farbton an, der sich deutlich von dem des subcutanen Fettes unterscheidet. Bei VAN GIESON-Färbung erscheint es rot, aber von gelblichen Strängen durchzogen. Die elastischen Fasern fehlen, zuerst im Zentrum, fast völlig. In der Nachbarschaft sind sie plump und zerbröckelt. OPPENHEIM fand weder Hyalin oder Elacin, noch Kollastin. Der Amyloidnachweis war negativ. Extracelluläre Fetttröpfchen finden sich manchmal zwischen den Bündeln. Nur in sehr seltenen Fällen sind die Fettablagerungen doppelbrechend oder cholesterinhaltig. Meist ist jedoch die Reaktion auf Digitonin negativ. Es finden sich zahlreiche Kalkkörnchen, die sich nach KOSSA imprägnieren lassen (URBACH).

Das am Rande gelegene Granulationsgewebe ist sehr unterschiedlich, bei älteren Herden oft besonders gering ausgebildet. Es ist sowohl schalenförmig um die Nekrose als auch perivasculär angeordnet. Das Infiltrat besteht vorwiegend aus Lymphocyten, Histiocyten und Fibroblasten. BOLDT fand in drei seiner Fälle reichlich Eosinophile. Auch Riesenzellen kommen häufig vor. Selten findet sich intracellulär gespeichertes Fett. Die Riesenzellen sind wenig charakteristisch und lassen sich nur selten in LANGHANSsche oder Fremdkörperriesenzellen aufteilen (BOLDT). Auch perivasculäre Hämorrhagien kommen vor.

Immer finden sich *Gefäßveränderungen.* Nach Boldt liegen sie hauptsächlich an der Grenze zwischen Cutis und Subcutis. Die Gefäße sind erweitert, ihre Wand ist verdickt mit besonderer Beteiligung der Intima. Es kann zum völligen Gefäßverschluß kommen. Degos und Mitarbeiter fanden auch Capillarthrombosen. Gottron betrachtet die morphologischen als Folge funktioneller, vielleicht ursächlicher Gefäßveränderungen.

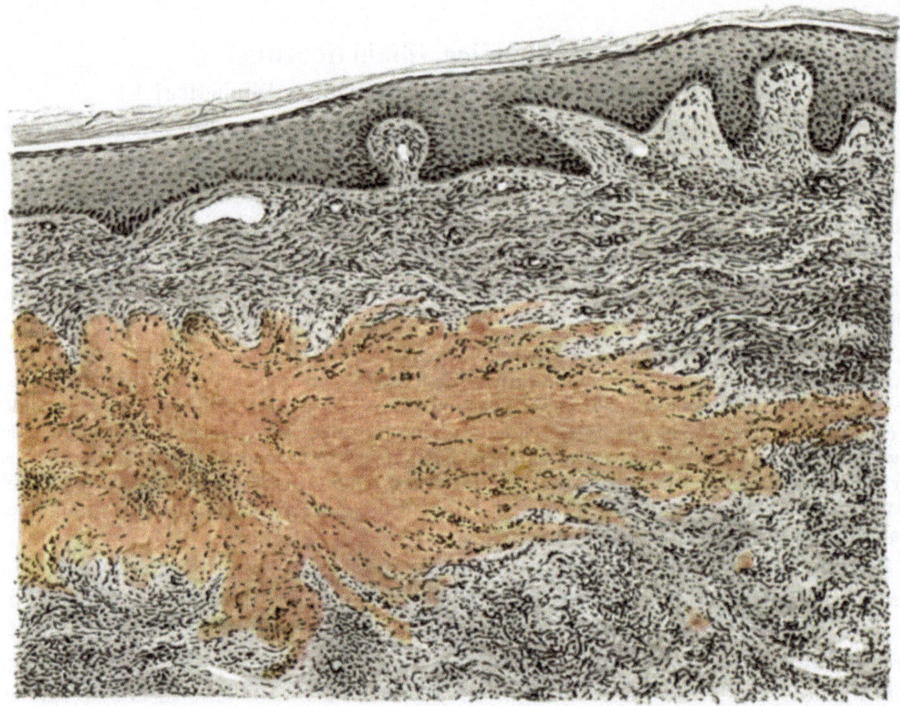

Abb. 54. Necrobiosis lipoidica. Bräunlichroter Farbton der nekrobiotischen Massen bei Hämatoxylin-Sudan III-Färbung. O = 85:1. (Sammlung E. Urbach. Jadassohns Handbuch der Haut- und Geschlechtskrankheiten, Bd. XII/2, S. 356.)

Auf die Veränderungen der Gefäße bei *Arteriosklerose* (Montgomery und Mitarbeiter) sei hier verwiesen.

Die *Differentialdiagnose* ist in typischen Fällen leicht. Sie kann jedoch besonders bei Fehlen des Diabetes und der Lokalisation an den Acren sehr schwierig sein, besonders gegenüber dem *Granuloma anulare.* Fettablagerungen können, wenn auch selten, einmal in der Nekrose des Granuloma anulare beobachtet werden. Es überwiegen jedoch hier im Infiltrat die Endothelzellen. Außerdem zeigt es meist einen charakteristischen Aufbau (s. dort). In ganz seltenen Fällen ist bei der Necrobiosis lipoidica die Fettablagerung sehr gering oder fehlt. Dann dürfte eine Diagnose histologisch nicht möglich sein. In typischen Fällen kann es kaum zu einer Verwechslung mit den verschiedenen *Xanthomformen* kommen, in Grenzfällen ist jedoch eine Entscheidung nur auf Grund des allgemeinen klinischen Bildes möglich. Die Fette sind bei den Xanthomen doppeltbrechend, bei der Necrobiosis jedoch meist nicht. Die Xanthomatosen speichern ihr Fett intracellulär und Nekrosen sind Ausnahmen, während sie hier zur Regel gehören.

Die von MIESCHER und LEDER beschriebene *Granulomatosis disciformis chronica et progressiva* dürfte nur klinisch Anlaß zur Verwechslung geben können. Auch hier ist die Ähnlichkeit nur eine rein äußerliche. *Histologisch* handelt es sich bei dieser Erkrankung um eine die ganze Cutis durchsetzende Granulomatose mit reichlich Fibroblasten, Epitheloiden und Riesenzellen in regelloser Anordnung und ohne den charakteristischen Aufbau tuberkulöser Granulome (MIESCHER).

Schwieriger ist dagegen die Differentialdiagnose zwischen der Necrobiosis lipoidica und dem ebenfalls von MIESCHER beschriebenen Bild der *Necrobiosis*

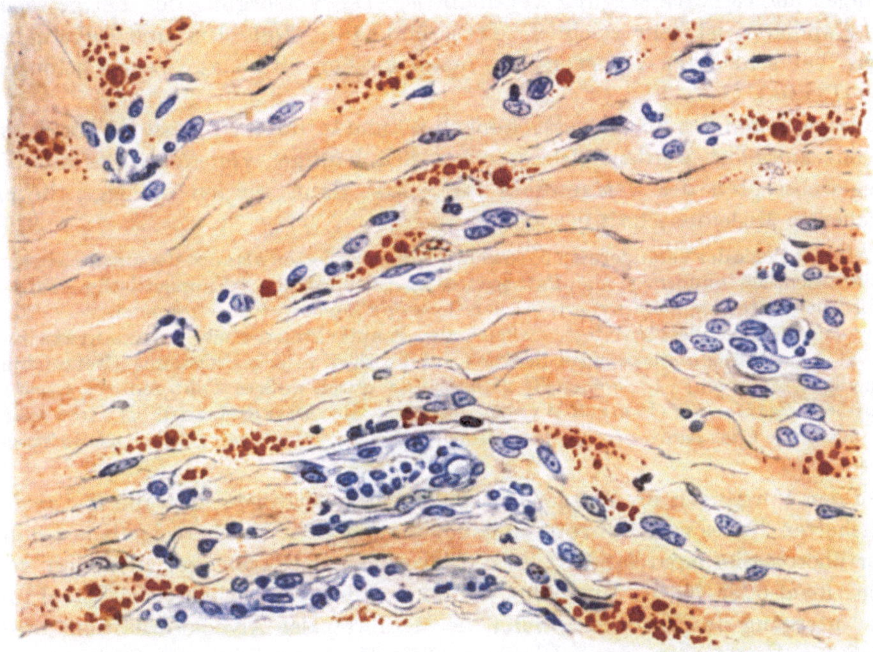

Abb. 55. Necrobiosis lipoidica. Extracelluläre Lokalisation des Lipoids; diffuse Durchtränkung des nekrobiotischen Gewebes mit gelegentlicher, oft traubenartiger Agglomeration desselben. O = 200:1. (Sammlung E. URBACH. JADASSOHNs Handbuch der Haut- und Geschlechtskrankheiten, Bd. XII/2, S. 357.)

maculosa. Hier sind *histologisch* Nekrobiose und Aufbau des granulomatösen Randwalles mit dem Granuloma anulare völlig identisch. Klinisch dagegen sind die Herde flach. Histologisch ist die Differentialdiagnose demnach ähnlich schwierig wie beim Granuloma anulare.

Pathogenese. Die Lokalisation der Veränderungen dürfte durch funktionelle Durchströmungsstörungen bedingt sein. Die Gefäße sind beim Diabetes in einer besonderen Reaktionslage. Die Sauerstoffversorgung der Unterschenkel ist schlecht, wie neuerdings auf die Anregung von GANS zurückgehende Untersuchungen in Bestätigung capillarmikroskopischer Befunde (GOLDNER) gezeigt haben.

Welche Bedeutung den einzelnen Komponenten, vor allem dem Diabetes, für die Entstehung zukommt, ist ebenso unklar, wie das Wesen der Veränderung. Vielleicht spielt der Diabetes eine Rolle als auslösender Faktor, der unter bestimmten Voraussetzungen durch andere ersetzt werden kann. Im Gegensatz zu GOTTRON fand BOLDT überwiegend jugendliche Diabetiker befallen. Die Necrobiosis lipoidica ist sicher keine Lipoidose.

Mikrocystische disseminierte Steatonekrosen

sind Erkrankungen des Fettgewebes durch unbekannte Ursachen (Blanc). Da auch andere als die subcutanen Fettgewebe mitbetroffen sein können, ist die Bezeichnung Panniculitis nicht umfassend genug. Im Vergleich mit anderen Geweben erscheint die Reaktionsfähigkeit des Fettgewebes besonders eingeschränkt. Sie verläuft über die in ihrem Ablauf besonders durch Pfuhl geklärte Fettgewebsnekrose. Mit dem Untergang der Zelle wird das gespeicherte Fett zum Fremdkörper; es löst entsprechende Reaktionen aus. Die Nekrose wird wohl häufig durch eine Ernährungsstörung ausgelöst, die wiederum durch Störungen der Gefäßversorgung veranlaßt ist. Die Versorgung des Fettgewebes durch Capillaren ist sehr reichlich. Diese sind häufig kollabiert und geben, besonders bei schlechter Fixation, im histologischen Bild zu Verwechslungen Anlaß (Pfuhl).

Entzündungen des Fettgewebes können sekundär durch Prozesse in der Nachbarschaft ausgelöst werden. Diese setzen sich häufiger von der Cutis auf die Bindegewebssepten des Fettgewebes fort. Erst dann werden die eigentlichen Fettzellen in Mitleidenschaft gezogen.

Die Morphologie der Veränderungen, sowohl der disseminierten als auch der umschriebenen, ist außerordentlich einförmig; die Pathogenese meist ungeklärt. Endangitische Prozesse verschiedener, unter anderem hypertonischer Genese, können in Frage kommen.

Kooij gibt folgendes erweiterte Schema der Pannikulitiden nach Baumgartner und Riva: a) *Panniculitis als sekundäre Reaktion* auf Prozesse in der Umgebung (Entzündung und maligne Tumoren), b) *artifizielle Panniculitis* durch äußere Faktoren, c) *spontane umschriebene Panniculitis* (Pfeifer-Weber-Christian, Rothmann-Makai), d) *Panniculitis* durch bekannte *Chemikalien* (besonders Brom und Jod), e) *Panniculitis durch infektiöse Prozesse.*

Bei den Vorgängen im Fettgewebe ist zu berücksichtigen, daß die Natur des gespeicherten Fettes vom Nahrungsangebot abhängig ist. Wie verschiedene Untersucher übereinstimmend fanden, ist die ausgelöste Reaktion bei Injektion von Fetten, lokal oder in die Blutbahn, abhängig von dessen chemischer Struktur. Beim Untergang der Fettzellen bleibt die Membran der Alveole erhalten. Diese ist nur für Histiocyten durchdringbar. Die Reaktion, die der Nekrose des Fettgewebes folgt, ist davon abhängig, ob die Gefäße noch durchblutet sind oder ob es zu einer Stase oder Thrombostase gekommen ist. Ist die Durchblutung noch erhalten, so kommt es nach einem anfänglichen Ödem, besonders der Septen, zu einer Auswanderung von Monocyten aus den Gefäßen. Aus diesen entwickeln sich nach Pfuhl nahezu ausschließlich die Histiocyten, die dann als Lipophagen den Fettabbau besorgen. Ist die Vascularisierung geschwunden, so fehlt zunächst das Infiltrat und das nekrotische Gewebe muß später durch die Granulocyten — vielleicht durch deren Lipasen — erst aufgelöst und für die Histiocyten zum Abbau reif gemacht werden.

Die zu besprechenden Krankheitsbilder sind durch Multiplizität der Herde, die oft, aber nicht immer vorhandenen Allgemeinbeschwerden und durch unsere völlige Unkenntnis über ihre Ätiologie gekennzeichnet (Blanc). Die Einzelherde unterscheiden sich weder durch Lokalisation, Entwicklung oder Morphologie von der isolierten Nekrose des Fettgewebes, die besonders häufig als Lipogranulom der Brust beobachtet wird (Kellner).

Wir halten uns daher mit Baumgartner und Riva und auch Blanc berechtigt, bei der Unkenntnis der Ursachen eine Einteilung der Erkrankungen vorzunehmen, die sehr einfach ist und nichts präjudiziert.

Wir unterscheiden 1. das Syndrom von Pfeifer-Weber-Christian, bei dem wir ein schubweises Auftreten subcutaner Granulome mit meist schweren allgemeinen Veränderungen finden, 2. das Syndrom von Rothmann und Makai. Hierunter fassen wir alle diejenigen Fälle disseminierter Lipogranulomezusammen, die nicht unter das erste Syndrom fallen.

Das *Syndrom von* Pfeifer-Weber-Christian, auch als rezidivierende *Panniculitis nodularis non suppurativa* bezeichnet, ist sehr selten und kommt ausschließlich bei Frauen jeden Alters vor. Zugleich mit Fieber treten im Abstand von Monaten und Jahren Schübe bis über apfelgroßer Knoten im subcutanen Fettgewebe auf. Liegen diese sehr oberflächlich, werden auch die anderen Hautschichten ödematös und entzündlich gerötet. Die Knoten sind auf der Unterlage gut verschieblich und können nach monatelangem Bestand mit einer leicht eingezogenen Narbe abheilen. Obwohl die Knoten binnen weniger Stunden auftreten, kann ihre Entwicklung Monate in Anspruch nehmen. Statt des Fiebers können die Patienten sich ermattet fühlen und über rheumaartige Schmerzen klagen. In seltenen Fällen ist ein tödlicher Ausgang bekannt. Die Sektionen bestätigten dann, daß es sich tatsächlich bei dem Syndrom um ein Allgemeinleiden handelt. Im akuten Schub kann das geringste Trauma Knoten auslösen.

Das Krankheitsbild des Rothmann-Makaischen Syndroms ist gemäß unserer Einteilung selbstverständlich zu weit gefaßt, als daß wir hier auf das klinische Bild eingehen könnten.

Histologisch bietet sich ein Bild, das den Befunden von Pfuhl entspricht, die er bei Meerschweinchen nach Injektion von Trypanblau ins Fettgewebe sah. Er lehnt die Wucheratrophie von Flemming ab. Die Fettzelle geht nach Schädigung unter, erhalten bleibt die Membran der Alveole. Diese verhindert, wie erwähnt, die Einwanderung aller Zellen außer den Histiocyten. Auch im normalen Fettgewebe werden Zellen durch diese abgebaut. Immer bedeutet ihre Anwesenheit den Untergang von Fettzellen. Pfuhl konnte die Einwanderung von Granulocyten erst später beobachten. Ihre fermentative Funktion haben wir erwähnt. Bei der Einförmigkeit der Fettgewebsreaktion haben die am Tier gewonnenen Befunde nach Pfuhl Geltung für die Säugetiere und auch für den Menschen. Demgegenüber sehen Ungar und Lever beim Pfeifer-Weber-Christian-Syndrom als Anfang der Veränderung ein reines Granulocyteninfiltrat, dem dann die Auswanderung von Monocyten und Lymphocyten folge. Wie weit es sich bei ihrem Fall um eine ursächliche oder eine zufällige Begleiterscheinung handelt, ist noch nicht entschieden. Es käme dann dem Pfeifer-Weber-Christian-Syndrom eine Sonderstellung unter den Fettgewebsnekrosen zu. Pfuhl erwähnt die besondere Bedeutung des Gefäßsystems. Ohne Vascularisierung gibt es nach ihm keine Entzündungszellen im Fettgewebe. Dem steht gegenüber, daß das Fettgewebe selbst eine Sonderform des reticulären Bindegewebes ist, und deshalb vielleicht in Beziehung zu lokalen Wucherungen des reticulären Systems in allen seinen Umwandlungen stehen kann.

Die Membran der Alveolen dient den Histiocyten zur Anlagerung. Diese bilden dann eine epithelartige Auskleidung und geben so ein höchst eigentümliches, manchmal an die Rosetten gotischer Kirchen erinnerndes Bild. Hinzu kommen die mehr oder minder ausgeprägten Infiltrationen mit Leukocyten zwischen den Alveolen, echte Nekrosen, Blutungen und Gewebsumwandlungen im Sinne einer Fremdkörperreaktion mit Riesenzellen. Die Nekrosen sind vielfach ausgezeichnet durch eine homogene und eosinophile Gewebsbeschaffenheit. Die Abheilung erfolgt mit Bindegewebsneubildung.

Es ist naheliegend, daß das *histologische Bild zu Verwechslungen* Anlaß geben kann und, es ist hier nochmals zu betonen, daß es nicht im Sinne einer bestimmten Diagnose ausgewertet werden darf. Auf die Differentialdiagnose wird bei

Besprechung einschlägiger Krankheitsbilder (Erythema nodosum, Erythema induratum BAZIN und vor allem beim Sarkoid DARIER-ROUSSY) eingegangen werden. Die sog. *Insulinlipodystrophie* stellt, mindestens in vielen Fällen, eine Steatonekrose, bzw. deren Folgen dar.

Calcinosis der Haut.

Für das Auftreten pathologischer Verkalkungsvorgänge im Gewebe sind mehrere Möglichkeiten bekannt, die sich durch ihre Pathogenese unterscheiden und daher auch eine gesonderte Besprechung verlangen. Zweckmäßigerweise trennt man dabei jene Formen allgemeiner multipler Verkalkung, die mit Störungen im Kalkstoffwechsel, mit einer Kalküberladung des Blutes einhergehen von anderen, lediglich durch rein örtlich bedingte Ursachen entstehenden und ohne Steigerung des Blutcalciumgehaltes einhergehenden, ab. Die ersteren wären als *Calcinosis universalis*, die letzteren folgerichtig als *Calcinosis localis* zu bezeichnen. Das Wort Calcinosis soll dabei lediglich die Tatsache multipler Verkalkungsherde im Organismus bei gleichzeitig gesteigertem Kalkgehalt des Blutes infolge einer Störung im Ca-Stoffwechsel betonen, während die lokale Calcinose rein örtliche, ohne solche einhergehende Prozesse bezeichnen möge. Diese Steigerung des Kalkgehaltes kann auf einem vermehrten Angebot von Kalksalzen infolge von Abbauvorgängen im Skelet beruhen. Sie kommt durch Tumoren der Nebenschilddrüsen, übermäßige Gaben von Vitamin D und auch durch Nierenerkrankungen, allerdings bei gleichzeitiger Vergrößerung der Nebenschilddrüsen, zustande. Diese Form bezeichnet man seit VIRCHOW als Kalkmetastase, GANS schlug den Namen *Calcinosis universalis metastatica* vor. Außerdem gibt es eine Erkrankung, die ohne Skeletveränderungen verläuft und in ihren Ursachen völlig ungeklärt ist. Sie wurde früher als *Myositis ossificans progressiva* bezeichnet. Für eine konstitutionelle Abweichung im Kalkhaushalt (MARCHAND, VERSÉ) fand sich kein Anhalt. Eine besondere Konstitution des Mesenchyms, die von manchen angenommen wird, ist ebenso unbewiesen. Wir behalten daher vorläufig den Namen *Calcinosis universalis metabolica* bei. Demgegenüber ist die Fähigkeit umschriebener Gewebsbezirke, aus dem Blut Kalksalze aufzunehmen — die *Calcinosis localis* — an bestimmte dystrophische Störungen dieser Gewebe gebunden, welchen nekrotische und nekrobiotische Vorgänge oder *lokale* Stoffwechselstörungen zugrunde liegen. Daher hat man diese Form der Verkalkung auch als *dystrophische* bezeichnet; dieser Form steht jene gegenüber, wo ganz allgemein infolge einer Veränderung des Kalkstoffwechsels eine Abscheidung der Kalksalze in gewisse, anscheinend besonders disponierte Gewebe stattfindet, also eine Ähnlichkeit mit den Uratabscheidungen bei der echten Gicht besteht. Diese hat man als *Kalkgicht* bezeichnet (M. B. SCHMIDT).

Häufiger finden sich Kalkablagerungen, besonders bei der Dermatomyositis, der Sklerodermie (THIBIERGE-WEISSENBACH), RAYNAUD-ähnlichen Erkrankungen und den Poikilodermien. Auf die Auffassung GOTTRONS über die Ablagerung von Stoffwechselprodukten auf Grund von Durchblutungsstörungen haben wir beim Myxödem hingewiesen. Wir möchten diese mehr für die Lokalisation als für die Entstehung verantwortlich machen.

Calcinosis universalis metastatica.

Über Hauterscheinungen bei dieser Veränderung liegen bisher erst wenige sichere Beobachtungen vor, vor allem von JADASSOHN und KERL. Klinisch handelte es sich dabei im ersteren Falle um eine im Anschluß an eine damals als Osteomyelitis gedeutete Erkrankung der Beckenknochen aufgetretene Veränderung: ganz symmetrisch auf die Schultern, Ellbogen, Oberschenkel und Knie beschränkte, im wesentlichen cutan gelegene, erbsen- bis kleinhandtellergroße Platten, die in einem striaeartigen Netzwerk weißgelber Streifen und Flecke die normalfarbene Haut leicht überragten. Abgesehen von einer Erweiterung der Follikel verlief der Prozeß im allgemeinen ohne bedeutendere Entzündungserscheinungen, die nur dort gelegentlich stärker wurden, wo der Kalk die Epidermis durchbrach. KERL beobachtete im Verlauf einer zum Tode führenden lymphatischen Leukämie am Stamm und an den Extremitäten zahlreiche, scharf abgegrenzte, halbkugelig vorgewölbte, erbsen- bis haselnußgroße Knoten, die mit wechselnd starken Entzündungserscheinungen zum Teil zentral aufgebrochen waren und hier erbsengroße, knochenharte Einlagerungen zeigten. Daneben bestanden zahlreiche, verschieden große, blaurote Tumoren, die ebenfalls auf scheinbar unveränderter Haut aufsaßen und schließlich noch Narben, die augenscheinlich als Folge der Ulcerationen anzusehen waren.

Histologisch fand JADASSOHN Massen von kohlen- und phosphorsaurem Kalk in Form stecknadelkopf- bis linsengroßer, unregelmäßiger, teils zusammenhängender, rundlicher bis ovaler flacher Herde, die von der unteren Grenze des Papillarkörpers bis in die mittlere Cutis reichten. Die darüber hinwegziehende *Epidermis* zeigte ein wechselnd starkes, meist intracelluläres Ödem, war ebenso wie der Papillarkörper reichlich pigmentiert, im übrigen aber unverändert; nur dort, wo die Kalkmassen andrängten, waren die Leisten verstrichen, die Epidermis verdünnt und schließlich sogar eingerissen. Dabei traten meist stärkere reaktive Erscheinungen im Gewebe auf, vor allem Leukocyten und Plasmazellen. Dicke, krustöse, aus Leukocyten und den Resten parakeratotischer Massen, Kalkbröckeln und Staphylokokkenhaufen aufgebaute Decken überzogen die Einrisse, in deren nächster Nähe das Epithel vielfach parakeratotisch und das Stratum spinosum mäßig gewuchert erschien: Veränderungen, die wohl erst sekundär entstanden, mit dem eigentlichen Verkalkungsprozeß nichts zu tun hatten. Der *Papillarkörper* war entsprechend den eingelagerten Massen mehr oder weniger stark verstrichen; das Bindegewebe der *Cutis* auseinandergedrängt und langgestreckt, die Blut- und Lymphgefäße der Umgebung erweitert, desgleichen die Lymphspalten; das Gewebe war deutlich ödematös und im Bereich der älteren Kalkherde kernreicher. Es handelte sich dabei einmal um fixe Bindegewebszellen, dann um große Mononucleäre mit stark gefärbtem Kern und vor allem um Zellen mit großem blassem Kern, die mit ihrer feinen fibrillären Zwischensubstanz das Bindegewebe ersetzt hatten. Leukocyten traten nur in der Umgebung der Einrisse auf. Riesenzellen fehlten völlig.

Hier und da fanden sich auch größere Hohlräume in der Cutis, die mit Kalk und Resten elastischer Fasern angefüllt sind.

Die *Kalkmassen* selbst waren sehr unregelmäßig geformt, von staubartigen und etwas größeren Körnchen bis zu großen, kristallinischen, unförmigen Platten und Brocken, in denen vielfach Bruchstücke elastischer Fasern zu erkennen waren, deren allmähliche Kalkimprägnation, Quellung und Fragmentierung in allen einzelnen Stadien sich ebenso deutlich verfolgen ließ wie beim kollagenen Gewebe. WEIDMAN und SHAFFER sahen einen wohl hierher gehörigen Fall, bei dem sich Kalkablagerungen im Stratum granulosum und basale der Epidermis, in Schweißdrüsen und ihren Ausführungsgängen und um nervöse Strukturen fanden.

Die Haut zeigte im übrigen, abgesehen von einer einfachen Wucheratrophie und einzelnen Staphylokokkenabscessen im Unterhautzellgewebe — Veränderungen, die auf die primäre Erkrankung zurückzuführen waren — keine Besonderheiten.

Calcinosis metabolica.

Die zweite Form universeller Verkalkung, die Calcinosis metabolica, ist in Deutschland zuerst von Wildbolz und Lewandowsky beobachtet worden, und zwar öfter im jugendlichen Alter, vielfach in Zusammenhang mit unklaren akuten oder subakuten, vor allem rheumatoiden Erkrankungen. Die aus kohlen- und phosphorsaurem Kalk bestehenden Ablagerungen treten vorzugsweise an den Extremitäten, und zwar multipel, mit einer gewissen Vorliebe für die Gelenknähe auf. Charakteristisch für das Leiden sind die Remissionen; Zeitabschnitte stärkerer Knotenentwicklung, Durchbrüche in Form von Abscessen wechseln ab mit Zurückgehen und erneutem Fortschreiten, das gewöhnlich in Schüben erfolgt, schließlich zu erheblicher Einschränkung der Beweglichkeit mit typischer Haltung (v. Gaza) und endlich oft nach Bildung förmlicher Kalkpanzer, meist durch eine interkurrente Erkrankung zum Tode führt.

Der Prozeß spielt sich vor allem im Bindegewebe der Haut, den Sehnen und dem mesenchymalen Gewebe zwischen den Muskeln ab. Bei Einlagerungen in die *Haut* ist diese fest mit der Unterlage verwachsen, nur schwer in Falten abzuheben; sie läßt bisweilen leicht schuppende, blaßblau- bis blaurote Flecke und atrophische Hautstellen erkennen.

Manchmal kommt es zum Durchbruch der Kalkmassen nach außen, zu Fistelbildungen und Geschwüren, ähnlich wie oben. Bei ausgedehnter Verkalkung der Haut können sich größere Hautpartien infolge der Brüchigkeit des erstarrten Gewebes loslösen (Versé).

Untersucht man *jüngste Stadien* derartiger Verkalkungen, die nur in Form feinster Streifen sichtbar sind, im frischen Zupfpräparat, so sieht man den Kalk in Form feinster glänzender Kügelchen und Körnchen den zarten Fibrillen des Bindegewebes außen angelagert. In *vorgeschritteneren* Fällen ist er zu größeren Spießen zusammengeschmolzen, die schließlich zu korallenförmigen Gebilden auswachsen. In den noch festeren, deutlich faserigen, verfilzten Massen, die Marchand treffend mit Asbest verglichen hat, erscheinen die verkalkten, brüchigen Bindegewebsbündel bei durchfallendem Licht stark lichtbrechend dunkel, bei auffallendem glänzend weiß.

Im *Schnittpräparat* finden sich die *Kalkmassen* teils in großen cystischen Hohlräumen, teils als kristallinische Körnchen versprengt, aber ausschließlich im subcutanen Bindegewebe. Sie lassen jedoch zwischen sich nichts mehr von der ursprünglichen Gewebsstruktur erkennen; nur die vielfach gebrochenen elastischen Fasern treten hier und da in der feinkrümeligen Zwischensubstanz als starre, mit Kalk inkrustierte Fasern sehr deutlich hervor. Die Kalkmassen liegen gewöhnlich in einem homogenen, kernarmen Bindegewebe; sie sind nur in seltenen Fällen von einer stärkeren Reaktionszone umgeben, die je nach Art und Dauer des Prozesses verschieden aufgebaut ist. Einmal finden sich nur einfache Rundzelleninfiltrate, ein andermal reichlich polynucleäre Leukocyten; vielfach kommt es auch zur Bildung eines richtigen Granulationsgewebes aus gewucherten fixen Bindegewebszellen, Epitheloiden, Lympho- und Leukocyten, Plasma- und Riesenzellen mit manchmal ganz außerordentlichem Kernreichtum. Sie werden allgemein als Fremdkörperriesenzellen aufgefaßt, denen phagocytäre Eigenschaften zukommen müssen, da in ihrem Innern häufig Kalkkörner zu finden sind. Vielfach kommt es in den langsamer und gutartig verlaufenden Fällen in der Umgebung der Kalkherde zur Bildung ausgesprochen bindegewebiger Kapseln, die aus kollagenem Gewebe, zahlreichen Gefäßen und starken Rundzelleninfiltraten aufgebaut sind. Im übrigen weisen Haut- und Unterhautgewebe in der Umgebung der Kalkherde keinerlei besondere Veränderung auf.

Gegenüber diesen beiden Arten der Verkalkung ist die dritte, wenn auch häufigere, von mir als

Calcinosis localis

bezeichnete Form von geringerem Interesse. Bei ihr handelt es sich nämlich nicht um eine Allgemeinerkrankung, sondern um ein durch rein örtliche Veränderungen bedingtes Auftreten von Kalkablagerungen in der Epidermis oder

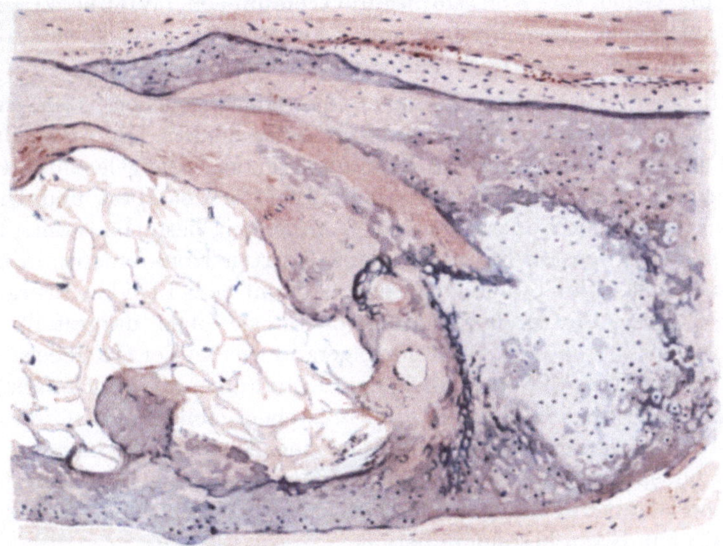

Abb. 56. *Verkalkung und Verknöcherung* in der Subcutis, ausgehend von einer Fettgewebsnekrose. Hämatoxylin-Eosin. O = 77:1, R = 77:1. (Sammlung E. FRAENKEL.)

der Cutis oder auch in beiden, entweder in pathologisch verändertem Gewebe, oder aber in dessen unmittelbarer Nähe.

Meist erfolgt diese Art der Verkalkung in Tumoren, namentlich Epitheliomen (PERTHES, LINSER, DÖSSEKER), Atheromen, Dermoidcysten, chronisch entzündlichem Granulationsgewebe, z. B. Tuberkulose (KRAUS, LÖWENBACH), in durch Zirkulationsstörungen der Blut- und Lymphbahn oder sonstwie dystrophisch verändertem Gewebe (Pseudoxanthoma elasticum; FRIEDMANN). Die Kalkmassen treten dabei vereinzelt oder auch in mehreren Herden, einzelstehend oder diffus auf. Die Haut über ihnen kann, ähnlich wie wir das bei den anderen Formen gesehen haben, sekundäre Veränderungen wie Schuppung, Rötung, Krusten und Geschwürsbildung erleiden.

Die *histologischen Veränderungen* entsprechen im großen ganzen den oben geschilderten; es lassen sich daher aus ihnen irgendwelche Rückschlüsse auf die Pathogenese im allgemeinen nicht ziehen. Der Kalk findet sich auch hier in einem mehr oder weniger zellig durchsetzten Bindegewebe, von Schollen und Klumpen herab bis zu den feinsten granulären Einlagerungen sowohl als auch in Form verbreiterter, unregelmäßig starrer Fasern innerhalb des oft hyalin veränderten Bindegewebes. Auch hier läßt sich jene Vorliebe des Kalkes für die elastischen Fasern erkennen, die wir gelegentlich auch in anscheinend ganz normaler Haut sehen. Sie sind vielfach im Innern eines solchen Kalkbandes noch gut erhalten und färberisch nachweisbar, während sich außen schubweise Kalk angelagert hat. Gelegentlich finden sich auch tafelförmige Kalkkonkremente herdförmig im Bindegewebe ohne irgendeine Reaktion, wenn auch meist mit starker Sklerosierung des letzteren einhergehend (KERL).

Der *chemische Aufbau* der Kalkmassen ist verhältnismäßig einfach. Es handelt sich in erster Linie um kohlen- und phosphorsauren Kalk, gelegentlich mit Spuren von Magnesiaverbindungen. Im Gegensatz zu den Gichttophi findet sich in den diesen klinisch außerordentlich ähnlichen Gebilden nicht der geringste Anhalt für die Gegenwart von Harnsäureverbindungen (WILDBOLZ). Der von MOREL-LAVALLÉE erhobene Befund von schwefelsaurem Kalk neben kohlen- und phosphorsaurem scheint noch weiterer Bestätigung bedürftig.

Differentialdiagnostische Schwierigkeiten bestehen eigentlich kaum, wenn man nur an die Möglichkeit eines Verkalkungsprozesses denkt. Es kann jedoch, wie das der WILDBOLZsche Fall zeigt, die Trennung von der *Gicht* gelegentlich Schwierigkeiten machen, zumal im histologischen Bilde der der Haut und Unterhaut eingelagerten Tophi eine außerordentliche Ähnlichkeit bestehen kann. Hier wie dort liegen in den frühesten Stadien die abgelagerten Konkremente in fast vollkommen reaktionslosem Gewebe, erst später kommt es bei beiden Erkrankungen zu jenen reaktiven Gewebsveränderungen, wie sie oben dargestellt wurden. Auch in den Gichtknoten fand WILDBOLZ, gerade wie bei der Calcinosis, Kristallablagerung in mit Endothel ausgekleideten Hohlräumen (Lymphgefäße). Während aber bei der echten Gicht die in den Geweben gebildeten Knoten fast ausschließlich aus harnsauren Salzen aufgebaut sind, bestehen sie hier fast nur aus kohlen- und phosphorsaurem Kalk. Die Bedeutung sklerodermieartiger Prozesse bei der Calcinosis universalis metabolica zwecks deren Trennung von der sog. Myositis ossificans hat KERL besonders betont.

Die **Pathogenese** der Calcinosen ist recht verwickelt, da die auslösende Ursache ganz verschiedenartiger Natur sein kann. Zur Entstehung einer jeden Verkalkung sind zwei Vorbedingungen zu erfüllen, erstens muß das Blut *eine gewisse Menge von Kalksalzen enthalten,* die es an das verkalkende Gewebe abgeben kann, und zweitens muß dieses kalkaufnehmende Gewebe eine erhöhte „*Kalkgier*“ haben, um die Kalksalze aus dem Blutstrome an sich zu reißen und festzuhalten. Klinisch lassen sich im allgemeinen zwei Gruppen aufstellen, je nachdem wir es mehr mit einer Störung im Gesamtorganismus oder mit in erster Linie bzw. lediglich örtlichen Veränderungen zu tun haben, wobei jedoch zu beachten ist, daß eine sichere Trennung nicht immer durchführbar sein dürfte. Die eine Gruppe ist gekennzeichnet durch eine Steigerung des Kalkgehaltes des Blutes. Je nachdem, ob diese mit einer Störung am Skeletsystem — sei sie unmittelbar, infolge Knochensubstanz zerstörender Krankheitsprozesse, oder mittelbar, bei Leukämie und Knochenmarkserkrankungen, wo eine Alteration im Kalkgehalt des Skelets angenommen werden darf — einhergeht oder auf einer reinen Stoffwechselstörung ohne Beteiligung des Skeletsystems beruht, unterscheiden wir die Calcinosis universalis metastatica von der Calcinosis universalis metabolica, bei der rheumatoide Erkrankungen für Lokalisation und Auslösung von bestimmendem Einfluß zu sein scheinen (KERL).

Der gesteigerte Kalkgehalt des Blutes für sich allein führt jedoch noch nicht ohne weiteres zum Auftreten von Kalkablagerungen im Gewebe; dazu bedarf es noch der „*Kalkgier*“ desselben. Es hat sich außerdem gezeigt, daß die Kalkabgabe gebunden ist an die Säureverhältnisse des betreffenden Organs, so daß die Lunge (CO_2) und der Magen (HCl) vielfach bevorzugt werden. Daneben dürften auch Änderungen im Chemismus der Zellen selbst von ursächlicher Bedeutung sein. Kalkgierig sind im übrigen ganz bestimmte Substanzen mit herabgesetzter Vitalität, die unter besonderen Umständen vielfach im menschlichen Organismus vorkommen: nekrotische, seien es tuberkulös verkäste oder abgestorbene Geschwulstmassen, Atherome oder ähnliche Bildungen oder gar dystrophische Prozesse im Fettgewebe (Kuznitzky und Melchior). Diese Form der Verkalkung, die wir als rein örtliche oder Pseudocalcinosis jenen gegenübergestellt haben, wird nach Aschoff wesentlich gefördert durch die Anwesenheit ganz bestimmter Eiweißkörper, vor allem Fibrin und Casein sowie das dem ersteren nahestehende Hyalin und Kolloid: Stoffe, die ebenfalls eine starke Affinität zu den Kalksalzen haben. Dieselbe Eigenschaft muß man auch den elastischen Fasern zusprechen, da sie an fast allen Verkalkungsvorgängen am frühesten teilnehmen. Neuere Forschungen scheinen im übrigen darauf hinzuweisen, daß es sich dabei nicht alllein um chemische, als vielmehr um rein physikalische Vorgänge handeln kann, die die veränderten Substanzen zu sog. „*Kalkfängern*" machen.

Wir sind jedoch gezwungen, eine derartige, sei sie auch wie immer geartete örtliche *Disposition* auch für die Kalkbildung bei jenen mit einer Steigerung des Kalkgehaltes im Blute einhergehenden Veränderungen anzunehmen. Für die *Calcinosis metastatica* kann die Vorstellung: Kalkabgabe vom Knochen, Kalkaufnahme ins Blut, Abgabe an das in seiner Vitalität gestörte Gewebe unserem Kausalitätsbedürfnis genügen. Unklarer liegen jedoch die Dinge für die sog. *Calcinosis metabolica.* Ob hier, namentlich für die jugendliche Form, ganz allgemein eine kongenital bedingte, herabgesetzte Vitalität des Bindegewebes eine Rolle spielt (Marchand, Versé), ist noch unentschieden. Neuere Untersuchungen sprechen für eine vorausgehende Degeneration des Bindegewebes sowie lokale Durchblutungsstörungen (Epstein, Atkinson und Parkes Weber, Ponhold u. a.).

Die Knochenbildung in der Haut.

Die *Knochenbildung in der Haut* steht mit der Verkalkung in engem ursächlichem Zusammenhang. Heteroplastische Neubildung echten Knochengewebes in den verschiedensten Organen des Körpers, verkalkten Lymphomen, Tonsillen, Herzklappen, Arterienwänden, Strumen ist verhältnismäßig häufig; *selten* ist sie hingegen — wie schon Virchow (Geschwülste) hervorhebt — in der Haut. In allen diesen Fällen entsteht geflechtartiger, lamellöser Knochen mit Markräumen. Nach ihrer Genese kann man diese Knochenbildungen in der Haut, die nach unserer heutigen Anschauung alle an vorhergehende Verkalkungen gebunden sind, in verschiedene Gruppen einordnen, die sich voneinander scharf unterscheiden als *heteroplastischer* und *metaplastischer* Natur. Sie kommen in jedem Alter vor, wurden auch angeboren gefunden sowie nach Entzündungen, in Narben, bei nekrotischen Prozessen (besonders Fettgewebsnekrosen). Ferner geht ein großer Teil der Knochenbildung auch von verkalkten Hautgeschwülsten aus (Atherome, Epidermoide, Epitheliome), daneben sind auch wenige Fälle bekanntgeworden, wo eine Ursache für die Knochenentwicklung nicht festgestellt werden konnte. Musger unterscheidet zwischen Knochenbildung mit und ohne vorausgehender Verkalkung.

In einem von Strassberg beschriebenen Falle von Knochenbildung im Gewebe einer Laparotomienarbe handelte es sich um spongiöse Knochenbälkchen aus zentral geflechtartigem, peripher lamellösem Knochengewebe, mit teils bindegewebigem oder lymphoidem, teils ausgebildetem Fettmark. Die Bälkchen waren öfters mit dichten Osteoblastensäumen besetzt, denen an anderen Stellen ebenso zahlreiche Osteoklastenreihen entsprachen. Daneben fand sich auch

Knorpelgewebe, das durch enchondrale Ossifikation in Knochen übergeführt wurde. STRASSBERG erscheint eine Genese aus Narbengewebe als die wahrscheinlichste. Gleiches sah wohl HARRIS. Ähnliche Beobachtungen berichten ASKANAZY und CONDITT u. a. Auch in der varicösen Haut der Unterschenkel wurde Knochenbildung beobachtet. Es handelte sich um ein spongiöses Knochenstück, das in der Schicht der Varices lag und größtenteils lamellär gebaut war. Im Muskelgewebe fanden sich außerordentlich viel Blutpigment, fixe Bindegewebszellen und Phagocyten.

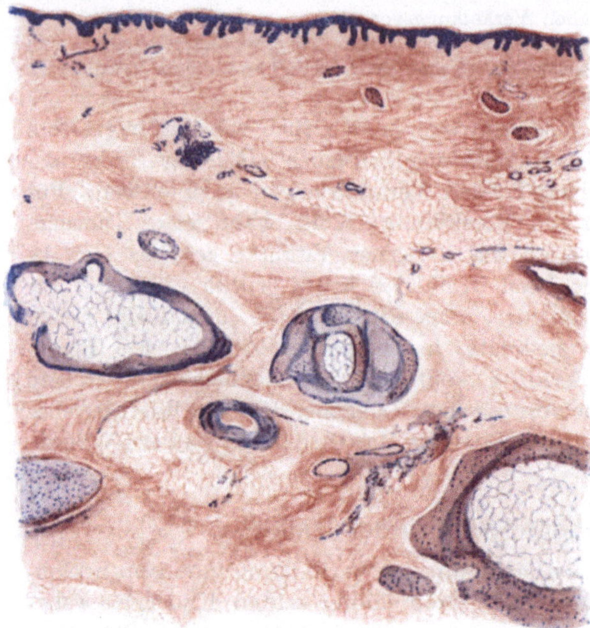

Abb. 57. *Knochenspangen* an der Grenze von Cutis und Subcutis. In der Mitte Arterie mit Mediaverkalkung. Lumen durch Endostitis obliterans verengt. Hämatoxylin-Eosin. O = 22:1, R = 17,5:1. (Sammlung E. FRAENKEL.)

Grundsätzlich anders zu bewerten sind jene *Hautosteome,* auf die als erster wohl CHIARI, dann später wieder E. FRAENKEL als Beispiele *metaplastischer* Knochenbildung hingewiesen haben. Es fand sich dabei eine Verkalkung und darauffolgende Verknöcherung im subcutanen Fettgewebe in der Haut der Vorderseite der Tibia bei alten Leuten. Das Ganze ließ sich auf chronische Veränderungen in der Wandung der arteriellen Gefäße der Subcutis (Sklerose, Verengerung) sowie dadurch bedingte Ernährungsstörungen in einzelnen Teilen des Fettgewebes zurückführen. Im Falle FRAENKELs fand sich der Knochen in Form runder Platten am Übergang der Cutis in die Subcutis, die einzelnen Fettträubchen spangenartig umfassend. An der äußeren Schicht mancher dieser Knochenbälkchen fand er an Zellen der Cambiumschicht des Periosts erinnernde Zellen. Das Knochengewebe bot nicht überall lamellären Bau und ließ neben typisch gelagerten Knochenkörperchen Streifen zellfreier kalkiger Grundsubstanz erkennen. Nirgends fanden sich HAVERSsche und nur ganz vereinzelt VOLKMANNsche Kanäle.

Es fanden sich Herde nekrotischer Fettträubchen, an deren Rand sich kalkige Infiltration, ferner alle Übergänge zu kalkhaltigem, hyalinem Knorpel und zu fertigem Knochen feststellen ließen, letzterer vielfach mit osteoiden Säumen. Als für die Pathogenese wichtig sei das Auftreten von Kalkringen in der Media kleinster Gefäße erwähnt, deren Lumen durch eine gewaltige Intimaverdickung erheblich eingeengt war.

Ob es sich bei dieser Knochenbildung allerdings nicht doch letzten Endes um echte neoplastische Entstehung handelt, ließ FRAENKEL unentschieden.

Demgegenüber sind *Knochenbildungen in verkalkten Geschwülsten* ein häufiges Ereignis; insbesondere finden sie sich in verkalkten einfachen Dermoidcysten der Haut als wechselnd große, steinharte, in Cutis oder Subcutis gelegene, glatte oder feinhöckerige kugelige Gebilde, die namentlich an Stellen fetaler Spaltbildungen auftreten. Hierher gehören die verknöcherten Retentionscysten der Hautfollikel, meist kleine, aber zahlreiche Gebilde, sowie das Vorkommen von Knochenbildung in Tumoren der Haut (Lipome, Lymphangiome, Plattenepithelcarcinome u. a.). Bei diesen allen handelt es sich um primären Gewebstod mit sekundärer Verkalkung und hieran anschließender heterotoper Knochenbildung durch Bindegewebe. Sie ist meist als Ausheilungsprodukt zu betrachten und kommt im allgemeinen dort zustande, wo verkalkte Massen genügend vascularisiertes Bindegewebe reizen. Nach der Zerstörung der verkalkten Substanz durch eigens hierzu differenzierte Zellen bildet sich an Ort und Stelle Knochengewebe, das im Bindegewebe ausnahmsweise sogar auf dem Wege der enchondralen Ossifikation zustande kommt (STRASSBERG).

Eine Sonderstellung nehmen die herdweisen Bildungen wahren Knochens in der Regio temporo-parietalis und occipitalis und in den Mischtumoren (VÖRNER) ein. Die ersteren glaubt KOCH nur auf vergleichend anatomischem Wege erklären zu können, bei den letzteren spielen Keimverlagerungen eine Rolle.

Beim

Diabetes mellitus

kann man hauptsächlich zwei große Gruppen von Hautveränderungen unterscheiden, einmal solche, die in einem unmittelbaren Zusammenhang mit dem Diabetes stehen, z. B. die durch Hyperlipämie bedingten Xanthome, und zum anderen Komplikationen von seiten der äußeren Haut, bei denen die Zuckerkrankheit, vielleicht manchmal über den Umweg eines Vitaminmangels, lediglich für die Entstehung begünstigend wirkt (Pruritus, Prurigo, „Ekzem," Furunkel, Gangrän).

Ferner wurde von KOCH bei einer Reihe von kindlichen Diabetesfällen ein **Exanthem** beobachtet, das aus mehr oder weniger runden, stecknadelkopf- bis bohnengroßen, blaulividen Flecken bestand, die gelegentlich in ihrer Mitte ein rotes Pünktchen trugen und dadurch eine gewisse Ähnlichkeit mit den Taches bleues hatten. Es handelte sich dabei um Kinder, die meist bald darauf im diabetischen Koma zugrunde gingen. Blieben die Kinder noch längere Zeit am Leben, so blaßte das Exanthem in einigen Tagen völlig ab.

Die *histologischen* Veränderungen waren außerordentlich gering. Die Epidermis war nicht beteiligt. Nur in den höheren Schichten des Coriums fand sich ein perivasculäres mantelförmiges *Infiltrat*, das ausschließlich aus Lymphocyten und vereinzelten Mastzellen bestand. Wenn man bedenkt, daß derart geringgradige perivasculäre Infiltrate sich in der Haut des Erwachsenen sowohl (HERXHEIMER und ROSCHER) als auch des Kindes (eigene Untersuchungen) häufig vorfinden, so wird man ihre Bedeutung für die Kennzeichnung dieser diabetischen Exantheme äußerst gering einschätzen. KOCH glaubt ihre Entstehung auf die durch das schwere Koma bedingte Vergiftung im allgemeinen und eine damit zusammenhängende starke Schädigung der Gewebe und Gefäße zurückführen zu dürfen. RIEHL dachte dabei an Aceton, Acetessig- bzw. β-Oxybuttersäure. Bei den geringen Beobachtungen ist eine Entscheidung über das Exanthem und seine Genese vorderhand nicht möglich.

Anders steht es hingegen mit dem *Bronzediabetes*, jener eigentümlichen Hautverfärbung, auf die wir bei Besprechung der *Hämochromatose* ausführlicher hingewiesen haben. Auf eine nähere Besprechung kann daher hier verzichtet werden; ein Gleiches gilt für das Xanthoma diabeticum (s. Xanthomatosen). Die in Begleitung des Diabetes häufig zu beobachtenden anderen Hauterkrankungen (Dermatitis chron. u. a.) weichen in ihrem geweblichen Aufbau nicht von dem gewöhnlich zu beobachtenden ab. Die Necrobiosis lipoidica diabeticorum ist ebenfalls an anderer Stelle besprochen worden. Auf die sog. *Xanthochromie*, eine gelbliche Verfärbung der Haut durch Einlagerung von Lipochromen, sei hingewiesen.

Hauterkrankungen bei Urämie.

Bei schwerer Urämie kann man in den letzten Lebenstagen gelegentlich zwei verschiedene Formen von Hautveränderungen beobachten. Einmal handelt es sich dabei um nekrotisierende Prozesse, wie sie neben der Haut noch häufiger die Schleimhäute, und zwar mitunter gerade an Übergangsstellen zur äußeren Haut befallen (DALCHÉ und CLAUDE). Daneben ist namentlich von französischen Forschern wiederholt auf einen exanthemartigen Hautausschlag (Uraemia cutanea, Urämie) hingewiesen worden, der in Fällen schwerer Niereninsuffizienz bzw. bei der Urämie in Gestalt maculopapulöser oder auch vesiculöser, urticarieller, gelegentlich hämorrhagischer Efflorescenzen beobachtet wurde (ASCOLI, RAYMOND, DALCHÉ, CLAUDE, CHIARI, MARCHAND und besonders GRUBER). Es handelt sich dabei in den meisten Fällen um einfache Dermatitiden, bei denen exsudative Momente im Vordergrunde stehen.

Histologisch finden sich je nach der Schwere der Einwirkung der urämischen Noxe auf den stets stark geschädigten Gefäßapparat neben den entzündlich exsudativen und proliferativen besonders schwere *alterative* Gewebsreaktionen, die meist mit *Gewebsblutung* und *Nekrose*, oft auch mit dieser allein einhergehen. Die Gewebsnekrose kann dabei das Bild derart beherrschen, daß es fraglich wird, ob überhaupt eine Abwehrreaktion der Haut vorhanden ist. Primär treten diese Veränderungen in den meisten Fällen zurück gegenüber einer durch die gestörte Nierenfunktion bedingten Schädigung der Capillaren und Präcapillaren der Haut, die zunächst zu umschriebener Entzündung und erst bei weiterem Bestand zu einer eitrigen Einschmelzung der gesamten Hautdecke führt. Bei derartigen ulcerösen urämischen Hautveränderungen fanden sich an den Blutgefäßen der Cutis ausgedehnte Zerstörungen, die zu Blutungen in die Umgebung geführt hatten. Innerhalb dieser nekrotischen Herde waren viele Gefäße thrombosiert, während eigentlich entzündliche Zellveränderungen völlig fehlten (DALCHÉ und CLAUDE). Diese *Hautnekrosen* entsprechen völlig jenen, wie sie urämisch erkrankte Abschnitte des Darmes, der Mund- und Rachenhöhle aufweisen. Bakterien haben für die Entstehung dieser Nekrosen keine Bedeutung (CHIARI).

Bei den mehr *exsudativen* Veränderungen, wie sie namentlich GRUBER in der Mehrzahl seiner Fälle beobachten konnte, fand sich im Corium, bis zum subcutanen Fettgewebe hin, eine die erweiterten und strotzend gefüllten Gefäße einschließlich der Capillaren umgebende Infiltration. Diese bestand hauptsächlich aus polynucleären Leukocyten, manchmal durchsetzt mit einigen Lymphocyten; die Zellherde boten vielfach Zerfallserscheinungen, Kernzerkrümelung und Pyknose. Die feineren arteriellen Gefäße zeigten eine Schwellung ihrer Intimaepithelien; diese waren undeutlich gezeichnet, ragten weit ins Lumen vor und gingen oft unmittelbar in den aus krümelig zerfallenden roten Blutkörperchen bestehenden Inhalt über. Gelegentlich fanden sich hier auch hyaline Thromben und perivasale Blutaustritte in wechselndem Grade. Die alterativen bzw. regressiven Wandveränderungen reichten stellenweise bis in die Muscularis der Gefäße hinein und ließen sich, zusammen mit den Hämorrhagien und Infiltraten, bis in die tiefen Cutisschichten und ins subcutane Gewebe hinab feststellen. Hier umgaben sie namentlich die Haarbälge und Schweißdrüsenknäuel, vielfach ebenfalls von ausgesprochenen Blutungsherden umgeben. RÖSSLE sah perivasculär ausschließlich Lymphocyten, außerdem eine deutliche Vermehrung eisenfreien Pigmentes.

Die *Epidermis* kann gelegentlich unverändert sein; in anderen Fällen — und dies gilt namentlich für die mit stärkeren eitrigen Zerfallserscheinungen in der Cutis einhergehenden — ist sie jedoch ebenfalls beteiligt. Die Epithelien haben über derartigen, hämorrhagisch-entzündlichen und nekrotisierenden Herden ihre Färbbarkeit eingebüßt und lassen sich nur noch nach Form und Lagerung als epidermale Elemente erkennen. Gelegentlich ist ein unmittelbarer Übergang der Cutiseinschmelzung in die Epidermis vorhanden. Bläschen und Blasenbildung kommt selten vor. Bakterien spielen hier wie dort keine Rolle.

Selbst in derartig weit vorgeschrittenen Fällen ist jedoch bei Rückgang der ursächlichen Schädigung eine *Abheilung* möglich, wie dies CHIARIS mit Neigung zu Borkenbildung und Vernarbung verlaufender Fall zeigt.

Zusammenfassend liegt demnach in den meisten Fällen eine an die Gefäße der Pars reticularis gebundene exsudative Entzündung mit deutlichen regressiven Erscheinungen an den entzündlichen Zellelementen und den Gefäßwänden vor, wobei die Epidermis sowohl mit Bläschenbildung als auch Nekrobiose ihrer Zellen beteiligt sein kann (GRUBER).

Pathogenese. Die geweblichen Veränderungen weisen darauf hin, daß die urämische Hautentzündung von der Gefäßwand ihren Ausgang nimmt. Dabei läßt sich *formalgenetisch* nicht sicher entscheiden, ob das Wesentliche der Veränderung nekrotisierende oder vollwertig entzündliche Vorgänge sind. Vielfach werden beide Vorgänge nebeneinander herlaufen. Ob *kausalgenetisch* beim Zustandekommen der urämischen Hautveränderungen, ähnlich wie für die Schleimhauterkrankungen des Magen- und Darmkanals, ausgeschiedenes Ammoniumcarbonat $[(NH_4)_2CO_3]$ als die schädigende Noxe in Frage kommt (MARCHAND) und ob es dieses allein ist, wäre noch zu entscheiden; auch BLOCH zog die Wirkung dieses Salzes für die Entstehung der renalen Retentionsdermatosen mit in Betracht. Die Xanthydrolprobe verrät einen hohen Gehalt an Harnstoff (RÖSSLE).

Vereinzelt wurde bei Kranken mit *Niereninsuffizienz* auf der Haut des Gesichtes das Auftreten *weißer Körnchen* beobachtet. Sie erscheinen als feine, weiße, kristallinische Massen. Mikroskopisch erkennt man rechteckig nebeneinander geschichtete Kristalle in der kennzeichnenden Form des kristallisierten salpetersauren Harnstoffs, der in feinsten Schüppchen aus dem Schweiße abgeschieden wird.

Im Zusammenhang damit wäre schließlich noch eine nach TÖPFER für die *chronische Nephritis* kennzeichnende Hautveränderung zu erwähnen. Sie besteht in Wucherungen der Endothelzellen, Vergrößerung und Verengerung der Capillaren, leukocytärer Infiltration der Gefäßwände. Nachuntersuchungen haben diese Angaben jedoch nicht bestätigt. Die gleichen Veränderungen wurden vielmehr auch bei Menschen gefunden, die an irgendwelchen anderen Krankheiten zugrunde gegangen waren. Es handelt sich dabei um kleine, die Capillaren und kleinen Hautgefäße umschließenden Entzündungsherde, wie sie auch sonst in der Haut vorhanden sind. Irgend etwas Kennzeichnendes oder Typisches besitzen sie nicht und damit auch keinen diagnostischen Wert (HERXHEIMER und ROSCHER). Auf die von

MANGANOTTI beschriebenen Veränderungen der Schweißdrüsen bei Nierenerkrankungen sei hier hingewiesen. Bei der akuten Glomerulonephritis fand er konstant eine Degeneration der Schweißdrüsenepithelien.

Hautveränderungen bei Gicht.

Wenn man von den Uratablagerungen und den auf ihrer Gegenwart beruhenden Entzündungen sowie den damit im Zusammenhang stehenden verschiedenartigen trophischen Störungen absieht, sind eigentlich gichtische Hautveränderungen nicht bekannt. Die Ablagerung von Uratkristallen bedingt bei Silberimprägnation nach GRÜN ein Netz, das an Gitterfasern erinnert, tatsächlich aber durch die Struktur der Kristalle bedingt ist.

Die Ödemkrankheit.

Das gehäufte Auftreten der Ödemkrankheit in und nach den letzten beiden Weltkriegen hat die Aufmerksamkeit der Kliniker und Pathologen in weitestem Maße gefesselt. Daher sind wir heute über die Symptomatologie dieser eigenartigen Veränderung hinlänglich unterrichtet, wenn auch die Pathogenese durchaus noch nicht geklärt ist.

Das auffallendste Anzeichen der Erkrankung ist das *Ödem.* Die Wasseransammlung pflegt zuerst im Gesicht und an den Knöcheln aufzutreten, dann werden die Extremitäten, namentlich die Unterschenkel und Unterarme, aber auch nicht selten Oberschenkel und Scrotum, daneben die serösen Höhlen befallen. Das eigentlich *Kennzeichnende* sind jedoch nicht diese Ödeme und Flüssigkeitsansammlungen, denn es wurden auch „Ödemkrankheiten ohne Ödeme beobachtet", sondern die *ausgedehnte allgemeine Atrophie* des gesamten Körpers. Das Unterhautfettgewebe ist gewöhnlich ganz geschwunden. Neben dem Ödem fällt eine starke *Blässe der Haut* und der sichtbaren Schleimhäute auf, die oft eine fahle, gelbliche, an den Gipfelpunkten des Körpers zuweilen eine blaulivide Färbung zeigen. Kennzeichen sind außerdem die Pulsverlangsamung und die Polyurie. Der Verlauf des Ödems ist ausgesprochen intermittierend; es schwindet bei entsprechenden Bedingungen ziemlich schnell, um bei Wiedereinsetzen der Schädigung plötzlich wieder aufzutreten.

Pathologisch-anatomisch fällt der völlige *Schwund des Fettgewebes* in der Subcutis sowohl als auch besonders in den perikardialen und pararenalen Fettherden auf. Außer diesem ausgeprägten Fett- und Lipoidschwund, einer damit einhergehenden braunen Atrophie der großen Organe und frischen Blutungen ist nach LUBARSCH der *intravasculäre Blutkörperchenzerfall* besonders kennzeichnend. Dazu treten kleine Blutungen, was oft zu außerordentlich ausgedehnten Hämosiderinablagerungen im reticuloendothelialen Apparat und dem perivasculären Gewebe, sowie auch in epithelialen Zellen führt. LUBARSCH sieht darin ein Bindeglied zum *Skorbut,* anderseits aber auch eine Stütze dafür, daß die Wassersucht einer Capillarschädigung ihre Entstehung verdanke.

Pathogenese. Diese Capillarschädigung ist, wie die Ätiologie der ganzen Krankheit, rein alimentärer Genese und bedingt durch eine erhebliche Störung des Stoffwechsels und damit zusammenhängende, länger dauernde Eiweißverluste, die letzten Endes auf die calorische Insuffizienz der Nahrung zurückzuführen sind. Inwieweit es sich bei der Ödementstehung um physikalisch-chemische Vorgänge handelt, kann hier nicht näher erörtert werden (s. d. Lehrbücher der Allgemeinen Pathologie).

Hautveränderungen durch zu geringes oder übermäßiges Angebot an Vitaminen.

In diesem Zusammenhang ist auf die Vitamin A-Hypo- und Hypervitaminose, die Vitamin C-Avitaminose, den Skorbut und den Mangel an Vitamin B-Komplex, besonders der Nicotinsäure, die Pellagra, einzugehen.

Allgemein ist darauf hinzuweisen, daß Vitaminmangelzustände nicht nur durch zu geringes Angebot, sondern auch durch vermehrten Verbrauch, oft anlagemäßig bedingte schlechte Auswertung und durch mangelnde Resorption zustande kommen können.

Die A-Hypovitaminose (Phrynoderma).

NICHOLLS prägte den Ausdruck Phrynoderma für die Veränderung der Haut bei A-Mangel.

Die gleichzeitig auftretenden Störungen am Auge, einschließlich der Pigmentierung der Konjunktiven, den Verdauungsorganen, am Urogenitaltractus und den drüsigen Organen sind zu bekannt, als daß wir sie hier besprechen müssen.

Chemisch ist das Vitamin A ein alicyclischer Polyenalkohol. Seine Vorstufen sind die Carotinoide.

Während das klinische Bild der Hautveränderungen schon früher, vor allem von PILLAT, beschrieben worden war, verdanken wir die erste eingehende histologische Beschreibung LOEWENTHAL.

Die klinischen Veränderungen an der Haut bestehen vor allem in Trockenheit, erheblicher Schuppenbildung und follikulär angeordneten Hyperkeratosen. Die Haare und Nägel werden glanzlos und brüchig. Histologisch und klinisch kann sich bei Vitamin A-Mangel ein Bild entwickeln, das an die Keratosis follicularis, die Pityriasis rubra pilaris und andere follikuläre Hyperkeratosen erinnert. LEHMANN und RAPAPORT hielten die Keratosis pilaris, den Lichen pilaris, den Lichen spinulosus, die Ichthyosis follicularis und andere follikuläre hyperkeratotische Prozesse für beschreibende Bezeichnungen eines Vitamin A-Mangels. Da die genannten Erkrankungen sich auf Vitamin A-Gaben durchaus nicht immer bessern, ist sicher sein Mangel nicht die alleinige und ausschließliche Ursache der Veränderungen. VILANOVA und Mitarbeiter beschrieben Fälle von Phrynoderma bei Thyreotoxikose.

Nach LOEWENTHAL handelt es sich *histologisch* vornehmlich um follikuläre Hyperkeratosen. Sie ergreifen besonders die Follikelmündung, reichen aber meist bis zum Ausführungsgang der Talgdrüse. Diese kann untergehen und sich mit ihren Zellen an der Hornbildung beteiligen. Parakeratotische Hornlagen finden wir nur im Follikel. Die Umgebung zeigt dagegen eine Hyperkeratose, aber keine Parakeratose, bei normalem Stratum lucidum und granulosum. Die Epidermis wird in Follikelnähe stärker acanthotisch. Außer geringfügigem perifollikulärem Ödem und einem Zellinfiltrat, das allerdings einen Aufbau im Sinne einer Fremdkörperreaktion zeigen kann, finden sich keine Veränderungen in der Cutis.

Die A-Hypervitaminose.

Die A-Hypervitaminose wird noch wenig beachtet. Beim Menschen wird sie erst beobachtet, seitdem Medikamente mit sehr hohem Gehalt an Vitamin A zur Verfügung stehen. Das Krankheitsbild an sich ist gut bekannt, entgeht aber häufig der Beobachtung oder wird falsch diagnostiziert (SULZBERGER). Nicht die Dosis als solche, sondern die Dauer der Verabreichung ist maßgeblich. Im Tierexperiment läßt sich mit Vitamin A eine Verbreiterung der Epidermis bei gleichzeitigen erheblichen cytologischen Veränderungen experimentell erzeugen (STUDER und FREY). Nach CLÉMENT findet sich beim Menschen eine übermäßige Verhornung und eine Hyperplasie der Talgdrüsen. Auch follikuläre Hyperkeratosen, acne- und milienartige Efflorenscenzen kommen vor.

Die klinischen Allgemeinsymptome sind nach den vorliegenden Berichten oft sehr ernsthafte.

Vitamin C-Mangel (Skorbut).

Der Skorbut sowie die MÖLLER-BARLOWsche Erkrankung, der infantile Skorbut, sind beide auf den Mangel an Vitamin C zurückzuführen. In beiden Fällen ist die Haut in ihrer ganzen Ausdehnung der Sitz wechselnd großer und wechselnd dichter *Blutungen*, die sich von der an und für sich auffallend blassen Haut lebhaft abheben.

Infolge des Auftretens frischer Blutungen zwischen schon länger bestehenden wechselt ihre Farbe von dunkelschwarzrot bis hellrot, von blau bis violett, von schmutzigbraun bis gelbbraun. Auch die Größe dieser Blutungen wechselt von eben sichtbaren Petechien bis zu großfleckigen Herden. Sie finden sich besonders an den Streckseiten der Gliedmaßen, jedoch auch am Rumpf. Das Gesicht ist nur ganz ausnahmsweise befallen, ebenso Handteller und Fußsohle. Eine besonders auffallende Erscheinung ist die Lokalisation der meisten dieser Hämorrhagien an den Haarbälgen (Purpura follicularis), wofür eine Erklärung noch nicht restlos zu geben ist. Denn nur bei einem Teil der Fälle kommt eine bereits bestehende Veränderung des Haarbalg-Talgdrüsenapparates, eine Keratosis follicularis und suprafollicularis als auslösende Ursache in Frage. — Vereinzelt wurden allerdings diese follikulären und perifollikulären Veränderungen als das Primäre bezeichnet, dem sich dann erst die eigentlich skorbutischen Veränderungen anschließen sollen (NICOLAU). Ob dem tatsächlich so ist, scheint nach den eingehenden Untersuchungen von ASCHOFF und KOCH allerdings fraglich. Vielleicht handelt es sich lediglich um ein Nebeneinander der beiden Veränderungen.

Neben den Hämorrhagien wurden noch vesiculöse, zum Teil *herpetiforme* und bullöse Bilder beobachtet, an die gelegentlich infolge von Mischinfektionen sich geschwürige Veränderungen anschließen (*Ulcus scorbuticum, Rupia scorbutica*).

Neben der Haut sind auch die *Schleimhäute* an den skorbutischen Blutungen beteiligt, in erster Linie das Zahnfleisch.

Die Blutungen erstrecken sich ferner auf das subcutane Gewebe und die darunter liegenden Weichteile. Hier treten sie meist als größere Blutergüsse auf, häufig vergesellschaftet mit ausgedehnten *Ödemen*, die hauptsächlich an den unteren Gliedmaßen beobachtet wurden. Diese Ödeme entstehen teils infolge von Thrombosen der Schenkelvenen, teils auf sog. kachektischer Basis als Folgen allgemeiner Wassersucht.

Die Kranken klagen außerdem über Schmerzen in den Beinen, im Munde, Kopfschmerz und Schwindel. Bei Fortdauer der auslösenden Ursachen bzw. bei zu später Behebung gehen die Skorbutkranken unter allgemeiner Entkräftung zugrunde. Bei Rückbildung der Erkrankung bleiben als Überreste der Blutungen rostbraun pigmentierte Flecke in der Haut noch lange Zeit erhalten.

Die Angaben über histologische Befunde sind, selbst wenn man diejenigen von MÖLLER-BARLOWscher Krankheit dazu rechnet, im ganzen recht spärlich. Von älteren Beobachtern (HAYEM, LEVEN 1870) wurde lediglich auf eine Fettinfiltration an den kleinen Venen und Capillaren hingewiesen. IMMERMANN (1876) betonte bereits den Ausgang der Blutungen bei den kleineren Petechien von dem die Haarbälge umgebenden Capillarnetz. SATO und NAMBU (1905) fanden in der Haut frische Blutungen und Pigmentablagerungen, und zwar hauptsächlich im subcutanen Gewebe, dann im Corium, hier hauptsächlich in der Umgebung der Gefäße und der Hautanhangsgebilde. ASCHOFF und KOCH, denen wir wohl die eingehendste Darstellung der skorbutischen Veränderungen verdanken, betonen, daß die klinisch als kleinste Blutungen erscheinenden Hautflecke histologisch einmal auf *wirkliche Blutungen*, zum anderen aber auch auf *Blutpigmentablagerungen oder Mischung* dieser beiden Vorgänge zurückzuführen sind. Die eigentlichen *Hautblutungen* fanden sich sowohl im Stratum papillare, hier vorwiegend subepidermal, als auch im Stratum reticulare, hier meist in den tieferen Schichten; in erster Linie sind die Gefäßscheiden, die Hüllen der Schweiß- und Talgdrüsen, die Umgebung der Haarschaftkanäle und der Arrectores pilorum befallen. Die roten Blutkörperchen liegen dabei in den Maschen des Bindegewebes. Entsprechend dem Faserverlauf sind sie häufig in langen parallelen Zügen oder geflechtartig gelagert, hier und da schon einmal in Bindegewebszellen aufgenommen. Subepidermal liegen die Blutungen meist noch in flächenhaften Herden angeordnet; allerdings ist dabei unmittelbar unter der Epidermis der bekannte „Grenzstreifen" so gut wie frei und nur vereinzelt von roten Blutkörperchen durchsetzt. Die *Beziehung* der Blutungen *zu den Hautanhangsgebilden* ist stets

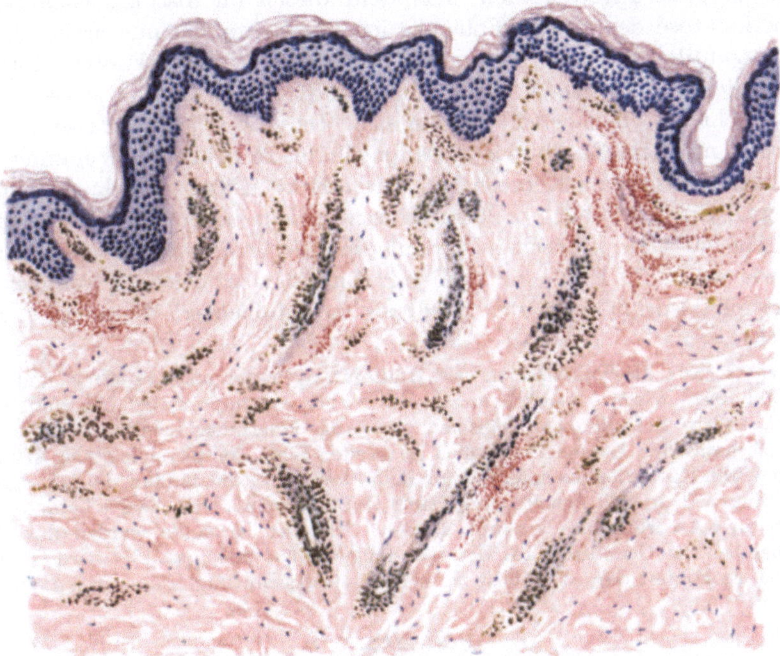

Abb. 58. *Skorbut.* (Unterschenkel, Streckseite, 23jähr., ♂.) Frischere und ältere Blutungen (Blutpigment) in Stratum papillare und reticulare cutis. Hämatoxylin-Eosin. O = 128:1, R = 128:1.

außerordentlich auffallend; sie finden sich namentlich um die Ausführungsgänge, um die Drüsenkapseln und die Haarbälge. An diesen Orten kommt es häufig auch unterhalb der Blutung zu einer stärkeren zelligen Reaktion.

Die *Hautgefäße* sind bei den frischen Blutungen im ganzen eng, die größeren perivasculär eingescheidet. In den älteren Herden, wo bereits die Umbildung in Pigment erfolgt ist, wurden die Capillaren und kleineren Venen sehr weit, zuweilen prall mit Blut gefüllt, die kleineren Arterien hingegen sehr eng befunden.

Irgendwelche Veränderungen im Sinne der *Fettspeicherung*, wie dies HAYEM für die kleinen Venen und Capillaren angab, konnten ASCHOFF und KOCH *nicht* feststellen; die Gefäße selbst zeigten vielmehr keinerlei schwerere Störungen ihres Aufbaues.

Das *Pigment* findet sich in scholligen, amorphen Massen von gelblicher bis brauner Farbe vorwiegend *intracellulär*, namentlich in der Umgebung der Hautanhangsgebilde, dann aber auch frei im Gewebe. Es reicht einmal bis an die Epidermis und zum anderen in kleineren Schollen bis weit ins subcutane Bindegewebe hinab. Der Pigmentablagerung geht eine, wenn auch nicht sehr hochgradige, *kleinzellige Infiltration* parallel, die besonders am Gefäßbindegewebe vorhanden ist.

Tuberkuloseähnliche leukocytenreiche Zellinfiltrate entzündlicher Natur, wie sie RHEINDORF in einem seiner Fälle bei ulcerösen Veränderungen um die Capillaren und größeren Gefäße der Cutis und Subcutis beschrieben hat, sowie krebsartige Wucherungen des Epithels konnten ASCHOFF und KOCH nicht feststellen.

Überall dort, wo sich im klinischen Bilde jene als *Keratosis suprafollicularis* erwähnten Veränderungen fanden, entspricht diesen im histologischen Schnitt eine Hyperkeratose des oberen Follikels, in älteren Stadien mit perifollikulärer Lymphocyteninfiltration, die sich gelegentlich zu richtigen knötchenförmigen Herden verdichtet. Vielleicht hatte RHEINDORF diese Bilder, wie sie ja auch NICOLAU beschreibt, in seinen Fällen vor sich. Da es sich jedoch dabei um nicht ohne weiteres mit dem Skorbut in Zusammenhang zu bringende Veränderungen handelt, kommt ihnen als Kennzeichen dieser Erkrankung wohl kaum eine Bedeutung zu. Sie entstehen vielleicht durch gleichzeitigen Vitamin A-Mangel. Bei dem eigenartigen klinischen Verlauf sind *differentialdiagnostische* Erörterungen, wie sie z. B. FEIG für den sog. Lichen scorbuticus gegenüber dem Lichen scrophulosorum oder der Keratosis suprafollicularis heranzieht, kaum erforderlich.

Pathogenese. Für die Lokalisation der Hautblutungen nehmen ASCHOFF und KOCH in erster Linie *mechanische* Ursachen an, da die Stellen am meisten befallen sind, wo die Haut durch äußere Schädigungen häufigen und lang dauernden Insulten ausgesetzt ist. Zu diesen mechanischen Ursachen kommen in zweiter Linie der physiologische Afflux des Blutes zu gewissen Körperregionen, ferner eine Reihe von Begleitumständen, die zu kongestiver Hyperämie führen. Durch die Arbeiten von SZENT-GYÖRGYI ist als Ursache der Veränderungen der Mangel an l-Ascorbinsäure erkannt worden. Die Capillarwände werden durchlässig, da wahrscheinlich die Grundsubstanz der Wandungen nicht mehr gebildet wird (WOLBACH und HOWE). Es kommt dann zunächst zu einer Diapedeseblutung (PECK, ROSENTHAL und ERF).

Pellagra.

Bei der Pellagra bilden die Hautveränderungen, wenn sie auch in ihrem Ausmaß im einzelnen großen Schwankungen unterworfen sind, doch in allen Stadien der Erkrankung das beständigste Kennzeichen. Sie entwickeln sich im Frühjahr und Sommer im Anschluß an ein oft mehrere Monate vorhergehendes allgemeines Krankheitsgefühl ganz plötzlich, und zwar zunächst in Form eines erst juckenden, dann schmerzhaften, anfangs hellroten, erysipelähnlichen *Erythems*. Dieses beschränkt sich fast ausschließlich auf die unbedeckten Hautstellen und führt hier unter allmählicher Braunfärbung ziemlich rasch zu einer ausgesprochenen, braunen bis grünlichgrauen, sehr stark schuppenden *Hyperkeratose*. In anderen Fällen kann es im Anschluß an das Erythem auch zu umschriebenen, rein exsudativen Vorgängen kommen, zum *Pemphigus pellagrosus*, der in walnußgroßen serösen Blasen auftritt und nach MERK lediglich auf eine abnorm reiche Saftzufuhr in die obersten Hautschichten zurückzuführen ist. Nach Platzen der Blasen trocknet ihr Inhalt zu schmutzigbraunen Krusten ein. Diese werden abgestoßen, und darauf beginnt auch hier die Abschuppung wie bei der Hyperkeratose. Diese Blasenbildung ist jedoch die seltenere Erscheinungsform; im allgemeinen verläuft die Erkrankung unter trockener Abschuppung, die sich besonders am Rande der erythematösen Herde in einer hyperkeratotischen Randzone noch lange erhalten kann und gerade durch diese Eigentümlichkeit besonders gekennzeichnet ist.

Die Pellagra tritt in jährlichen, sommerlichen Schüben auf und führt an den befallenen Hautstellen schließlich zu einer ausgedehnten *Atrophie*. Die Haut wird äußerst dünn, ihre Oberfläche seidenglänzend, braun; das Fettgewebe schwindet bis auf wenige Reste, ebenso die normalen Wollhaare (RAUBITSCHEK).

Von einzelnen Schriftstellern ist eine „Pellagra sine pellagra“, ohne Hauterscheinungen, beschrieben worden. Es handelt sich dabei nach MERK, dem wir eine ausführliche Darstellung der ganzen Frage verdanken, wohl eher um einen latent pellagrösen Zustand, bei dem die Hauterscheinungen gerade zurückgetreten sind. (Pellagra per aliquod tempus sine pellagra.)

Nach Comel empfiehlt sich eine Einteilung in pellagröse Dermatosen (relative Dysvitaminosen) und pellagroide Exantheme (fakultative Dysvitaminosen). Zur ersten Form rechnet er die Pellagra vera et conclamata und das pellagröse Erythem, das bisher als pellagroides Erythem bezeichnet wurde, zu der zweiten pellagroide Dermatitiden, pellagroide dysseborrhoische Dermatitis und pellagroides Erythema exsudativum multiforme. Diese sollen wie die Pellagra meist im Frühjahr auftreten und durch Nicotinsäureamid günstig beeinflußt werden. Ihre Morphologie wird bei den entsprechenden Dermatosen behandelt.

Neben der Haut sind dann noch — namentlich in den späteren Stadien — der Magen-Darmkanal und das Nervensystem an der Erkrankung beteiligt; ein näheres Eingehen darauf ist jedoch hier nicht möglich.

Die *Histologie* der pellagrösen Haut wird durchaus nicht einheitlich geschildert, was zum Teil sicherlich darauf zurückzuführen ist, daß der eine Forscher akute, der andere mehr chronische Veränderungen untersucht hat.

Bei den akuten Formen der Pellagra, dem *Pellagra-Erythem*, das klinisch große Ähnlichkeit mit einem etwas stärker entwickelten Erythema solare oder bei Blasenbildung auch mit einer leichten Verbrennung zweiten Grades hat, spielt eine *durchaus nicht kennzeichnende*, mäßige, *serös-exsudative Entzündung* die Hauptrolle. Soweit man aus den wenigen vorliegenden Befunden schließen kann, tritt diese sowohl in Epidermis wie Cutis auf und führt in ersterer vor allem zu einer Auflockerung der Hornschicht, ja zum Teil zu deren völliger Abhebung in Gestalt einer serösen Blase [*Pemphigus pellagrosus* (Vollmer)]. Die Abhebung erfolgt stets unterhalb der Hornschicht; jedoch werden meist einzelne Zellhaufen des Stratum granulosum und spinosum mit emporgehoben. An einzelnen Stellen verbinden schmale Hornlamellen die abgehobene Blasendecke mit dem Blasengrund, so daß mehrkammerige (zwei bis drei) Bläschen nicht selten sind. In der darunter liegenden Epidermis werden die Zellen durch ein intercelluläres Ödem auseinandergedrängt, ja zum Teil nekrotisiert, jedoch bleibt das Stratum basale meist unbeteiligt.

Von Vollmer wurden im Stratum granulosum noch eigenartige, an Cancroidzellen erinnernde, lamellär oder zwiebelschalenartig angeordnete, aus zwei bis drei degenerierten Zellen aufgebaute runde Gebilde vorgefunden, die besondere Aufmerksamkeit seitdem nicht wieder auf sich gezogen haben. Ob sie die ersten Anfänge der durch die pellagröse Noxe hervorgerufenen Hautveränderungen darstellen, wie Vollmer meint, muß vorläufig dahingestellt bleiben. In klinisch normaler Haut fand Cozzani histologisch schon Veränderungen.

Die meisten der vorliegenden Befunde wurden an längere Zeit bestehenden bzw. wiederholt aufgetretenen Krankheitsherden *Pellagröser* erhoben. Wenn man überhaupt von kennzeichnenden Veränderungen der Haut reden darf, so liegen diese hier vor. Bestehen klinisch Verhärtung und Verdickung der Haut, so ist im histologischen Bilde die *Hornschicht* auf das oft Vielfache der Norm *verbreitert*. In ihr wechseln dabei regelrecht verhornte, kernlose, fest zusammenhaftende, meist lamellär geordnete und durch schmale, langgestreckte, lufthaltige Höhlen voneinander getrennte Zellagen mit mehr umschriebenen, fleckförmig eingelagerten, parakeratotischen, kernhaltigen Herden ab. In diesen fand v. Veress außerdem noch zahlreiche Keratohyalin- und Pigmentkörner, welch letztere übrigens keine Eisenreaktion gaben. In den verdickten Zellen des

Stratum granulosum kann sich das Keratohyalin stellenweise zu auffallend dicken Klumpen zusammenballen.

In den *Anfangsstadien der Hypertrophie* ist das Stratum spinosum ebenfalls erheblich verbreitert. Acanthotisch gewucherte Epithelleisten dringen hier plump und breit oder schmal und lang in das Stratum papillare vor. Dabei zeigen auch hier einzelne umschriebene Herde der Stachelzellschicht deutliche Zerfallserscheinungen: schlechte Kernfärbung, vacuolisiertes Protoplasma, Veränderungen, die infolge völligen Zerfalls dieser umschriebenen Zellhaufen auch zu richtigen kleinsten *Höhlenbildungen* führen können. In den untersten Epidermislagen wurden im allgemeinen zahlreiche goldgelbe *Pigmentgranula* gefunden.

Der *Papillarkörper* nimmt durch eine starke Wucherung an den Veränderungen teil. Diese äußert sich in stellenweise mächtiger Ausdehnung der von zahlreichen Plasmazellen durchsetzten Papillen (Babes). Auch das übrige Corium ist stellenweise ziemlich zellreich, an anderen wieder kaum verändert (v. Veress). Die Blutgefäße sind allgemein stark erweitert und oft von einem schmalen Zellmantel umscheidet. Vereinzelt wurde eine weitgehende Sklerose der Papillar- und Coriumgefäße beobachtet, und zwar als hyaline Entartung der Gefäßwände (Griffini, Kozowski).

Die stärksten *Bindegewebsveränderungen,* namentlich des elastischen Gewebes, fand Babes. Die Fasern der Cutis waren nämlich in ein eigentümliches Gewebe umgewandelt, das aus kurzen, plumpen, brüchigen, zum Teil auch wellenförmig verlaufenden Faserresten und durch deren Zerfall entstandenen formlosen runden Klumpen aufgebaut war. Diese hatten ihre normale Färbbarkeit eingebüßt und nahmen mit Hämatoxylin-Eosin eine diffus blaßblaue (Babes und Sion), mit polychromem Methylenblau eine hellgrüne Farbe an (Kozowski). Es handelt sich also hier um die auch bei anderen atrophisierenden Prozessen der Haut zu beobachtende *Basophilie* des elastischen und kollagenen Gewebes.

Im *atrophischen Stadium,* wie es sich im Verlauf langjähriger pellagröser Hauterkrankungen allmählich entwickelt, findet sich eine weitgehende *Rückbildung* der Epidermis sowohl wie der oberen Cutisschichten einschließlich des Papillarkörpers. In der verschmälerten Epidermis fällt aber auch jetzt noch die mächtige Entwicklung der Hornschicht auf, die aus einzelnen, hier regelrecht verhornten Lamellen zusammengesetzt ist. Diese sind durch verschieden lange, schmälere oder breitere Spalten getrennt. Eine Parakeratose findet sich nun nicht mehr (v. Veress). Unter einem meist regelrechten Stratum granulosum liegt die erheblich verschmälerte Stachelschicht, deren Zellen sowohl nach Zahl als Größe erheblich vermindert sind, so daß diese Schicht vielfach nur aus 2 bis 3 Zellagen besteht. Die Epithelleisten sind flach und breit, oft auch völlig geschwunden. Die Epidermis liegt wie ein flaches Band dem ebenfalls verstrichenen Papillarkörper auf. Die Papillen sind nahezu völlig abgeflacht. Das Bindegewebe im Papillarkörper sowohl als in der oberen Cutis ist zellarm; die elastischen Fasern sind dünn und zart. Manchmal sind ganze Papillenreihen in eigenartig glänzende, gefäß- und strukturlose hyaline Gebilde umgewandelt (Kozowski).

In auffallendem Gegensatz dazu steht die mächtige Entwicklung der Gefäße im Corium (Raymond).

Die Anhangsgebilde der Haut, die Talg- und Schweißdrüsen sowie die Haarfollikel, sind im großen ganzen unverändert. VERNONI fand in veralteten Fällen eine Degeneration der Drüsenzellen sowie eine Proliferation und mäßige Zellinfiltration des interstitiellen Gewebes. MOORE, SPIES und COOPER fanden atrophische oder fehlende Talgdrüsen. ROSENTOUL sah bei Imprägnation nach BIELSCHOWSKY Veränderungen der Nervenfasern der Haut. Diese bestanden im wesentlichen in einer veränderten Argentophilie.

Differentialdiagnose. Die Gewebsuntersuchung kann als nennenswertes Hilfsmittel für eine Trennung pellagröser Hautveränderungen von klinisch ähnlichen Krankheitserscheinungen nicht verwandt werden. Für die erythematöse Form erscheint dies schon bei dem wenig kennzeichnenden klinischen Bilde ohne weiteres verständlich. Aber auch die Bilder des hypertrophischen und schließlich des atrophischen Stadiums sind bei der mangelnden Einheitlichkeit der verschiedenen Beobachtungen bisher so wenig scharf herausgearbeitet, daß wir für die Diagnose auch hier, wie oft, auf die Klinik angewiesen bleiben.

Pathogenese. ASCHOFF und HAUSMANN haben der Maisnahrung für das Zustandekommen der Pellagra eine entscheidende Bedeutung beigemessen. GOLDBERGER bewies 1926, daß es sich um eine Avitaminose handele, die im wesentlichen auf dem Fehlen des PP (Pellagra-Preventive) Faktors beruht. 1937 gelang ELVEHJEM, MADDEN, STRONG und WOOLLEY die Isolierung des reinen PP-Schutzstoffes, der Nicotinsäure. Es ist jedoch erwiesen, daß außer der Nicotinsäure auch die übrigen Substanzen des B-Komplexes eine Bedeutung für die Verhütung der Pellagra haben. Die Veränderungen kommen nur bei gleichzeitiger Einwirkung von Licht zustande.

c) Nervös bedingt.

Die infolge peripherer oder zentral nervöser Störungen auf der Haut auftretenden Veränderungen sind äußerst mannigfaltiger Natur. Neben Anomalien der Schweißsekretion, des Haar- und Nagelwachstums, findet man die verschiedensten vasomotorischen Störungen, wie Dermographismus, Urticaria, Ödeme, bleibende und flüchtige Hyperämien, rezidivierende Phlegmonen (MORVAN), verschiedene Formen der Gangrän, Hämorrhagien, sklerodermieartige, atrophische und hypertrophische Veränderungen. Sie alle weisen naturgemäß in ihrem histologischen Aufbau jene Eigentümlichkeiten auf, wie sie dem gerade vorliegenden klinischen Bilde entsprechen. Besondere Anhaltspunkte für die Genese kann man histologisch nicht herausschälen; eine Darstellung dieser Gewebsveränderungen kommt daher hier nicht in Frage.

Aus der Gesamtheit dieser, mit dem Nervensystem in mehr oder weniger engem Zusammenhang stehenden Hautveränderungen heben sich jedoch einige wenige kennzeichnend heraus, die hier besprochen werden müssen, da sich auch in ihrem Gewebsaufbau gewisse Eigentümlichkeiten zeigen.

Die akute multiple Hautgangrän,

wie jetzt allgemein ein erstmals wohl von DOUTRELEPONT ausführlich geschildertes Krankheitsbild genannt wird (*Zoster gangraenosus, atypicus* oder *hystericus*, KAPOSI), ist auch heute in ihrem Gesamtbild noch nicht völlig geklärt. Während einige Schriftsteller die Krankheitserscheinungen ohne weiteres als Selbstbeschädigungen betrachten, treten andere für eine nervöse Entstehung ein. Die akute multiple Hautgangrän beginnt in der Regel mit Jucken und Brennen an den verschiedensten Körperstellen, das manchmal dem Innervationsgebiet gewisser Hautnerven folgt, manchmal aber auch ganz regellos auftritt. In den meisten

Fällen finden sich einleitend Knötchen und Quaddeln, denen sehr schnell zosterähnliche Bläschenbildungen folgen, innerhalb deren Bereich sich dann in wenigen Stunden verschiedenfarbige, bald schmutziggraue, bald schwarzbraune Nekrosen entwickeln. Diese werden schließlich mit oder ohne Eiterbildung abgestoßen, und die meist nicht tiefgreifenden Substanzverluste heilen mit glatter oder keloidartiger Narbenbildung ab. Die Erkrankung zeichnet sich durch eine große Neigung zu Rückfällen aus; sie kann sich mit geringen anfallsfreien Unterbrechungen über Jahre hinziehen. Sie befällt vorzugsweise jüngere weibliche Wesen, bei denen so gut wie immer eine *neuropathische Belastung*, in den meisten Fällen eine „Hysterie", nachzuweisen ist.

Den einleitenden Erscheinungen der Hyperämie und Exsudation entsprechend, findet man zu Beginn der Veränderung innerhalb des erkrankten Hautabschnittes in der *Epidermis* ein wechselnd weit vorgeschrittenes *intercelluläres Ödem*, das gegen die gesunde Umgebung scharf abgesetzt ist. Die Kerne der Epidermiszellen sind blaß gefärbt, die Zellen selbst gequollen; die intercelluläre Flüssigkeitsansammlung hat die Saftspalten erweitert, so daß hier und da in der Epidermis oder auch zwischen dieser und dem Papillarkörper kleine Spalten auftreten, die sich nach und nach zu intercellulären Bläschen auswachsen. Bei längerem Bestand tritt zu dem intercellulären Ödem ein parenchymatöses. Die Kerne zahlreicher Zellen, namentlich im Stratum basale, sind dann schlecht färbbar, zum Teil abgeplattet und an die Zellwand gepreßt, das Protoplasma mit Vacuolen erfüllt, so daß das Rete „wie siebförmig durchlöchert aussieht" (DOUTRELEPONT). Die Flüssigkeitsansammlung kann jetzt schon so hochgradig sein, daß sich innerhalb der Epidermis oder auch unmittelbar unter dieser bereits klinisch deutliche Blasenbildung feststellen läßt. Die in der nächsten Umgebung derartiger Blasen gelegenen Epidermiszellen sind dann in ihrer Gesamtheit diffus gefärbt, bei mangelhafter oder fehlender Kernfärbung, eine Veränderung, die man als den Beginn der *Nekrose* betrachten darf. Innerhalb der Bläschen- und Spaltbildungen finden sich neben körnigem und fädigem Detritus vereinzelte Fibrinfasern und freie Epithelzellen.

Im *Corium* erstreckt sich das Ödem in erster Linie auf den Papillarkörper und das Stratum subpapillare. Die Papillen sind meist verbreitert, zum Teil sogar fast verstrichen. Sämtliche Gefäße sind von einem dünnen *Infiltratmantel* umgeben; viele, namentlich die capillaren, auffallend eng. Ein wesentlicher Unterschied zwischen diesem die Gefäße begleitenden Infiltrat innerhalb des erkrankten Abschnittes und dessen hyperämischer Nachbarschaft besteht jedoch nicht (ZIELER). In der Cutis sind die Bindegewebszüge aufgelockert; jedoch finden sich hier im übrigen weder an den Gefäßen noch an den Nerven oder Hautanhangsgebilden irgendwelche Veränderungen.

Bei länger bestehenden Herden tritt dann die *nekrotische Umwandlung* des erkrankten Bezirks mehr in den Vordergrund. Das Ödem erscheint noch schärfer gegen die Umgebung abgesetzt; es reicht nach unten bis in die Gegend der Schweißdrüsenknäuel und überragt seitwärts die nun nur noch blaß diffus gefärbte Epidermis. Die Blutgefäße im Papillarkörper sowohl wie in der Cutis sind sehr eng; die perivasculäre Infiltration ist in dem nekrotischen Bezirk deutlicher geworden, die *blasige Abhebung* zwischen Epidermis und Papillarkörper größer und stärker vorgewölbt. Über sie zieht die nekrotische Epidermis hinweg, die nur an den Mündungen der Haarfollikel und Schweißdrüsen inselartig erhalten geblieben ist. Die Ausdehnung der Epidermisnekrose wechselt;

Abschnitten völliger Zerstörung folgen größere Strecken, wo nur die oberflächlichsten Schichten abgestorben sind; es finden sich also alle *Übergänge* von wohlerhaltenen bis zu völlig nekrotischen Herden.

Unterhalb der abgestorbenen Epidermis hat die Nekrose meist auch auf den Papillarkörper und bisweilen auf die oberste *Cutis* übergegriffen. Hier finden sich dann im Gegensatz zu den anämischen Anfangsstadien die Gefäße wieder stärker gefüllt, besonders im Papillarkörper. Daneben trifft man jedoch auch auf Papillen, deren Capillaren durch eine strukturlose feinkörnige Masse verschlossen und anscheinend völlig thrombosiert sind (ZIELER). Die Thrombose setzt sich häufig noch auf die tieferen Schichten fort.

Talg- und *Schweißdrüsen* sind, abgesehen von den Veränderungen ihres Gefäßnetzes, nicht betroffen; auch das elastische und kollagene Gewebe bleiben — wenn man von der Auflockerung des letzteren absieht — unverändert. Mikroorganismen wurden in den frisch untersuchten erkrankten Abschnitten nie gefunden.

Histologisch feststellbare *Veränderungen an den Nerven* wurden nur einmal, von DINKLER, beobachtet. Er fand die kleinen Äste der Hautnerven, wie sie regelmäßig in der Nachbarschaft der Venen und Arterien der tieferen Cutis bzw. Subcutis angetroffen werden, im Zerfall begriffen. Das Nervenmark wurde durch Osmiumsäure geschwärzt; der Achsenzylinder war entweder nicht verändert oder nicht mehr färbbar und geschrumpft. Dieser Befund ist bisher ganz vereinzelt geblieben und es fragt sich daher, wieweit man ihn für die Entstehung der Erkrankung in Betracht ziehen darf.

Überall dort, wo *zosteriforme Bläschenbildungen* im Vordergrund der Veränderung standen, ergab die mikroskopische Untersuchung ein Bild, welches sich durchaus nicht von jenem beim eigentlichen Zoster unterschied (BRANDWEINER, KREIBICH). Eine nähere Darstellung erscheint daher nicht erforderlich.

Zusammenfassend handelt es sich um eine durch Ödem und Hyperämie eingeleitete Veränderung, die sehr schnell zu Bläschen- und Blasenbildung und dann zu oberflächlichem Gewebstod, zur Nekrose der Epidermis und des Papillarkörpers führt.

Differentialdiagnose. Für die Auffassung der multiplen neurotischen Hautgangrän als einer Erkrankung sui generis ist naturgemäß die spontane Entstehung der Hautnekrosen erste Voraussetzung. Die von mancher Seite als Ursache der Nekrosen angenommene Selbstbeschädigung mittels chemischer Stoffe (Salzsäure usw.) suchte ZIELER durch den Hinweis zu entkräften, daß die Veränderungen bei der akuten multiplen Hautgangrän primär nur auf *in der Cutis ablaufende Prozesse* bezogen werden können, während jede Andeutung einer von der Hautoberfläche kommenden Einwirkung fehle. Er konnte nämlich experimentell nachweisen, daß bei der Salzsäurenekrose die vom Papillarkörper ausgehenden Veränderungen nur als Reaktion auf einen von außen einwirkenden Reiz aufzufassen sind, dessen Einfluß sich vorwiegend auf die äußersten Schichten der Haut erstreckt, während die tieferen jede Beeinflussung vermissen ließen. *Experimentell erzeugte Nekrosen verlaufen viel langsamer* und bieten das Bild einer reinen Nekrose, ohne alle Zeichen einer Dermatitis, wie man sie bei der akuten multiplen Hautgangrän selbst bei oberflächlichster Nekrose, schon nach einigen Stunden als dichtes perivasculäres Infiltrat bis in die Subcutis findet (ZIELER). Gegen Artefakte spricht das Auftreten bei einem Kleinkind von 14 Monaten (GEUER).

Pathogenese. Wenn man die Erkrankung als spontan entstehende auffaßt, muß man den Beginn der Schädigung in die Cutis verlegen, der dann erst sekundär die Nekrose des Epithels folgt. Dann dürften für das Zustandekommen der Veränderung *vasomotorische Vorgänge* anzunehmen sein (ZIELER). Ob es sich dabei um von den Nerven der Peripherie ausgehende Reize handelt, welche auf reflektorischem Wege oder unmittelbar die vasomotorischen Zentren im Rückenmark oder im Gehirn treffen (DOUTRELEPONT), oder ob vasomotorische Reize allein diese Blasenbildungen und Nekrosen erzeugen können (KREIBICH), erscheint allerdings vorläufig noch wenig geklärt. Wir sind ja über diese ganzen Zusammenhänge noch sehr wenig unterrichtet.

Syringomyelie.

Die Syringomyelie kann mit Hautveränderungen einhergehen, die mit den vorstehend geschilderten große Ähnlichkeit haben. Diese trophischen Störungen, von denen man wohl einen großen Teil auf *vasomotorische* Veränderungen zurückführen muß, äußern sich als Erytheme, Quaddeln, Blasen, eitrige Entzündungen, Störungen der Schweißsekretion; (auf die motorischen und sensiblen Veränderungen kann hier nicht eingegangen werden). Mit einer gewissen Regelmäßigkeit kommt es zu *Blasenbildungen*, namentlich an den Endgliedern der Finger und Zehen, die häufig der Nekrose verfallen. Diese beginnt primär in der Epidermis und erst sekundär folgt die Einschmelzung des Papillarkörpers (NEUBERGER). Diese Blasenbildungen lassen sich zwar von den gewöhnlichen Pemphigusblasen und denen der Erytheme insoweit unterscheiden, als sich *sofort* nach ihrer Entwicklung deutliche Zeichen der Nekrose zeigen. Eine Trennung von der multiplen *neurotischen Hautgangrän*, bei der die gleichen Verhältnisse vorliegen, ist jedoch nur dann möglich, wenn der Nachweis organischer Nervenveränderungen gelingt.

Die lokale Asphyxie der Extremitäten, die Sklerodaktylie, die Erythromelalgie, wie sie häufig im Verlaufe der Syringomyelie beobachtet werden, finden sich auch bei der

RAYNAUDschen Gangrän.

Bei dieser zeigt sich an symmetrischen Hautstellen, in erster Linie an den Fingern und Zehen, anfangs eine anfallsweise auftretende örtliche Synkope, die durch das Gefühl des Abgestorbenseins der befallenen Teile gekennzeichnet ist. In dem darauffolgenden Stadium der lokalen Asphyxie führt die venöse Stauung zu scharf abgesetzten, dunklen bis blauen Verfärbungen der Haut; im Endstadium schließlich folgt unter Bildung von trüben Blasen die Gangrän. Diese Veränderungen treten anfallsweise auf und können sich, solange keine Gangrän eingetreten ist, wieder völlig zurückbilden.

Die *mikroskopisch* nachweisbaren geweblichen Veränderungen sind, wenn man von der Gangrän absieht, äußerst geringfügig, was bei dem in erster Linie auf funktionellen Störungen beruhenden Krankheitsbilde völlig verständlich erscheint. Nicht selten findet man unter der Epidermis wechselnd ausgedehnte *Blutungen*, durch die die erstere oft *blasig* abgehoben wird. An den kleineren Gefäßen der Haut wurden besondere Veränderungen nicht festgestellt; sie waren meist sehr eng, zeigten jedoch keinerlei entzündliche Vorgänge. Von KOLISCH wurden bei einem Säugling mit RAYNAUDscher Krankheit *starke Veränderungen an den Arterien* beobachtet. Es handelte sich dabei um ganz umschriebene Störungen der Intima in Form von Auflagerungen eines faserigen, kernarmen Gewebes ohne deutliche glatte Muskulatur, aber mit zahlreichen neugebildeten elastischen Fasern, die sich durch ihre Zartheit von der eigentlichen Elastica interna deutlich unterschieden. Ähnliche polsterartige Intimaverdickungen fanden sich auch an den Venen des Unterarms und der Hand.

KOLISCH faßt diese Veränderungen nicht als Ursache, sondern als Folge des krankhaften Prozesses auf. Der RAYNAUDschen Gangrän liegen höchstwahrscheinlich *spastische Kontraktionen der Arterien und Venen* zugrunde, die auf schwere Störungen der Gefäßinnervation zurückzuführen sind. Über die Ursache dieser Störungen sind wir noch völlig im Unklaren.

IV. Die reaktiven Vorgänge in der Haut (Dermatitiden).

1. Entzündungen aus mechanischen Ursachen.

Unsere histologischen Kenntnisse über dieses an und für sich pathologisch-anatomisch wenig untersuchte Gebiet beschränken sich von einigen, zudem in ihrer entzündlichen Genese noch umstrittenen Ausnahmen (Schwielen usw.) abgesehen, auf wenige Tatsachen. Diese sind meist als Nebenbefunde bei experimentellen Arbeiten verzeichnet, die anderen Zielen dienten.

Der auch experimentell wiederholt untersuchte Vorgang der Wundheilung in der Haut, bei dem ja gewisse entzündliche (?) Gewebsveränderungen ebenfalls vorhanden sind, wird erst in einem späteren Abschnitt besprochen werden.

Von den hier in Frage stehenden Hautveränderungen, wie sie in erster Linie im Anschluß an Traumen verschiedenster Form (Kratzen, Reiben, Scheuern) regelmäßig auftreten, scheiden diejenigen Nebenerscheinungen aus, welche lediglich Folgen mechanischer Loslösung einzelner Gewebsteilchen sind (Erosionen, Excoriationen); sie sind ebenfalls zur Wundheilung zu zählen.

Dagegen sind jene Folgen mechanischer Reizung der normalen Haut zu besprechen, bei welchen es durch Bürsten und Scheuern einmal zur Bildung miliarer bis mohnkorngroßer, ganz oberflächlich im Papillarkörper gelegener, ödematöser oder hyperämisch-ödematöser, schnell wieder verschwindender Erytheme kommt; ferner die lichenisierten, d. h. unter kongestiver Hyperämie und Ödem entstehenden, später durch Blutpigment braungefärbten Herde (Lichenifikation), an welchen die Oberhautfelderung stärker ausgeprägt ist als in der normalen Nachbarschaft. An ihnen haften oft feine Schüppchen (Török). Diese Veränderungen entstehen um so leichter, stärker und ständiger, werden „entzündlicher", wenn eine Hautstelle betroffen wird, die empfindliche und reizbare Gefäße besitzt (s. Dermographismus).

Die feinere Histologie der *rein mechanisch bedingten akuten Dermatitiden* ist „trotz ihrer grundsätzlichen Wichtigkeit" (Unna) ein noch wenig bearbeitetes Gebiet, und auch heute liegen uns darüber nur vereinzelte Ergebnisse, vor allem tierexperimenteller Forschung vor. Sie alle sind mit einer gewissen Vorsicht zu verwerten, da einigermaßen zuverlässige Hilfsmittel zur Abwägung der Stärke der jeweils verursachten Reibung bzw. des Druckes nicht vorhanden waren. Als bemerkenswerter Befund erscheint eine starke *Vermehrung der Epithelmitosen* bereits nach einem so verhältnismäßig geringen Eingriff wie 3—6 Minuten langer Reibung. Gaudin beobachtete im Tierversuch eine acanthotische Epithelverbreiterung. Die entstehende akute Hyperämie spielt dabei wohl nur eine sehr geringe Rolle, denn eine Mitosenbildung ist bei ihr kaum bekannt (Bier, Ribbert, Fuerst). Daher liegt es näher, diese Mitosen auf eine unmittelbare Gewebsschädigung bzw. das Auseinanderrücken der Zellen zurückzuführen, was regenerationsanregend wirken könnte (Terebinsky). Es ist dabei nicht ohne weiteres zu entscheiden, wieviel auf die unmittelbare Zellschädigung, wieviel auf die hierdurch ausgelöste Entzündung zurückzuführen ist, wobei noch vorher darüber zu reden wäre, inwieweit diese beiden Vorgänge überhaupt zu trennen sind.

Mit dem Augenblick allerdings, wo bei stärkeren Traumen eine Nekrose der betroffenen Hautbezirke eintritt, wo also zur Ausheilung derselben *reparative Vorgänge* erforderlich sind, werden wir stets mit „entzündlichen" Erscheinungen zu rechnen haben, wären diese auch nur histologisch nachweisbar. Diese

Frage führt jedoch unmittelbar hinein in die schwierigsten Aufgaben pathologisch-histologischer Forschung überhaupt, in die Stellungnahme zum Entzündungsbegriff als solchem, die hier naturgemäß nicht aufgerollt werden kann. Zur allgemeinen Verständigung sei lediglich betont, daß uns der Entzündungsbegriff auch für die pathologische Histologie der Haut nicht entbehrlich erscheint, welch nähere Umschreibung man ihm auch immer geben mag (s. dazu Bd. IV, 1. Handbuch der Haut- und Geschlechtskrankheiten: Allg. pathol. Anat. der Haut).

Die Bedeutung mechanischer Ursachen für die Entstehung von Entzündungen der Haut wäre damit geklärt, wenigstens soweit es sich um akute Entzündungen handelt. Aber auch über die zu *chronischen Entzündungen* führenden Einwirkungen mechanischer Art ist nur wenig bekannt. Wenn man von den früher erwähnten „entzündlichen" Schwielen absieht, sind hierher nur jene *Blasenbildungen* zu rechnen, wie sie sich als Folge länger dauernder, stärkerer Reibung bzw. stärkeren Druckes an den Händen *ungeübter* Arbeiter sowie an den Füßen bei ungewohnter Tätigkeit bilden. Denn — wie schon UNNA mit Recht betont — bei den häufig auf mechanische Einwirkungen zurückgeführten sog. Intertrigines kommen nicht allein sich zersetzende Sekrete und damit Maceration des betreffenden Hautbezirkes in Frage, sondern auch die Einwirkung der überall gegenwärtigen Oberhautparasiten im weitesten Sinne, obwohl diese in ihrer Bedeutung sicherlich häufig überschätzt worden sind.

Die im Anschluß an stärkeren, anhaltenden Druck (Gipsverbände usw.) auftretenden Erytheme, denen sehr bald Blasenbildung und schließlich Ulceration oder gar Gangrän folgt, werden an anderer Stelle besprochen. Lediglich hingewiesen sei auf das sog. *harte traumatische Ödem des Handrückens,* das durch fortgesetzt einwirkende stumpfe Gewalt (Selbstbeschädigung) zu entstehen scheint und sich histologisch durch frischere und ältere Blutungen in einem ödematös aufgetriebenen, fibrös-hyperplastischen Bindegewebe auszeichnet.

Bei den obengenannten, durch *vorübergehende* Reibung bedingten Blasen pflegen sich diese nach wechselnd kurzer Einwirkung der mechanischen Gewalt in der Epidermis zu entwickeln. Die gleichen Bedingungen führen bekanntlich bei *fortgesetzt* bzw. mit kurzen Unterbrechungen einwirkender Gewalt zur Schwielenbildung. Eine Abhängigkeit des oberflächlicheren oder tieferen Sitzes dieser Blasenbildungen von leichterer und kürzerer oder längerer und stärkerer Reibung — wie dies UNNA annahm — konnte ich nicht feststellen. Es scheint dabei vielmehr die verschiedene Dicke und Festigkeit der oberen Hornschichtlagen von entscheidender Bedeutung, wie dies ja auch die experimentellen Untersuchungen TEREBINSKYs wahrscheinlich machen. Auf die Fälle von Epidermolysis bullosa bei Amyloidose und Porphyrinurie sei hier nochmals hingewiesen (MARCHIONINI, GOTTRON).

Die Blasendecke wurde in meinem Material stets von der Hornschicht gebildet und war, je nach dem Orte der Entstehung, verschieden dick. Aber auch an gleicher Stelle wechselte die Dicke von einem zum anderen Fall, in dem — was mir besonders an der Fersengegend auffiel — das eine Mal die gesamte Hornschicht bis zum Stratum granulosum oder gar spinosum, zum anderen nur die oberflächliche Hornschicht beansprucht wurde, letzteres namentlich bei zarteren und jüngeren, d. h. neugebildeten Hornlagen.

Die die *Blasenwand* begrenzenden Zellen zeigen ein mäßiges *Ödem,* das bei stärkerer Ausbildung auch einmal an die Altération cavitaire LELOIRs erinnern und dann das Protoplasma an die Zellwand drängen kann, so daß nur ein schmaler Rest davon übrigbleibt (TEREBINSKY). Im weiteren Verlauf verlieren die so geschädigten Zellen ihre Färbbarkeit; sie verfallen einer Art *kolliquativer Auflösung* und schwinden schließlich. Gleichzeitig treten Leukocyten in mäßiger Zahl im Blaseninhalt auf; bei stärkerer Entzündung sind sie in ein fibrinöses Netzwerk eingelagert. Es handelt sich hier um ein intracelluläres Ödem, ähnlich dem, wie es PAUTRIER und SIMON bei der Grattage méthodique von BROCQ feststellen konnten. Eine Vermehrung der Mitosen findet sich erst mit Einsetzen der Ausheilung; dann sind auch Blut- und Lymphgefäße in Papillarkörper und oberer Cutis erweitert und gut gefüllt, letztere meist stärker als erstere.

Neben den Hauptblasen finden sich in deren seitlicher Umgebung häufig noch kleinere und kleinste Höhlenbildungen, als Folgen der mechanischen Gewalt. Der Grad dieser Veränderungen wechselt jedoch ebenfalls und ist weitgehend abhängig von der Stärke der einwirkenden Schädigung.

Etwas anders ist es allerdings bei der durch plötzlich einsetzende scherende Gewalt entstandenen Blase, der sog. *Blutblase*. Bei dieser erfolgt die Gewebstrennung in der Regel zwischen Cutis und Subcutis, daher die Blutung. Hier entwickelt sich dann auch ein starkes, serofibrinöses hämorrhagisches Exsudat, wie es UNNA bei seinen tiefgelegenen Blasen beobachten konnte. Wenn TEREBINSKY diese Form bei seinen Versuchen nicht eintreten sah, so mag das einmal auf die Art der mechanischen Schädigung, zum anderen aber vielleicht auch auf den histologischen Aufbau der Katzenpfoten zurückzuführen sein.

Ganz ähnliche Blasenbildungen sind gelegentlich bei *Verschütteten* gefunden worden, wo die tangential einwirkenden Verschüttungsmassen zu einer Verschiebung und schließlich einer Abreißung der Cutis von der Subcutis geführt hatten (MARX, KÜTTNER). Daneben mag bei derart entstehenden Blasen auch noch eine Erhöhung des Druckes der Gewebsflüssigkeit von Bedeutung sein, wie dies Versuche WEIDENFELDs und vor allem KREIBICHs wahrscheinlich gemacht haben.

Bei der *Ausheilung* wird die Blase nach oben abgeschoben. Die Decke zeigt dabei, soweit sie nicht zerstört ist, mäßige Abschuppung (Parakeratose). Eine gleichzeitig einsetzende Proliferation der Stachelzellen (Acanthose) führt zur Neubildung des Epithels mit Wiederauftreten eines Stratum granulosum und corneum. In dieser Hinsicht entspricht der Vorgang dem bei den verschiedensten leichteren entzündlichen Veränderungen der Haut zu beobachtenden.

Pathogenese. Die formale Genese der Blasenbildungen mechanischer Natur ist dahin festzulegen, daß im Zentrum der einwirkenden Gewalt die Epidermisepithelien voneinander losgerissen werden. In der weiteren Umgebung führt die Schädigung lediglich zu einem inter- und intracellulären Ödem. Erst die Reaktion des betroffenen Gewebes, die man ja auch als Beginn der Ausheilung betrachten darf, führt dann zur Leukocytenauswanderung, zur Fibrinbildung und kennzeichnet damit den Vorgang als rein traumatische Entzündung.

Callus und Clavus.

Auf mechanischer Grundlage entstehen — wenn es sich dabei *primär* auch nicht um eigentlich entzündliche Vorgänge handelt — Schwielen und Hühneraugen. Dies sind zwei zwar klinisch verschiedene, pathogenetisch jedoch eng zusammengehörige Bildungen. Sie entstehen beide allmählich nach wiederholtem, wenn auch nur gelindem Druck, und zwar in erster Linie dort, wo eine gewisse Regelmäßigkeit der Schädigung bedingt ist. Die *Schwiele* ist mehr länglich oval geformt, geht allmählich von der gesunden Haut ansteigend, in den verhornten Teil über, um in dessen Mitte die größte Höhe (5—6 mm) zu erreichen. Sie zeigt, ebenso wie der Clavus, die gelbgraue Eigenfarbe der verdickten Hornschicht, kann jedoch durch sekundäre Verunreinigungen, gelegentlich auch durch die Reste von Blutungen in ihre untersten Schichten, eine braune bis schwarzgraue Farbe annehmen. Beim *Hühnerauge (Leichdorn)* ist die Hyperkeratose mehr umschrieben, mehr oder weniger kreisrund, eine Besonderheit, die lediglich durch den Angriffspunkt des auslösenden Druckes über dem medialen, lateralen oder dorsalen Teil des Phalangenköpfchens bedingt ist. Der durch die knöcherne Unterlage hier ausgelöste Gegendruck wächst entsprechend der Zunahme der Hornmasse. Diese wiederum wird immer stärker zusammengeschweißt, und so entsteht im mittleren Teil des Clavus ein kegelförmiger, harter durchscheinender Hornpfropf, der sich zapfenartig in die Tiefe bis in die untersten Epidermislagen erstreckt.

Sekundär kann es zu entzündlichen Prozessen *unterhalb* der Schwielen und Hühneraugen kommen.

Histologisch beginnt die *Schwielenbildung* mit einer Verdickung und Verdichtung der oberflächlichen Hornschicht, in der sich im Gegensatz zur Norm bei geeigneter Färbung noch Kernreste darstellen lassen (UNNA); eine Tatsache, die allerdings von DUBREUILH und SKLAREK bestritten wird, jedoch zu bestätigen und auch bei Hämatoxylin-Eosinfärbung in den charakteristischen, umschriebenen Herden typischer Hornzellen mit unregelmäßig geformten Kernresten leicht nachzuweisen ist. Diese Veränderung findet sich herdweise in allen Hornschichtlagen. Der feste Zusammenhalt, die „*Schweißung*" der oberflächlichen Hornschichten, bedingt eine Verbreiterung der ganzen Hornschicht infolge verminderter Abstoßung der obersten Hornlagen. Diese zeichnen sich nach UNNA durch ihre leichte Verdaulichkeit in Pepsinsalzsäure, demnach ihre Keratinarmut aus. In der untersten Hornschichtlage UNNAs, dem Stratum lucidum, fehlt das *Eleidin* nahezu vollständig, dagegen findet es sich in breiter Lage in der mittleren Hornschicht, ein Befund, der mit dem an der normalen Haut übereinstimmt. Dieses Eleidin unterscheidet sich jedoch von demjenigen des Stratum lucidum dadurch, daß es in kleineren Tröpfchen, vielfach perlschnurartig aneinandergereiht, auftritt, Abweichungen, die ihm eine besondere Bezeichnung: *Pareleidin* eingetragen haben (WEIDENREICH). Dieses Pareleidin konnte SKLAREK in der Hornschicht der Schwiele auch dort deutlich nachweisen, wo das Eleidin im Stratum lucidum fehlte.

In der „geschweißten" Endschicht sind die Schweißdrüsenausführungsgänge meist ganz geschwunden, auch in den unteren Lagen sehr eng zusammengepreßt und langgestreckt.

Das Stratum granulosum erscheint verdickt, jedoch führt DUBREUILH dies darauf zurück, daß seine Zellen weniger eng zusammenliegen als gewöhnlich. Die Stachelschicht ist meist deutlich abgeflacht, der Papillarkörper völlig verstrichen. Im übrigen ist die Cutis zunächst nicht nennenswert verändert. Vereinzelt beobachtete Lymphgefäßerweiterung sowie mäßigste perivasculäre Zellinfiltration sind zwar auch bei anscheinend nicht sekundär „gereizten" Schwielen beschrieben, jedoch dürfte der Nachweis, daß hier tatsächlich eine primär in das Krankheitsbild gehörige Veränderung vorliegt, kaum zu erbringen sein.

In derartigen, chronisch gereizten Fällen pflegt eine in erster Linie interpapilläre Acanthose einzusetzen, die zur Bildung langer schmaler Papillen mit erweiterten Gefäßen und perivasculärem Zellinfiltrat — namentlich aus gewucherten Bindegewebszellen führt. Es muß jedoch betont werden, daß die

Frage, ob hier wirklich entzündliche Veränderungen vorliegen oder nicht, noch ungeklärt ist.

Das *Hühnerauge* wird jetzt allgemein als eine „höher entwickelte Schwiele" (UNNA) aufgefaßt. Histologisch sind ein peripherer und zentraler Anteil deutlich zu trennen. Der erste zeigt eine *Wucherung der Stachelzellschicht*, die zu oft erheblicher Verlängerung der Epithelleisten und entsprechender Vergrößerung der von erweiterten Blutgefäßen durchzogenen Papillen führt. Die Hornschicht ist in diesem Randbezirk ebenfalls verbreitert, wenn auch nicht so stark wie

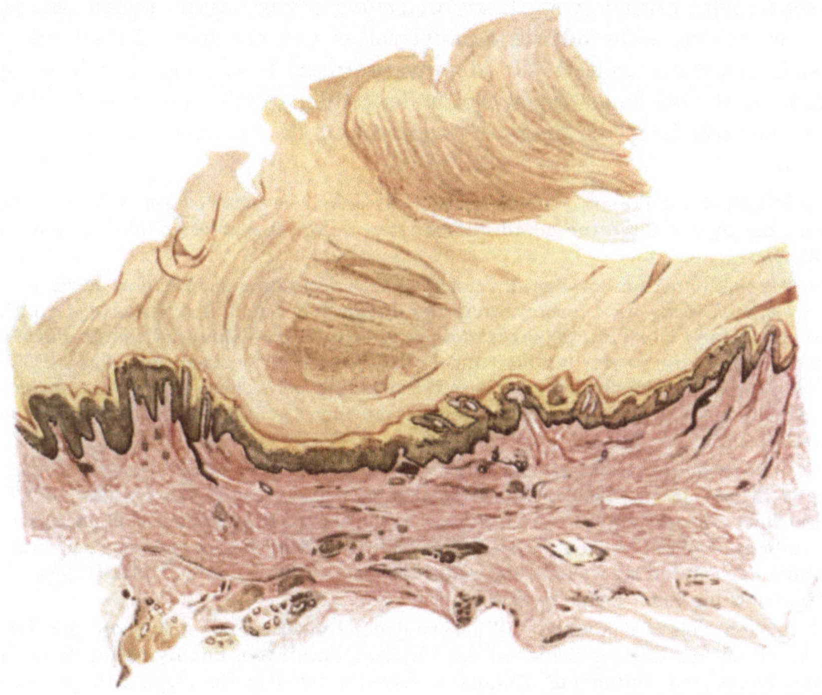

Abb. 59. *Clavus.* Gewucherter peripherer, abgeflachter zentraler Abschnitt der Stachelzellschicht. Verbreitertes Stratum lucidum. Am Rande geringere, im Zentrum stärkste Hyperkeratose, zum Teil Parakeratose und verstrichener Papillarkörper. van Gieson. O = 16:1, R = 16:1.

im Zentrum. In diesem besteht meist eine beträchtliche Rückbildung des Stratum spinosum und granulosum, bisweilen sogar ein völliger Schwund des letzteren. Dadurch erscheint die vielfach parakeratotische Hornschicht dem abgeflachten Papillarkörper genähert. In der *Mitte* des Clavus ist die Hornschicht hypertrophiert, und zu einem, mit der Spitze zur Cutis hinweisenden, aus fest zusammengeschweißten, nach UNNA leicht verdaulichen Hornlamellen bestehenden, kegelförmigen Kern umgewandelt, in dessen mittleren und oberen Abschnitten die Zellkerne vielfach erhalten bleiben, während die unmittelbar über der atrophischen Stachelschicht gelegenen kernfrei sind. Gelegentlich wechseln auch kernlose und kernhaltige Abschnitte miteinander ab. In diesem zentralen Abschnitt findet sich weniger Eleidin als in der Randzone, wohingegen das Pareleidin gemäß der stärkeren Entwicklung der mittleren Hornschicht hier erheblich reichlicher auftritt.

Das kollagene Gewebe ist zusammengepreßt und verdichtet, das elastische kann manchmal völlig zugrunde gehen. An den Gefäßen finden sich keinerlei Veränderungen, abgesehen von einer ziemlich regelmäßig vorhandenen Erweiterung und prallen Füllung, die namentlich im Papillarkörper sehr deutlich ist und hier bisweilen zu Blutaustritten führt. Reste früherer Blutungen lassen sich gelegentlich auch noch in den verhornten zentralen Teilen beobachten.

In der *Randzone* scheinen die Schweißdrüsenausführungsgänge erweitert und stark geschlängelt; seitlich vom Kern weichen sie vor dessen Druck seitwärts aus, oft abgeknickt, während die Knäuel selbst gut erhalten bleiben und ihr Lumen sich vielfach erweitert. In dem verhornten Kern finden sich weniger Schweißporen, als den zugehörigen Epithelleisten entspricht; ein Teil durchsetzt den Kern unverändert, die meisten werden jedoch verzerrt und undeutlich (UNNA).

An dieser Stelle sei auf die sog. *Fingerknöchelpolster (Knuckle pads, coussinets des phalanges)* hingewiesen, die in der Literatur gerade der letzten Jahre eine ungewöhnliche Beachtung erfahren haben.

Es handelt sich dabei um zwei ganz verschiedene Erkrankungen. Die eine Form ist eine einfache *Schwielenbildung* mit Verbreiterung der Hornschicht und Acanthose des Epithels, die andere ein echtes *Fibrom mit Hyperkeratose der Epidermis*. Während die erste Form sehr häufig vorkommt, ist die zweite familiär und äußerst selten zu beobachten. Nach STRÖBEL kommen die Fingerknöchelpolster der ersten Form häufig bei Leuten mit Akrocyanose und anderen Gefäßanomalien vor. Bei der zweiten Form sollen Gefäßveränderungen nicht beobachtet werden.

Die *Chondrodermatitis nodularis chronica helicis*, besser *auricularis* (EBENIUS), da die Veränderung nicht nur am Helix vorkommt, wird von CAROL und VAN HAREN als *Clavus helicis* bezeichnet. Diese von WINKLER zuerst beschriebene Erkrankung soll nach den genannten Autoren derart entstehen, daß eine an der Oberfläche beginnende Verhornung sich muldenförmig nach unten entwickelt und schließlich zur Bildung eines Hornpfropfes führt, der die Epidermis bis zum Corium perforiert.

Histologisch handelt es sich um eine Wucherung der Epidermis mit Acanthose und Hyperkeratose, vereinzelt auch unter Schwund der Papillen, Infiltraten aus Lymphocyten, Fibroblasten und Fibrocyten, selten mit Nekrosen, Erweiterung der Gefäße und degenerativen Veränderungen am Knorpel. Die Knorpelveränderungen können fehlen.

Differentialdiagnose. Wenn auch zwischen Callus und Clavus Übergänge vorkommen können, so gestattet doch die, wie SKLAREK betont, stets vorhandene, wechselnd starke Parakeratose im Kern des Clavus eine Unterscheidung von der Schwiele, da sie hier stets fehlt.

Während die Histologie des Callus und Clavus ziemlich geklärt ist, herrscht in der Auffassung der **Pathogenese** durchaus noch keine Übereinstimmung. Einmal reine Stauungskeratose infolge verminderter Abstoßung durch den vermehrten Zusammenhalt der obersten Hornschichten (Schweißung im Sinne UNNAS), daneben zum anderen auch noch eine stärkere Neubildung von Zellen, und zwar wohl eher auf Grund passiver denn aktiver Hyperämie, diese beiden Ansichten stehen sich bis heute noch gegenüber; wahrscheinlich werden beide Bedingungen zusammenwirken.

Die Ausbildung des zentralen Hornpfropfes beim Clavus hat schon F. v. HEBRA darauf zurückgeführt, daß die durch Druck und Reibung zunächst entstehenden umschriebenen Schwielen infolge ihrer Lagerung über stark vorgewölbten Knochenvorsprüngen nicht seitlich ausweichen können und daher in die Tiefe gedrängt werden. Der durch die knöcherne Unterlage ausgelöste Gegendruck preßt die Hornschichten immer mehr zusammen und führt so zur Bildung des festen zentralen Hornpfropfes.

2. Entzündungen aus physikalischen Ursachen.

a) Durch Hitzewirkung.

Die durch leitende oder strahlende Wärme auf der Haut hervorgerufenen Veränderungen sind je nach dem Hitzegrad und der Dauer der Einwirkung verschieden.

Klinisch pflegt man drei oder auch vier verschiedene Grade der Verbrennung zu unterscheiden, deren erste, das *einfache Erythem*, auf der Haut als eine schwächere oder stärkere Rötung erscheint, begleitet von einer wechselnd starken Schmerzhaftigkeit, örtlichen Temperaturerhöhung und starken Schwellung; alles in allem eine durch diese vier Kardinalsymptome bereits als echte Entzündung gekennzeichnete Veränderung. Der Rötung folgt alsbald eine bräunliche Färbung durch kleinste Blutaustritte ins geschädigte Gewebe.

Die Entzündung geht beim 2. Grade der Verbrennung mit wechselnd starker Exsudation einher, die zu verschieden großen *Blasenbildungen* führt. Diese sind meist halbkugelig und gleichzeitig in den Randabschnitten von einem Erythem nach Art der Verbrennung ersten Grades begleitet.

Diesen beiden, durch rein exsudative Vorgänge gekennzeichneten Verbrennungsgraden steht der 3. als durch eine wechselnd tiefe *verschorfende und nekrotisierende Entzündung* gekennzeichnete gegenüber, während der 4. Grad schließlich mit *Verkohlung des Gewebes* (*Carbonisatio*) einhergeht. Bei der Verbrennung 3. Grades ist die Hornschicht auf weite Strecken abgehoben, die Haut zunächst hell himbeerrot, dann grauweiß bis braunschwarz verfärbt, lederartig. Anfangs sind die verbrannten Hautabschnitte fast völlig empfindungslos, später — bei Abstoßung der zerstörten Teile — stellen sich unter Umständen starke Schmerzen ein. Bei der *Carbonisatio* ist die Haut kohlschwarz, vielfach eingerissen; Muskeln und Sehnen liegen frei, oft auch Knochen und Gelenke.

Die eingehendsten Untersuchungen über die Histologie der Verbrennungen an der menschlichen Haut verdanken wir UNNA; für die schweren und schwersten Formen ULLMANN. Ihre Wirkung am Tierkörper wurde von BIESIADECKI, TOUTON, WEIDENFELD, v. ZUMBUSCH u. a. erforscht.

Neben der eigentlichen Verbrennung werden dann, namentlich seit BUSCHKE-EICHHORN (1911), noch jene Veränderungen besonders beachtet, wie sie sich als netzförmige Zeichnung namentlich nach längerer *Einwirkung strahlender Wärme* (direkte Feuerbestrahlung, Wärmekästen, warme Umschläge) auf der Haut zu entwickeln pflegen. Dieses

Erythema calore

beginnt als netzförmige, flächenhafte Veränderung der Haut, die zunächst lediglich gerötet, nach und nach aber in gleicher Zeichnung eine deutliche Pigmentierung zeigt und schließlich gar eine Verdickung. Sie ist in ihrer Entwicklung an das subcutane Venennetz gebunden und tritt in der Regel nur bei Menschen mit ausgesprochener Cutis marmorata auf. Hier pflegen die entzündlichen Streifen der Dermatitis ohne scharfe Abgrenzung in das marmorierte Netz überzugehen.

Histologisch findet sich im ersten, dem *hyperämischen Stadium* ein mäßiges entzündliches *Infiltrat* um die größeren und kleineren Gefäße, besonders die Venen, welches hauptsächlich aus Lymphocyten, daneben aus wenigen polynucleären Leukocyten, Plasmazellen, vereinzelten Chromatophoren und Pigment besteht (BUSCHKE-EICHHORN). Die Veränderung erstreckt sich auf die Gefäße in Papillarkörper und Cutis sowie auf die der Anhangsgebilde. In erster Linie jedoch ist das auf der Höhe des Vorgangs stets ödematöse Stratum papillare betroffen. Hier sind die Blutgefäße zu diesem Zeitpunkt stark erweitert, strotzend mit Blut gefüllt und von einem lymphocytären Infiltrat strangförmig begleitet. Die Gefäßwände sind, von einer leichten Endothelschwellung abgesehen, nicht verändert.

Die *Pigmentansammlung* tritt in der Epidermis in Form feinkörniger Granula, sowohl im Stratum basale, wie in den übrigen Schichten bis zur Hornschicht auf. Sie ist auch in den interepithelialen Spalträumen nachweisbar. In der Cutis findet sie sich ebenfalls in Gestalt feiner Körner in den pigmentreichen Chromatophoren, als freiliegende, gröbere Körner in deren Umgebung. Chemisch handelt es sich um *Melanin.*

Epidermisveränderungen, wie sie als Parakeratose und Acanthose vereinzelt geschildert wurden, gehören nicht unbedingt zu dem Krankheitsbilde und sind wohl in weitestem Maße von der Stärke des papillaren bzw. epidermalen Ödems abhängig.

Bei der eigentlichen

Verbrennung der Haut (Combustio),

deren Hauterscheinungen denen bei der *Verbrühung* völlig entsprechen, findet sich als erste Folge der Hitzeeinwirkung, bei der sog. *Dermatitis ambustionis erythematosa,* histologisch anfangs bemerkenswerterweise *keine* besondere Veränderung der Epidermis; nur die äußerste Hornschicht legt sich infolge der Hitzedehnung in Falten. Dagegen ist von einem Ödem der Epidermis zu diesem Zeitpunkt noch nichts zu merken, ganz im Gegensatz zum Corium. Hier kommt es gleichzeitig mit der unmittelbar auf die Einwirkung auftretenden starken *Erweiterung der Gefäße* zum Austritt von Serum in das Gewebe und damit zum *Ödem.* Durch dieses schwellen die kollagenen Bindegewebsbündel auf das Mehrfache ihrer Dicke an. Sie sind voneinander durch wechselnd breite, flüssigkeitsgefüllte Gewebsmaschen getrennt. Die mäßig ödematösen und daher leicht kolbig aufgetriebenen Papillen sind anfangs sonst nicht verändert.

Hält die Hitzeeinwirkung an oder steigert sie sich, kommt es zum zweiten Grade der Verbrennung, zur *Dermatitis ambustionis bullosa,* so tritt neben dem anwachsenden Ödem der Cutis unmittelbar eine *Störung der Epidermis* ein, insbesondere der Stachelzell- und der Hornschicht. Letztere wird auf kürzere oder weitere Strecken durch ein seröses Exsudat abgehoben. In der Stachelschicht quellen die einzelnen Zellen auf; ihr Protoplasma wird feinkörnig getrübt, die Kernzeichnung verwaschen. Es entwickelt sich ein intracelluläres Ödem (Altération cavitaire Leloir) sowohl im Protoplasma, hier mit ausgedehnter Vacuolenbildung, als auch im Kern. Das Gewebe verliert seine Färbbarkeit; gleichzeitig lockert ein intercelluläres Ödem den Zusammenhang der einzelnen Stachelzellen. Dadurch entstehen zwischen diesen kleinere und schließlich auch größere mit Serum gefüllte Hohlräume: die *Blasenbildung* hat begonnen. Zunächst sind diese kleinsten Lücken und Höhlen noch allseitig von Stachelzellen umgeben. Teils zusammengedrängt und abgeflacht, teils spindelförmig ausgezogen, bilden sie die Wandung dieser kleinsten Höhlen, in deren Lumen die faserigen Reste zugrunde gegangener Zellen hineinhängen. Nimmt das Ödem zu, geht der Zellzerfall weiter, so kommt es schließlich zur Verschmelzung mehrerer kleinerer zu einer größeren, dann auch klinisch sichtbaren Blase.

Der in der Hauptsache rein seröse *Blaseninhalt* ist oft durch ein vielmaschiges *Fibrinnetz* in unregelmäßig polygonale Felder geteilt, in welchen bei stärkerer Vergrößerung feinste runde Fibrinkörner festzustellen sind, die in den übrigen Massen des geronnenen Serums spärlicher verteilt scheinen. Polynucleäre Leukocyten sind ebenfalls darin enthalten, um so spärlicher, je früher, um so reichlicher, je später nach Einsetzen der Schädigung die Untersuchung stattfindet. Nach UNNA besteht bei *stärkerer* Verbrennung zweiten Grades der ganze Blaseninhalt aus dünnflüssigem Serum mit Fibrinbeimischungen, während der festere, einem Epithelbrei ähnliche Blaseninhalt den *schwächeren* Verbrennungen zweiten Grades zukommt. Bei den größeren Blasen wird die *Decke* von der abgehobenen Hornschicht gebildet, an deren Unterseite eine verschieden breite Schicht der veränderten Stachelzellen haftet. Diese Stachelzellen sind zu einer fast kernlosen, homogenen Masse verschmolzen, die kurze Fortsätze in das Blasenlumen herabsendet, wie solche auch vom Blasenboden aufragen. Hier bilden sie, nur noch an wenigen Stellen den im übrigen nackten, ödematös gequollenen und abgerundeten Papillenspitzen aufsitzend, die letzten Reste der völlig umgewandelten Stachel- und Basalzellschicht. Die blasige Abhebung beginnt also hier an der Grenze von Stratum basale und spinosum (BIESIADECKI).

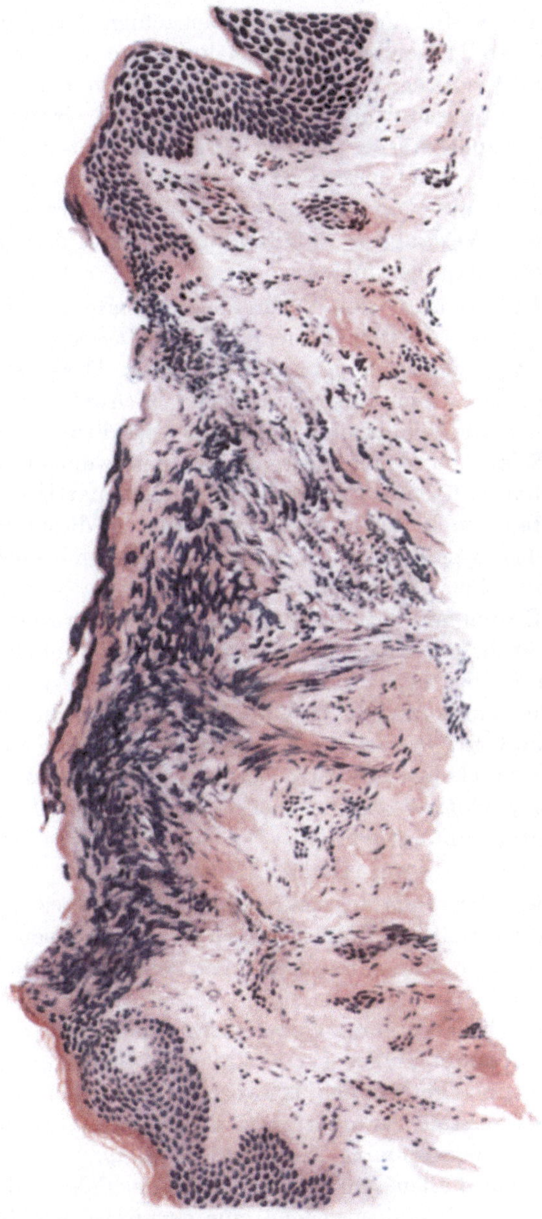

Abb. 60. *Trockene Verbrennung 3. Grades.* (Dermatitis escharotica.) (Unterarm, volar, 10jähr., ♀.) Epidermis zerstört, nekrotisch, strukturlos. Im Bilde links angedeutete „Palisadenstellung". Papillarkörper und Cutis schollig zerfallen, Kollagen zu dicken plumpen Brocken verbacken. Blutgefäße zentral leer, kollabiert, peripher erweitert und stark gefüllt. Hämatoxylin-Eosin. O = 66:1, R = 50:1.

Die *seitliche Begrenzung* der Blasen ist verschieden. Einmal erfolgt der Übergang in die unveränderte Stachelschicht ganz plötzlich; nur die mangelnde Kern- und Zellzeichnung deutet auf kurze Strecken die Folgen der Hitzewirkung an. An anderen Randstellen hingegen besteht eine Übergangszone, in welcher das Epithel genau so zerklüftet und zu langen, teilweise abgerissenen Spindeln ausgezogen ist, wie zu Beginn in den kleinsten Bläschenbildungen (UNNA).

Die Veränderungen der *Cutis* bei den Verbrennungen zweiten Grades entsprechen grundsätzlich denjenigen des ersten Grades, nur daß sie stärker ausgeprägt sind und länger bestehen bleiben. Ödeme des Papillarkörpers und der oberen Cutis sind deutlicher; die einzelnen Papillen aufgetrieben, abgeflacht, oft auch völlig verstrichen. Das kollagene Gewebe wird durch das Exsudat auseinandergedrängt und aufgelockert. Die feineren Elastinfasern des Papillarkörpers sind geschwunden; in der Cutis sind sie schwächer färbbar. Die Blutgefäße in Papillarkörper und Cutis, manchmal bis zur Subcutis hin, sind erweitert, ebenso die Lymphspalten. Das ganze Gewebe ist wechselnd stark von polynucleären Leukocyten durchsetzt. Stärkere Grade nimmt dies allerdings erst im weiteren Verlauf der Entzündung an, wenn den alterativen die mehr reparativen Veränderungen folgen.

Im Gegensatz zu den Verbrennungen ersten und zweiten Grades kommt es bei denjenigen dritten Grades, bei der *Dermatitis escharotica*, sofort zu einer *völligen Zerstörung* der ganzen Epidermis. Diese ist meist völlig abgelöst und zerrissen, bzw. nicht mehr als solche nachweisbar. Die abgelösten Teile sind nekrotisch und bilden eine homogene, struktur- und kernlose Schicht. Unter dieser Schicht und als Übergang zu den weniger stark geschädigten tieferen Gewebsabschnitten ist die Cutis zu schollenartigen Massen umgewandelt, die von zerfallenen Kernen durchsetzt sind. An diesen sowie auch an den erhalten gebliebenen Epidermiszellen läßt sich manchmal eine eigentümliche Richtungsänderung, eine „Palisadenstellung" erkennen, wie sie ähnlich auch als „elektrische Strommarke" (JELLINEK) beschrieben worden ist. Die kollagenen Fasern unterhalb dieses nekrotischen Bezirks sind gequollen und miteinander zu dicken und plumpen Balken bzw. kurzen Bröckeln fest verbacken. Auch die an die Fettzellen angrenzenden tieferen Bindegewebsschichten sind nicht mehr gleichmäßig und gut voneinander abgegrenzt, sondern unregelmäßig verworfen und teilweise bröckelig zerfallen (ULLMANN). Die Gefäße des verklumpten Bezirks sind völlig blutleer, und — ebenso wie die Schweißdrüsenknäuel — zu schmalen Strängen zusammengepreßt. Die elastischen Fasern sind zusammengedrückt, im übrigen jedoch gut erhalten (UNNA).

In der *Umgebung* des nekrotischen Gewebsbezirks sind die Gefäße hingegen sehr stark erweitert, mit coagulierten Serummassen, Zelltrümmern, weiter nach dem Gesunden hin mit Blutmassen gefüllt, was häufig zur Thrombenbildung geführt hat.

Reicht die Verbrennung noch tiefer und war sie noch stärker, so kann schließlich die gesamte Hautdecke völlig nekrotisch geworden sein; dann sind auch Subcutis und Fettgewebe in wechselnd weitem Maße geschmolzen und verschorft. Derartige Veränderungen finden sich naturgemäß nur bei den schwersten Graden der Verbrennung, bei der *Verkohlung*.

In jenen Fällen, wo der Kranke die Folgen der Verbrennung übersteht, pflegt sich nach einigen Tagen eine *demarkierende Entzündung* einzustellen, die schließlich zur Abstoßung der nekrotischen Gewebsteile und dann vom Rande bzw. von den Resten erhalten gebliebenen Follikel- oder Drüsenepithels her zur Überhäutung in Form mehr oder weniger unregelmäßiger Narbenbildung führt.

Über die allgemeinen Folgen der Verbrennung siehe die Lehrbücher der pathologischen Anatomie.

Differentialdiagnose. Diesbezügliche Erörterungen sind für die eigentliche Verbrennung kaum notwendig, insbesondere wenn man absieht von der ja schließlich doch nur für den Gerichtsarzt wichtigen Frage nach *vitaler* oder *postmortaler Entstehung* von Brandschädigungen. Ohne darauf hier näher einzugehen, sei nur erwähnt, daß sich letztere von ersterer vor allem durch das Fehlen jeglicher vitalen entzündlichen Reaktion unterscheidet; es fehlen Erweiterung und Thrombose der Gefäße, die Leukocytenauswanderung in die Umgebung sowohl wie in die Brandblase. Voraussetzung für erstere ist, daß der Verbrannte wenigstens noch kurze Zeit gelebt hat.

Über die Unterscheidung von jenen Blasenbildungen in der Haut, wie sie gelegentlich bei *Verschütteten* beobachtet werden (KÜTTNER, MARX), kann ein Zweifel nicht aufkommen.

Eine nähere Erörterung verlangt lediglich die *Dermatitis ambustionis marmorata*, da sie neben Wärme und Kälte bei entsprechenden allgemeinen Voraussetzungen auch durch eine Reihe anderer Ursachen hervorgerufen werden kann. Sie ist demnach ein zwingender Beweis für die schon wiederholt erwähnte *Tatsache, daß die gleichen morphologischen Veränderungen an der Haut auf pathogenetisch durchaus verschiedener Grundlage auftreten können, wie umgekehrt die gleiche Ursache im engeren Sinne bei entsprechend eingestelltem Organismus zu verschiedenen Erkrankungsformen in der Haut führen kann* (vgl. Tuberkulose).

Histologisch findet sich bei der Dermatitis ambustionis marmorata — gleichgültig, welcher Genese die Pigmentation ist — kein Unterschied im geweblichen Aufbau (EHRMANN).

Außer auf Wärme und Kälte sind neben einigen bisher noch nicht näher ergründeten Ursachen derartige Hautzeichnungen auch zur *Tuberkulose*, sowie zur *Lues* in Beziehung gebracht worden (EHRMANN). Eine Trennung der verschiedenen Krankheitsbilder auf Grund rein histologischer Merkmale ist in den meisten Fällen nicht möglich gewesen. Ausnahmen, wie im Falle FISCHLs, kommen vor.

Pathogenese. Für die Entwicklung der *Cutis marmorata pigmentosa* (BUSCHKE-EICHHORN) scheint ein besonderer Zustand der Blutzirkulation von Bedeutung, wie er sich als starke und lange bestehende Cutis marmorata äußert. In deren Bereich können sowohl von außen (Hitze, Kälte) wie von innen einwirkende Ursachen (Tuberkulose, Lues) Anlaß zur Entwicklung des Krankheitsbildes geben, ohne daß damit andere Ursachen auszuschließen wären.

Für die formale Genese der *Verbrennung* darf als sicher angenommen werden, daß Schädigung und Abhebung der Stachelschicht unmittelbar durch die Hitze und nicht erst durch das sich dann entwickelnde Ödem veranlaßt werden. Die blasige Abhebung der Hornschicht ist nach UNNA einerseits durch deren Hitzeüberdehnung, andererseits durch die aus der inter- sowohl, als intracellulären Gewebsflüssigkeit der Stachelschicht entstehende Dampfmenge bedingt.

b) Entzündungen durch Kältewirkung.

Die Erfrierung der Haut (Congelatio).

Unsere Kenntnisse von den echten Erfrierungen des Menschen, die vor den beiden Weltkriegen für die übergroße Mehrzahl der Ärzte auf seltene und zufällige Beobachtungen beschränkt waren, haben durch diese eine außerordentliche Erweiterung erfahren. Daher kann man heute mit Beobachtungen am menschlichen Körper arbeiten, wo man früher gezwungen war, zur Vervollständigung des Krankheitsbildes das Tierexperiment (KRIEGE, HODARA, FUERST, RISCHPLER und MARCHAND) weitgehendst zu Hilfe zu nehmen.

Man pflegt die Erfrierungen entsprechend den Verbrennungen in verschiedene Grade einzuteilen, wobei jedoch daran zu denken ist, daß dieses sich hier wie dort nur auf Grund einer rein äußerlichen Ähnlichkeit der Erscheinungen aufrecht erhalten läßt, der jede pathogenetische Berechtigung fehlt. Man kann also eine *erythematöse, bullöse* und *gangränöse* Dermatitis unterscheiden. Bei der ersteren folgt einem schnell vorübergehenden Gefäßkrampf eine Erweiterung, einem anfänglichen Erblassen eine blaurote Verfärbung, Schwel-

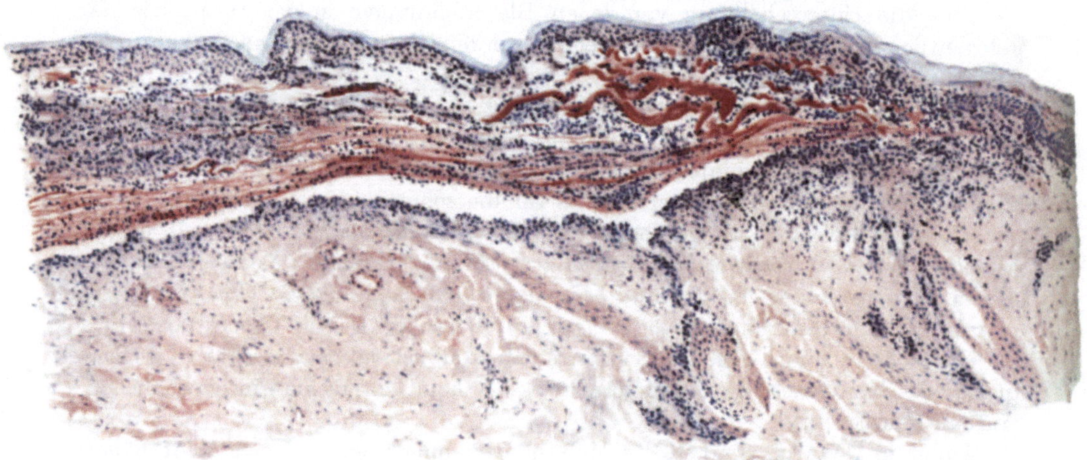

Abb. 61. *Erfrierung.* (Oberarm, ♂, 70jähr., über Nacht erfroren aufgefunden.) Epidermis blasig abgehoben, nekrotisch, ödematös und von polynucleären Leukocyten durchsetzt, ebenso Papillarkörper und obere Cutis. Elastin gequollen und verbreitert. Scharfe Abgrenzung gegen die mittlere Cutis. Auch hier ödematöse Quellung vor allem des Kollagens. Blut- und Lymphgefäße erweitert, hyaline Umwandlung der Gefäßwände, Zellansammlung um die Gefäße der Haarfollikel. Hämatoxylin-Eosin. O = 66:1, R = 60:1.

lung und starke Juckempfindung der Haut, und zwar auf Grund einer passiven Hyperämie. In diesem Zustand ist noch völlige Rückbildung möglich. Bleibt jedoch die Kälteeinwirkung und damit die venöse Stauung länger bestehen, so tritt zu der stärkeren Schwellung eine Empfindungslosigkeit des befallenen Bezirks. Nach einiger Zeit kommt es dann zur Bildung zunächst seröser, bei tiefer gehender Schädigung jedoch bald hämorrhagisch werdender Blasen, nach deren Zerfall langwierige Geschwüre entstehen: das zweite Stadium der Erfrierung ist erreicht. Schon zu diesem Zeitpunkt ist eine sichere Voraussage über die Folgen nicht ohne weiteres möglich, da jene weitgehendst von einer dann meist eingetretenen Gefäßschädigung abhängig sind, deren Ausmaß erst im weiteren Verlauf zu übersehen ist. In Fällen stärkster Kälteschädigung ist die gesamte Hautdecke tief blaurot verfärbt, empfindungslos. Eine Cutis, Subcutis, oft auch Muskulatur, ja die gesamten Weichteile mitsamt dem knöchernen Gerüst durchsetzende Nekrose kann zum Absterben ganzer Körperteile führen. Diese Nekrose pflegt als trockene oder feuchte Gangrän zu verlaufen, je nachdem die Abstoßung aseptisch oder unter Sekundärinfektion mit allen Folgeerscheinungen verläuft (SONNENBURG und TSCHMARKE).

Bei allen Graden der Erfrierung stehen die *Gefäßveränderungen* im Vordergrunde, eine Tatsache, auf die als erster v. RECKLINGHAUSEN hingewiesen hat (Allg. Pathol. S. 348). Sie tritt schon *beim ersten Grade der Erfrierung* hervor, indem schon hier das ganze Gefäßsystem vom Papillarkörper bis zur Subcutis hin sehr stark erweitert ist. Dazu tritt eine lymphocytäre, perivasculäre Zellansammlung, die sich in erster Linie auf die Gefäße der tieferen Cutis und der Subcutis, unter Freibleiben von Papillarkörper und oberer Cutis erstreckt. Im gleichen Bezirk sind die Gefäßlumina durch unregelmäßige *Thrombosen* verschiedener Art mehr oder weniger weitgehend verschlossen. Man findet einmal homogene, rein hyaline Thromben, die die kleineren Gefäße oft vollkommen oder auch wandständig, dann als kugelige Gebilde, ausfüllen. Ihre Entwicklung aus Leukocyten und Blutplättchen ist stellenweise noch leicht erkennbar, während sie an anderen Stellen in reine Fibrinpfröpfe übergegangen sind. Neben den hyalinen sieht man noch rote und gemischte Thromben; alle drei, bald jeder für sich, bald gemeinschaftlich auftretend und die Gefäße der Cutis und Subcutis auf eine kürzere oder längere Strecke ausfüllend oder gar völlig verschließend. An anderen Stellen wieder sind sie nur wandständig und umgeben von normalen Blutmassen, die den freien Rest des Gefäßlumens einnehmen.

Wenn auch nicht alle Gefäße an der Thrombenbildung beteiligt sind, so weisen doch fast alle eine *Gefäßwandschädigung* auf, die sich im wesentlichen in einer hyalinen Verdickung, in erster Linie der Media kund tut, wie dies schon KRIEGE experimentell nachgewiesen hatte. Derartigen experimentellen Untersuchungen verdanken wir auch unsere Kenntnisse von den feineren Veränderungen, die sich im Gewebe bei der Erfrierung abspielen. Es handelt sich dabei in erster Linie um ausgedehnte *Vacuolenbildung* in den Zellen, sowohl der Epidermis wie des Bindegewebes, daneben Pyknose und Zerfall bis zu völliger Nekrose der Zellen. An den Gefäßen führt diese Vacuolenbildung der Endothelien zu deren völligem Schwund infolge allmählicher Auflösung. Neuere experimentelle Untersuchungen machen es wahrscheinlich, daß es unter Kälteeinwirkung zu einem anhaltenden Kontraktionszustand der Arterien kommt, der vielleicht von der Nebennierenrinde aus gesteuert wird.

Aber auch das *Bindegewebe* wird in die Veränderungen einbezogen. Neben einer zunächst nur mäßigen Wucherung der Fibroblasten und einem wechselnd starken Ödem kommt es bereits in den frühesten Stadien zur Bildung faserigen und körnigen Fibrins, wodurch das kollagene Gewebe auseinandergedrängt wird. Die elastischen Fasern sind, namentlich in den unteren Schichten, zunächst auf ein Vielfaches verbreitert, sie quellen auf, um später unter Schwund ihrer Homogenität und Auftreten einzelner kleinster Hohlräume zu zerfallen. Schließlich schwinden sie bis auf geringe Reste, die als dicke, plumpe und kurze Blöcke im Gewebe liegen bleiben.

Bei *weitergehenden Folgen der Erfrierung* haben die eben geschilderten, vielfach in stärkerem Ausmaß auftretenden Veränderungen nun auch auf die *oberen* Schichten der Cutis und den Papillarkörper übergegriffen. Die Grenze zum Gesunden hin ist dann durch eine starke Erweiterung der strotzend gefüllten Capillaren angedeutet, von denen ein Teil außerdem thrombotisch verschlossen ist.

In der Mitte derart schwer geschädigter Herde ist die *Epidermis* nekrotisch geworden, vielfach von zahlreichen polynucleären Leukocyten durchsetzt, die sich auch nach dem Gesunden hin in einer hier auftretenden Demarkationslinie angesammelt haben. Je stärker die Schädigung, um so tiefer hinab reicht die Nekrose, so daß bei den schwersten Graden der Erfrierung die gesamte Cutis, Subcutis, ja sogar weite Strecken des Fettgewebes und der Muskulatur in eine strukturlose Masse umgewandelt sind.

In dieser sind die Gefäße sämtlich durch Thromben verschlossen, die Gefäßwände in homogene hyaline Zylinder umgewandelt.

Beschränkt sich die Schädigung nur auf einzelne Abschnitte des befallenen Gewebes, während benachbarte noch lebensfähig sind und erhalten bleiben, so setzt naturgemäß von diesen aus alsbald ein *Regenerationsprozeß* ein, der selbstverständlich zunächst nur zu einer Ausschaltung und Abstoßung des Zerstörten, dann aber zu einer Deckung des entstandenen Gewebsverlustes führt. Dies

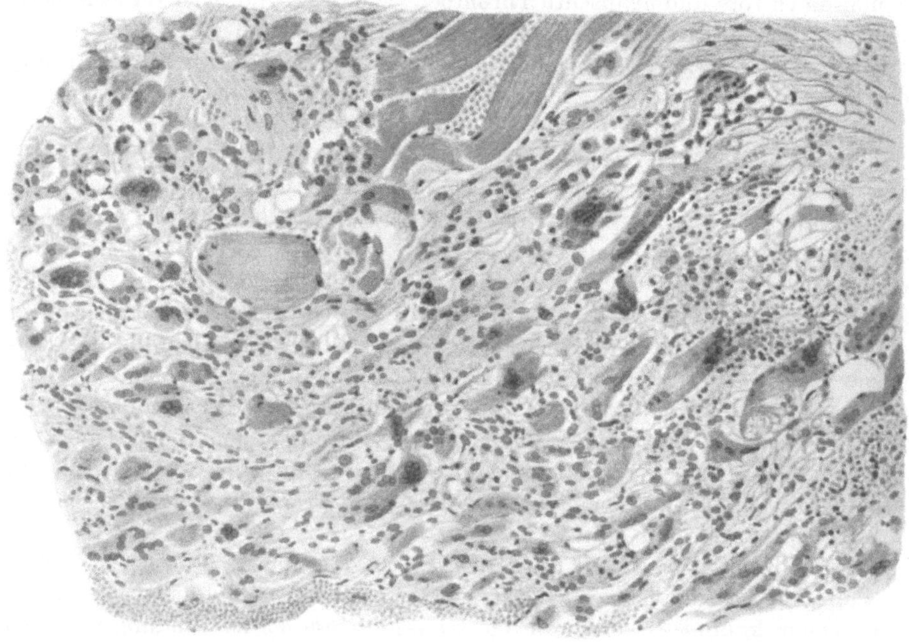

Abb. 62. *Erfrierung.* Veränderungen der quergestreiften Muskulatur. (Sammlung Kyrle.)

geht mit einer erheblichen Wucherung der Bindegewebszellen einher. Ihr Protoplasma nimmt die verschiedensten Formen an; vielfach liegen infolge der überstürzten Zellteilung zahlreiche Kerne in einer großen Zelle zusammen. Ähnliche *riesenzellartige Bildungen* finden sich auch bei der Regeneration der quergestreiften Muskulatur.

Die Veränderungen der *quergestreiften Muskulatur* sind, wie besonders Schmincke dargetan hat, äußerst kennzeichnend. Zwischen den zerstörten, in homogene kernlose Schollen umgewandelten Muskelfasern, die keinerlei Querstreifung mehr zeigen, finden sich neben den entzündlichen Erscheinungen Muskelzellen mit zahlreichen Kernen, die an vielkernige Riesenzellen erinnern, wie sie auch experimentell gefunden wurden (Rischpler, Marchand, Fuerst); beides Folgen einer Regeneration aus einem relativ geschädigten Gewebe heraus (Kyrle).

Der *Ausheilung* des Gewebsverlustes in der Cutis entspricht ein solcher in der Epidermis. Auch hier setzt vom erhaltenen Epithel aus nach der Seite und in die Tiefe hin eine unregelmäßige Zellwucherung ein, die schließlich den Geschwürsgrund mit einer je nach dem Grade des Gewebsverlustes oberflächlicheren oder tieferen Narbe überdeckt. Staemmler fand bei örtlichen Erfrierungen dritten Grades außerhalb der Zone der Nekrose und der Demarkation eine gelegentlich vorkommende Endarteriitis obliterans, die weit über das ursprünglich betroffene Gebiet hinausreichte, häufige schwere Schäden der Nerven mit Zerfall der Markscheiden und der Achsenzylinder und Entzündungen des Perineuriums, eine von Entzündungsprozessen unabhängige Atrophie der Muskulatur, manchmal nur von Gruppen von Muskelfasern, und der Knochen und schließlich eine Atrophie der Epidermis mit Hyperkeratose und gelegentlichem Schwund der elastischen Fasern.

Es handelt sich dabei um Folgen von Kreislaufstörungen, welche die eigentliche Kälteeinwirkung überdauern.

Die Frostbeulen der Haut (Perniosis).

Die Erwähnung der Frostbeulen an dieser Stelle ist lediglich dadurch gegeben, daß bei ihrer Entwicklung die Kälte eine gewisse Rolle spielt, ohne daß man berechtigt oder imstande wäre, ihre Genese einzig und allein auf diese zurückzuführen. Die Frostbeulen setzen nämlich, wie dies schon UNNA hervorhob, eine bereits pathologisch veränderte Haut voraus. Die Kranken zeigen auch schon in der Wärme eine *gestörte Wärmeregulierung.* Der Gefäßtonus, insbesondere der Venen, ist erhöht. Auf diesen sind die bläulich livide Farbe, die kühle und feuchte Oberfläche, die Neigung zur Schwellung, zum Auftreten zinnoberroter Flecke in den betreffenden Bezirken zurückzuführen. Die Kälte bewirkt lediglich eine Steigerung dieser Stauungserscheinungen. Dadurch kommt es zur Bildung eines stärkeren Ödems und damit zur Frostbeule.

Die Beulen treten an den Streckseiten der Hände und Füße, in erster Linie der Phalangen, an der Nasenspitze oder gar den Ohrrändern, also überall da auf, wo ein Ausgleich der Stauung durch Kollateralgefäße nicht möglich ist. Sie bestehen aus wechselnd zahlreichen, flachen, weichen, unscharf begrenzten Knoten von blauroter Farbe und oft eingesunkener Mitte, die zudem häufig geschwürig zerfallen ist.

Eine Erfrierung im engeren Sinne ist die Frostbeule — wie wir bei der Pathogenese noch genauer sehen werden — also eigentlich nicht, obwohl die histologischen Veränderungen eine weitgehende Übereinstimmung mit dieser aufweisen, wie dies besonders aus den Untersuchungen von HODARA hervorgeht.

In den *vollentwickelten Knoten* findet sich, wie ich an eigenen Befunden bestätigen kann, im Corium eine hochgradige Erweiterung sämtlicher Gefäße und Capillaren, ein starkes Ödem der Lymphspalten, besonders in Papillarkörper und oberer Cutis. Die Papillen sind kolbig verdickt und aufgetrieben, die Epithelleisten entsprechend verschmälert, oft lang ausgezogen. Überall dort, wo das Ödem stärkere Grade annimmt, hat es auch auf die Epidermis übergegriffen; dann führt eine inter- sowohl wie intracelluläre Flüssigkeitsansammlung in der Stachelschicht zu einer Vergrößerung der einzelnen Zellen, zur Altération cavitaire LELOIRS. Die Hornschicht über diesen Abschnitten ist stets erheblich verbreitert; das Stratum granulosum jedoch nicht immer. Sein Verhalten hängt völlig von der Entwicklung des Ödems der Stachelschicht ab. Zu Beginn der Veränderung finden sich in dieser sowie auch im Stratum basale reichliche Mitosen, die ebenfalls zur Verbreiterung und Vergrößerung der Epidermis beitragen.

In der Cutis spielen sich zu Beginn die Hauptveränderungen in erster Linie am *Gefäßsystem* ab. Es ist dabei allerdings schwer zu entscheiden, inwieweit

Wandverdickung, Erweiterung und starke Füllung der Gefäße, ebenso wie die stets zu beobachtende Auflockerung des Endothelrohrs als Begleiterscheinung der Perniosis auftreten, oder ob sie nicht lediglich als besondere Eigentümlichkeiten des funktionell schwachen Gefäßapparates zu betrachten sind. Diese Annahme wird besonders durch die Untersuchungen KYRLEs gestützt, der die gleichen Veränderungen an Hautstellen fand, die lediglich livid verfärbt und feucht, kalt, ohne die geringste Andeutung einer Knotenbildung waren. Diese Gefäßveränderungen stellen daher wohl überhaupt erst den Boden dar, auf dem sich das Bild der Perniosis entwickeln kann.

Auf dem *Höhepunkt der Veränderung* werden diese Gefäße von Haufen weißer Blutkörperchen ausgefüllt, die vielfach zu hyalinen Massen zusammengesintert sind. Dagegen fehlen nach HODARA in diesem Stadium hyaline oder gemischte Thromben, wie sie bei der echten Erfrierung stets anzutreffen sind und wie *ich* sie, im Gegensatz zu KYRLE, auch bei den späteren Stadien der Perniosis feststellen konnte.

Die Veränderungen des *Bindegewebes* entsprechen hingegen im großen ganzen denjenigen bei der Erfrierung. Hier wie dort findet sich eine starke Wucherung der Bindegewebszellen, eine manchmal erhebliche, jedoch durchaus nicht kennzeichnende Lymphocyteninfiltration des perivasculären Gewebes, in erster Linie in der Cutis, weniger im Stratum papillare. Die elastischen Fasern sind zunächst erheblich vergrößert, gequollen und in breite Bänder umgewandelt; später zerfallen sie zu kurzen klumpigen oder auch aufgesplitterten Gebilden.

Nimmt die Exsudation zu, kommt es zur auch klinisch sichtbaren *Blasenbildung*, so findet man dieser entsprechend ein sehr viel deutlicheres inter- und intracelluläres Ödem. Die Körnerschicht ist dann stellenweise völlig geschwunden; die Hornschicht von parakeratotischen Lamellen durchsetzt. An umschriebenen Stellen hat das seröse Exsudat zur Bildung kleinerer und größerer, fibrinhaltiger Hohlräume geführt, die die erheblich verdickte und ödematös durchtränkte Hornschicht emporwölben. Hier und da zeigen sich gelegentlich bereits wieder Ansätze zur Ausheilung, indem unter den parakeratotischen Hornlamellen oder am Boden der Bläschen eine normale Körner- und Stachelschicht auftritt.

Zu diesem Zeitpunkt sind die übrigen Veränderungen genau die gleichen wie früher. Lediglich die nunmehr vorhandenen verschiedenartigen *Thromben* geben dem Ganzen ein etwas abweichendes Gepräge. Dies ändert sich jedoch im übrigen auch dann nicht, wenn nun im Zentrum der Knoten schließlich eine Nekrose einsetzt, nach deren Abstoßung ein umschriebenes Geschwür vorliegt.

Das gesteigerte *Ausheilungsbestreben* zeigt sich dann zunächst am Rande des Geschwürs in einer starken Wucherung der Körner- und Stachelschicht, von der aus breite und plumpe Epithelleisten, atypisch wachsend, tief in die Cutis vordringen. Je näher man der Mitte der Ulceration kommt, um so stärker treten hingegen die eben geschilderten exsudativen Vorgänge in den Vordergrund.

Aber auch hier läßt sich dann in der Randzone, genau wie bei der Erfrierung, eine *demarkierende Entzündung* feststellen. Die Gefäße sind hier stark erweitert und strotzend gefüllt, ihre Wandung hyalin verdickt, von einem perivasculären lymphocytären Infiltrat umscheidet; das Lumen vielfach thrombotisch verschlossen. Zahlreiche polynucleäre Leukocyten durchsetzen die durch das starke

Exsudat aufgelockerte und zerklüftete Epidermis, deren Stachelzellen größtenteils vacuolär degeneriert oder in eine homogene, schwer färbbare Masse umgewandelt sind. Zum Geschwür hin ist die Epidermis völlig abgestorben. Zell- und Kerntrümmer, von Stachelzellen wie Leukocyten stammend, bilden hier mit parakeratotischen Hornzellen ein wirres Durcheinander fest zusammengesinterter Krusten. Unterhalb derselben finden sich in der ödematisierten Epidermis, oft auch unmittelbar bis an den Papillarkörper heranreichend, nicht

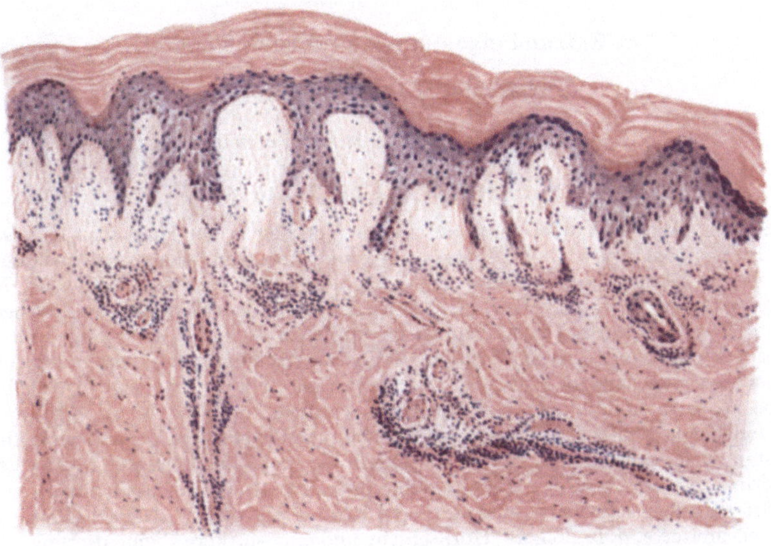

Abb. 63. *Perniosis.* (Fingerrücken, 18jähr., ♀.) Erweiterung sämtlicher Gefäße, perivasculäres Infiltrat, hyaline Wanddegeneration, stärkeres Ödem besonders im Stratum papillare, subpapillare und oberer Cutis; Papillen kolbig verdickt, Epithelleisten meist verschmälert. Inter- und intracelluläres Ödem der Epidermis, besonders der Basal- und Stachelzellschicht. Hyperkeratose. Hämatoxylin-Eosin. O = 147:1, R = 120:1.

selten kleine Haufen von Stachelzellresten, die mitsamt ihren Kernen zu homogenen, hyalinen, kugeligen Gebilden umgewandelt und in ein fibrinöses Netzwerk eingelagert sind.

Unterhalb der Krustenbildung ist das kollagene Gewebe durch das starke Zellinfiltrat aufgesplittert, an manchen Stellen überhaupt nicht mehr nachweisbar. Die Veränderungen der Elastica entsprechen den oben geschilderten.

Die Krusten sind auf ihrer Oberfläche von zahlreichen, sekundär eingewanderten banalen Eitererregern durchsetzt; eine besondere Bedeutung kommt diesen nicht zu.

Pathogenese. Trotz der hochgradigen Veränderungen in der Epidermis sind diese rein mittelbarer Natur und lediglich Folge der durch die schwere Gefäßschädigung bedingten exsudativen und proliferativ-entzündlichen Vorgänge in der Cutis. Acanthose und Parakeratose, inter- und intracelluläres Ödem sowie Bläschenbildung lassen sich ungezwungen auf diese zurückführen.

Voraussetzung für die gesamten Vorgänge ist bei der *Perniosis* allerdings ein von vornherein *minderwertiges Gefäßsystem,* welches der notwendigen Anpassung an plötzliche Temperaturschwankungen nicht mehr völlig gewachsen ist, obgleich diese durchaus nicht besonders tief gehen müssen. Dieser Mangel mag dabei angeboren oder durch besonders ungünstige äußere Lebens- bzw. Arbeitsbedingungen veranlaßt sein.

Für die *eigentliche Erfrierung* hingegen ist eine solche Voraussetzung nicht erforderlich. Sie entsteht bei jedem Menschen durch entsprechende Abkühlung des Gewebes mit der dieser folgenden Herabsetzung bzw. Stillegung der arteriellen Blutzufuhr. Dabei kann man noch jene Fälle, bei denen der Gewebstod eine unmittelbare Folge der Erfrierung ist, unterscheiden von solchen, bei denen durch die spastische Kontraktion der Arterien eine Art ischämischer Gangrän entsteht (MARCHAND). Dem durch die Erfrierung bedingten Gewebszerfall schließt sich dann mittelbar die demarkierende Entzündung als nächste Folge an; sie bildet gewissermaßen die Einleitung zu den reparativen Vorgängen im Gewebe.

c) Entzündungen durch strahlende Energie.

α) Durch Lichtstrahlen.

1. Einwirkung des Lichts auf die normale Haut.

Dermatitis solaris (Erythema solare).

Der Sonnenbrand zeigt, wie kaum ein anderer Vorgang in der Haut, das klassische Bild der Entzündung, bei der wir alle Abstufungen vom einfachen, nach wenigen Tagen unter zarter Schuppenbildung abklingenden Erythem bis zu den schwersten bullösen Hautveränderungen zu Gesicht bekommen. Es sind dabei in erster Linie die blauen und ultravioletten Strahlen, welche auf die Haut entzündungserregend einwirken, und zwar zeigt sich die erste Folge dieser Einwirkung, das *Erythem*, im Gegensatz zu dem der Verbrennung, erst nach einer Latenzzeit von einigen Stunden. Die Haut nimmt dann sehr schnell eine brennend rote Farbe an, wird undurchsichtiger, ödematös verdickt und sehr berührungsempfindlich. Der Zustand bleibt wenige Tage bestehen, um dann unter starkem Jucken und Abstoßung der obersten Epidermislagen abzuklingen, und zwar unter Hinterlassung einer stärkeren Pigmentierung. Derart veränderte Hautstellen antworten auf neueinsetzende Reize irgendwelcher Art mit einer schnelleren und stärkeren Rötung als vorher. Die lichtgewöhnte Haut zeigt eine verbreiterte, d. h. dickere Hornschicht und eine stärkere Pigmentierung.

Die wesentlichsten Veränderungen treten in der Epidermis auf. Hier kann man zu Beginn des Erythema solare — die *Dermatitis photoelectrica* verhält sich in allen Stadien durchaus entsprechend — im wesentlichen *zwei verschiedene Arten der Veränderung* feststellen, die beide auf fleckförmig umschriebene Bezirke des bestrahlten Abschnittes beschränkt scheinen. Ihr Ausmaß ist, um das gleich vorweg zu nehmen, weitgehend von der Stärke der einwirkenden strahlenden Energie sowohl als auch dem Zeitpunkt der Untersuchung abhängig.

Bei der einen Art pflegt ein wechselnd starkes *Ödem der Stachelschicht* die Veränderung einzuleiten. Durch dieses wird die gesamte Epidermis an umschriebenen Stellen bis zum Stratum basale hinunter — anfangs unter Freibleiben dieses — in ein schwammartiges Gerüstwerk umgewandelt. Dieser Umbau beginnt mit einer Vacuolisierung der Stachelzellen, die unmittelbar nach der Belichtung einsetzt und schnell zunimmt. Das seröse Exsudat verdrängt die Zellkerne, dehnt und verzerrt die Zellgrenzen durch ein inter- und intracelluläres Ödem zu einem weitmaschigen Netzwerk. Dieses baut sich häufig nur aus schwer oder gar nicht mehr färbbaren Protoplasmaresten auf und enthält in seinen Lücken Reste zerfallender Epidermiszellen und polynucleärer Leukocyten (s. Abb. 67). Schließlich besteht an solchen Stellen die Epidermis vielfach nur noch aus einer Lage zum Teil bereits durch ein intra- und intercelluläres Ödem in die Länge gezogener bzw. seitlich zusammengedrückter oder auch voneinander abgedrängter Basalzellen, die von der spongioid umgewandelten Stachelschicht überdeckt ist. Von hier führen schmale, aus kernhaltigen Epithelien zusammengesetzte Verbindungsbrücken zu dem meist unversehrten Stratum lucidum und der Hornschicht hinauf und stellen so einen lockeren Zusammenhang her.

An anderen Stellen hingegen findet sich unterhalb der vacuolisierten Stachelzellen ein unversehrtes Zellband, das aus den untersten Stachelzellagen, dem Stratum basale und den Epithelleisten aufgebaut ist. In diesen treten nicht selten zahlreiche *Mitosen* auf, besonders in der Nähe der im übrigen kaum veränderten Follikel. Hier beobachteten EHRMANN und PERUTZ einen deutlichen Zerfall der Zellen des Stratum granulosum zu hüllenlosen Körnchenhaufen, die in ihrer Gestalt noch vollständig den ursprünglichen Zellformen entsprachen. Zwischen Stratum granulosum und corneum fanden sie ferner eine Zone homogenisierter, kugeliger, reichlich pigmenthaltiger Zellen, die kein Eosin aufnahmen und deren Kerne auch nur schwer darstellbar waren. Das Stratum basale war in den stärker befallenen Abschnitten pigmentfrei; an den weniger schwer geschädigten Stellen fanden sich unregelmäßig verzweigte und in die Länge gezogene *Pigmentzellen* vor.

Das Auftreten stärker pigmenthaltiger Zellen in den oberen Epidermisschichten, das in der bekannten Dunkelfärbung bestrahlter Haut seinen klinischen Ausdruck findet, hat die Aufmerksamkeit zahlreicher Forscher auf sich gezogen, insbesondere seit MEIROWSKYS Versuch, die Genese des Epidermispigments auf Grund histologischer Untersuchungen der bestrahlten Haut zu klären. *Unmittelbar* nach der Bestrahlung fand er nämlich eine reichliche Neubildung von Pigment innerhalb der im übrigen wenig beeinflußten Epidermis, deren Epithelien gut erhaltene Zellgrenzen, Kernteilungsfiguren und Ausschwemmung von Granoplasma zeigten. Da dieses massenhafte Auftreten des Pigments genau innerhalb der Zellgrenzen und bei vollständigem Fernhalten des Blutes (durch Druckglas der Finsenlampe) eintrat, sah MEIROWSKY darin einen sicheren Beweis für die Möglichkeit der Entstehung des Oberhautpigments innerhalb der Epidermis selbst.

Die Epidermis-Cutisgrenze erscheint anfangs und bei mäßiger Belichtung nicht verändert. Nur der Papillarkörper ist durch ein leichtes Ödem aufgetrieben, wodurch gleichzeitig die Bindegewebsfasern, elastische sowohl wie kollagene, auseinandergedrängt sind. Die *Gefäße* sind bis in die mittlere Cutis hinunter erweitert, stark gefüllt und von einem schmalen Zellmantel umgeben. Dieser besteht hauptsächlich aus Lymphocyten und wuchernden Fibroblasten, während polynucleäre Leukocyten in der Minderzahl sind. Stellenweise findet man perivasale Ansammlungen roter Blutkörperchen frei im Gewebe, ein Befund, der auf die schwere Gefäßwandschädigung hinweist.

Auf eigenartige Veränderungen im physikalischen Verhalten bestrahlter Hautabschnitte [Permeabilitätsänderungen (?)] haben GANS und SCHLOSSMANN hingewiesen. Nach KELLER geht die Auswanderung von Leukocyten den Epithelveränderungen voraus.

Der *Abheilung* des Lichterythems geht zunächst der Schwund des Ödems, alsdann die Rückbildung der perivasalen Infiltrate voraus, während gleichzeitig eine erhebliche Vermehrung der pigmenttragenden Zellen im Papillarkörper statthat. Die Epidermis ist zu diesem Zeitpunkt nach EHRMANN fast völlig pigmentfrei. Die infolge des Ödems parakeratotischen Hornschichten sind aufgelockert, zum Teil bereits in großlamellärer Abschuppung. Nach Abheilung des Erythems findet sich die dann vorhandene stärkere Pigmentierung sowohl im Stratum papillare wie basale und über dieses hinaus bis zur Stachelschicht. Andere Veränderungen sind dann — abgesehen von einer verbreiterten Hornschicht — nicht mehr vorhanden.

Auf die grundsätzlich gleichartigen Vorgänge, wie sie stärkere Strahlenspender, wie *Finsenlicht* und andere, auf der Haut hervorrufen, und wie sie namentlich durch die Untersuchungen FINSENS und seiner Schule, dann aber auch durch JANSEN, MEIROWSKY und ZIELER bekannt geworden sind, kann hier nicht näher eingegangen werden. Ihnen allen ist gemeinsam, daß über die im wesentlichen doch nur anregende Wirkung, wie wir sie beim *Erythema solare*, bei der Dermatitis photoelectrica sehen, hinaus eine *weitgehende Degeneration des Epidermisepithels* einsetzt. Sie führt zur Nekrose, dann zu Hyperämie und Exsudation mit serofibrinöser Blasenbildung, zur Leukocytenauswanderung aus den erweiterten und

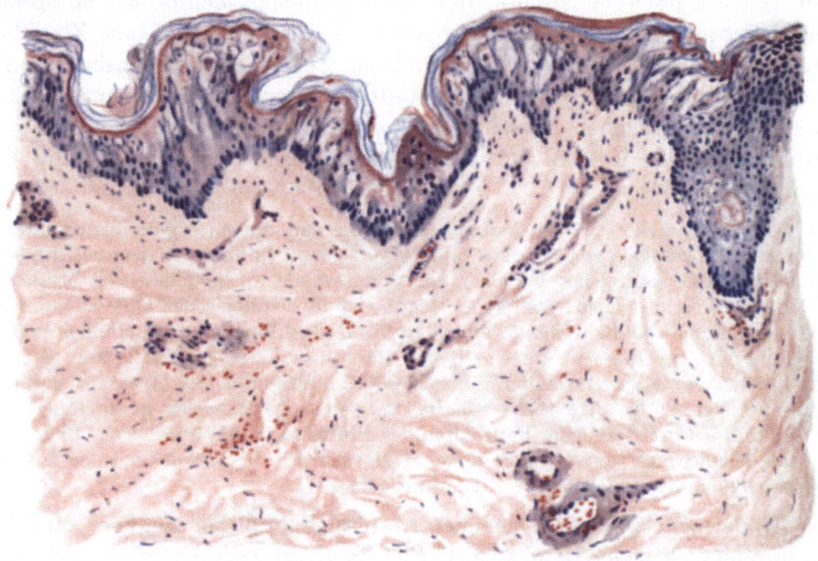

Abb. 64. *Dermatitis solaris.* (Rücken, 19jähr., ♀, 6 Std nach der Bestrahlung.) Fleckförmig umschriebenes inter- und intracelluläres Ödem der Stachelschicht, mäßiges Ödem der oberen Coriumschichten, erweiterte Gefäße; stellenweise Erythrocyten frei im Gewebe. Hämatoxylin-Eosin. O = 136:1; R = 136:1.

geschädigten Gefäßen und geht mit Pyknose der Gefäßwandendothelien, Vacuolisierung ihrer Media, Blutungen ins Gewebe und stärkster ödematöser Quellung des Bindegewebes einher.

Pathogenese. Als Grundlage der Lichtwirkung ist heute unbestritten dessen chemische Energie anerkannt, und zwar sind es in erster Linie die Strahlen kürzerer Wellenlänge, der blauviolette und ultraviolette Anteil des Spektrums. Die Wirkung der thermischen Strahlen, d. h. also in der Hauptsache der sichtbaren Strahlen des Spektrums, tritt demgegenüber an Bedeutung nahezu völlig zurück (WIDMARK, HAMMER, FINSEN, MIESCHER und Mitarbeiter). Die Wärmeeinwirkung hat aber vielleicht eine sensibilisierende Wirkung für ultraviolette Strahlen auf die Haut. Die durchdringende Wirkung der ultraroten Strahlen bis in die Subcutis ist bekannt. Alkalisierung der Haut setzt die Lichtempfindlichkeit herab (MARCHIONINI und HÖVELBORN). Die letzten Fragen nach den physikalisch-chemischen Vorgängen, welche dieser biologischen Lichtwirkung zugrunde liegen, sind damit allerdings noch nicht geklärt. Wie GANS mit SCHLOSSMANN nachweisen konnte, geht der Lichtwirkung anfangs eine Steigerung der Zellpermeabilität parallel, die erst dann aufhört, wenn die durch die strahlende Energie gesetzte Schädigung irreparabel ist.

Bei allem hat die Vorstellung vieles für sich, daß eine Labilisierung lipoider Zellsubstanzen (SCHLÄPFER) bei dieser Wirkung eine entscheidende Rolle spielt.

2. *Einwirkung des Lichts auf abnorm reagierende Haut.*

Im Zusammenhang mit der Wirkung des Lichtes auf die normale lebende Haut sind hier einige Hautkrankheiten zu behandeln, deren Pathogenese noch größtenteils ungeklärt ist, bei welchen auch andere, namentlich erbliche Keimabweichungen von der Norm in Betracht kommen, bei welchen jedoch die ultravioletten Strahlen des Spektrums insoweit eine entscheidende Rolle spielen, als wir in ihnen die *auslösende Ursache* zu suchen haben, welche unter besonderen, voneinander abweichenden und in konstitutionellen Eigentümlichkeiten des erkrankten Organismus gelegenen Bedingungen, zu ganz bestimmten Hautveränderungen führt. Es sind dies jene „*Sensibilisationskrankheiten*" *endogener* Natur, bei denen sich die Sensibilisatoren im Organismus selbst bilden (HAUSMANN). Ihnen stehen einige wenige *exogene* gegenüber, deren Entwicklung an die Zufuhr sensibilisierender Stoffe von außen her, meist durch den Magen-Darmkanal, gebunden ist, z. B. die Sulfanilsäure. Erfrierung disponiert zu Lichtschäden (BURCKHARDT). Auch das Lymphogranuloma inguinale soll in einem hohen Prozentsatz gegen Licht sensibilisieren (SONCK).

Endogene Sensibilisationskrankheiten der Haut.

Hydroa vacciniforme et aestivale.

Von den seit GÜNTHERs kritisch-sichtender Darstellung als Hämatoporphyrien bzw. Porphyrinurien (FISCHER) zusammengefaßten Krankheitsbildern — den *akuten, chronischen und kongenitalen H.* — kommen für unsere Betrachtung nur die beiden letzteren in Frage; denn nur bei ihnen wurden, von seltenen Ausnahmen abgesehen (NESBITT und WATKINS), gleichzeitig Veränderungen der äußeren Haut beobachtet. Diese treten, von wenigen Ausnahmen abgesehen — Fall GÜNTHER, Fall KÖNIGSTEIN und HESS (Näheres darüber s. PERUTZ) —, klinisch unter dem Bilde der Hydroa vacciniforme auf, jener erstmals 1862 von BAZIN als Hydroa aestivale bezeichneten Hauterkrankung. Heute ist man geneigt, diesen letzten Namen für die *ohne* Narbenbildung, den ersten für die *mit* Narbenbildung abheilenden Formen zu verwenden (PERUTZ), wobei man jedoch daran denken muß, daß beide oft nebeneinander beobachtet wurden, eine grundsätzliche Trennung also nicht berechtigt ist.

Das Leiden tritt meist im Frühjahr oder Sommer, und zwar in der Regel an den unbedeckten Körperstellen, aber auch auf den Conjunctiven und den Schleimhäuten des Mundes auf (BETTMANN). Im Anschluß an leichtes Jucken oder Brennen kommt es zur Entwicklung anfangs stecknadelkopfgroßer, weißer Verfärbungen inmitten zunächst unveränderter Haut. Diese rötet sich jedoch sehr schnell, es entsteht ein derbes Knötchen, aus dem sich dann ein zentral gedelltes Bläschen entwickelt. Das Bläschen trocknet schließlich zur Kruste ein und hinterläßt entweder eine pigmentierte glatte Hautfläche oder aber, falls die der Bläschenbildung zugrunde liegende Verschorfung tiefer ging, eine Narbe. Im letzteren Falle kann es im Verlauf wiederholter Schübe zu verstümmelnden Vernarbungen, namentlich an Nase, Ohren und Fingern kommen. Die einzelnen Schübe der Erkrankung sind häufig von einer Störung im Allgemeinbefinden begleitet.

Histologisch zeigt sich, daß bei den typisch vacciniformen, multilokulären Bläschen nicht nur die Epidermis, sondern alle Schichten der Haut in Mitleidenschaft gezogen sind. Die Grundlage der Veränderung bildet eine *Nekrose* in Epidermis und oberer Cutis, wie GANS mit JESIONEK und im Gegensatz zu MÖLLER betont. Diese führt zu exsudativer Entzündung und Blasenbildung. Nach

Entwicklung der primären Nekrose tritt äußerst schnell ein *Ödem*, eine starke Erweiterung der oberflächlichen Gefäße ein, die sehr schnell *thrombosiert* werden. Das seröse Exsudat sammelt sich zunächst an den Papillenspitzen an. Von hier dringt es in die interepithelialen Saftspalten vor, zwängt die Zellen dort auseinander und führt schließlich zur Bildung jener vielkammerigen *Bläschen* in der Epidermis.

Die Blasendecke wird vom Stratum corneum und lucidum bzw. granulosum sowie auch Teilen des Stratum spinosum gebildet, der Grund von dem mehr oder weniger verschorften Bindegewebe des Papillarkörpers oder gar der oberen Cutis. Die Blase wird von oben nach unten von einer Reihe leistenartiger Epithelbänder durchzogen, welche aus zusammengepreßten Stachelzellen bestehen. Diese sind im großen ganzen nicht verändert; nur vereinzelt zeigen sie ein intracelluläres Ödem, das zur Vacuolisierung führt. In den Kammern dieser Bläschen findet sich ein seröses Exsudat, das oft mit Fibrin und zahlreichen Leukocyten durchsetzt ist. Die Leistenbildung geht, nach oben sich fächerförmig verbreiternd, nach den Seiten sich mehr abflachend, in das Stratum spinosum der Blasendecke über, soweit dies noch erhalten ist. Nach unten hin stehen die Epithelsäulen mit den Leisten der Epidermis in Verbindung oder sie gehen auch unmittelbar in den Epithelverband der Anhangsgebilde, namentlich der Haarfollikel über.

Die größten Bläschen finden sich in den unteren Epidermisschichten, entsprechend der hier stärkeren Entwicklung der Exsudation und infolge des Ausgangs vom Papillarkörper. Ihre Wandung ist hier oft noch von Lymphocytenhaufen durchsetzt, während nach oben hin diese zurücktreten und hier mehr die Altération cavitaire LELOIRS das Bild beherrscht, namentlich in der Nähe der Blasendecke. Es handelt sich hier lediglich um mengenmäßige, jedoch nicht um qualitative Unterschiede in der Entwicklung des Ödems.

Die meisten der Epithelien sind, ebenso wie die Bindegewebsfasern des Blasenbodens, durch nekrotisierende Vorgänge mannigfach verändert. Diese *Nekrose* bildet, wie dies JESIONEK, MALINOWSKY, PAUTRIER und PAYENNEVILLE betont haben und wie es auch meine (GANS) Präparate dartun, den *Ausgangspunkt* der Veränderung. Die Zellen bleiben zwar in ihren Umrissen noch längere Zeit deutlich erhalten, dagegen verlieren die Kerne sehr schnell ihre Färbbarkeit und das Zellprotoplasma wird vacuolisiert. Nach den Seiten zum Gesunden hin verlieren sich diese Veränderungen allmählich.

TAPPEINER grenzt als *bullöse Porphyrindermatose* eine Erkrankung bei Erwachsenen von der Hydroa vacciniforme ab. Es traten nach Lichteinwirkung *und* geringem Trauma subepitheliale und intraepitheliale Blasen bei gleichzeitiger Acantholyse auf. In der dem Licht exponierten, klinisch normalen Haut fehlte stellenweise die Elastica.

Die *Cutis*, die im Zentrum der Veränderung ebenfalls an den nekrotischen Vorgängen beteiligt ist, zeigt in den Randabschnitten lediglich eine kleinzellige lymphocytäre Infiltration, die von einem starken Ödem der Papillen und einer erheblichen Erweiterung der gut gefüllten Gefäße begleitet ist. Die gleichen Veränderungen, nur in viel weiterem Ausmaß, finden sich nun unter der Mitte der Bläschenbildung. Hier wird das Bindegewebe von einer fast rein lymphocytären *Zellansammlung* manchmal völlig überdeckt. Außer den Lymphocyten beteiligen sich daran nur wenige spindelige Bindegewebszellen, jedoch gar keine Plasma- oder Mastzellen. Dagegen treten hier schon sehr frühzeitig zunächst kleinere, dann stärkere *Blutungen* im Gewebe auf. Sie erstrecken sich bis ins subcutane Bindegewebe hinunter und deuten auf eine schwere Schädigung hin. BORST und KÖNIGSDÖRFFER fanden Porphyringranula direkt unter der Basalschicht im Papillarkörper. Das *elastische* Gewebe ist nicht nur aufgelockert — dieses mehr zum Rande hin —, sondern in den mittleren Abschnitten oft völlig geschwunden. Die *kollagenen* Fasern sind hier blaß, aufgelockert; die zelligen Infiltrate zum Teil bereits in Zerfall begriffen. Das *oberflächliche Gefäßnetz* ist völlig zerstört; nur an einzelnen Stellen finden sich ampullenartige Erweiterungen, die mit zusammengesinterten roten Blutkörperchen ausgestopft sind und dadurch ihre Gefäßnatur noch erkennen lassen. Im übrigen ist an ihnen

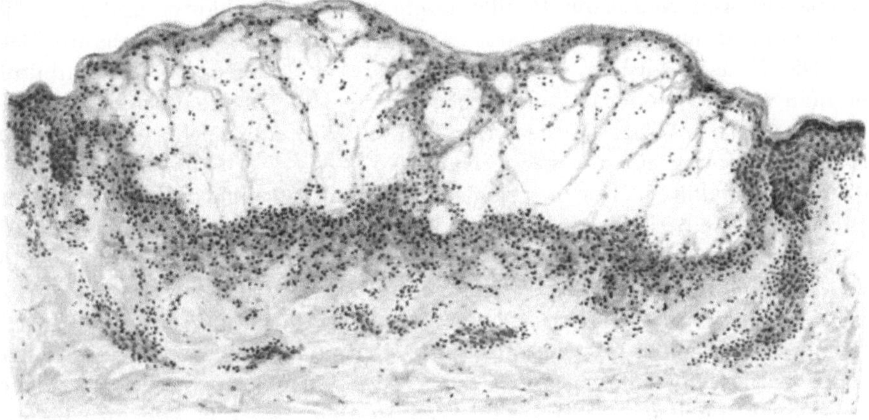

Abb. 65. *Hydrca vacciniforme.* (Wange, ♂, 16jähr.) Multilokuläre Blase, deren Boden aus nekrotischem Gewebe besteht, das von Lymphocyten durchsetzt ist. Verschluß des oberflächlichen Gefäßnetzes. Hämatoxylin-Eosin. O = 128:1, R = 120:1.

jeglicher kennzeichnende Aufbau verloren gegangen. An anderen Stellen sind die Gefäße manchmal noch erhalten, oft bemerkenswert scharf gezeichnet und gut sichtbar. Bei genauerer Untersuchung findet man aber auch hier eine völlige *Thrombose.* An vielen Stellen ist die aufs äußerste gedehnte Gefäßwand eingerissen und hier finden sich dann die oben kurz erwähnten, oft sehr ausgedehnten *Blutungen* ins Bindegewebe.

In derart schwer veränderten Abschnitten sind Haarbälge und Talgdrüsen meist frühzeitig geschwunden, während die Schweißdrüsenausführungsgänge länger Widerstand leisten.

In den größeren, *älteren Bläschen* ist jene scharfe Teilung in abgegrenzte Fächer nicht mehr so klar zu erkennen. Ihr Inhalt ist leukocytenärmer; statt dessen findet sich eine amorphe oder körnige Masse; der Beginn der Krustenbildung. Letztere umfaßt schließlich die gesamten vacuolär umgewandelten und nekrotisch eingeschmolzenen Epidermisreste. Daneben finden sich in ihr eingetrocknetes Serum, zerfallende rote Blutkörperchen und Überreste der zerstörten Papillen. Unter den Krusten bilden dann die Reste des Papillarkörpers ein unregelmäßig zernagtes Band, das von zahlreichen, oft tief in die Cutis hinabreichenden, interstitiellen Hämorrhagien durchsetzt ist.

Auffallenderweise sind die elastischen Fasern in diesem Abschnitt noch recht gut erhalten (MIBELLI).

Neben diesen typischen, vacciniformen multilokulären Bläschen finden sich dann auch noch, meist am gleichen Kranken, einfache, *einkammerige Verdrängungsblasen*, indem das seröse Exsudat sich zwischen Cutis und Epidermis ansammelt. Sie haben MÖLLER zur Aufstellung der *Hydroa vesiculo-bullosa* veranlaßt, ein Vorgehen, das für die Klinik, insbesondere in Hinsicht auf die Prognose, eine gewisse Berechtigung hat, zumal Krankheitsbilder nach Art der Epidermolysis bullosa vorkommen können (GOTTRON und ELLINGER).

Die *Ausheilung* geht von den erhalten gebliebenen Epidermisepithelien, sowohl am Rande des Bläschens als auch in den Resten der Haarfollikel aus. Die neugebildeten Zellen schieben sich allmählich unter die Kruste vor, heben diese ab; die wechselnd weit zerstörten Papillenköpfe werden überhäutet und schließlich bleibt eine zusammenhängende zarte, aus wenigen Zellagen aufgebaute Decke übrig. Die Kruste wird vorher abgestoßen. Als Überrest der Blasenbildung findet man entweder einen pigmentfreien oder später pigmentierten Fleck oder aber auch, und das pflegt häufiger der Fall zu sein, eine seichte, umschriebene, gegen die Umgebung gut abgesetzte Narbe.

Differentialdiagnose. Der histologische Befund ist nicht so kennzeichnend, als daß er allein eine Trennung von anderen mit Blasenbildung einhergehenden Hautkrankheiten gestatten würde. Wenn auch eine Unterscheidung von den Blasen des *Pemphigus*, der *Epidermolysis bullosa*, der *Urticaria vesiculosa*, des *Erythema exsudativum multiforme* oder der *Dermatitis herpetiformis* auf Grund des völlig abweichenden Gewebsaufbaues leicht durchführbar scheint, so kann dies doch bei manchen Fällen von *Herpes*, *Zoster*, von *Variola*, *Vaccina generalisata* und auch *Varicellen* völlig unmöglich werden. Aber gerade hier bietet ja der klinische Befund ausreichende Unterscheidungsmöglichkeiten.

Dagegen verlangen derart eigentümliche Fälle, wie der GÜNTHERs, wo neben vereinzelten hämorrhagischen Blasen eine sklerodermieartige Gesichtsveränderung auftrat, noch weitere einschlägige Beobachtungen, ehe an eine genaue Stellungnahme zu denken ist. Das gleiche gilt von einigen anderen, ähnlich gelagerten Fällen (UNNA, GÜNTHER), namentlich mit Rücksicht auf die dabei ebenfalls beobachteten sklerodermieähnlichen Herde. Auf die polymorphen Lichtdermatosen, die Sommerprurigo HUTCHINSON, den Herpes solaris, die Frühlingsperniosis (KEINING), die von BURCKHARDT der Frühlingslichtdermatose der Ohren zugerechnet wird, Urticaria- und Erythema-exsudativum-multiformeähnliche Krankheitsbilder sei hier verwiesen.

Pathogenese. *Formalgenetisch* scheint es von Bedeutung, daß die örtlichen Hautveränderungen durch stecknadelkopfgroße, weiße Fleckchen eingeleitet werden, denen histologisch eine punktförmige Nekrose der Epidermis und oberen Cutis entspricht. Diese Nekrose ist demnach als das Primäre und Wesentlichste der Erkrankung anzusehen. Die weiteren Vorgänge sind lediglich als reaktive Entzündung des lebenden Gewebes auf diese Nekrose zu betrachten.

Kausalgenetisch muß man bei der Hydroa vacciniforme eine besondere Disposition der betreffenden Kranken zugrunde legen, die sich vielleicht in einer — klinisch durchaus nicht immer feststellbaren — Dysfunktion der Leber kundtut. Infolgedessen kommt es zum Auftreten sensibilisierender Substanzen, von Kopro- und Uroporphyrinen vom Typ I, die wahrscheinlich nicht durch einen gestörten Abbau, etwa von Hämoglobin (FISCHER, PERUTZ), sondern eine fehlgeleitete Synthese entstehen (GRINSTEIN, ALDERICH, v. HAWKINSON, LOWEY, WATSON, GRAY und Mitarbeiter). Es handelt sich um fluorescierende Körper, welche die Wirkung der ultravioletten Lichtstrahlen derart erhöhen, daß sie zu Schädigungen der von diesen betroffenen Hautstellen führen. Der Porphyrinnachweis gelingt oft nicht.

Die Sensibilisierung als solche erfolgt wahrscheinlich durch im Gewebe in verschiedener Menge abgelagerte Porphyrinkörper. Diese Annahme würde das eigentümlich herdförmige Auftreten der Erkrankung besser verständlich machen als die bloße Verteilung im Blutkreislauf (GÜNTHER). Ob dabei allerdings die Verhältnisse so einfach liegen, daß die strahlende Energie des Lichtes in chemische Energie umgesetzt wird, die dann im Gewebe regelwidrige Umsetzungen verursacht (PERUTZ), erscheint noch fraglich, zumal Untersuchungen von GANS und SCHLOSSMANN physikalisch-chemische Zustandsänderungen in den Zellen bei Lichtwirkung gezeigt haben.

Xeroderma pigmentosum.

Das X. p. entwickelt sich meist in den ersten Lebensjahren, und zwar treten die ersten Erscheinungen in Form von fleckiger oder auch diffuser Rötung und Schwellung der Haut mit nachfolgender Schuppung, vielfach im Anschluß an stärkere Belichtung auf. Der enge Zusammenhang mit einer Reizwirkung der chemischen (ultravioletten) Strahlen des Sonnenspektrums ist daher wahrscheinlich. Im weiteren Verlauf der Erkrankung entwickelt sich eine Pigmentierung, die zuerst mehr fleckförmig an den unbedeckten Körperstellen auftritt, nach und nach sich jedoch daneben auch diffus und auf den übrigen Körper ausbreitet. In einer Reihe von Fällen wurde lediglich dieses Stadium der Hyperpigmentation zu Anfang festgestellt, es erscheint jedoch höchst wahrscheinlich, daß auch hier ein Erythem die Veränderungen einleitete, das lediglich der Beobachtung entging.

Weiterhin treten dann neben den wechselnd starken Pigmentflecken und Herden warzige Veränderungen auf, die sich schließlich meist zu echten Carcinomen, aber auch anderen malignen Tumoren entwickeln können. Daneben kommt es in diesem Stadium, jedoch vielfach auch schon vorher, zu atrophischen Veränderungen der Haut. Diese atrophischen Herde sind pigmentlos. Aus dem Durcheinander der hyperpigmentierten, pigmentierten und pigmentlosen weißen Flecke, zu denen sich neben den Warzen auch noch erweiterte oberflächliche Hautvenen (Teleangiektasien) gesellen, ergibt sich jene eigenartige Farbenmischung, welche der Krankheit ihr charakteristisches Aussehen verleiht.

Der Verlauf der Erkrankung ist wechselnd. In einem Teil der Fälle führt das Auftreten der malignen Neubildungen zu Metastasen und damit schnell zum tödlichen Ausgang; in anderen Fällen bleibt das atrophisch-pigmentierte Stadium, namentlich nach frühzeitiger Exstirpation der Carcinome, lange Zeit bestehen, ohne daß der übrige Körper wesentlich in Mitleidenschaft gezogen wird. Lediglich eine Miterkrankung des Auges in Form von chronischer Conjunctivitis, von Ectropium tritt mit einer gewissen Regelmäßigkeit auf.

Das erythematöse Vorstadium ist naturgemäß nur selten mikroskopisch untersucht worden. Die Veränderungen bestehen im wesentlichen in einer reichlicheren, aus proliferierenden fixen Bindegewebszellen und kleinen Lymphocyten aufgebauten entzündlichen *Infiltration* vorwiegend perivasculärer Natur im Stratum papillare und subpapillare. Neben den Gefäßen sind die Follikel, die Talgdrüsen und auch die oberen Abschnitte der Schweißdrüsen befallen. Die Gefäße selbst zeigen Endothelschwellung und Erweiterung ihres Lumens; die glatten Muskelfasern Infiltration, Aufsplitterung und schwache Kernfärbung. Der Entzündungsprozeß äußert sich im Corium im übrigen lediglich nur noch durch eine seröse Durchtränkung des Papillarkörpers, die zu einer Auftreibung der Papillen und damit zur Verlängerung und Verschmälerung der Reteleisten führt (LUKASIEWICZ). Die Zellinfiltrate des Stratum papillare reichen vereinzelt an die Basalzellreihe heran. Während die übrigen Epidermislagen nicht verändert erscheinen, insbesondere parakeratotische Prozesse nicht nachzuweisen sind, ist die Basalzellschicht durch die andrängenden Infiltratzellen stellenweise unscharf und aufgelockert; an einzelnen Stellen finden sich Proliferationsvorgänge (Karyokinese). Abnorme Pigmentansammlung ist in diesem Stadium noch nicht festzustellen. Das kollagene Gewebe ist nicht verändert; dagegen findet sich an den elastischen Fasern der infiltrierten Bezirke bereits Auflockerung, Verdünnung und schlechte Färbbarkeit (VIGNOLO-LUTATI).

Das zweite Stadium wird gekennzeichnet durch die Hyperpigmentation, die sich vornehmlich in der unteren Epidermis und im Papillarkörper vorfindet. Die Epidermis selbst ist im großen und ganzen zunächst wenig verändert. Ausgenommen hiervon ist nur die Hornschicht, die stellenweise hyperkeratotisch verbreitert, mit parakeratotischen Zellmassen durchsetzt und lamellös aufgelockert ist. Aus diesem Aufbau erklärt sich die wechselnd stark auftretende

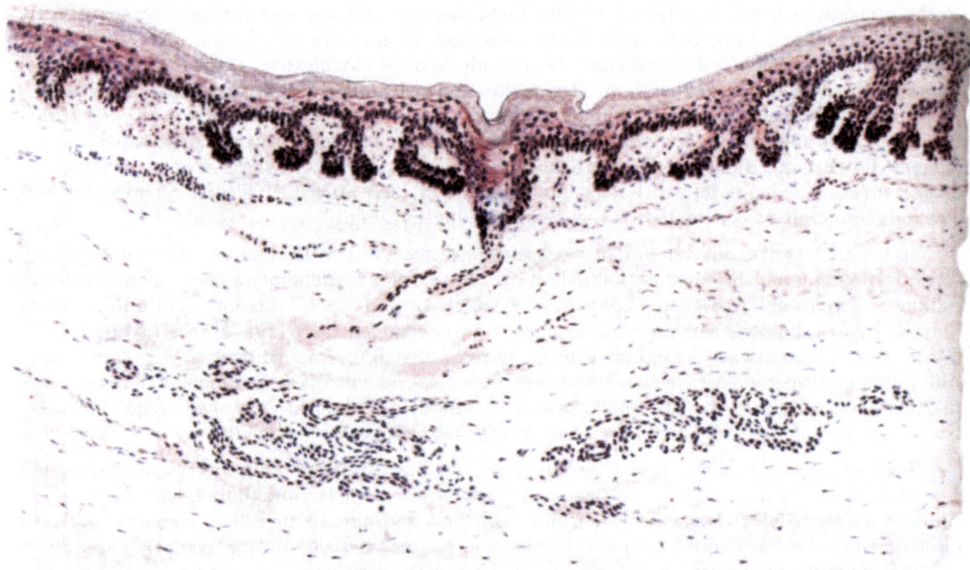

Abb. 66. *Xeroderma pigmentosum.* (Handrücken, 42jähr., ♀.) Hyperkeratose. *Hyperpigmentation* im Stratum basale und spinosum in Form dichter „Pigmentzapfen" besonders in den verlängerten Epithelleisten und in einem Schweißdrüsenporus, schwächer im ödematös umgeformten Stratum papillare. Mäßige Zellinfiltration. Beginn der Cutisrückbildung. Methylgrün-Pyronin. O = 110:1, R = 110:1.

Schuppung der Oberhaut. Die Körnerschicht ist mit einer gewissen Regelmäßigkeit vorhanden, manchmal ebenfalls verbreitert. Pigmentansammlungen in Form von zarten Granula lassen sich stellenweise bereits in diesen beiden Epidermisanteilen feststellen. Der Hauptsitz des Pigments ist jedoch die Stachel- und Basalzellschicht; aber auch hier ist die Pigmentierung fleckförmig und von wechselnder Intensität. Die Epithelleisten sind schmal, kurz oder lang, unregelmäßig und treten wechselnd weit in den Papillarkörper ein. Dementsprechend ist dieser auch unregelmäßig gestaltet; an vielen Stellen läßt sich sogar eine Papillenbildung gar nicht mehr erkennen und die Epidermis zieht als eine flache, glatte Platte über die Cutis hinweg, während sie an anderen Stellen nach Art mehrfingeriger Leisten vordrängt.

Die *Lagerung des Pigments* in der Epidermis ist meist sehr kennzeichnend. Neben dem Stratum basale sind die untersten Zellagen des Stratum spinosum ebenfalls noch pigmentiert; jedoch nimmt die Dichte und Stärke nach oben immer mehr und mehr ab. Das Pigment sammelt sich in erster Linie an dem der Oberfläche zugewandten Pol der Zelle an und sitzt hier dem Kern vielfach in Form einer Kappe auf. Die Pigmentgranula sind meist feinkörnig und, dem klinischen Bilde der Erkrankung entsprechend, an den einzelnen Stellen in wechselnder Menge vorhanden. Bei reicherer Pigmentierung wird die ganze Zelle ausgefüllt, der Kern wird dann an die Wand der Zelle gedrängt, nimmt Sichelform an unter gleichzeitigem Auftreten von Vacuolen im Zellprotoplasma. Diese vacuolisierende Degeneration tritt jedoch nicht nur in den pigmentierten, sondern auch in vielen der übrigen Zellen des Stratum spinosum und basale auf. Die beginnende Degeneration dieser Zellen äußert sich daneben auch noch in einer schwachen Färbung mit verwaschenen Zellgrenzen. Dort, wo die vacuoläre Degeneration der Zellelemente fortgeschritten ist, sind schließlich die Stacheln und auch der Zellkern geschwunden. Es finden sich hier vielfach an der Epidermis-Cutisgrenze unregelmäßige Pigmentanhäufungen in einem Gewebe, dessen Herkunft aus der Epidermis oft nur mit Schwierigkeit an Hand vereinzelter Zelltrümmer nachzuweisen ist.

Der Pigmentansammlung in der Epidermis geht im großen ganzen eine solche des Papillarkörpers und oberen Cutisabschnittes parallel. Jedoch sei betont, daß vielfach auch stärkere Cutispigmentation ohne Epidermispigmentierung vorkommt und umgekehrt. Diese Beziehungen zwischen Epidermispigment und Cutispigment, die Lagerung des Pigments zu den Zellen und vor allem zu den Gefäßen, spielt in der Bearbeitung des X. p. eine unverhältnismäßig große Rolle; man hoffte nämlich auf diese Weise der Frage der Pigmententstehung näher zu kommen. Die neueren Untersuchungen über die Bedeutung von Fermenten und physikalisch-chemischen Zustandsänderungen des Gewebes für die Pigmententstehung haben jedoch dieser ganzen Fragestellung eine andere Richtung gegeben, in welcher derartige rein morphologische Beweisführungen keine entscheidende Bedeutung mehr beanspruchen können.

Für die Histologie des Xeroderma pigmentosum behalten diese Beobachtungen selbstverständlich aber dennoch ihren Wert. Die Pigmentansammlung in der Cutis beschränkt sich in erster Linie auf den Papillarkörper und den obersten Teil der Cutis. Ihnen gegenüber treten andere Veränderungen, wie mäßige Gefäßerweiterungen mit geringgradiger perivasculärer Zellinfiltration an Bedeutung zurück. Sie setzen sich allerdings über den Bereich der Hyperpigmentierung hinaus in die mittlere Cutis hinein fort.

In der *Cutis* findet sich das *Pigment* in Form fleckförmiger, bald kompakterer, bald lockerer schwarzbrauner Herde, die meist zylindrisch, rund, oft aber auch streifenförmig angeordnet sind. Diese Herde bestehen in erster Linie aus spindeligen Zellelementen, deren Protoplasma mit Pigment beladen ist, während der Kern frei bleibt. Vielfach lassen sich innerhalb dieser Zellherde auch verästelte hirschgeweihartig ausgezogene Fortsätze einzelner Zellen erkennen, die mit Pigment erfüllt sind. Daneben finden sich jedoch auch mehr rundliche Formen, die sich von den gewöhnlichen Bindegewebszellen durch ihre Größe unterscheiden (Chromatophoren). Um die Pigmentzellen herum findet man die oben erwähnten Infiltrate, deren Zentrum meist von einem Blutgefäß eingenommen wird, ohne daß besondere Beziehungen zu diesem beständen. Die Zellanhäufungen bestehen im wesentlichen aus Lymphocyten. Die Anhangsgebilde der Haut, die Haarbälge, Talg- und Schweißdrüsenzellen sind vielfach an der Pigmentansammlung beteiligt.

Neben diesen intracellulären Pigmentmassen ist dann vereinzelt auf das Vorkommen freier Pigmentgranula in den Lymphspalten des Gewebes hingewiesen worden, doch handelt es sich hier möglicherweise um Beobachtungs- bzw. Deutungsfehler.

Das Bindegewebe der Cutis ist in diesen Stadien, abgesehen von dem Gefäßreichtum und der perivasculären Zellinfiltration, noch nicht stärker verändert, doch treten in dem Maße, als der Prozeß länger besteht und zu dem *atrophischen Stadium* hinüberführt, auch hier eine Reihe Störungen auf. Der Papillarkörper ist in diesen atrophischen, pigmentlosen, weißen Flecken nahezu völlig abgeflacht und die Papillen meist verstrichen. Die Epidermis ist im großen ganzen verdünnt, die Hornschicht und Stachelschicht meist nur schwach entwickelt. In einer Reihe von Fällen ließ sich jedoch trotz stärkster Veränderungen in der Cutis, eine selbst bis auf das Leistensystem völlig normale Epidermis feststellen. Die Veränderungen werden hier naturgemäß in erster Linie von dem Zeitpunkt der Untersuchung nach Eintritt der Atrophie und insbesondere der Epidermisdegeneration abhängen und daher sind derartige Unterschiede wohl erklärlich.

An jenen Stellen, wo die Haut eine völlig weiße, narbenartige Umwandlung erlitten hat, ist die Epidermis in allen Schichten erheblich verdünnt, der Papillarkörper abgeflacht, das Stratum basale pigmentfrei, ebenso die Cutis. Die Atrophie des Rete erreicht jedoch niemals die Ausdehnung wie bei der senilen Atrophie (LÖWENBACH).

Das histologische Bild wird in diesem Stadium beherrscht von den Veränderungen in der Cutis. Sowohl das *elastische* als auch das *kollagene* Gewebe erleiden eine weitgehende Umwandlung ihrer Struktur und ihres chemischen Aufbaues. Die Veränderungen lokalisieren sich in erster Linie in den beiden oberen Cutisdritteln. Hier findet man ein an Zellen, Gefäßen und Drüsen armes Gewebe, das aus dichtgelagerten, gequollenen Bindegewebsbündeln besteht, die ungefärbt einen eigentümlich homogenen, hyalinartigen Eindruck machen.

Bei entsprechender Färbung (Orcein, polychromes Methylenblau) entpuppen sie sich als ein aus basophilen, plumpen, dicken, walzenförmigen Fasern aufgebautes Gewebe, das teils braun, teils blau gefärbt ist. Dabei lassen sich beide Färbungen vielfach innerhalb derselben Faser feststellen, wo sie oft unmittelbar nebeneinander liegen, oft allmählich ineinander übergehen. Wir haben es hier demgemäß mit einer Umwandlung der Elastica zu *Elacin* zu tun. Daneben finden sich, namentlich in der mittleren Cutis, ähnliche Veränderungen auch am Kollagen, dessen Bündel ebenfalls eine ausgesprochene *Basophilie* aufweisen.

Bei weiterem Fortschreiten der Degeneration läßt sich schließlich eine fibrilläre Struktur nicht mehr feststellen; die Aufquellung, das dieser folgende Zusammenfließen der Fasern, bedingen das Auftreten plumper, ungleichmäßig begrenzter homogener Gebilde, die sich nach VAN GIESON eigentümlich dunkelbraun färben und auch auf diese Weise ihre chemische Umwandlung vor Augen führen. Es handelt sich nach LÖWENBACH um „denselben *Degenerationsprozeß* wie bei seniler Haut, jedoch in weit höherer Intensität“ und „um eines der charakteristischen Merkmale des Xeroderma pigmentosum“.

Gegenüber diesen Befunden treten die anderen Veränderungen der Cutis an Bedeutung erheblich zurück. Das Verhalten der Gefäße ist wechselnd, gefäßarme Bezirke finden sich unmittelbar neben gefäßreichen; auch das Verhalten der Talg- und Schweißdrüsen ist unregelmäßig. In einzelnen Fällen sind sie völlig geschwunden, in anderen wieder — vor allem die Schweißdrüsen — wohl erhalten, sogar auffallend groß (UNNA).

Klinisch finden sich neben diesen atrophisch-weißen Herden vielfach *hyperkeratotische*, stark pigmentierte, umschriebene, warzenartige *Verdickungen* und Gefäßerweiterungen *(Teleangiektasien)*. Die letzteren liegen ziemlich oberflächlich in der oberen und mittleren Cutis. Ihre Entstehung wird mit dem fleckweisen Schwund und der dadurch bedingten kollateralen Hyperämie sowie einer

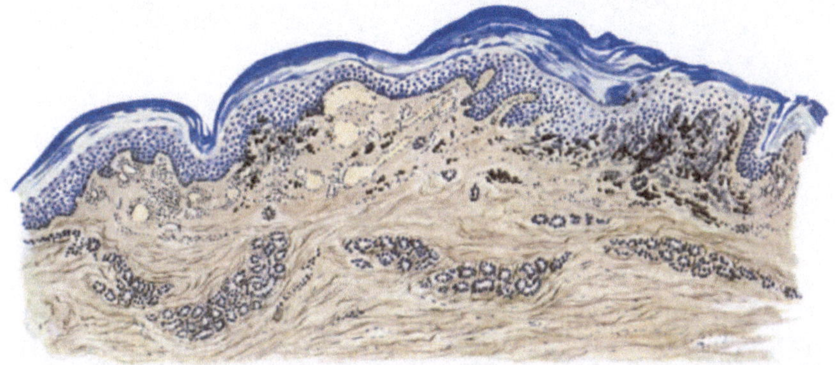

Abb. 67. *Xeroderma pigmentosum* zur Zeit der Atrophie. (Handrücken, 20jähr., ♂.) Rückbildung der Epithelleisten. Atrophie und Sklerose der Cutis. Umbildung des Papillarkörpers. *Links:* Atrophie der Epidermis bei gleichzeitiger Hyperkeratose und Teleangiektasen mit schwacher perivasculärer Infiltration. *Rechts*: Wucherung der Epidermis, starke Hyperkeratose, Acanthose der Epithelleisten, präcanceröse Umwandlung, stärkere Pigmentanhäufung. Saures Orcein, polychromes Methylenblau. O = 35:1, R = 30:1.

darauf folgenden Ektasie einiger venöser Capillarbezirke in Beziehung gebracht, ohne daß Gefäßneubildungsvorgänge auftreten (UNNA). Naturgemäß wird das histologische Bild durch diese Gefäßerweiterungen in seiner Übersichtlichkeit entsprechend gestört (s. Abb. 67).

Die *hyperkeratotischen* Herde zeigen histologisch eine erheblich vergrößerte Hornschicht und verbreiterte Stachelschicht, während das Stratum granulosum vielfach geschwunden ist. Die Reteleisten senken sich als breite Balken in den Papillarkörper hinab. Der letztere und ebenso die Cutis sind von stärkeren Zellinfiltraten durchsetzt, die vorwiegend perivasculär liegen und zum Teil aus gewucherten Bindegewebszellen, zum größten Teil jedoch aus Lymphocyten bestehen. Plasmazellen finden sich nicht, dagegen manchmal zahlreiche Mastzellen. Der Pigmentgehalt der Epidermis unterhalb dieser Hyperkeratosen ist oft erheblich geringer als in der nächsten Umgebung; ein andermal ist gerade hier die Pigmentansammlung in Stratum basale und Papillarkörper eine besonders starke.

Die hier stets vorhandene Wucherung der Stachelzellschicht, deren Leisten breit und tief in den Papillarkörper vordringen, erscheint von ganz besonderer Bedeutung für die Entwicklung des *Ausgangsstadiums*, des *Tumorstadiums* des *Xeroderma pigmentosum*.

An der Spitze dieser acanthotischen Epidermisleisten findet man nämlich hier und da eine Anhäufung von Pigment und Stachelzellen zu kleinen umschriebenen Zellherden, die, ohne Zwischensubstanz aneinandergelagert, an jene Gebilde erinnern, wie sie bei den weichen Naevi als „epidermale“ Zellnester hinlänglich bekannt sind. Heute, wo die zuerst von UNNA aufgestellte „epitheliale“ Genese der naevogenen Tumoren fast gänzlich abgelehnt wird, ist es sehr fraglich, ob wir diese Zellhaufen als Muttersubstanz für die sich nunmehr vielfach

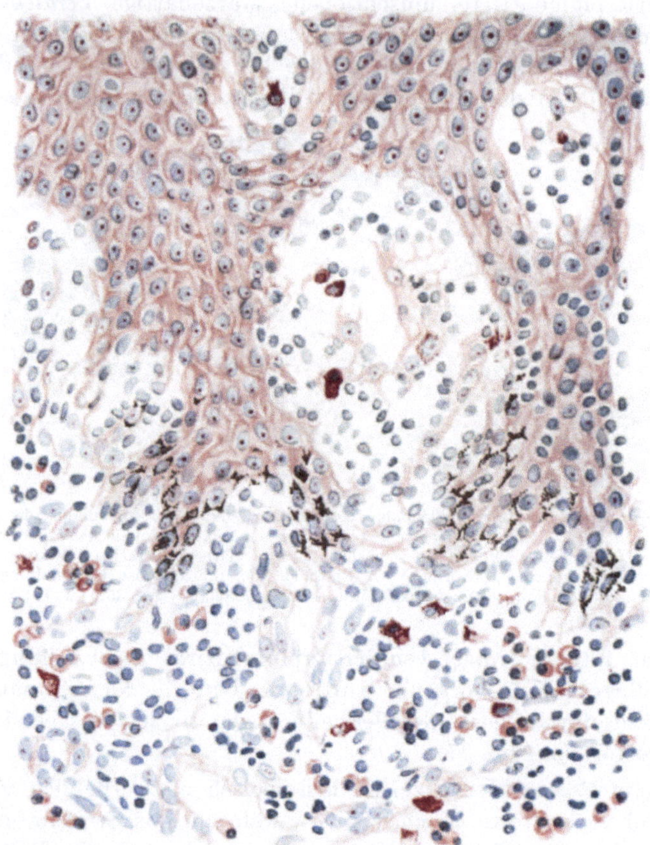

Abb. 68 *Xeroderma pigmentosum.* (25jähr., ♀, Gesicht.) Epithelwucherung, beginnende carcinomatöse Umwandlung; einzelne pigmentfreie Zellnester frei im Bindegewebe. Methylgrün-Pyronin. O = 560:1, R = 420:1.

entwickelnden *Carcinome* beim Xeroderma pigmentosum aufzufassen haben. Vielfach sind solche Zellnester auch völlig frei von Pigment. Neben dem Leistensystem beteiligt sich vor allem auch das Talgdrüsenepithel an der Bildung derartiger Zellwucherungen. Zunächst einfach hyperplastisch, beginnt allmählich eine Wucherung der einzelnen Drüsenepithelien, die schließlich zum Durchbruch durch die Membrana propria und dann zum Hineinwachsen in die Umgebung führt (LUKASIEWICZ).

Die Tumoren selbst, unter denen sich neben den am häufigsten vorkommenden Hauttumoren (Carcinome, maligne Melanome) Trichoepitheliome (JARISCH)], von den Schleimhäuten sowohl des Mundes als der Conjunctiven ausgehende epitheliale Geschwülste, sowie auch vereinzelte Bindegewebsgeschwülste (Fibrome, Angiome, Peritheliome, Angiosarkome, Rund-, Spindel- und Riesenzellensarkome) vorfinden, zeigen im übrigen keine Besonderheiten, die eine eingehende Darstellung an dieser Stelle rechtfertigen würden. Lediglich hingewiesen sei auf die Neigung mehrerer Autoren, auch einen Teil der in der Literatur niedergelegten sarkomatösen Tumorbildungen beim Xeroderma pigmentosum als „Carcinom mit gut entwickeltem bindegewebigem Stroma“ zu erklären.

Ganz allgemein sei noch betont, daß der größte Teil dieser Tumoren einen relativ gutartigen Aufbau zeigt, der den sich über Jahre erstreckenden Verlauf der Krankheit auch in diesem fortgeschrittenen Stadium hinlänglich erklärt.

Die **Differentialdiagnose** des Xeroderma pigmentosum dürfte bei dem eigentümlichen Auftreten und kennzeichnenden Verlauf der Erkrankung klinisch keinerlei Schwierigkeiten bieten; daher kann auch auf eine eingehende histologische Gegenüberstellung, die ja vor allem die ihr in mancher Beziehung verwandte senile Degeneration der Haut zu berücksichtigen hätte, verzichtet werden.

Die Pathogenese ist im Grunde genommen noch nicht restlos geklärt. Wir kennen zwar die beiden Hauptmomente, die für die Entwicklung des Krankheitsprozesses in erster Linie in Frage kommen: Das Licht und eine im Kranken selbst liegende, keimplasmatisch bedingte erhöhte Empfindlichkeit gegenüber demselben. Worauf allerdings diese erhöhte Empfindlichkeit letzten Endes beruht, ist bis heute noch ungeklärt. Auch die Frage des primären Angriffspunktes der Schädigung in den Epidermiszellen oder am Gefäßapparat des Bindegewebes oder schließlich an diesem selbst ist noch durchaus unentschieden. Mit der Annahme einer „Senilitas cutis praecox“ hat KAPOSI uns zwar eine kurze Bezeichnung gegeben, ohne daß jedoch hinter ihr ein unser Kausalitätsbedürfnis befriedigender Begriff verborgen wäre, zumal sie die tatsächlich vorhandenen, die senilen doch erheblich übersteigenden Veränderungen nicht berücksichtigt.

Epheliden.

Zu den sog. aktinischen Dermatosen gehören schließlich noch die bei hellhäutigen Menschenrassen auftretenden Sommersprossen, jene bekannten, im Frühjahr und Sommer in großer Zahl und symmetrisch an den unbedeckten, aber auch an den bedeckten Körperstellen sichtbaren, im Winter zum Teil wieder schwindenden Flecke. Diese stehen fast immer vereinzelt, sind von gelber bis kaffeebrauner Farbe und erreichen Stecknadelkopfgröße und darüber. Sie liegen als rundliche oder ovale, nicht schuppende Gebilde ganz flach in der Haut und unterscheiden sich dadurch von den Lentigines und Naevi pigmentosi.

Die gewebliche Grundlage der Epheliden bildet eine umschriebene Pigmentansammlung in den auch für gewöhnlich pigmentierten Zellen der Haut (COHN). Es handelt sich dabei nach UNNA um eine auf den Umkreis weniger Papillen beschränkte tiefe Pigmentierung der untersten Stachelzellagen durch Melanin. Dieses fand sich in erster Linie intracellulär, nur vereinzelt frei in den Saftspalten der Epidermis; daneben zeigt sich jedoch auch eine Vermehrung der Chromatophoren in der Cutis. Naevuszellen sind am Aufbau nicht beteiligt.

Pathogenetisch steht die Abhängigkeit der Epheliden vom Licht, und zwar in erster Linie von den ultravioletten Strahlen, außer allem Zweifel; es handelt sich dabei um primäre Unterschiede der Lichtempfindlichkeit und Pigmentbildungsfähigkeit nahe benachbarter Hautbezirke (JESIONEK). Der Störung liegt eine wohl keimplasmatisch bedingte, verschiedene Veranlagung einzelner Hautbezirke zugrunde (Mißbildung umschriebener Epidermisinseln? JESIONEK).

Exogene Sensibilisationskrankheiten der Haut.

Anhangsweise sei hier auf einige weitere Sensibilisierungskrankheiten hingewiesen, wie sie durch minderwertige Präparate besonders in den letzten Jahren des 1. Weltkrieges beobachtet worden sind. *Vaselinöle* (E. HOFFMANN), *Vaseline* (FRIEBÖES), *Karboneol* (HERXHEIMER und NATHAN) wirken höchstwahrscheinlich auch photodynamisch. HOFFMANN und HABERMANN führen die bereits mehrfach erwähnte *Hyperkeratosis follicularis-pigmentosa* auf äußere Einwirkung unreiner Schmieröle, die *Melanodermatitis toxica* (Melanosis RIEHL) auf Einatmen teer- oder pechhaltiger Dämpfe zurück. Ihr Auftreten wird durch *Licht*, vielleicht auch durch Wärmestrahlen, begünstigt. Dabei genügen, wie dies auch die *Ochronose* zeigt, kleinste Mengen. Die Sensibilisierung erfolgt wahrscheinlich durch das im Teer oder Pech vorkommende *Akridin*, aber auch andere Stoffe wie Benzpyren, Anthracen und Eosin (BURCKHARDT). Auf Sensibilisierung durch Sulfonamidsalben, Eosin, Acridinfarbstoffe, sowie durch Pflanzen die Furocumarin enthalten, sei hingewiesen.

Unter den toxischen Schädigungen, die mit einer Lichtempfindlichkeitssteigerung einhergehen können, wäre auch der Alkoholismus zu erwähnen *(Pellagra alcoolicque)*. Derartige Fälle wurden von GINTRAC, MÖLLER und auch JADASSOHN beschrieben, der unmittelbar den Maisschnaps für die Entstehung des Krankheitsbildes anschuldigte.

β) Durch Röntgenstrahlen.

Die klinischen Bilder der Röntgenstrahlenwirkung auf die Haut sind verschieden, je nachdem wir es mit einer oder wenigen, kurz aufeinanderfolgenden Überdosierungen zu tun haben (akute Röntgendermatitis, Röntgengeschwür) oder aber mit einer langdauernden, vielmals wiederholten Einwirkung einer an und für sich als Einzelleistung ungefährlichen Strahlenmenge (chronische Röntgendermatitis).

Bei der

akuten Röntgendermatitis

kann man, ähnlich wie bei der Verbrennung, mehrere Formen unterscheiden. Ihnen allen ist gemeinsam, daß Stärke und Schnelligkeit des Auftretens dem Grade der gesetzten Schädigung direkt, hingegen Dauer und Abheilung dieser umgekehrt parallel gehen. Die *Reaktion ersten Grades* tritt ungefähr drei Wochen nach der Bestrahlung ohne sichtbare Entzündung der Haut, lediglich als Haarausfall und oberflächliche Abschuppung auf. Sie hinterläßt eine verschieden starke Pigmentierung. Der *Reaktion zweiten Grades* (Dermatitis erythematosa), die nach einer Latenz von zwei Wochen mit Rötung, Schwellung, Haarausfall und örtlichem Hitzegefühl einsetzt, folgt außer der Pigmentierung eine langdauernde Abschuppung der oberflächlichen Hautschichten.

Gegenüber diesen beiden, mit einer Restitutio ad integrum verlaufenden Reaktionen, kommt es bei der *dritten Grades* schon nach einer Woche zu einem starken, düsterroten Erythem, zu Schwellung, Bläschen- und Blasenbildung und heftigen Schmerzen sowie teilweisem Zerfall der oberflächlichen Hautschichten; später zu narbiger Ausheilung. Ebenso bei der Reaktion *vierten Grades*, die nach nur wenigen Tagen unter noch stärkerer Entzündung und Zerfall tiefer Hautbezirke zur Bildung eines Geschwürs führt, dessen Verlauf sehr langwierig ist.

Die nach Abheilung der beiden letztgenannten Formen hinterbleibenden Narben sind durch eine dauernde Alopecie, eine fleckförmig pigmentierte Atrophie, zahlreiche Teleangiektasien, eine Störung der Talg- und Schweißdrüsentätigkeit, sowie die Neigung zu immer wieder auftretenden Zerfallsprozessen gekennzeichnet.

Nach MIESCHER verläuft die akute Röntgendermatitis in meist drei isolierten oder auch zusammenhängenden Wellen. Ihr Beginn fällt in die 1., 3. und 6. Woche. Daneben kommen abweichende Verlaufsformen vor, so vor allem bei kräftigerer Reaktion die zweiwellige.

Bei der ersten Welle findet man in der Epidermis nur geringe Veränderungen. Besonders auffallend ist das Auftreten pathologischer Mitosen. In der Cutis sind die Zeichen einer echten Entzündung vorhanden: Gefäßerweiterung, Rundzelleninfiltrat, Eindringen von Segmentkernigen in die Schweißdrüsenepithelien, seltener die Haarbälge. Im Intervall herrscht in der Epidermis eine Teilungsruhe. Dieser folgt dann in der zweiten Welle eine Kernunruhe — durch ungleiche Kerngröße bedingt — und Mehrkernigkeit durch Amitosen, infolge einer wieder in Gang gekommenen aber noch pathologischen Teilungstätigkeit. Echte Mitosen sind selten und ebenfalls abnormal. In der dritten Welle sind die Veränderungen der zweiten verstärkt zu finden. Unter ausgesprochener Zellentartung (hydropischer Quellung) erfährt die Epidermis eine erhebliche Verdünnung, zuweilen bis zur völligen Auflösung. Nun ist die Krisis des Prozesses erreicht und eine vermehrte Regenerationstätigkeit mit normalen Mitosen setzt ein. Die wiederhergestellte Epidermis ist breiter als zuvor, enthält aber keine pathologischen Zellformen mehr. In der Cutis spielen sich meist erst nach Ablauf der dritten Welle Veränderungen ab, die denen des Epithels entsprechen: Die Zellen werden größer aufgebläht, hydropisch und mehrkernig. Das trifft für Fibroblasten, Endothelzellen, Muskelzellen und auch Fettzellen zu. In der Cutis können sich noch nach Jahren Veränderungen finden (Miescher). Die Veränderungen nach Einwirkung von *Grenzstrahlen* scheinen den eben erwähnten im wesentlichen zu entsprechen (Milbradt).

Durch die Strahlenwirkung werden sowohl Epidermis wie Corium in ganz bestimmter Weise verändert. In der *Epidermis* ist es vor allem das Stratum basale, an dessen Kernen schon sehr frühzeitig und nach verhältnismäßig schwacher Strahlenwirkung fleckweise eine *Aufquellung* oder *Schrumpfung mit Vacuolenbildung* auftritt. Unmittelbar neben derart veränderten finden sich Bezirke normaler, unveränderter Zellen. Der Kern der geschädigten Zellen ist aufgequollen, er nimmt basische Farbstoffe in geringerem Grade an als sonst. Das Kernkörperchen bleibt unverändert, während der Kern sich bis auf das Doppelte vergrößert und dadurch die Zellwandung ausdehnt und das Protoplasma der Zelle verdrängt. Dieses selbst wird bei stärkerer Strahlenwirkung zu einer hyalinen Substanz umgewandelt, ebenso meist der Kern. Vielfach tritt auch eine allmähliche Aufsaugung derart veränderter Zellen ein, oft unter Erscheinungen des Kernzerfalls (Pyknose) und der Kernschrumpfung, ohne daß man bis jetzt in der Lage wäre zu sagen, warum einmal Schrumpfung, ein andermal Schwellung eintritt. Die Vacuolenbildung im Zellprotoplasma ist ganz unregelmäßig; oft liegt der Kern in ihrer Mitte, oft auch an ihrer Wandung.

Der *Ersatz* der zerstörten Basalzellen geht zunächst sehr schnell vor sich; doch sind die neugebildeten Zellen breiter als höher und nicht ganz so regelmäßig aneinandergelagert wie sonst. Häufig tritt dabei eine *Wucherung der Reteleisten* ein. Letztere kann jedoch auch ausbleiben, so daß dann die Epidermis-Cutisgrenze als flach-wellenförmige Linie verläuft. Reizwirkung auf die Zellen im Sinne des Wachstums, wie man sie im Anschluß an geringgradige Strahlenwirkungen erwarten dürfte, konnte Rost, dem wir eine eingehende Bearbeitung der ganzen Frage verdanken, nicht feststellen.

Die Veränderungen der übrigen Zellschichten sind im wesentlichen die gleichen wie die der Basalschicht, namentlich in den tieferen Zellagen der Stachelzellschicht. Da es auch hier zu den oben beschriebenen Zellveränderungen und damit zum Zellschwund kommen kann, wird die oft zu findende Verschmälerung der Stachelzellschicht ohne weiteres verständlich. Diese besteht dann manchmal nur aus 1—2 Zellagen. Die *Atrophie der Epidermis* kann dann schon recht deutlich sein, zumal in Fällen stärkerer Schädigung die oben angedeutete Wucherung der Reteleisten — die bald als Knospenbildung, bald als Verlängerung oder Verbreiterung bestehender Leisten beschrieben ist (Rost) — meist fehlt.

Das Stratum granulosum ist nur insoweit verändert, als es an der Atrophie der Epidermis teilnimmt. Eine Schädigung der Zellen selbst konnte Rost hier ebensowenig wie in der Hornschicht feststellen. Nur vereinzelt sah er in dieser parakeratotische Schuppen. Er führt daher die Neigung der Hornschicht zu Abschilferung und Schuppenbildung auf die Atrophie als solche zurück. An der Epidermisatrophie selbst hat im übrigen die *Hornschicht* keinen Anteil, sie ist vielmehr manchmal sogar *verdickt* (Barthélemy, Oudin und Darier, Rost).

In pigmentbildungsfähiger Haut tritt als Folge auch leichterer Bestrahlungen ein *feinkörniges Pigment* auf, das sowohl intracelullär wie in den Spalträumen gefunden wurde; am reichlichsten in den Basalzellen in Form der bekannten „distalen Pigmentkappe". Es findet sich aber so gut wie ausschließlich in den Randpartien der Basalzellen, während der Kern und seine nähere Umgebung völlig freibleiben. Dabei ist bemerkenswert, daß nur die normalen, anscheinend nicht veränderten Zellen Pigment enthalten, während die degenerativ veränderten stets freibleiben. Diese Pigmentvermehrung findet sich in der Regel auch in den übrigen Zellschichten der Epidermis, gelegentlich bis in die Hornschicht hinauf (Rost). Sie tritt im übrigen genau so fleckweise und unregelmäßig auf wie die Degenerationsherde, ohne daß man eine Erklärung dafür geben könnte.

Selbst nach verhältnismäßig schweren Schädigungen des Epithels setzt von den erhalten gebliebenen Zellen schnell eine *Neubildung* ein. Diese Ersatzzellen sind, wie oben schon angedeutet, zunächst noch nicht typisch gebaut und führen vielfach erneut zu Wucherungen der Reteleisten und damit zu einer Verdickung der Epidermis *(Überkompensation)*.

Die pathogenetisch wichtigsten Veränderungen spielen sich jedoch im Corium ab, und zwar vor allem am *Gefäßapparat*. Hier sind die Endothelien gequollen (Scholtz, Gassmann, Baermann und Linser). In Fällen geringster Strahleneinwirkung (wie sie besonders Rost untersuchte) beschränken sich diese Veränderungen auf die Capillaren und Lymphspalten, ohne daß weitere Störungen zu beobachten wären. Es handelt sich im Grunde genommen hier um die gleiche Kernquellung wie bei den Basalzellen der Epidermis. Auch hier finden sich alle Formen der Zerstörung, von schwacher Abblassung bis zu großen bläschenförmig geschwollenen Kernen, die knopfförmig in das Lumen vorspringen und dieses häufig erheblich verengen, ja verlegen. Hyaline Umbildung, wie Gassmann sie beobachtete, konnte Rost nicht finden. Diese Capillar- und Lymphgefäßveränderungen treten schon sehr frühzeitig auf und bleiben außerordentlich lange erhalten. Daher ist Rost geneigt, in ihnen die Ursache der sog. *Spätschädigungen*, der Atrophien und Ulcera zu sehen. Demgegenüber treten die Veränderungen an den größeren Gefäßen völlig zurück, wenn sie auch in vereinzelten Fällen (Baermann und Linser) beobachtet wurden.

Neben den Capillarendothelien sind dann namentlich die *fixen Bindegewebszellen* der Haut, die Fibroblasten, in Mitleidenschaft gezogen, und zwar handelt es sich um genau die gleichen Veränderungen wie dort. Auch hier finden sich Kernschwellung und Protoplasmaumwandlung, die vielfach zu schaumiger oder wabiger Struktur derselben führen (Schaumzellen Unnas). Das Nucleingerüst wird auseinandergedrängt und leidet in seiner Färbbarkeit, da es basische Farben nur in sehr geringen Mengen aufnimmt. Auch hier zeigt sich jene eigentümliche, fleckförmige Verteilung, wie wir sie von den Basalzellen und Capillarendothelien her kennen. Genau wie dort wurde (Hesse, Rost) neben der Degeneration vereinzelt eine Neubildung von Bindegewebszellen beobachtet.

Das *elastische und kollagene Gewebe* der Haut hingegen ist am wenigsten verändert. Zwar hat UNNA eine Basophilie und Zerklüftung des Kollagens, SALOMON eine erhebliche Verdickung der Bindegewebsfasern, HESSE daneben noch hyaline Umwandlung und Zerbröckelung der kollagenen Balken beobachtet, ähnlich wie es KRAUSE und ZIEGLER, letztere allerdings erst bei hohen Dosen, sahen. Da sich jedoch ganz ähnliche Verhältnisse bei den erfahrungsgemäß primär nur schwer angreifbaren elastischen Fasern vorfinden, möchte man diese Störungen sekundär auf die parenchymatöse Entzündung zurückführen, wie sie bei schweren Röntgenschädigungen in Form von Zusammenballung, Klumpung und fleckweisem Schwund von NOBL, GASSMANN, HESSE

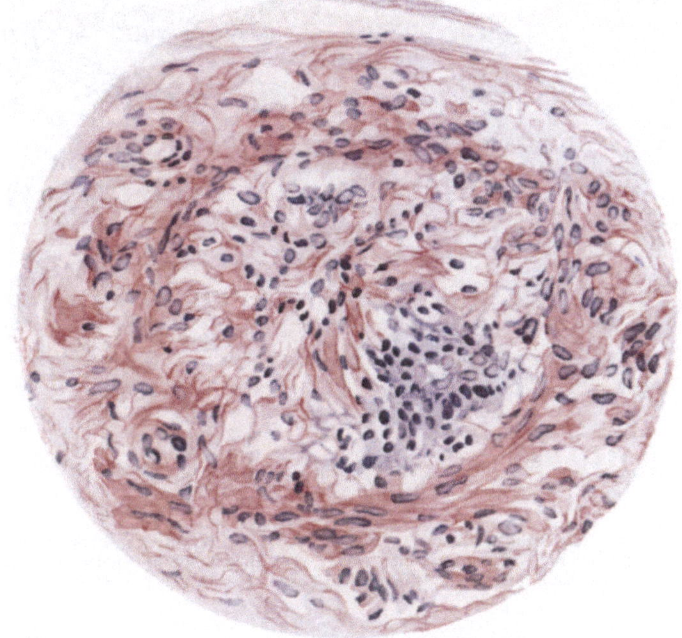

Abb. 69. *Röntgendermatitis.* (♂, 29jähr., Handrücken.) Gefäßveränderungen. (Querschnitt.) Hämatoxylin-Eosin. O = 480:1; R = 430:1.

u. a. beschrieben wurde. Bei therapeutischen Dosen konnte ROST derartige Veränderungen nicht beobachten; sie können daher nicht als etwas für die primäre Strahlenwirkung Kennzeichnendes betrachtet werden.

Besonders empfindlich gegen die Strahlenwirkung sind hingegen die *Haarpapillen*, an denen KRAUSE und ZIEGLER (bei der Maus) schon sehr frühzeitig Schrumpfung und Nekrose der Haarfollikelzellen, später dann völlige Degeneration und Schwund des Follikels beobachteten. SCHOLTZ fand ganz ähnliche Veränderungen wie im Epithel: Schwellung der Kerne und Vacuolenbildung, teilweise sogar völlige Verödung der Haarbälge und Wurzelscheiden.

Derartige Veränderungen sind jedoch *nur bei stärkeren Schädigungen* festzustellen. Das Protoplasma der Zellen schmilzt dann zu einer fast homogenen Masse zusammen, die Kerne sind nur noch schattenhaft erhalten. Sie schwinden schließlich völlig; es kommt zu einer reaktiven Entzündung, die sich anfangs durch eine geringere, dann stärkere Zellinfiltration, vornehmlich lymphocytärer und leukocytärer Natur äußert (SCHOLTZ). Bei therapeutischen Dosen, wie sie ROST zu seinen Versuchen verwandte, sind derartige Veränderungen jedoch nicht zu beobachten. Nur vereinzelt fand er ein leichtes, perifollikuläres Ödem bzw. eine leichte Infiltration, mit eigentümlichem, zug- oder kranzartigem Vorkommen von geschwollenen Bindegewebszellen um die Follikel *(Follikelschwellung)*.

Die *Schweißdrüsen* zeigen bereits bei schwacher Strahlenwirkung degenerative Veränderungen ihrer Zellen, die zum Teil wuchern, zum Teil jedoch ohne

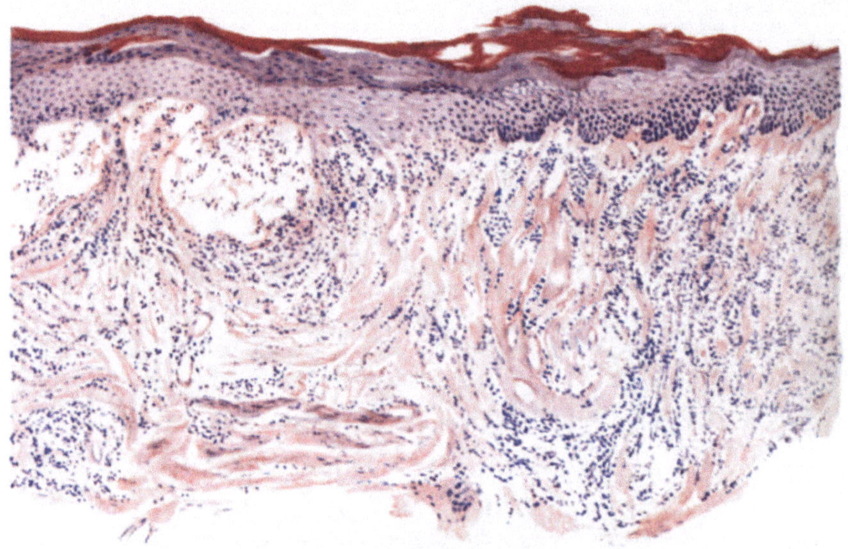

Abb. 70. *Röntgendermatitis.* (♀, 34jähr., Bauchhaut.) Übersichtsbild. Acanthose, Parakeratose, stellenweise Nekrosen und alte Blutungen im Epidermisepithel. Ödem, epidermale und hypepidermale Bläschenbildung. Diffuse Zellinfiltration. Hämatoxylin-Eosin. O = 66:1; R = 60:1.

weiteres in das Drüsenlumen abgestoßen werden. Bei stärkerer Strahlenwirkung steigern sich diese Vorgänge. Die Zellen werden vacuolisiert, die Drüsenschläuche von zahlreichen polynucleären Leukocyten durchsetzt. Da sich stärkere Bindegewebsstörungen, welche zu einer Kompression der Schweißdrüsenausführungsgänge und damit zu einer Unterdrückung der Schweißsekretion führen könnten, im Experiment (an der Katzenpfote) nicht feststellen ließen, führen BUSCHKE und SCHMIDT diese auf eine direkte Schädigung der Schweißdrüsenepithelien zurück, ohne daß dies histologisch im übrigen nachweisbar wäre. Nach TELOH, MASON und WHEELOCK sind von den Anhangsgebilden die Schweißdrüsen am resistentesten gegen Strahlenschäden. Nur bei schweren Formen gehen sie völlig zugrunde.

ROST konnte bei seinen Untersuchungen vier verschiedene Formen der Schweißdrüsenstörung unterscheiden. Bei den stärksten Graden fanden sich nur noch spärliche Reste abgeplatteter und schwach färbbarer Zellen. Bei geringerer Einwirkung war das Epithel ganz abgeflacht, die einzelnen Zellen geschrumpft, die Kerne sehr klein, das Protoplasma fast völlig geschwunden und daher das Drüsenlumen sehr weit, aber ohne Inhalt. Auch hier blieben fleckweise einzelne Zellen noch erhalten, so daß manchmal ein nach dem Lumen zu eigenartig gezähnter Epithelrand sichtbar war. Bei noch geringerer Wirkung äußerte sich die Störung lediglich darin, daß die Zellen auffallend niedrig, flachkubisch erschienen, ohne daß sich sonstige Abweichungen zeigten. Daneben finden sich, wenn auch unverhältnismäßig selten, Stellen, wo an den Schweißdrüsen überhaupt keine Veränderungen feststellbar sind; jedoch treten hier häufig in ihrer unmittelbaren Umgebung nicht unbeträchtliche Zellinfiltrate auf. Ziemlich regelmäßig findet sich auch eine Schwellung der Endothelkerne der zugehörigen Capillaren. Auf diese ist vielleicht in vielen Fällen die allmählich eintretende Schädigung der Schweißdrüsenepithelien zurückzuführen. Die Epithelien der Schweißdrüsenausführungsgänge werden nur sehr selten von den Strahlen beeinflußt.

Die *Talgdrüsenveränderungen* entsprechen im großen ganzen denjenigen der Schweißdrüsen. STERN und HALBERSTÄDTER fanden im Experiment (Bürzeldrüse der Ente) Abnahme und Schwund der lipoiden Körnchen bis zur Atrophie der Drüse ohne nennenswert nachweisbare Entzündungserscheinungen.

Nerven und *Muskeln* der Haut sind durch die Strahlenwirkung nur sehr schwer zu beeinflussen; es bedarf dazu so großer Mengen, wie sie nur bei nekrotisierender Strahlenwirkung vorkommen (s. d.).

Neben diesen Einzelveränderungen wären noch kurz die *Strahlen in ihrer Wirkung auf die Gesamthaut* zu besprechen. Sie besteht in erster Linie in entzündlichen Veränderungen: einem Ödem, einer perivasalen Zellinfiltration und einer Pigmentbildung. Alle drei zusammen geben ein recht kennzeichnendes Bild (ROST). Das *Ödem*, in leichteren Fällen auf das Stratum papillare beschränkt, macht sich bei schwererer Schädigung auch im Stratum reticulare bemerkbar. Es führt dann zur Aufquellung der Bindegewebsbalken, zur Schwellung der Papillenköpfe und häufig zu fleckweiser Abhebung des Epithels in Form von Lückenbildungen zwischen Epidermis und Papillarkörper. Die Capillargefäße und Lymphspalten sind dabei stets erweitert, ebenso die interepithelialen Saftspalten der Epidermis. Auch *in* dieser kommt es gelegentlich zur Bläschen- und — durch schon sehr frühzeitig einwandernde polynucleäre Leukocyten — Pustelbildung und damit schließlich zur völligen Degeneration der Epidermis sowohl als auch der Papillenspitzen.

Die *Zellinfiltration* tritt schon bei geringer Strahlenwirkung auf. Sie bleibt dabei im wesentlichen auf das Stratum papillare beschränkt und reicht erst bei stärkerer Wirkung auch in die Cutis hinab. Am Aufbau dieser Infiltrate, die verhältnismäßig recht klein bleiben, beteiligen sich namentlich adventitielle Bindegewebszellen (ROST), die im übrigen genau die gleichen Veränderungen durchmachen (Kernschwellung, Pyknose), wie sie schon oben beschrieben wurden. Außerdem finden sich noch Lymphocyten, wenn auch in geringerer Menge und polynucleäre Leukocyten in verschwindender Zahl. Diese letzteren treten sowohl in der Umgebung der Gefäße des Papillarkörpers und der Cutis, als auch in der Epidermis auf, wo sie zu der oben erwähnten Pustelbildung führen.

Alle Veränderungen in der Epidermis sind jedoch wahrscheinlich rein *sekundärer* Natur. Eine primäre Strahlenwirkung kommt nach ROST nur soweit in Frage, als ein kräftiger Saftstrom des entzündlichen Ödems das strahlengeschädigte Epithel leichter abhebt und gleichzeitig reparative Vorgänge erschwert.

Bei der *Rückbildung* der Veränderungen bleiben im Corium Überreste der Infiltrationsherde und Schwellung der Bindegewebszellen noch lange bestehen, nachdem die Schäden der Epidermis durch Neubildung seitens erhalten gebliebener Zellelemente längst ausgeglichen sind. Ferner erinnert bei leichterer

Strahlenwirkung das vermehrte Pigment noch recht lange an die überstandenen Vorgänge. Es findet sich im Bindegewebe grobkörnig in vornehmlich perivasal gelegenen Chromatophoren, in der Epidermis intra- und intercellulär.

Bei der Entstehung des

Röntgengeschwürs

spielen kennzeichnende *Gefäßveränderungen* eine ausschlaggebende Rolle. GASSMANN fand eine eigenartige Zerfaserung und Degeneration des Bindegewebes

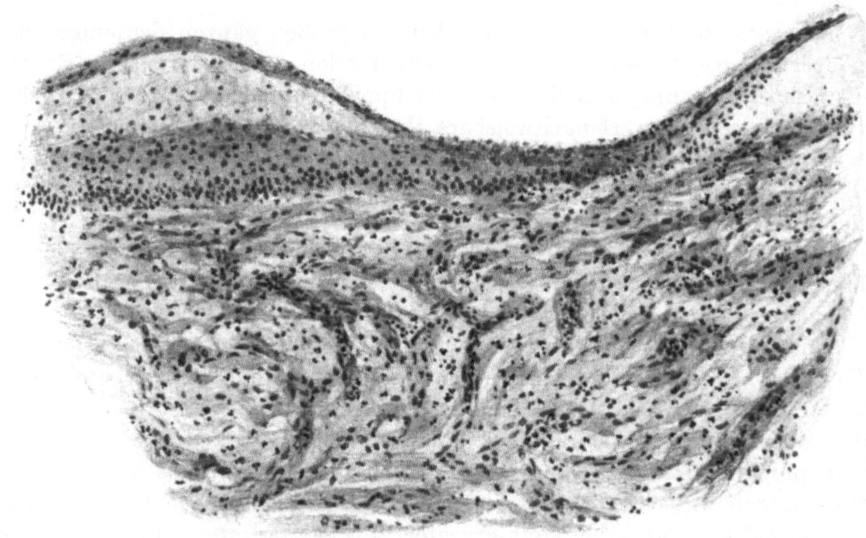

Abb. 71. *Röntgengeschwür*; Randabschnitt. (♂, 43jähr., Mons pubis, 1 Jahr nach Bestrahlung.) Unregelmäßige Parakeratose, ödematöse obere Stachelschicht zum Teil blasig abgehoben. Zellen in der ganzen Epidermis unregelmäßig verteilt, Papillarkörper verstrichen, das Bindegewebe aufgelockert, ödematös, zum Teil zerfallend; Gefäße eng, zum Teil verschlossen, Wandung verdickt. Zahlreiche polynucleäre Leukocyten durchsetzen das ganze Gewebe. Hämatoxylin-Eosin. O = 128:1, R = 128:1.

sowie merkwürdige, langsam nach der Tiefe weiterschreitende, von ihm als vacuolisierende Degeneration der Gefäßwände in Cutis und Subcutis bezeichnete Veränderungen.

Im einzelnen sind die obersten Epidermisschichten am Rande der Geschwüre unvollkommen verhornt, vielfach parakeratotisch. Die Stachelzellen weisen große Kernhöhlen auf, sind schlecht färbbar und zeigen erst in den tieferen Epidermislagen Stachelbildung. Stratum granulosum und Stratum basale fehlen völlig, Mitosen sind auffallend spärlich. Vielfach liegt an Stelle der Epidermis nur noch eine homogene Lamelle, die lediglich an einzelnen wenigen Stellen ihren Ursprung erkennen läßt. In diese strukturlose Masse sind unregelmäßig blaßgefärbte Kerne eingelagert. Das Ganze hebt sich zusammen mit Resten der übrigen Epidermiszellen stellenweise vom Bindegewebe ab. Dabei enthalten die untersten Zellagen häufig reichlich braunes Pigment.

Im Zentrum des Ulcus sieht man unter einer oft noch banale Eiterkokken tragenden nekrotischen Decke ein unregelmäßiges Gewirr mit Kernresten durchsetzter aber gut färbbarer Elastinfasern. Nach der Tiefe hin sind sie von einzelnen, ganz homogenen, unregelmäßig gequollenen Bindegewebsbalken durchsetzt, welche vielfach in körnige Fasern zerfallen. Das Ganze bildet mit zahlreichen Leukocyten, Bindegewebskernresten, dicken Elastinfasern und kleinsten Bündeln faserigen Kollagens ein grobmaschiges Netzwerk, das durch den mangelnden Kerngehalt der Fasern auffällt. Hier und da liegen in diesem Netzwerk größere perivasculäre Zellhaufen, die aus Lymphocyten, polynucleären Leukocyten und eigentümlichen, den Plasmazellen ähnelnden Gebilden aufgebaut sind.

Blutgefäße sind nur sehr wenig oder gar nicht mehr vorhanden. Knäueldrüsen finden sich in den obersten Schichten nur noch ganz vereinzelt; in den tieferen Schichten sind sie besser erhalten. Im allgemeinen haben sie ihren Epithelbelag abgestoßen; dieser füllt das Lumen der Drüse aus, durchsetzt mit Leukocyten und Resten untergehender Zellen. Die Capillargefäße sind vielfach durch leukocytäre Thromben verschlossen. Auch die tieferen Gefäße der Cutis sind in Mitleidenschaft gezogen. Ihr Epithel ist vielfach verloren gegangen, die Wandung aufgelöst, das Lumen mit amorphen Massen gefüllt.

Ist die Zerstörung noch stärker, reicht die *Nekrose* bis tief in die Cutis hinunter, so sind die schweren Veränderungen im Corium, die hyaline Degeneration der Fibrillen, der Kernschwund, das Fehlen aller Anhangsgebilde, noch stärker ausgeprägt. Dann finden sich kleinere Nekroseherde auch fleckweise, weiter fort in der Umgebung des eigentlichen Geschwürs an Stellen, die von einer anscheinend normalen oder wenig veränderten Epidermis bedeckt sind. An die *Hautmuskeln* erinnern dann nur noch vereinzelte glatte Muskelzellen; die Haarpapillen sind völlig zerstört, auch die *Nerven* schwer beschädigt. Ihre Kerne sind zum größten Teil zugrunde gegangen. Die Nervenbündel werden von Zügen hyalin degenerierter Fibrillen durchzogen und von einer kleinzelligen Infiltration durchsetzt. Die Achsenzylinder sind verschwunden.

Das *Gefäßsystem* weist in diesen Fällen schwerste Veränderungen auf. Die Wand der Capillaren und kleineren Gefäße in den oberen Geschwürsschichten ist in eine unregelmäßig gequollene Masse umgewandelt. Die Gefäße selbst sind entweder völlig verschlossen oder erweitert und gestaut, namentlich am Rande, wo sie vereinzelt noch Blutkörperchen enthalten. In diesem Falle sind die Wände meist mit Leukocyten durchsetzt. Die stark verdickte, mit gequollenen Endothelien besetzte Intima ist stellenweise von der Unterlage abgehoben; zwischen ihr und dem Endothelbelag entstehen rundliche Lücken. Die größeren Gefäße zeigen noch Reste einer stark aufgefaserten, ungleich dicken und oft unterbrochenen Elastica. Ihre Wand ist oft völlig verfallen. Selbst die Arterien der Subcutis sind schwer geschädigt. Ihre Intima nimmt als faserige, stark verdickte, reticulär gebaute bzw. von Vacuolen durchsetzte Masse den größten Teil des Lumens ein. Die Endothelkerne sind bläschenförmig umgewandelt; die Vacuolen entweder ganz leer oder von einer feinfaserigen reticulären Masse durchzogen. Diese hochgradige, vacuolisierende Degeneration hat auch auf die Muscularis der meisten Arterien und Venen übergegriffen, jedoch nicht gleichmäßig stark.

Neben der Vacuolisierung der Gefäßwände sah GASSMANN Abspaltungen und fleckweise erhebliche Verdickungen der Intima, welch letztere er auf neugebildete elastische Fasern zurückführt. An den Venen und größeren Lymphgefäßen führte diese Verdickung oft zur Obliteration (Endophlebitis und Endolymphangitis obliterans).

Diese auffallenden Gefäßveränderungen sind für die Röntgenstrahlenwirkung besonders kennzeichnend, allerdings je nach dem Grade der Dermatitis verschieden stark entwickelt.

Über Ausheilung sowie Art und Aufbau der Narbenbildung siehe den nächsten Abschnitt.

Die chronische Röntgendermatitis

äußert sich anfänglich in einer Rötung und Schwellung der Haut. Nach und nach entwickelt sich eine übermäßige Verhornung, sowohl in diffuser wie umschriebener Form. Die Haut ist hart und trocken, ihre Beweglichkeit behindert, es treten Risse auf und häufig kleine Abscesse. Daneben kommt es zu oberflächlichen Gefäßerweiterungen, Haarausfall, schließlich zur Hautatrophie mit mangelnder Drüsenfunktion. In seltenen Fällen entwickelt sich eine als Glanzhaut *(Liodermie)* bezeichnete Veränderung. Die Gefäßerweiterungen (Teleangiektasien) finden sich, wie das zuerst FREUND und OPPENHEIM gezeigt haben, bekanntlich auch nach Ausheilung akuter Schädigungen, jedoch wurde — um Wiederholungen zu vermeiden — dort nicht näher auf sie eingegangen. Neben der Gefäßerweiterung, der Hyperkeratose, der Trockenheit und Rigidität ist dann noch eine unregelmäßig fleckweise Pigmentierung bemerkenswert, die das Bild noch bunter gestaltet. Wiederholt auftretende und schwer heilende, stark schmerzende Geschwüre vervollständigen das Ganze.

Zwischen der akuten und chronischen Röntgendermatitis bestehen, wie dies schon ein Vergleich der Befunde ROSTS und GASSMANNS mit denjenigen UNNAS dartut, eine Reihe kennzeichnender Unterschiede. Vor allem fehlen hier die, zuerst wohl von GASSMANN beschriebenen, schweren Gefäßwandschädigungen. UNNA, dem wir grundlegende Untersuchungen über die chronische Röntgendermatitis verdanken, fand in besonders ausgesprochenen Fällen eine starke *Verbreiterung* der Hornschicht, der Körner- und Stachelschicht. Die Stachelzellen waren erheblich vergrößert, verhielten sich aber färberisch völlig normal. Im Gegensatz hierzu war das Deckepithel an Stellen von *Rhagadenbildung* erheblich verdünnt; hier fehlte die dicke Hornschicht. Sie war durch eine dünne Kruste ersetzt, unter der eine von weit klaffenden Lymphspalten durchzogene, erheblich verdünnte Stachelschicht lag. Dem interstitiellen Ödem entsprechend fehlte an solchen Stellen auch die Körnerschicht.

In vielen Fällen führt die Hypertrophie der Epidermis zu *atypischen Epithelwucherungen*, die oft den Beginn einer carcinomatösen Umwandlung erkennen lassen. In anderen Fällen wieder ist die Hypertrophie der Epidermis auf wenige umschriebene Stellen beschränkt. Es kommt zur Bildung kleiner, hauthornähnlicher, fest aneinander haftender Hornplättchen, die die Grundlage der warzen- und stachelähnlichen Rauhigkeit der Röntgenhaut bilden.

Diese Hornplättchen gleichen klinisch den Hornkegeln der *Ichthyosis* serpentina und auch den *senilen Warzen*. Von den *Schwielen der Röntgenhaut* unterscheiden sie sich dadurch, daß sie einer atrophischen Stachelschicht, jene aber einer hypertrophischen Stachel- und Körnerschicht aufsitzen, daß sie sich ferner scharfkantig, treppenförmig von der umgebenden Hornschicht abheben, während jene sich unmerklich und glatt in die umgebende Hornschicht verlieren (UNNA).

Im *Corium* findet sich ein leichtes, *interstitielles Ödem*, hauptsächlich perivasal. Die elastischen und kollagenen Fasern sind zarter und feiner als normal. Die Festigkeit des Bindegewebes hat durch das Ödem allgemein abgenommen, es ist abnorm *brüchig* und zerfällt auffallend leicht.

Die Blut-, Lymphgefäße und Lymphspalten sind stark erweitert; die Mastzellen der Umgebung leicht vermehrt; stärkere Leukocytenauswanderung ist nicht festzustellen.

Unter den Rhagaden ist der hier besonders ödematöse Papillarkörper von ausgedehnten Plasmazellhaufen durchsetzt, welche die Rhagade schalenartig umsäumen (UNNA). Im Gegensatz zur Atrophie der Oberhautanhangsorgane steht an manchen Stellen eine auffallende Verbreiterung der Musc. arrect. pilorum. Den *hypertrophischen Muskeln* entsprechen ebenso starke elastische Fasern, die nach UNNA jedoch nicht aus neugebildeten, sondern aus zusammengezogenen Teilen des alten elastischen Netzes bestehen. Dadurch kommt es um die Muskeln

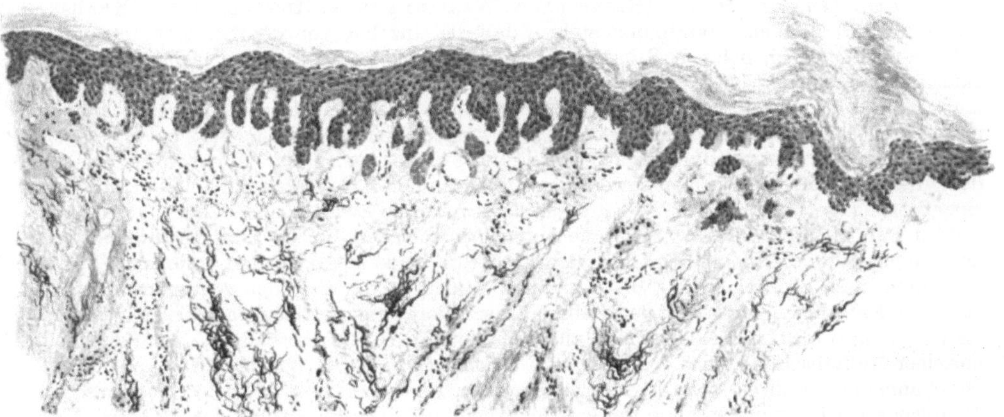

Abb. 72. *Chronische Röntgendermatitis.* (♂, 50jähr., Unterarm, dorsal.) Hyperkeratose, rechts „Hornplättchen", Acanthose mit atypischer Epithelwucherung. Im Corium interstitielles Ödem, Erweiterung der Blut- und Lymphgefäße, fleckförmige Anhäufung des Elastin bzw. Atrophie und Auffaserung des Kollagen. O = 66:1; R = 66:1.

herum zu einer zwar nur scheinbaren, aber doch kennzeichnenden *Anhäufung*, in der übrigen Haut zu einer relativen Verarmung *an Elastin.* Das *kollagene* Gewebe ist im Gegensatz hierzu an manchen Stellen, insbesondere in Papillarkörper und oberer Cutis, mehr oder weniger atrophisch. Die kollagenen Bündel sind dünn, lockerer verwebt und verlaufen viel unregelmäßiger. Im Gegensatz zur Norm ist ihre Basophilie erhöht.

Nach SAUNDERS und MONTGOMERY ist bei der Röntgendermatitis schwächeren Grades eine Zunahme der elastischen Fasern, bei schwereren Fällen eine Zerstörung zu beobachten. JOHN sah schwere Schäden an den nervösen Elementen, besonders dem Terminalreticulum, außerdem das Vorkommen besonderer Zellelemente, die in der Haut nach ihm nur sehr selten zu finden sind und die er als terminale Nervenzellen bezeichnet.

Die *Teleangiektasien* erweisen sich histologisch als erweiterte venöse Capillaren, deren punktförmiges Zentrum schräg heraufsteigenden, tieferliegenden Capillaren größerer Art, deren sternförmige Ausbreitung mehr oberflächlichen derartigen Gebilden entspricht (UNNA).

An vielen Stellen findet man fleckförmig umschriebene *Pigmentansammlungen,* die sich nicht von jenen unterscheiden, die oben beschrieben wurden.

Die weißen glänzenden *Geschwürsnarben* erscheinen histologisch als mit einem schmalen Epithelband überdeckte, von dünnwandigen, kleinsten Gefäßen durchzogene narbige Bindegewebszüge. In ihnen fehlt vielfach das elastische Gewebe; an anderen Stellen wieder ist es zu kurzen und plumpen Herden zusammengeflossen.

Pathogenese. Soweit die Histologie ein Urteil gestattet, verhalten sich die harten, bzw. gefilterten und die weichen bzw. ungefilterten Strahlen bezüglich ihrer biologischen Wirkung auf die Haut völlig gleich (ROST). Als ihr Hauptangriffspunkt ist in der Zelle mit größter Wahrscheinlichkeit der Kern anzusehen. Neben dieser Wirkung auf einzelne Zellelemente kommt es schon bei sehr geringen Dosen und sehr bald nach der Bestrahlung zu entzündlichen Erscheinungen (Ödem, perivasculäre Infiltration).

Über den *primären* Angriffspunkt der Strahlen herrscht bis jetzt noch keine Einigkeit. Während ein Teil der Forscher (HEINECKE, v. WASSERMANN, v. HERTWIG, LEVY, KRAUSE, LAZARUS u. a.) auf dem Standpunkt stehen, daß die einzelne, von den Strahlen getroffene Zelle vernichtet wird, nehmen RICKER und seine Mitarbeiter an, daß bei mehrzelligen Organismen mit einem Gefäßnervensystem unter einer Bestrahlung eine Störung des Kreislaufs im Bereich des Capillarnetzes auftritt und daß alle Gewebsschädigungen sekundär durch eine Störung in der Blutversorgung hervorgerufen würden. Es hat nach neueren Untersuchungen (TELOH und Mitarbeiter, DURYEE, ALLSOPP und Mitarbeiter, GRAUL) den Anschein, daß die Strahlen sowohl unmittelbar in den Zellen, als auch auf dem Umwege einer Störung des Blutkreislaufs — mit seinen Folgen für die Ernährung der Zellen — wirksam werden. Mit anderen Worten: es ist noch nicht entschieden, ob die Röntgenstrahlen nach der Treffer- oder Gifttheorie wirksam werden oder ob beide Möglichkeiten bestehen.

Durch diese Störung in der Blutverteilung kommt es dann zu den schweren Veränderungen aller zelligen und sonstigen Gebilden der Haut, wie sie oben beschrieben wurden. Es werden also im Grunde genommen alle Teile betroffen. Eine besondere Empfindlichkeit einzelner Hautabschnitte mag — wie ich im Gegensatz zu UNNA und übereinstimmend mit ROST annehmen muß — trotzdem vorhanden sein, wenn sie uns auch bei der chronischen Röntgendermatitis nicht so ohne weiteres ins Auge fällt. Die Bedeutung der Blutverteilung für die Genese der Störungen hat bereits UNNA histologisch gesehen und erkannt und auf sie alle weiteren Veränderungen zurückgeführt. Auch hormonale Vorgänge scheinen mitwirken zu können (KAPLAN und Mitarbeiter, ELLINGER).

γ) Durch Radiumstrahlen.

Die Folgen der Einwirkung radiumhaltiger Präparate auf die Haut des Menschen erreichen nach den bisher vorliegenden Erfahrungen bei weitem nicht jene Stärke, wie sie von der Röntgenwirkung her bekannt ist.

Im Anschluß an eine kurze Berührung mit Radium kommt es nach einer Latenzzeit von mehreren Tagen zu einem Hitzegefühl, zu Schwellung und Entzündung der von den Strahlen getroffenen Hautabschnitte. Unter erheblicher Schmerzhaftigkeit nimmt die Schwellung zu, es kommt zu blasiger Abhebung der Oberhaut, die im Verlauf von mehreren Wochen allmählich abheilt und stellenweise zu hornartiger Verdickung der Oberhaut, unter Umständen zu Schrumpfung und Atrophie der gesamten Hautschichten führt. An den Nägeln treten Ernährungsstörungen auf; an den Fingerspitzen, die dem Präparat ausgesetzt wurden, bleibt nach Monaten und Jahren eine hochgradige Empfindlichkeit bestehen; es kommt hier oft zu kleineren Blutungen unter die verdünnte Oberhaut.

Ähnlich wie bei den Röntgenstrahlen führen noch nach langer Zeit leichteste traumatische oder sonstige Schädigungen zu Rückfällen.

Auf der verdünnten Haut der Hände bilden sich dauernd trockene oberflächliche Krusten, die von Zeit zu Zeit abschilfern und erst langsam und unvollkommen heilen (ULLMANN).

Bei *stärkerer* Radiumwirkung kann es zur Entwicklung von *Geschwüren* kommen. Diese zeigen, sobald sie über die oberflächlichsten Hautschichten hinausgedrungen sind, einen kennzeichnenden Bau, gleichgültig, ob sie an einer gesunden oder kranken Hautstelle entstanden sind. Von der gesunden Haut ist das Geschwür durch eine schmale, leicht gerötete

Hautzone getrennt; seine Ränder sind flach, gegen das Zentrum hin mit einem zarten, weißen Epithelsaum bedeckt. Der Geschwürsgrund liegt nur wenig tiefer als die Umgebung; er ist mit einem gelblichen, nicht abstreifbaren Belage überzogen, der hier und da von einzelnen zarten frischroten Granulationen unterbrochen wird. Das unbedeckte Geschwür trocknet rasch zu gelblich-schwarzbraunen Krusten ein, die abgestoßen werden. Unter diesen kommt es dann durch Vorschieben des Epithelsaums von den Rändern her allmählich zur Verkleinerung und Vernarbung, ohne daß im ganzen Verlauf eine Wucherung der Granulationen zustande käme. Die zartweiße Narbe schuppt noch einige Zeit, wird dann glatt und glänzend, manchmal von einem schmalen, zarten Pigmentsaum umgeben. Noch nach Monaten können in ihr Teleangiektasien auftreten.

Eine zusammenfassende Betrachtung der *Histopathologie* der Radiumwirkung ist zur Zeit äußerst schwierig und muß notwendig unvollkommen bleiben, da wir zwar „zahlreiche Bausteine kennen, aber von so ungleichartiger Beschaffenheit nach Größe, Bearbeitung, Material, daß sich daraus kein architektonisch zusammenpassendes Bauwerk errichten läßt" (KAISERLING). Verhältnismäßig gut sind wir über die Veränderungen an der Haut unterrichtet, trotzdem auch hier die Verwendung verschiedener Radiummengen — Bestrahlungsdauer und Anwendungsart — zahlreiche Unterschiede bedingt.

Die histologische Wirkung der Radiumstrahlen auf die Haut ist ebenso wie die klinische den Folgen der Röntgenbestrahlung sehr ähnlich, wenn nicht identisch. Es tritt jedoch hier noch deutlicher als bei der Röntgendermatitis die *selbständige*, von Gefäßveränderungen und Nerveneinflüssen unabhängige Schädigung der Epithelien hervor. Diese Schädigungen sind dabei genau auf den Bestrahlungsbezirk beschränkt. Die Stärke der entstehenden Veränderung ist unmittelbar abhängig von der Dauer der Einwirkung der Strahlen. STRASSMANN fand nach 10—20 min langer Bestrahlung 12 Std später lediglich eine stärkere Füllung der Gefäße, an die sich erst nach 48 Std, wo klinisch die behandelte Stelle sich hellrot von der Umgebung abhob, eine *akute Entzündung* anschloß. Die Gefäße des ganzen Coriums und subcutanen Gewebes waren, ebenso wie die Capillaren, strotzend mit Blut gefüllt. Es fand sich bereits ein mantelförmiges, perivasculäres *Infiltrat*, in dem die Mastzellen an Zahl auffielen. Nach 4—6 Tagen zeigte auch das *Gefäßsystem* Veränderungen. Die Endothelzellen waren vergrößert, bläschenförmig aufgetrieben, tief in das Lumen hineinragend, die Kerne geschwollen.

Erst *8 Tage* nach der Bestrahlung fanden sich Veränderungen am Epidermisepithel und den Bindegewebszellen. Beide sind dann ähnlich wie die Endothelien der Gefäße geschwollen und haben ungleichmäßige, kugelige Formen angenommen. An einzelnen Stellen ist es zu Vacuolenbildung gekommen, und zwar — ganz ähnlich den Röntgenbestrahlungen — am stärksten im Stratum basale. Die *Epidermis* wird aufgelockert; die Intercellularspalten sind erweitert, hier und da bereits von Leukocyten durchsetzt. Die Hornschicht bleibt zunächst unverändert, und die Degenerationserscheinungen nehmen vom Stratum basale nach aufwärts bis zu ihr hin allmählich an Stärke ab.

Das *Ödem* nimmt zu und führt schließlich zur Blasenbildung, indem Flüssigkeit zwischen die oberen und mittleren Stachelzellagen eindringt und erstere mitsamt der Hornschicht emporhebt. Die Vacuolenbildung der gequollenen Epithelien wird stärker, ihr Kern nach dem Rande gedrängt und umgeformt. Ein Teil der Zellen verliert allmählich seine Färbbarkeit und geht zugrunde.

Die so entstandene Blase platzt schließlich, und es bleibt eine leichte Erosion der oberflächlichen Epidermisschichten zurück.

Thies erzielte mit 20 mg *Radiumbromid* bei sechsstündiger Anwendung bereits 1 Std später eine Auswanderung eosinophiler Zellen ins Corium, vereinzelt auch in die Epidermis. Gleichzeitig begann eine entzündliche Exsudation mit Blasenbildung. Die Epidermisepithelien vermehrten sich zunächst unter trüber Schwellung ihres Protoplasma; bald kam es unter Kernzerfall und Vacuolenbildung um den Kern zu völliger Nekrose. Dieser folgte schnell die Abstoßung durch einfache Auflösung und Resorption der nekrotischen Massen sowohl in der Epidermis wie im Corium, wo die Nekrose erst später und schichtweise einsetzte. Aber schon vom 3. Tag an zeigten sich Ausheilungsversuche in Gestalt von Epidermisepithelwucherungen vom Rande der Nekrose her. Diese nahmen oft ein cancroidähnliches Aussehen an.

Die gleichen Veränderungen wie in der Epidermis fand Strassmann an den *Bindegewebszellen* des Coriums und an den Anhangsgebilden der Haut. Die Anhäufung von Leukocyten und Mastzellen ist noch stärker geworden. Durch Schädigungen der Gefäßwände kommt es vielfach zu kleinsten Blutaustritten. Bemerkenswerterweise scheinen elastische sowohl als auch kollagene Fasern bei diesem Grade der Veränderung weder in ihrer Färbbarkeit noch in ihrem Aufbau beeinflußt.

Die **Radiumgeschwüre** sind an der Oberfläche von einer in ihrem Aufbau nicht weiter erkennbaren Detritusmasse bedeckt. Die Epidermis ist darunter meist völlig geschwunden. Man findet an ihrer Stelle nur einzelne, schlecht färbbare Zellen, die ebenso wie ihre Kerne unregelmäßig geschwollen sind. Die Zwischenräume sind verbreitert, das Rete gelockert. Die ganze tiefere Epidermis, in der ebenfalls nichts mehr von der normalen Zellanordnung zu erkennen ist, besteht aus Massen gequollener vacuolisierter Zellen, Zellresten und Kerntrümmern, zwischen denen polynucleäre Leukocyten und unregelmäßig verteilte Pigmenthaufen eingelagert sind.

Unterhalb der nekrotischen Massen folgt eine dichte Infiltrationsschicht aus Lymphocyten, polynucleären Leukocyten und auch Plasmazellen. Von hier aus gehen einzelne perivasculäre Infiltrate in die Tiefe. In den dem Geschwür zunächst liegenden Schichten sind die elastischen Fasern fast völlig geschwunden, ebenso die Capillaren; die größeren Gefäße sind nur noch durch einzelne elastische Faserringe und Blutpigmentanhäufung zu erkennen. Die Bindegewebszellen sind zu einer fast homogenen, durchscheinenden, schlecht färbbaren Masse aufgequollen. Nach der Umgebung hin treten jene Zelldegenerationen auf, wie sie früher schon beschrieben wurden.

Setzt man die gesunde Haut verschiedenen Einwirkungen (Kälte, Wärme, Crotonöl usw.) aus und bestrahlt dann oder umgekehrt, so läßt sich — besonders in der Epidermis, weniger im Corium — eine starke Hyperplasie mit atypischen Mitosen, mit vielkernigen oder abnorm großen Riesenzellen hervorrufen. Mittelstarke Bestrahlung derart hyperplastischer Hautstellen führt zu frühzeitigem und beschleunigtem Zellzerfall (Werner).

Pathogenese. Die Schädigungen sind genau auf den Strahlungsbezirk beschränkt. Die Wirkung trifft unmittelbar auf die Zellen. Je schwächer die Strahlung, um so elektiver die Wirkung, um so geringer auch die Tiefenwirkung. Schwache Strahlung führt vielfach nur zur

Hyperplasie, stärkere Dosen zur Nekrose. Die pathologischen Effekte sind fast ausschließlich den β- und γ-Strahlen zuzuschreiben, da die α-Strahlen durch die Kapselhüllen zurückgehalten werden. Die Folgen einer solchen Bestrahlung sind im großen ganzen ähnlich denen der Röntgenstrahlen, nur erfolgen die Reaktionen schneller und intensiver. Sie treten auch hier nach einer im umgekehrten Verhältnis zur Strahlendosis stehenden Latenzzeit auf.

Bei der chronischen **Thorium-X-Dermatitis** steht, entsprechend der schwächeren Wirkung dieser Präparate, die *Reizwirkung* auf das Gewebe im Vordergrunde. Es findet sich eine Hypertrophie der gesamten Hautdecke mit starker Rötung und seröser Schwellung des Gewebes, an geeigneten Stellen mit Hyperkeratosenbildung, selten mit zentraler Nekrose oder Atrophie (FRIEDLÄNDER), WITTEN und SULZBERGER konnten Thorium X und seine Zerfallprodukte in Haarbälgen und Schweißdrüsen nachweisen.

d) Durch elektrischen Strom.

Die durch *plötzliche* Einwirkungen des elektrischen Stroms auf die Haut hervorgerufenen Veränderungen äußern sich in verschiedener Weise, die selten rein als sog. „*spezifische elektrische Strommarken*" und *Verbrennungen*, sondern meist als Mischformen beider vorkommen. Allerdings bestehen insoweit entscheidende Unterschiede von der Verbrennung, als durch die rein elektrische Stromwirkung niemals Hyperämie und Blasenbildung oder auch nur Exsudation hervorgerufen werden kann. Bei den spezifisch elektrischen Hautveränderungen handelt es sich meist um flache, punkt- oder streifenförmige Erhebungen der Epidermis von blaßweißer oder graugelblicher Farbe, in deren Mitte sich oft eine rundliche oder lineare Einbuchtung findet, deren Grund und Ränder zumeist grauschwarz, gelegentlich auch einmal blutig verfärbt sind (JELLINEK). Derartig veränderte Hautstellen fühlen sich hart und derb an; es fehlt jede Rötung und Schmerzhaftigkeit. Sie heilen fast ohne Eiterung und ohne Fieber. An solchen Stellen reiner elektrischer Strommarken bleiben die Haare erhalten. Es finden sich im übrigen, je nach Stärke und Spannung, Dauer und Ausdehnung der Einwirkung, oberflächliche, erosionähnliche bis tiefe nekrotische und schußähnliche Veränderungen. Die Verbrennungen, die dabei vorkommen, können alle Grade bis zu den tiefgehendsten Zerstörungen der Haut darstellen. Das ursprüngliche Bild kann weiterhin dadurch verwischt werden, daß Metallteile durch elektrolytische Wirkung zerstäubt werden und die Haut der Kontaktstellen imprägnieren.

Bei der histologischen Untersuchung solcher Strommarken findet man die Hornschicht an den Stellen der zentralen Eindellung stark verschmälert und zusammengesintert (KAWAMURA, RIEHL). Die Zellzeichnung ist geschwunden; das Ganze in eine homogene Masse verwandelt, die Farbflüssigkeiten kräftiger aufnimmt als die Umgebung. Eine Verkohlung ist in der Oberhaut nicht festzustellen. Zwischen dem Stratum corneum und den darunterliegenden Epidermisschichten finden sich *Höhlenbildungen*, die teilweise durch kleinere Septen wieder in Unterabteilungen getrennt sind. Der Papillarkörper ist im Bereich der zusammengepreßten Schicht verkürzt und abgeflacht, stellenweise geschwunden, so daß die Epidermis-Cutisgrenze in eine mehr oder weniger gerade Linie umgewandelt ist. Das *Bindegewebe* der Cutis ist manchmal nicht verändert (JELLINEK); in anderen Fällen wieder sind die kollagenen Fasern geschwollen und zusammengeklebt (MIEREMET), so daß die Hautbindegewebsmaschen verschmälert erscheinen.

Als *besondere Eigentümlichkeit* der elektrischen Strommarken ist von JELLINEK auf Veränderungen in den Zellen der Stachelschicht hingewiesen worden. Diese fanden sich nämlich zu langen, einander parallel gerichteten Fäden ausgezogen, die in Büscheln und Garben zusammenlagen. Diese strichförmige

Dehnung betraf sowohl die Zellen wie die Kerne, und JELLINEK und DELBANCO führten im Gegensatz zu NIPPE ihre eigentümliche Lagerung auf die Richtung des einwirkenden Stromes zurück. Diese, aus ihrem regelrechten Aufbau herausgedrängten Epidermisschichten behalten normale Färbbarkeit und zeigen nirgends eine Andeutung von Zerstörung oder degenerativer Veränderung. An manchen Stellen fanden sich diese Umformungen auch an den „Basalfüßchen“ der Retezellen, besonders, wenn es zwischen ihnen und der Cutis zur Höhlenbildung gekommen war. Die derart veränderten Zellhaufen lagen wie Einschlüsse mitten im unveränderten Gewebe und wiesen große Ähnlichkeit mit den palisadenförmigen Zellen auf, wie sie UNNA bei experimentellen Verbrennungen beschrieben hat.

Die *pathognostische Bedeutung*, welche JELLINEK, KAWAMURA und RIEHL dieser eigentümlichen Umwandlung der Stachelzellschicht zugesprochen haben,

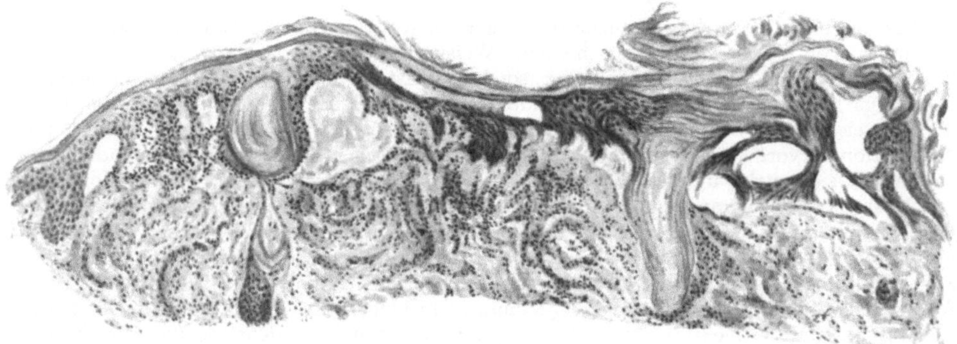

Abb. 73. *Hautveränderung durch den elektrischen Strom.* Homogenisierte Epidermis mit Höhlenbildung und Abhebung vom Corium; die Zellen der Stachelschicht zu langen „Büscheln“ und „Garben“ ausgezogen („Strommarke“, JELLINEK). Verbreiterung und Zusammenkleben der Bindegewebsbündel. (Nach KAWAMURA.)

ist von HULST, SCHRIDDE und MIEREMET nicht anerkannt worden. Auch GANS ist ihre Ähnlichkeit mit den Veränderungen durch trockene Glühhitze aufgefallen. Zum anderen finden sie sich durchaus nicht regelmäßig vor. Dagegen trifft man immer auf eine *Verbreiterung und ein Zusammenkleben* der sich dunkler färbenden Fasern und Bündel des Hautbindegewebes, das infolge des dichteren Zusammenliegens der kollagenen Fasern ein weniger weitmaschiges Netz aufweist. Ferner zeigt sich auch regelmäßig eine *homogenisierte Epidermis* mit Höhlenbildung und Abhebung der Oberhaut von der Bindegewebsunterlage, wie dies HULST, SCHRIDDE und MIEREMET betonen. Dabei kann es vielfach zu einer Umwandlung der Acidophilie (Eosinophilie) des Bindegewebes in *Basophilie* kommen. Derartige Veränderungen finden sich gelegentlich jedoch auch einmal bei Verbrennungen der Haut mit glühendem Metall, ebenso wie hier die eigentümliche Richtungsänderung und strichförmige Ausdehnung der Epidermisepithelien beobachtet werden kann.

Die Frage der *Spezifität* dieses „*Strommarken*“aufbaus für die elektrische Hautveränderung ist daher wohl *zu verneinen.* Verkohlung, Schmelzung des Bindegewebes, haarbüschelartige Umbildung einzelner Stachelzellabschnitte kommen auch allein bei Hitzewirkung vor, wenn sie auch bei der elektrischen Stromeinwirkung die größte Ausdehnung haben (SCHRIDDE).

Die sog. *dendritischen Figuren* vom Blitz Getroffener sind nach NIPPE von den Strommarken völlig verschieden. Die Epidermis ist hier von der Cutis ohne jede palisadenartige Gleichrichtung abgelöst. In der Cutis und in der Subcutis, besonders in der Nähe der Haarpapillen, finden sich Blutungen.

Pathogenese. Die Erscheinungen beim Durchtritt des elektrischen Stroms in die Haut führt man heute auf Wärmebildung zurück (RIEHL), bzw. man faßt sie als die Folgen einer Temperaturerhöhung auf, welche dabei in der Haut zustande kommt (JOULEsche Wärme). Diese wäre dann auf die Überwindung des großen Leitungswiderstandes in der Haut zurückzuführen; sie kommt daher nur an der Eintritts- und Austrittsstelle des elektrischen Stromes zur Wirkung und wird bei genügender Stromstärke (JOULEsches Gesetz, $J^2 \cdot W \cdot t$) so groß, daß sofortige Abtötung des Hautgewebes erfolgt (JELLINEK). Die Entstehung der Hohlräume unterhalb und im Epidermisepithel führt RIEHL auf elektrolytische Eiweißzerstörung zurück, die mit einer Gasentwicklung elektrolytischer Natur einhergeht.

Anhangsweise seien hier kurz die durch den **faradischen Pinsel** hervorgerufenen Veränderungen der normalen Haut erwähnt. Eine derart behandelte Hautstelle wird bei Verwendung von Metallpinseln zunächst blaß; hierauf wird ihre Umgebung und sie selbst hyperämisch, quaddelartig, um allmählich wieder zur Norm zurückzukehren. Bei wiederholter Faradisation bleibt schließlich eine leicht *erhabene* gelblichrote *Papel* von deutlich entzündlichem Charakter zurück, die eventuell noch einige Tage zu sehen ist und gewisse Epidermisveränderungen aufweist. Im Gegensatz hierzu findet sich bei Verwendung eines Flüssigkeitstropfens oder *Haarpinsels* alsbald nach dem Faradisieren ein runder roter Fleck, der zentral zwar ebenfalls abblaßt, aber bläulichweiß und nicht eleviert, sondern *eingesunken* erscheint. Auch er hinterläßt immer für mehrere Tage eine entzündliche Rötung (KREIBICH).

Histologisch findet sich ein lymphocytäres Infiltrat, besonders längs der horizontalen Äste des subpapillaren Gefäßnetzes. Dazu kommt eine geringe Zellvermehrung im Stratum papillare und subpapillare, vielleicht auch eine leichte Proliferation der Bindegewebszellen. Im Epithel bildet sich eine parakeratotische Schuppe aus intensiv gefärbten und geschrumpften Kernen und geronnenem Protoplasma, darunter vermehrtes Keratohyalin. Im Reteepithel findet man Riesenzellen.

KREIBICH, der diese Untersuchungen durchgeführt hat, faßt die durch den faradischen Pinsel erzeugte Veränderung als *angioneurotische Entzündung* auf. Infolge nervöser Erregung komme es zu dilatatorischer Hyperämie und Ödem in den Papillen, was je nach dem Grade der Anämie bei geringerer Schädigung der Epithelzellen zu amitotischer Teilung und Epithelriesenzellenbildung, bei vollständiger Anämie jedoch zu völliger Epithelnekrose führe.

3. Entzündungen durch chemische Ursachen.

Kaum eine Gruppe von Hautveränderungen stellt einer auf ätiologisch-pathogenetischer Grundlage beruhenden systematischen Betrachtung größere Schwierigkeiten entgegen als die vorliegende. Bei kaum einer anderen Gruppe wird uns die in der Dermatologie so oft zu beobachtende Tatsache klarer vor Augen geführt, *daß klinisch völlig gleichartige Krankheitsbilder durch vollständig verschiedene Ursachen hervorgerufen werden, sowie daß umgekehrt infolge der gleichen Ursache ganz verschiedene Krankheitserscheinungen auf der Haut entstehen können.* Dies gilt sowohl für die ektogen angreifenden chemischen Mittel, als auch ganz besonders für jene noch wenig geklärten, auf dem Blutwege ihre Wirkung entfaltenden Stoffe, seien es nun chemisch wohlbekannte Körper oder auf autotoxischer bzw. auf sog. infektiös-toxischer Grundlage entstandene. Es kommt hinzu, daß bei diesen die Erfahrung der letzten Jahre immer mehr gezeigt hat, in wie großem Maße primär gerade auch hier lebende bakterielle Keime verantwortlich zu machen sind.

a) Durch körperfremde Stoffe.

α) *Ektogene Hautentzündungen.*

Bei den *ektogenen*, auf chemischen Ursachen beruhenden Hautentzündungen sind die Erscheinungen, welche nach kürzerer oder längerer Einwirkung sich einstellen, rein *örtlich begrenzter* Art. Es sind zunächst rein *alterative* Vorgänge, und erst im weiteren Verlauf pflegen sich als deren Folgen die reaktiven Abwehrmaßnahmen des Organismus zu entwickeln.

Dabei sind uns hier glücklicherweise die auslösenden Ursachen und damit der Ursprung der alterativen Gewebsreaktion meist bekannt; denn das klinische Bild ist durchaus nicht immer kennzeichnend. Die Folgen einer Einwirkung chemischer Mittel auf die Haut lassen sich aus der Art der Veränderung nämlich nur hinsichtlich bestimmter Gruppen erkennen (Säuren, Laugen usw.). Innerhalb dieser Gruppen ist der Ablauf der Gewebsreaktionen sowohl im klinischen wie im histologischen Bilde meist ziemlich gleichartig. Daher kann sich auch die Darstellung der geweblichen Veränderungen hier auf einige wenige *Beispiele* beschränken, da es sich sonst um stete Wiederholungen handeln müßte.

In allen Fällen äußert sich die unmittelbare Einwirkung des chemischen Agens auf die Haut als *Wasserentziehung* und *Fällung der Eiweißsubstanzen*, so daß eine Verätzung, eine *Ätznekrose*, d. h. eine alterative Entzündung entsteht, die dann wechselnd schnell durch reaktiv entzündliche Vorgänge abgelöst wird.

Ausdehnung und Tiefe der Ätzschorfentwicklung sind weitgehend einmal vom chemischen Aufbau und dann insbesondere von der Konzentration des chemischen Agens, zum anderen aber auch von der chemischen Natur sowie dem histologischen Aufbau des Gewebes abhängig. Da eine praktische Bedeutung diesen verschiedenartig entstandenen Gewebsveränderungen kaum zukommt, sind wir nur in wenigen Fällen über ihre *histologischen* Veränderungen näher unterrichtet.

Bei ihnen allen finden sich die kennzeichnenden Vorgänge der Hautentzündung: wechselnd starke Erweiterung des papillaren, subpapillaren und oft auch des tieferen Gefäßnetzes; bei einfachen Erythemen in erster Linie der Blutgefäße, bei stärkeren Ödemen auch der Lymphgefäße; Auswanderung polynucleärer sowohl als lymphocytärer Leukocyten, in erster Linie perivasculäre Zellansammlungen unter gleichzeitiger wechselnd starker Wucherung der fixen Bindegewebszellen; bei länger dauerndem Ödem Mastzellenanreicherung; bei manchen Formen mehr subakuter bis chronischer Veränderungen wohl auch Vermehrung der Plasmazellen.

Diese mehr allgemein entzündlichen Erscheinungen machen nun nach dem *Zentrum* des geschädigten Herdes hin anderen Veränderungen Platz, die vielfach schon durch ihr klinisches Bild gewisse Rückschlüsse, wenn auch nur auf Gruppen bestimmter chemischer Mittel gestatten.

Durch starke Mineralsäuren wird eine Koagulation des Körpereiweißes hervorgerufen, die mit einigen kennzeichnenden färberischen Veränderungen einhergeht. Konzentrierte *Salzsäure* färbt die Haut und Schleimhaut hellgelb (Bildung von Xanthoproteinsäure ?), *Schwefelsäure* zunächst grauweiß, dann schwarz (Hämatinbildung). Ganz ähnlich sind die meist weniger tiefgreifenden Verschorfungen, wie sie *Sublimat, Höllenstein* und andere Metallsalze, dann aber auch die *Phenole* auf der Haut hervorrufen.

Histologische Untersuchungen derartiger Veränderungen liegen nur für einige wenige Stoffe vor, und zwar in erster Linie für solche, deren Anwendung auch ein gewisses therapeutisches Interesse hat. Aber auch dabei sind wir aus leicht erklärlichen Gründen fast nur auf den Ausfall von Tierexperimenten angewiesen. Da von diesen ein Rückschluß auf die menschliche Haut nicht ohne weiteres gestattet sein dürfte, mag es für unsere Zwecke genügen, wenn wir nur kurz zusammenfassend über derartige Beobachtungen berichten.

Die Wirkung der Dermatotherapeutica auf die Haut.

Bei der **rauchenden Salpetersäure** äußert sich die makroskopische Wirkung auf der Haut in dem bekannten, zunächst breiigen, grauen bis gelblichen, nach einigen Stunden trockenen gelben Schorf. Nach 1—2 Tagen ist dieser von einem leicht erhabenen, weißlichen, rötlich eingefaßten Brandhof eingerahmt, während sich der Ätzbezirk immer mehr vertieft, um nach einigen Wochen unter Bildung einer entsprechenden Demarkationslinie abgestoßen zu werden. *Histologisch* hebt sich der weißliche Brandhof nur durch die geringere Färbbarkeit des Gewebes und des Epithels von dem tiefgefärbten, jedoch völlig strukturlosen, oft blasig abgehobenen zentralen Ätzbezirk bzw. dem umgebenden unveränderten Gewebe ab. Von diesem aus rücken dann zahlreiche polynucleäre Leukocyten gegen den Schorfherd vor. Sie umgrenzen diesen schließlich in einer scharfen Linie. Gleichzeitig stellt sich nach dem Gesunden hin ein deutlich von der äußeren Grenze des gesunden Epithels abgrenzbarer Exsudatsaum ein. Das gesunde Epithel wuchert dann allmählich unterhalb der inzwischen zusammengeschrumpften Ätznekrose nach der Tiefe vor, um jene dann nach und nach abzustoßen (Bargum).

Selbstverständlich ist der zeitliche Ablauf der eben geschilderten Veränderungen je nach Menge und Dauer der Einwirkung ganz verschieden.

Höllenstein. In diesem Zusammenhang sei erwähnt, daß wir nach Unna uns auch die Wirkung des Höllensteins ganz ähnlich wie die der Salpetersäure vorzustellen haben. Auch hier erzeugt das lebende Gewebe als Reaktion auf den Höllenstein-Ätzschorf einen Ätzhof, welcher in eine innere Leukocytenzone und eine äußere Zone serösen Exsudates zerfällt. Nach Unna wird die erste durch die reduzierenden Eigenschaften des Ätzschorfs hervorgerufen, während er als Bedingung für das Zustandekommen der letzten die Abspaltung von Salpetersäure aus dem Ätzschorf und Diffusion derselben in das umgebende Gewebe annimmt.

Die **Carbolsäure** erzeugt, wie wir hauptsächlich ebenfalls durch die Untersuchungen Unnas und seiner Schüler wissen, beim Menschen einen nekrotischen Schorf, der unter dem Bilde des trockenen Brandes der Mumifikation anheimfällt. Er ist im Zentrum der Ätzung am tiefsten, aber auch hier überschreitet er kaum die obere Grenze des Papillarkörpers. Infolge dieses örtlichen Gewebstodes entsteht eine lebhafte Auswanderung von Leukocyten, die dann gegen die Nekrose eine scharfe Grenze bilden. In der Cutis kommt es im Gegensatz zur Epidermis nicht zu einer nekrotischen Zerstörung des Gewebes, sondern es findet sich lediglich eine Verwischung der fibrillären Struktur des Kollagens; dieses wird dichter und homogener. Das Elastin wird nicht nachweisbar verändert.

Die Wirkung der Carbolsäure äußert sich an der *einzelnen Zelle* einmal durch *Eiweißfällung*, dann durch *Wasserentziehung*; sie schädigt in erster Linie das Zellprotoplasma, weniger die Kerne, und zwar die Kerne des Epithels der Form nach weniger als die der Cutis. Diese *Kernveränderungen* sind im Epithel durch Zertrümmern des Chromatins zu feinen und feinsten Bröckeln bei erhaltener Kernhülle *(Chromatolysis)* gekennzeichnet. In der Cutis sind Schrumpfungsformen vorherrschend: „Chromatinabbröckelung und feinster Zerfall *(Chromatorhexis)*, Abschmelzung und fädige Ausziehung sowie Lösung oder Suspendierung des Chromatins und Ablagerung in die Zellpole (Chromatolysis)“ (Frickenhaus). Daraus geht schließlich einmal eine vollständige Schrumpfung, zum anderen eine mehr oder weniger großwabige Auftreibung des Kerns hervor, teils mit, teils ohne Änderung der Zellform.

Die *allgemeine Wirkung* zeigt sich im Epithel zunächst in einer abnorm raschen Verhornung, ohne daß dabei die Zellen so stark abgeplattet würden, wie bei der normalen Verhornung. Die *Ausheilung* geht in der bekannten Weise vor sich, indem Epithelsprossen von der Seite und von unten her unter den Ätzschorf vordringen. In behaarten Bezirken geht die Epithelneubildung vorwiegend von der Stachelschicht eingestreuter Haarbälge aus, welche sich mit dem erhaltenen Deckepithel der Randbezirke verbinden. In der *Cutis* kommt es zum

Auftreten eines Granulationsgewebes, Abfuhr der Kerntrümmer und schließlich Organisation des geschädigten Bezirkes vermittels eindringender neugebildeter Gefäßsprossen. Die Abstoßung des Schorfes erfolgt im allgemeinen nicht früher, als bis die Unterlage von einem jungen Deckepithel völlig überkleidet ist.

Crotonöl und Cantharidin. Hier seien ferner noch die *„blasenziehenden Hautreizmittel"* erwähnt, in erster Linie Crotonöl und Cantharidin, die vielfach zu experimentellen Untersuchungen verwendet wurden. Bei ihrer Einwirkung entsteht auf der normalen Haut eine *Papel*, der mikroskopisch immer eine Anschwellung der Umgebung des Lanugohaars und seiner Talgdrüse entspricht (UNNA). Das Oberhautepithel ist dabei kaum verändert; dagegen sind die Bindegewebszellen des Haarfollikels und seiner nächsten Umgebung von einer aus kleinen Spindelzellen aufgebauten perifollikulären Infiltration umgeben. Durch Einwanderung von Leukocyten wandelt sich die Papel in eine *Pustel* um, unter Emporwölbung der den Follikel bedeckenden Hornschicht bzw. Abwärtsdrängen der Stachelschicht. Auf der Höhe der Pustulation finden sich die Leukocyten auch in der weiteren Umgebung des Absceßherdes. Degenerative und proliferative Vorgänge in Epidermis und Cutis wurden nie beobachtet. Die Crotonölentzündung führt also beim Menschen zu einer suprafollikulären, bei größerer Ausdehnung endofollikulären Pustelbildung. Dabei scheint das Crotonöl zunächst in die Follikel einzudringen und von diesen sowie den zugehörigen Talgdrüsen, vielleicht auch dem Schweißporus aus wirksam zu werden (KULISCH).

Die Wirkung des *Cantharidins* ist eine ganz gleiche, nur mit dem Unterschied, daß sich in den Blasen bereits zu Beginn Fibrin und polynucleäre Leukocyten vorfinden (KOPYTOWSKI).

Reduzierende Heilmittel. Schließlich seien noch die unter dem Sammelnamen der *„reduzierenden Heilmittel"* (UNNA) in der Dermatotherapie gebräuchlichen Stoffe und die Folgen ihrer Einwirkung auf die Haut in histologischer Hinsicht kurz gestreift.

Der **Schwefel** bedingt eine vorwiegend den Papillarkörper und die obere Cutis ergreifende Entzündung, bei der hauptsächlich Gefäßveränderungen: Erweiterung, Quellung und Endothelwucherung eine Rolle spielen. Die wuchernden Endothelien gelangen mit neugebildetem Pigment beladen in die Epidermis (?). Damit parallel geht eine vermehrte Hornbildung in Gestalt unvollständig verhornter, lose zusammenhängender Lamellen. Die *Leukocytenauswanderung* ist außerordentlich gering. Dabei handelt es sich eher um einkernige als mehrkernige Formen. Es stehen demnach bei der Schwefelwirkung *produktive* Veränderungen im Vordergrunde (KOPYTOWSKI).

β-Naphthol. Das früher mit Schwefel, namentlich bei parasitären Hauterkrankungen häufiger angewandte β-Naphthol ruft auf der gesunden Haut bei schwacher, aber lang dauernder, Einwirkung ebenfalls eine mehr *produktive* Entzündung hervor; bei konzentrierter, aber kurz dauernder Anwendung stehen *destruktive* Veränderungen im Vordergrunde. Es finden sich dann in der parakeratotischen Hornschicht zuweilen ausgedehnte Zerfallsherde, im Stratum basale alle Grade von Veränderungen vom Ödem und der Vacuolisierung bis zum Zellzerfall, wobei in erster Linie das Protoplasma der allmählichen Auflösung verfällt, viel weniger die Kerne. Diese schwellen stark an, färben sich intensiver und bleiben viel länger erhalten, verschwinden aber schließlich ebenfalls in einer aus serösem Exsudat, Leukocyten und Fibrin aufgebauten Kruste.

Im *Papillarkörper* kommt es zu einer Erweiterung der Gefäße und Quellung ihres Endothels; bei längerer Einwirkung wohl auch zu einem perivasculären, leukocytären Infiltrat mit Quellung der Bindegewebszellen. Die elastischen Fasern sind dann verdünnt, weniger zahlreich. Die Zellen der Haarscheiden schrumpfen; zwischen ihnen treten leere Räume auf, die häufig durch ein spärliches seröses Exsudat ausgefüllt werden (KOPYTOWSKI).

Resorcin. Die Wirkung des β-Naphthols übertrifft beträchtlich die des Resorcins. Dieses übt auch bei starker Anwendung nur einen wenig tiefgehenden, dafür in der Fläche aber sehr gleichmäßig nekrotisierenden Einfluß aus. Er reicht über die Hornschicht hinaus in die Tiefe und wandelt die Körnerschicht und den oberen Teil der Stachelschicht in eine hornschichtähnliche, von einer wahren Hornschicht aber durchaus verschiedene homogene Masse um. Bei länger dauernder Einwirkung hört die nekrotisierende Wirkung allmählich auf; die Oberhaut setzt derselben — ähnlich wie bei der Carbolsäure — dadurch eine Grenze, daß sie ziemlich rasch eine normale Horn- und Körnerschicht ausbildet. Auffallend ist die Nichtbeteiligung aller sonstigen Hautbestandteile, was sich namentlich in einem völligen Fehlen von Cutisveränderungen äußert (KELLOGG).

Pyrogallol. Diese Neigung der Hornschicht zur Verdickung und Schuppenbildung ist noch deutlicher beim Pyrogallol. Hier wird außerdem die gesamte Epidermis von der Tiefe her ödematös. Bei stärkerer Einwirkung kommt es dadurch zur Bildung zerstreuter Bläschen durch Verflüssigung der Stachelzellen. Diese Bläschen können zu großen einkammerigen Höhlen zusammenfließen, während gleichzeitig die parakeratotische Hornschicht in eine mit geronnenem Serum und Leukocyten durchsetzte Kruste umgewandelt wird. Die Stachelschicht pflegt sich infolge der Krustenbildung häufig zu verschmälern, wozu einmal die Verflüssigung ihrer Zellen, dann aber auch der — im Gegensatz z. B. zum Schwefel — völlige Mangel an Mitosen beiträgt.

Die zerstreute, unregelmäßige, kolliquative Bläschenbildung auf der Basis hochgradig ödematöser Epithelien, dazu der Mangel jeglicher Epithelneubildung, unterscheidet diese vesiculöse Pyrogalloldermatitis sicher von der Bläschenbildung bei der allergischen Kontaktdermatitis; daher ist auch die Bezeichnung „Pyrogallolekzem" für „Pyrogalloldermatitis" nicht zutreffend (HODARA).

In der *Cutis* findet sich eine Erweiterung der Blut- und Lymphgefäße und eine ödematöse Auflockerung des Kollagens, das zudem durch eine Wucherung der Bindegewebszellen aufgesplittert wird. Schon bei kurzer Pyrogalloleinwirkung entstehen um die Gefäße breite Zellmäntel, die in erster Linie aus wuchernden Bindegewebszellen, weniger aus neugebildeten Bindegewebszellen und nur zum geringsten Teil aus Leukocyten bestehen. Die breiten Zellmäntel, die Wucherung der Bindegewebszellen und die ausgedehnte kolliquative Blasenbildung sind nach HODARA die Hauptkennzeichen der chronisch und schleichend verlaufenden Pyrogalloldermatitis.

Das **Chrysarobin** bewirkt in *geringer* Menge eine Homogenisierung und Nekrose der Körner- und eines Teiles der Stachelzellen sowie eine starke Pigmentvermehrung in der basalen Hornschicht und in dem ganzen nekrotischen Gewebe. Dieses stößt sich schließlich als dünne Schuppe ab. In *stärkerer* Menge erzeugt es Ödem und starke Entzündung der Cutis, ein intra- und intercelluläres Ödem der Stachelzellen mit Bildung serös-eitriger Bläschen. Diese trocknen ein und werden mit ihrer parakeratotischen Decke als Kruste abgestoßen. Unterhalb dieser Schichten besteht eine beträchtliche Hypertrophie und Mitose der Stachelzellen, sowohl der Epidermis, wie des Follikelhalses; sie führen zur Acanthose und Bildung einer jungen hellen Hornschicht, die nur wenig Pigment enthält. Die Veränderungen an den Follikeln sind ganz ähnliche (HODARA).

Die **Salicylsäure** ruft nach mehrtägiger Einwirkung eine Schwellung und Abblätterung der Hornschicht hervor. Die Lamellen sind um so dicker, je stärker die Salicylsäurekonzentration war. Bei längerer Einwirkung wird die Stachel- und Körnerschicht durch ein zunächst geringes, dann aber stärkeres intercelluläres Ödem verbreitert, schließlich homogenisiert und nekrotisch. Diese Veränderung ist aber durchaus *ungleichmäßig* und im allgemeinen vollzieht sie sich um so rascher und gründlicher, je stärker die Salicylsäurekonzentration war. Von den tiefer liegenden Zellagen her beginnt eine Zellneubildung; diese führt zu mächtiger Acanthose, Bildung einer breiten Körner- und Hornschicht, die dann schließlich die nekrotischen Massen in Form einer Schuppe abheben.

In der *Cutis* entsteht lediglich eine leichte Entzündung in Gestalt einer Gefäßerweiterung und Wucherung der Perithelien und intervasculären Bindegewebszellen. Das Chromatin der Bindegewebszellkerne wird zu langen und unregelmäßigen Formen ausgezogen oder zerfällt in kleine Trümmer *(Chromatorhexis)*. Eine Leukocytenauswanderung wurde beim Menschen nicht beobachtet (HODARA).

Kampfgase.

Anhangsweise sei hier kurz auf jene Hautveränderungen eingegangen, wie man sie im Verlaufe des 1. Weltkrieges infolge von Berührung mit Kampfgasen (Thiodiglykolchlorid, Gelbkreuz usw.) beobachten konnte. Die Hautschädigungen bestanden in leichten Fällen in erythematösen, in schwereren in bullösen bis nekrotischen Veränderungen. Klinisch hatten sie eine große Ähnlichkeit mit Verbrennungen verschiedenen Grades; es blieb bei ihnen eine Neigung zu Erythemen und fortschreitender Blasenbildung bestehen.

Histologisch fand sich in den *Blasen* ein nahezu zellfreies Exsudat, welches die gesamte Oberhaut vom Papillarkörper abhob, so daß die Papillen nackt in die Höhlen hineinragten. Auch das Corium zeigte ein starkes *Ödem* bei gleichzeitiger hochgradiger *Hyperämie.* Nach

Abstoßen der Blasendecke bildete sich eine oberflächliche *Nekrose* des Papillarkörpers aus, die zum gesunden Gewebe hin durch einen mächtigen Wall polynucleärer Leukocyten abgesetzt war und unter Demarkation abgestoßen wurde. In den tieferen Hautschichten kam es in den schwereren Fällen zu ausgedehnter hämorrhagischer Entzündung und Nekrose (HEITZMANN, RICHTER).

Differentialdiagnose. Bei der klinisch weitgehenden Ähnlichkeit mit Verbrennungen ist differentialdiagnostisch der Hinweis von Wert, daß die bei jenen in den Capillaren vorhandenen hyalinen Thromben in der durch Kampfgase geschädigten Haut nicht nachweisbar sind.

Derartige Blasenbildungen wurden übrigens auch im Anschluß an *Leuchtgasvergiftungen* beobachtet (LAEGNEL-LAVESTINE, FISCHL), ohne daß über die Pathogenese Zuverlässiges bekannt wäre.

Diesen chemischen Mitteln, auf die jede Haut in jedem Falle, also sozusagen „obligat", mit Entzündung antwortet, stehen jene gegenüber, wo sie nur „fakultativ", je nach der mehr oder weniger großen Empfindlichkeit des befallenen Organismus, erkrankt.

Dabei kann die Tatsache der primären chemischen Schädigung im klinischen Bilde so sehr zurücktreten, daß sie oft völlig unbekannt bleiben muß. Es sind das die von JESIONEK als „relative äußere Krankheitsursachen" aufgeführten, welche bestimmte, in der Haut selbst gelegene Bedingungen voraussetzen, ohne daß diese von uns bis heute etwa immer genau festgelegt werden könnten. Dahin gehören, neben einigen wenigen nach äußeren Einwirkungen auftretenden Hautausschlägen, vor allem die Arzneiexantheme. Auf die durch *Silikate* sowie durch *Asbest, Beryllium* und andere Stoffe bedingten Hautveränderungen, die gerade in den letzten Jahren besondere Beachtung gefunden haben bzw. erstmals beschrieben wurden, sei hier schon hingewiesen. Neben der Fremdkörperwirkung liegt hier eine chemische Beeinflussung des Gewebes vor (s. Bd. II).

Von den auf *äußere Einwirkung* zurückzuführenden ist die sog. Chloracne eine der eigenartigsten. Da die Möglichkeit endogener Entstehung gerade dieser Veränderung bestritten wird, die Einreihung in die Gruppe der Jod- und Bromexantheme daher nicht unbedingt berechtigt erscheint, glaube ich, sie gewissermaßen als Übergang von den ektogenen zu den endogen, auf chemischer Grundlage entstehenden Dermatosen hier besprechen zu müssen.

Chloracne.

Bei dem erstmalig von HERXHEIMER genauer gekennzeichneten Krankheitsbilde handelt es sich um eine acneartige Veränderung. Sie tritt hauptsächlich im Gesicht und am Halse auf. In den leichtesten Fällen finden sich hier vereinzelte Comedonen, in den schweren und schwersten Fällen zahlreiche Comedonen, Atherome und Abscesse, dann nicht nur an den unbedeckten Körperstellen, sondern auch an den durch die Kleideröffnungen äußeren Einwirkungen besonders leicht ausgesetzten Teilen (Genitalien, Oberschenkel).

Entzündliche Veränderungen treten im Gegensatz zur Acne vulgaris in den Hintergrund und können sogar ganz fehlen. Durch die Schwarzfärbung der Comedoköpfe kann das Gesicht wie „pulvergeschwärzt" aussehen (THIBIERGE).

Die histologische Untersuchung deckt als Grundlage der Veränderung eine ausgedehnte Cystenbildung in der Lederhaut auf. Es handelt sich dabei einmal um äußerst zahlreiche *Haarbalgcysten*, bei denen der Sitz der Cystenbildung stets jener der Einmündung der Talgdrüsen entsprechende Abschnitt des Haarbalges ist und zum anderen um *Talgdrüsencysten*, die durch cystische Erweiterung und Veränderung des Ausführungsganges nach Verlegung desselben entstehen (LEHMANN). Die Cysten vergrößern sich oft durch *Hornmassen*produktion, und zwar die Haarbalgcysten in erheblich bedeutenderem Grade als die Talgdrüsencysten. Bei ersteren wird die stete Vergrößerung außerdem noch durch die Anhäufung zurückgehaltener Haare, dann auch durch die langdauernde Absonderung von seiten der anhängenden Talgdrüse bewirkt. Es handelt sich also hier lediglich um durch Retention gebildete Cysten in physiologischen Hautanhangsgebilden, im Gegensatz zu den aus embryonaler Abschnürung entstandenen Dermoid- und Atheromcysten (CHIARI).

Der Hauptteil der Cysten bei der Chloracne besteht aus derartigen Haarbalgcysten, deren Aufbau im übrigen histologisch nichts Besonderes bietet.

In der Umgebung der Cysten finden sich wechselnd stark ausgedehnte *Rundzellinfiltrate*, besonders zahlreich in der Nähe von Gefäßen und um die drüsigen

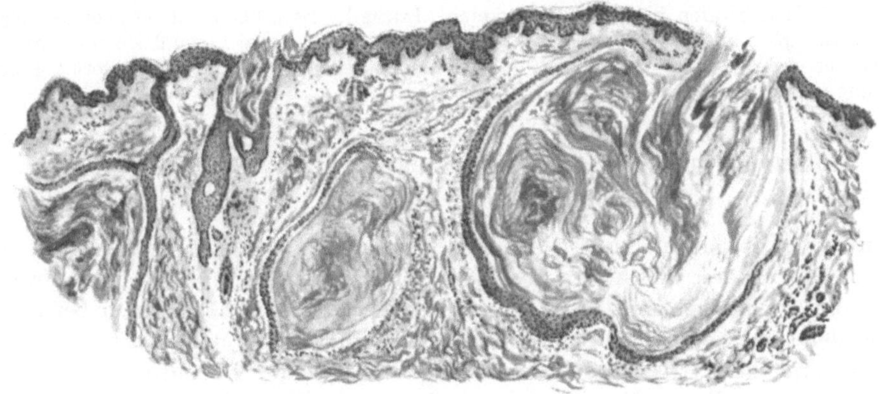

Abb. 74. *Chloracne.* (Hals, ♂, 30jähr.) Haarbalgcysten mit Haarresten und Hornmassen gefüllt; leichte Acanthose; geringe Zellinfiltration, besonders um die Cysten. O = 16:1; R = 16:1.

Anhangsgebilde. In den späteren Stadien der Erkrankung durchsetzt die Infiltration vielfach die Cystenwände. Dadurch werden manche Cysten schließlich völlig zerstört und verschwinden oft spurlos. Als ihre Überreste fand BORNEMANN inmitten riesenzellhaltiger starrer Infiltrate kleine Hornrestchen.

In der Epidermis entwickelt sich eine verschieden starke *Hyperkeratose*, der eine reichliche Neubildung in der Stachelschicht parallel geht *(Acanthose)*. In den späteren Stadien der Erkrankung ist die ganze Epidermis von — wenn auch nicht sehr reichlichen — einwandernden Leukocyten und einer unregelmäßig fleckförmigen *Pigment*ansammlung durchsetzt. Eine Erklärung für diese eigenartige fleckförmige Pigmentierung steht noch aus (s. Schmieröldermatitis).

Von der hyperkeratotischen Hornschicht läßt sich der Verhornungsprozeß vielfach auf seinem Wege in die Haarbalgcysten hinab verfolgen. Dabei finden sich gelegentlich einmal *Epitheldegenerationen* nach Art der von der DARIERschen Dermatose her bekannten „Corps ronds" und „Grains" (BETTMANN), ohne daß diesen Veränderungen irgendeine besondere Bedeutung zukäme.

Differentialdiagnose. Die Besonderheit der Chloracne liegt einmal in der fleckförmigen Hyperkeratose mit Infiltration und Pigmentansammlung in den unteren Epidermislagen, zum anderen in den zahlreichen Cystenbildungen. Eine Unterscheidung von der *Jod-* bzw. *Bromacne* ist hierdurch, wie ein Vergleich mit dem dort Gesagten zeigt, ohne weiteres möglich. Gegenüber der *Acne vulgaris* ist die im Verhältnis zu den ausgedehnten Veränderungen äußerst geringfügige entzündliche Reaktion des Gewebes ein gutes Unterscheidungsmittel. Auf die Veränderungen durch chlorhaltiges Paraffin (*Cable-rash*) ist bei den follikulären Hyperkeratosen hingewiesen worden. Es handelt sich hier wahrscheinlich um eine Chloracne, die exogen oder auch endogen, vielleicht durch Inhalation, ausgelöst wird. Bei unseren Fällen von „cable rash" entsprach die Histologie durchaus der oben geschilderten. Hierher gehören vielleicht auch die Fälle von GONIN sowie HOHMANN und BEENING u. a. Die letzten fanden hyperkeratotische Follikelostien mit Comedonen aus hyperkeratotischen Epithelien.

Pathogenese. Wie eingangs betont, ist die Pathogenese noch nicht restlos geklärt. Die Chloracne trat in fast allen Fällen bei Arbeitern auf, welche *längere Zeit* in den gefährlichen Betrieben gearbeitet hatten. Es erkrankten aber auch Leute, die nur vorübergehend mit den schädlichen Stoffen in Berührung kamen (JAKOBI). Es scheinen daher bei der Entstehung des Krankheitsbildes *Chlorgase* eine Rolle zu spielen, sei es, daß sie im Betriebe eingeatmet werden, sei es, daß sie, in die Kleidungsstücke aufgenommen, von dort aus ihre Wirkung entfalten.

Melanodermitis toxica lichenoides (et bullosa) (HOFFMANN), Melanosis (RIEHL).

In engem pathogenetischem Zusammenhange mit der Chloracne dürften die während der beiden Weltkriege und namentlich in den letzten Jahren in Frankreich und Japan beobachteten „*Kriegsmelanosen*" stehen, wenn auch bei ihnen neben der rein chemischen Schädigung den Lichtstrahlen und abnormen Stoffwechselvorgängen (RIEHL, BLASCHKO) eine auslösende Bedeutung zukommt. Gemeinsam ist diesen Veränderungen ein Entzündungsprozeß, der einerseits zur Pigmentbildung, anderseits zu abnormen Hyperkeratosen, besonders in den Ostien der Lanugohaarbälge führt.

Klinisch entspricht dem eine fleckig-herdförmige Rötung und reibeisenartige Rauhigkeit der erkrankten Hautstellen. In erster Linie sind das Gesicht und die Streckseiten der Extremitäten befallen. Durch die Pigmentvermehrung und Verdickung der Hornschicht zeigen sie eine nach dem Grade der Entzündung vom rotbraun- bis schmutziggraubraun wechselnde Farbe. Gelegentlich wurden spontan aufschießende Bläschen und Blasen beobachtet; in einem Teil der Fälle führte die Veränderung schließlich zu einer oberflächlichen Hautatrophie.

Histologisch ist die *Epidermis* im ganzen leicht verschmälert, bei verhältnismäßig breiter Hornschicht. Die Stachelzellschicht ist unregelmäßig aufgelockert; die Brückenbildung stellenweise gestört. Zum Stratum basale hin werden diese, durch ein wechselnd starkes *Ödem* ausgelösten Veränderungen noch deutlicher. Man findet hier, ebenso wie im Follikelepithel, intercelluläre rundliche *Vacuolen*. Auch die einzelnen Zellen sind durch das Ödem in Mitleidenschaft gezogen. Der flachgedrückte Kern liegt exzentrisch; der Zelleib wird von einem großen Hohlraum eingenommen. Platzt schließlich die Zelle, fließen auf diese Weise mehrere Hohlräume zusammen, so bilden sich die eben erwähnten, teilweise mehrkammerigen *Höhlen*. In ihnen finden sich in einem feineren oder dichteren Fibrinnetz Lymphocyten, Leukocyten oder auch Pigmentzellen. Durch Zusammenfließen mehrerer derartiger Hohlräume entstehen dann die auch klinisch wahrnehmbaren Blasen.

Im Papillarkörper bedingt der gleiche Vorgang eine unscharfe Begrenzung gegen die Epidermis hin. Die Bindegewebsfasern erscheinen aufgelockert und ödematös geschwollen, die erweiterten Gefäße sind von einem meist nur lockeren Infiltratmantel umgeben, der bis in die untere Cutisschicht hinabreicht.

Ihr besonderes Gepräge erhält die Veränderung durch den *Pigmentreichtum.* In der Epidermis ist dieser allerdings nicht sehr ausgesprochen. Dagegen finden sich im oberen Corium und namentlich im ödematösen Papillarkörper zahlreiche dicke, auffallend plumpe pigmenttragende Zellen, die in erster Linie in der näheren Umgebung der Infiltrate im Stratum subpapillare liegen. Besonders reichlich finden sie sich auch in der Umgebung der Gefäße, worauf

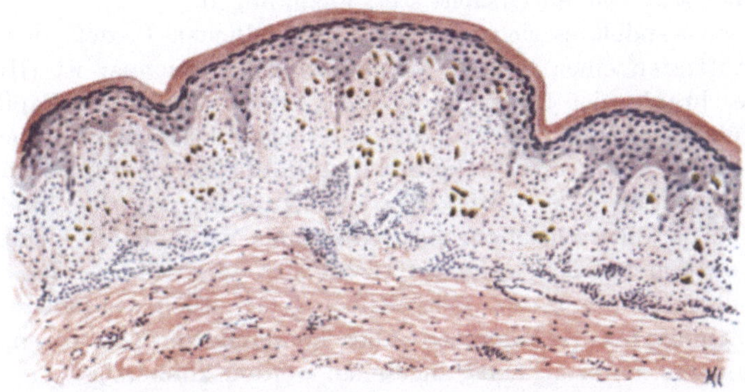

Abb. 75. *Melanodermitis toxica lichenoides.* (♂, 35jähr., Rücken.) Hyperkeratose, Ödem in Epidermis, Stratum papillare und subpapillare; stellenweise Vacuolen- und Höhlenbildung. Lockeres perivasculäres Infiltrat, zahlreiche Pigmentzellen (gelbbraun). Hämatoxylin-Eosin. O = 66:1; R = 66:1.

E. Hoffmann jene klinisch oft sichtbare, netzförmige Anordnung des Pigments zurückführt. Chemisch handelt es sich um echtes *Melanin.*

Neben der Pigmentierung ist dann die *Hyperkeratose* der Haarfollikel für die Veränderung besonders kennzeichnend. Sie äußert sich als Anhäufung lamellär geschichteter Hornmassen in den Follikeltrichtern, die gelegentlich abgeschnürt werden und dann als freie Horncysten in der Cutis liegen (Habermann). Auch in der Umgebung dieser verhornten Follikel finden sich in einem aus Lymphocyten, Mast- und vereinzelten Plasmazellen aufgebauten dichten Infiltrat reichlich pigmenttragende Zellen.

Die tiefere Cutis ist im allgemeinen nicht verändert. Riehl beobachtete degenerative Umwandlung des Elastins auch bei jugendlichen Kranken, eine Beobachtung, die allerdings vereinzelt dasteht.

Der **Differentialdiagnose** kommt insoweit eine besondere Bedeutung zu, als das früher wenig bekannte Krankheitsbild zunächst häufig mit dem Lichen ruber planus verwechselt wurde (Blaschko, Jadassohn). Eine sichere Unterscheidung auf Grund des histologischen Bildes ist allerdings sehr schwierig. Der Hauptwert ist sowohl hier als auch bei einer Reihe anderer mit Pigmentvermehrung einhergehender Erkrankungen *(Pellagra, Arsenmelanose, Pityriasis rubra pilaris, Salvarsandermatitis)* auf die klinischen Erscheinungen zu legen. Beziehungen der Melanodermitis toxica zum Lichen ruber planus (Lichen pigmentogène invisible, Gougerot, Syndrome de carence Degos-Civatte), scheinen uns zweifelhaft.

Pathogenese. Die Melanosen entstehen sicherlich sowohl unmittelbar auf äußerem Wege, als auch endogen. Eine scharfe Abtrennung ist kaum möglich. Für ihre Auslösung spielen höchstwahrscheinlich auch lichtsensibilisierende Faktoren eine Rolle. Bei den Kriegsmelanosen wurde vorwiegend an das *Acridin*, aber auch das *Benzpyren* gedacht. SPIRA nimmt neuerdings an, daß die schädliche Substanz Fluor sei.

Schließlich sind hier noch die im Anschluß an

pflanzliche Hautreizmittel

entstehenden Hautentzündungen zu erwähnen. Sie alle (*Primeln*, *Efeu* u. a.) führen zu meist chronisch intermittierenden dermatitisartigen Erkrankungen, meist an den unbedeckten Körperstellen (Hände, Gesicht) und pflegen *nach* Entfernung der auslösenden Ursache stets abzuklingen.

Histologisch handelt es sich um einen entzündlichen Prozeß, der besonders durch das Auftreten eines serösen Exsudates gekennzeichnet ist (HOFFMANN). Das *Ödem* beschränkt sich in der Hauptsache auf Epidermis und Papillarkörper. In ersterer führt es zu Vacuolenbildung und Degeneration der Epithelien, unter Umständen zu Bläschen- und Blasenbildung, die meist nur wenige polynucleäre Leukocyten enthalten. Die Cutis zeigt eine Auflockerung des Bindegewebes; im Papillarkörper führt das Ödem zur Schwellung, besonders der Papillenköpfe. Die Gefäße sind meist nicht sehr auffallend erweitert. Sie werden von einem schmalen Zellmantel umgeben, in welchem gelegentlich besonders zahlreiche *eosinophile* Leukocyten vorkommen. Alles in allem Veränderungen, die nicht eben als besonders kennzeichnend angesehen werden können.

Auch für das Zustandekommen dieser Dermatitiden ist eine besondere Überempfindlichkeit des erkrankten Organismus vorauszusetzen.

In histologischer sowohl wie pathogenetischer Beziehung ganz ähnliche Verhältnisse bieten

β) endogene Hautentzündungen,

in erster Linie die sog. *Arzneiexantheme.* Hier gestattet das histologische Bild ebensowenig einen Rückschluß auf die Natur der Schädigung wie dort. Allen gemeinsam ist jedoch der Angriff am Gefäßsystem. Dabei entfalten die krankmachenden Körper ihre Wirkung sowohl auf intestinalem Wege als parenteral injiziert. Die Zahl der hier in Betracht kommenden Stoffe ist eine außerordentlich große, und es ist nach Lage der Dinge zwecklos, eine genaue Schilderung im einzelnen zu geben. Ein Beispiel mag genügen, wobei GANS jedoch ausdrücklich hervorhebt, daß seine klinischen und histologischen Eigentümlichkeiten ebensowenig kennzeichnend sind wie die der anderen (s. BEERMAN und GRANT, PETERKIN).

Das

Antipyrinexanthem

erscheint sowohl als diffuser, über den ganzen Körper verbreiteter wie als umschriebener, erythemato-papulöser, urticarieller, vesiculöser oder bullöser, nach der Abheilung oft pigmentierter Hautausschlag. Der erstere ist masern-, scharlach- oder purpuraartig, oft auch hämorrhagisch oder urticariell, daneben kommen pemphigusartige, nodöse und multiforme Erytheme vor. Die histologische Schilderung mag sich auf die umschriebene Form beschränken, zumal weder die eine noch die andere besondere Kennzeichen aufweist.

Die Hauptveränderungen spielen sich am Gefäßsystem ab, und zwar in Form die Gefäße begleitender mantelförmiger Infiltrate. Gleichzeitig besteht eine starke Erweiterung der Gefäße und eine ausgesprochene entzündliche Exsudation im Stratum papillare und subpapillare. Von diesem Ödem hängen die Veränderungen der Epidermis (Spongiose, Bläschenbildung, Parakeratose) in ihrer Stärke völlig ab. Es scheint nicht notwendig, hierauf näher einzugehen, da derartige Umwandlungen in den vorhergehenden Kapiteln wiederholt beschrieben wurden. Besonders erwähnt sei nur eine meist zu beobachtende Pigmentvermehrung in Cutis und Epidermis. In ersterer erscheint das Pigment in intracellulären Körnchenhaufen, die vorwiegend im Stratum papillare sowohl wie subpapillare vorhanden sind. In der Epidermis findet sich das Pigment im Stratum basale und spinosum, gelegentlich auch einmal noch oberflächlicher. Der Pigmentgehalt ist dabei sowohl in der Oberhaut wie in der Cutis in seiner Stärke sehr wechselnd. Im übrigen unterscheidet sich dieses Pigment durchaus nicht von anderen, bei derartigen Prozessen beobachteten.

Ebensowenig kennzeichnend sind die histologischen (oder klinischen) Bilder, wie sie *Chinin*, *Chloralhydrat*, manche *Balsamica* oder *Narkotica* an der Haut hervorrufen. Das gleiche gilt für die durch Antibiotica und die Sulfonamide hervorgerufenen Veränderungen. Die Atebrin-(Mepacrin-) Dermatitis kann ein Lichen ruber planus-artiges Exanthem hervorrufen und wird deshalb dort differentialdiagnostisch besprochen.

Kennzeichnendere Befunde zeigen sich hingegen bei den nach Jod- und Bromgebrauch entstehenden Ausschlägen. Aber auch diese sind im großen ganzen in ihrem geweblichen Aufbau durchaus nicht eindeutig. Unter ihnen sind die durch Jodgebrauch hervorgerufenen bei weitem die häufigsten.

Jodexantheme.

Klinisch ist die pustulös-knotige Form, die sog. **Jodacne** die bekannteste. Bei dieser kommt es einmal zu stärkerem entzündlichem Hervortreten bereits bestehender Acnepusteln; anderseits treten noch zahlreiche neue hinzu. Diese bilden sich hauptsächlich im Gesicht, auf der Brust und am Rücken; auch sie unterscheiden sich von der gewöhnlichen Acne schon rein klinisch durch die stärkeren Entzündungserscheinungen.

Weniger häufig sieht man erythematöse, urticarielle, purpura- und pemphigus- oder Dermatitis-eczematosaartige Veränderungen. Der **Jodpemphigus** beruht auf einer äußerst starken entzündlichen Exsudation, die gelegentlich neben Blasenbildung zu umschriebener Gangrän führen kann. Bei weitem die seltenste der durch Jod hervorgerufenen Exanthemformen ist das **Jododerma tuberosum.** Dieses zuerst von Besnier beschriebene Krankheitsbild ist zwar von der Jodacne und auch von einer ebenfalls nur vereinzelt beobachteten Erythema nodosum-artigen Joddermatose hinreichend unterschieden, jedoch durch eine Reihe von Übergängen mit den pemphigoiden Jodexanthemen verknüpft (Jododerma *tuberobullosum*). Beide finden sich oft gleichzeitig am selben Kranken vor, indem auf den Geschwülsten des Jododerms sich vielfach Blasen entwickeln; eine Trennung von diesem erscheint daher nicht notwendig. Das *Erythema nodosum* auf gleicher Basis, das ziemlich plötzlich in der Unterhaut, meist der Gliedmaßen, in derben oder auch teigigen rundlichen Knoten auftritt, nimmt hingegen eine Sonderstellung ein.

Beim *Jododerma tubero-bullosum* entstehen zunächst rote Papeln, die in der Mitte oft pustulös oder vesiculös werden, während ihre Basis sich infiltriert. Auf der Höhe der Entwicklung sind es erbsen- bis taubeneigroße, stark erhabene, oft gestielte Geschwülste, von blaß- bis blauroter Farbe, deren Mitte vielfach eine Blase mit klarem bis blutig-eitrigem Inhalt einnimmt. Die Knoten fühlen sich weich und schwammig an und sitzen beinahe oder fast ausschließlich im Bereich des Kopfes. Die Geschwülste haben große Neigung zum Zerfall. Dabei reißen die Blasen ein, und es entstehen vielfach unregelmäßige, oft mit Krusten bedeckte, unebene oder auch kraterförmige, oft an den Rändern *wuchernde Geschwüre*. Nach Aussetzen der Jodmedikation bilden sich die Veränderungen meist völlig zurück, nur in seltenen Fällen unter Hinterlassung von Narben. Diese sind im Gegensatz zum Bromoderm meist glatt.

Vor Besprechung der Histologie zunächst der **Jodacne** sei erwähnt, daß höchstwahrscheinlich die von der Jodacne ergriffenen Haarbälge vorher bereits krankhaft verändert gewesen sind (GIOVANNINI). Sie waren nämlich, soweit sie untersucht wurden, bald stenotisch, bald athretisch und wiesen stets eine mehr oder weniger vorgeschrittene Atrophie auf. Bei einer größeren Zahl von ihnen fehlten ferner die Talgdrüsen ganz oder sie waren atrophisch; der Haarschaft war oft bereits im Follikelinnern gekrümmt und häufiger noch als Fremdkörper ins umgebende Bindegewebe eingedrungen. Man sollte daher die geweblichen Veränderungen der Jodacne nur unter Berücksichtigung dieser Tatsachen betrachten.

KIMMIG sieht die Ursache der Veränderungen darin, daß die Halogene über die Talgdrüsen ausgeschieden werden. Im Gegensatz zu Brom und Jod werden bei Fluor und Chlorverbindungen die Halogene nicht frei. Bei den beiden ersten dagegen wird schon durch den Sauerstoff der Luft Jod bzw. Brom abgeschieden. Auch die ungesättigten Fettsäuren können nach KIMMIG von Jodwasserstoff unter Abscheidung von Jod hydriert werden. Es genüge demnach eine geringe Verschiebung im Gewebs-p_H nach der sauren Seite bei einem entsprechend hohen Jod-Ionengehalt, um freies elementares Jod entstehen zu lassen.

Entsprechend den knötchen- und pustelartigen Veränderungen findet man im mikroskopischen Schnitt zwei verschiedene Bilder, die allerdings häufig durch Übergänge verbunden sind. Am stärksten sind die *Haarbälge* verändert. Man findet hier Absceßbildungen, die sich im wesentlichen auf die oberen Abschnitte beschränken, vielfach unter Übergreifen auf das umliegende Bindegewebe. Unterhalb der Eiterherde ist der Haarbalg meist nicht verändert; nur selten sind die Zellen der äußeren Wurzelscheide schlecht gefärbt und im Zerfall begriffen. Bei den *Pusteln* ist die Eiteransammlung auf den trichterförmigen Teil des Haarbalges beschränkt. Die Epidermiszellen sind größtenteils erhalten und nur an den Seitenwänden des Follikeltrichters mehr oder weniger stark zusammengepreßt. Finden sich Pustel- und *Papel*bildung zusammen vor, so ist der befallene Follikel in seinem oberen Abschnitt von dem hauptsächlich aus polynucleären Leukocyten und nur wenigen Lymphocyten bestehenden Eitersack ausgefüllt. Diesem schließt sich nach unten eine kegelförmige Absceßhöhle unmittelbar an. Diese bricht vielfach in den Nachbarfollikel ein, bzw. geht aus diesem hervor.

Durch die Eiteransammlung kommt es zu *Störungen im Haarwachstum* sowie im Aufbau des Follikeltrichters und der Talgdrüsen. Sehr häufig ist der untere Follikelabschnitt atrophisch und es fehlt die Haarpapille. Die *Talgdrüsen* — soweit sie nicht schon vorher atrophisch waren — nehmen an Umfang erheblich ab, und zwar durch Schrumpfung ihrer Drüsenzellen sowohl wie ihrer bindegewebigen Wandung. Die ersteren werden häufig durch ein geschichtetes Epithel ersetzt, welches dem der äußeren Haut völlig entspricht (GIOVANNINI).

Die *Gefäße* in der Umgebung der erkrankten Follikel sind stark erweitert und meist von einem wechselnd breiten leukocytären Infiltrat mantelförmig umgeben; doch beschränkt sich diese Veränderung im großen ganzen auf das oberflächliche Gefäßnetz.

Bei der *Heilung* finden sich die Eiterherde in Form flacher, wechselnd stark eingetrockneter Krusten in der Öffnung des Haarbalgtrichters. Die polynucleären Leukocyten sind dann aus der Umgebung des Follikels und der Gefäßwände verschwunden. Lediglich kleine Herde von Lymphocyten, hier und da unregelmäßig im perifollikulären Gewebe verteilt, manchmal auch von vereinzelten Fremdkörperriesenzellen durchsetzt, erinnern an die überstandene Entzündung. Ähnliche Veränderungen trifft man auch noch längere Zeit in dem die Talgdrüsen umgebenden Bindegewebe.

Bei der Jodacne handelt es sich um eine akut eitrige oberflächliche *Folliculitis* und *Perifolliculitis*, wobei als für die *Pathogenese* bedeutsam auf die vorzugsweise *Ansiedlung in bereits veränderten Haarbälgen* hingewiesen sei.

Jodpemphigus und **Jododerma tubero-bullosum** sind zwei grundsätzlich kaum voneinander zu trennende Folgen der Jodmedikation. Daher seien sie hier auch im Zusammenhange besprochen. Es handelt sich um ein zunächst im Papillarkörper gelegenes entzündliches Granulationsgewebe, das nach der tieferen Cutis hin meist ziemlich scharf abgesetzt ist und nur in seltenen Fällen perivasale Ausläufer in die Tiefe sendet. Dazu gesellen sich Veränderungen der Epidermis, die, je nach dem Vorherrschen eines begleitenden Ödems bzw. einer Epithelwucherung, sich einmal in kleineren und größeren Bläschen und Blasen, andererseits in wuchernden Epithelherden äußern können, Im ersteren Falle haben wir es mit dem „*Jodpemphigus*“ zu tun, bei dem manchmal das entzündliche Cutisinfiltrat so gering entwickelt sein kann, daß eine Beziehung zum Jododerma tuberosum nicht ohne weiteres ersichtlich ist. Es finden sich jedoch alle *Übergänge* von diesen rein blasigen Formen über das mit einer deutlicheren Cutisinfiltration einhergehende Jododerma tubero-bullosum bis zum reinknotigen Jododerma tuberosum.

Das *Infiltrat* besteht in der Hauptsache aus teils gut erhaltenen, teils zerfallenden polynucleären Leukocyten, aus ebensolchen größeren und kleineren Lymphocyten, wechselnd zahlreichen Eosinophilen und vereinzelten Plasmazellen (Jesionek). Daneben finden sich vereinzelte große Zellen mit 5—7 und mehr Kernen (Riesenzellen), die zum Teil von wuchernden Epidermisepithelien, zum Teil von gewucherten Gefäßendothelien abstammen. Diese verschiedenen Zellformen sind als netzförmig sich verzweigende, schmälere und breitere *dichte* Stränge über das Infiltrat verteilt. Sie werden durchzogen von helleren Massen gewucherter Bindegewebszellen mit Spindelkernen und epithelialen Zellformen. Die gegenseitige Durchdrängung dieser abwechselnd dichteren und helleren Zellstränge, verbunden mit der Polymorphie der sie aufbauenden Zellen, gewährt ein äußerst buntes Bild. Innerhalb dieser Zellherde gehen die Anhangsgebilde allmählich zugrunde; das elastische und das kollagene Gewebe schwinden. Auch in der Umgebung des Infiltrats fallen sie oft der Zerstörung anheim. Innerhalb des Infiltrats und auch in seiner Umgebung bis zur tiefen Cutis kommt es vielfach zur Bildung kleiner umschriebener *Abscesse*, die sich namentlich in der Mitte des Infiltrats oft durch einen reichlichen Fibringehalt auszeichnen.

Die *Gefäße* in der Umgebung sind stark erweitert und strotzend mit polynucleären Leukocyten gefüllt, die stellenweise die Gefäßwände durchsetzen. Vielfach ist noch eine deutliche Schwellung und Wucherung der Endothelien vorhanden; an den größeren Gefäßen zeigt sich eine Intimaverdickung, die gelegentlich zur Thrombose geführt hat (Endo- und Perivasculitis). Sowohl in der Epidermis als auch in der Umgebung des Infiltrates finden sich häufig wechselnd große *Blutungen*, die man geneigt ist, auf eine Diapedese der roten Blutkörperchen zurückzuführen (Rosenthal), zumal sich Gefäßwandzerreißungen kaum feststellen ließen.

Das Verhalten der Epidermis ist verschieden, je nachdem ödematöse oder proliferative Veränderungen im Vordergrunde stehen und diese für sich allein oder gemeinsam vorkommen. Überall dort, wo ein Ödem vorherrscht, ist die *Epidermis* aufgelockert, von verminderter Färbbarkeit und oft in mehr oder weniger ausgedehnter Weise blasenförmig abgehoben. Die Zellen der unteren Schichten sind vielfach auseinandergerissen, neben Lücken und Spaltbildungen finden sich allseitig von Epithelzellen umgebene *Hohlräume* von verschiedener Größe, die teils leer, teils mit fädigen Massen angefüllt sind und oft zahlreiche Leukocyten enthalten, die auch zwischen den Epithelzellen zur Oberfläche vordringen. In Papillarkörper und Cutis äußert sich das Ödem in einer starken Erweiterung der Lymphgefäße und Gewebsspalten. In der Epidermis führt es meist zu umschriebener Parakeratose.

Die Neigung zur *Wucherung* zeigt sich in der *Epidermis* in verschieden hohem Grade, manchmal in einem solchen, daß der dabei oft vorhandene atypische Charakter des Epithelwachstums den Eindruck einer malignen Neubildung erwecken kann (NORMAN-WALKER, MONTGOMERY, JESIONEK u. a.). Die Epithelleisten wachsen, zum Teil mit benachbarten zusammenfließend, in atypischer Sprossung und unregelmäßigen Zellformen als mächtige Epithelmassen in die Breite und Tiefe. Sie umfassen hier Papillarkörper und Cutis, schnüren Teile davon ab, die dann als isolierte Bindegewebsinseln inmitten epithelialer Gewebsherde liegenbleiben, nach oben geschoben werden und schließlich mit Hornschicht, Zelldetritus und Exsudat zu den dicken Krusten eintrocknen. Außerhalb des dichten Infiltrats nimmt diese Epithelwucherung sehr schnell ab. Die Hornschicht über diesen gewucherten Epithelmassen ist meist erheblich verbreitert, ebenso die granulierte Schicht. Daneben sind jedoch auch Fälle bekannt, wo im Gegensatz hierzu die Epidermis durch den Druck des entzündlichen Infiltrats der Atrophie in wechselndem Maße anheimgefallen ist.

Bromexantheme.

Die klinischen und geweblichen Veränderungen der *Bromacne* entsprechen im großen und ganzen denjenigen der Jodacne. Hier wie dort finden sich die Störungen in erster Linie als ampullenförmige Erweiterungen der Haarfollikel sowie — wenn auch in selteneren Fällen — der Schweißdrüsenausführungsgänge (PANICHI). Diese sind von abgestoßenen Hornmassen, Eiterkörperchen, Talgresten und zerfallenden Epithelien erfüllt. Das perifollikuläre Gewebe ist ebenso infiltriert wie dort, die Blutgefäße in seiner Nachbarschaft erweitert und mit Leukocyten gefüllt, die Talgdrüsen vielfach atrophisch.

Auch die anderen Erscheinungsformen, die wir als Folgen der Jodmedikation auftreten sahen, kommen im Anschluß an Bromgebrauch vor. Erythematöse, urticarielle, nodöse, papulöse und pustulöse, furunkulöse, ulceröse, verruköse, vesiculöse, bullöse und squamöse Veränderungen der Oberhaut können sowohl jede für sich, als auch gleichzeitig bei ein und demselben Kranken auftreten. Sie bedeuten hier wie dort nichts anderes, als eine eigenartige Reaktion des Organismus auf das Medikament.

Allerdings spielen beim **Bromoderm** verruköse Epidermiswucherungen, verbunden mit papillomatösen Bindegewebswucherungen, eine Hauptrolle, während blasige Prozesse weniger Bedeutung haben als dort. Als Besonderheiten treten bei den Bromefflorescenzen in den Vordergrund: die *Hyperplasie des Epithels* und die *eitrige Einschmelzung bzw. Wucherung des Bindegewebes.* Die Epidermiswucherungen werden durch tiefgehende Spalten und mehr oder weniger große Hohlräume unterbrochen, die zum Teil als *Absceßhöhlen* mit eingedicktem Eiter gefüllt sind, zum Teil von jungem Bindegewebe durchsetzt werden. Die eigentliche *Infiltrat*bildung in der Cutis bzw. im Papillarkörper entspricht im großen ganzen der beim Jododerm beschriebenen. Ebenso das Verhalten der Umgebung, insbesondere in bezug auf die Gefäße, das elastische und kollagene Gewebe sowie die Anhangsgebilde der Haut. Von PASINI wurden an den Bindegewebszellen eigentümliche Veränderungen nachgewiesen, durch welche diese das Aussehen der UNNAschen „Schaumzellen" annahmen. Da er in ihrem Innern häufig mehrere Leukocyten vorfand, nannte er diese nach seiner Ansicht für das Bromoderm kennzeichnenden Zellen *Schaumphagocyten,* eine Annahme, die noch weiterer Bestätigung bedarf. Ich habe derartige Zellen zwar auch gesehen, glaube aber nicht, daß ihnen eine eigentümliche Bedeutung zugesprochen werden darf.

Besonders kennzeichnend sind hingegen die epithelialen und Bindegewebswucherungen, die oft zu ganz eigenartigen Bildern führen. Die Epidermis-Papillarkörpergrenze wird durch sie vollständig verwischt. *Abgesprengte Epithelherde* finden sich bisweilen ganz in der Tiefe des Papillarkörpers und auch umgekehrt mitten im Epithel Gewebsreste zweifellos bindegewebiger Abkunft. Selbst in den krustösen Auflagerungen, die einen Zusammenhang mit den tieferen Gewebsschichten anscheinend gar nicht vermuten lassen, fand SCHÄFFER noch elastische Fasern, bisweilen sogar deutliche Gefäßreste und bindegewebige Zellmassen. Diese eigentümlichen Verlagerungen kommen dadurch zustande, daß stellenweise die Epidermis von entzündlich infiltrierten, aufwärts wuchernden Massen des Papillarkörpers getroffen wird. Außerdem mögen *Abschnürungen* der oft fingerförmig lang ausgezogenen papillären Wucherungen durch andrängende Epithelmassen beim Zustandekommen jener Gebilde eine Rolle spielen.

Im Vergleich mit dem Jododerm sind die umschriebenen Eiterherde in der Epidermis vielfach zahlreicher. Oft führt von diesen *epidermalen Pusteln* ein breiter, beiderseits von wuchernden Epidermiszapfen umgebener und mit zahlreichen polynucleären Leukocyten durchsetzter Bindegewebsgang hinunter unmittelbar bis an das cutane Infiltrat. Das Bild wird noch bunter durch große *Epidermiscysten,* die zum Teil leer, zum Teil von konzentrisch angeordneten Hornmassen ausgefüllt sind. Manchmal hängen sie noch mit der äußeren Hornschicht zusammen, manchmal liegen sie aber auch als dichtgeschlossene, von der Oberhaut abgeschnürte und von einem breiten, wuchernden Epithelsaum umgebene Horncysten in der Tiefe.

Als für die **Pathogenese** wichtig sei auch hier erwähnt, daß ein Zusammenhang dieser Cysten mit den *Talgdrüsen* nicht besteht. Diese werden vielmehr durch die Infiltrate bzw. Gewebswucherungen zusammengepreßt und schließlich atrophisch. Die Lokalisation der entzündlichen Vorgänge spricht vielmehr sowohl beim Jodo- wie beim Bromoderm für eine *Abhängigkeit von den Gefäßen* (SCHIDACHI u. a.). Besonders die Venen scheinen beteiligt. Hier sind die Infiltrate am reichlichsten, hier sind die Endothelien geschwollen, hier deuten Hyperämie und Gefäßwandveränderungen auf den Ausgangspunkt der Veränderung hin. Wenn sich auch vielfach, namentlich in den späteren Stadien, alle möglichen Kleinlebewesen, vor allem *Staphylokokken* in dem für sie idealen Nährboden des wuchernden und zerfallenden Gewebes vorfinden, so darf diesen doch eine Bedeutung für die Entstehung der entzündlichen Veränderungen nicht zugesprochen werden. Inwieweit für die Entwicklung der cutanen Veränderungen in den Gefäßen kreisendes *freies Brom* eine Rolle spielt, das infolge einer Hypacidität im Magen entstehe (PASINI), bedarf noch weiterer Überprüfung (s. KIMMIG, S. 246). Wir sind über die Genese dieser Exantheme durchaus noch nicht hinlänglich unterrichtet, wenn auch ein Zusammenhang mit den Blutgefäßen ziemlich sicher erscheint. Man ist auch hier über den Begriff der Idiosynkrasie noch nicht wesentlich hinausgekommen.

Differentialdiagnose. *Tuberkulose*, *Lues*, *Sporotrichose* und *Blastomykose* können meist durch bakterio- und serologische Untersuchungen ausgeschlossen werden. Dort, wo letztere namentlich für die *gummösen Syphilide* im Stiche lassen, mag dies schon schwieriger sein, wenn auch der beim Jodo- bzw. Bromoderm so gut wie stets vorhandene *Polymorphismus der klinischen Erscheinungen*

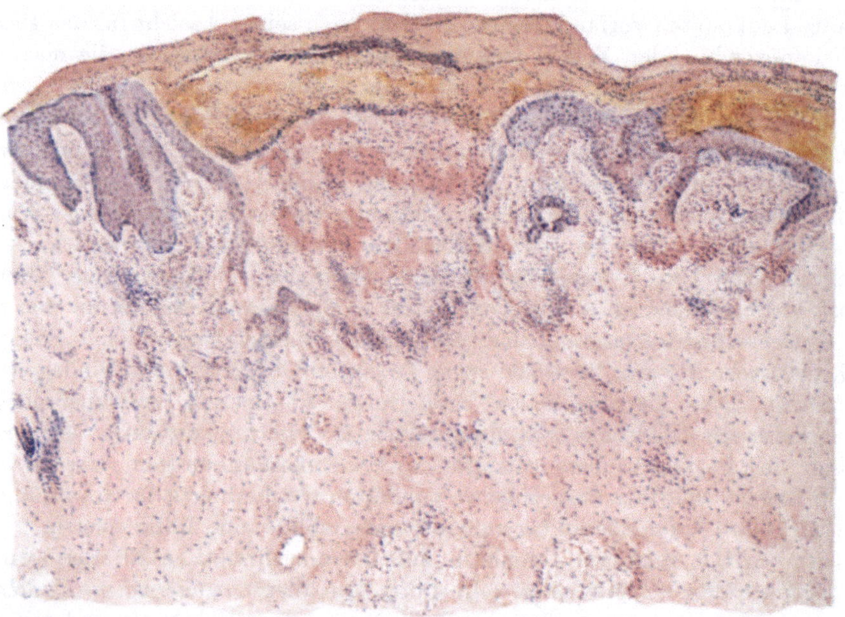

Abb. 76. *Bromoderma crustosum.* (♀, 36jähr., Brust.) Krustenbildung über der stellenweise gewucherten und ins Corium abgesprengten, stellenweise mitsamt dem Papillarkörper eitrig eingeschmolzenen und von Blutmassen durchsetzten Epidermis. Teils diffuse, teils umschriebene Leukocytenansammlung in der ganzen Cutis. Hämatoxylin-Eosin. O = 20:1, R = 19:1.

die Stellungnahme erleichtert. Letzterer kann eher einmal eine Verwechslung mit dem *Erythema exsudativum multiforme* veranlassen, wenn auch die bei diesem nie vorhandenen Wucherungen stutzig machen müssen. Das gleiche gilt wohl für den Pemphigus, namentlich den *Pemphigus vegetans*. Hier kann tatsächlich die Diagnose manchmal erst nach der beim Aussetzen des Medikaments verhältnismäßig schnell erfolgenden Abheilung gestellt werden; denn die Lokalisation — beim Pemphigus vegetans meist an den natürlichen Körperöffnungen — dürfte nicht immer entscheidend sein. Den Gedanken an eine *Mycosis fungoides* oder an eine besonders stark wuchernde *maligne epitheliale Neubildung* vermag wohl die histologische Untersuchung allein zurückzudrängen.

Anhangsweise sei hier noch eine von BROCQ genauer beschriebene, ulcerös-vegetierende Hautkrankheit **(Pseudobromurid)** erwähnt. Über diese prognostisch äußerst schlechte, meist zum Tode führende Erkrankung, die klinisch den Eindruck eines Bromexanthems macht, histologisch lediglich banal entzündliche Veränderungen zeigt, ist Näheres noch nicht bekannt.

Quecksilberexantheme.

Zu den artefiziellen Dermatitiden chemischen Ursprungs gehören auch die infolge Quecksilberwirkung auftretenden Veränderungen der Haut. Sie finden sich sowohl nach äußerer wie innerer Anwendung. Bei ersterer treten follikuläre kleine Knötchen auf, die sich sehr schnell zu kleinen Pusteln umwandeln. Es ist jedoch noch nicht entschieden, ob diese Veränderung wirklich dem Hg als solchem, oder lediglich, wie dies NEISSER schon meinte, *unreinen Salbengrundlagen* zuzuschreiben ist. Von der Darstellung der Histologie dieser Papulopusteln kann abgesehen werden, da sie irgendeine Besonderheit nicht bieten, sich also von den früher geschilderten, infolge äußerer Reize entstandenen artefiziellen Dermatitiden

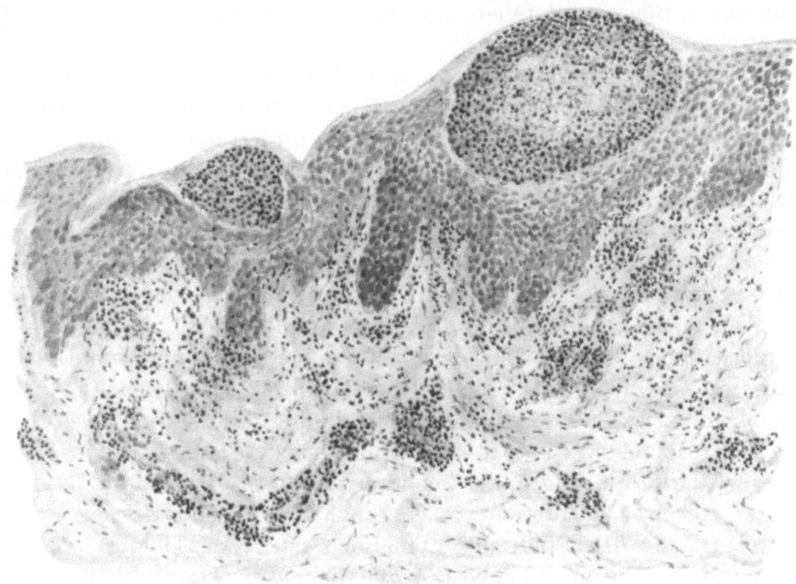

Abb. 77. Ektogene *Hg-Dermatitis pustulosa*. (♂, 24jähr., Unterarm, volar.) Sterile Pusteln unmittelbar unter der Hornschicht; Acanthose; Ödem in Rete und Papillarkörper; mäßiges perivasculäres Infiltrat, polynucleäre Leukocyten auf der Durchwanderung. O = 136:1; R = 136:1.

follikulärer Natur nicht unterscheiden (s. Abb. 77). Erwähnt sei nur, daß die Pusteln zu Beginn ihrer Entwicklung sowohl histologisch als auch bakteriologisch *keimfrei* befunden wurden.

Wichtiger sind die Hg-*Toxicodermien* infolge innerer bzw. subcutaner Anwendung des Mittels; sie sind äußerst vielartiger Natur. Neben maculösen, oft follikulären, wurden diffuse Erytheme beschrieben; ferner urticarielle, purpuraähnliche und pemphigoide Hauterscheinungen, Pusteln, nässende Dermatitis-eczematosaähnliche Prozesse, die häufig von einem Exanthem begleitet sind und an so gut wie jeder Körperstelle auftreten können.

Die histologischen Veränderungen sind durchaus *nicht kennzeichnend;* sie haben sehr viel Ähnlichkeit mit denen des Erythema multiforme (EHRMANN), sind daher im großen ganzen banaler Art. ALMKVIST fand im Beginn eine wechselnd starke *Gefäßerweiterung*, besonders an den Gefäßen der Talg- und Schweißdrüsen, ferner im Gefäßnetz des Papillarkörpers. Zu dieser Gefäßerweiterung kam ein *Ödem*, das zu Verlängerung und Verbreiterung der Papillen führte. Diese sind oft keulenförmig angeschwollen und manchmal völlig verstrichen. Die Bindegewebsbündel werden auseinandergerissen, das Stratum basale und spinosum durch intercelluläre Flüssigkeitsansammlung mehr oder weniger verbreitert. Es folgt eine mangelnde Keratohyalinbildung, damit eine *Parakeratose*, der klinisch die bekannte Schuppung entspricht. In anderen Fällen drängt das Ödem die Zellen auseinander; es kommt zu Flüssigkeitsansammlungen in unregelmäßig geformten *Höhlen*, besonders im Stratum corneum. Die Lostrennung kann jedoch ebenso oft in den oberen oder tieferen Schichten des Stratum spinosum erfolgen (JULIUSBERG). In manchen Fällen stärkerer Exsudation sammelt sich das Serum in mit Fibrin durchsetzten *Blasen* auch zwischen Epidermis und Papillarkörper an (EHRMANN). Oftmals sieht man dann multilokuläre Blasenbildungen, indem eng nebeneinander intradermale, intracorneale und subdermale Blasen entstehen, die durch wechselnd breite Kanäle miteinander in Verbindung treten.

Zu einer *Zellvermehrung* kommt es erst *nach* Auftreten des Ödems (ALMKVIST). Sie beginnt als perivasculäre Infiltration um das subpapillare Gefäßnetz. Gleichzeitig treten auch Mitosen im Stratum basale und spinosum auf, so daß hier neben dem Ödem auch eine Acanthose zur Verbreiterung der Epithelleisten beiträgt. Weiße und rote Blutkörperchen verlassen gelegentlich die durchlässig gewordenen Gefäße. In der Epidermis, namentlich der Hornschicht, sieht man polynucleäre Leukocyten, oft in Gestalt kleinster *Pseudoabscesse* in wechselnder Zahl. Sie reichen manchmal bis zum Stratum basale hinunter, wenn sie auch nach der Tiefe zu spärlicher werden. Sie finden sich in den Talgdrüsen und ihren Ausführungsgängen, wenn auch meist diffus verbreitet und hier seltener als Pseudoabscesse, dagegen nie in den Schweißdrüsen. Erythrocyten, deren Vorhandensein immer auf eine stärkere Schädigung hindeutet, liegen zerstreut zwischen den Bindegewebsfasern im Papillarkörper und um die Talgdrüsen. In späteren Stadien der Veränderung fand ALMKVIST außerdem Bakterienentwicklung — gewöhnlich Haufen von Kokken, sehr selten Stäbchen —, die sich von der Oberfläche der Epidermis allmählich nach der Tiefe zu verbreiteten. In derartig ausgedehnten Fällen war oft die ganze Hornschicht abgestoßen, so daß das Stratum spinosum bloßlag.

Das zunächst perivasculäre *Zellinfiltrat* dehnt sich in späteren Stadien infolge Wucherung der Bindegewebszellen auch auf die gesamte Cutis aus, wobei gelegentlich auffallend zahlreiche *eosinophile* Zellen gefunden werden (E. HOFFMANN). Die Mehrzahl der Zellen bilden jedoch größere, vielgestaltige Formen mit rundem, gut färbbarem Kern und verschieden großem Protoplasmasaum, die gelegentlich einmal den UNNAschen Plasmazellen sehr ähnlich sein können (ALMKVIST). Echte Plasmazellen, ebenso Mastzellen, finden sich kaum; Leukocyten und Lymphocyten nur in der Epidermis.

Geht die Veränderung nicht zurück, so kann schließlich eine richtige eitrige Absonderung mit Ausschwemmung massenhafter Leukocyten einsetzen. Diese durchziehen in großen Mengen das Epidermisepithel; sie vermischen sich in der Cutis mit Erythrocyten, die teils diffus verteilt, teils in kleinen Blutseen auftreten. Die Umwandlung ihres Blutfarbstoffs bedingt die vom klinischen Bilde her bekannte Braunfärbung.

Differentialdiagnose. Auf die Ähnlichkeit des beginnenden Hg-Erythems mit dem Erythema multiforme wurde schon hingewiesen. Oft werden auch morbilli- und scarlatiniforme Exantheme beobachtet. In späteren Stadien kann eine außerordentliche Ähnlichkeit mit einer gewöhnlicher nässenden Dermatitis eczematosa bestehen, wenn auch Ödem und Blasenbildung bei diesem lange nicht in dem Ausmaß bekannt sind. Trotzdem ist auf Grund der histologischen Untersuchung eine Entscheidung durchaus nicht immer leicht zu treffen.

Die **Pathogenese** der merkuriellen Hautveränderungen ist noch nicht geklärt. Die Gefäßerweiterung möchte ALMKVIST nicht auf eine Reizung des Gewebes zurückführen, sondern in den Gefäßwänden selbst bzw. in den Gefäßnerven suchen. Sie mag, mitsamt dem Ödem, auf die toxische Wirkung des Hg zurückzuführen sein. Ob diese auf dem Wege über eine Sympathicuslähmung oder auf andere Weise wirksam wird (ALMKVIST), bedarf noch weiterer Untersuchung. Die vermehrte Bakterienentwicklung ist sicherlich etwas Sekundäres.

Die **Salvarsanexantheme** sind histologisch ebensowenig gekennzeichnet wie die Hg-Exantheme.

Arsenexantheme.

Hautveränderungen infolge Arsenikgebrauch pflegen meist erst nach längerer Zeit und als chronische Prozesse aufzutreten. Erythematöse, urticarielle oder sonstige exanthemartige akute Erscheinungen werden nur sehr selten beobachtet. Von den chronischen Veränderungen ist die *Arsenmelanose* die häufigste. Sie äußert sich in einer Braunfärbung der unbedeckten sowohl wie der bedeckten Körperstellen, wobei bereits pigmentierte Körperabschnitte sich stärker bräunen wie andere. Die einmal eingetretene Veränderung bleibt über sehr lange Zeit bestehen.

Histologisch schildert GANS diese **Arsenmelanose** als eine wechselnd starke *Hyperkeratose* der Hornschicht (in schweren Fällen: Arsenkeratose, namentlich an Handfläche und Fußsohle) und *Schwund der Stachelschicht*, sowohl im Deckepithel wie in den Haarbälgen und Epithelleisten. Letztere bleiben nur noch als schmale Säulen erhalten, die durch ein wechselnd starkes *Ödem* des Papillarkörpers zusammengepreßt werden. Dieses Ödem führt auch zu einer Verwerfung des normalen Papillarkörperaufbaues, indem sich auf dem Raume mehrerer normaler Papillen breite und plumpe, ödematöse papillenähnliche Bildungen entwickeln.

In oberer Cutis und auch im Papillarkörper sind die erweiterten Gefäße und Capillaren von mantelförmigen *Zellinfiltraten* umgeben. Unter diesen treten Mastzellen an Zahl auffallend stark hervor. Die Gefäße selbst, sowohl die Blut- als die Lymphgefäße, sind vermehrt und erweitert. Das *elastische* und kollagene Gewebe ist im Bereich des Ödems, d. h. im Papillarkörper und oberer Cutis nur noch in Gestalt vereinzelter dünner, aufgesplitterter elastischer Fasern bzw. als ungleichmäßig verwaschenes, stark aufgelockertes Filzwerk übriggeblieben.

Diese Störungen im Aufbau des elastischen und kollagenen Gewebes sowie das Ödem beschränken sich streng auf das Stratum papillare und subpapillare bzw. die obere Cutis; sie sind gegen die mittlere Cutis scharf abgesetzt.

Die *Pigmentveränderungen* (Näheres siehe im Abschnitt: Arsenmelanose S. 132) äußern sich einmal in einer Zunahme des Epidermispigments, im wesentlichen in den Basalzellen, vereinzelt auch im Stratum spinosum oder noch höher. Das Pigment liegt so gut wie ausschließlich *intracellulär;* bei geringen Mengen an der äußersten Grenze der Zelle. Mit steigendem Pigmentgehalt erfolgt eine Annäherung an den Kern, bis schließlich bei stärkster Pigmentierung der ganze Zellkörper eingenommen wird, wobei jedoch immer noch eine gewisse Vorliebe für die Randnähe erhalten bleibt.

Im Papillarkörper ist das Pigment — stets in granulärer, nie in klumpiger Form — in Zellen angehäuft, von denen viele „hirschgeweihartige" Bilder zeigen.

Sie liegen in erster Linie in der Umgebung der Capillaren, und zwar läßt sich ein gewisser Zusammenhang zwischen dem Auftreten entzündlicher Veränderungen und dem Pigmentreichtum nicht von der Hand weisen. Vereinzelt finden sich feinkörnige Pigmentansammlungen sogar in den Endothelien der Blut- und Lymphgefäße. Die Pigmentvermehrung beschränkt sich jedoch streng auf den gleichen Raum wie die übrigen Veränderungen, in erster Linie auf das Stratum papillare und subpapillare.

Chemisch handelt es sich bei dem Arsenmelanosepigment um *Melanin* (GANS).

Pathogenese. GANS möchte die Pigmententstehung mit dem durch die chronische Arsenzufuhr gesteigerten Eiweißstoffwechsel in Beziehung bringen. Dessen Abbau- und Zerfallsprodukte liefern die Pigmentmuttersubstanzen, die Propigmente, die dann durch fermentative (?) Vorgänge (Dopaoxydase, Tyrosinase?) in Melanin umgewandelt werden. Jedoch ist auch in dieser Frage — wie überhaupt über die Pigmentgenese — das letzte Wort noch nicht gesprochen.

Bei der

Arsenkeratose

bilden sich meist symmetrische Verdickungen der Palmae und Plantae, sei es diffus und gleichmäßig, oder umschrieben, knötchen-, warzen- oder gar hornhautähnlich. Im Vergleich zur Arsenmelanose tritt hier die *Hyperkeratose* mehr in den Vordergrund. In dem wechselnd stark verbreiterten Stratum corneum finden sich fleckweise mehr oder weniger rundliche, verschieden große Lücken, die eine zum Teil netzförmige Zeichnung darbieten und in ihren Maschen eine homogene Substanz (Eleidin) enthalten (WAELSCH). Die tieferen Schichten sind besonders in der Nähe der Schweißdrüsenostien lamellär aufgeblättert; das Stratum lucidum deutlich vorhanden. Den Lückenbildungen in der Hornschicht entspricht im Stratum granulosum, das ebenfalls stark verbreitert ist, eine besonders mächtige Ansammlung von Keratohyalinkörnern. Dabei sind hier die Zellen selbst vielfach degeneriert, unscharf begrenzt, der Kern schlecht färbbar oder geschwunden, die Zellgrenzen oft völlig verwaschen. Diese Veränderungen, die ähnlich fleckförmig verteilt sind wie die Lückenbildungen in der Hornschicht, reichen auch noch tiefer bis in die Stachel- und Basalzellschicht hinab. Hier sind die Zellen ebenfalls oft kernlos, vacuolisiert und schlecht färbbar.

Die Zellentartung im Körper nach Arsenaufnahme kann bis zum Carcinom führen. Dabei werden alle Stadien beobachtet. Der Beginn unterscheidet sich manchmal nur durch die stärkere Vacuolisierung und eine geringere Tendenz zur amitotischen Riesenzellbildung vom Morbus BOWEN (MONTGOMERY). Der Verlauf ist aber ein relativ gutartiger, daher sieht MONTGOMERY die Arsenkeratose als Präcancerose an.

In der Cutis zeigen sich außer einer mäßigen Vermehrung der Bindegewebszellen und einer geringgradigen Erweiterung der fleckweise von einem mantelförmigen Infiltrat umgebenen Gefäße keine besonderen Veränderungen. Lediglich im Stratum papillare und subpapillare kommt es überall dort, wo stärkere Entzündungserscheinungen vorliegen, zu einer deutlichen Verdünnung und Aufsplitterung sowie körnigem Zerfall der elastischen Fasern. Dieses entspricht genau den Verhältnissen, wie sie oben für die Arsenmelanose angegeben wurden. Das in der Epidermis sowie der Cutis vorhandene körnige Pigment besteht nach Brünauer aus einer Arsenverbindung. Es fand sich besonders reichlich, und zwar — im Gegensatz zur Arsenmelanose — vorwiegend *intercellulär* gelagert in den untersten Lagen der Stachelzellschicht und im Stratum basale; ferner in den Schweißdrüsen und deren Ausführungsgängen. Osborne bestätigte diese Befunde. In den Nerven trat es in Gestalt feinster gelbbrauner Körnchen, sowohl in den Nerven der Subcutis, als auch in den Meissnerschen Tastkörperchen auf. Es fand sich ebenfalls im Innern der Gefäße des Papillarkörpers und des subpapillaren Netzes.

b) Durch körpereigene Stoffe.

(Autotoxische Exantheme.)

Bei den vorstehend besprochenen Hautveränderungen mußte man in erster Linie an äußere oder zum mindesten durch äußere Anlässe ausgelöste Schädigungen denken. Daneben bleibt noch eine weitere Gruppe von Hautveränderungen zu besprechen, bei der wir nach Lage unserer pathogenetischen Kenntnisse heute gezwungen sind, eine *autogene* Entstehung der schädigenden Stoffe anzunehmen. Dabei sei erwähnt, daß morphologisch durchaus gleichartige Bilder auch auf ektogener Grundlage entstehen können (vgl. Urticaria). Auch für diese Erkrankungen gilt also das, was schon früher über die mangelnde Gesetzmäßigkeit der Beziehungen zwischen Morphologie des Krankheitsbildes bzw. dessen histologischer Grundlage und den auslösenden Krankheitsursachen gesagt wurde. Dies trifft besonders zu für die häufigste und wichtigste der hier in Betracht kommenden Hautveränderungen, für die

Urticaria.

Die Primärefflorescenz der Urticaria ist eine mehr oder weniger halbkugelförmig die Haut überragende, prall elastische Quaddel (Urtica) von hellrosa bis rosaroter oder weißer Farbe. So kennzeichnend diese Veränderung ist, so stellt sie doch lediglich nur ein Symptom dar, das auf der Haut als Folge der verschiedenartigsten äußeren sowohl wie inneren Ursachen entsteht. Dabei ist nicht so sehr die Plötzlichkeit dieses Entstehens, als vielmehr die Flüchtigkeit, das rasche Vergehen für den urticariellen Vorgang kennzeichnend.

Vom abbrechenden Drüsenhaar der Brennessel bis zu den pathogenetisch ungeklärtesten Stoffen autotoxischer Natur können urticarielle Hauterscheinungen ausgelöst werden. Die gewebliche Veränderung ist in allen diesen Fällen die gleiche; Unterschiede bestehen lediglich in bezug auf die Größe und Zahl der Quaddeln und ihre Anordnung. In Fällen exogener Urticaria (Brennesseln, Raupen, Insekten usw.) sehen wir eine unmittelbar auf die Stelle der örtlichen Berührung beschränkte Hautreaktion. In Fällen *endogener* Entstehung, und damit schildern wir das eigentliche Krankheitsbild der *Urticaria simplex*, finden wir auf der Haut eine Veränderung, die unter wechselnd heftigem Jucken mit einer allgemeinen Aussaat von Quaddeln einhergeht. Zu diesen endogenen Urticariaformen gehören alle jene, die zwar auch durch äußere Einwirkungen hervorgerufen werden können, die aber stets eine — pathogenetisch durchaus nicht immer faßbare — körperliche *Disposition* (Idiosynkrasie) voraussetzen, mag diese nun auf Stoffen pflanzlicher, tierischer, medikamentöser Natur oder Störungen im enteralen oder parenteralen Stoffwechsel verschiedenster Genese beruhen.

Die Bezeichnung „Urticaria" wird jedoch auch für eine Reihe von Hauterscheinungen angewandt, die vom klassischen Bilde abweichen oder dieses nur zum Teil darbieten, sei es, daß es nur zur Quaddelbildung kommt, sei es, daß diese nur zeitweilig vorhanden ist oder gar erst auf gewisse Reize mechanischer (Urticaria factitia) oder gar psychischer Natur hervortritt. Andrerseits werden damit Exantheme bezeichnet, bei denen sich im Gegensatz zu der flüchtigen Quaddel eine persistierende Papel entwickelt, die klinisch eine urticarielle Komponente zeigt. Ferner gehören hierher Erkrankungen der Haut, die mit dem ursprünglichen Begriff nur in sehr lockerem oder keinem Zusammenhange zu stehen scheinen (Urticaria pigmentosa).

Bei der *Urticaria simplex* unterscheidet man klinisch nach der verschiedenen Färbung der Efflorescenzen eine rote oder weiße (Urticaria rubra, porcellanea, vesiculosa, bullosa), eine bläschenartige und blasige Form. Man teilt sie fernerhin nach rasch vorübergehenden *(Urticaria acuta)* und sich immer wiederholenden Formen *(Urticaria chronica recidivans)*. Diese rezidivierenden Urticariaformen wiederum sind streng von jenen zu trennen, wo die Papeln oder Quaddeln als solche längere Zeit bestehen bleiben und nur sehr langsam schwinden *(Urticaria papulosa perstans)*. Bei diesen kann man je nach dem Verhalten der einzelnen Papeln noch eine verruköse *(Urticaria papulosa perstans verrucosa)* von einer nekrotisierenden unterscheiden *(Urticaria papulosa perstans necroticans)*. Die letztere wurde früher infolge irrtümlicher Annahme einer follikulären Natur des Prozesses als Acne urticata bezeichnet. Über das Verhältnis zur Prurigo s. d.

Eine besondere Gruppe stellen dann schließlich noch die *pigmentierten Urticariaformen* dar. Dabei muß man jedoch die lediglich durch stärkere Pigmentierung gekennzeichneten gewöhnlichen Formen *(Urticaria cum pigmentatione)* beiseite lassen.

Hierher zu rechnen sind vielmehr nur die Fälle von echter *Urticaria pigmentosa*. Bei diesen kann man nun auch noch zwei Untergruppen unterscheiden, eine bei der Geburt bereits bestehende *naeviforme* Urticaria pigmentosa, die in der Mehrzahl der Fälle zur Zeit der Pubertät schwindet, sich aber auch bedeutend länger erhalten kann. Hier handelt es sich um meist auffallend große, dunkle, unregelmäßig über den Körper verteilte Quaddeln, die nach einiger Zeit unter Hinterlassung tiefbraun gefärbter Flecken schwinden, jedoch auf die mannigfachsten Reize hin wieder urticariell werden. Dieser Form stehen jene gegenüber, die keinen Anhalt für eine angeborene Anlage bieten, vielmehr eine auf verschiedene Reize hin auftretende urticarielle Reaktionsfähigkeit bei gleichzeitiger deutlicher Pigmentierung aufweisen und diese Symptome erst im Laufe des späteren Lebens *erworben* haben.

Eine weitere Untereinteilung scheint mir bei der geringen Zahl der für die einzelnen Beobachtungen vorliegenden Fälle zur Zeit nicht angebracht, zumal die geweblichen Grundlagen der Veränderungen fließende Übergänge darbieten.

Der histologische Befund der einfachen Urticariaformen steht in der Eintönigkeit seines Aufbaues in auffallendem Gegensatz zu der Buntheit des klinischen Bildes. Er gewährt keinen Anhalt für die Ätiologie der Veränderung; daher finden wir genau die gleichen Veränderungen, ob wir nun eine ektogene oder endogene Quaddel untersuchen. Unterschiede ergeben sich — soweit das in der Literatur niedergelegte und eigene Befunde dartun — lediglich aus dem verschiedenen Zeitpunkt, zu dem die Quaddel untersucht wurde. Dieser Umstand erklärt es auch, warum so lange Zeit Meinungsverschiedenheiten über die entzündliche oder nicht entzündliche Natur der Urticaria bestehen konnten. Es ist hier nicht möglich, auf diese Frage entsprechend ihrer allgemeinen Bedeutung näher einzugehen. Ein Vergleich des Gewebsbefundes, wie ihn sofort nach ihrer Entstehung bzw. einige Zeit später gewonnene Quaddeln bieten, macht uns jedoch die verschiedene Auffassung der Forscher verständlich.

UNNA fand bei sofort untersuchten *Brennessel-Quaddeln* als einzige gewebliche Veränderung eine starke Erweiterung der Lymphgefäße und Lymphspalten der unteren und mittleren Cutis. Diese erreichte ihren Höhepunkt an der unteren Cutisgrenze, war noch sehr deutlich um die aufsteigenden Gefäßäste in der Mitte und verlor sich ganz allmählich gegen den Papillarkörper hin. Während er in seinem Falle eine Zellauswanderung völlig vermißte, konnte sie TÖRÖK in nur 5 min bestehenden Brennesselquaddeln, wenn auch ganz minimal, so doch sicher nachweisen. Neben einem Ödem, welches besonders die Papillarschicht betraf, und der Erweiterung der papillaren und subpapillaren Blutgefäße, fand er hier bereits eine ganz leichte Auswanderung weißer Blutzellen.

Am ausgesprochensten war diese bei Quaddeln von einstündigem Bestande. Wiederholte Reizung an derselben Stelle ergab keinen auffallenden Unterschied in der Stärke der Auswanderung. Diese Auswanderung von einkernigen *Lymphocyten* war dabei durchaus nicht gleichmäßig. In manchen Papillen fehlte sie völlig oder war sehr gering, in anderen hingegen sowie in den Blutgefäßen des subpapillaren Netzes und an den Haarbalgfollikeln war sie besonders deutlich.

In der Epidermis beschränken sich die Veränderungen auf eine Vacuolisierung und schlechte Färbbarkeit der Zellen und Kerne umschriebener Zellgruppen. Bei längerer Dauer der Quaddel dringt das zunächst im wesentlichen auf obere Cutis und Papillarkörper beschränkte Ödem in die interepithelialen Lymphspalten ein. Es drängt diese auseinander, bildet Hohlräume und führt schließlich zur Verflüssigung eines Teiles der Zellen, so daß kleinste Bläschen entstehen. Diese sind ebenso wie die stellenweise durch Abhebung der gesamten Epidermis vom Papillarkörper entstehenden größeren Blasen *(Urticaria bullosa)* völlig zellfrei.

Refraktometrische Untersuchungen des Blaseninhalts der Brennesselquaddeln ergeben höhere Werte als die des Blutserums, ein Befund, den Kreibich und Polland und ebenso Török betonten und der eindeutig dartut, daß wir es hier mit einem *entzündlichen Exsudat* und nicht einem Transsudat zu tun haben, wie dies Unna ursprünglich annahm.

Für die *entzündliche Entstehung* auch der endogenen Urticariaquaddel ist übrigens Vidal schon 1880 eingetreten. Wolf, Gilchrist, Philippson fanden eine Auswanderung weißer Blutzellen bei der Urticaria factitia. Gilchrist wies daneben ausdrücklich auf das entzündliche Ödem des Bindegewebes hin. Gegensätzliche Befunde, wie sie demgegenüber Jadassohn und Rothe in dem Fehlen der Zellauswanderung bei der Urticaria factitia feststellten, möchte Török durch die Annahme erklären, daß Gilchrists Befunde an älteren, die Jadassohns und Rothes an jüngeren Quaddeln erhoben wurden, was ja mit den Verhältnissen bei den Brennesselquaddeln übereinstimmen würde.

Die celluläre Auswanderung kann demnach in ganz frischen Fällen urticarieller Hauteruptionen so gering sein, daß sie dem Untersucher nicht sichtbar wird; in länger bestehenden Quaddeln wurde sie stets erhoben, und damit scheint eine Einreihung der Urticaria in die Gruppe der entzündlichen Hautveränderungen begründet.

Die Urticariaquaddel wäre danach *die leichteste und flüchtigste Form der Entzündung*, die sich ihrem Wesen nach nicht von den allgemein als Entzündung anerkannten Formen unterscheidet (Török).

Bei der **Urticaria chronica** nehmen die eben geschilderten Veränderungen einen ausgesprochenen Charakter an. Die verschieden großen und verschieden geformten Zellinfiltrate, die sich vorwiegend auf das Stratum subpapillare und die obere Cutis beschränken, setzen sich aus verschiedenen Zellformen zusammen. Lymphocyten, Mastzellen, polynucleäre Leukocyten und selbst Plasmazellen sind am Aufbau dieser vorwiegend perivasculär gelagerten Zellherde beteiligt. In der Epidermis werden die durch das Ödem gesetzten Veränderungen deutlicher (Vacuolenbildung, namentlich im Stratum basale), unterscheiden sich jedoch ebenso wie die in der Cutis grundsätzlich nicht von den eben beschriebenen.

Die geweblichen Veränderungen der Urticaria gigantea, des QUINCKEschen akuten umschriebenen *Hautödems*, entsprechen jenen der Urticaria simplex.

Eine zusammenfassende Darstellung der geweblichen Veränderungen bei der **Urticaria papulosa perstans** stößt insoweit auf Schwierigkeiten, als einmal die auch klinisch verschieden starke urticarielle Komponente, andrerseits die durch sekundäre Beeinflussung (Kratzen usw.) bedingten Umwandlungen das primäre Bild meist erheblich beeinflussen. Wenn wir hier eine Darstellung trotzdem versuchen, so kann es sich dabei nur um die Verfolgung einer mittleren Linie handeln, von der im Einzelfall Abweichungen nach oben oder unten wohl

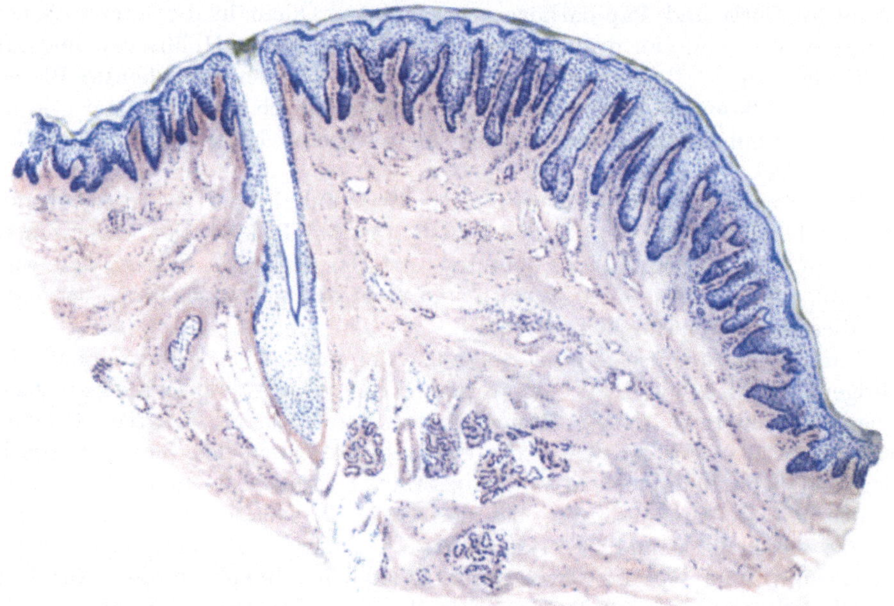

Abb. 78. *Urticaria papulosa perstans* (♀, 39jähr., Oberschenkel, Streckseite). Mäßige Hyperkeratose, stärkere Acanthose, besonders der Epidermisleisten, starkes Ödem im Corium mit Metachromasie des Bindegewebes und schwachen Zellinfiltraten um die stark erweiterten Gefäße. Polychromes Methylenblau. O = 31:1; R = 31:1.

meist zu beobachten sind. Schon die verschiedene Größe der Papeln, das verschiedene Verhalten der Epidermis in den einzelnen Fällen, macht die einheitliche Darstellung schwierig. Wie die Klinik zeigt, geht hier der rein exsudative Prozeß nur in einem Teil der Fälle in einen entzündlich infiltrativen über. Der Unterschied im histologischen Aufbau der Urticaria perstans-Papel von der einfachen urticariellen Quaddel wird uns dadurch ebenso verständlich, wie die Tatsache, daß sich auch hier erhebliche Abweichungen im Gewebsaufbau jüngerer und älterer Papeln ergeben müssen. Die Untersuchung einiger eigener Fälle und ihr Vergleich mit den in der Literatur niedergelegten legt die Annahme nahe, daß hier in der Entwicklung der einzelnen Papeln die gleiche Gebundenheit an die Hautreaktionsfähigkeit des Krankheitsträgers besteht, wie wir dies für die chronisch infektiösen Gewebsneubildungen heute allgemein annehmen. Bei der Pathogenese wird hierauf noch kurz eingegangen werden.

Bei der *einfachen persistierenden Papel* findet sich in der Epidermis eine wechselnd starke Verbreiterung der Hornschicht sowohl wie der granulierten und der Stachelschicht. Diese *Acanthose* wechselt in weitem Ausmaß; Epidermisleisten, wie man sie bei der Psoriasis findet (FABRY, eigener Fall), wechseln ab mit völlig normalen, interpapillären Epidermisleisten (KREIBICH, BAUM, WOLTERS). Die *Hyperkeratose* steht in manchen Fällen so sehr im Vordergrunde, daß direkt *verruköse* Bilder zustande kommen (KREIBICH).

Diese Epidermisveränderungen sind jedoch wohl meist sekundärer Natur und abhängig einmal von den äußeren Reizen, die die betreffende Hautstelle treffen, zum anderen aber von der Stärke des entzündlichen Ödems und Zellinfiltrats in der Cutis. Diese finden sich meist nur im eigentlichen Corium, während der Papillarkörper, abgesehen von der auch hier vorhandenen Erweiterung der Blut- und Lymphgefäße, frei davon bleibt. Durch das Ödem färbt sich das Bindegewebe mit polychromem Methylenblau manchmal metachromatisch violettrot (s. Abb. 78). In der Cutis finden sich verschieden große Herde cellulärer *Infiltration*, die meist den erweiterten Gefäßen mantelförmig aufsitzen und die Cutisbündel auseinanderdrängen. Nach abwärts reichen diese Infiltrate vielfach bis zu den großen Gefäßen, den Schweißdrüsenknäueln und tieferen Follikelabschnitten hinab. Sie bestehen meist aus Lymphocyten, denen wenige wuchernde Bindegewebszellen sowie Mast- und Plasmazellen in wechselnder Zahl beigemischt sind; auch eosinophile Leukocyten wurden beobachtet (KREIBICH). In einzelnen Fällen bestand die Infiltration fast nur aus Plasmazellen, so daß man direkt von reinen Plasmazellinfiltraten sprechen konnte (BAUM).

Nach PAUTRIER hat die Erkrankung nichts mit dem Lichen ruber zu tun. Er lehnt aber auch einen Zusammenhang mit dem Strophulus, damit auch die Bezeichnung Urticaria perstans ab, und nennt sie *Lichénification circonscrite nodulaire chronique*. Die von ihm erwähnte, auch von RASCH beobachtete, erhebliche Vermehrung von nervösem Gewebe wurde von MARTINEZ PEREZ und AGUILERA MARURI bestätigt. Sie sahen eine Hypertrophie der Neurofibrillen, Degeneration und Untergang von Fasern des Terminalreticulums und anderer Nervenfasern, gefolgt von einer Wucherung der Kerne der SCHWANNschen Scheide.

Bei den *nekrotisierenden* Formen sind in den Infiltraten neben nahezu rein eosinophil-leukocytären Zellhaufen (BAUM) auch Epitheloide und Riesenzellen beobachtet worden, manchmal sogar in tuberkuloider Anordnung (E. HOFFMANN, ROGG, eigene Beobachtung). Das Zentrum derartig nekrotischer Papeln wird von einer oberflächlichen, umschriebenen Nekrose eingenommen, die ungefähr dem Rete Malpighi entspricht (LÖWENBACH, GANS, s. Abb. 79). Dieses ist meist völlig geschwunden, während die parakeratotische Hornschicht darüber teilweise noch erhalten ist. Die nekrotische Gewebspartie ist von zerfallenden Zellen bzw. Kernresten (Pyknose) und polynucleären Leukocyten durchsetzt, die zum Teil auch in die erhaltene Epidermis der Umgebung vordringen. Zur Cutis hin setzt sich die Nekrose bis ins Stratum papillare fort und geht dann unmittelbar in die celluläre Infiltration über. Diese unterscheidet sich in ihrem Aufbau, abgesehen von dem oben Gesagten, nicht von dem allgemein Gefundenen.

Verhältnismäßig häufig trifft man das Infiltrat in der nahen und nächsten Umgebung der Follikel an, so daß oft Bilder vorliegen, die eine Folliculitis und Perifolliculitis vortäuschen können, daher die irrtümliche Namengebung KAPOSIS: Acne urticata. Bei genauester Durchforschung wird man in der Regel jedoch den Ausgang von dem perifollikularen Gefäßnetz meist feststellen können.

In den Basalzellen der Epidermis sowie auch in spindelförmigen Zellen der Cutis findet sich in manchen Fällen ein feinkörniges *Pigment*, dem jedoch für die Papel der Urticaria perstans eine besondere Bedeutung kaum zukommen dürfte.

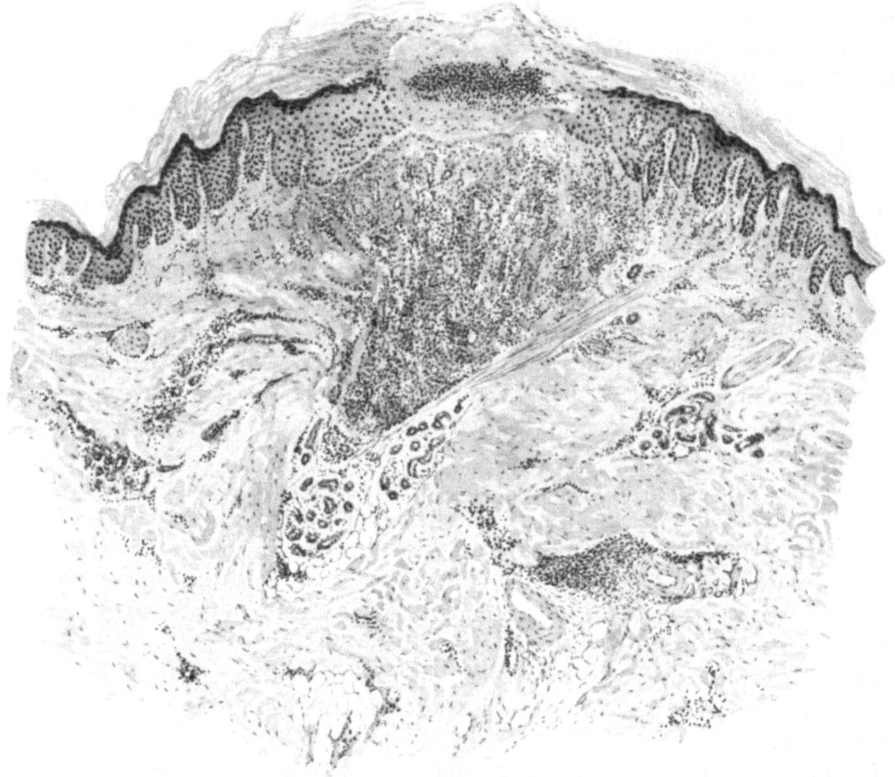

Abb. 79. *Urticaria papulosa perstans necroticans* (♀, 40jähr., Oberarm, Streckseite) In der Mitte umschriebene Nekrose des Stratum spinosum unter einer parakeratotisch gewucherten Hornschicht; am Rande Hyperkeratose und Acanthose. Unterhalb der Nekrose ausgedehntes, umschriebenes Zellinfiltrat in einem ödematös aufgelockerten Gewebe. O = 31:1; R = 30:1.

Das *elastische* Gewebe ist innerhalb der Infiltrate auseinandergedrängt und in dünne Fäden aufgelöst. Von einzelnen Beobachtern wurde es auch vermißt. Man muß es jedoch vorläufig dahingestellt sein lassen, ob es sich nicht hier lediglich um eine verminderte Färbbarkeit des Elastins handelt, die namentlich bei Orceinfärbung (GANS) gerade für die Urticaria auffiel und auch bereits von WOLTERS beobachtet wurde.

Besondere Eigentümlichkeiten kennzeichnen auch diese Form der urticariellen Hauterscheinungen nicht, wenn man von der narbigen Abheilung absieht, welche die Nekrose nach sich zieht. Die entzündliche Infiltration entspricht durchaus derjenigen, wie sie bei einer ganzen Reihe anderer Dermatitiden mit chronischem Verlauf zu beobachten ist. Das Ödem, die starke Erweiterung der Blut- und Lymphgefäße der Urticaria simplex, fehlen hier; das rein seröse Exsudat ist durch ein entzündliches, zellreiches ersetzt, aus dem sich die urticarielle Herkunft der Veränderung durchaus nicht mehr feststellen läßt.

Noch auffallender wird dieser Gegensatz zwischen klinischem Bilde und geweblicher Unterlage bei den mit Pigmentierung einhergehenden Urticariaformen. Nicht hierher zu rechnen sind allerdings jene Fälle, wo sich im Anschluß an akute oder chronische, einfach urticarielle Hautveränderungen eine stärkere Pigmentierung — sei sie hämatogener Art *(Urticaria haemorrhagica)* oder echtes Melanin — in der Epidermis oder Cutis einstellt *(Urticaria cum*

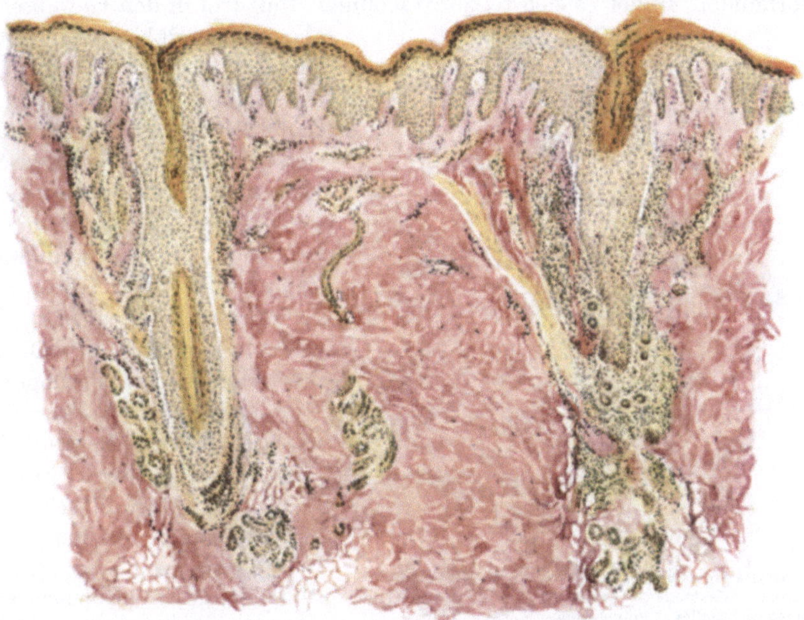

Abb. 80. *Urticaria papulosa perstans necroticans* (Prurigo nodularis, „Acne urticata") in Rückbildung. (♀, 21jähr., Oberschenkel, Streckseite.) Hyperkeratose und Acanthose der Epidermis, Parakeratose in den Follikeltrichtern. Ödem vor allem in Epidermis, Stratum papillare und subpapillare. Perifollikuläre Infiltration mit zahlreichen Riesenzellen. Eisenhämatoxylin — van Gieson. O = 66:1; R = 48:1.

pigmentatione). Diese Form entspricht vielmehr in ihrem Gewebsaufbau durchaus dem oben für die Urticaria simplex Angegebenen; sie bedarf daher keiner besonderen Erörterung. Anders steht es hingegen mit der

Urticaria pigmentosa.

Der größte Teil dieser durch Pigmentbildung ausgezeichneten, im Kindesalter auftretenden Urticariaformen ist durch den Reichtum und die eigenartige Lagerung und Anordnung einer besonderen Zellform, der *Mastzellen*, gekennzeichnet. Diese Mastzellen liegen dicht gedrängt und sich daher gegenseitig abplattend in *tumorartigen* Haufen im Stratum papillare und subpapillare (UNNA). Sie treiben den Papillarkörper mächtig auf, wölben die Oberhaut vor, sind von dieser jedoch stets durch den bekannten zellfreien „Grenzstreifen" getrennt. Sie werden zwischen den kollagenen Gewebsbündeln oft in säulenförmigen, senkrecht stehenden Haufen angetroffen (UNNA). Die übrigen Veränderungen des Gewebes sind keine besonders auffallenden. Um den Mastzellenherd herum findet man eine mäßige Wucherung der Bindegewebszellen, häufig ebenfalls noch mit Mastzellen durchsetzt. Die im übrigen nicht veränderten Blutgefäße sind von einem Mastzellmantel umgeben, der häufig bis zum Hypoderm hinunterzieht.

Der Mastzellenanhäufung im Corium entspricht in der Basalzellschicht der Epidermis eine starke Anhäufung von echtem, melanotischem *Pigment*. In den oberen Cutisschichten ist dies viel spärlicher und manchmal gar nicht der Fall; wenn vorhanden, findet es sich teils intracellulär, teils frei in den Gewebsspalten als feine, gelbbraune Körnchen. In den meisten Fällen überwiegt die Pigmentansammlung im Epithel; nur selten beschränkt sie sich auf das Corium (TENESSON-LEREDDE, RAYMOND). Abgesehen von dieser Pigmentierung und der nach der Ausdehnung des Zellinfiltrats bzw. des Ödems geringeren oder stärkeren Abflachung, weist die Oberhaut meist keine Veränderungen auf. Nur in einzelnen Fällen (ELSENBERG, NEISSER, ARNING) ist es durch ein stärkeres intercelluläres Ödem zur Bläschen- oder Blasenbildung gekommen.

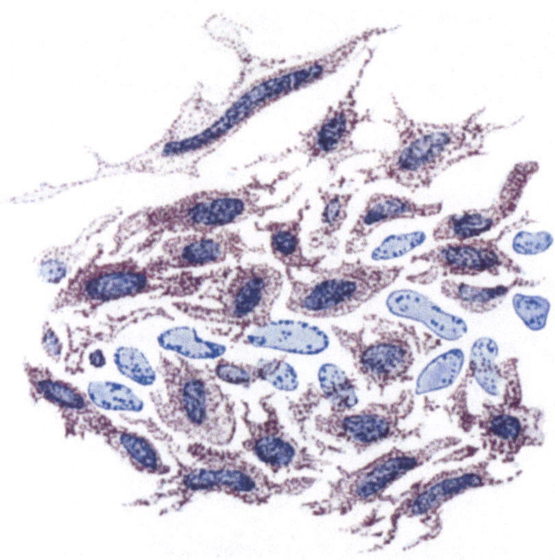

Abb. 81. *Urticaria pigmentosa* (Naevus-Form, ♂, 2jähr., Bauch). Haufen großer Mastzellen, durchsetzt mit vergrößerten Bindegewebszellen. Polychromes Methylenblau. O = 1100:1; R = 1000:1.

Über die Art der *Entstehung dieser Mastzellen* gehen die Meinungen auseinander. Während die meisten Forscher und besonders UNNA für eine autochthone Bildung durch Aufnahme von Mastzellenkörnelung in Bindegewebszellen eingetreten sind, wurde vereinzelt auch auf eine Auswanderung aus dem Blute zurückgegriffen. Die Frage ist bis heute noch nicht restlos geklärt; wahrscheinlich ist eine Herkunft aus verschiedenartigen Bindegewebszellen möglich (BENSLEY). An einen Speicherungsprozeß ist auch zu denken.

Auch die *Funktion der Mastzellen* ist noch unklar. Nach HOLMGREN und WILANDER produzieren sie das Heparin, während ASBOE-HANSEN annimmt, daß sie Hyaluronsäure sezernieren. STAEMMLER hält sie für die Erzeuger der Bindegewebsgrundsubstanz. PRAKKEN und WOERDEMAN glauben mit BATTEZATTI u. a., daß die Mastzellen Heparin und Hyaluronsäure enthalten, und die letzte vielleicht in Heparin umgewandelt werden kann. Während nach SYLVÉN die Körner der Mastzellen rein basophil sind und die Metachromasie an das Zellplasma gebunden sein soll, fanden FRIBERG u. a. die Granula metachromatisch und nach MCMANUS-Färbung positiv. Beim Heparin ist dies nicht der Fall. Außerdem liegt die Heparinaktivität nach SYLVÉN nicht in den Granula, sondern den Mikrosomen. Man sieht aus diesen wenigen, aus der fast unübersehbaren Literatur herausgegriffenen Angaben, daß auch hier vieles noch ungeklärt ist.

Wenn demnach auch die Urticaria pigmentosa im Sinne UNNAs heute ein scharf gekennzeichnetes Krankheitsbild darstellt, so bereitet ihr gegenüber die Einordnung jener Fälle, die durch den Beginn im späten Alter oder ihren histologischen Aufbau Abweichungen zeigen, große Schwierigkeiten. Diese ergeben sich besonders aus dem wechselnden Gehalt an Mastzellen in den Infiltraten und dem verschiedenen Wert, der ihrem Vorkommen als differentialdiagnostisches Merkmal von den einzelnen Forschern beigelegt wird. Mastzellen treten bekanntlich im Gewebe nicht nur normalerweise, sondern auch bei den verschiedensten Hautveränderungen sehr reichlich auf, und es sind daher Zweifel in dieser Frage durchaus berechtigt. Bei den in Betracht kommenden Fällen finden sich nämlich die Mastzellen — im Gegensatz zu der tumorartigen Anhäufung — ungleichmäßig über das Infiltrat verteilt, mit einer gewissen Vorliebe allerdings für die

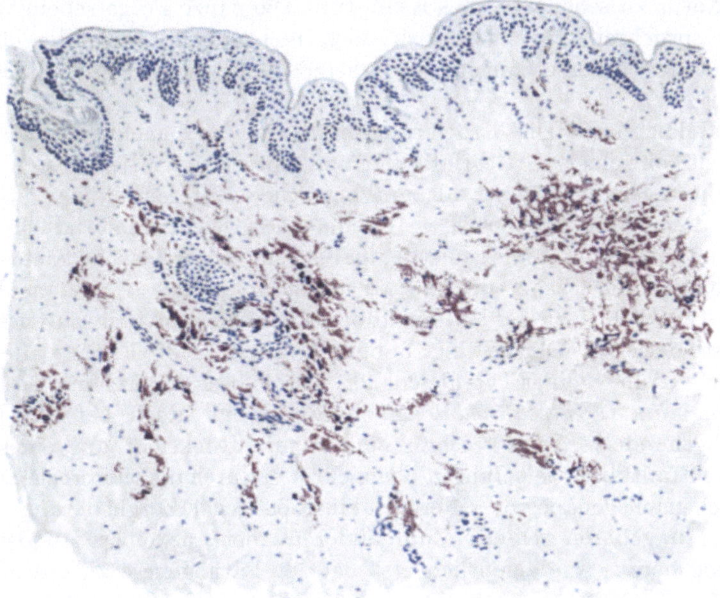

Abb. 82. *Urticaria pigmentosa.* Übersichtsbild. In erster Linie perivasculäre Lagerung der Mastzellen. Sehr schwacher Pigmentgehalt der Haut. Polychromes Methylenblau. O = 60:1; R = 60:1. (Sammlung ARNING.)

Gefäßwandnähe. Neben den Mastzellen, die manchmal allein am Aufbau auch dieser mantelförmigen perivascularen Infiltrate beteiligt sind (JADASSOHN, KREIBICH u. a.), nehmen Lymphocyten, ja sogar Plasmazellen daran teil (RONA, SCHERBER u. a.). RUSCH, SCHÄFER u. a. fanden eine Eosinophilie. Nach W. JADASSOHN tritt diese nach Reiben der Efflorescenzen ein, worauf kürzlich PRAKKEN und WOERDEMAN wieder hinwiesen. Nach diesen geht eine erhöhte Gewebseosinophilie immer mit einer Zunahme der Mastzellen einher, während das Umgekehrte nicht immer zutrifft.

Außer diesen, durch Aufbau und Verteilung des Infiltrats von den bei Jugendlichen beobachteten abweichenden Formen, sind dann auch noch Fälle bekannt, die zwar in Hinsicht auf den Mastzellen*tumor* völlig den jugendlichen Formen entsprechen (ULLMANN u. a.), wo sich diese jedoch erst beim Erwachsenen gezeigt haben. Ferner Fälle, ebenfalls bei Erwachsenen, die klinisch zwar der Urticaria pigmentosa entsprachen, histologisch jedoch Mastzellen völlig vermissen ließen (BIACH, KERL, ADLER u. a.). Hierher gehören auch die von

Parkes-Weber und Rast als *Teleangiektasia macularis eruptiva perstans* bezeichneten Fälle, auf die kürzlich Moursund und Hirschmann wieder hinwiesen. Um diese Gegensätze auszugleichen, nahm man an, daß die Beteiligung der Mastzellen an der Infiltration weitgehendst von dem Stadium der Untersuchung abhängig sei, indem hauptsächlich ältere Herde den typischen Mastzellenaufbau zeigen sollten (Gassmann). Hier müssen weitere Untersuchungen klärend wirken. Bis dahin scheint eine Trennung lediglich auf Grund des Mastzellenreichtums (Typus Jadassohn, Typus Unna) noch nicht durchführbar; andererseits sind wir jedoch auch nicht berechtigt, darin Differenzen lediglich gradueller Natur zu sehen, wie dies Kerl tut. Die ganze Frage scheint vorläufig noch nicht spruchreif, sind wir doch noch nicht einmal über die ektogenen oder endogenen Voraussetzungen zur Mastzellenentstehung hinlänglich unterrichtet.

Differentialdiagnose: Die Erörterung muß sich hier mehr auf Fragen der Zugehörigkeit einzelner Urticariaformen zu dieser oder jener Gruppe von Hautveränderungen erstrecken, als auf eigentlich differentialdiagnostische Erwägungen. Der Charakter der Urticaria macht es leicht verständlich, daß die Entscheidung in erster Linie eine Aufgabe rein klinischer Betrachtung sein muß. Besonders die Frage, ob alle als *Urticaria papulosa perstans* beschriebenen Fälle wirklich dazu zählen, ist außerordentlich schwierig zu entscheiden. In der histologischen Darstellung habe ich einen Fall Fabrys, den dieser damals auf Grund einer vergleichend histologisch-klinischen Betrachtung der *Neurodermitis verrucosa nodularis* zugezählt hat, doch bei der Urticaria perstans abgehandelt. Dies geschah einmal mit Rücksicht auf einen in der Heidelberger Hautklinik seit Jahren beobachteten durchaus entsprechenden Fall, der uns auch nach genauester differentialdiagnostischer Zergliederung zur Urticariagruppe zu gehören schien. Zum anderen aber aus einer grundsätzlichen Fragestellung heraus, die eigentlich erst bei der Pathogenese zu erörtern wäre.

Beide Hauterscheinungen, die Neurodermitis sowohl wie die Urticaria papulosa perstans, sollte man nämlich auf übergeordnete gemeinsame Ursachen zurückführen und lediglich als *besondere Reaktionsformen* der Haut betrachten, wie ich dies eingangs schon kurz angedeutet habe. Es würde damit ein *grundsätzlicher* Unterschied zwischen beiden nicht mehr bestehen und daher auch diese scharfe Trennung nicht mehr unbedingt erforderlich sein. Die Epidermisproliferation mit der Verdickung der Hornschicht, die doch mehr oder weniger uncharakteristischen Infiltrate im Corium, wären in beiden Fällen lediglich als Ausdruck einer chronischen Entzündung zu betrachten, wie wir sie z. B. bei der Psoriasis vorfinden.

Die Urticaria perstans papulosa kann gelegentlich klinisch gewissen Formen des *Lichen ruber verrucosus* auffallend ähnlich sein; histologisch bestehen jedoch große Unterschiede. Beim Lichen ruber finden sich die hauptsächlichen Veränderungen gerade in den oberflächlichsten Coriumschichten, hier in den tieferen. Schwieriger liegen die Dinge jedoch wieder für gewisse *Prurigo*formen. Hier wird oft nur eine relative Sicherung der Diagnose möglich sein, wobei als Entschuldigung gewissermaßen daran erinnert sein mag, daß ja auch klinisch zwischen den beiden Krankheitsbildern scharfe Grenzen nicht immer gezogen werden (s. *Lichen urticatus* bzw. Strophulus im Abschnitt: Prurigo). In vielen Fällen wird man hier auf die Anamnese bzw. die Feststellung gelegentlich auftretender urticarieller Symptome angewiesen sein.

Für die Entscheidung, ob eine Urticaria pigmentosa oder eine chronische *Urticaria cum pigmentatione* vorliegt, ist das histologische Bild von einer gewissen Bedeutung. Bei der ersteren spielt ja der Mastzellengehalt eine große Rolle. Dazu kommt, daß eine eigentlich *entzündliche* Infiltration bei den typischen Tumorformen stets fehlt. Selten wird Blasenbildung beobachtet (SCHÄFER, STÜHMER u. a.).

Bei der Urticaria cum pigmentatione hingegen findet sich in der Regel eine vorwiegend perivasculäre Lymphocytenansammlung in wechselndem Grade mit wenigen oder keinen Mastzellen. Der verschiedene Pigmentgehalt in Epidermis oder Corium läßt hingegen eine schärfere Trennung nicht zu.

Die Urticaria pigmentosa wird vielfach mit dem Beiwort „xanthelasmoidea" benannt, weil klinisch häufig eine Ähnlichkeit mit der *Xanthomatose* besteht. Histologisch kann ein Zweifel an dem Wesen der Veränderung bei den scharfen Kennzeichen der letzteren nicht aufkommen.

Pathogenese. Das Wesen der urticariellen Hautveränderungen ist noch unklar. Wir wissen zwar, daß außer einer bestimmten endo- bzw. ektogenen auslösenden Ursache noch im Organismus selbst gelegene Bedingungen eine Rolle spielen, sind jedoch über diese kaum unterrichtet. Dies gilt besonders für die Urticaria pigmentosa, für die manche Forscher eine naevogene Entwicklung annehmen (NEISSER u. a.). Von TOURAINE, SOLENTE und RENAULT wird sie als *Pseudoleukämie* angesehen. ELLIS fand bei einer Sektion eines in einer akuten Phase der Erkrankung verstorbenen Kindes auch in anderen Körperabschnitten als der Haut, besonders im Knochenmark und in den Lymphknoten, ein vermehrtes Vorkommen von Mastzellen. Im selben Sinne spricht der als *Mastocytose* bezeichnete Fall von HISSARD, MONCOURIER und JACQUET. SAGHER, COHEN und SCHORR, ebenso CLYMAN und REIN sahen Knochenveränderungen, so daß es sich vielleicht bei der Urticaria pigmentosa um eine Allgemeinerkrankung handelt. HISSARDS Ansicht, daß die Mastzellen in den tieferen Hautschichten entständen, von dort ins Blut gelangten und in der Milz abgebaut würden, bedarf weiterer Bestätigung. Bei der Urticaria simplex denkt man heute allgemein wohl an eine entzündliche Entstehung. Nur über das Wesen dieser Entzündung, ob *angioneurotisch* (KREIBICH), ob *hämatogen-toxisch* (TÖRÖK, PHILIPPSON, GILCHRIST u. a.), ist eine Einigung noch nicht erzielt. Nach JADASSOHN und ROTHE entsteht eine Urticaria überall da, wo die Haut auf einen Stoff schnell mit Gefäßerweiterung und Exsudation reagiert und ihn dadurch fortschafft. ŠAMBERGER faßt die Urticaria als eine „lymphatische Reaktion" auf, und zwar als eine Hypersekretion. Das Freiwerden von Histamin oder verwandten Körpern kann als alleinige Erklärung nicht befriedigen, da es nur ein Glied in der Kette der Ereignisse ist, die zur Bildung der Urtica führen.

Für die Urticaria factitia kommt sicherlich eine bestimmte Überempfindlichkeit der Gefäßnerven und als auslösendes Moment ein peripherer Reiz in Betracht. Für die psychische Urticaria wird eine plötzlich einsetzende Erregung bestimmter nervöser Zentren angenommen. Bei der ektogenen Urticaria nimmt man eine unmittelbare Reizwirkung auf die Hautnerven an; für die Auslösung der endogenen Urticaria spielen gewisse Nahrungsmittel, Medikamente, auch Seruminjektionen, d. h. artfremde Eiweißkörper, eine Rolle. Bei Stoffwechselstörungen, Gravidität, Nephritis wurden Urticariaausbrüche beobachtet; ebenso bei schweren Bluterkrankungen (POLLAND, KREIBICH, FISCHL).

Die Prurigogruppe.

Wenn wir hier die *pruriginösen Hauterkrankungen* in einem besonderen Abschnitt besprechen, so begründet sich dies in erster Linie auf den klinischen Erscheinungsformen. Aber auch diese sind sowohl untereinander wie in ihrem Verhältnis zu den urticariellen Hautkrankheiten durchaus nicht scharf abgrenzbar, eine Feststellung, die auch das histologische Bild nicht einschränken, sondern nur bestätigen kann. Durch dieses sind wir — selbst bei kritischster Verwertung aller Einzelheiten — ebensowenig wie durch die klinische Beobachtung in der Lage, den *Beginn* der Prurigoerkrankungen anders denn als *urticariell* zu bezeichnen. Diese Stellungnahme gilt sowohl für den *Strophulus*, den wir mit RIEHL, NEISSER, JADASSOHN, BROCQ u. a. lediglich als eine besondere Form der Urticaria papulosa des Kindesalters betrachten, als auch für die aus ihm

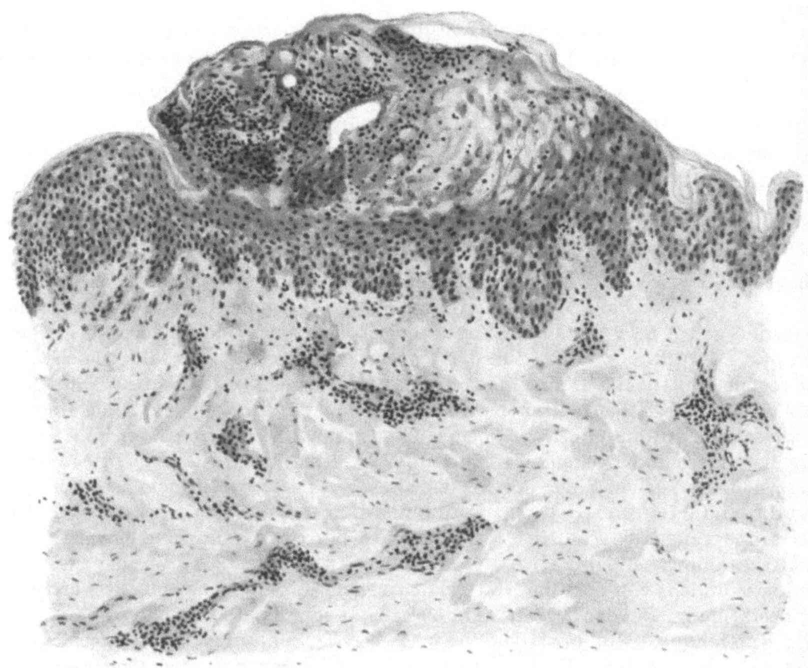

Abb. 83. *Strophulus* (Lichen urticatus, ♂, 8jähr., Brust). Umschriebene linsenförmige Nekrose in der ödematösen, von Leukocyten durchwanderten Epidermis. Stachelschicht in der Umgebung der nekrotischen Scheibe gewuchert, Stratum papillare und subpapillare ebenfalls ödematös und von polynucleären Leukocyten durchsetzt. Mäßige perivasculäre Zellinfiltration im Corium. O = 147:1; R = 137,5:1.

unmittelbar sich entwickelnde Prurigo Hebra; es gilt für die *Prurigo vulgaris* in ihrer *diffusen* und *circumscripten* Form (die *Neurodermitis diffusa* oder *circumscripta* BROCQ, die *Dermatitis lichenoides pruriens* NEISSER, den *Lichen simplex chronicus* VIDAL, *Atopic Dermatitis* (SULZBERGER), *endogenes Ekzem* (GOTTRON), *spätexsudatives Ekzematoid* (ROST). Schließlich gilt es auch für die *Prurigo nodularis* (HYDE), welche wir der Urticaria papulosa perstans gleichsetzen.

Mit dieser Stellungnahme haben wir unsere Auffassung der Beziehungen auch zwischen der Neurodermitis und der allergischen Kontaktdermatitis festgelegt, welch erstere wir im Gegensatz zu KAPOSI und UNNA demnach von letzterer abgrenzen und zur Prurigo rechnen (Näheres siehe Pathogenese).

Es sind lediglich einige im *Verlauf* dieser urticariellen Hauterkrankungen zu beobachtende und über die bei den einfachen Urticariaformen hinausgehende Umbauvorgänge in der Haut, die uns zu einer gesonderten Darstellung veranlassen. Die Papel der eigentlichen Prurigo deckt sich im übrigen völlig mit der

der Urticaria papulosa perstans, ja wir möchten beide auf Grund des klinischen und histologischen Bildes einander gleichsetzen.

Die klinische und auch histologische Grundlage jeglicher pruriginösen Hautveränderung ist daher für uns die Urtica. Von der einfachen Urticaria und den dieser verwandten Formen verfolgen wir daher eine fortlaufende Linie bis zur schwersten Prurigo.

Der Strophulus.

Die Prurigo simplex acuta, der Strophulus (Lichen urticatus), entwickelt sich auf urticarieller Grundlage. Meist beginnt die Erkrankung unter leichter Störung des Allgemeinbefindens plötzlich als über den ganzen Körper auftretende Nesselsucht. Wir sehen sie hauptsächlich bei Kindern, besonders am Rumpf, dann auch an den Extremitäten. SIEMENS und seine Schüler sehen den Strophulus als infektiös an. Nach Insektenstichen sind strophulusartige Veränderungen häufiger beschrieben. Dies erscheint nach den Ausführungen bei der Urticaria leicht erklärlich. Er verläuft in Schüben, die sich über kürzere oder längere Zeit erstrecken. Die einzelne Papel beginnt als *Quaddel*, in deren Mitte jedoch sehr schnell eine kleine *Kruste* auftritt. Nach einigen Stunden gehen die urticariellen Erscheinungen zurück, während die linsenförmige Papel mit ihrer zentralen Kruste länger bestehen bleibt. Gelegentlich kann es, besonders an Handteller und Fußsohlen, zu Bläschenbildung kommen.

Die Strophuluspapel zeigt zu Beginn alle jene Veränderungen, die wir bei der einfachen Urticariaquaddel kennengelernt haben (s. dort). Es treten jedoch in der voll entwickelten Papel die urticariellen Veränderungen etwas in den Hintergrund zugunsten der durch das Ödem ausgelösten umschriebenen Nekrose der Epidermis. Diese äußert sich als linsenförmige, von der Hornschicht bis zu den tieferen Lagen der Stachelschicht reichende Degeneration des Epidermisepithels. Die nekrotische Scheibe besteht zum Teil aus ödematös geschwollenen Epidermiszellen, aus eingewanderten polynucleären Leukocyten und eingetrocknetem Serum. Sie wird überdeckt von teils unveränderter, teils parakeratotischer Hornschicht. Die *Stachelschicht* in der Umgebung dieser Epithelnekrose ist *ödematös* geschwollen, zum Teil gewuchert, ebenfalls von polynucleären Leukocyten durchsetzt, zum Teil durch das Ödem schwammartig aufgelockert *(Spongiose)*. Es werden uni- und multilokuläre Bläschen gefunden, die in den oberen Epithelschichten gelegen sind. Der Inhalt ist steril und besteht aus Serum, Epitheldetritus, Erythrocyten, neutro- und eosinophilen Leukocyten (NISIWAKI). CIVATTE sah die im Stratum spinosum gelegenen Bläschen in Serienschnitten bis zum Papillarkörper hinunterreichen.

Die Leukocyten lassen sich auf ihrem Wege durch den Papillarkörper bis in die erweiterten Capillaren bzw. Gefäße der oberen Cutis verfolgen. Der Papillarkörper ist ödematös geschwollen und enthält wechselnd zahlreiche polynucleäre Leukocyten. In der tieferen Cutis findet sich lediglich eine mäßige perivasculäre Ansammlung lymphocytärer Zellen um die erweiterten Gefäße.

Die Prurigo Hebra.

Der Strophulus pflegt für gewöhnlich im 3.—5. Lebensjahr zu erlöschen. Bleibt er länger bestehen, so entwickelt sich häufig das als Prurigo Hebra bekannte Krankheitsbild. Dieses kann jedoch auch ohne vorhergehende Anfälle von Nesselausschlag oder Strophulus von vornherein mit pruriginösen Schüben beginnen (JADASSOHN). Die Prurigo Hebra ist gekennzeichnet durch stark juckende, stecknadelkopf- bis erbsengroße derbe Knötchen, die mit Vorliebe an den Streckseiten der Extremitäten, manchmal auch am Rumpf und im Gesicht auftreten; der Verlauf ist ungemein chronisch. Unter fortwährendem Auftreten frischer gehen die älteren Knötchen nach einigen Tagen zurück, werden jedoch vorher meist aufgekratzt und hinterlassen dann infolge der Blutung zunächst braune Flecke, an deren Stelle sich — bei Verletzung des Coriums — später kleinste weiße Narben entwickeln.

Der dauernde Juckreiz, das damit verbundene Kratzen führen schließlich zu einer ausgedehnten Krusten- und Narbenbildung sowie Lichenisation. Die Haut ist verdickt, rauh; im Bereich der Narben entfärbt, in deren Umgebung hyperpigmentiert. Die Lymphdrüsen sind geschwollen, die Haare gehen allmählich verloren. Die Erkrankung ist äußerst quälend und kann ihren Träger sozial unmöglich machen.

Histologisch entspricht dem Prurigoknötchen ebenfalls eine *Urtica.* Erst sekundär kommt es zum Auftreten der stärker *entzündlichen Veränderungen* im *Corium.* Diese äußern sich in einem *Ödem des Papillarkörpers* und der oberen *Cutis,* einer Erweiterung und perivasculären Infiltration der zugehörigen Blut- und Lymphgefäße, die sich meist auf das Stratum papillare und subpapillare beschränkt und nur vereinzelt in die tieferen Coriumschichten hinabreicht. In den stärker zerkratzten Knötchen ist je nach dem Grade der entzündlichen Veränderung die Verteilung polynucleärer Leukocyten wechselnd stark. Unter ihnen finden sich oft zahlreiche eosinophile Zellen (JADASSOHN). CIVATTE fand als früheste Veränderung eine unscharf begrenzte und wenig dichte Anhäufung segmentkerniger Leukocyten, die sehr rasch unter Freiwerden der Kerne degenerieren. Gleichzeitig kam es zur Wucherung von Fibroblasten. Um diese Infiltration sei eine zweite mit besser erhaltenen Kernen zu finden. WINKLER konnte an dem Material der Breslauer Klinik diese Befunde nicht bestätigen, sondern schloß sich den oben dargelegten an. Er ließ allerdings offen, ob CIVATTE nicht doch Efflorescenzen untersucht habe, die frischer waren als die von GANS und seine eigenen, da CIVATTE angibt, daß das erwähnte Infiltrat rasch schwinde. Entsprechend dem schnellen Schwund der Urticae ist das Ödem im Vergleich zu der Quaddel der einfachen Urticariaformen meist erheblich schwächer entwickelt. Die Veränderungen der Epidermis beschränken sich auf eine umschriebene Acanthose.

Die

Prurigo vulgaris

in ihrer *diffusen* und in ihrer *umschriebenen* Form unterscheidet sich in ihrem histologischen Aufbau grundsätzlich nicht von dem eben Dargestellten. Auf die Beziehungen zur Urticaria papulosa perstans *(Prurigo nodularis, Prurigo diathésiques à grosses papules)* wurde oben schon hingewiesen.

Als *Prurigo vulgaris* bezeichnen wir diffuse oder umschriebene, im ersteren Falle unregelmäßig über den ganzen Körper, auch über das Gesicht verteilte, im letzteren Falle auf bestimmte Vorzugsgebiete beschränkte pruriginöse Hautveränderungen. In ihrem Bereich ist die normale Hautfelderung stärker betont (Lichenisation), die Haut von pruriginösen, teils urticariellen, teils zerkratzten Papeln durchsetzt, oft bräunlich verfärbt, oft entfärbt, mit Krusten, mit Dermatitis-eczematosaartigen oder impetiginisierten Herden bedeckt. Die Kranken werden anfallsweise von unerträglichem Jucken geplagt, das sie zu heftigstem Kratzen zwingt. Die erkrankte Haut erscheint schließlich eigentümlich verdickt, die Haare fallen aus, die Erkrankung zieht sich über lange Jahre hin.

Die *umschriebene* Form (Lichen VIDAL) tritt meist im Nacken, in den Ellbeugen, Kniekehlen, in der Umgebung der Genitalien, dann aber auch an jeder anderen Körperstelle auf. Sie besteht aus rundlichen bis ovalen Herden, an welchen man einen unscharf gegen die gesunde Umgebung abgesetzten, lichenisierten, bräunlich verfärbten Rand, eine von linsen- bis erbsengroßen urticariellen und zum Teil zerkratzten Prurigopapeln durchsetzte mittlere und eine fleckweise hyper- oder depigmentierte, verdickte und lichenisierte Innenzone unterscheiden kann.

Auch für diese

Neurodermitis circumscripta (Lichen VIDAL)

müssen wir auf Grund unserer Stellungnahme die Urtica als primäre Veränderung ansehen. Damit haben wir auch bei ihr den Beginn ins Corium verlegt und müssen daher alle Epidermisveränderungen als sekundäre auffassen, obwohl diese letzteren im Mikroskop oft stärker in die Augen fallen. Diese Feststellung erscheint um so dringender, als von anderer Seite (MARKUSE) der Epidermis aktive Beteiligung an dem *Zustandekommen* der Veränderungen zugesprochen worden ist. Sicherlich sind, wie wir gleich sehen werden, im Epithel Erscheinungen zu beobachten, die auf aktive Vorgänge in der Epidermis hinweisen; aber auch diese

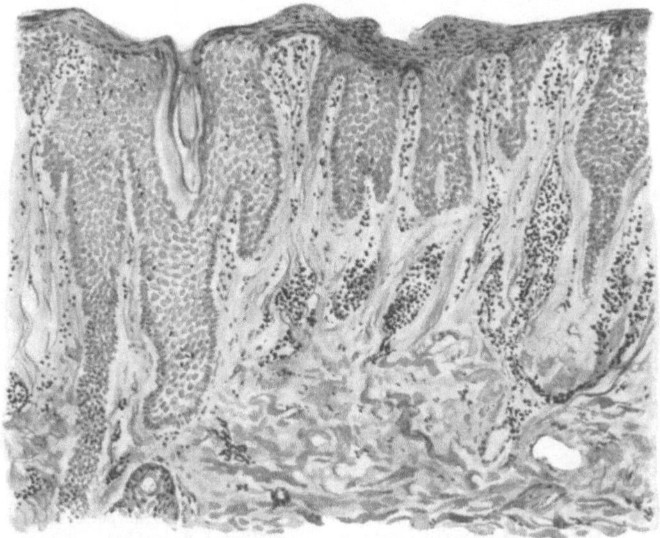

Abb. 84. *Neurodermitis* (frischer Herd). Parakeratose, fehlendes Keratohyalin, Acanthose mit stark entwickelten Epithelleisten, Ödem in Epidermis und oberem Corium, schmale, lange Papillen. Mäßige Zellinfiltration, starke Leukocytenauswanderung. O = 66:1; R = 66:1.

lassen sich restlos auf die primären Cutisveränderungen, und zwar auf das urticarielle Ödem zurückführen; sie sind in ihrem Ausmaß von diesem im weitesten Sinne abhängig.

Die *Hornschicht* ist infolge des Ödems fast stets parakeratotisch. Dem darunterliegenden Stratum granulosum fehlt das Keratohyalin und es grenzt die parakeratotische Schicht unmittelbar an die tieferen Stachelzellagen. Diese Schicht ist in den meisten Fällen erheblich verbreitert; diese Verbreiterung kommt einmal durch Vergrößerung und ödematöse Schwellung der einzelnen Stachelzellen, dann aber auch durch das wechselnd starke intercelluläre Ödem und schließlich durch die vermehrten Mitosen, also die Zellenneubildung zustande. Das Ödem führt neben der intracellulären „altération cavitaire" und der intercellulären Verbreiterung der Saftlücken gelegentlich zu jener schwammartigen Umwandlung des Zellverbandes, den wir bei der allergischen Kontaktdermatitis als „*Spongiose*" kennenlernen. Wir finden dann in den Hohlräumen und Bläschen sowohl einzelne losgelöste aufgequollene Epithelien, als auch durchwandernde polynucleäre Leukocyten in wechselnder Zahl. Das *Stratum basale* wird durch das Ödem ebenfalls in Mitleidenschaft gezogen. Die Zellen sind unscharf begrenzt, unregelmäßig geformt; das Pigment ist oberhalb der ödematösen Gewebsabschnitte völlig geschwunden (ALEXANDER). An deren Rande findet sich bei länger bestehenden Herden jedoch eine vermehrte Pigmentansammlung, wodurch sich das eigentümlich Fleckförmige des klinischen Bildes hinlänglich erklärt.

Innerhalb der Efflorescenzen der Neurodermitis fehlt das Pigment völlig. In der klinisch unveränderten Haut soll es bei verdickter Hornschicht besonders reichlich vorhanden sein (MACCARDLE, ENGMAN und ENGMAN). EHRMANN hat schon auf färberische Abweichungen des Stratum spinosum hingewiesen, die

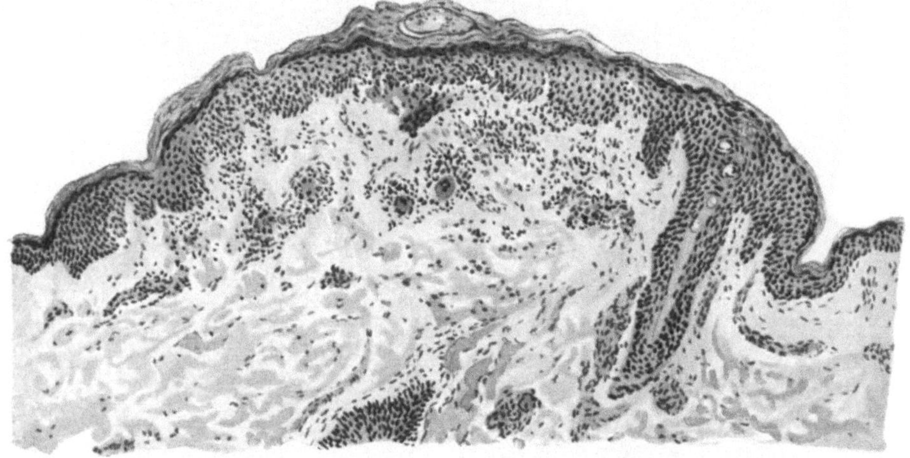

Abb. 85. *Neurodermitis* (älterer Herd), Parakeratose. Spongiose mit Bläschenbildung in der Hornschicht, Acanthose, Ödem, plumpe, abgerundete Epithelleisten mit Abflachung des Papillarkörpers. Mäßige Zellinfiltration, starke Leukocytenauswanderung. O = 128:1; R = 128:1.

er als Hemichromasie bezeichnete: der untere Teil der Zellen färbt sich an, während der obere ungefärbt bleibt. Auch MACCARDLE u. Mitarbeiter beschreiben färberische Abweichungen der Basal- und Spinalzellenschicht, die auf eine veränderte Acido- bzw. Basophilie zurückzuführen sind. Nach ihnen enthält die Haut des Neurodermitikers im Gegensatz zum Lichen VIDAL kein Magnesium, die akute Efflorescenz weder Magnesium noch Calcium.

Weitere, von diesen Autoren beobachtete Veränderungen dürften weniger der Neurodermitis als der Acanthose als solcher zuzuschreiben sein. Diese ist mit Verhornungsanomalien und die letzteren wiederum sind mit Nucleolenveränderungen gekoppelt (MEIROWSKY, STEIGLEDER). Ebenso ist es mit einem vermehrten Glykogengehalt der Epidermis (STOUGHTON und WELLS, STEIGLEDER), Änderungen im Gehalt an Ribonucleinsäure (STEIGLEDER), an Fermenten und fermentähnlichen Körpern (VAN SCOTT, STEIGLEDER), ohne daß diese für eine bestimmte Erkrankung als charakteristisch angesehen werden könnten.

EHRMANN sah beim Übergang von der licheninfizierten zur verrukösen Phase der Neurodermitis im Stratum granulosum — und nur auf die obersten Spinalzellen begrenzt — ein perinucleäres Ödem, eine altération cavitaire. Im verrucösen Stadium fand er in den Haarscheidenepithelien eine sich metachromatisch anfärbende Substanz.

Der *Papillarkörper* ist in den frischen Prurigopapeln ödematös geschwollen; die einzelnen Papillen sind dabei entweder fingerförmig schmal ausgezogen, während die gewucherten langgestreckten Reteleisten tief in das Stratum papillare hinunterragen. In anderen Fällen jedoch ist der Papillarkörper eher abgeflacht; plumpe und breite Reteleisten haben dann zu einer weitgehenden Umgestaltung der normalen Epidermis-Cutisgrenze geführt. Die *Lymphgefäße* und Lymphspalten sind erweitert, die Blutgefäße im Zentrum der ödematösen Bezirke oft zusammengepreßt und von ausgetretenen roten Blutkörperchen umgeben. Im Gegensatz dazu fanden bei der diffusen Neurodermitis MacCardle u. Mitarbeiter durchweg erweiterte Gefäße. Mit der McManus-Färbung sahen Stoughton und Wells dünnwandige kollabierte Capillaren, die sie differentialdiagnostisch gegenüber der Psoriasis anführen. Steigleder demonstrierte innerhalb ein und derselben Papille einen engen kollabierten, wahrscheinlich arteriellen Capillarschenkel, der in einen weiten, wahrscheinlich venösen, überging. Überall dort, wo das Ödem nicht zu stark ausgesprochen ist, also namentlich an der Grenze zum Gesunden hin, findet sich ein in erster Linie perivasculäres, sowohl die Blut- als auch die Lymphgefäße begleitendes Zellinfiltrat, das größtenteils aus Lymphocyten und wechselnden Mengen polynucleärer Leukocyten besteht. Die Beteiligung der letzteren scheint weitgehend von sekundären Schädigungen der erkrankten Haut abhängig. Ferner sieht man vereinzelte Mastzellen und gelegentlich auch eine Plasmazelle. Die Bindegewebszellen sind vermehrt und häufig auch vergrößert.

In dem Maße, wie der urticarielle Charakter der Papeln abnimmt, geht das Ödem zurück. Es finden sich im *Stadium der Lichenifikation* jedoch grundsätzlich die gleichen Veränderungen, nur in „quantitativ und qualitativ geringerem Grade“ (Alexander).

Vereinzelt kann die Acanthose so starke Grade annehmen, daß es zu *verrukösen* Formen kommt, bei welchen sich auch die entzündliche Infiltration der Cutis stärker entwickelt. Hierher sind wohl auch die von Pautrier unter den Lichénifications anormales beschriebenen „Formes hyperkératosiques“ zu rechnen. Das vorwiegend lymphocytäre, mit zahlreichen eosinophilen, polynucleären Leukocyten durchsetzte Infiltrat hatte in Kreibichs Falle das kollagene und elastische Gewebe vollkommen verdrängt, zeigte im übrigen jedoch einen durchaus unspezifischen Aufbau. Auch jene Fälle, wo die Depigmentation so sehr im Vordergrunde steht, daß man von einer *Neurodermitis alba* gesprochen hat, möchten wir zur Prurigo rechnen. Für einen Zusammenhang mit der Weißfleckenkrankheit (Kreibich) fehlen noch entscheidende Befunde.

Anhangsweise sei hier auf ein als **Fox-Fordycesche Krankheit** namentlich von englisch-amerikanischen, in letzter Zeit auch von deutschen Forschern beschriebenes Krankheitsbild hingewiesen, das von einigen Beobachtern als eine mit der Neurodermitis, wenn auch nicht identische, so doch vielleicht in einem gewissen Zusammenhang stehende Erkrankung angesehen wird. Es handelt sich dabei um in der Achselhöhle, in der Nabel- und Schamgegend auftretende, stark juckende, leicht gerötete, stecknadelkopf- bis erbsengroße Knötchen, in deren Bereich die Haare ausfallen.

Histologisch zeigt sich in erster Linie eine Acanthose und Hyperkeratose, weniger eine Parakeratose, die am ausgesprochensten in und um die Haarfollikel bzw. die Ausführungsgänge apokriner Drüsen vorhanden ist. Im Papillarkörper findet sich ein auch in das

Stratum subpapillare reichendes deutliches Ödem, sowie ein in erster Linie die Gefäße der früher als erweiterte Schweißdrüsen angesehenen weiten Tubuli der apokrinen Drüsen (PICK, FISCHER) umspinnendes Infiltrat aus Rund- und Mastzellen und Fibroblasten. Im Lumen der betroffenen Drüsen finden sich neben Sekretmassen auch Zellelemente. Die Angabe von POÓR, daß sich in den Endstücken der apokrinen Drüsen mehr Lipoidtröpfchen als beim Normalen fänden, bedarf noch der Bestätigung.

Ob es sich dabei um ein zur Neurodermitis circumscripta chronica gehöriges Krankheitsbild handelt (BROCQ, JADASSOHN, ORMSBY, WALTER u. a.) und vielleicht um eine besondere Form dieser Erkrankung (BURNIER und BLOCH, DARIER), oder ob eine selbständige Erkrankung unbekannter Art vorliegt (WHITFIELD, BEATTY, KISS), ist noch nicht entschieden. Vielleicht steht die Erkrankung in einem Zusammenhang mit einer Dysfunktion der Sexualdrüsen (CORNBLEET, RUFFING).

Differentialdiagnose. Differentialdiagnostisch kommt in erster Linie die Unterscheidung von der chronischen allergischen Kontaktdermatitis in Frage, mit der sowohl klinisch als auch histologisch eine gewisse Ähnlichkeit besteht. Wir haben unsere Stellungnahme vor allem auf Grund der klinischen Beobachtung oben schon betont. Aber auch histologisch unterscheiden sich die beiden Erkrankungen voneinander. Der *umschriebene Pigmentschwund*, wie er beim Lichen VIDAL sich stets vorfindet, ist bei der allergischen Kontaktdermatitis nie beobachtet worden; die Leukocytenauswanderung, welche bei der Neurodermitis schon sehr früh vorhanden ist, aber auch in den älteren Herden stets nachweisbar bleibt, spielt bei der allergischen Kontaktdermatitis nicht diese regelmäßige Rolle (ALEXANDER). BROCQ und JAQUET haben dann noch besonders betont, daß das Ödem sowohl wie die damit verbundene Spongiose beim Lichen VIDAL stets auf ein geringes Maß beschränkt bleiben. Vor allem die für die allergische Kontaktdermatitis regelmäßige Entstehung kleiner Bläschen findet sich bei der Neurodermitis nur ganz ausnahmsweise; es besteht daher trotz der altération cavitaire und der Spongiose keine ausgesprochene Neigung zur echten Blasenbildung, was sich ja klinisch auch in dem trockenen Charakter der Veränderung offenbart (ALEXANDER). Inwieweit allerdings diese morphologischen Unterschiede im Einzelfall verwertbar sind, erscheint mir nicht ohne weiteres sicher; Parakeratose, Acanthose, Ödem und Spongiose, die geringgradigen Veränderungen im Corium, stimmen doch bei beiden Veränderungen zu weitgehend überein, als daß man hoffen dürfte, histologisch jedesmal eine sichere Unterscheidung treffen zu können. Der Vorschlag, alle jene Fälle, wo die stark ödematöse Durchtränkung der Haut zu echter Blasenbildung führt, Dermatitis eczematosa zu nennen, und jene, wo sie infolge einer gesteigerten Kohärenz der Epithelien nicht eintritt, Lichen VIDAL, scheint mir lediglich eine Verlegenheitslösung, so lange wir die Pathogenese der beiden Erkrankungen nicht aufgeklärt haben.

Die Unterscheidung von den Papeln des *Lichen ruber* ist histologisch leicht möglich durch das bei diesem vorhandene und nach unten scharf abgesetzte lymphocytäre Infiltrat in Papillarkörper und oberer Cutis. Dazu treten Unterschiede im Verhalten der Epidermis; beim Lichen ruber, namentlich in späteren Stadien, oft eine ausgesprochene Hyperkeratose, häufig mit Schwund der übrigen Epidermisteile, bei der Neurodermitis unverändert Acanthose und Parakeratose *ohne* Atrophie. Gegenüber der Psoriasis können die in der MCMANUS-Färbung zu beobachtenden kollabierten Gefäße (STOUGHTON und WELLS, STEIGLEDER) differentialdiagnostisch angeführt werden.

Anhangsweise sei erwähnt, daß LYNCH das sog. *Keratoderma climactericum* (HAXTHAUSEN) als eine Neurodermitis der Handflächen und Fußsohlen ansieht. *Histologisch* findet sich eine umschriebene, manchmal parakeratotische Verbreiterung der Hornschicht, Verlängerung der Reteleisten und ein besonders an den Fußsohlen ausgeprägtes lymphocytäres perivasculäres Infiltrat entlang den Gefäßen. LYNCH sah Wandverdickung und geschwollene Endothelien der größeren Gefäße der oberen Cutisschichten.

Der sog. *Lichen striatus* entspricht in seinen histologischen Veränderungen der Neurodermitis.

Pathogenese. Über die Ursache der pruriginösen Hauterkrankungen können wir uns bisher nur vermutungsweise äußern. Es sind für ihr Zustandekommen sowohl neurogene als diathetisch-autotoxische Ursachen angeschuldigt worden. Zu ihnen treten wahrscheinlich noch eine Reihe auslösender und prädisponierender Momente, teils physischer, teils psychischer Art: Ernährungsstörungen, Sorgen, heftige Gemütsbewegungen, Hysterie auf der einen Seite, autotoxische, toxische Ursachen auf der anderen Seite, Bluterkrankungen (Leukämie) wurden als auslösende Ursachen beschrieben. Über den inneren Zusammenhang dieser Störungen mit den Juckzuständen in der Haut ist eine Äußerung um so weniger möglich, als wir ja über die eigentliche Genese des Juckens noch nicht eindeutig unterrichtet sind. (Siehe auch: Urticaria.)

Dermatitis herpetiformis DUHRING.

Die Erkrankung wurde von der Wiener Schule zum Pemphigus gerechnet, mit dem sie tatsächlich im Einzelfall so viel Übereinstimmendes zeigen kann, daß es schwerfällt, eine Unterscheidung zu treffen. In anderen Fällen wieder, und diese sind doch die bei weitem zahlreichsten, zeigt die Krankheit eine solche Vielheit von Hauterscheinungen (maculöse und urticarielle Erytheme, Vesikeln, Pusteln), daß eine Sonderstellung berechtigt erscheint. BROCQ hat daher die Dermatitis herpetiformis DUHRING in eine Sonderklasse eingereiht, der er mit Rücksicht auf die Vielheit ihrer Erscheinungsformen die Bezeichnung „Dermatite polymorphe douloureuse“ gab. Wie bei allen Systematisierungen zeigt aber auch die BROCQsche Gruppierung gewisse Unstimmigkeiten, vor allem dadurch, daß ihr immer weitere und damit ungenauere Grenzen gesteckt wurden.

Dle Erkrankung ist vor allem durch die *Polymorphie* ihrer Efflorescenzen und ein deren Auftreten in der Regel begleitendes *Schmerz-* bzw. *Juckempfinden* gekennzeichnet. Wir finden auf der Haut nebeneinander rote Flecke, Knötchen, Bläschen und Blasen, gelegentlich auch Pusteln, die sich unregelmäßig über den ganzen Körper verteilen und häufig eine herpetiforme Anordnung zeigen. Bei Jugendlichen kann sie weniger polymorph sein (BERLIN). Mit einer gewissen Vorliebe werden zunächst die Vorderarme bzw. Unterschenkel befallen. Der einzelne Erkrankungsschub pflegt nach wechselnd langem Bestande — wodurch ein Nebeneinander der verschiedensten Entwicklungsstufen zur Beobachtung kommt — abzuklingen. Die Bläschen und Pusteln trocknen zu Krusten ein, nach deren Entfernung pigmentierte oder auch depigmentierte Flecken oder auch oberflächliche Narben zurückbleiben. Rückfälle jedoch sind häufig. Gegenüber dem Pemphigus zeichnet die Erkrankung sich durch eine gewisse Gutartigkeit aus, wenn auch Todesfälle nach verhältnismäßig kurzem Verlauf vorkommen (BETTMANN).

Der Vielartigkeit der Hauterscheinungen entspricht ein buntes histologisches Bild. Die urticariellen, ödematösen und auch papulösen Efflorescenzen bieten in ihrem geweblichen Aufbau *nichts Kennzeichnendes* dar. Bis zu einem gewissen Grade gilt das auch für die Blasen und Bläschen. Es handelt sich bei allem um einen *Entzündungsprozeß*, der mit wechselnd starker Hyperämie und Exsudation einhergeht.

Inwieweit dabei den entzündlichen Vorgängen für die Hautveränderungen eine primäre Bedeutung zukommt, ist umstritten. Ein Teil der Forscher ist jedenfalls geneigt, die sich in Epidermis sowohl als Cutis abspielenden Vorgänge in der Hauptsache auf die mechanische Wirkung des sich bildenden Exsudates zurückzuführen.

Verfolgt man die verschiedenen Erscheinungsformen in ihrem *Entwicklungsgange*, so läßt sich ohne weiteres eine gerade Linie feststellen, die vom urticariellen Erythem bis zur Bläschenbildung führt. Die seröse Durchtränkung der *Epidermis* äußert sich zunächst in einer Erweiterung der interepithelialen Saftspalten, während das intracelluläre Ödem nicht so sehr deutlich wird. Bei Zunahme des *Ödems* bilden sich zunächst kleine, dann größere Hohlräume zwischen den einzelnen Zellen. Sie führen schließlich zu der auch klinisch sichtbaren *Bläschenbildung* und können in jeder einzelnen Epidermisschicht auftreten. Im Bereich des ödematösen Bezirks schwindet das Keratohyalin, und die darüber

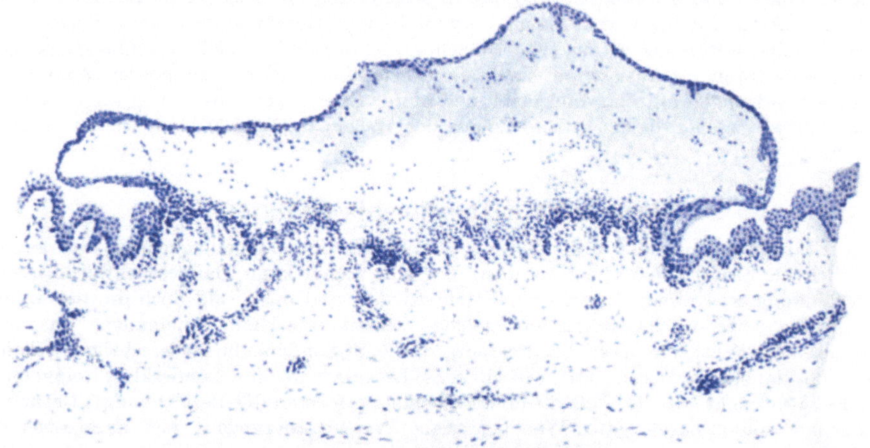

Abb. 86. *Dermatitis herpetiformis* (DUHRING) (♂, 28jähr., Brust, 24 Std altes Bläschen). Die gesamte Epidermis ist vom Papillarkörper abgehoben und durch das seröse Exsudat zu der dünnen Blasendecke abgeflacht. Den Blasenboden bildet der ödematöse, von Lymphocyten und eosinophilen Leukocyten durchsetzte Papillarkörper. Geringes perivasculares Zellinfiltrat in der Cutis. Polychromes Methylenblau. O = 50:1; R = 50:1.

gelegene Hornschicht wird *parakeratotisch*. Neben dem intercellulären kommt es, wenn auch im geringeren Grade, zu einem intracellulären Ödem, besonders bei langsamer Entwicklung der Exsudation. Beide führen naturgemäß zu einer *Verbreiterung und Schwellung der Stachelschicht*. Überall dort, wo das Ödem plötzlicher einsetzt und stärkere Grade annimmt, und dies ist meist dort der Fall, wo im klinischen Bilde größere Blasen zu beobachten sind, wird die Epidermis im ganzen von ihrer Unterlage abgehoben (s. Abb. 86).

Im Gegensatz zu der Ansicht, daß beide Arten von Bläschenbildung, hypepidermale und epidermale gleichzeitig und nebeneinander beim selben Kranken vorkommen könnten, betonte CIVATTE (1943), daß die *Blasenbildung* bei der Dermatitis herpetiformis DUHRING *immer hypepidermal* sei. Sie soll diese Eigenschaft mit der Epidermolysis bullosa, dem bullösen Erythema exsudativum multiforme, dem von amerikanischen Autoren als „Pemphigus alter Leute" bezeichneten, in Europa zur DUHRINGschen Erkrankung gerechneten Krankheitsbild, aber auch dem akuten fieberhaften Pemphigus teilen. Sekundär kann es nach CIVATTE zur Bildung subcornealer Bläschen kommen.

Diese Ansicht ist nicht unwidersprochen geblieben, zahlreiche französische und belgische Forscher (LAPIÈRE und Mitarbeiter, DUPONT und Mitarbeiter) haben sie jedoch angenommen. Auch in den USA und in Südamerika sind zustimmende Arbeiten, zum Teil nach Sichtung eines großen Materials und Untersuchung frischester Efflorescenzen erschienen (DIRECTOR, LEVER, CORDERO u. a.). Auch die von TZANCK angegebene Methode des Blasengrundabstrichs basiert auf dieser Auffassung. Sie wird beim Pemphigus näher besprochen. Selbst diesen Untersuchungen mit Einschränkung gegenüberstehende Autoren wie z. B. NELEMANS halten sie geeignet, die Dermatitis herpetiformis vom Pemphigus vulgaris abzutrennen. Wir haben bisher die von TZANCK beim Pemphigus beschriebenen Zellformen (s. dort) beim Morbus DUHRING nicht gefunden. Die Ansicht von WINER und LIPSCHULTZ, die auf Grund des Blaseninhaltes Zoster, Pemphigus vulgaris, Dermatitis herpetiformis, Rhus-venenata-Dermatitis, Epidermolysis bullosa und bullöses Erythema exsudativum multiforme unterscheiden wollen, muß weiter überprüft werden. Beim Morbus DUHRING sollen sich nach diesen Autoren im Blaseninhalt nicht degenerativ veränderte Epithelien und zahlreiche Eosinophile finden. Bekanntlich kann die Eosinophilie aber in einem erheblichen Prozentsatz der Fälle fehlen.

Im Bereich dieser hypepidermalen Blasen ist naturgemäß auch das *Ödem in Papillarkörper* und Cutis am stärksten ausgeprägt. Die Papillen sind infolge der ödematösen Schwellung plumper und vielfach abgeflacht; die Bindegewebsfasern auseinandergedrängt und ebenso das elastische Fasernetz. Dieses ist gelegentlich in den Papillenspitzen schwächer oder gar nicht darstellbar, wobei es zunächst noch dahingestellt bleiben muß, inwieweit es sich dabei um wirklichen Schwund oder vielmehr um färberische Besonderheiten handelt. Weitergehende Veränderungen sind jedoch nicht festzustellen.

Die *zellige Infiltration* der Cutis, welche in den urticariellen sowohl wie in den kleinvesiculösen Krankheitsherden nur gering ist, nimmt überall dort, wo die Veränderung über längere Zeit sich hinzieht, stärkere Grade an. Ihr parallel geht eine starke Erweiterung der Gefäße. UNNA hat schon auf diese *Gefäßveränderungen* hingewiesen, wie sie sich als Ödem der Gefäßwände, Infiltration und Proliferation der perivasculären und adventitiellen Zellen äußern. Er hat auch auf eine Proliferation der Bindegewebszellen im Gebiete des Papillarkörpers aufmerksam gemacht. Am Aufbau jener Zellinfiltrate beteiligen sich vor allem Lymphocyten und eosinophile Leukocyten. Plasmazellen werden nur selten beobachtet (LEREDDE).

In frisch untersuchten Bläschen wurden polynucleäre Leukocyten niemals nachgewiesen. Diese finden sich erst in länger bestehenden Herden, dann häufig vermischt mit zahlreichen Eosinophilen. Eine Ausnahme davon machen lediglich jene seltenen Formen von *Dermatitis herpetiformis pustulosa* (HODARA, MILIAN u. a.), bei welchen die Blasen- bzw. Pustelbildung sowohl in der Epidermis als auch hypepidermal von vornherein (?) unter Beteiligung polynucleärer Leukocyten vor sich geht. In diesen Fällen ist auch die Beteiligung von Plasmazellen und wuchernden Bindegewebszellen in den Zellinfiltraten der Cutis reichlicher.

Zusammenfassend läßt demnach das histologische Bild der Dermatitis herpetiformis besondere Kennzeichen vermissen, und wir sind daher auch nicht in der Lage, auf diesem Wege zur Sicherung der Diagnose beizutragen.

Bezüglich der **Pathogenese** läßt sich Sicheres nicht sagen. Das vollständig passive Verhalten der Epidermis (UNNA), welche nur durch Ödem und intra- oder hypepidermale Blasen verändert erscheint, weist auf den Ausgang der Erkrankung vom Gefäßbindegewebsapparat der Cutis hin. Auf welchem Wege hier die Veränderungen ausgelöst werden (hämatogentoxisch, neurogen) ist vorläufig noch nicht zu entscheiden. Auch der Einfluß der Halogene scheint nur sekundärer Natur zu sein und nicht zum Wesen der Erkrankung zu gehören (SPIER und Mitarbeiter). Vielleicht ist die Hyaluronsäure bei der Blasenentstehung von Bedeutung (PROSE und BAER u. a.). Die in der Regel vorhandene Eosinophilie in den Gewebsveränderungen sowohl wie im Kreislauf vermag uns keinen Anhaltspunkt zu geben.

Pemphigus vulgaris.

Aus den mit Blasenbildung einhergehenden Dermatosen hebt sich der Pemphigus vulgaris als ein scharf umschriebenes Krankheitsbild hervor. Dieses ist gekennzeichnet durch ein meist ziemlich rasches Auftreten großer praller oder schlaffer Blasen auf zunächst unverändertem Grunde, der sich jedoch sehr schnell entzündlich rötet. Die Blasen platzen oder trocknen ein, während gleichzeitig die erkrankte Hautstelle sich wieder überhäutet. Diese Entwicklung wiederholt sich in unregelmäßigen Schüben, wobei nach und nach die Überhäutung Not leidet und die ganze Körperdecke in eine wechselnd ausgedehnte, krustöse oder nässende Fläche umgewandelt wird. Die Schleimhäute sind ebenfalls beteiligt. Haare und Nägel verkümmern. Die Kranken gehen schließlich unter allgemeiner Erschöpfung zugrunde, wenn nicht schon früher eine andere Erkrankung (Sepsis, Pneumonie u. a.) den Verlauf beschleunigt.

Neben dieser gewöhnlichen Form unterscheidet man eine andere, wo neben der Blasenbildung vor allem eine krustös-blätterige Abhebung der entzündlich geröteten Haut (exfoliierende Erythrodermie) vorherrscht. Dieser *Pemphigus foliaceus* (Cazenave) kann von vornherein als solcher auftreten; er geht jedoch häufig aus dem Pemphigus vulgaris hervor. Eine weitere hier zu erwähnende Erkrankung, der *Pemphigus vegetans* (Neumann) ist bezüglich seiner Zugehörigkeit zum Pemphigus vulgaris umstritten. Bei ihm entstehen Blasen, oft zunächst im Munde, dann hauptsächlich an den Kontaktstellen der Haut. Aus diesen entwickeln sich ausgedehnte Wucherungen, ja selbst Tumoren (v. Zumbusch), die leicht mit nässenden syphilitischen Papeln (breiten Kondylomen) verwechselt werden können. Auch diese Erkrankungen führen meist innerhalb kurzer Zeit zum Tode. Als gutartige Form der Pemphigus vegetans nennt man die *Pyodermite végétante* Hallopeau, die sich in ihrem Gewebsaufbau vom Pemphigus vegetans nicht unterscheiden läßt. Ihre Stellung ist durchaus unklar. Die Amerikaner (Klauder u. a.) haben eine neue Form des Pemphigus, den sog. gutartigen Pemphigus der Schleimhäute abgegrenzt.

Die Einordnung des sog. Senear-Usher-Syndroms ist noch nicht entschieden. Senear selbst bezeichnet es als Pemphigus erythematosus. Auf die Histologie soll daher hier kurz eingegangen werden.

Die Auffassung der Histologie des Pemphigus vulgaris hat sich im Anschluß an die Arbeiten von Civatte, wie schon im vorigen Kapitel angedeutet, grundlegend geändert. Da sie trotz vieler Zustimmung nicht unwidersprochen (Caro u. a.) geblieben ist, sei zunächst die klassische Darstellung beibehalten und dann die neuere Auffassung und die von Tzanck angeregte Ausstrichdiagnostik wiedergegeben. Die Frage ist von einer solchen Bedeutung, daß jeder Fall von Pemphigus und Dermatitis herpetiformis Duhring in seinem klinischen und histologischen Verlauf verfolgt und festgelegt werden sollte. Wichtig ist, die teils verschiedene Nomenklatur zu beachten. Sind doch die von Percival den Civatteschen entgegengestellten Fälle von Pemphigus vulgaris von Whimster und Rook dem Morbus Duhring zugeordnet worden.

Histologisch kann man bei der *Pemphigusblase zwei* verschiedene *Formen* unterscheiden, je nachdem die Abhebung der Blasendecke zwischen Papillarkörper und Epidermis oder innerhalb dieser erfolgt. Vielfach finden sich jedoch bei einem und demselben Falle die Blasen zwischen den verschiedensten Gewebslagen (Kreibich, Audry), ja es kann sogar ein und dieselbe Blase die Epidermisschichten unregelmäßig durchtrennen, so daß die Blasendecke in der Mitte von der Hornschicht und den obersten Teilen des Rete, in den mittleren Abschnitten von der gesamten Epidermis und an den Rändern vielleicht allein vom Stratum corneum gebildet wird (Hübner). Über die Genese dieser Pemphigusblasen ist man lange Zeit verschiedener Meinung gewesen. Dann wurde jedoch allgemein nicht eine primäre Degeneration der Epithelien, sondern eine *entzündliche Exsu-*

dation aus dem Papillarkörper für die Blasenentstehung verantwortlich gemacht. Diese Exsudation geht also der Blasenbildung voraus, sie kann unter Umständen aber auch so gering bleiben, daß Blasen nicht entstehen. Als Zeichen des entzündlichen Ödems sieht man dann lediglich eine Ausweitung der Lymphgefäße, sowie eine Ansammlung feinkörnig geronnener oder homogener Flüssigkeitsmengen zwischen den Cutisbündeln. Dazu tritt, besonders im Stratum papillare eine starke Erweiterung und pralle Füllung der Gefäße, die nicht selten von Blutungen in deren nächster Umgebung begleitet wird. Auch die Papillen sind

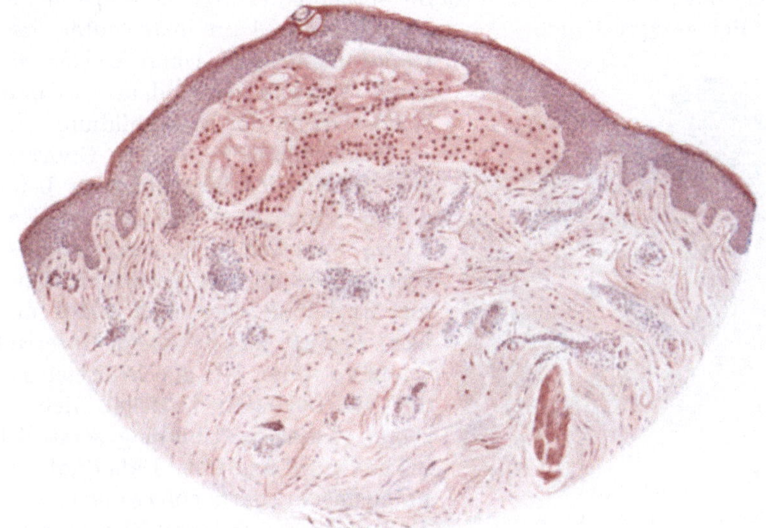

Abb. 87. *Pemphigus vulgaris* (♂, 65jähr., Unterarm). Hypepidermale, ganz kleine, frische Blase. Hochgradige allgemeine und örtliche Eosinophilie, starke perivasculäre Infiltration. Hämatoxylin-Eosin. O = 40:1; R = 40:1. (Sammlung E. HOFFMANN.)

ödematös geschwollen und daher verbreitert. Hier findet sich ferner ein wechselnd starkes, kleinzelliges Infiltrat, das entweder in einem dichten Haufen in der Nähe der Blase angesammelt ist, oder aber mehr streifenförmig die Gefäße begleitet und vom Blasengrunde gegen die gesunde Cutis hin an Stärke abnimmt (KREIBICH). Dieses Infiltrat besteht größtenteils aus polynucleären Leukocyten, denen gelegentlich auch Eosinophile beigemengt sein können.

Die *Blasen* selbst sind meist einkammerig, jedoch finden sich, namentlich bei epidermaler Entstehung, auch wohl mehrkammerige. Sie enthalten frisch eine homogene Masse, die entweder fein granuliert erscheint, oder aber ein verschieden dichtes, fibrinöses Fasernetz bildet. Daneben trifft man, in jungen Blasen weniger, in älteren reichlicher, neutrophile polynucleäre Leukocyten, gelegentlich auch Erythrocyten sowie regelmäßig gequollene und abgerundete Epithelien, die durch das Ödem aus ihrem Zellverbande losgelöst worden sind. In der unmittelbaren *Umgebung* der Blasen führt das Ödem zu einer Schwellung der Epithelien und zu Vacuolenbildung.

Die *Blasendecke*, zunächst noch gut färbbar, verliert bei längerem Bestande ihre Zeichnung und wird homogen. Sie reißt schließlich ein, so daß der flüssige

Inhalt nach außen tritt, soweit er nicht durch die zahlreichen zelligen Beimengungen in eine breiige Masse umgewandelt war.

Je nachdem die Blase hypepidermal oder epidermal entstanden ist, besteht der Boden aus dem ödematös gequollenen, mehr oder weniger ausgeglichenen Papillarkörper, oder aber aus der untersten Stachelzell- bzw. Basalschicht, deren Zellen durch den ödematösen Auflösungsprozeß zunächst aufquellen, dann aus ihrem Verbande gelockert werden und in den Blaseninhalt übergehen. Von erhalten gebliebenen Resten dieser Epithelien oder auch von den Epithelien der Follikel bzw. Schweißdrüsenausführungsgänge erfolgt dann später die *Überhäutung*. Bei entsprechender Schwere des Falles kann man unter der neuen Decke manchmal schon wieder ein stärkeres umschriebenes Ödem und damit den Wiederbeginn der Blasenbildung feststellen.

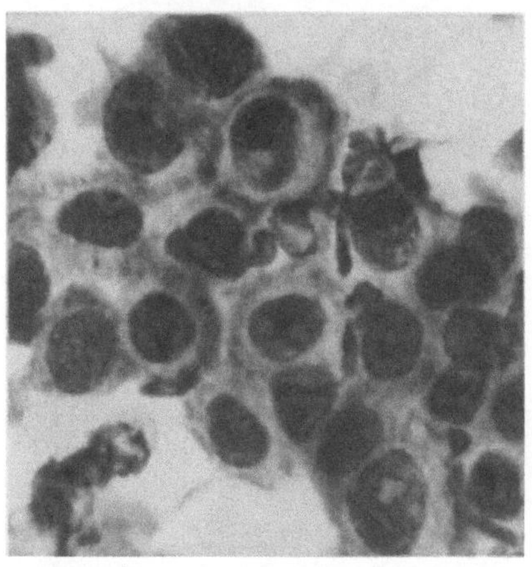

Abb. 88. Blasengrundausstrich bei juvenilem malignem Pemphigus vulgaris. Zahlreiche Epidermiszellen mit perinucleärer Aufhellung und verdichtetem Ektoplasma. Giemsa. O = 1250:1 (Ölimmersion).

Demgegenüber betont CIVATTE, daß der Beginn der Blasenbildung beim Pemphigus vulgaris innerhalb der Epidermis meist zwischen der untersten Lage der Spinalzellen und der Basalschicht zu suchen sei. Er könne aber auch höher auftreten. Der *Beginn* ist in einem intercellulären Ödem zu sehen mit gleichzeitiger Trennung der Epithelfasern zwischen den Stachelzellen. Diese Spaltbildung setzt sich auch in die Umgebung fort. Daher habe die Pemphigusblase scharfe spitzwinkelige Ecken im Gegensatz zu anderen Blasenformen. Der Boden der Blase werde aus den noch festhaftenden Basal- oder Spinalzellen gebildet. Die Epithelzellen sind im Gegensatz zur Dermatitis herpetiformis deutlich geschädigt. Sie haben ihre Fasern verloren, zeigen Anzeichen ballonierender Degeneration und auch dyskeratotische Veränderungen. Im Blaseninhalt sind solche Zellen einzeln oder in Zellgruppen zu finden.

Nach Ansicht anderer französischer, belgischer, in letzter Zeit auch amerikanischer Autoren (s. o.) teilt der Pemphigus vulgaris diese intraepidermale Lückenbildung mit dem Morbus GOUGEROT-HAILEY und der Dyskeratosis follicularis DARIER, die sich aber aus klinischen Erwägungen leicht abgrenzen lassen. NELEMANS, RUITER und Mitarbeiter fanden jedoch auch bei der pustulösen Psoriasis, dem Zoster und bei der experimentellen Crotonöldermatitis, — wenn auch weniger ausgeprägt — Zellformen, wie sie CIVATTE beim Pemphigus vulgaris beschreibt. Die Epithelfasern werden nicht nur außerhalb, sondern auch innerhalb der Zellen verändert: Sie werden zunächst deutlicher sichtbar und verformen sich dann zu dicken Spiralen, die bei der MASSONschen Trichromfärbung dunkelrot sind. Diese Veränderung sei jedoch nicht charakteristisch für eine bestimmte Erkrankung, sondern rein sekundär auf die mechanische Belastung durch das intracelluläre Ödem zurückzuführen. Nach DIRECTOR kann es sekundär bei älteren Blasen zu einer Ablösung jener basalen Epithelschichten kommen, die den Blasenboden bilden, und die Blase nunmehr scheinbar subepidermal gelegen sein. Auch könne die beschriebene Spaltbildung in die Anhangsgebilde, besonders die Talgdrüsen, eindringen, und z. B. Teile eines Talgdrüsenläppchens abgelöst werden und in die Blase hineingelangen. Die Regeneration soll beim Pemphigus vulgaris im Gegensatz zur Dermatitis herpetiformis DUHRING vom Zentrum her einsetzen, beim DUHRING vom Rande. Auch in dieser regenerierenden Epidermis könnten sich neue Blasen bilden, und so zwei Blasen übereinander vorkommen (DIRECTOR).

Auch bei den echten Formen des sog. gutartigen Pemphigus der Schleimhäute sollen die Blasen hypepidermal liegen.

Die von TZANCK zuerst als „*cytodiagnostic immediat*" beschriebene Technik geht bei den blasenbildenden Dermatosen von der Auffassung CIVATTEs aus, daß beim Pemphigus vulgaris sich bei Abschabung des Blasenbodens unter Verwerfen des eigentlichen Blaseninhaltes Epithelzellen finden lassen, die degenerative Veränderungen zeigen, während beim DUHRING keine Epithelien oder nur normal geformte zu finden seien. Der Blaseninhalt führt jedoch leicht zu Trugschlüssen, da die Zellen hier sekundäre degenerative Veränderungen erfahren können. Auch diese Untersuchungen sind bestätigt worden, wenn auch teils mit Einschränkungen. Beim Pemphigus vulgaris wurden auch von uns Zellen beobachtet, die degenerative Veränderungen zeigen, wie Vergrößerung der Nucleolen, perinucleäre Aufhellung des Protoplasmas und stärkere basophile Anfärbbarkeit des am Zellrande gelegenen Plasmas. Es bleibt abzuwarten, ob sich die sog. unmittelbare Zelldiagnostik als wesentliches Hilfsmittel der Differentialdiagnose erweisen wird oder nicht (ZOON und MALI, CARO). Wir möchten hier nochmals auf die S. 5 erwähnte Arbeit von LENNERT hinweisen, die zeigt, daß ein und dieselben Zellen im Ausstrich und im Schnitt sich verschieden verhalten und nur mit Vorbehalt identifiziert werden können.

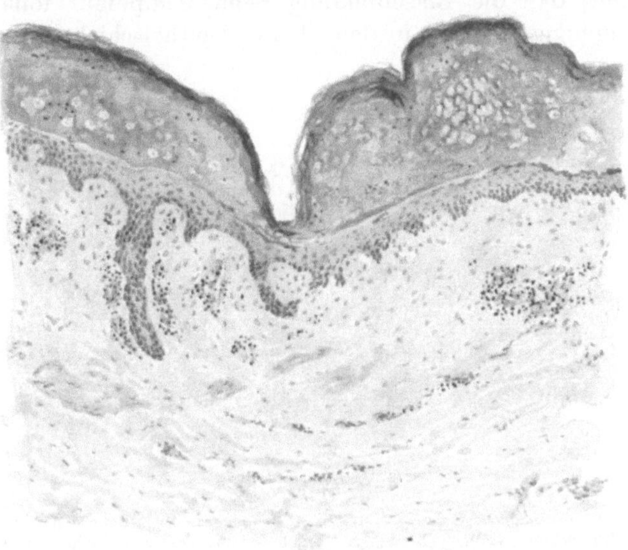

Abb. 89. *Pemphigus vulgaris.* Blasenbildung zwischen Stratum spinosum bzw. granulosum und Stratum corneum. Ödem von Papillarkörper und Cutis mit mäßiger Zellinfiltration, besonders um die erweiterten Gefäße. Blaseninhalt: dichtes fibrinöses Netzwerk; darin eingebettet ödematös gequollene, aus dem Verbande gelöste Epithelien und polynucleäre neutrophile Leukocyten. O = 128:1; R = 128:1. (Sammlung FRÜHWALD.)

KOGOJ beschrieb 1936 bei einem *Erythema praemonitum* bei Pemphigus chronicus vulgaris ein ausgeprägtes Ödem der Epidermis und aller Cutisschichten und eine nur mikroskopisch sichtbare Bildung von Bläschen durch intra- und extracelluläres Ödem mit Untergang von Epidermiszellen.

Gegenüber diesen ausgedehnten Epidermisveränderungen sind die der *Cutis* verhältnismäßig gering; sie beschränken sich in erster Linie auf die oben schon erwähnte Erweiterung der Gefäße, besonders im Stratum papillare und subpapillare, auf das Infiltrat aus polynucleären Leukocyten und reichlichen Spindelzellen sowie das Ödem der Papillen, die plump und gequollen erscheinen.

Die *Anhangsgebilde* der Haut verhalten sich verschieden. Ein Teil bleibt unbeeinflußt und die Blasen treten dann zwischen zwei benachbarten Follikeln bzw. Schweißdrüsenausführungsgängen auf oder diese bilden die Scheidewand einer zweikammerigen Blase. In anderen Fällen geht der obere Teil des Ausführungsganges in wechselnder Ausdehnung verloren und von der Rißstelle setzt dann späterhin ebenfalls die Überhäutung ein.

Der **Pemphigus foliaceus** zeigt histologisch die gleichen Veränderungen wie der Pemphigus vulgaris, nur in erheblich verstärktem Maße und in größerer Ausdehnung. Es finden sich häufig *Übergangsbilder* zwischen beiden. LEVER meint, daß die Blasenbildung beim Pemphigus foliaceus im Gegensatz zum Pemphigus vulgaris in den oberen Epithelschichten liege. Nach UNNA steigert

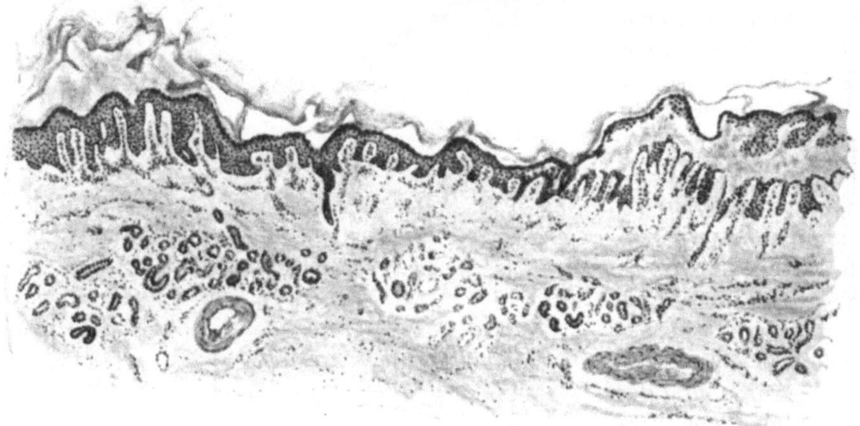

Abb. 90. *Pemphigus foliaceus* (♀, 21jähr., Ellenbeuge). Ausgedehnte Abhebung der Epidermis, stellenweise nur der Hornschicht, stellenweise bis zur Stachel- bzw. Basalzellschicht. Starkes Ödem in Epidermis und Cutis; mäßige Zellansammlung. „Verschmälerung" der Cutis. Verdickte Gefäßwände. O = 35:1; R = 27:1.

sich dabei im anatomischen Bilde das Ödem der Cutis sowie der Epidermis. Dazu tritt eine bedeutende Ausdehnung der Blut- und Lymphgefäße, in den oberen sowohl wie besonders in den tieferen Cutisschichten. Dem geht parallel eine hochgradige Lockerung des *Bindegewebes*, nicht nur in der Cutis, sondern auch im Hypoderm, ja sogar im Fettgewebe. Die einzelnen Bindegewebsbündel, namentlich um die Knäueldrüsen und Haarfollikel, sind gequollen und starr, Veränderungen, die UNNA als „Übergang zur hyalinen oder kolloiden Metamorphose des kollagenen Bindegewebes" auffassen möchte, wie sie bei langdauernden Entzündungen häufig beobachtet wird. Dieses ödematöse Corium ist gleichmäßig und meist nur in mäßig reichlichem Maße von polynucleären Leukocyten durchsetzt. In den oberflächlicheren Cutisschichten sieht man, entsprechend der hier am stärksten entwickelten Erweiterung der Blutgefäße, auch größere und kleinere Blutaustritte, die oft bis zur Oberfläche reichen. Neben den Leukocyten finden sich, namentlich um die Follikel und Schweißdrüsen, nicht selten Rundzellensammlungen, die ein dichtes, gelbbraunes Pigment enthalten und die Blutgefäße mantelartig umgeben (KREIBICH); eosinophile Zellen sind meist nicht darunter. Im Bereich der ödematösen Veränderungen ist nach dem Grade der Hyperämie und des Ödems entweder die Epidermis im ganzen bzw. nur die Hornschicht abgehoben oder diese mit den von

Leukocyten durchsetzten, ödematösen oberen Stachelzellagen zu einer dichten Kruste verbacken, die von einem feinen Fibrinnetz fädig durchzogen wird.

Unmittelbar neben derartig von Epidermis befreiten Hautstellen trifft man auf *Regenerationsherde*, die aus einem hypertrophischen Leistennetz, einer normalen Körnerschicht und einer meist parakeratotischen Hornschicht mit gequollenen ödematösen Zellen aufgebaut werden. Führt ein stärkeres Ödem erneut zur Abblätterung derartiger Schichten, was mit einer erneuten Abflachung und Verschmälerung des Leistensystems und der suprapapillaren Stachelschicht einhergeht, so haben wir einen für den Pemphigus foliaceus *kennzeichnenden Befund* vor uns (UNNA). Die ödematöse und parakeratotische Hornschicht liegt dann fast unmittelbar dem ödematösen Papillarkörper auf. Die einzelnen Zellen der Stachelschicht sind gequollen, die Interspinalräume erweitert und in wechselndem Grade von polynucleären Leukocyten durchsetzt. Hier finden sich dann häufig Veränderungen, die man als Einleitung zum Absterben der Epithelien auffassen muß. Diese verlieren streckenweise ihre Kernfärbbarkeit, hier und da sieht man zwischen ungefärbten Zellen nur noch gequollene Zellkerne, und zwar dies fleckweise und in erster Linie in den oberen Schichten der Epidermis. An anderen Stellen wieder ist die Kernfärbung der Epithelzellen besonders deutlich. Es handelt sich da um Überhäutungspunkte, von welchen die Versuche zur Epithelneubildung ausgehen (KREIBICH). Hier ist das Epithel oft bedeutend verdickt, die Reteleisten auf das Zwei- bis Dreifache verlängert, die Stachelzellschicht von einem wohlgeformten Stratum granulosum und einer oft verdickten Hornschicht überzogen. Diese *Hyperkeratose* tritt bei längerer Dauer der Erkrankung immer mehr in den Vordergrund; sie wird von FABRY als eine Folgeerscheinung der starken Infiltration aufgefaßt.

Die Veränderungen an den *Anhangsgebilden* der Haut sind durchgängig die gleichen. Nach längerem Bestand der Erkrankung geht die epitheliale Wandbekleidung zugleich mit den Haaren verloren; beide bilden sich jedoch sehr schnell wieder, sobald eine Besserung des Leidens erfolgt.

Die Veränderungen, welche der Pemphigus an der Schleimhaut hervorruft, entsprechen im großen ganzen denjenigen an der äußeren Haut (KREIBICH, GROUVEN u. a.).

Pemphigus vegetans.

Im Gegensatz zum Pemphigus foliaceus zeigt der *Pemphigus vegetans* im histologischen Aufbau eine weit größere Verschiedenheit vom Pemphigus vulgaris (NEUMANN, RIEHL, UNNA, HERXHEIMER, v. ZUMBUSCH u. a.). Während sich dort die Wiederüberhäutung der zerstörten Epidermisdecke innerhalb des Gewöhnlichen hält, kommt es hier infolge einer außerordentlich *starken Epithelwucherung* zu erheblicher Verdickung, vor allem des Leistensystems. Dabei erreichen die Reteleisten nicht selten das Vielfache ihrer gewöhnlichen Ausdehnung.

Der gewebliche Aufbau der *Blasen* zeigt auch beim Pemphigus vegetans keinen Unterschied von dem gewöhnlichen Befund. Auch hier wird die Auffassung CIVATTEs vertreten, daß die Blasenbildung intraepidermal sei (LEVER, DIRECTOR u. a.). Ähnlich verhält es sich mit den *Cutisveränderungen*, bei welchen die Erweiterung der Gefäße, und zwar in erster Linie im Stratum papillare und subpapillare, im Vordergrunde steht. Es kann jedoch auch gelegentlich einmal das tiefere Gefäßnetz allein erweitert sein (PHILIPPSON und FILETTI). Als besondere Eigentümlichkeit der Zellinfiltration beim Pemphigus vegetans kommt die starke Beteiligung *eosinophiler Zellen* in Betracht, wenn sie auch nicht etwas den Pemphigus vegetans Kennzeichnendes darstellt. Das Infiltrat beschränkt sich in der Hauptsache auf das perivasculäre Gewebe; es findet sich diffus im Bindegewebe nur in erheblich schwächerem Maße; aber auch hier steht die Beteiligung der Eosinophilen im Vordergrunde. Als *Besonderheit* wäre ein von ROSENBERG beobachtetes starkes *perineurales* Infiltrat und ein

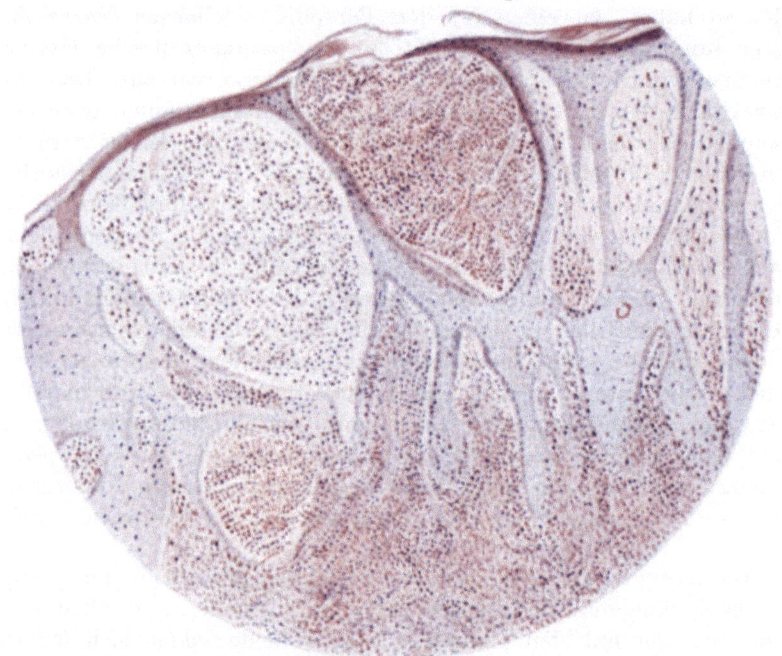

Abb. 91. *Pemphigus vegetans* (♀, 48jähr., Perigenitalgegend, seit 2 Jahren bestehend). Schnitt durch den Bläschensaum. Mehrere, mit zahlreichen eosinophilen Zellen gefüllte Bläschen (sog. Abscesse). Ausgedehnte Acanthose. Hochgradige örtliche Eosinophilie im Corium (neben starker allgemeiner Eosinophilie). Hämatoxylin-Eosin. O = 70:1; E = 70:1. (Sammlung E. HOFFMANN.)

erstmals von WEIDENFELD beschriebenes „*zweites Stadium der Blasenbildung*", die intrabulläre Vegetation, zu erwähnen. Es handelt sich dabei um kegelförmig verlaufende, z. T. degenerierte und durch Lücken getrennte, aus Epithelzellen aufgebaute Zapfen, die nach Eröffnung der Blase als Vegetationen erscheinen. Ob und inwieweit diese Veränderung beim Pemphigus vegetans die Regel bildet, ob sie geeignet ist, histologisch eine Unterscheidung von den Blasen des Pemphigus vulgaris zu ermöglichen, wäre noch zu entscheiden (FRÜHWALD). SCHÄRER konnte CHARCOT-LEYDENsche Kristalle sowohl in Bläschen und Exsudatinhalt als auch in feuchten Ausstrichen spontan entstandener und künstlich erzeugter Efflorescenzen nachweisen. Es handelt sich dabei um die typischen Oktaeder, die in großer Zahl frei in den Bläschen, ferner im Exsudat der Epidermisbuchten innerhalb der Vegetationen und als kleinste Gebilde innerhalb der eosinophilen Zellen vorgefunden werden. Sie lassen sich nach LIEBREICH sehr leicht durch die WEIGERTsche Fibrinfärbung darstellen.

Die *Vegetationen* bilden histologisch ebenso wie auch klinisch die Hauptkennzeichen des Pemphigus vegetans. Die vereinzelt beobachteten gestielten Tumoren sind lediglich ein höherer Grad der dieser Pemphigusform eigentümlichen Wucherungsvorgänge (v. ZUMBUSCH). Ihre Darstellung ist im großen ganzen eine einheitliche, wenn auch Abweichungen vorkommen, die man mit FRÜHWALD auf das verschiedene Alter der untersuchten Wucherungen zurückführen möchte. Im allgemeinen ist bei den Vegetationen die *Epidermis* in allen

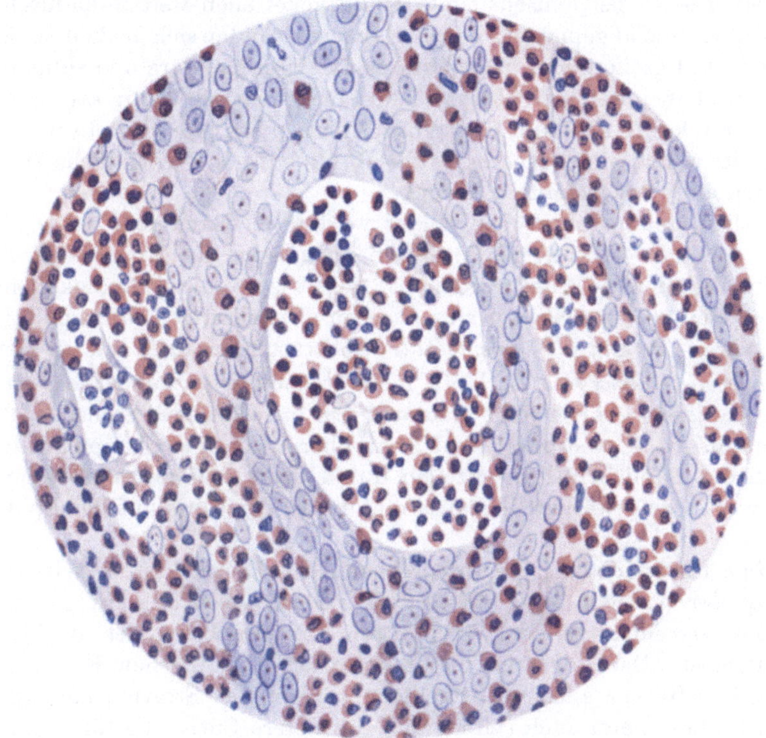

Abb. 92. *Pemphigus vegetans* (vgl. Nr. 91). Starke örtliche Eosinophilie, sowohl in epidermalen Bläschen wie in den Papillen. Hämatoxylin-Eosin. O = 350:1; R = 350:1. (Sammlung E. HOFFMANN.)

Schichten fast stets, wenn auch in wechselndem Maße, erhalten. Dies gilt in erster Linie für die Hornschicht, die oft tief in die Reteleisten eindringt und auf dem Schnitt hier häufig in Kugelform getroffen wird. Diese Hornkugeln sind dann stets vom Stratum granulosum umgeben. Sie werden allmählich mit der übrigen Epidermis abgestoßen. Die Stachelzellschicht ist meist erheblich verbreitert. Dies ist neben einem wechselnd starken Ödem vor allem auf eine Wucherung und Vermehrung der Stachelzellen zurückzuführen, namentlich in jüngeren Erkrankungsherden. Diese Acanthose äußert sich in erster Linie im interpapillaren Epidermisabschnitt. Die Leisten sind unregelmäßig verbreitert und verlängert, manchmal schmal, manchmal breit, häufig fingerförmig gegabelt. Das Ödem führt ferner zu einer Erweiterung der Intercellularräume, zu einer ballonförmigen Aufquellung, feinkörnigen Protoplasmatrübung und schlechten Färbbarkeit der Zellen und ihrer Kerne. Dazu kommen Karyolyse, Karyorhexis,

Chromatolyse (Stanziale) und atypische Kernteilungsfiguren. Auf eine eigenartige wirbel- oder zwiebelschalenförmige Anordnung der Retezellen hat neben Luithlen und Müller auch Frühwald hingewiesen.

In den jüngeren Erkrankungsherden ist die Epidermis von zahlreichen vorwiegend *eosinophilen Leukocyten*, dann auch von *Mastzellen* durchsetzt. In den älteren Herden bilden sie die bekannten Abscesse. Diese entstehen durch Zusammenfließen der nächstliegenden Leukocyten (Cronquist), denen oft degenerierte Epidermiszellen beigemischt sind. Die Stachelzellen werden dadurch auseinandergedrängt und abgeplattet. Diese „Abscesse" finden sich in allen Schichten der Epidermis und greifen von dieser auf das Stratum papillare und subpapillare über. Unmittelbar unter der Hornschicht erscheinen sie dann als nässende, eiterähnliche Punkte (Neumann). Die von Leredde beschriebene physiologische Verhornung der Wand dieser Abscesse führt Frühwald auf irrtümliche Deutung von Befunden an Schrägschnitten zurück.

Die Buntheit des histologischen Bildes wird noch durch rein *seröse Höhlen* im Epithel gesteigert (Unna) sowie durch eigenartige *Zelleinschlüsse*, wie sie ähnlich beim Carcinom gesehen wurden (Ehrmann). Der Vollständigkeit halber sei noch der Befund von *Glykogen* in frischen Wucherungen erwähnt (Herxheimer) sowie der *vermehrte Pigmentgehalt* des Stratum basale in älteren Herden.

Die *Epidermis-Cutisgrenze* verläuft meist regelmäßig, namentlich an den Spitzen der Papillen. Jedoch trifft man auch auf umschriebene Stellen, wo diese Grenze unscharf ist (Cronquist), und zwar überall dort, wo hauptsächlich an den Spitzen der Papillen die Basalzellen durch das herandrängende Ödem gelockert oder aber eine stärkere Zellansammlung in der Cutis auf die Epidermis übergreift.

Im Corium fällt vor allem die entsprechend den Epithelleisten vielgestaltige Formgebung der Papillen auf; diese sind außerordentlich stark verlängert, unregelmäßig verschmälert oder verbreitert, oft gegabelt oder in Tochterpapillen aufgelöst. Das Ödem ist hier am stärksten in frischen Erkrankungsherden. Es betrifft vor allem die Papillen, weniger das Stratum subpapillare, erstreckt sich aber, wenn auch seltener, in die tiefere Cutis. Es führt zur Auftreibung der Papillen, zu einer Erweiterung der Bindegewebsmaschen und zu einer Schwellung des Kollagens. Zu diesem Ödem tritt ein Zellinfiltrat, das sich hauptsächlich auf den gleichen Bereich erstreckt, ebenfalls in jüngeren Erkrankungsherden am stärksten und hier meist diffus auftritt. Häufig ist es dort stärker, wo die Epidermis nicht vollständig ist (Frühwald). In älteren Herden macht die diffuse Ansammlung mehr einer perivasculären Platz, die als wechselnd starker Zellmantel die Gefäße begleitet und sich bis in die tiefere Cutis fortsetzt, so daß auch Haarfollikel und Schweißdrüsen von ihr umgeben sind. Der Aufbau des Infiltrats ist der gewöhnliche: Lymphocyten, Leukocyten, größtenteils eosinophile, Mast- und Plasmazellen, von welchen die beiden letzteren nicht immer gefunden werden. Daneben beteiligen sich auch wuchernde Bindegewebszellen, und, namentlich in älteren Herden, viele Pigmentzellen, deren Pigment eisenfrei ist (Duckworth). In abheilenden Wucherungen fand Herxheimer in der Epidermis Russelsche Körperchen, Leredde in den Bindegewebsspalten Elacin.

Die *Gefäße* treten auch innerhalb der sie begleitenden Zellzüge durch die namentlich in jungen Vegetationen fast regelmäßig vorhandene beträchtliche

Erweiterung stark hervor; in älteren Herden sind sie wieder von normaler Weite oder gar verengt. FRÜHWALD sah im Zusammenhang mit den erweiterten Capillaren neugebildete Gefäßsprossen, auf die vielleicht auch schon GRÜNWALD als „Seitenverzweigungen der Gefäße" hinweisen wollte. Diese Erweiterung und Vermehrung kann gelegentlich an angiomatöse Bildungen erinnern (FRÜHWALD). Auch die Gefäßwand selbst beteiligt sich nicht eben selten an dem entzündlichen Prozeß, und zwar in Gestalt einer proliferierenden und obliterierenden Arteriitis und Phlebitis (MÜLLER, KÖBNER, HERXHEIMER u. a.). Dazu treten gelegentlich einmal Wandverdickung und Obliteration der Papillargefäße (SECCHI), an den tieferen Gefäßen sogar Thrombosen (PHILIPPSON und TILETTI). Auch die Elastica der Gefäßwand kann aufgesplittert werden (LUITHLEN, FRÜHWALD). Ähnlich wie die Blutgefäße zu angiomatösen, findet man die Lymphgefäße, namentlich unterhalb der Epidermis, zu lymphangiomatösen Gebilden, zu „Lymphseen" (HERXHEIMER, KÖBNER) umgewandelt.

Überall dort, wo eine stärkere diffuse Zellinfiltration vorhanden ist, werden die *elastischen Fasern* aufgelockert und rarefiziert; oft schwinden sie völlig. Die *Anhangsgebilde* der Haut sind im allgemeinen nicht verändert, wenn auch die Infiltration der umgebenden Gefäße häufiger auf sie übergreift. Gelegentlich beteiligen sich auch die Epithelien der Schweißdrüsen (LUITHLEN, FORDYCE) oder der Haarbalgfollikel (BERNHARD, RAVOGLI) an der Wucherung, durch die dann der Ausführungsgang verstopft werden kann.

Bei der *Zurückbildung* der Vegetationen nehmen diese Veränderungen allmählich an Stärke ab. Das Ödem schwindet, die Epidermisleisten werden kleiner, ebenso die Papillen, das Infiltrat wird geringer, desgleichen die Gefäßerweiterung. Das Infiltrat hält sich schließlich nur noch in unmittelbarer Nähe der Gefäße. In den oberen Cutislagen sowie in den basalen Epidermisschichten finden sich dann zahlreiche Pigmentzellen (FRÜHWALD).

Die *Wucherungen der Schleimhaut* entsprechen in ihrem Aufbau im großen ganzen denen der äußeren Haut (HERXHEIMER).

Differentialdiagnose. Die Blasenbildung als solche kommt für eine differentialdiagnostische Verwertung nicht in Frage, da sie sich auch bei einer ganzen Reihe anderer, mit starkem entzündlichem Ödem einhergehender Hautkrankheiten vorfindet. Wieweit eine Trennung auf Grund der Anschauung von CIVATTE möglich ist, bleibt abzuwarten. Dies gilt auch für den Gehalt an eosinophilen Zellen bzw. deren reichliches Vorkommen in den Infiltraten. Ihre Vermehrung läßt sich neben dem Pemphigus, besonders dem Pemphigus vegetans, auch bei einer ganzen Reihe anderer blasenbildender Hautkrankheiten nachweisen. Man muß FRÜHWALD darin zustimmen, daß der Pemphigus vegetans absolut kennzeichnende histologische Veränderungen nicht aufweist, daß aber die Berücksichtigung aller Umstände in den meisten Fällen eine Differentialdiagnose auch histologisch gestattet. Von einem gewissen Wert ist dabei, vor allem beim Pemphigus vegetans, die Beschaffenheit der Randabschnitte. Klinisch findet man hier im Höhestadium um die Vegetationen einen erodierten Saum und an diesen anschließend eine abgehobene Blasendecke, Veränderungen, denen histologisch Retewucherung, Bindegewebsproliferation, Gefäßerweiterung und Infiltration, und zwar nach dem Rande zu an Stärke *allmählich* abnehmend, entsprechen. Bei allen anderen differentialdiagnostisch in Frage kommenden Erkrankungen sind die histologischen Veränderungen gegen das umgebende gesunde Gewebe *stets schärfer* abgesetzt.

Der Pemphigus vegetans wird am häufigsten mit der *Syphilis* verwechselt, und zwar mit den breiten Kondylomen. Tatsächlich finden sich bei diesen auch histologisch im Grunde die gleichen Veränderungen wie beim Pemphigus vegetans: Proliferation und Ödem in Epidermis und Cutis, Erweiterung der Gefäße und Infiltration. Selbst wenn man vom Nachweis der Spirochaeta pallida im Gewebsschnitt oder im Dunkelfeld absieht, der ja beim breiten Kondylom stets zu führen ist, so sind im histologischen Aufbau Unterschiede genug vorhanden. FRÜHWALD betont das stärkere Ödem der Epidermis, das zur Erweiterung der Saftspalten, zur Quellung und Vergrößerung, zu Trübung und Zerfall der Epidermiszellen führt, was beim Pemphigus vegetans kaum vorkommt. Auch die Zellinfiltration in der Cutis, die sich rein perivasculär in erster Linie aus Lymphocyten, Plasmazellen, ja sogar häufig aus Riesenzellen aufbaut (UNNA), dazu der Mangel jener tief in die Epidermisleisten eindringenden Verhornung, gewähren einige Anhaltspunkte.

Auch beim *spitzen Kondylom* finden sich histologisch Ödem, Infiltration, Proliferation und Erweiterung der Lymphgefäße. Aber auch bei diesem ist das Ödem der Epidermis viel stärker ausgeprägt und regelmäßiger vorhanden. Zur Unterscheidung dienen die Vergrößerung der Zellen und die große Zahl der Mitosen sowie der Mangel der sog. „Abscesse" (UNNA, FRÜHWALD).

Ferner können gewisse vegetierende Formen des *bullösen Jodexanthems* (HALLOPEAU) klinisch dem Pemphigus vegetans sehr ähnlich sein. Auch histologisch besteht eine gewisse Ähnlichkeit, soweit man aus den vorliegenden histologischen Befunden schließen kann. Es scheint jedoch eine so hochgradige Vergrößerung der Reteleisten und Papillen, eine derart starke diffuse Infiltration des Papillarkörpers beim bullösen Jodexanthem nicht vorzukommen (FRÜHWALD). *Jodo-* bzw. *Bromoderma tuberosum*, die schon klinisch ein anderes Bild liefern, sind auch histologisch durch das dichte, *tumorartige*, ins Corium sowohl als auch in die Epidermis eindringende Zellinfiltrat hinlänglich geschieden. Hier beachte man vor allem die Geringfügigkeit der proliferativen Vorgänge, namentlich in der Epidermis und das dichte, zum Gesunden scharf abgesetzte Infiltrat. Beim Pemphigus vegetans nimmt dieses nur allmählich nach dem Rande zu ab und die Epidermiswucherung steht völlig im Vordergrund der Veränderungen.

Die *Framboesie*, die FRÜHWALD ebenfalls mit in den Rahmen seiner differentialdiagnostischen Erwägungen zieht, läßt sich durch die Hyperkeratose der Epidermis mit der Bildung von Cancroidperlen, durch das aus Plasmazellen, aus Bindegewebs- und Riesenzellen bestehende Infiltrat leicht vom Pemphigus vegetans unterscheiden.

Beim *Pemphigus foliaceus* kann gelegentlich einmal die *Pityriasis rubra* HEBRA-JADASSOHN differentialdiagnostische Schwierigkeiten machen. Bei dieser findet sich jedoch, vor allem bei längerem Bestand, eine *Verschmälerung* der Epidermis mit Verlust des Stratum granulosum sowie eine Parakeratose, eine nur geringgradige Rundzelleninfiltration im Stratum papillare und subpapillare mit Vermehrung der fixen Bindegewebszellen, mit Schrumpfung und Sklerosierung des kollagenen Gewebes (JADASSOHN).

Der *Pemphigus erythematosus* SENEAR-USHER steht vielleicht als selbständige Krankheitsform zwischen Lupus erythematodes und Pemphigus vulgaris. Doch ist seine Einordnung durchaus noch nicht genügend gesichert. Auch das *histologische* Bild ist bisher in keiner Weise genügend herausgearbeitet worden. MONTGOMERY erwähnt bei einem Fall, daß das histologische Bild weder dem Lupus erythematodes noch dem Pemphigus entspräche, an anderer Stelle meint er, eine stärkere entzündliche Reaktion zeichne den Pemphigus erythematosus vor dem Pemphigus vulgaris aus. In vielen Fällen handele es sich um bullöse Verlaufsformen des akuten Lupus erythematodes, in anderen entspreche die Histologie und der klinische Verlauf dem Pemphigus vulgaris. LEVER fand in einem von ihm als Pemphigus erythematosus bezeichneten Fall histologisch dem Pemphigus foliaceus entsprechende Veränderungen. WILE und ARNOLD finden bei eigenen Fällen und bei einer Zusammenstellung der früheren Beschreibungen mehrfach ein ganz uncharakteristisches, aber immer wieder beobachtetes Gewebsbild mit Parakeratose, Fehlen des Stratum granulosum, Ödem der Epidermis, Acanthose und einem Infiltrat im Stratum subpapillare aus überwiegend Lymphocyten, untermischt mit polymorphkernigen Leukocyten, Eosinophilen und Plasmazellen. Die Anordnung war meist deutlich perivasculär. MONTGOMERY beschreibt neben allgemeiner und follikulärer Hyperkeratose Parakeratose, Spongiose und *intraepitheliale* Blasenbildung ohne Verflüssigung der Basalschicht und ein nur geringes Infiltrat in der Cutis.

Auf die in Brasilien endemisch vorkommenden, vielleicht infektiösen Formen des Pemphigus foliaceus *(fogo selvagem, wild fire)* sei hingewiesen. Histologisch finden sich intraepidermale Blasen und manchmal auch atypische, an einen Pemphigus erythematosus erinnernde Bilder (VIEIRA).

Pathogenese. Die Pathogenese des Pemphigus vulgaris ist auch heute noch völlig unklar. Über die Ursache der so schnell einsetzenden und meist zur Blasenbildung führenden Entzündung gibt das histologische Bild vorläufig keinen Aufschluß. Die verschiedenen, als Ursache angesprochenen Mikroorganismen, auch die von LIPSCHÜTZ erhobenen und als Protozoen gedeuteten Befunde, sind noch durchaus problematischer Art.

Impetigo herpetiformis.

Das zuerst von HEBRA, und zwar nur bei Schwangeren beobachtete Krankheitsbild ist gekennzeichnet durch das Auftreten umschriebener Herde kleinster Pusteln auf entzündlich geröteter Grundlage. Diese Herde vergrößern sich durch peripheres Wachstum, während die Mitte verkrustet. Der Prozeß beginnt mit einer gewissen Vorliebe an den Kontaktstellen der Haut und breitet sich von dort über große Flächen aus.

Die Erkrankung, von der auch einzelne, allerdings teilweise umstrittene Fälle bei Männern, andere bei Kranken mit Tetanie beobachtet wurden, führt in einem großen Teil der Fälle unter dauernd hohem Fieber zum Tode. Die Unterbrechung der Schwangerschaft, Parathormon oder Calciumtherapie kann lebensrettend sein.

Entsprechend der Oberflächlichkeit der klinischen Veränderungen zeigt auch das histologische Bild als Sitz der Pusteln die obersten Epidermisschichten. Es handelt sich dabei im wesentlichen um eine *akute Entzündung*, die mit dem Auftreten kleinster Pusteln in der Epidermis und mäßigem Ödem der Cutis einhergeht. Die Veränderungen sind jedoch nicht kennzeichnend und ich (GANS) muß auf Grund mehrerer veröffentlichter sowie auch eigener Fälle betonen, daß den mikroskopischen Veränderungen als Hilfsmittel für die Diagnose keine Bedeutung zukommt.

In den verschiedenen Schichten der Epidermis findet man eine seröse Exsudation, die in ihrer Stärke von einfacher Spongiose bis zu deutlich ausgebildeten Pusteln schwanken kann. Diese *Pusteln* sitzen bei ein und demselben Kranken sowohl in den oberen als auch in den mittleren und tieferen Schichten der Epidermis, ja sogar innerhalb der Epithelleisten und schwanken in ihrer Größe erheblich. Überall dort, wo sie stärker ausgebildet sind, wird das umgebende Epidermisepithel platt gedrückt; daneben stößt man auf Bezirke, wo die Zellagen durch das Ödem auseinandergedrängt sind, dies namentlich in der Umgebung kleinster Pusteln.

In den Pusteln finden sich in der Hauptsache polynucleäre Leukocyten, darunter auffallend viele *eosinophile*. Zu ihnen kommen vereinzelte abgelöste

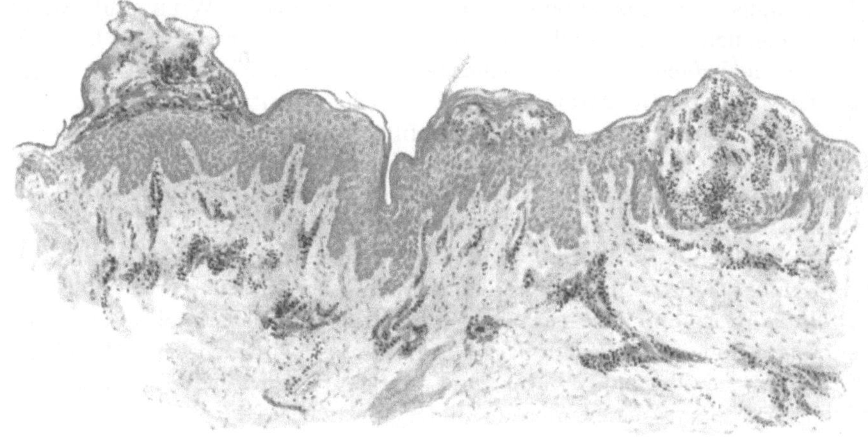

Abb. 93. *Impetigo herpetiformis* (♀, 29jähr., linke Bauchseite). Pustelbildung in sämtlichen Epidermisschichten. Mäßiges Ödem auch in Papillarkörper und Cutis. Perivasale Infiltration. O = 66:1; R = 59,4:1.

Zellen der umgebenden Epidermisschichten. Rost weist unter ihnen noch auf große einkernige runde Zellen mit großem, bei Eosinfärbung intensiv rot gefärbtem Zelleib hin. Bei längerem Bestande der Erkrankung entwickelt sich in dem erkrankten Bezirk eine mäßige *Acanthose*, namentlich in den Epithelleisten. Die Krusten, wie sie im Zentrum größerer Herde festzustellen sind, bieten mikroskopisch ebenfalls nichts Besonderes.

Auch die *Cutisveränderungen* sind durchaus nichtssagender Art. Es fällt hier vor allem ein starkes *Ödem* auf, das sich besonders auf den Papillarkörper und das Stratum subpapillare erstreckt. Im gleichen Bezirk trifft man eine diffuse und ziemlich gleichmäßig zerstreute *Zellansammlung*, die in erster Linie aus Lymphocyten und wuchernden Bindegewebszellen, daneben aus polynucleären Leukocyten sowie manchmal recht zahlreichen Eosinophilen besteht. Die Blut- und Lymphgefäße in dem erkrankten Bezirk sind stark erweitert, ihre Endothelien geschwollen.

Das Infiltrat und auch das Ödem beschränken sich in der Hauptsache auf die oberen Cutisschichten; hier führen sie zu einer Auflockerung des kollagenen und elastischen Gewebes, ohne daß dieses stärkere Veränderungen erleidet.

Die Anhangsgebilde der Haut scheinen an der Erkrankung nicht beteiligt zu sein.

Differentialdiagnose. Wie schon betont, ist das histologische Bild kein kennzeichnendes. Immerhin gestattet die Tatsache, daß gewöhnliche Eitererreger innerhalb der frisch aufschießenden Pusteln weder bakteriologisch noch histologisch jemals nachzuweisen waren, im Zweifelsfalle ohne weiteres eine Unterscheidung von ektogenen wie auch hämatogenen Staphylo- oder Streptokokken-Erkrankungen.

Pathogenese. Der fieberhafte und schwere Verlauf, zugleich mit dem Auftreten der miliaren Pusteln, drängte zur Annahme einer infektiösen Entstehung der Erkrankung. Bis heute ist jedoch ein diesbezüglicher Nachweis noch nicht gelungen, ja man geht sogar so weit (SCHERBER), alle jene Fälle, wo ein gewöhnlicher Eitererreger als Ursache der Erkrankung angesprochen werden konnte, als nicht zu dieser gehörig zu bezeichnen. Trotz der bisherigen Mißerfolge ist ein Teil der Forscher geneigt, die Impetigo herpetiformis doch als eine Infektionskrankheit anzusehen, andere halten sie für eine pustulöse Form der Psoriasis (F. KOCH). Andere wiederum, sehen in der Erkrankung eine *Autotoxicodermie*, vielleicht hervorgerufen durch Schwangerschaftsgifte. Diese letztere Anschauung gewinnt um so mehr an Wahrscheinlichkeit, als zwischen der Tetanie und der Impetigo herpetiformis gewisse Beziehungen beobachtet werden konnten. Man ist daher geneigt, die Erkrankung mit einer Störung des Calcium-Phosphorstoffwechsels in Zusammenhang zu bringen. In der Schwangerschaft könnten vorher latente Störungen manifest werden (latente Epithelkörperchen-insuffizienz).

Dermatitis symmetrica dysmenorrhoica.

Die Erkrankung ist gekennzeichnet durch rasch einsetzende, mit brennenden Schmerzen einhergehende und symmetrisch auftretende, zunächst perifollikuläre Entzündungserscheinungen, die alsbald zu serösem oder auch hämorrhagischem Exsudat und Blasenbildung führen. In leichteren Fällen pflegen die nach Platzen dieser Blasen vorhandenen nässenden Flächen sich schnell zu überhäuten, in schwereren Fällen kommt es zu einer Nekrose, die als tiefbrauner Schorf unter Umständen die ganze Cutis durchsetzt und mit demarkierender Entzündung unter starker Narbenbildung abheilt.

Von der Erkrankung wird nur das weibliche Geschlecht, vorwiegend im jugendlichen Alter, bei noch nicht oder nur unregelmäßig aufgetretenen Menses befallen. Die Erkrankung, ursprünglich von manchen Klinikern als solche abgelehnt und als Artefakt bewußter oder hysterischer Natur betrachtet, wird gelegentlich doch wieder aufgestellt, wenn auch über ihr Wesen eine Einigkeit noch nicht besteht. Heute dürfte wohl allgemein anerkannt sein, daß es sich nicht um eine selbständige Erkrankung handelt. Die früher erhobenen histologischen Befunde seien aber kurz dargestellt.

Histologisch ist das von MATZENAUER und POLLAND erstmalig 1912 beschriebene Krankheitsbild wenig untersucht worden. Sie fanden an einer Hautstelle, die lediglich gerötet und leicht ödematös, an den Follikeln jedoch bereits makroskopisch nekrotisch und oberflächlich erodiert war, Veränderungen, die in allererster Linie die Hautgefäße und Capillaren betrafen. Das Auffälligste war der *Reichtum* an erweiterten, größeren und kleineren *Blutgefäßen*, deren Wand und Umgebung eine starke *Rundzelleninfiltration* zeigte, die sich bis zu den feinsten oberflächlichen Capillaren erstreckte. Viele von diesen waren thrombotisch verschlossen. Entsprechend den Gefäßveränderungen fanden sich in der Epidermis *Bläschen*, deren Entstehung sich auf eine verstärkte intercelluläre Flüssigkeitsansammlung zurückführen ließ. Die Bläschen lagen so tief in der Epidermis, daß sie oft die Papillen berührten oder von diesen nur durch eine Zellreihe getrennt waren. Bei den größeren Bläschen zeigten sich (bereits von KREIBICH beobachtete) degenerative Veränderungen der Umgebung in Gestalt von verminderter Kernfärbbarkeit, Ödem und Acidophilie des Protoplasmas.

Der Papillarkörper enthielt — abgesehen von den Gefäßveränderungen — ebenso wie die Schweißdrüsen, Muskeln und Nervenäste keine Veränderungen; diese fanden sich jedoch in der Umgebung der Haarfollikel und Talgdrüsen. Die Gefäßveränderungen des perifollikulären Netzes entsprachen den oben geschilderten; sie führten zu einer Exsudation in der Umgebung der Follikelmündung mit völliger Abhebung der Epidermis und Bildung eines mit Blut und Fibrin bedeckten Geschwürsgrundes. Um diesen nekrotischen Bezirk dehnte sich ein „Blasenwall" aus, zu dem ebenfalls erweiterte und von einem Infiltrat umgebene Gefäße hinzogen.

Pathogenese. Das primäre Befallensein der Blutgefäße, dazu der Mangel jeglicher anatomisch nachweisbaren Nervenveränderung, veranlaßte MATZENAUER und POLLAND, an einen *hämatogenen Entzündungsprozeß* zu denken, der *infolge abnormer Ovarialfunktion* entstehe. Auch TÖRÖK glaubte an eine entzündliche Genese. KREIBICH faßte die Veränderung entsprechend seiner allgemeinen Ansicht in diesen Fragen als *eine Reflexneurose* auf infolge eines Toxins, dessen Angriffspunkt wahrscheinlicher am Nervengewebe, als in der Gefäßwand liege. v. ZUMBUSCH und WIRZ treten ebenfalls hierfür ein und betrachten die Erkrankung als eine *multiple neurotische Hautgangrän*, bei der es sich jedoch nicht um im Blute kreisende Ovarialtoxine, sondern um ein durchaus *unspezifisches Menstrualexanthem* (OPEL) handle, dessen hämatogene Entstehung durch nichts erwiesen und auch unwahrscheinlicher sei als die angioneurotische. Die moderne Auffassung wurde bereits eingangs dargelegt.

4. Entzündungen aus noch nicht geklärten Ursachen.

Dermatitis eczematosa (Ekzem).

Der Krankheitsbegriff „Ekzem" hat trotz der vielen Wandlungen, die er im Laufe der Zeit durchgemacht hat und trotz der mühevollen Arbeit, die mit seiner Aufstellung verknüpft war, eine einheitliche Fassung bis heute noch nicht erhalten können. Vom rein morphologischen Gesichtspunkt aus ist die UNNAsche Definition: „Chronische, zu diffuser Ausbreitung neigende, juckende und schuppende, parasitäre Oberhauterkrankungen, denen die Fähigkeit innewohnt, auf Reize mit serofibrinöser Exsudation (nässende Form) oder mit Epithelwucherung, übermäßiger Verhornung, abnormem Fettgehalte oder Kombination letzterer Vorgänge (trockene Form) zu antworten", wohl anzuerkennen, unter der Voraussetzung allerdings, daß man den darin zur Geltung gebrachten ätiologischen Faktor „parasitär" ausschaltet und statt dessen offen zugibt: Durch einen *Komplex zum Teil bekannter, zum Teil vermuteter und zum Teil noch unbekannter Faktoren* bedingte Oberhauterkrankung. Man kann sogar ruhig einen Schritt weitergehen und im Anschluß an BESNIER die eben geschilderten, klinisch auf der Haut sichtbaren Veränderungen nicht als das eigentliche Ekzem, sondern lediglich als Ekzematisation bezeichnen, um damit darzutun, daß diese nosologisch nicht die Erkrankung darstellt, sondern lediglich deren Erscheinungsformen auf der Haut. Die Grundlagen selbst sind nach neueren Untersuchungen (JADASSOHN, BLOCH, MIESCHER, STORCK u. a.) in Überempfindlichkeitserscheinungen begründet, deren Ursachen wir von Fall zu Fall zu erforschen suchen (konstitutionelle, dispositionelle, angeborene oder erworbene Eigentümlichkeiten).

So wenig geklärt dieser Teil der ganzen Frage auch ist, so wohlunterrichtet sind wir andererseits über die den einzelnen, nach-, mit- oder unabhängig voneinander auftretenden klinischen Erscheinungsformen zugrunde liegenden histologischen Veränderungen. Auch der heftige, und bis heute noch unentschiedene

Streit über die Berechtigung zur Aufstellung des sog. akuten Ekzems, und dessen Beziehung zur Dermatitis acuta löst sich im histologischen Bilde auf die einfachste Weise. Wir werden nämlich sehen, daß durchgreifende Unterschiede mit den heutigen Mitteln mikroskopischer Forschung nicht festzustellen sind. Da es jedoch keinem Zweifel unterliegen kann, daß hier im klinischen Verlauf tatsächlich Unterschiede bestehen, so muß der pathologische Anatom dem Kliniker — wie so oft — die Grenzen seines Könnens gestehen. Pathogenetische Grundfragen lassen sich eben mit rein morphologischen Methoden nicht klären. Daher lieber das Wenige, was wir sicher aussagen können, sachlich berichten, als den Wert des Gesehenen vermindern durch Verkettung mit unklaren hypothetischen Betrachtungen. Wir vermeiden den Ausdruck Ekzem an unserer Klinik völlig und sprechen in Anpassung an die Ausdrucksweise der Pathologie statt dessen von einer Dermatitis eczematosa acuta (sive subacuta sive chronica), bzw. klinisch von einer akuten, subakuten oder chronischen allergischen Kontaktdermatitis.

Derartig eingeengt ist unsere Aufgabe hier verhältnismäßig einfach zu erfüllen. Sie läßt sich dadurch noch erheblich klarer gestalten, daß wir in Anlehnung an Unna zunächst die bei jeder wahren Dermatitis eczematosa im Vordergrunde stehenden klinischen Erscheinungsformen histologisch auswerten, nämlich das Schuppen, das Nässen (Bläschenbildung) und die Epidermisverdichtung (Papelbildung). Geradeso wie diese zusammen in ihrer wechselnden Ausdehnung das klinische Bild jedes „Ekzems" kennzeichnen, so gibt ihr histologisches Substrat: Parakeratose, Spongiose und Acanthose uns den Schlüssel zum Verständnis des so äußerst verwickelten Gesamtaufbaues der ganzen Gruppe der Dermatitis eczematosa. In selten schöner Form findet hier das Endziel jeglicher histologischer Forschung an der Haut seine Erfüllung: „Klinisch mit histologisch geschultem, mikroskopisch mit dermatologisch geschultem Blick zu sehen" (Unna).

Die **Parakeratose**, die klinisch als Schuppung bei den unscheinbarsten Anfängen, im Zusammenhang einmal mit der Acanthose bei den trockenen (schuppenden, papulösen, papulo-krustösen) (s. Abb. 98), zum anderen mit der Spongiose bei den feuchten (vesiculösen, nässenden, krustösen) (s. Abb. 101) Formen auftritt, ist eine *Verhornungsanomalie*. In ihren ersten Anfängen äußert sie sich als ein intracelluläres *Ödem* der Übergangsepithelien, das in der untersten Stachelschicht beginnt und die einzelnen Zellen samt ihrem Kern anschwellen läßt, so daß bereits hier eine Verbreiterung der ganzen Stachelschicht einsetzt, ehe überhaupt eine Epithelwucherung sichtbar ist (Unna). Das Ödem der Stachelzellen führt zum Schwund bzw. zu einer mangelhaften Entwicklung des Keratohyalins, so daß dieses äußerst unregelmäßig, an manchen Stellen gar nicht vorhanden ist. Dieser Körnerschwund ist jedoch sehr wechselnd. Stellen normaler Verhornung mit wohlentwickeltem, manchmal sogar verbreitertem Stratum granulosum wechseln ab mit völlig keratohyalinfreien, über denen dann die Zellkerne erhalten bleiben, der normale Verhornungsprozeß gestört wird und es zur Bildung der bekannten, aus flachkubischen Zellen mit langen abgeplatteten Kernen aufgebauten parakeratotischen Schuppen kommt.

An diesen Stellen findet sich außerdem eine Verbreiterung des *Stratum lucidum*, der basalen Hornschicht Unnas, die sich nach diesem außerdem durch einen *abnorm geringen Fettgehalt* auszeichnet. Da die Parakeratose mit dem Ödem der Stachelzellen in Zusammenhang steht, und dieses wiederum von den beim „Ekzem" äußerst wechselnden reaktiven Vorgängen in der Haut abhängig ist, so wird es leicht verständlich, daß in ein und demselben Schnitt vielfach übereinander mehrere Schichten parakeratotischer Zellen mit normal verhornten abwechseln können.

Überall dort, wo Bläschenbildung und *Exsudation* klinisch das Bild eines *feuchten „Ekzems“* hervorgerufen haben, wird im Gegensatz zum vorigen die histologische Veränderung zunächst von einem rein interstitiellen Ödem, und zwar in erster Linie der Stachelschicht der Epidermis eingeleitet. Die einzelnen Zellen sind dabei nicht vergrößert, dagegen zeigt sich zwischen ihnen eine abnorme Anhäufung von Gewebssaft. Dieser erweitert zunächst die einzelnen Intercellularräume, so daß das Ganze an ein weites, viel verzweigtes Kanalsystem erinnert. Alsbald geben einzelne Intercellularbrücken dem Druck der Flüssigkeit nach, die Zellen treten zurück und lassen zwischen sich unregelmäßige, bald weitere, bald schmälere Hohlräume, die durch dünne Septen noch zusammenhaltender, mehr oder weniger platt gedrückter Zellen abgetrennt werden. Schließlich reißen auch diese, und nun entstehen kleinste Höhlenbildungen, ein Zustand, den UNNA treffend als **Status spongioides**, BESNIER als **Spongiose** bezeichnet hat.

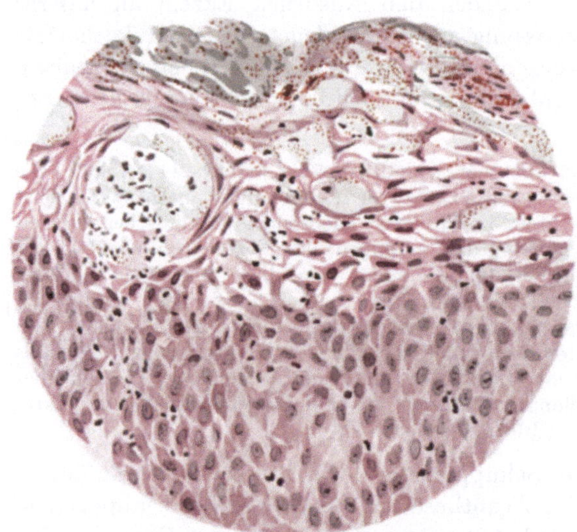

Abb. 94. *Krustöse Dermatitis eczematosa.* Anfangsform. *Status spongioides.* Interstitielles Ödem. Kleinste Höhlen- und Bläschenbildung; zum Teil mit polynuclearen Leukocyten durchsetzt. In der Epitheldecke banale Eiterkokken. Methylgrün-Pyronin. O = 290:1; R = 232:1. (Sammlung P. G. UNNA.)

CIVATTE sieht den Beginn der Veränderungen *nicht* in dem *inter*cellulären Ödem, sondern in einer primären Schädigung einzelner Zellen der oberflächlichsten Epidermislagen. Diese äußert sich in einer schlechteren Anfärbbarkeit von Zellen und im Verlust der Stacheln. Es kommt zur völligen Dissoziation dieser Zellen und Einwanderung von monocytären Elementen, zur Bildung der „vésiculette primordiale“. Diese bildet den Ausgangspunkt für die Spongiose der Umgebung. Neuerdings haben sich POLAK und MOM dieser Auffassung angeschlossen. MIESCHER sieht in der erwähnten Veränderung eine toxisch bedingte Zellschädigung durch die Substanzen, von denen die Dermatitis hervorgerufen wurde. Bei nur allergisch wirksamen, sicher nicht lokaltoxischen Substanzen blieb die vésiculette primordiale aus.

In frischen Stadien enthalten diese Höhlen auffallend wenige Leukocyten, dagegen meist eine klare, zunächst seröse, später serofibrinöse Flüssigkeit, in der sich namentlich innerhalb der verhornten, selten und weniger innerhalb der Stachelzellschicht, Fibrin als zartes Netzwerk oder auch als feines, körniges Gerinnsel nachweisen läßt (UNNA). Die Einwanderung ausschließlich von Lymphocyten soll bei rein allergischen, von Polymorphkernigen bei toxischen oder gleichzeitig toxischen Vorgängen beobachtet werden (MIESCHER). Wird das Ödem nicht stärker oder läßt es nach, so werden diese anfangs stets mehr in den unteren, schnell aber auch in den oberen Abschnitten der Stachelzellschicht sich bildenden und unregelmäßig über die ganze Epidermis verteilten Flüssigkeitshöhlen durch nachdrängendes junges normales Epithel nach oben geschoben; sie trocknen ein und bilden jene auch klinisch sichtbaren, zarteren oder gröberen Schuppen.

Das Ödem wird selbstverständlich bei längerer Dauer auch den Bau der einzelnen Zellen beeinflussen müssen. Es sammelt sich dann um deren Kern herum Flüssigkeit an, der perinucleäre Raum wird erweitert: es entsteht jener von LELOIR als „altération cavitaire" bezeichnete Zustand, der allerdings bei der allergischen Kontaktdermatitis im großen ganzen nur eine nebensächliche Rolle spielt.

Nimmt das Ödem noch weiter zu, so vergrößern sich die oben geschilderten Hohlräume zu den auch klinisch sichtbaren *Bläschen.* Diese stellen also lediglich

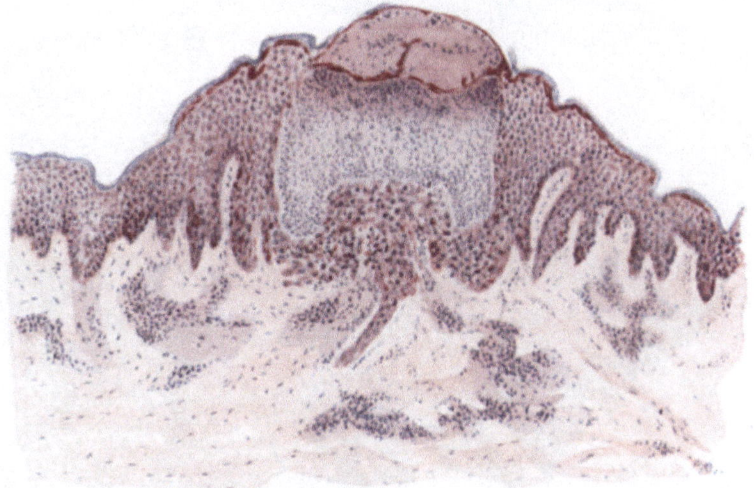

Abb. 95. „Ekzembläschen" mit zahlreichen Leukocyten gefüllt um(?) einen Schweißdrüsenausführungsgang. Methylgrün-Pyronin. O = 77:1; R = 77:1. (Sammlung P. G. UNNA.)

eine Weiterentwicklung der Spongiose dar. Durch ihren Flüssigkeitsdruck pressen sie die angrenzenden, im übrigen nicht veränderten Epithelien zusammen. Auch diese größeren Bläschen sind in frischen Fällen nur von einer serösen oder serofibrinösen, kaum Leukocyten enthaltenden Flüssigkeit angefüllt. Ihre weitere Entwicklung ist verschieden: Überall dort, wo die deckende Epithelhülle wenig widerstandsfähig ist, wird diese platzen; im anderen Falle trocknen die Bläschen aus und bilden zusammen mit Schichten parakeratotischer Zellen, eingetrocknetem Serum, gelegentlich auch vereinzelten Bakterienhaufen, die bekannten Krusten. Schließlich, und dies wird bei länger dauernden nässenden Formen der Dermatitis eczematosa häufiger der Fall sein, werden die Bläschen auch sekundär infiziert. Sie sind dann mit Leukocyten angefüllt, die man auch in der Umgebung reichlich trifft. Eitrige Bläschen, wie sie UNNA beschrieben hat, bei denen diese Leukocytenschwärme in der Umgebung fehlen, habe ich in meinem Material nicht angetroffen (s. Abb. 95).

Seltener in diesen Bläschen, häufiger in deren Epitheldecke, finden sich dann manchmal Eitererreger, seien es nun Staphylokokken, Streptokokken oder gar die ursprünglich von UNNA als Ekzemerreger angesehenen, jetzt aber als solche wohl wieder aufgegebenen Morokokken.

Bei längerer Dauer der die Spongiose und Parakeratose auslösenden Ursache beteiligen sich jedoch regelmäßig die Epithelien selbst aktiv an den Veränderungen. Sie wuchern und führen dadurch zu einer Verbreiterung und Verdickung der Oberhaut, die als **Acanthose** bezeichnet wird (s. Abb. 101) und sich bei allen Formen der Dermatitis eczematosa nicht nur auf die eigentliche Epidermis, sondern auch auf den oberen Teil der Stachelschicht der Haarbälge erstreckt (UNNA). Man findet dann reichlich Mitosen, namentlich im Stratum basale, aber auch unregelmäßig verteilt in den Epithelleisten und gegen die Hornschicht hin. Die Epithelwucherung

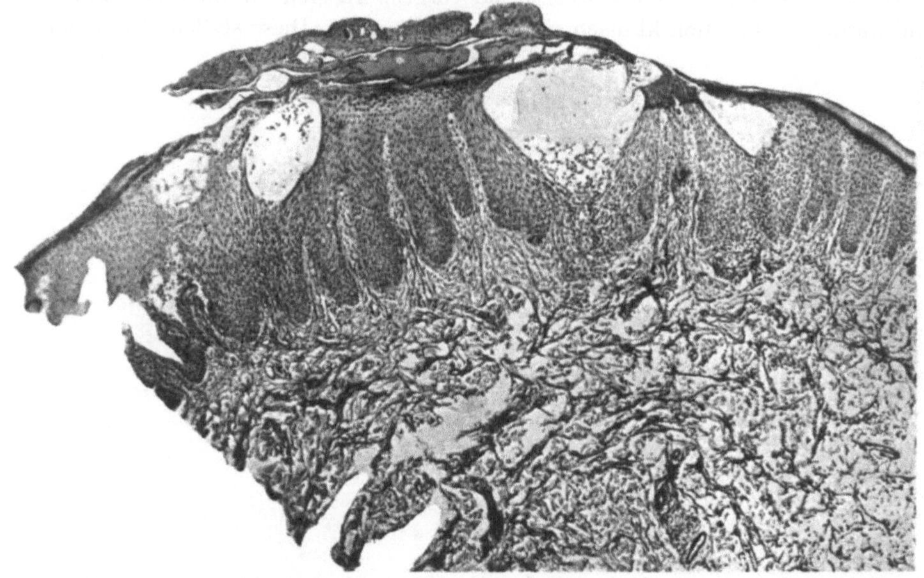

Abb. 96. *Rezidivierende vesiculo-krustöse chronische Dermatitis eczematosa.* (♀, 25jähr., Unterarm.). Zahlreiche epidermale Bläschen, zum Teil unter dicker Serumkruste. Starke Acanthose, oberflächliches Infiltrat. O = 41:1; R = 41:1. (Sammlung E. HOFFMANN.)

führt nicht nur zu einer Verbreiterung, sondern auch zu einer Verlängerung der Leisten, die natürlich weit über das hinausgeht, was man bei dem die Parakeratose einleitenden intracellulären Ödem beobachtet. Die Epithelleisten dringen in die Cutis vor; sie verschmälern und verlängern dadurch die Papillen, verdünnen aber gleichzeitig den horizontalen Abschnitt des Papillarkörpers erheblich (UNNA). Bei stärkerer Wucherung der Epithelien werden dann wohl auch einzelne dieser verdünnten Papillen abgeschnürt, die Papille selbst dadurch verkürzt und schließlich völlig verdrängt, so daß breite und plumpe Epithelbänder, manchmal mit unregelmäßigen Seitensprossen auftreten.

Die **Mitbeteiligung des Coriums** zeigt sich jedoch auch an der übrigen Cutis. Der eigentliche bindegewebige Aufbau wird allerdings zunächst kaum verändert. Das elastische und das kollagene Gewebe bleiben vorläufig völlig unbeteiligt, wenn auch bei lange an gleicher Stelle bestehenden Formen das elastische Gewebe schließlich durch die Zellwucherungen eingeschmolzen wird und so teilweise schwindet.

Mit einer gewissen Regelmäßigkeit findet sich jedoch bei jeder Dermatitis eczematosa eine Wucherung der Bindegewebszellen, die zu einer, in unkomplizierten Fällen allerdings meist nur mäßigen, perivasculären Zellinfiltration führt. In den Papillen ist diese schwächer entwickelt und verliert sich allmählich nach der Epidermis zu, findet sich dagegen stärker um die Gefäße des Stratum subpapillare. Es beteiligen sich daran nur die gewöhnlichen spindeligen Bindegewebszellen, während Plasma- und Mastzellen in den frischen Fällen meist fehlen und bei länger bestehenden auch nur in geringer Zahl auftreten. In Fällen stärkerer Infiltration nehmen auch die Bindegewebszellen der weiteren Umgebung der Gefäße an der Wucherung teil, so daß schließlich die Cutis gleichmäßig von jungen kleinen polygonalen Spindelzellen durchsetzt ist. Lymphocyten und polynucleäre Leukocyten finden sich bei den chronischen und reizlosen Formen selten, während sie bei plötzlicher Verstärkung der exsudativen und proliferativen Vorgänge in reichlicher Menge auftreten können.

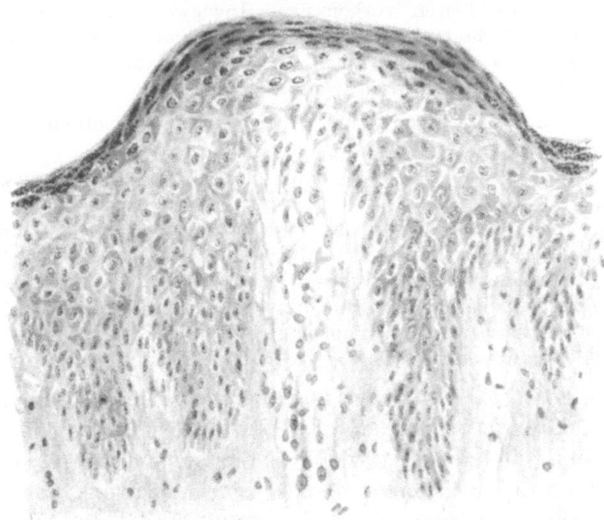

Abb. 97. *Dermatitis eczematosa* (Beginn oder Rückfall?) (♀, 21jähr., Ellenbeuge). Umschriebenes Ödem des Stratum papillare und subpapillare mit Auseinanderdrängen des Bindegewebes und Erweiterung der Blut- und Lymphgefäße. Spongiose und altération cavitaire in Zellen der Basal- und Stachelschicht. Noch keine Veränderungen der oberen Epidermisschichten. (Beginnende Parakeratose?) O = 290:1; R = 259,4:1.

Es ist klar, sei aber besonders betont, daß das mikroskopische Bild im Verlauf sekundärer Infektionen sich natürlich erheblich ändern kann; namentlich die Beteiligung polynucleärer Leukocyten tritt dann sehr in den Vordergrund, ein Zustand, der schließlich zur völligen Durchsetzung der oberen Cutisabschnitte und vor allem der Epidermis mit polynucleären Leukocyten und zum Auftreten der eben beschriebenen, mit Leukocyten gefüllten Bläschen führt.

Bevor jedoch diese Zellinfiltrate sichtbar werden, bevor es zu dem intercellulären Ödem mit seinen gesamten Folgeerscheinungen kommt, läßt sich bei der akuten erstmalig auftretenden oder rezidivierenden Dermatitis eczematosa eine Hyperämie und ein Ödem des Stratum papillare und subpapillare feststellen, die in den stark erweiterten Blut- und Lymphgefäßen, dem Auseinanderdrängen der Bindegewebsfasern und gelegentlich auch dem Austritt roter Blutkörperchen aus den Gefäßen ihren sichtbaren Ausdruck finden.

Nach diesen allgemein einführenden Feststellungen wird das histologische Bild einer im Sinne einer akuten Dermatitis eczematosa veränderten Hautstelle leichter verständlich sein; es ist eben in erster Linie abhängig von dem Vorherrschen der einen oder anderen oder gar der Kombination der klinisch oben kurz gestreiften, histologisch eingehend geschilderten Veränderungen. Die gleiche Tatsache macht jedoch eine ausführliche

Darstellung aller diesbezüglich möglichen mikroskopischen Untersuchungsergebnisse zu einer nicht nur eintönigen, sondern auch nutzlosen Aufgabe, da es sich ja stets um *eine nach der Breite und Tiefe zwar wechselnde, grundsätzlich aber gleichartige Wiederholung* schon gesagter Dinge in mannigfacher Zusammenstellung handeln müßte.

Immerhin verpflichten einige, wenn man so sagen darf, klassische Erscheinungsformen der Dermatitis eczematosa auf der Haut zu einer kurzen zusammenfassenden Darstellung. Da diese am klarsten an Hand von Bildern des gewöhnlichen Entwicklungsganges derartiger Hautveränderungen zutage tritt, haben wir gleichzeitig Gelegenheit, die rein *formale Genese* hier bereits vorwegzunehmen. Um nicht mißverstanden zu werden, will ich jedoch wiederholt darauf hinweisen, daß der nunmehr zu schildernde Entwicklungsgang zwar häufig zu beobachten ist, daß aber auch *unabhängig* voneinander mannigfache Verlaufseigentümlichkeiten vorkommen. Inwieweit dabei eine der erkrankten Hautstelle innewohnende, besondere *„(latente) Disposition“* zur Veränderung im Sinne einer Dermatitis eczematosa eine Rolle spielt und welche, läßt sich mit den Mitteln rein morphologischer Forschung allerdings nicht entscheiden.

Eingeleitet wird der Prozeß häufig durch das

erythematöse Stadium.

Klinisch handelt es sich dabei bekanntlich um jene auf irgendwelche Reize an zunächst umschriebener Hautstelle auftretende, unscharf begrenzte entzündliche Rötung, die mehr oder weniger juckt und brennt, nach kürzerem oder längerem Bestande schwindet und eine feine, lamelläre Schuppung hinterläßt oder aber — bei Anhalten der Schädigung — die bekannte Entwicklung zum papulösen und Bläschenstadium, zum Nässen und zur Krustenbildung durchmacht.

Histologisch findet man beim erythematösen Stadium eine Erweiterung der Gefäße und ein Ödem des Papillarkörpers und der oberen Cutis; daran anschließend ein zunächst vielfach nur intracelluläres Ödem des Stratum spinosum, das dann zu jenen, bei der Parakeratose geschilderten und daher hier nicht mehr zu wiederholenden Vorgängen führen kann. Schwindet die auslösende Ursache, so hat es bei der im Verlauf der Parakeratose auftretenden Schuppung sein Bewenden. Unterhalb der regelwidrig verhornten Zellen treten wieder Keratohyalin tragende Stachelzellen auf, die den normalen Verhornungsprozeß einleiten. Diese Ausheilung beginnt an den Seiten und rückt zur Mitte vor, so daß schließlich die parakeratotische Schuppe durch die darunter liegende normale Hornschicht ersetzt wird: Der Vorgang ist abgelaufen.

Bleibt hingegen die auslösende Ursache länger bestehen, so gibt es zwei Möglichkeiten. Steigert sich die seröse Exsudation nicht nennenswert, so entwickelt sich eine als

squamöses Stadium

bekannte Form der Hautveränderung, bei der klinisch Rötung und zarte Schuppenbildung, bei längerem Bestand auch Verdichtung der Epidermis zu beobachten sind. Histologisch entspricht diesem Zustand eine mäßige Gefäßerweiterung und perivasculäre Zellinfiltration, leichte Acanthose und Parakeratose und damit Schuppenbildung bei mangelnder Keratohyalinbildung. Dieselben Veränderungen kann indessen auch jede der gleich zu besprechenden Formen der Dermatitis eczematosa bei der Abheilung darbieten, so daß im Einzelfall auf Grund des histologischen Bildes allein eine Entscheidung über den gerade vorliegenden Krankheitsstand, wenn man so sagen darf, nicht getroffen werden kann.

Steigert sich hingegen die seröse Exsudation, so kann sie, falls ein gewisses Maß nicht überschritten wird, einen Zustand hervorrufen, der wegen seiner klinischen und auch mikroskopischen Ähnlichkeit mit der Psoriasis als *psoriasiforme* Dermatitis eczematosa unterschieden wurde. Er ist histologisch besonders gekennzeichnet durch ein mäßiges parenchymatöses Ödem der Stachelzellen, eine dadurch bedingte Parakeratose bei mächtig entwickelter interpapillärer, schwach entwickelter suprapapillärer Stachelschicht. Spongioide Umwandlung oder gar Bläschen- und Krustenbildung sind sehr selten. Nimmt jedoch der Entzündungsprozeß zu, steigern sich die serös-exsudativen Vorgänge, so geht die Erkrankung über in das

papulo-vesiculöse Stadium.

Hier treten serös-exsudative Vorgänge in den Vordergrund. Die Erweiterung der papillaren und subpapillaren Gefäße nimmt zu, desgleichen die perivasculäre

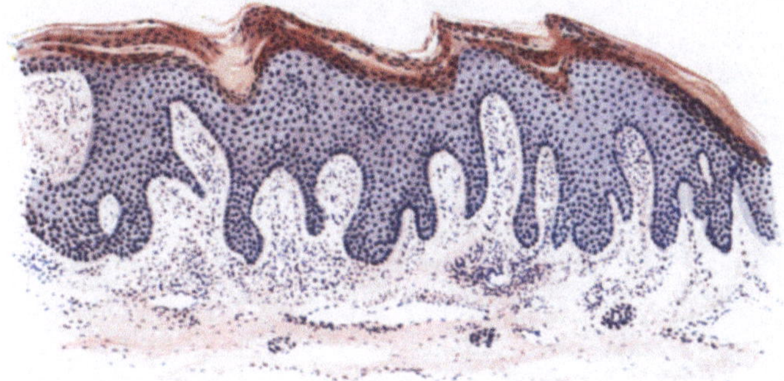

Abb. 98. *Squamöse Form der chronischen Dermatitis eczematosa* (♀, 13jähr., Handrücken). Parakeratose, Acanthose. Fehlendes Stratum granulosum. Ödem im Stratum papillare und spinosum. Mäßige Gefäßerweiterung und perivasculäre Zellinfiltration. Hämatoxylin-Eosin. O = 66:1; R = 52:1.

Zellinfiltration; eine verstärkte Exsudation drängt die Intercellularlücken der Epidermis wechselnd schnell und an den verschiedensten Stellen wechselnd stark auseinander. Gleichzeitig setzt eine verstärkte Epithelproliferation ein, angekündigt durch lebhafte Zellteilungsvorgänge im Stratum basale und spinosum (Unna). Zusammen mit einem nun auch stärker einsetzenden intracellulären Ödem (altération cavitaire) führen diese zur Verlängerung und Verbreiterung der Epithelleisten, zur Acanthose. Bei weiterem Fortschreiten der Exsudation werden die Zellen stärker auseinandergedrängt, ihre Verbindungsbrücken reißen ein, es kommt zu wechselnd großen Höhlenbildungen: die Spongiose ist in den Vordergrund der Veränderungen getreten. Auf diese Weise bilden sich kleinste, zunächst intradermale, dann zur Oberfläche vorrückende und diese vorwölbende Bläschen: Ein Vorgang, der sich grundsätzlich von dem bei den akuten Dermatitiden geschilderten nicht unterscheidet.

Der eben beschriebene Zustand kann sich nun mehrfach in seinem Entwicklungsgang wiederholen, so daß auf die im oberen Abschnitte eines solchen Bezirks vorhandene Röhren- und Bläschenbildung eine Lage annähernd normaler oder auch parakeratotischer Epithelien folgt, unter denen nun der spongiöse Prozeß von neuem einsetzt. Sind die oberflächlichen Bläschen geplatzt, so ergießt sich ihr Inhalt auf die Haut. Ist der Flüssigkeitsstrom sehr stark, so schwemmt er die weniger widerstandsfähigen, parakeratotischen Hornlamellen hinweg; gleichzeitig macht er eine Neubildung unmöglich. Wir haben das

nässende Stadium
(sog. „Eczema madidans")

vor uns, eine klinisch aus diffuser Rötung, aus den *„Ekzemporen"* — kleinsten umschriebenen Defekten der obersten Epidermisschicht — und dem aus diesen stetig und reichlich hervorquellenden Saftstrom gekennzeichnete Erkrankung. Histologisch fehlt an den Stellen der Ekzemporen die Hornschicht und meist auch das Stratum granulosum vollständig; die Umgebung besteht aus ödematösen

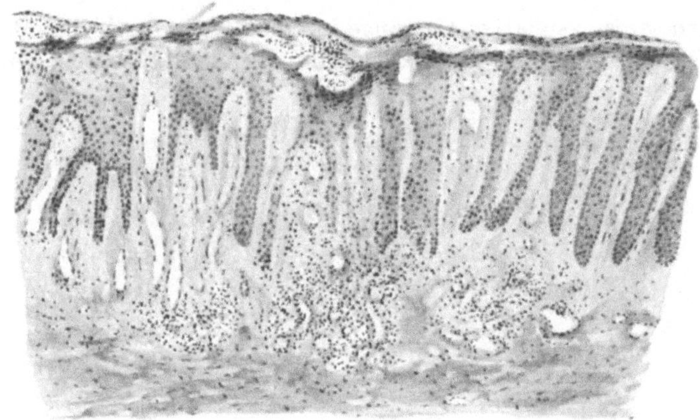

Abb. 99. *Dermatitis eczematosa madidans* (♀, 52jähr., Unterschenkel, Beugeseite). Starkes Ödem der gesamten Haut. Blut- und Lymphgefäßerweiterung, mäßiges perivasculäres Infiltrat. Acanthose, Parakeratose, Spongiose, „Ekzemporen". O = 66:1; R = 66:1.

und parakeratotisch veränderten Zellen. Das Ödem reicht entsprechend der starken Exsudation bis tief in die Stachelzellen und den Papillarkörper hinunter. Überall sind hier die Blutgefäße und Lymphspalten stark erweitert, die Zwischenräume der Stachelzellen auseinandergedrängt und spongioid umgewandelt. Wenn schließlich die Ausschwemmung nachläßt oder geringer wird, so trocknet die Flüssigkeit an der Hautoberfläche zu Krusten ein. Die deckende Schicht besteht dann aus parakeratotischen Zellmassen, aus Leukocyten und deren Trümmern, aus Epitheldetritus und eingedicktem Serum, das entweder als homogene oder feingekörnte Masse erscheint, in der zarte Netze oder körnige Ablagerungen von Fibrin mit den eben erwähnten Gebilden ein wirres Durcheinander bilden. Die im klinischen Bilde vom Gelbgrün zum Gelb- bis Rotbraun wechselnde Farbe dieser Krusten ist bedingt durch den wechselnden Gehalt an Serum, an Leukocyten, abgestoßenen und parakeratotischen Epithelien, sowie die entweder infolge mechanischer Ursachen oder auch spontan aus den Capillargefäßen ausgetretenen Blutmassen. Wir haben dann vor uns das

krustöse Stadium.

Bei längerem Bestande derartiger nässender „Ekzeme" findet man außerdem die ganze Epidermis durchsetzt von polynucleären Leukocyten in wechselnder

Zahl. Sie stammen aus den Gefäßen des Papillarkörpers, nehmen ihren Weg durch die erweiterten Saftspalten der acanthotisch veränderten Epidermis und erfüllen dann die in deren obersten Schichten auftretenden spongiösen Bläschen.

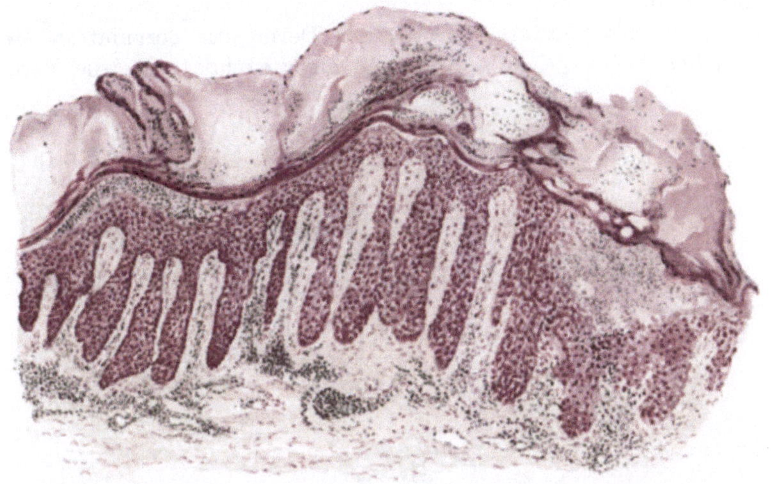

Abb. 100. *Dermatitis eczematosa madidans* (älterer Herd). Parakeratose, Acanthose, Spongiose, Bläschenbildung. Zahlreiche polynucleäre Leukocyten durchsetzen Gewebe und seröses Exsudat, das in den oberflächlichen Lagen in dicken Massen geronnen ist. Stärkere Zellinfiltration um die erweiterten Gefäße. Methylgrün-Pyronin. O = 66:1; R = 50:1.

Ob es sich dabei stets nur um eine sekundäre Infektion des freiliegenden Stratum spinosum mit banalen Eitererregern, zu denen wir auch die Morokokken UNNAs rechnen müssen, oder um andere unbekannte, physikalische oder chemische Ursachen handelt, ist noch nicht entschieden.

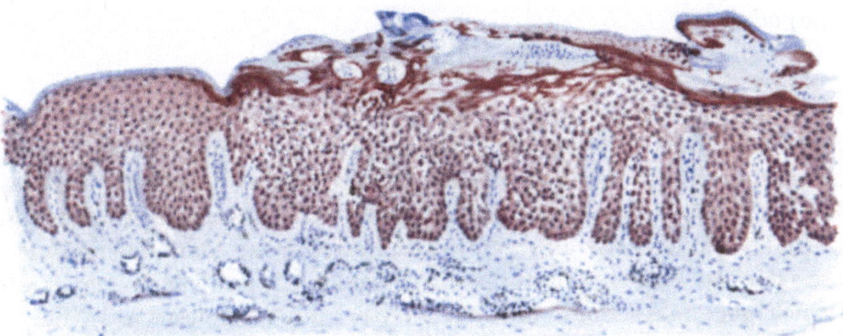

Abb. 101. *Dermatitis eczematosa crustosa.* Starke Acanthose und Spongiose, mäßige Parakeratose. Ödem in Epidermis und Cutis, erweiterte Blut- und Lymphgefäße, geringes Infiltrat, starke Leukocytenansammlung in der Epidermis. Methylgrün-Pyronin. O = 66:1; R = 62:1. (Sammlung P. G. UNNA.)

Es liegt in der Natur dieser Hauterkrankung, daß die schädigende Ursache zu jedem Zeitpunkt aufhören und dann der Prozeß zum Stillstand kommen kann. Bei der *Ausheilung* der nässenden Formen der Dermatitis eczematosa treten grundsätzlich die gleichen Erscheinungen auf, die wir oben bei den erythematösen Formen kennengelernt haben. Auch hier bildet sich unter allmählichem Nachlassen der Spongiose, Parakeratose und Acanthose infolge Aufhörens der Exsudation und Auftreten von Keratohyalin der normale Verhornungsprozeß aus, der schließlich unter leichter Pigmentierung, Abklingen der Hyperämie und damit Rückbildung der Veränderungen in der Cutis zur völligen Ausheilung führen kann.

Bei den mehr *proliferativen* Formen der Dermatitis eczematosa steht im Gegensatz zu den bisher geschilderten, den mehr exsudativen, die Verdickung

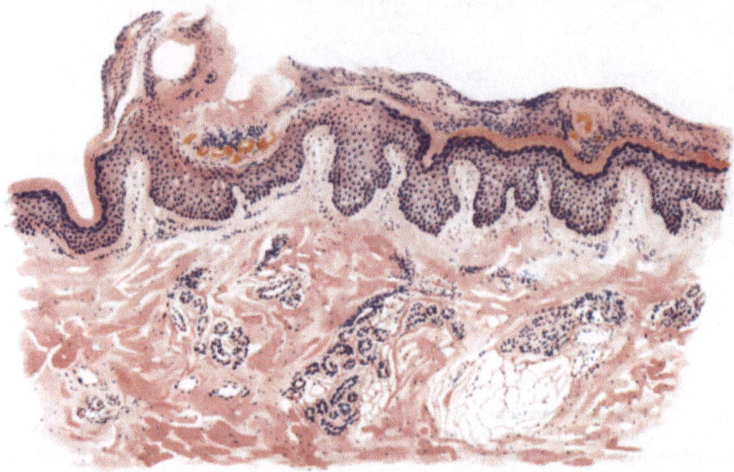

Abb. 102. *Krustöse Form der Dermatitis eczematosa* (in Ausheilung) (♀, 8jähr., Ellenbeuge). *Rechte* Hälfte des Schnittes: Normal verhornte, aber verbreiterte Hornschicht unter einer Kruste und überhalb einer noch acanthotisch-spongiösen Epidermis. *Linke* Hälfte des Schnittes: Parakeratose, Kruste mit Blutherd, Acanthose. Ganz links gesunde Haut. Hämatoxylin-Eosin. O = 66:1; R = 66:1.

der Epidermis und die Zellinfiltration in der Cutis im Vordergrund der Veränderung. Klinisch pflegt man sie auch als *chronische, trockene,* infiltrierte, *callöse* (tylotische) *oder*

hyperkeratotische Formen

von den vorigen zu trennen. Es unterliegt dabei jedoch keinem Zweifel, daß sie ihre Eigenart in erster Linie den Besonderheiten ihres Ursprungsortes verdanken. Sie treten nämlich fast ausschließlich auf der Volarseite der Hand und des Fußes auf, also an Stellen, die von Natur aus mit einer dicken Oberhaut versorgt sind. Exsudative Prozesse, wie Erweiterung der Intercellularräume, Spongiose oder gar Bläschenbildung sowie Leukocyteneinwanderung, treten hier völlig zurück gegenüber einer meist sehr stark entwickelten Acanthose. Diese führt zu verbreiterten, langen und plumpen Epithelleisten, zwischen denen die Papillen als verlängerte, wechselnd stark infiltrierte Bindegewebszungen eingelagert sind. Parallel der Stachelzellwucherung geht an vielen Stellen eine mächtige Entwicklung des Stratum granulosum, die wiederum eine unter Umständen außerordentlich starke Verhornung bedingt. Daneben finden sich jedoch auch umschriebene Herde mangelhafter Verhornung. Es fehlt hier das Keratohyalin; die Kerne der Zellen bleiben erhalten, es entstehen umschriebene parakeratotische Herde von wechselnder Ausdehnung.

Die Cutis ist gekennzeichnet durch eine auffallende Erweiterung und Starre ihrer Gefäße, die stets von einem an Ausdehnung wechselnden Zellmantel wuchernder fixer Bindegewebszellen und (weniger) Lymphocyten umgeben sind. Mast- oder Plasmazellen sind daran nicht beteiligt.

Eine besondere Eigentümlichkeit zeigen diese callösen Formen der Dermatitis eczematosa durch ihre Neigung zur Bildung von Einrissen *(Eczema rhagadiforme).* Man findet dann die Hornschicht und meist auch die obersten Lagen der Stachelschicht gelegentlich bis nahe an den Papillarkörper heran durch einen klaffenden Spalt auseinandergedrängt, an dessen Grund es zu umschriebener stärkerer Exsudation, zur Auswanderung polynucleärer Leukocyten und vielfach zur Bildung kleiner Nekrosen kommt, Veränderungen, die wir wohl

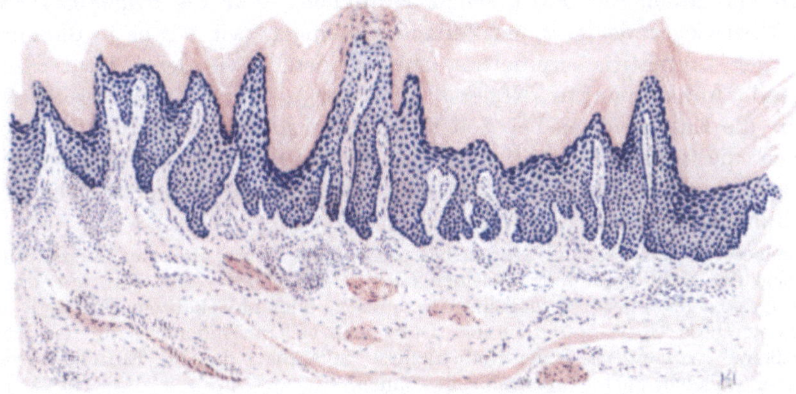

Abb. 103. *Callöse (tylotische) Form der Dermatitis eczematosa* (♂, 52jähr., Unterschenkel, Streckseite). Mächtige Hyperkeratose und Acanthose. Umschriebener parakeratotischer Herd mit mangelnder Keratohyalinbildung: erweiterte und starre Gefäße mit wechselnd ausgedehntem Zellmantel. Hämatoxylin-Eosin. O = 66:1; R = 50:1.

auf sekundär und von außen eingedrungene schädigende Ursachen zurückführen dürfen. Die Ausheilung derartiger Einrisse kommt dadurch zustande, daß nach Abstoßung der starken Hornmassen (durch therapeutische Maßnahmen) nunmehr das Epithel von beiden Seiten her auf den inzwischen gereinigten Grund der Rhagade herabwächst und diese so überhäutet.

Differentialdiagnose. Die Mannigfaltigkeit der klinischen Erscheinungsformen macht die Erörterung aller bei der Dermatitis eczematosa möglichen diagnostischen Irrtümer zu einer kaum durchführbaren Aufgabe. Die Sicherung der Diagnose ist für die übergroße Mehrzahl der in Betracht kommenden Erkrankungen mit Hilfe der pathologischen Histologie allein auch gar nicht durchführbar. Bei kaum einer anderen Hautveränderung wird sich der Histologe der Grenzen seines diagnostischen Könnens mehr bewußt als hier. Glücklicherweise sind wir aber gerade hier in den meisten Fällen auf eine *histologische* Auswertung der Gewebsveränderungen gegenüber den in Betracht kommenden anderen Hautkrankheiten nicht angewiesen. Dies ist in erster Linie Aufgabe der klinischen Betrachtung und mit deren Hilfe in der Mehrzahl der Fälle auch durchzuführen. Die eigenartige Polymorphie des klinischen Bildes, wie sie die Dermatitis eczematosa kennzeichnet, findet sich bei kaum einer anderen Hauterkrankung wieder. Sie mag gelegentlich einmal bei den durch Pilze hervorgerufenen Oberhauterkrankungen, den *Epidermidomykosen,* angetroffen werden (Trichophytie, Eczema marginatum u. a.). Bei diesen bringt jedoch der Nachweis des Erregers ohne weiteres die Entscheidung. Aber auch in jenen Fällen, wo uns diese Möglichkeit im Stich läßt, vor allem also bei den gelegentlichen Hautveränderungen, bei der *Psoriasis*, der *Prurigo*, der *Impetigo*, der *Pityriasis rosea*, die den Formen der Dermatitis eczematosa ähnlich sind, gestattet die Klinik eine Entscheidung. Bezüglich der in einzelnen Fällen vielleicht doch notwendigen Heranziehung histologischer Merkmale kann auf das an entsprechender Stelle Gesagte verwiesen werden.

Schwer und wegen der verantwortungsreichen Vorhersage überaus wichtig ist die Trennung von den *prämykotischen* Erythrodermien und den „ekzem"-ähnlichen Vorstadien der PAGETschen Krankheit. Für die *Praemycosis* bietet hier das Überwiegen der cutanen Zellansammlungen, wie wir es in diesem Ausmaß bei der Dermatitis eczematosa kaum finden, sowie deren bunter Aufbau hinreichende Anhaltspunkte (Näheres siehe dort). Für die PAGETsche *Krankheit* kann die Entscheidung bei den Frühformen manchmal unmöglich werden. Ist jedoch die präcanceröse Umwandlung eingetreten, so gestatten die dann vorhandenen eigenartigen Veränderungen des Epithels (Näheres siehe PAGET) eine Stellungnahme.

Pathogenese. Wir fassen die Dermatitis eczematosa heute als eine Überempfindlichkeitsreaktion der Haut gegenüber einzelnen oder einer Vielheit von Reizen auf, die durch endogene oder exogene, nervöse, parasitäre, chemische oder physikalische Einflüsse bedingt sein können. Diese Überempfindlichkeit denkt man sich an besondere, in der Haut des „Ekzematikers" vorhandene Eigentümlichkeiten gebunden, die im Einzelfall erworben werden, aber vielleicht auch angeboren sein können.

Eczema seborrhoicum (UNNA)
[Dermatitis dysseborrhoica (BELISARIO)].

Aus der großen Zahl der zum „Ekzem" gehörenden Hautveränderungen ragt die von UNNA aufgestellte Gruppe der „*seborrhoischen Ekzeme*" als besondere Eigenart hervor. Mag man über ihre Zugehörigkeit zu dem Krankheitsbilde, das wir im Grunde als „Ekzem" zu bezeichnen pflegten, in Zweifel sein, mag die eine Schule sie zu den „Schmerflüssen" rechnen, die andere sie als eine Sonderart mit dem Namen „Ekzematide" (DARIER) bezeichnen, alles das kann keinen Zweifel aufkommen lassen darüber, daß wir es hier mit einem in seiner Eigenart selbständigen und wohl erkennbaren Krankheitstypus zu tun haben. Trotzdem darf heute mit Recht betont werden, daß es sich weder um eine „Seborrhoe" sensu stricto, noch um ein „Ekzem" handelt. Wir ziehen daher die weniger präjudizierende und doch mehr sagende, von BELISARIO auf dem XII. Internationalen Dermatologenkongreß in London vorgeschlagene Bezeichnung „dysseborrhoische Dermatitis" vor.

Klinisch ist diese Hautveränderung in erster Linie gekennzeichnet durch eine stets im Vordergrund stehende Störung der Talgsekretion, durch eine charakteristische, vom Scheitel nach abwärts gehende Art der Ausbreitung und schließlich durch das Gebundensein an bestimmte, von ihr bevorzugte Hautgebiete: neben dem behaarten Kopf in erster Linie die Schweißfurchen des Gesichts und des Rumpfes (UNNA). Die dysseborrhoische Dermatitis beginnt meist als umschriebene, gelbliche, später mit dickeren, gelblichen bis gelbbraunen Schüppchen bedeckte Verfärbung der Haut, namentlich in der mittleren Schweißrinne des Gesichts, der Brust und des Rückens sowie der Gelenkbeugen. Dabei ist der behaarte Kopf meist in Form kleiner, gelblicher, mehr oder weniger runder und vielfach leicht schuppender Herde beteiligt. Aus den gelben Flecken entwickeln sich bald umschriebene, kreisrunde oder auch polycyclische, erbsen- bis geldstückgroße und größere Flecke, deren Mitte abgeflacht, leicht schuppend und vergilbt ist, während der fortschreitende Rand von einer Reihe stärker geröteter, oft mit kleinen Krusten bedeckter, den Haarfollikeln entsprechender Knötchen gebildet wird und nach der gesunden Seite hin scharf abfällt. An anderen Herden fehlt diese ausgesprochene Begrenzung; man findet dann oft bogenförmig fortschreitende, mit gelben bis rotbraunen, trockenen oder auch fettigen Krusten bedeckte Kreise und Ringe, die unter besonders günstigen Umständen auch spongioide Umwandlung mit Bläschenbildung und Nässen zeigen können.

Neben diesen typischen und leicht erkennbaren Formen müssen wir zur dysseborrhoischen Dermatitis noch einige Veränderungen rechnen; einmal eine in vereinzelten kleinen perifollikulären, gelbbraunen schuppenden Papeln auftretende, die sowohl klinisch als auch histologisch ein Mittelding zwischen Dermatitis eczematosa und Psoriasisefflorescenz bildet (Pinkus). Zum anderen jedoch die durch ihre Lokalisation auf dem behaarten Kopf besonders eigenartige sog. *Seborrhoea capitis*, die ebenso wie die Dermatitis eczematosa mit

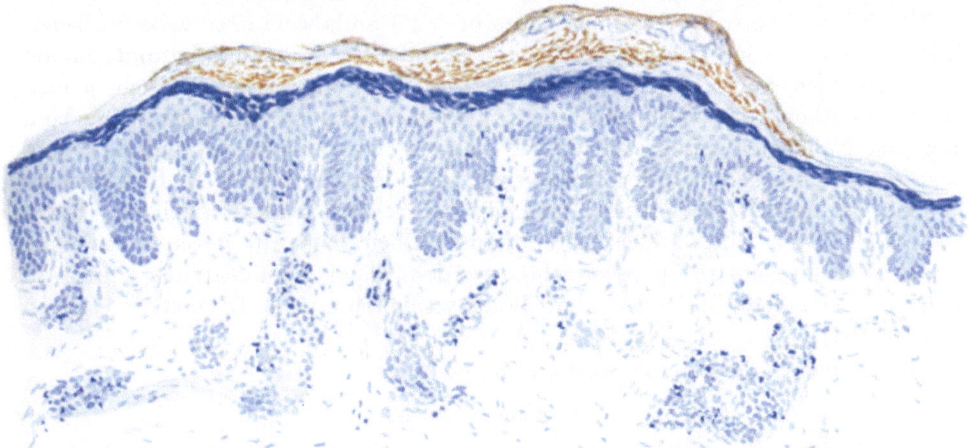

Abb. 104. *Dysseborrh. Dermatitis.* (♂, 23jähr., Rücken.) Randabschnitt. Fettgehalt der parakeratotischen mit Bläschen durchsetzten Hornschicht. Acanthose. Leukocytendurchwanderung. Hämatoxylin-Sudan III. O = 128:1; R = 115:1.

Parakeratose, Acanthose und oberflächlicher Entzündung der Cutis einhergeht. Wir wollen sie daher mit Unna, ebenso wie ihre Endform, die *Alopecia seborrhoica*, an dieser Stelle im Zusammenhang besprechen.

Die klinische Eigenart des „seborrhoischen Ekzems", die Unna zur Aufstellung einer Reihe von Unterformen Veranlassung gab, wird im histologischen Bilde voll und ganz bestätigt. Dabei tritt auch — soweit überhaupt aus morphologischen Gesichtspunkten ein solcher Rückschluß gestattet ist — die Verwandtschaft mit der Dermatitis eczematosa klar zutage. Dem klinisch vorwiegend trockenen Charakter der Veränderung entsprechend treten bei ihr die Parakeratose, daneben, wenn auch weniger stark, die Acanthose ganz entschieden in den Vordergrund, während das interstitielle Ödem (die Bläschenbildung) zurücktritt und sich vielfach nur auf ganz bestimmte Abschnitte, vor allem die Randpartien beschränkt (Unna). Eine starke Proliferation der Knäueldrüsenepithelien, wie sie dieser Forscher fand, ist mir in meinem Material nicht besonders aufgefallen. Eine Eigentümlichkeit der dysseborrhoischen Dermatitis, nämlich der starke Fettgehalt, den Unna ursprünglich auf eben diese, von ihm angenommene vermehrte Tätigkeit der Knäueldrüsenepithelien, später auf die seborrhoische Efflorescenz als solche zurückführen wollte, findet ihre Aufklärung in dem stärkeren Gehalt dieser Herde an sudanophiler Lipoidsubstanz. KREIBICH fand sie in den Endothelien der Papillargefäße, aber auch frei liegend in den Papillen. Sie finden sich jedoch nach CEDERCREUTZ auch im untersten und mittleren Teil des Stratum basale bzw. spinosum, besonders aber im Stratum corneum und den parakeratotischen Schichten; dort in Form kleiner, hier in Form größerer Tröpfchen. Die Veränderungen in der Cutis stimmen im großen ganzen mit denen der Dermatitis eczematosa überein, abgesehen vielleicht von einem in Schulfällen auffallend geringen interstitiellen Ödem und einem schon von UNNA beobachteten Auftreten von feinen Fetttröpfchen in den Lymphspalten und zwischen den Endo- und Perithelien der Capillaren. Auch kommen häufiger mit Fetttröpfchen beladene Leukocyten in und außerhalb der Gefäße vor, wie sie GRÜTZ bei der Psoriasis gesehen hat (STEIGLEDER).

Überall dort, wo es — wie besonders in den Randabschnitten seborrhoischer Efflorescenzen — klinisch zum Auftreten exsudativer Vorgänge kommt, finden diese natürlich auch histologisch ihren Ausdruck, unterscheiden sich jedoch nicht wesentlich von dem früher bereits Gesagten. Es ist allerdings zuzugeben, daß das Nahebeieinander der mittleren, mehr oder weniger in Rückbildung begriffenen und der auf der Höhe der Veränderung stehenden Randpartien (*Typus circumcisus, petaloides, nummularis et anularis* UNNAs) noch eine Reihe bemerkenswerter Einzelbilder bieten kann. Doch darf auf deren eingehende Wiedergabe hier um so eher verzichtet werden, als sie grundsätzlich keine Abweichung von dem Bilde der typischen dysseborrhoischen Dermatitis ergeben (s. Abb. 104).

Mit der dysseborrhoischen Dermatitis steht die

Seborrhoea capitis

in engem Zusammenhang. Wir gehen dabei nicht so weit wie manche Forscher, die beide als die gleiche Erkrankung betrachten und können daher auch die *Alopecia seborrhoica*, jenen bei vielen Menschen nach der Pubertät beginnenden und bis Ende der 20er Jahre fortschreitenden Haarausfall, nicht als Folgeerscheinung der dysseborrhoischen Dermatitis ansehen. Wir betrachten vielmehr den frühzeitigen Haarausfall als konstitutionell bedingt. Vielleicht sind sowohl die Seborrhoea capitis als auch die Alopecia seborrhoica auf derartige übergeordnete konstitutionelle Eigentümlichkeiten zurückzuführen.

Die *Epidermis* ist in den vollentwickelten Fällen fleckweise *hyperkeratotisch*, namentlich in den Haarfollikelostien. An anderen Stellen wieder besteht eine *Parakeratose*, der eine Auflockerung und damit die im klinischen Bilde bekannte Schuppenbildung entspricht. In den erweiterten Haarfollikeln finden sich zwischen den Hornmassen zahlreiche *Mikroorganismen*, welchen diese verhornten und verfetteten Gewebsmassen einen guten Nährboden bieten; als Ursache des Haarausfalls werden sie jedoch nicht mehr angesehen.

Zu *Beginn der Veränderungen* ist die Epidermis völlig normal; man sieht lediglich eine mäßige Verdickung und stärkere *Durchfettung* der Hornschicht. In der *Cutis* hingegen finden wir bereits mehr oder weniger ausgesprochene entzündliche Veränderungen, die von den Blutgefäßen ihren Ausgang nehmen. Daher ist GANS geneigt, die Ursache des Haarausfalls in Stoffwechselprodukten zu sehen, die auf dem Blutwege herangeführt werden. Die *Blutgefäße* sind erweitert und von einem lockeren *Zellinfiltrat* mantelförmig umgeben. Dieses besteht in der Hauptsache aus Leukocyten, denen Plasmazellen in wechselndem Maße beigemengt sind. Degenerationserscheinungen am kollagenen und elastischen Gewebe, wie sie besonders von EHRMANN nachgewiesen wurden, scheinen mit der Veränderung als solcher in keinem ursächlichen Zusammenhang zu stehen, da sie auch in der normalen Kopfhaut älterer Menschen vorkommen (RABL). In länger bestehenden Fällen führt dieser chronische Reizzustand der Cutis augenscheinlich zu einer *Störung in der Ernährung* der Epidermisepithelien der Haut sowohl, als auch der Anhangsgebilde. Dies zeigt sich zunächst in einem vermehrten Fettgehalt, dem dann eine stärkere Abstoßung und Neubildung und schließlich Atrophie folgt. Besonders in den Haarfollikeln führt die Ansammlung der Horn- und Fettmassen auf die Dauer zu einer Atrophie der umgebenden Follikelepithelien, wodurch vielleicht die Ernährungsstörung der Haarpapille noch ausgesprochener wird. Die Papille scheint kleiner, die Papillenhaare sind mehr zur Oberfläche hingerückt und dünner als gewöhnlich.

Für die Klinik der Alopecia seborrhoica und auch für die Pathogenese gibt das histologische Bild keine vollauf befriedigende Erklärung.

Cheiropompholyx (Dysidrosis).

Die Veränderung, der die verschiedensten Ursachen zugrunde liegen, hat durchaus noch keine einheitliche Auffassung gefunden. Die ursprüngliche Annahme von T. Fox, der als Wesen der Erkrankung eine Retention des Schweißes in den Ausführungsgängen der Schweißdrüsen ansah, ist heute verlassen. Wenn man von jenen Fällen absieht, die durch Pilze hervorgerufen werden (Kaufmann-Wolf), meist als Mycid, so bleiben noch verschiedene Formen der Veränderung übrig, unter denen die von Vorgängen im Sinne einer allergischen Kontaktdermatitis abhängigen bei weitem in der Mehrzahl sein dürften.

Die Erkrankung besteht in „sagokornähnlichen" Bläschen, die meist im Frühjahr, vielfach rezidivierend, an den Händen und Füßen auftreten und ohne stärkere Entzündungserscheinungen, aber mit heftigen Juckempfindungen verlaufen. Die Bläschen können bis bohnengroß werden und enthalten eine alkalische Flüssigkeit. Die Dicke der sie bedeckenden Hornschicht verhindert in der Regel ein Platzen; sie trocknen daher ein, worauf nach Abstoßung der Decke eine glatte rötliche Oberfläche sichtbar wird.

Verfolgt man den *Entwicklungsgang* der Veränderung im Gewebsschnitt, so findet man zu Beginn in der oberflächlichen Epidermis, seltener in deren tieferen Lagen ein zunächst umschriebenes *intracelluläres Ödem*, das einen kleinen, auf wenige Zellagen beschränkten Bezirk aufgehellt erscheinen läßt. Sehr schnell werden dann die Zellen auseinandergedrängt, und es entstehen kleinste *intercelluläre Bläschen*, die sich häufig gleichzeitig neben den ödematös gequollenen Zellhaufen vorfinden. Durch Einreißen der trennenden Epithelbrücken entstehen größere Hohlräume, in deren unmittelbaren Umgebung das Epithel dann meist plattgedrückt erscheint. Es handelt sich also zunächst um eine *Spongiose*, aus der heraus sich die Vesiculae entwickeln. Zu diesem Zeitpunkt läßt sich tatsächlich kein Unterschied gegenüber den Bläschen des papulo-vesiculösen Stadiums der Dermatitis eczematosa feststellen. Die *Blasendecke* wird je nach dem Ursprungsort der Bläschen von der Hornschicht allein oder von Stratum granulosum und Hornschicht gebildet. Die wachsenden Bläschen pflegen dabei das Stratum granulosum abzuflachen und schließlich zu zerreißen, so daß dann nur die Hornschicht in der für diese Körperregion kennzeichnenden Dicke die Blase bedeckt. Im *Bläscheninhalt* findet man schon sehr frühzeitig eine geringe Zahl von polynucleären Leukocyten, die zusammen mit vereinzelten verflüssigten Epidermiszellen in das serofibrinöse Exsudat eingelagert sind. Selbstverständlich gibt auch die Stachelzellschicht dem Druck der sich vergrößernden Bläschen nach, so daß schließlich nur eine schmale Schicht zusammengepreßter Stachelzellen den Blaseninhalt vom Papillarkörper trennt.

Die ursprüngliche Annahme eines Zusammenhanges der Bläschen mit den Schweißdrüsenausführungsgängen (T. Fox) ist bei der mikroskopischen Untersuchung nicht bestätigt worden (Robinson, Santi, Williams, Unna, Török u. a.). Auch Gans hat in mehreren von ihm untersuchten Fällen einen solchen Zusammenhang nicht feststellen können. Die Ausführungsgänge der Schweißdrüsen verliefen in den meisten Fällen unabhängig von den Bläschen, ja sie waren von diesen häufig zur Seite gedrängt. Ist wirklich einmal ein Schweißdrüsenausführungsgang in die Bläschenbildung miteinbezogen, so ist das durchaus nicht die Regel und mehr ein zufälliger Befund, der sich durch die Entstehungsart der Bläschen leicht erklären läßt (SUTTON). Um so auffallender erschienen die widersprechenden Angaben von NESTOROWSKY, der als Beginn der Veränderung eine ödematöse Schwellung der Hornschicht unmittelbar um die Mündung des Schweißdrüsenausführungsganges beschrieb. Im weiteren Verlauf kommt es nach ihm zu einem Verschluß des Ausführungsganges, damit zu einer Schweißstauung, zur Erweiterung des intradermalen Ausführungsgangsanteils und nach Einreißen von dessen Wandung zur Bildung der großen Verdrängungsbläschen. Er stellte gleichzeitig eine Atrophie der zugehörigen Schweißdrüsenknäuel fest und glaubte, die Beendigung des Prozesses mit dem dadurch

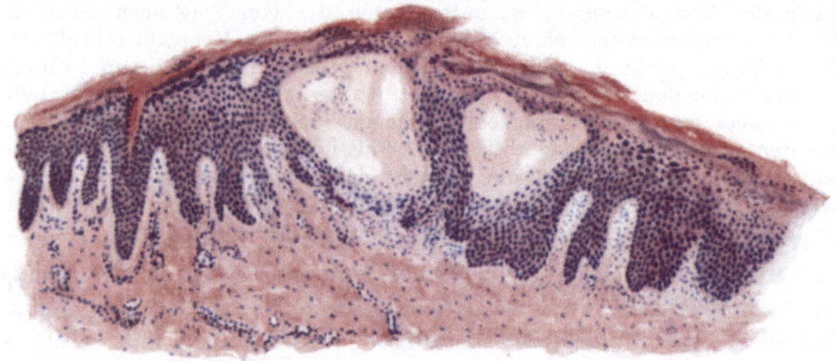

Abb. 105. *Cheiropompholyx (Dysidrosis).* (♀, 20jähr., Mittelfinger, seitlich). Hämatoxylin-Eosin. O = 35:1; R = 35:1.

hervorgerufenen Versiegen der Schweißdrüsensekretion erklären zu können. Er belegte seine Befunde mit einer Reihe von Abbildungen, die seine Ansicht verständlich machen. Wie schon erwähnt, wird diese Darstellung, nach der die Dysidrosis als selbständiges Krankheitsbild aufzufassen wäre, von den meisten Forschern nicht geteilt. Die genauen Angaben NESTOROWSKYs gestatten jedoch nicht ohne weiteres eine Ablehnung, zumal die eingangs geschilderten, verschiedenartigen Entstehungsursachen uns veranlassen müssen, in dieser Bläschenerkrankung lediglich einen Symptomenkomplex zu sehen, der auf verschiedene Weise entstehen kann. Eine erneute Überprüfung auch *seiner* Ansicht erscheint daher angebracht, zumal sich gewisse Parallelen seines Befundes mit der vielleicht als echte Dysidrosis zu bezeichnenden Sudamina ergeben (SULZBERGER und ZIMMERMANN, O'BRIEN, HYMAN) und auch SICOLI über Formen einer „echten“ Dysidrosis berichtete. Die neuerdings von DEVINE, WILSON und SHELLEY durchgeführten Untersuchungen ergaben bei der üblichen Dysidrosis keinen Zusammenhang mit den Schweißdrüsen.

Die *Veränderungen der Cutis* treten an Bedeutung völlig zurück, ja sie können zu Beginn völlig fehlen. Namentlich fällt in den Frühstadien die Nichtbeteiligung der Gefäße auf und die geringfügige Zellansammlung in den den Bläschen benachbarten Papillen. Erst in älteren Bläschen, dort, wo die Leukocytenansammlung stärker geworden ist, scheinen die entzündlichen Veränderungen zuzunehmen. Die Gefäße sind dann mäßig erweitert und von einem geringgradigen

Zellinfiltrat, in der Hauptsache aus Leukocyten bestehend, umgeben. Man könnte deshalb geneigt sein, diese entzündlichen Veränderungen als sekundäre aufzufassen. Sie sind auf alle Fälle viel schwächer entwickelt als etwa bei der allergischen Kontaktdermatitis. Aber auch in dieser Hinsicht scheint bezüglich der Genese der Bläschen das letzte Wort noch nicht gesprochen.

In jenen Fällen, wo eine *Pilzinfektion* die Ursache der Veränderung ist, lassen sich bei entsprechender Ausdauer innerhalb der Bläschen bzw. zwischen den umgebenden Epithelien Mycelfäden in der Regel stets nachweisen (s. Trichophytie).

Differentialdiagnostische Schwierigkeiten bezüglich der rein morphologischen Unterbringung des Krankheitsbildes dürften kaum bestehen. Eine Unterscheidung von den entsprechenden Formen der allergischen Kontaktdermatitis, wenn man überhaupt eine solche als berechtigt anerkennen will, ist nur durch den Verlauf zu führen. Die durch *Pilze* hervorgerufenen Formen sind durch deren Nachweis — wenn auch nicht immer leicht — zu erkennen. Das *Erythema exsudativum multiforme* in seiner vesiculösen Form ist durch das stets deutlich entwickelte Erythem und dementsprechend histologisch durch das Vorherrschen stärkerer Entzündungserscheinungen in Papillarkörper und Cutis leicht zu unterscheiden.

Psoriasis.

Als Psoriasis bezeichnet man eine aus eigentümlichen Hautveränderungen aufgebaute, chronische, zu Rückfällen neigende Erkrankung, die in typischer Lokalisation in erster Linie an den Streckseiten der Extremitäten und auf dem behaarten Kopf, dann aber auch am Rumpf auftritt. Die primäre Efflorescenz besteht aus lebhaft roten, scharf umschriebenen, später leicht erhabenen Papeln, die sich alsbald mit glänzenden, weißen, trockenen, leicht abblätternden Schuppen bedecken. Durch Ausdehnung dieser Primärherde bilden sich große, münzen- oder scheibenförmige, durch Berührung einzelner Herde gyrierte, serpiginöse, kreisförmige und schließlich diffus über große Abschnitte des ganzen Körpers sich hinziehende Flächen aus.

Trotz dieser einfachen und scheinbar eindeutigen Begriffsbestimmung ist jedoch zu betonen, daß neben diesen typischen auch eine Reihe atypischer Formen vorkommen. Sie können einmal gewisse Ähnlichkeit mit der psoriasiformen dysseborrhoischen Dermatitis haben — ohne daß man berechtigt wäre, deshalb auf eine Zusammengehörigkeit zu schließen —, zum anderen durch die verstärkte Exsudation [*Psoriasis pustulosa* (v. ZUMBUSCH) s. *bullosa* in ihrer gutartigen und bösartigen Form], durch das lange Haftenbleiben und schnellere Wachsen der Einzelefflorescenzen (*Psoriasis rupioides* ANDERSON) und warzenartige Bildungen *(Psoriasis verrucosa)* auch im histologischen Aufbau besondere Erscheinungsformen darstellen, wenn grundsätzliche Unterschiede von der Psoriasis vulgaris auch nicht feststellbar sind. Daß neben diesen morphologisch auch topographisch abweichende Formen bekannt sind, sei der Vollständigkeit halber erwähnt, obwohl die letzteren geweblich, abgesehen von den durch die Lokalisation — Handfläche, Fußsohle — bedingten, keinerlei Abweichungen ergeben.

Bei dem Mangel jeglicher ätiologischen Kenntnis hat man immer wieder versucht, aus dem mikroskopischen Bilde der Erkrankung entsprechende Schlüsse zu ziehen, d. h. versucht die Histologie seiner diesbezüglichen Vorstellung dienstbar zu machen. Daher finden wir auch, je nach dem Standpunkt des Untersuchers, die ersten Veränderungen einmal in die Epidermis, zum anderen in die Cutis verlegt; einmal sind sie entzündlicher Natur, zum anderen handelt es sich lediglich um Verhornungsanomalien. Da jedoch die Darstellungen weniger nach dem tatsächlichen Befund, als vielmehr in dessen Deutung voneinander abweichen, so ist im Grunde genommen der histologische Aufbau als solcher ziemlich eindeutig wiederzugeben.

Am ursprünglichsten treten die Veränderungen naturgemäß in der Primärefflorescenz zutage. Man hat daher auch auf deren genaueste Schilderung den größten Wert gelegt, in der Hoffnung, hier den Schlüssel zur Pathogenese zu finden. Aus Zweckmäßigkeitsgründen sei jedoch die Darstellung der *voll entwickelten frischen Papel* vorangeschickt. Die Hornschicht ist an ihr stets verschieden stark verbreitert und in eine Reihe abwechselnd kernhaltiger und kernfreier Lamellen verschiedener Dicke aufgelöst. Diese verlaufen in ihren unteren Lagen der darunter gelegenen Epidermis noch eng anliegend und enthalten zwischen sich umschriebene Leukocytenansammlungen in wechselndem Grade.

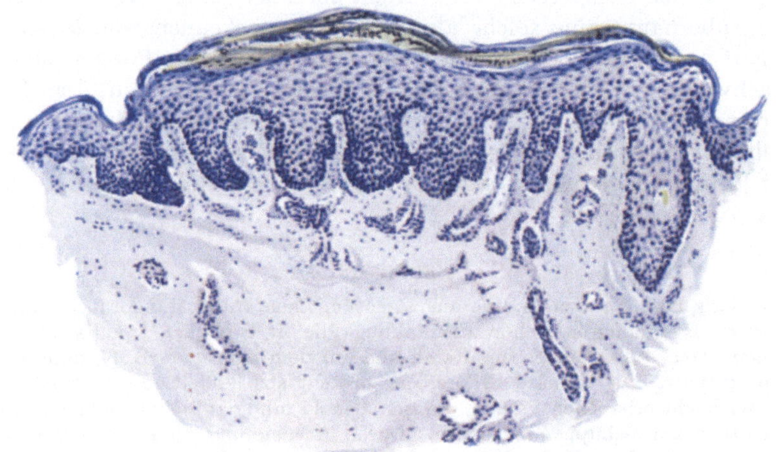

Abb. 106. *Psoriasis.* Frische Papel (♂, 28jähr., Kreuzbeingegend). Parakeratose, Acanthose, geringe Papillomatose. Leukocytenhaufen in den in Lamellen abgehobenen oberen Epidermisschichten. Ödem. Mäßige perivasculäre Zellinfiltration in Papillarkörper und oberer Cutis. Polychromes Methylenblau. O = 128:1; R = 96:1.

Nach der freien Oberfläche zu wird die Lagerung unregelmäßiger, wellen- und manchmal netzförmig durch Übergang einiger Fasern von einer Lamelle zur nächsten. Zwischen den einzelnen Lamellen treten lange, schmale lufthaltige Räume auf, die durch ihre besondere optische Wirkung die weiße Farbe der Schuppendecke bedingen. Diese Auflockerung setzt sich gelegentlich auch zwischen die obersten Schichten des Stratum granulosum fort. Die einzelnen Hornzellen sind vielfach abnorm entwickelt, indem die Kerne als schmale flache, stärker färbbare, oder auch ovale, schwächer färbbare größere Körper in wechselndem Grade erhalten bleiben und stärkere Plasmareste im Zellinneren darstellbar sind. Die so entstandenen parakeratotischen Hornschichten wechseln beständig ab mit normalen, aber, namentlich in älteren Fällen, ebenfalls gewucherten verhornten Lamellen, und gerade dieses Nebeneinander scheint für die Psoriasis kennzeichnend zu sein. Dies trifft namentlich dann zu, wenn man nun noch auf die zwischen den Hornlamellen in wechselnd breiter Schicht vorhandenen Leukocytenhaufen hinweist, die, ursprünglich in die Stachelzellschicht eingewandert, im weiteren Verlaufe in und durch die Hornschicht abgeschoben werden. Da gerade im Auftreten dieser Leukocytenschwärme ein auch für die Pathogenese bedeutsames Ereignis zu erblicken ist, müssen sie uns nachher noch ausführlicher beschäftigen.

Entsprechend dem wechselnden Auftreten parakeratotischer und regelrecht verhornter Schichten sind auch *Stratum lucidum* und *granulosum* unregelmäßig entwickelt, ohne daß dabei jedoch eine unmittelbare gegenseitige Abhängigkeit vorhanden wäre. Wie besonders BOSELLINI betont, findet sich Eleidin auch dann, wenn Keratohyalin fehlt, und umgekehrt dieses sehr häufig, ohne daß jenes nachzuweisen ist. Soweit die Angaben früherer Untersucher und auch meine gerade hier besonders zahlreichen eigenen Befunde ein Urteil zulassen, ist eine gewisse Wechselwirkung zwischen dem Auftreten des Keratohyalins bzw. Eleidins und der normalen bzw. parakeratotischen Verhornung sicherlich vorhanden, wenn auch ein endgültiges Urteil über die grundlegenden Zusammenhänge noch aussteht. Das Verhalten beider Schichten ist sicherlich unregelmäßig, das Stratum lucidum sogar vielfach unterentwickelt. Fleckweise, in mehreren Lagen übereinander in anscheinend normaler Breite, findet es sich an anderen Stellen namentlich in der Mitte der einzelnen Herde nur in 1—2 Zellagen. Ob dieses wechselnde Auftreten tatsächlich eine Schwankung im Verhornungsprozeß andeutet (HASLUND), bedarf noch weiterer Untersuchung. Ähnlich liegen die Dinge beim Keratohyalin; auch seine Ausdehnung ist entsprechend der beständig wechselnden Verhornungsform außerordentlich verschieden. Kleinsten Herden keratohyalinfreier Zellen folgen Strecken mit regelrechter, ja fast übermächtiger Körnerzellenlage. Das erstere Verhalten ist namentlich bei frischen jüngeren Herden und in der Mitte, das letztere mehr bei älteren, zum Rande der einzelnen Efflorescenzen hin vorherrschend, hier namentlich über den interpapillären Fortsätzen, wo das Epithel an und für sich am mächtigsten auftritt. Bei diesem Durcheinander kann es nicht überraschen, gelegentlich eine Parakeratose unmittelbar über einem wohlentwickelten Stratum granulosum und umgekehrt, mangels des letzteren unmittelbar unter normaler Hornschicht anzutreffen: Befunde, die das Auf und Ab von Wiederbeginn und Störung im Ablauf des regelrechten Verhornungsvorganges bei der Psoriasis getreulich widerspiegeln.

Diese Vorgänge spielen sich über einer stets, wenn auch in *wechselndem* Maße *wuchernden Stachelzellschicht* ab und gerade diese Acanthose, zusammen mit der eben geschilderten Parakeratose, kennzeichnen die Histologie der Psoriasis. Sie zeigt sich vor allem in den Reteleisten, die nicht nur verlängert, sondern auch verbreitert sind. Bei Vorherrschen der einen Richtung haben wir breite plumpe, mehr oder weniger stumpf kegelförmige, bei Überwiegen der anderen, schmale schlanke, gelegentlich strichförmige, oftmals mit einer knopfartigen Auftreibung zur Cutis hin endende Leisten vor uns. Ob derartige Bildungen, die übrigens auch innerhalb ein und desselben Herdes vielfach miteinander abwechseln können, tatsächlich zur Abschnürung einzelner Papillenspitzen führen (KOPYTOWSKY, PINKUS), scheint mir für die *gewöhnliche* Psoriasis sehr selten, wenn ich es auch in einem Falle von Psoriasis verrucosa beobachten konnte. Im Gegensatz zu der Wucherung der interpapillären Leisten ist die Verbreiterung der suprapapillären Stachelschicht nicht nur gering bzw. behält sie ihre regelrechte Dicke, sondern sie geht vielfach sogar in eine Verschmälerung und selbst eine Atrophie dieser Zellagen über. Diese sind dann nur aus wenigen (2—3) oder gar nur einer abgeflachten Zellreihe aufgebaut. Diese Abplattung einer gewissen Schicht des Stratum spinosum und ein dadurch möglicher festerer Zusammenhalt bieten vielleicht eine Erklärung für das Zustandekommen jener glatten Haut, wie wir sie unter der Schuppe stets vorfinden und durch ein energisches Kratzen abheben können. An manchen Stellen scheint die parakeratotische Hornschicht sogar unmittelbar den Papillenspitzen aufzuliegen (PINKUS); aber auch dieses, sicherlich eigentümliche Verhalten ist nicht gleich- oder regelmäßig. Namentlich in jüngeren Efflorescenzen ist es vielfach nicht vorhanden, und auch bei älteren kann es ganz gering bzw. auf wenige Papillen beschränkt sein.

Der *Übergang von der gesunden zur kranken Haut* läßt sich meist durch den mehr oder minder plötzlichen Beginn der Acanthose leicht feststellen. Dabei ist zuzugeben, daß er auch gelegentlich ganz allmählich erfolgt, so daß eine Entscheidung unmöglich wird, zumal vielfach noch Unterschiede auftreten, je nachdem man den in Rückbildung begriffenen oder den fortschreitenden Rand eines Krankheitsherdes untersucht.

Die *Verbreiterung der Stachelschicht* ist auf zwei Ursachen zurückzuführen. Einmal auf eine gesteigerte Kernteilung, die namentlich in den Epithelleisten besonders hervortritt. Dazu kommt jedoch ein zwar manchmal nur geringes, aber so gut wie stets vorhandenes, intra- und intercelluläres, teils seröses, teils celluläres Exsudat; ersteres zeigt sich namentlich in einer wechselnden, auch innerhalb desselben Herdes verschieden starken Erweiterung der interepithelialen Saftspalten. Dieses Exsudat führt naturgemäß bei längerem Bestand zu einer Störung im Aufbau der Basal- sowohl als auch der Stachelzellschicht. Während nämlich bei älteren und ruhenden Formen die Epidermis-Cutisgrenze in der Regel durch eine wohlgeordnete Basalzellreihe scharf abgesetzt erscheint, ist sie bei den mit stärkerer Exsudation einhergehenden, insbesondere frischen Formen, an manchen Stellen unregelmäßig verwaschen. Zu der schon durch den gegenseitigen Druck der sich vermehrenden Zellen bedingten Umformung der Basalzellen zu langen schmalen Spindelformen, die in mehreren Reihen übereinander liegen, kommt dann noch — namentlich über den Papillenspitzen, weniger in den Leisten — ein Auseinanderweichen dieser Zellen. Sie geben auch wohl dem Flüssigkeitsdruck stärker nach, und schließlich kann der Zusammenhang, wenn auch nur an einzelnen Stellen und über einzelnen Papillen, völlig gesprengt werden. In der Regel entwickelt sich allerdings nur eine geringe, gleichmäßige Erweiterung der Intercellularräume in wechselnder Ausdehnung.

Neben dem *intercellulären* findet sich dann auch noch ein *intracelluläres Ödem* in wechselndem Grade, das nicht nur zu einer Aufblähung, sondern sogar zur Vacuolenbildung in einzelnen Zellen führen kann. Deren Kern ist dann oft ganz abgeplattet, atrophisch und zeigt schließlich Chromatinschwund (AUDRY): Vorgänge, die auf eine beginnende Degeneration in den Zellen hinweisen. Neben den Basalzellen, in erster Linie den supra- aber auch den interpapillären, erstreckt sich dieses Ödem fleckweise auch auf die Stachelzellen und reicht selbst bis zur Hornschicht. Unter dieser pflegt es allerdings meist haltzumachen, wird hier am deutlichsten und führt so zu Störungen in der Zellernährung, die dann schließlich wohl die Parakeratose bedingen mögen, ohne daß diese allein darauf zurückzuführen wäre. Um Mißverständnissen vorzubeugen, sei jedoch darauf hingewiesen, daß Stärke und Ausdehnung dieser Exsudate äußerst wechselnd sein können. So ausgedehnte Formen, wie die vorstehend geschilderten, werden bei den ruhenden Fällen kaum vorkommen, bei den aktiven werden sie um so mehr in den Vordergrund treten, als auch klinisch das Ödem den Vorgang beherrscht.

Die Unruhe in den Epithelleisten wird noch verstärkt durch das Auftreten protoplasmaarmer, stark abgeflachter Spindelzellen mit geradem, langgestrecktem, sehr stark gefärbtem Kern in den Längsrichtungen der Leisten und auch über den Papillen. Bei diesen Zellen muß es zur Zeit noch dahingestellt bleiben, ob es sich — was mir wenig wahrscheinlich dünkt — um Bindegewebsneubildungen,

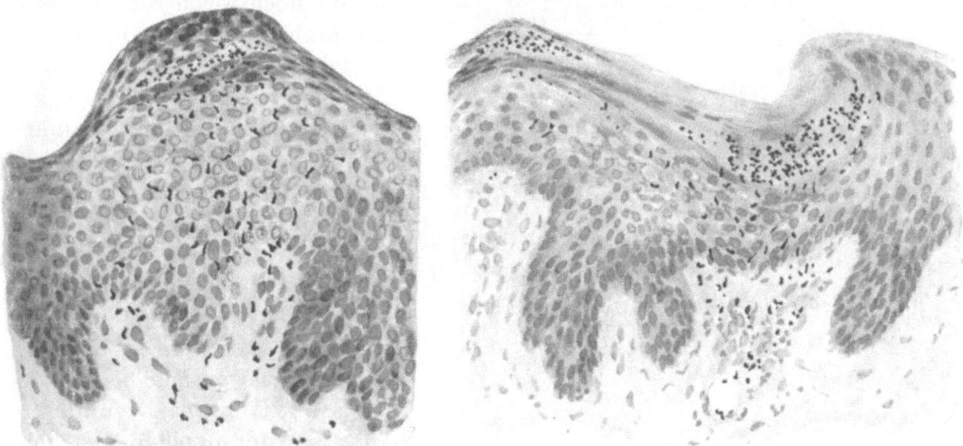

Abb. 107 u. 108. *Psoriasis* (♂, 43jähr., Rücken). Nach äußerem Reiz exanthemartig aufgetreten; Excision nach etwa 24 Std. Sog. „Mikroabscesse“. Ödem. Leukocyten auf der Wanderung durchs Epithel. O = 290:1; R = 232:1.

Endothelrohre (Verrotti, Kopytowsky) oder um Rückbildungsformen ehemals proliferierender Zellen (Haslund) handelt. Auf das völlige Fehlen des Pigments im psoriatischen Herd wies van Kerckhoff hin. Er erkannte auch die Fettanhäufung, die im Stratum basale reichlich und im Stratum corneum maximal ist, während sie sich im Stratum spinosum plötzlich vermindert. Diese Veränderungen sind nicht für die Psoriasispapel charakteristisch, sondern kommen auch bei der luischen psoriasiformen Papel vor.

Neben dem serösen findet sich so gut wie immer, aber auch in sehr wechselndem Grade und an den verschiedenen Stellen verschieden, ein *celluläres Exsudat.* Es entsteht durch vermehrte Einwanderung polynucleärer Leukocyten, die von so gut wie jeder Stelle, den Papillenspitzen sowohl wie den Kuppen der Reteleisten aus, in das Epithel und bis zur Hornschicht vordringen (Exocytose) und an dieser, ähnlich wie das seröse Exsudat, zunächst zurückgehalten werden. Dadurch kann es gelegentlich zur Bildung richtiger kleiner Leukocytenherde kommen, die seit Munro als „Mikroabscesse“ besondere Aufmerksamkeit hervorrufen, wenn sie auch schon früher von Kromayer, Kopytowski u. a. beobachtet worden waren.

Man hat geglaubt (namentlich französische Schriftsteller), in ihnen den Beginn und das Eigentümliche der psoriatischen Veränderung sehen zu dürfen, eine vielfach widersprochene, allerdings wieder von HASLUND vertretene Auffassung, deren restlose Klarstellung wohl nur durch die ätiologische Klärung des ganzen Vorgangs zu erwarten ist. Wie so oft muß auch hier nachdrücklich davor gewarnt werden, aus dem Aneinanderreihen histologischer Beobachtungen Rückschlüsse auf biologische Vorgänge zu wagen.

Bei diesen *Mikroabscessen* handelt es sich um nach Form und Aussehen wechselnde Ansammlungen von Leukocyten, die zunächst zu 4—6, gelegentlich auch in größerer Zahl zwischen den Epithelien liegen, vielfach in die noch weicheren, unteren Hornschichtlagen eindringen und diese nach oben vorwölben. Nimmt die Zahl der Abscesse zu, so können sie miteinander flache langgestreckte, oder auch ovale und runde Ansammlungen bilden, die auch wohl in mehreren, aus zahlreichen Zellen bestehenden Schichten übereinanderliegen. Sie finden sich auch im Stratum spinosum, reichen gelegentlich bis in die Nähe der Papillenspitzen hinab, hier die suprapapilläre Stachelzellschicht verdrängend und auflösend. Es ist klar, daß eine derartige Ansammlung von Eiterzellen auch das Leben der umgebenden Epithelien in Mitleidenschaft zieht. Sie führt zu degenerativer Umwandlung; die Zellen gehen zugrunde, und es entstehen auf diese Weise „Suppurationsvorgänge“, die vielfach an eitergefüllte epidermale Pusteln erinnern.

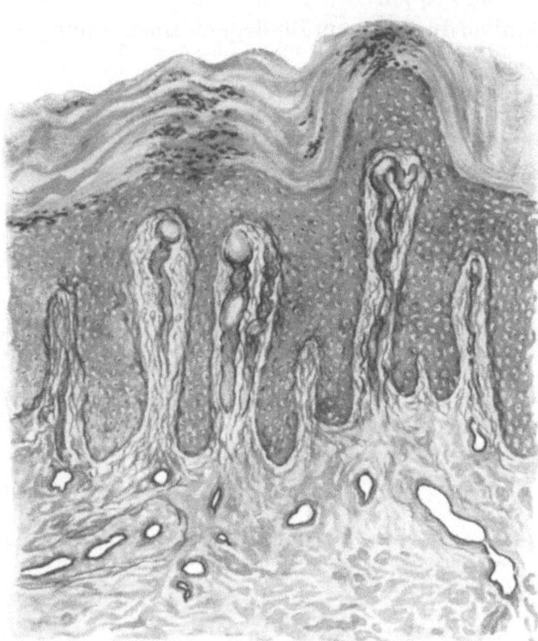

Abb. 109. *Psoriasis* (alter Herd) (♂, 57jähr., Unterarm, Beugeseite). Gefäßveränderungen; dargestellt nach Mallory-Färbung. O = 128:1; R = 128:1.

Alles in allem finden sich ganz allmähliche Übergänge von wenigen kleinen Herden von Leukocyten über die mehr diffusen Ansammlungen bis zu den voll ausgebildeten epithelialen Abscessen und purulenten Bläschen (HASLUND).

Die Epidermis entledigt sich nun dieser Leukocyten durch Abschub in die Hornschicht, in der sie schließlich zwischen den einzelnen Hornlamellen in jeder Höhe angetroffen werden. Sie haben hier ihre rundliche oder längliche Absceßform verloren und sind zu langen schmalen, scharf begrenzten Platten umgewandelt. Bei älteren ruhenden Formen findet man dann wohl nur noch in der Hornschicht derartige Leukocytenherde als Erinnerung an die früher vorhandene lebhafte Zellwanderung durch das Epithel, während dieses selbst nun völlig frei sein kann; bei jüngeren Formen verteilen sich oft die Leukocytenherde gleichmäßig auf verhornte und nichtverhornte Epidermis.

Neben flächenhaftem Vorkommen von Lipoiden im Papillarkörper beschrieb GRÜTZ sog. Lipophagen, das sind mit Fett beladene Wanderzellen, die zwischen der Epidermis und den Gefäßen der Cutis, aber auch innerhalb der Epidermis bis zu den Mikroabscessen in der Hornschicht hin anzutreffen sind. Diese Befunde wurden von STEIGLEDER bestätigt, der allerdings in ihnen kein Charakteristicum der Psoriasis sieht, da auch bei anderen gänzlich verschiedenen Dermatosen derartige Veränderungen zu beobachten sind. Vielleicht sind die Lipophoren, die VAN KERCKHOFF beschrieb, mit den Lipophagen von GRÜTZ zum Teil identisch, wenn auch VAN KERCKHOFF sie anders auffaßte. Die gegenteilige Ansicht von BURKS und MONTGOMERY, die keine Fettansammlungen beobachten konnten, erklärt sich aus der Technik dieser Autoren. Die Darstellung ist nur mit einer Technik möglich, bei der die empfindlichen Lipoide nicht extrahiert werden [Sudan III in 40%igem Alkohol (GRÜTZ), Sudan schwarz nach LISON (STEIGLEDER)].

KORTANYSHEV und später MADDEN sahen psoriasisartige Veränderungen auch in *klinisch unveränderter Haut von Psoriatikern.* Nach MADDEN bestanden sie in Capillarerweiterungen und einem Infiltrat von Leukocyten sowie einer Verlängerung der Reteleisten. Auch in klinisch bereits abgeheilten Herden konnten noch nach Monaten diese Befunde erhoben werden.

Der Aufbau des *Papillarkörpers* ist, wie heute wohl angenommen werden darf, in erster Linie abhängig von den Umbildungsvorgängen in der Epidermis, insbesondere der inter- und suprapapillaren Stachelzellschicht, wie dies ja schon AUSPITZ betont hat. Demgemäß finden sich sowohl lange schmale, bis über das 5—6fache verlängerte Papillen, oft mit kolbenförmiger Verdickung ihres freien Endes, und auch kürzere plumpere: sie bilden eben in ihrem Aufbau die Ergänzung der Epidermis und spiegeln deren Umformung — wenn auch im umgekehrten Bild — getreulich wider. Die breiteren Papillen gabeln sich dabei an ihrer Spitze gelegentlich zu kürzeren Tochterpapillen. Daneben finden sich auch Abschnitte, in denen der Papillarkörper nur aus ganz kurzen Vorwölbungen besteht. Im allgemeinen zeigen ältere, ruhende Herde einen mehr gleichmäßigen, jüngere einen unregelmäßigen, unordentlichen Papillarkörperaufbau, bei dem gelegentlich wirkliche Wucherung der Papillenspitzen zu beobachten sein soll.

Großes Gewicht ist dann auf die *Erweiterung* der papillaren und subpapillaren *Hautgefäße* gelegt worden. Am stärksten tritt sie, gelegentlich mit Endothelschwellung einhergehend, in den Papillen auf, an deren Spitze sie oft zu stärkeren Windungen oder gar großen abgerundeten Hohlräumen führen kann (s. Abb. 109), Veränderungen, die zwar bisweilen bis in das subpapillare Bindegewebe hinab-, aber nie über dieses hinausreichen. Mit der MCMANUS-Technik sind sie besonders deutlich darzustellen (STOUGHTON und WELLS). Die tieferen Hautgefäße — Venen sowohl wie Arterien — sind stets völlig unbeteiligt.

Zu dieser Erweiterung kommt eine *starke Füllung* im ganzen Verlauf sowohl mit roten als auch weißen Blutkörperchen, polynucleären Leukocyten und Lymphocyten. Gelegentlich findet sich eine besonders auffallende, stärkere Erweiterung der Venen (UNNA), im allgemeinen läßt sich jedoch ein solcher Unterschied im Verhalten der arteriellen und venösen Capillaren nicht feststellen, wie überhaupt die Gefäßveränderungen im übrigen, dem serösen und cellulären Exsudat entsprechend, schwanken.

Dieses Exsudat, das in stärkerem Maße, wie gesagt, nur bei frischen Formen und hier in erster Linie in den Papillen auftritt, verhält sich im *Corium* ebenso wechselnd wie in der Epidermis. Es führt zu einer Lockerung der Bindegewebsfibrillen, in der Mitte eines Herdes stärker als zum Rande hin, und setzt sich perivasculär, um die Venen vielfach stärker als um die Arterien, in das Stratum subpapillare fort. Nur in seltenen Fällen finden sich in diesem ödematösen Bezirk erweiterte Lymphspalten in Form breiter, endothelbekleideter Hohlräume.

Neben dem Ödem spielt dann in diesen obersten Schichten des Coriums und der Papillen eine vorwiegend perivasculäre *Zellinfiltration* eine gewisse Rolle, wenn auch beider Grad erheblich wechselt und gegenüber den Epidermisveränderungen an Bedeutung unbedingt zurücktritt. Auch die Stärke der Zellansammlung hängt in erster Linie von dem gerade vorliegenden Zustand der Veränderung ab. Es ist durchaus nicht so, daß sie in früheren sehr gering und nur in älteren Stadien stärker ausgeprägt ist. Ob die sog. *Psoriasis arthropathica* wirklich durch eine gesteigerte seröse und celluläre Exsudation hinreichend gekennzeichnet bzw. ob diese durchfeuchtete Exanthemform mit zu den Eigenheiten einer

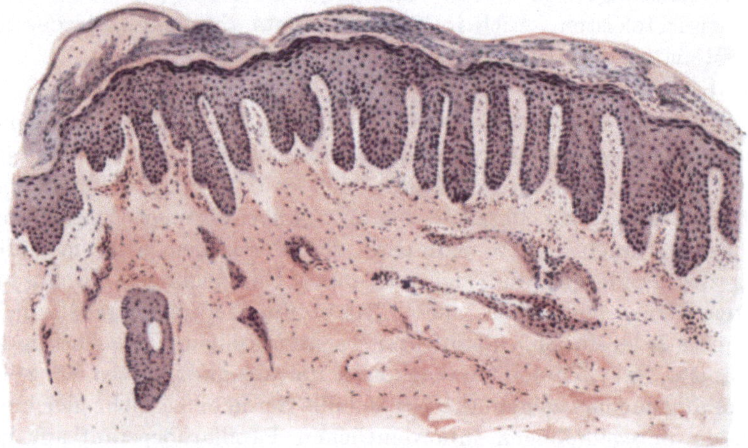

Abb. 110. *Psoriasis* (feuchte Form) (♂, 30jähr., Unterarm, Beugeseite). Seröses Exsudat zwischen den Lamellen der parakeratotischen Hornschicht. Wechselnde Breite des Stratum granulosum. Acanthose, Papillomatose, Ödem in Epidermis, Stratum papillare und perivasculärem Gewebe. Mäßige perivasculäre Zellinfiltration. Hämatoxylin-Eosin. O = 77:1; R = 65:1.

arthritischen Reaktion zu zählen ist — wie dies Nobl meint — bedarf noch weiterer Beobachtungen, zumal wir ja sahen, daß eine frische Psoriasis immer mit gesteigerten exsudativen Vorgängen einherzugehen pflegt.

Der Grad der Zellansammlung ist dort am stärksten, wo wiederholte frische Schübe an denselben Stellen abgelaufen sind, von denen jeder wieder eine stärkere Leukocytenauswanderung aus den Gefäßen und damit den Reiz zur Neubildung auch von Bindegewebszellen gegeben hat, wie dies namentlich Haslund ganz richtig betont. Dabei pflegt auf dem eng beschränkten Papillenraum die Zellansammlung scheinbar stärker zu sein, als in den darunterliegenden Teilen, eine Feststellung, die nur vergleichsweise richtig ist; in Wahrheit ist die Zellzahl dort nicht größer als hier, sie fällt nur mehr auf. An dem Zellaufbau beteiligen sich vor allem Lymphocyten und wuchernde Bindegewebszellen verschiedenster Gestalt, zwischen denen dann noch polynucleäre Leukocyten in wechselnder Zahl beobachtet werden, die sich von dort aus ihren Weg zum und durch das Epithel suchen. Mastzellen sind stets, wenn auch in mäßiger Zahl, Plasmazellen so gut wie nie beteiligt. Degenerationserscheinungen am elastischen oder kollagenen Gewebe sind kaum beobachtet worden. Kreibich fand in älteren Fällen Mucin.

Die histologischen Veränderungen sind bei der *Erythrodermia psoriatica* grundsätzlich die gleichen.

Die *Anhangsgebilde,* die Haarfollikel und Schweißdrüsenausführungsgänge, werden ausnahmsweise auch einmal von dem serösen und zelligen Exsudat befallen, ohne daß sich im übrigen hier irgendwelche Besonderheiten feststellen ließen.

Diese finden sich jedoch bei einigen, durch ihre Lokalisation oder eigenartige Form bemerkenswerten Formen der Psoriasis, auf die wenigstens kurz hingewiesen werden muß. Bei der *Psoriasis palmae et plantae* macht sich naturgemäß bei der an und für sich schon mächtigen Hornschicht eine Hyperkeratose nicht in dem Maße bemerkbar, wie an anderen Stellen. Die — namentlich im Zentrum — wohlausgebildete Parakeratose muß inmitten der festen Hornlagen um so auffallender wirken, als sie auch mit einer Lockerung dieser hier sonst so festen Schicht einhergeht. Das an und für sich im Stratum lucidum der Handflächen und Fußsohlen stärker entwickelte Eleidin läßt sich auch bei psoriatischen Veränderungen, namentlich am Rande der Herde, oft als selbständige Schicht nachweisen und zwischen und unter die parakeratotischen Lamellen verfolgen, um dann allerdings in der Mitte völlig zu schwinden. Im übrigen finden sich auch hier ein wechselndes Stratum granulosum, eine wenn auch nicht so auffallende Acanthose, obwohl die suprapapillare Stachelzellschicht lange nicht so stark verdünnt erscheint wie an anderen Hautstellen. Die übrigen Veränderungen entsprechen dem, was man auch sonst bei Psoriasis findet, wenn auch die seröse und celluläre Exsudation und vor allem die Leukocytenauswanderung, die Mikroabsceßbildung hier viel „gedämpfter" vor sich geht (Haslund) und daher den Gesamteindruck des histologischen Bildes etwas verschiebt.

Auch an den *Nägeln* ist der psoriatische Prozeß grundsätzlich derselbe wie an der übrigen Haut, wenn auch hier die Veränderung durch die Eigentümlichkeit des Bodens Besonderheiten bietet. Diese zeigen sich in mächtigen, aus Nagelzellen und parakeratotischen Hornmassen bestehenden Auflagerungen, die von Streifen dichter Leukocytenansammlungen und umschriebenen eitrigen Einschmelzungsherden durchsetzt sind (Waelsch). Ähnlich der Hautpsoriasis, nur stärker, ist das Epithel des Hyponychium gewuchert, die Leisten reichen tief ins Bindegewebe und sind von wechselnd zahlreichen Leukocytenherden durchsetzt, die stellenweise zu völliger Zernagung des Epithels führen können. Die Zellansammlung im Bindegewebe bietet nach Lage und Ausdehnung nichts von der Hautpsoriasis Abweichendes.

Anders steht es jedoch mit der Psoriasis der *Mundschleimhaut.* Bekanntlich ist ja die Frage, ob man berechtigt ist, jene nicht besonders eigenartigen, scharf abgegrenzten, leicht erhabenen, grau bis gelbweißen Schleimhautherde mit ihrer fein gestichelten Oberfläche zur Psoriasis zu rechnen, noch nicht restlos entschieden. Gerade hier würde es daher von besonderer Bedeutung sein, die klinische Annahme durch den histologischen Befund zu sichern. Man findet nun, wie ich selbst Gelegenheit hatte, mich an den Präparaten Reils aus der Tübinger Klinik zu überzeugen, in der Cutis ganz die gleichen Veränderungen wie bei der Psoriasis der äußeren Haut: Verlängerung und Verschmälerung der Papillen, perivasculäre, scheinbar besonders in den Papillen ausgedehnte Zellansammlung um die erweiterten und stark gefüllten Gefäße, Ödem des Bindegewebes,

Erweiterung der Lymphspalten. Dazu kommt eine den Veränderungen der Epidermis durchaus entsprechende Acanthose, namentlich inter-, weniger suprapapillär erhaltene Kerne in den abgeflachten obersten Zellagen, neben denen stellenweise auch spärliche Züge kernloser Zellagen sichtbar werden, ein wechselndes inter- und intracelluläres Ödem und schließlich das Auftreten von Leukocyten. Wenn deren Zahl auch nicht so ausgesprochen war, daß man in dem vorliegenden Falle von Mikroabscessen hätte reden dürfen, so ist doch mit Rücksicht auf das oben erwähnte Auf und Ab der psoriatischen Erscheinungen

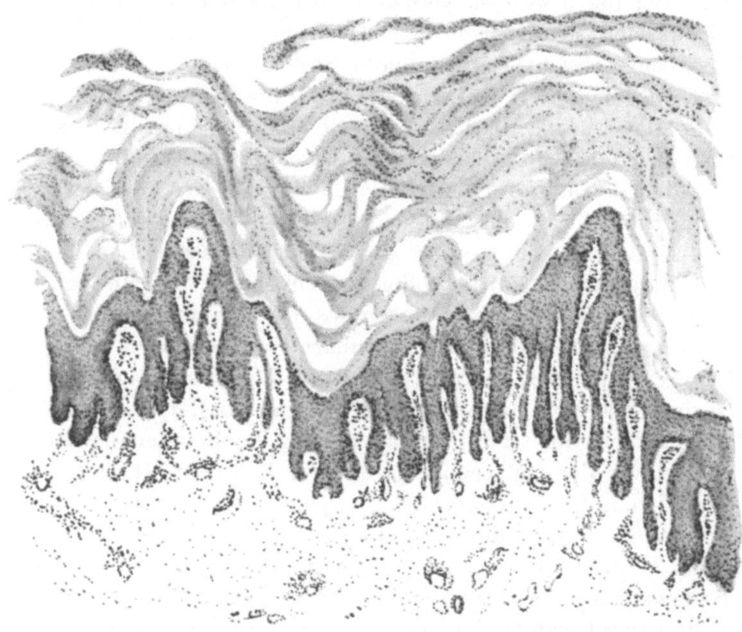

Abb. 111. *Psoriasis rupioides* s. *ostracea* (♂, 57jähr., Unterarm, Beugeseite). Mächtige Parakeratose, Papillomatose, Verschmälerung der suprapapillären, Verbreiterung der interpapillären Stachelschicht. Stark erweiterte Gefäße in Papillarkörper und Cutis; geringgradiges perivasculäres Infiltrat. O = 30:1; R = 30:1.

die Annahme wohl berechtigt, daß man zu einem gegebenen Zeitpunkt auch zahlreichere Leukocyten finden würde, wie dies ja THIMM schon gelungen ist. Da andererseits die Schleimhautveränderungen sich von der ihnen im klinischen Aussehen sehr nahestehenden Leukoplakia oris histologisch erheblich unterscheiden (Fehlen von Horngebilden in den Tiefen der Reteleisten, keine Abplattung und Sklerose der Papillen), so ist das Bestehen einer *Psoriasis mucosae oris* (OPPENHEIM) wohl nicht zu bestreiten, wenn auch die ihr nahestehende und bei Psoriasis häufiger vorhandene einfache *Leukokeratosis oris* mit ihrer Vermehrung der eleidinhaltigen Zellen und der Hypertrophie des kernlosen Oberflächenepithels klinisch oft zu Mißdeutungen Anlaß geben dürfte.

Nicht immer sind jedoch die oben beschriebenen miliaren Abscesse so klein, daß sie stets unter und in der Hornschicht gelagert bleiben, wie MUNRO annimmt. Sie können auch bedeutend größer werden, sehr tief in die epitheliale Schicht hineinreichen und zu dem von v. ZUMBUSCH erstmals beschriebenen Bilde der *Psoriasis pustulosa* führen. Hier zeigt die Stachelschicht infolge der verstärkten

Exsudation zerstreut zahlreiche Leukocyten, die dann unter der Oberfläche an mehreren Stellen sich zu Haufen zusammenballen und so die Eiterpusteln bilden. Nur die diese überziehende Hornschicht ist parakeratotisch, das Stratum granulosum geschwunden, während in der Umgebung Eleidin und Keratohyalin erhalten bleiben und zu normaler Verhornung überleiten. *Zusammenfassend* handelt es sich, da die Veränderungen in den tieferen Epidermisschichten und im Papillarkörper durchaus denen der Psoriasis vulgaris entsprechen, um eine gesteigerte umschriebene, stärkere seröse und celluläre Exsudation, die zu dem eigentümlichen Bilde führt. Von einer Psoriasis pustulosa kann aber nur dann die Rede sein, wenn neben den pustulösen subcornealen Veränderungen solche im Sinne einer Psoriasis vorhanden sind (BARBER, INGRAM, TRYB u. a.). Dies gilt besonders von den ausschließlich auf die Handflächen und Fußsohlen beschränkten Formen (BARBER), die sich vielfach nur durch ihren symmetrischen Beginn von der Acrodermatitis HALLOPEAU unterscheiden.

Die *Pusteln* der Psoriasis pustulosa entsprechen der von KOGOJ als *spongiform* bezeichneten Pustelbildung. Polymorphkernige Leukocyten drängen sich zwischen die obersten Epidermislagen und reißen die Zellen auseinander. Sie liegen infolgedessen in einem schwammartigen Netz, das aus Epithelzellen oder deren Resten, nach KOGOJ auch aus Epithelfasern und Exoplasma, gebildet wird. Schließlich wird das Netz mehr und mehr zusammengedrängt und endlich ganz zerstört. Es kommt dann im Zentrum der spongiformen Pustel ein Absceß zustande, der am Rande in das schwammartige Maschenwerk übergeht, das wiederum ohne scharfe Begrenzung in dem umgebenden Epithel endet. Es handelt sich also um eine Form der Pustelbildung, wie GANS sie 1925 (Histologie der Hautkrankheiten I.) bei der gonorrhoischen Parakeratose beschrieben hat.

Die hier noch zu erwähnende *Psoriasis rupioides s. ostreacea* ist klinisch durch mächtige und tiefe Papelbildung mit Auflagerung derber, gelb- bis graugrünlicher, dicker — eher eingetrockneten Eiterkrusten denn Schuppen ähnlichen — Gebilde gekennzeichnet, die austernschalenartig angeordnet, flachkegelförmig übereinanderliegen.

Die gesteigerte seröse Exsudation zeigt sich bei ihr in der besonders starken Erweiterung der Gefäße, die — zu richtigen Ampullen umgewandelt — die außerordentlich vergrößerten und verlängerten Papillen nahezu ausfüllen können. Die Epidermis ist in solchen Fällen bis zum 10- und 20fachen vergrößert, namentlich die Hornschicht, die in außerordentlich breiten kernhaltigen, wellenförmigen Lamellen verläuft. Bei ihr wird das Vorherrschen der epidermalen gegenüber den cutanen Veränderungen besonders auffallend, da diese, von der Psoriasis vulgaris her bekannt, hier im übrigen sehr gering zu sein pflegen. VIGNOLO-LUTATI führt die Entstehung dieser Psoriasisform darauf zurück, daß die squamöse Schicht sich konzentrisch um eine durch den Verlauf eines Haarfollikels gebildete Achse herumlagert, der dem Ganzen einen besonders festen Halt und damit ein längeres Haften verschafft.

Differentialdiagnose. Die Diagnose der Psoriasis wird in den meisten Fällen auch histologisch kaum Schwierigkeiten machen. Parakeratose und Acanthose, die so gut wie immer — seltene Ausnahmen bei ganz alten Fällen — entweder in der Stachel- oder Hornschicht oder gar in beiden vorhandenen Leukocytenherde, die „Mikroabscesse“ im Verein mit der Erweiterung und Schlängelung vornehmlich der papillaren Gefäße, die im Gegensatz zu den auffallenden Veränderungen der Epidermis stets geringgradige seröse und celluläre Exsudation in Papillarkörper und Cutis, geben dem Vorgang sein kennzeichnendes Gepräge. Dazu kommt noch, daß jenes Auf und Ab im klinischen Bilde auch histologisch durch den starken Wechsel der Veränderungen, durch das unregelmäßige Nebeneinander auf verhältnismäßig beschränktem Raum stets auffallen wird. Dies gilt auch für die *Erythrodermia psoriatica*, die ja klinisch größere Schwierigkeiten machen kann. Dabei ist jedoch ohne weiteres zuzugeben, daß bei einzelnen Grenzfällen namentlich zur *psoriasiformen* Dermatitis eczematosa und den in diese Gruppe gehörigen Dermatosen hin histologisch ebensowenig wie klinisch eine sichere Entscheidung zu fällen ist. Anders steht es dagegen mit der auch praktisch wichtigen Frage, nämlich der Trennung von Psoriasis und *psoriasiformem Syphilid*. Diese läßt sich meines Erachtens stets durchführen. Sowohl die völlig abweichende, aus serös eitrigem Exsudat, Zelldetritus und den schmalen, nur stellenweise parakeratotischen Hornlamellen aufgebaute Schuppe der syphilitischen Papel, als vor allem das spezifische, viel dichtere Infiltrat in Papillarkörper und Cutis, gestatten leicht eine Entscheidung. Die Differentialdiagnose zum *Lichen ruber planus* und *acuminatus*, bei letzterem besonders zur follikulären kleinfleckigen Form der Psoriasis, die auch an *Pityriasis rubra pilaris* erinnern kann, dürfte bei den charakteristischen Veränderungen dieser Hauterkrankungen keine Schwierigkeiten machen. Ähnlich steht es mit der *Pityriasis rosea*, der *Mycosis fungoides* und schließlich gewissen Formen der *Lepra*. Dagegen kann die Differentialdiagnose namentlich der succulenten Psoriasis arthropathica zu pustulös-hyperkeratotischen, *gonorrhoischen Exanthemen* äußerst schwierig, ja geradezu unmöglich sein; hier ist man unter Umständen eben ganz auf die Klinik angewiesen. Gegenüber der *dysseborrhoischen Dermatitis* hob CIVATTE hervor, daß bei der Psoriasis keine Blasenbildung, dagegen eine Auseinanderdrängung der Spinalzellen, mehr ein intracelluläres als ein intercelluläres Ödem und eine Polynukleose im Gegensatz zu der dort zu findenden Mononukleose vorhanden sei. Die *Acrodermatitis continua* HALLOPEAU dürfte sich ohne große Schwierigkeiten nach dem oben Gesagten abgrenzen lassen. Die bei dieser Erkrankung von KOGOJ zuerst beschriebene als spongiform bezeichnete, subcorneale Pustelbildung findet sich auch bei der Psoriasis pustulosa, während die übrigen klinischen und histologischen Kennzeichen der Psoriasis bei der HALLOPEAUschen Dermatose, die schließlich zu einer Atrophie der Epidermis führt, völlig fehlen. Die Impetigo herpetiformis ist dagegen vielleicht nur eine Form der Psoriasis pustulosa (F. KOCH).

Pathogenese. Es wurde schon darauf hingewiesen, daß man der Erforschung der formalen Genese in Erwartung einer Klärung der kausalen großes Gewicht beilegte. Über erstere sind wir daher sehr genau unterrichtet, ohne daß wir deshalb mit der Deutung uns zufrieden geben dürften. Als jüngsten, nur mikroskopisch festzustellenden Beginn der Psoriasis glaubt HASLUND Veränderungen ansprechen zu dürfen, die gleichzeitig in Epidermis und Cutis sichtbar werden und bei denen eine Leukocyteneinwanderung ins Epithel das Bild beherrscht. Die Infiltration macht zwar „eine gewisse Unruhe im Bindegewebe geltend", jedoch tritt sie im Verhältnis zur Zahl der Leukocyten im Epithel völlig zurück. Durch die Steigerung dieser Leukocytenwanderung und deren Ansammlung unter der Hornschicht entstehen kleinste Mikroabscesse, gleichzeitig nehmen auch die Veränderungen in Papillarkörper und Cutis zu; daran schließt sich der bekannte weitere Umbau der Epidermis. Durch die stete Wiederholung und Ausdehnung dieses Vorganges kommt es schließlich zum Auftreten der ersten sichtbaren Flecke. MUNRO und SABOURAUD nennen eine kleinste Erosion in der

Hornschicht als den Beginn der Psoriasispapel. Andere Forscher neigen mehr dazu, den Ursprung des Prozesses ins Corium zu verlegen. Wir müssen es vorläufig noch dahingestellt sein lassen, welche Ansicht zu Recht besteht. Übereinstimmend nehmen jedoch alle an, daß die Psoriasis als eine Entzündung der Oberhaut und der obersten Schichten der Gefäßhaut aufzufassen ist. Weiter gehende Schlüsse, insbesondere über die bakterielle oder nichtbakterielle Grundlage dieser Entzündung, ebenso die Deutung der von Kyrle gefundenen epithelialen Zelleinschlüsse (vom Typus jener von der Variola der bekannten Guarnierischen Körperchen, auf Grund deren ihm die Lipschützsche parasitäre Chlamydozoentheorie definitiv bewiesen erschien, die jedoch unspezifischer Art sind (Gans)], haben sich bisher nicht beweisen lassen. Andere Annahmen von der Natur der Psoriasis [parakeratotische Diathese Šambergers, Stoffwechselstörungen (Grütz u. a.) usw.] sind vorläufig noch umstritten.

Lichen (ruber) planus et acuminatus,

eine Erkrankung, die zwar häufiger in der ersten Form auftritt, jedoch nach übereinstimmender Ansicht heute wohl als einheitlich betrachtet werden darf. Unter der Voraussetzung allerdings, daß man als Lichen nur jene Krankheitsform bezeichnet, „bei der *Knötchen* gebildet werden, die in typischer Weise bestehen und im ganzen chronischen Verlauf keine weitere Umwandlung zu Efflorescenzen höheren Grades, d. i. Bläschen oder Pusteln erfahren, sondern als solche sich wieder involvieren" (Hebra-Kaposi).

Der

Lichen planus (Wilson)

ist durch seine eigenartigen, vieleckigen, abgeflachten, meist in der Mitte gedellten, glatt-glänzenden, trockenen, kaum sichtbar schuppenden, etwa stecknadelkopfgroßen, rotgelben oder violettroten oder gar hautfarbenen Papeln ein so fest umrissenes Krankheitsbild, daß über ihn keine wesentlichen Meinungsverschiedenheiten mehr bestehen. Dies gilt auch für seine atypischen (obtusen, hypertrophischen oder papillomatösen, verrukösen, pemphigoiden, framboesiformen, anulären, marginalen, striären, moniliformen, atrophisierenden und sklerosierenden) Formen. Auf ihre klinischen Bilder wird an geeigneter Stelle kurz eingegangen werden.

Anders steht es dagegen mit der *akuminierten* Form, die sich von der planen in erster Linie durch die auf Grund meist follikulärer Lokalisation (Jadassohn) entstehenden spitzkegelförmigen, mit starker Hyperkeratose einhergehenden Knötchen unterscheidet, wobei jedoch in der Regel gleichzeitig plane Papeln vorhanden sind. Wenn auch kein Zweifel darüber bestehen kann, daß sie mit der planen auf ein und dieselbe — uns allerdings noch völlig unbekannte — Ursache zurückzuführen ist, so besteht doch über ihre Beziehungen zur *Pityriasis rubra pilaris* Devergie durchaus noch keine einheitliche Auffassung. Wir haben allerdings aus den bei dieser Erkrankung bereits ausführlich erörterten, hier bei der Differentialdiagnose nur noch kurz zu besprechenden Gründen eine Trennung dieser beiden Krankheitsbilder für notwendig erachtet. Dabei muß jedoch zugegeben werden, daß im Einzelfall deren Durchführung außerordentlich schwierig sein kann.

Die mit wechselnd starkem Jucken verbundene, chronisch verlaufende Erkrankung pflegt sich unter Bildung neuer Knötchen, durch Berührung oder Zusammenfließen derselben zu wechselnd großen, unregelmäßig vieleckigen Feldern schubweise in kürzerer oder längerer Zeit über einzelne Abschnitte oder auch die ganze Körperoberfläche auszubreiten und kann dann von einer erheblichen Beeinträchtigung des Allgemeinbefindens begleitet sein (*Sek.*

Erythrodermie exfoliante généralisée BESNIER-BROCQ, *Lichen neuroticus* UNNA). In manchen Fällen finden sich die verschiedenen Formen der Lichenpapeln am gleichen Kranken gleichzeitig vor, allerdings unter Vorherrschen der einen oder anderen Art, die dann das Bild beherrscht und ihm ihre Sonderbezeichnung aufdrängt. In der überwiegenden Zahl der Fälle ist gleichzeitig die Mundschleimhaut — manchmal auch diese allein — in Form netzartiger, weißer Auflagerungen beteiligt. Die Veränderungen pflegen sich unter Abflachung und schwarzbrauner Pigmentierung zurückzubilden, ein Vorgang, der namentlich unter Arsenbehandlung einzutreten pflegt und in diesem Zusammenhang eine gewisse differentialdiagnostische Bedeutung besitzt.

Der *Lichen beginnt,* wie dies zufällige Befunde an klinisch noch nicht oder kaum sichtbaren Papeln wiederholt (PINKUS, PIRILÄ u. a.) gezeigt haben, mit einer auf wenige Papillen beschränkten, nach und nach zunehmenden Erweiterung der papillaren (KAPOSI, PINKUS, FORDYCE) und subpapillaren Blut- und Lymphgefäße (JOSEPH, TÖRÖK, SABOURAUD), ohne daß die Epidermis zunächst irgendwie beteiligt scheint. PAUTRIER und DISS sahen eine Anhäufung von Zellen des nervösen Systems in den unteren Epidermisschichten der Papel, worauf später kurz eingegangen wird. Dagegen finden sich bereits zu diesem Zeitpunkt an einzelnen der allgemein geschwollenen Endothelien degenerative Veränderungen in Form von Kernschrumpfung und Trübung ihres Zellprotoplasma (PIRILÄ) bei gleichzeitigem Ödem der befallenen Papillen und anliegenden Epidermisschichten. Einwandernde Leukocyten sind zunächst nicht festzustellen. Zu der Erweiterung tritt sehr schnell eine perivasculare, an der Basis der Papillen stärker als an der Spitze vorhandene Lymphocyteninfiltration. Beides zusammen führt zu einer Verbreiterung und Umgestaltung der Papillen. Diese wird noch verstärkt durch einen auf den Gipfeln der Papillen beginnenden, serösen oder seröshämorrhagischen Erguß (SABOURAUD, BROCQ). Ziemlich gleichzeitig damit kann eine wechselnd ausgedehnte, manchmal stärkere, manchmal kaum wahrnehmbare Einwanderung polynucleärer Leukocyten in die obersten Cutisschichten und die Epidermis stattfinden (JOSEPH, PINKUS), ein Befund, der allerdings durchaus nicht die Regel zu bilden scheint und sicherlich manchmal fehlt, wenn auch durchaus nicht so unbedingt, wie dies SABOURAUD betont. Ob dieser Gegensatz zwischen den Beobachtern durch den leichten Zerfall der polynucleären Leukocyten entstanden ist, wie dies PIRILÄ meint, scheint mir unwahrscheinlich, da beiden Forschern doch zahlreiche Fälle vorlagen. Eher könnte man an irgendwelche irritativen Vorgänge denken. An den Stellen stärkerer Durchwanderung findet sich in Papillarkörper und Epidermis oft bereits eine deutliche *Aufhellung und Auflockerung.* Die Epithelien sind hier auseinandergerissen, zum Teil durch lange zarte Fäden miteinander verbunden, zum Teil völlig getrennt (PINKUS).

Bei etwa ein Dutzend Papillen umspannenden *größeren Papeln* werden Ödem und Lymphocyteninfiltration diffuser und stärker. Das Infiltrat durchsetzt besonders die Wandung und nächste Umgebung der papillaren und subpapillaren Gefäße und zieht vielfach diesen entlang weiter. PIRILÄ fand zu dieser Zeit einzelne im Zentrum der Papeln gelegene Capillaren bereits ganz verödet, an den übrigen hatten Endothelschwellung und Gefäßerweiterung erheblich zugenommen. Das Infiltrat besteht zu dieser Zeit aus geschwollenen Fibroblasten mit großen, oft auch 2—3 chromatinarmen Kernen und schwach basophilem Protoplasma, aus Mastzellen und vor allem aus lymphoiden Zellen. Eine Entscheidung über die Herkunft der letzteren, ob hämatogen oder histiogen, ist nicht ohne weiteres zu treffen, wenn letztere Annahme auch vieles für sich hat (UNNA, PINKUS). PIRILÄ hat vereinzelt etwas größere Zellen mit reichlichem Protoplasma und chromatinreichem, ovalem oder auch nierenförmigem Kern beobachtet, in denen ein 2—3 grobe Centriolen enthaltendes Mikrozentrum nachweisbar war. Vielleicht entsprechen diese Zellen den noch zu erwähnenden nervösen Elementen, die von PAUTRIER und DISS, später von ORMEA beschrieben wurden. Im großen ganzen handelt es sich jedoch um kleine runde Zellen mit chromatinreichem Kern und ganz schmalem Protoplasmasaum (kleine Plasmazellen UNNA-PAPPENHEIMS). Die Papillen sind durch das Ödem erheblich geschwollen. Besonders in der nächsten Umgebung der Capillaren tritt dies verstärkt hervor.

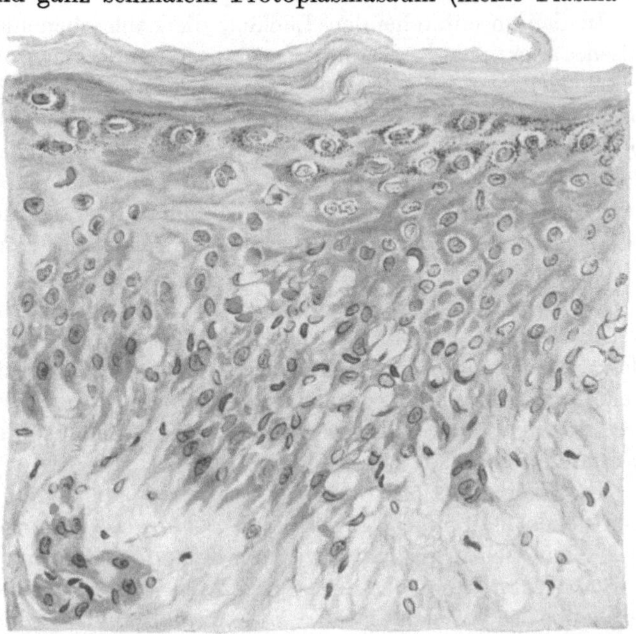

Abb. 112. *Lichen ruber planus* (♂, 21jähr., Rücken). Größere Papel. Ödem und Zellinfiltration. Verwaschene Epidermis-Cutisgrenze. Auflockerung des Stratum basale mit Bildung riesenzellartiger „stachelloser" Zellhaufen, die zum Teil in die Tiefe „abgetropft" sind. „Lückenbildung". Leukocytendurchwanderung. O = 560:1; R = 448:1.

Bereits zu diesem Zeitpunkt sind auch die Epidermis und übrige *Cutis* in die Veränderung einbezogen. Die Infiltration ist den Gefäßen entlang weiter vorgedrungen; sie reicht ziemlich gleichmäßig in die Cutis hinab, ohne jedoch über eine gewisse Grenze hinauszugehen. Jene für das Licheninfiltrat so kennzeichnende scharfe Abgrenzung wird jetzt bereits deutlich.

Auf den von GOTTRON beschriebenen *Lichen ruber alter Leute* (Lupus vulgaris-artiger Lichen planus) mit mehr cutan gelegenen Veränderungen, als sonst bei den gemischten Papeln üblich, sei hier kurz hingewiesen.

In der *Epidermis*, namentlich deren unteren Schichten, treten ebenfalls Umbauvorgänge auf, die wir als eine Folge sowohl des Ödems als auch der Zellinfiltration aus den Papillen ansehen dürfen. Unter ihrem Einfluß schwindet die normale scharfe Epithel-Cutisgrenze. Statt dessen finden wir einen unregelmäßigen „girlandenartigen" Verlauf. Die basalen und auch unteren Stachelzellagen sind auseinandergedrängt, hängen nur noch mit einzelnen ihrer Stacheln zusammen, vielfach unter Verlust ihres eigenartigen Aufbaues. Die Epithelleisten sind durch den Druck des Ödems und Infiltrates des Papillarkörpers verschmälert, aufgelockert. Zum Teil sind sie nur noch in Form einzelner, kolloid oder auch zu riesenzellartigen Bildungen umgewandelter schmaler Zellhaufen sichtbar, von denen aus sich einzelne in verschiedenem Grade entartete Epithelzellen und Zellhaufen nach der Cutis hin verfolgen lassen. Die Papillen haben sich besonders mit ihrer Spitze gegen die inter- und vor allem suprapapillare Stachelzellschicht vorgeschoben. Sie sind vielfach in diese eingedrungen, haben sie angenagt und aufgelöst. Auf diese Weise kommt durch ovale bis halbkreisförmige Ausbuchtungen, abgesprengte Basal- und Stachelzellen, die hier und da in kleinen Zellverbänden im Bindegewebe liegen, durch eingelagerte Lymphocyten und Riesenzellen, durch ein wechselnd starkes unter und zwischen die Stachelzellen vordringendes Ödem eine eigenartige *Lückenbildung* zustande (Caspary, Robinson), in deren Bereich der regelrechte Papillenaufbau verschwunden ist.

In den so entstehenden Lücken, die nach oben hin durch die zwar ödematösen, aber meist zusammengepreßten und daher gut geformten mittleren Stachelzellagen scharf abgesetzt, zum Papillarkörper hin jedoch verwaschen begrenzt erscheinen, finden sich Fibrinfäden und Leukocyten, ein Befund, den bereits Joseph als Beweis für die intravitale Entstehung dieser Gebilde heranzog. Die losgelösten Epithelien verlieren ihre Stacheln, ihr Protoplasma wird trübe und stärker acidophil; schließlich schwindet der Kern, und es bleiben *homogene, kolloide Schollen* übrig, die dann in der Epidermis oder im Cutisinfiltrat oft zu mehreren zusammen liegen bleiben.

Pigmenthaltige Zellen sind im epidermalen Anteil der Lichen planus-Papel vermindert, in der Cutis aber vermehrt, so daß daraus die bräunliche Färbung der Herde resultiert (Lévy). Auch in der Negerhaut ist dieser Vorgang zu beobachten (Winer und Levitt). In der jungen Papel wird die Epidermis pigmentfrei, während bei der älteren Papel wieder Pigment in der atrophischen Epidermis vorhanden ist.

Die *Lückenbildung* führt bei stärkerer Ausdehnung zu kleinsten Bläschen, von denen man subepidermale und epidermale unterscheiden kann, je nachdem das Ödem sich unter oder zwischen den Stachelzellen angesiedelt hat.

Die Entstehung der eben erwähnten Riesenzellen aus den unteren Epithellagen geht so vor sich, daß ein intercelluläres Ödem zunächst mehrere zusammenhängende Zellen von den übrigen Epithelien loslöst, wenn auch manchmal nur unvollkommen. Ein gleichzeitig vorhandenes intracelluläres Ödem führt zur kolloiden Degeneration, zum Schwund des Protoplasma, so daß schließlich ein Haufen von bis zu 20 und mehr Kernen in einem derartig geblähten Protoplasmamantel sitzt (Sabouraud). Dieser Befund ist jedoch meines Erachtens durchaus nicht für den Lichen kennzeichnend; ebensowenig wie überhaupt die Umwandlung epidermaler Zellen in hellglänzende, gelbe, teils kreisrunde, teils unregelmäßig begrenzte Schollen, die oft im Innern eine Art Höhlenbildung zeigen. Man trifft jenen Vorgang häufig dort, wo ein plötzlich einsetzendes, umschriebenes inter- und intracelluläres Ödem ähnliche Voraussetzungen schafft. Besonders fiel er mir bei der Mycosis fungoides auf, wenn auch nicht in der Häufigkeit wie hier. Sabouraud vergleicht einen Teil von ihnen mit Zellformen, wie sie gelegentlich in Zosterbläschen gefunden werden (ballonierende Degeneration Unnas). Die derartig aus dem Epithelverband losgelösten Zellen finden sich in späteren Stadien als Haufen epitheloider Zellen innerhalb der lymphocytären Infiltrate. Pautrier und Diss sehen in den epithelialen Riesenzellen von Sabouraud nervöse Plasmodien.

Innerhalb dieser Infiltrate zeigen die sie zusammensetzenden Zellen vielfach eine eigentümliche, reihenförmige, perlschnurartige Anordnung, die sich jedoch häufiger in älteren als in diesen jüngeren Herden findet (JOSEPH). In manchen Infiltratzellen ist der Kern ganz strukturlos geworden. Das Protoplasma erscheint stark vacuolisiert, teilweise zerfallen und enthält feinere und gröbere Körnchen: wahrscheinlich eisenfreie Abkömmlinge des Blutfarbstoffs (PIRILÄ), der beim Zerfall der aus den erweiterten Capillaren austretenden roten Blutkörperchen frei wurde. Vereinzelt finden sich hier in der Nähe der Gefäße auch kleinere, teils amorphe, teils kristallinische Körnchenhaufen, die eine deutliche Eisenreaktion geben. Fraglich bleibt, wieweit diese Bilder in die GOUGEROT-BLUMsche Form der chronischen Purpuraformen gehören.

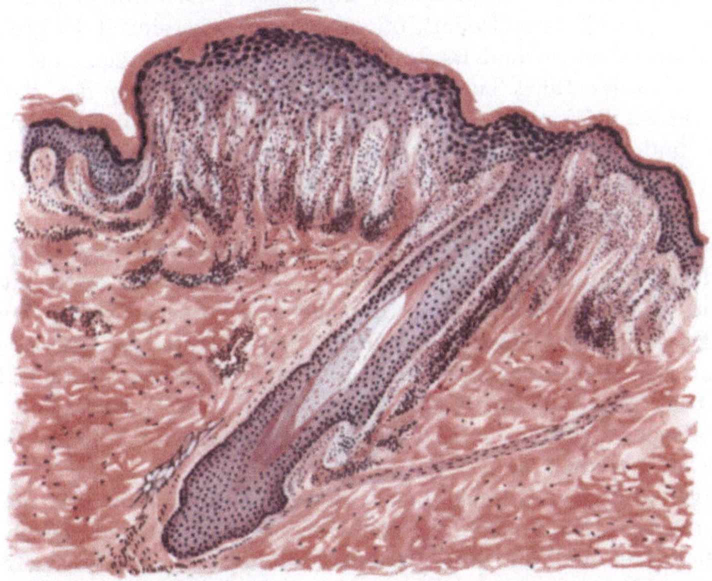

Abb. 113. *Lichen ruber* (plane Papel) (♂, 26jähr., Oberschenkel, Beugeseite). Hyperkeratose. Fleckförmige Granulose. Acanthose. Ödem in Epidermis und Papillarkörper. Scharf abgesetztes Infiltrat im Stratum papillare, nach unten auf die Gefäße der Cutis und die obere Follikelhälfte, nach oben auf die Epidermis übergreifend. Hämatoxylin-Eosin. O = 66:1; R = 50:1.

Naturgemäß bleiben die übrigen Schichten bei derartig eingreifenden, die Epidermis zunächst verbreiternden, schließlich aber verschmälernden Vorgängen nicht unbeteiligt. Die *Hornschicht* ist in diesen ausgebildeten Papeln stets verbreitert, aber in frischen Fällen durchaus normal verhornt. Dabei kommt es, entsprechend den Epithelleisten, zur Bildung von Horntrichtern, indem die hypertrophische Hornschicht sich tief in die Epidermis einsenkt und oft zur Entstehung richtiger Hornperlen führt: ein Befund, der durchaus nicht immer an vorgebildete Hohlräume (Haarfollikel und Schweißdrüsenausführungsgänge) gebunden ist. Erst in älteren Papeln tritt mit dem Auftreten kernhaltiger Hornzellen jene klinisch kaum sichtbare zarte Abschuppung der Lichenpapel ein.

Das *Stratum lucidum* ist vielfach verbreitert, in anderen Fällen wieder unverändert, manchmal auch nicht nachweisbar. Der Hyperkeratose entspricht eine Verdichtung und Verbreiterung des *Stratum granulosum*, dessen Zellen reichlich mit Keratohyalingranula angefüllt sind. Diese Granulose ist jedoch nicht gleichmäßig entwickelt. Sie findet sich strichweise in stärkerer Anhäufung von 6—8 und mehr Zellreihen. Auf diese wechselnde Ausdehnung der Keratohyalinanhäufung im Stratum granulosum, die körperlich betrachtet, wie ein unregelmäßiges Netz die ganze Epidermis durchzieht, wird jenes eigenartige weiße Netzwerk (WICKHAMsche Streifen) zurückgeführt (DARIER), das an der äußeren Haut, besonders aber an der Schleimhaut dem Lichen sein eigentümliches Gepräge verleiht.

Die interspinalen Räume der tieferen Epidermisschichten sind durch ein intercelluläres Ödem stark erweitert und zu diesem Zeitpunkt mit zahlreichen Wanderzellen, in erster Linie Lymphocyten, an Stellen stärkerer Exsudation aber auch polynucleären Leukocyten, durchsetzt. Die Stachelzellen sind angeschwollen (intracelluläres Ödem), oft auch bereits vereinzelt zu grobscholligen *kolloiden Klumpen* umgewandelt. In ihren mittleren Lagen zeigen sie vereinzelte Mitosen. Dies alles führt zunächst zu einer *Verbreiterung der Stachelschicht*, einer Acanthose. Die intradermale Zelldurchwanderung wird vielfach so stark, daß die an und für sich schon unscharfe Grenze zum Papillarkörper hin völlig schwindet; das Infiltrat setzt sich dann ohne Unterbrechung aus dem bindegewebigen in den epithelialen Teil der Haut fort.

Das *kollagene Gewebe* ist im Bereich des Infiltrats bis auf spärliche Reste geschwunden und auch diese sind verändert; sie färben sich stark mit basischen Farben und zeigen eine eigenartige homogene Struktur, hyaline Degeneration (UNNA). Das *elastische* Gewebe ist in jüngeren Infiltraten kaum verändert; CIVATTE hat die Fasern sogar dicker als normal gefunden. In den älteren und dichteren Herden schwindet es allmählich, wenn auch nicht in dem Ausmaße, wie das Kollagen, denn hier und da finden sich immer noch einzelne Bruchstücke der elastischen Fasern vor.

Bei längerem Bestand macht die Lichenpapel eine Reihe von *Rückbildungsvorgängen* durch. Die Aushöhlung der unteren Epithellagen durch das oben geschilderte Ödem und die ihm folgende kolliquative Nekrose der Basal- und Stachelzellen führt zu einer Störung im statischen Aufbau. In der unteren und mittleren Hornschicht findet man gelegentlich kleinere und größere, mit Fibrin und vereinzelten Leukocyten gefüllte blasenartige Bildungen, die letzten Reste der früheren Exsudationsvorgänge im Epithel (s. Abb. 100). Die ganze Epidermis senkt sich allmählich mitsamt ihrer dicken Hornschicht nach der Mitte zu ein; so entsteht die bei älteren Papeln stets vorhandene Dellenbildung. Dieser entspricht eine Hypertrophie der Hornschicht, welche sich trichterförmig in die darunterliegenden Schichten einsenkt. Gegen die Mitte der Delle hin sind die Hornlamellen vielfach konzentrisch angeordnet, so daß sie richtige Hornperlen bilden. Schon vor dieser Dellenbildung hat sich die Epidermis-Cutisgrenze in eine glatte, fest zusammenhängende, gleichmäßig flach bogenförmig verlaufende Linie umgewandelt. Nach PINKUS handelt es sich dabei um eine Vernarbung der Epithelunterseite. Das Infiltrat, zunächst dichter und noch schärfer umschrieben, geht, in den oberen Abschnitten beginnend, allmählich zurück; statt seiner bleibt ein mit erweiterten Capillaren und Lymphspalten durchsetztes homogen sklerosiertes Bindegewebe übrig. Gleichzeitig treten in seinem Bereich reichliche Pigmentzellen auf, die sich unregelmäßig über die untere Epidermis und obere Cutis verbreiten und jene braune Verfärbung der abheilenden Papel bedingen. Die hyaline Degeneration der Cutis ergreift auch die oberflächlichen Hautcapillaren, die unter Umständen erheblich angeschwollen sind, unter Verlust der Kerne und Zellformen ihrer Endo- und Perithelien. Sie stellen das Endstadium der bereits früher geschilderten Umbauvorgänge am oberflächlichen Gefäßsystem dar.

Die *Anhangsgebilde* der Haut sind an den Veränderungen grundsätzlich nur mittelbar beteiligt. Wohl finden sich um die Schweißdrüsenausführungsgänge, die Haarbälge und Talgdrüsen gelegentlich zellige Infiltrate, es zeigen sich an den letzteren auch wohl einmal die gleichen Umbauvorgänge wie am Epithel, aber doch alles nur dann, wenn jene Gebilde zufällig innerhalb eines Knötchens gelegen sind. Dabei handelt es sich eigentlich jedoch stets um Veränderungen an den zugehörigen Blutgefäßen (EHRMANN). Lediglich an den Schweißdrüsen fand man vereinzelt (UNNA, BROCQ u. a.) Erweiterung ihres Lumens und Wucherung der sie umgebenden Bindegewebszellen. UNNA fand dies selbst dann, wenn die übrige Cutis völlig frei war und sah dabei häufig den Schweißdrüsenporus durch proliferierende Gangepithelien oder Auftreten stärkerer Hornbildung (Hornperlen) verstopft, was jedoch durchaus nicht die Regel bildet. Mit ziemlicher Regelmäßigkeit findet sich hingegen eine Hypertrophie der Musc. arrect. pil.

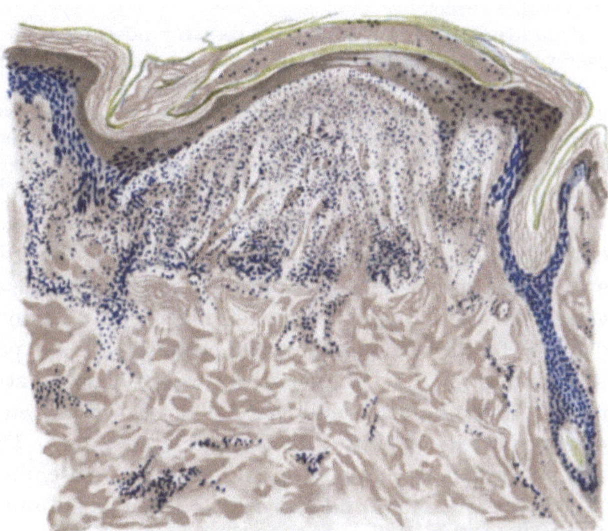

Abb. 114. *Lichen ruber* (atrophische Papel) (♂, 30jähr., Unterarm, Streckseite). Blasenartiger Hohlraum in der Hornschicht. Atrophie der Epidermis. Schwund der Papillarkörper-Epidermisgrenze. Aufhellung des Infiltrats und Zurückbleiben eines mit erweiterten Capillaren und Lymphspalten durchsetzten, sklerosierten Gewebes. Neutrales Orcein, polychromes Methylenblau. O = 110:1; R = 90:1.

PAUTRIER und DISS berichten über Veränderungen des nervösen Systems der Haut innerhalb der Lichen planus-Papel. In frühesten, klinisch noch nicht als Papel erkennbaren Stadien fanden sich zwischen den Basalzellen runde bis ovale Elemente mit großem stark anfärbbarem Kern. Das Chromatin war fein gekörnt und der Nucleolus sehr groß. Diese Zellen waren nicht mit ihren Nachbarn durch die üblichen Fortsätze verbunden und lagen vereinzelt oder auch zu Gruppen von zweien und dreien. Sie wurden von PAUTRIER und DISS als MERKEL-RANVIERsche Tastzellen angesehen und waren besonders in der Umgebung von Schweißdrüsen deutlich sichtbar.

Während mit weiterer Entwicklung der Papel diese Elemente rasch schwanden, blieben ähnlich gebaute Zellen in der Cutis auch bei Ausbildung des uncharakteristischen Infiltrats sichtbar und standen durch Ausläufer mit Nervenfasern in Verbindung. Da sich die Kerne teilten, ohne daß eine Aufteilung des Zelleibes erfolgte, entstanden Plasmodien. Im tieferen Infiltrat fanden sich große Epitheloide den Endothelien anliegend, die um die größeren Gefäße einen Zellmantel und eine Umhüllung aus Reticulinfasern bildeten. Auch aus diesen Zellen entstanden Plasmodien, die PAUTRIER und DISS als identisch mit den von SABOURAUD beschriebenen epithelialen Riesenzellen halten. Auch die Nerven zeigten außer den SCHWANNschen größere proliferierende Zellen. Diese hatten nach oben und unten ziehende

Ausläufer, die oben mit dem Epidermisepithel, unten mit den markhaltigen Nervenfasern in Verbindung stehen sollen. Trotz der Imprägnierbarkeit dieser Zellen nach dem Verfahren von CAJAL äußern PAUTRIER und DISS Zweifel, ob die Fortsätze all der erwähnten Zellen Neurofibrillen seien.

ORMEA berichtet ebenfalls über Veränderungen des nervösen Apparates. Im Papillarkörper lagen in einem dichten Netzwerk Zellen, die er für interstitielle Zellen im Sinne von CAJAL hielt. Die SCHWANNschen Kerne waren entlang von Nerven und Gefäßbahnen gewuchert. Das gesamte reticulo-interstitielle System, nicht nur Zellen, sondern auch markhaltige und marklose Nervenfasern, war vermehrt. Es kamen sogar endkörperchenähnliche Strukturen zustande. Zerfallsprozesse nervöser Elemente traten hinter dem Wucherungsprozeß völlig zurück.

Beim histologischen Studium der Hautveränderungen sind nervöse Veränderungen früher sicher vernachlässigt worden. Dies geschah wohl zwangsläufig durch das Fehlen der notwendigen morphologischen und färberischen Vorkenntnisse auf diesem Spezialgebiet. So wichtig derartige Untersuchungen sind und zu werden versprechen, so ist bei der Schwierigkeit der Herstellung und der Deutung der Präparate äußerste Vorsicht in der Bewertung angebracht. Wie der Arbeit von PAUTRIER und DISS und auch der von ORMEA zu entnehmen ist, sind beim Lichen ruber die Untersuchungen methodisch besonders schwierig.

Die Veränderungen an der *Schleimhaut* unterscheiden sich grundsätzlich nicht von denjenigen an der äußeren Haut; auch sie zeigen ein interstitielles und parenchymatöses Ödem in Epithel und Papillarkörper, ein Infiltrat, die Leukocytendurchwanderung, die Lückenbildung in und unter dem Epithel. Dazu tritt aber als für die Schleimhaut bemerkenswert eine pathologische Keratinisation, indem innerhalb des befallenen Bezirks in den obersten Epithelien Keratohyalingranula auftreten, während die Zellkerne schwinden und damit eine echte Verhornung eintritt (v. POOR, RIECKE, TRAUTMANN). Diese kann unter Umständen so stark werden, daß es hier zur Bildung und Abschilferung größerer Hornlamellen und sogar zur Dellen- und Hornperlenbildung kommt (DALLA FAVERA, VÖRNER). Innerhalb eines derartig veränderten Bezirks schwindet die normale zottige Beschaffenheit der Zunge, sie erscheint geglättet; die Papillae filiformes sind völlig geschwunden (DUBREUILH) und nur am Rande in Form kurzer konischer, epithelialer Erhebungen erhalten.

Die vorstehend für den Lichen planus geschilderten Befunde finden sich in ihren wesentlichen Einzelheiten grundsätzlich bei sämtlichen übrigen Erscheinungsformen dieser Erkrankung wieder vor. Sie sind manchmal allerdings überdeckt von nach einer Richtung hin besonders ausgeprägten Gewebsveränderungen (Hornpapeln, Warzen, Papillomen, Blasen), so daß im Einzelfall eine Stellungnahme sehr schwer sein kann. Soweit dabei differentialdiagnostische Fragen zu berücksichtigen sind, werden diese am Schlusse des Abschnittes erörtert. Hier sind lediglich die *besonderen Erscheinungsformen* der Lichenkrankheit auf den diesen eigentümlichen histologischen Aufbau hin zu untersuchen.

Die den

Lichen acuminatus

kennzeichnende, in erster Linie an die Haarfollikel gebundene follikuläre Papel besteht aus kegelförmigen, stecknadelkopf- bis linsengroßen, rosa- bis dunkelbraunroten, meist mit zarten Schüppchen bedeckten harten Hornkegeln. In ihrer Mitte ist manchmal das abgebrochene Haar als schwarzer Punkt sichtbar. Nach Entfernung des Hornkegels bleibt ein kegelförmiger, meist dunkelroter, nässender oder auch blutender Follikelmund zurück. Zunächst einzeln stehend, fließen die Papeln durch Dazwischentreten neuer Hornkegel schließlich zu größeren Herden zusammen und können ausnahmsweise die ganze Körperoberfläche gleichmäßig befallen *(Lichen ruber acuminatus universalis)*.

Entsprechend dem klinischen Bilde findet man im Gewebsschnitt in erster Linie die Haarfollikel mit mächtigen kernlosen, nur in den unteren Lagen gelegentlich kernhaltigen Hornmassen ausgefüllt. Daneben tritt die Hyperkeratose, die sich auch in die Umgebung der Follikel fortsetzt, noch an den Schweißdrüsenausführungsgängen und schließlich in Form umschriebener, zum Teil hornperlenartiger Verdickungen bzw. Einsenkungen über manchen der gewucherten Epithelleisten auf (Jarisch, Joseph). Die Hornmassen behalten dabei im allgemeinen ihren wellig-lamellären Bau, so daß in den durch die Hyperkeratose sehr stark und meist trichterförmig erweiterten Follikeln konzentrisch geschichtete Horntüten und Hornperlen entstehen. Die Hornmassen erreichen dabei oft den Grund der Follikeltrichter, in anderen Fällen sogar die Basis der Lanugohaarbälge. Innerhalb dieser Hornmassen, für die in vielen Fällen der erweiterte Follikel nicht ausreicht, so daß sie in ihm mitsamt der gewucherten Körnerschicht mannigfache Falten werfen (Faltenfilterform Unnas), findet sich das Haar entweder als verkümmerter, die darüber hinwegziehende horizontale Horndecke durchbrechender kurzer Stumpf, oder auch vielfach abgeknickt und gewunden, ohne an die Oberfläche durchzudringen. Beim Durchtritt nach außen ist es in der Regel in einen aus mehreren konzentrisch geschichteten Hornlagen aufgebauten und von verdickter und zerklüfteter Hornschicht „fransenartig“ (Unna) umgebenen Hornpfropf eingebettet. Entsprechend dieser Umformung der Follikel entstehen auch an den Schweißdrüsenausführungsgängen cystische Erweiterungen, die durch Hornmassen verschlossen sind.

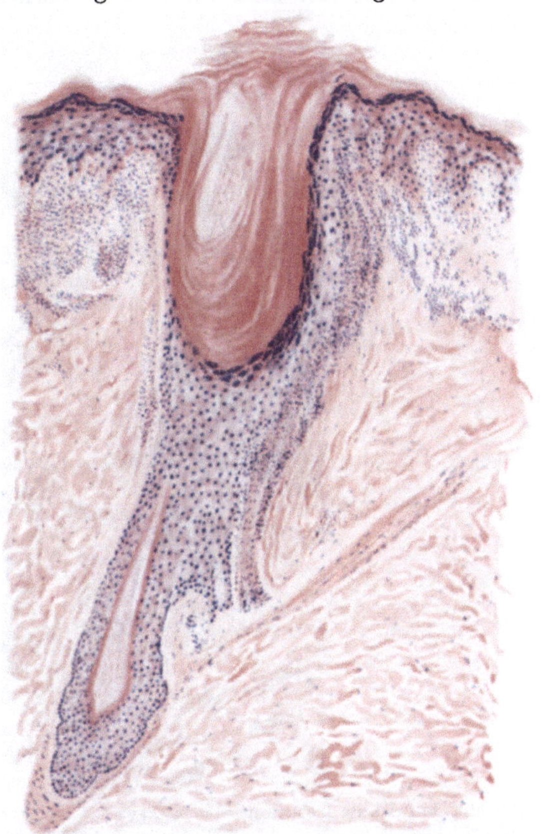

Abb. 115. *Lichen ruber (acuminatus)* (♂, 30jähr., Oberschenkel, Beugeseite). Hyperkeratose des Follikelostiums, Ödem in Epidermis, Stratum papillare und oberer Cutis. Scharf abgesetztes Infiltrat, am Follikel in die Tiefe reichend. Hämatoxylin-Eosin. O = 128:1; R = 100:1.

Bei ausgedehnterer Erweiterung und Verhornung treten mitunter zwei benachbarte Follikelostien nahe aneinander oder fließen zusammen, so daß der Eindruck von Zwillingsconi oder Nebenconi (Boeck) erweckt wird; namentlich dann, wenn nun der eine von beiden Follikeln besonders groß erscheint. Unter besonderen Bedingungen buchten die konzentrisch geschichteten Hornmassen auch das Innere der erweiterten Follikel kugelförmig nach irgendeiner Seite hin aus, beides Veränderungen, die gelegentlich auch bei anderen Hyperkeratosen auftreten und daher an sich kein besonderes Kennzeichen des Lichen acuminatus sind. Dies werden sie erst im Zusammenhang mit dem typischen Zellinfiltrat der Cutis.

Stratum lucidum und granulosum wechseln in ihrem Verhalten. Jenes fehlt gelegentlich, dieses ist so gut wie immer nachweisbar, sei es in regelrechter, verringerter oder verbreiteter Form; letztere in jüngeren Stadien und

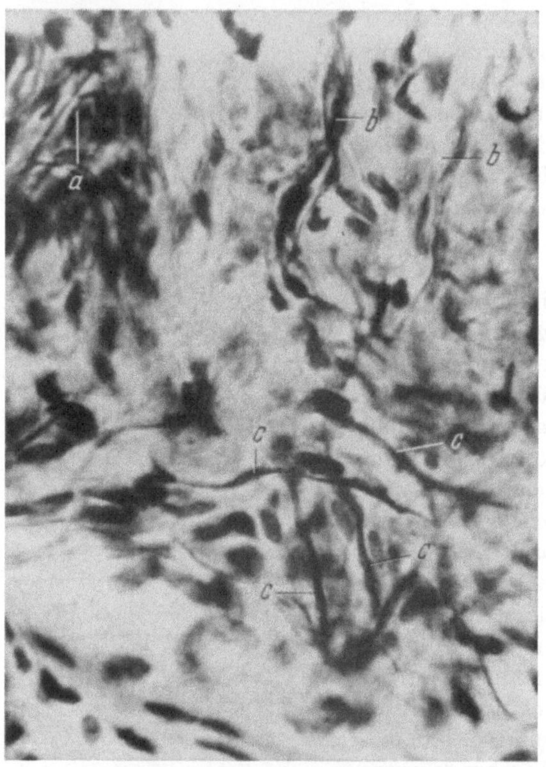

Abb. 116. Entwickelte Lichen ruber planus-Papel. Veränderungen unmittelbar unter der Epidermis. *a* Büschel von Nervenfasern mit zahlreichen SCHWANNschen Kernen; *b* interstitielle Zellen; *c* grobe Nervenfasern in verschiedener Richtung verlaufend. BIELSCHOWSKY-GROS. 800mal. [Aus F. ORMEA: Arch. f. Dermat. **196**, 104 (1953).]

namentlich dort, wo die Hornschicht nach der Tiefe drängt. Das Stratum spinosum ist bei der voll entwickelten Papel um die Haarbälge herum erheblich verbreitert, wenn auch in unregelmäßiger Weise. Die Basalzellschicht ist, ähnlich wie beim Lichen planus, in früheren Stadien gelegentlich durch Ödem und Lückenbildung in ihrem Aufbau verändert. Dies muß jedoch durchaus nicht immer der Fall sein.

Die Störungen in *Papillarkörper und Cutis* unterscheiden sich nicht von den beim Lichen planus beschriebenen. Wir finden, besonders an jungen Knötchen, die eigentümliche, durch das starke Ödem bedingte Lückenbildung an der unteren Grenze der Epidermis, wenn auch schwächer und unregelmäßiger als beim Lichen planus; ferner die kolloide Degeneration der Epithelien, aus- und durchwandernde Leukocyten, Erweiterung und hyaline Degeneration der Gefäße, perivasculäre, in erster Linie aus Lymphocyten aufgebaute Zellinfiltrate, die in den Frühstadien mehr diffus, später mehr an die Haarbälge gebunden sind. An der Zellinfiltration ist, ganz ähnlich wie beim Lichen planus, in erster Linie die Beschränkung auf die Umgebung des oberen Teils der Haarbälge bemerkenswert, besonders mit Rücksicht auf die Differentialdiagnose zur Pityriasis rubra pilaris. Nach JOSEPH findet sie sich außerdem zunächst immer zwischen äußerer und innerer Wurzelscheide, wodurch diese beiden voneinander abgelöst werden, und hier der Lückenbildung an der Epidermis-Cutisgrenze entsprechende Veränderungen entstehen. Erst später dehnt sich das Infiltrat weiter in die Umgebung aus.

Von den *Anhangsorganen* der Haut wurde die Erweiterung und Verhornung der Schweißdrüsenausführungsgänge bereits erwähnt. Die Schweißdrüsen zeigen gelegentlich cystische Hohlräume. Die Talgdrüsen sind zunächst unverändert, später zeigen sie — entsprechend den zugehörigen Haarfollikeln — Rückbildungsvorgänge. Die Musc. arrect. pil. erscheinen demgegenüber kräftig entwickelt. Die Papillen in der nächsten Umgebung der Hornkegel sind meist verstrichen. Das Stratum spinosum ist in älteren Herden hier häufig verschmälert.

Bei der *Rückbildung* der L. acuminatus-Knötchen fällt besonders die im Vergleich zur Planuspapel außerordentlich starke Pigmentierung auf, die gelegentlich an die der Negerhaut erinnert (JOSEPH); ein Befund, dem allerdings der Beobachter selbst keine besondere Bedeutung beilegte, zumal er von anderen auch bei Lichen planus erhoben wurde. Die Epidermis erscheint, ähnlich wie beim Lichen planus, in derartigen Fällen im ganzen verschmälert; sie zeigt an vielen Stellen, entsprechend den geschwundenen Papillen der Cutis, eine geradlinige Begrenzung; die Infiltration ist erheblich zurückgegangen und findet sich nur noch in Form schmaler Zylinder um die vermehrten und zum Teil stark erweiterten Capillaren, deren Wandung erheblich verdickt ist.

Erwähnt sei hier das zuerst von GRAHAM-LITTLE beschriebene *Syndrom*, später als *Lichen planus et acuminatus atrophicans* (FELDMAN), *Lichen planus follicularis* (SILVER, CHARGIN und SACHS), *Lichen ruber follicularis decalvans* (SPIER) und anders bezeichnete Krankheitsbild. Es kommt zum Befall der Follikel und der perifollikulären Region unter dem oft nur histologisch erkennbaren Bilde eines Lichen acuminatus. Durch Untergang von Haarbalg und Talgdrüsen kommt es zu einer auf dem behaarten Kopf besonders deutlichen Atrophie. Typische Lichen planus-Herde werden oft vermißt.

SPIER und KEILIG vermuten in der *Pseudopelade* BROCQ eine monosymptomatische Form des erwähnten Syndroms.

Unter den

atypischen Lichenformen

sind die *hypertrophischen*, und unter diesen wiederum die *verrukösen* bei weitem die häufigsten. Sie finden sich vor allem an der Vorderfläche der Unterschenkel als stark juckende, wechselnd große, umschriebene warzige Verdickungen von roter bis braunroter und schwarzbrauner Farbe, die durch die graugelbe Eigenfarbe der überlagernden, wechselnd dicken, gewucherten Hornschicht eine verschieden starke Abtönung erfährt. Tritt die Hornbildung mehr zurück, so daß die Eigentümlichkeiten des gewucherten Papillarkörpers nach Form und Farbe kräftiger hervortreten, so bilden sich mehr *papillomatöse* Formen aus, die gelegentlich einmal *framboesiformen* Charakter annehmen können (LIPSCHÜTZ). Auch dem Lichen ruber *moniliformis* liegen ähnliche Wucherungsvorgänge zugrunde, die hier klinisch allerdings noch durch eine in ihrer letzten Ursache noch nicht geklärte, perlschnurartige Anordnung gekennzeichnet werden.

Der

Lichen ruber verrucosus

ist histologisch in erster Linie durch die Ungleichmäßigkeit der Veränderungen gekennzeichnet, indem normale und gewucherte Abschnitte auf engem Raume miteinander wechseln. Die epidermalen Veränderungen treten dabei gegenüber den bindegewebigen erheblich in den Vordergrund, wenn auch entsprechend dem Lichen planus die ersten Erscheinungen im Corium auftreten und zwar in Form diffuser, von den Gefäßen ausgehender Infiltration (JOSEPH). Dabei entwickelt sich jedoch schon frühzeitig eine starke Wucherung der Epidermis, die im Stratum corneum zu einer mächtigen lamellären Hyperkeratose führt.

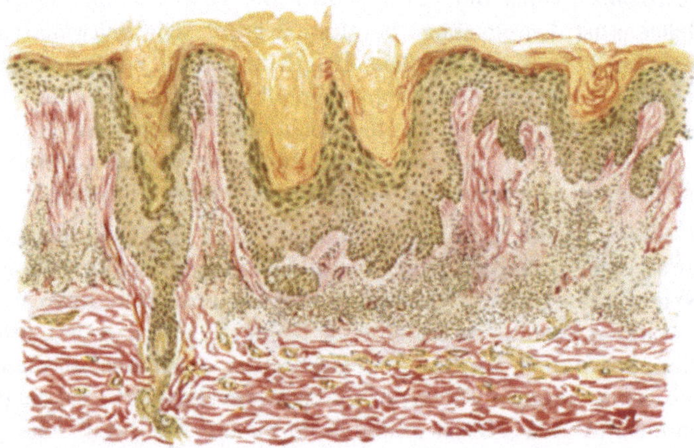

Abb. 117. *Lichen ruber (verrucosus)* (♂, 50jähr., Unterschenkel, Streckseite). Hyperkeratose eines Schweißdrüsenporus und zweier zusammenfließender Follikelostien. Scharf abgesetztes Ödem und Infiltrat. Hämatoxylin-van Gieson. O = 128:1; R = 100:1.

Dieser geht eine entsprechende Verbreiterung des Stratum granulosum sowohl hinsichtlich der Größe als auch des Keratohyalingehaltes seiner Zellen parallel. Die hypertrophische Hornschicht dringt in ungleichmäßiger Stärke in wechselnder Ausdehnung in die Follikelostien und auch in die Epidermis über den Leisten vor. Sie bildet hier, ähnlich wie beim Lichen acuminatus, zwiebelschalenartig geschichtete Hornpfröpfe, die mitsamt der besonders interpapillär gewucherten Stachelschicht zwischen die verlängerten Papillen hinunterreichen. Ein Stratum lucidum ist nicht immer nachzuweisen. Stachel- und Basalzellschicht sind zu diesem Zeitpunkt stets an der allgemeinen Verdickung beteiligt, einmal durch Massenzunahme der einzelnen Zellen infolge gehäufter Mitosen — unter Umständen allein der Kerne (POLANO) —, zum anderen durch Erweiterung der Intercellularräume, in denen sich gelegentlich zahlreiche durchwandernde Leukocyten zeigen. Epidermale und hypepidermale Lückenbildung, wie sie beim Lichen planus und acuminatus häufiger vorkommt, ist hier selten, aber doch hin und wieder vorhanden (JOSEPH, RAVOGLI). Die Hohlräume sind hier ebenfalls mit Fibrin und Leukocyten angefüllt. Daneben finden sich auch beim Lichen verrucosus jene vom Lichen planus her bekannten kolloiden Degenerationserscheinungen der unteren Epidermiszellen (UNNA, FORDYCE). Erwähnenswert ist dann noch ein stärkerer Pigmentgehalt, der sich besonders in den abheilenden Papeln in weitverzweigten pigmentierten Zellen im Infiltrat und auch im Stratum spinosum zeigt.

Die Veränderungen des *Bindegewebes* weichen grundsätzlich nicht von den als kennzeichnend für den Lichen planus genannten ab, wenn auch die beträchtliche Verschmälerung und Verlängerung sowie der unregelmäßige Aufbau der oft fadenförmig ausgezogenen Papillen vielfach eher an Papillome bzw. Warzen erinnert. Das kennzeichnende Zellinfiltrat um die erweiterten Gefäße findet sich jedoch auch hier in entsprechendem Aufbau vor, schwächer entwickelt in den Papillen, stärker in der oberen Cutis, mit scharfer Begrenzung nach unten. Es besteht auch hier in erster Linie aus Lymphocyten und wuchernden Fibroblasten. Daneben finden sich Mast-, Riesen- und gelegentlich auch Plasma-

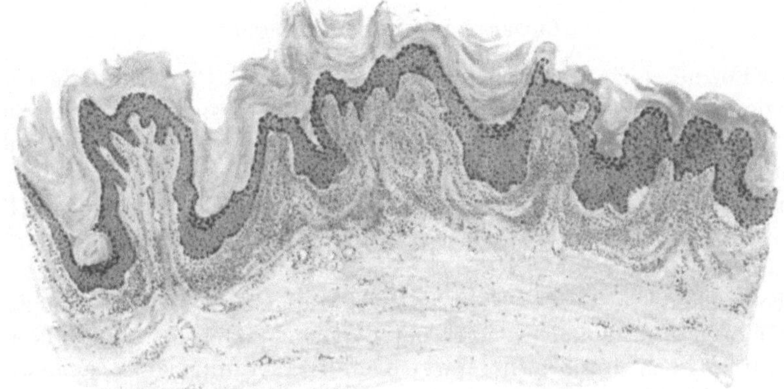

Abb. 118. *Lichen ruber (verrucosus)* (♂, 37jähr., Unterschenkel, Streckseite). Übersichtsbild. Älterer Herd. Papillomatöse Umwandlung des Stratum papillare (besonders links). O = 31:1; R = 31:1.

zellen in wechselnder Menge (ARNDT, MACLEOD, LIPSCHÜTZ). Die Abheilung erfolgt ähnlich wie beim Lichen acuminatus durch Rückbildung, vor allem der Hornschicht, aber auch der übrigen Epidermis, durch eine Abflachung und Verbreiterung der Papillen sowie Obliteration mancher Capillaren infolge der regen Zellwucherung (FORDYCE). Ferner zeigt sich eine Art von Organisation des Infiltrates der Cutis, dessen Zellen sich in Reihen anordnen, die von vielen großen Capillaren durchsetzt sind (JOSEPH). Später beteiligen sich mehr Rund- und Spindelzellen daran, so daß es an Narbengewebe erinnert (GEBERT).

In anderen Fällen:

Lichen ruber papillomatosus

tritt die *papillomatöse* Natur des Lichen hypertrophicus mehr in den Vordergrund. Die Hypertrophie der oberen Epidermisschichten ist vielfach kaum angedeutet, Hornschicht und Stratum granulosum sind kaum verändert. Größere Hornmassen finden sich höchstens in den erweiterten Follikeln, gelegentlich auch in Form flach-kugelförmiger, parakeratotischer Auflagerungen über stärker gewucherten Epithelleisten.

Stärkere Veränderungen finden sich in der Stachelzellschicht (HELLER) einmal in Form eigentümlich gequollener und vergrößerter Zellen, deren Stacheln vielfach geschwunden sind, zum anderen als zahlreiche Mitosen und schließlich auch als deutliches intracelluläres Ödem. Nach unten zieht ein unter Umständen mächtig verlängertes Leistensystem in die Tiefe, das infolge seiner unregelmäßig gewucherten Leisten fingerförmig die ebenfalls hypertrophischen und langausgezogenen Papillen umfaßt. Auf diese Weise kommen Bilder zustande, die in mancher Beziehung an die Papillenwucherung beim spitzen Kondylom erinnern (LIPSCHÜTZ). Das eigentliche Infiltrat sitzt im Stratum papillare und subpapillare in Form der schon beschriebenen einkernigen Zellen, zwischen denen spärliche Mast- und vereinzelte oder auch zahlreiche Plasmazellen vorhanden sind. Die übrigen Veränderungen entsprechen den vom Lichen planus her bekannten.

Schließlich sind noch die als

Lichen moniliformis KAPOSI

bekannten Formen anzuführen, bei denen die typischen Planusknötchen an vielen Körperregionen, besonders an den Streck- und Beugeseiten der Gelenke, zu langen und netzförmig sich kreuzenden Knötchenstreifen und Strängen angereiht sind, wobei die Knötchen sukzessive gegen die Knotenpunkte der Maschen hin bis zu erbsengroßen, rundlichen, korallenähnlichen Kugeln heranwachsen (KAPOSI). Bei ihnen ist die Hypertrophie der Papeln in erster Linie auf ein mächtiges Infiltrat im Corium — unterhalb der Papillen gelegen und bis zum Unterhautzellgewebe reichend — zurückzuführen, während Papillarkörper und Epidermis im Vergleich dazu erheblich weniger beteiligt sind. Eine besondere Note erhält dieses Infiltrat noch durch seine starke Gefäßversorgung sowie eine wiederholt beobachtete abwechselnde Erweiterung und Verengerung des stark gefüllten cutanen Venennetzes (BUKOWSKY). Dieses ist zudem von einem bis tief in die Cutis hinabreichenden und hier scharf abschneidenden Infiltrat umgeben. Eine Verengerung und Verödung der das Infiltrat durchsetzenden Blutgefäße, wie sie KAPOSI und FORDYCE beschrieben, ist in anderen Fällen nicht gefunden worden. Auch die von BUKOWSKY beobachteten diffusen Hämorrhagien in den Infiltraten stehen bislang noch vereinzelt da.

WISE und REIN veröffentlichten unter der Bezeichnung *Lichen ruber moniliformis* einen Fall, an dem sie zu zeigen suchen, daß der ursprüngliche Fall von KAPOSI wie ihr eigener im Gegensatz zu späteren Fällen gar nicht zum Lichen planus gehört, sondern ein besonderes, besser als *Morbus moniliformis* zu bezeichnendes Krankheitsbild darstellt. *Histologisch* fanden sich neben einer Vasculitis und Perivasculitis degenerative Veränderungen des Coriums. MCFARLAND hat über weitere Fälle unter der gleichen Diagnose berichtet.

Anhangsweise sei darauf hingewiesen, daß die Papel des „*Lichen obtusus*“ (UNNA) ähnlich wie die des Lichen moniliformis, streng genommen, als besondere, atypische, nicht betrachtet werden kann; es handelt sich lediglich um eine Abart des Lichen planus, bei der die Hyperplasie des Stratum spinosum und die Zellinfiltration des Derma stärker ausgesprochen sind[1]. Letztere erstreckt sich dabei auch in die tiefen Teile der Cutis. E. HOFFMANN ließ durch HÖKE einen Fall von Lichen planus beschreiben, bei dem im Cutisinfiltrat zahlreiche xanthomähnliche Zellen nachweisbar waren (*xanthomisierter Lichen obtusus*, lichenartiges Xanthom ?).

---

[1] Über Lichen obtusus corné der Franzosen siehe Urticaria perstans papulosa.

Ebensowenig atypisch sind die von UNNA gesondert aufgeführten, zusammengesetzten Elementarformen (Synantheme) des Lichen planus: Die Lichenringe, die Lichenscheiben und schließlich wohl auch die Erythrodermie, die lediglich als weiterentwickelte Bilder der Papeln des Lichen planus bzw. acuminatus betrachtet werden können.

Das oben geschilderte papillare und epitheliale Ödem führt bei stärkerer Ausbildung zur völligen Auflösung und Auseinanderdrängung der Epidermis-

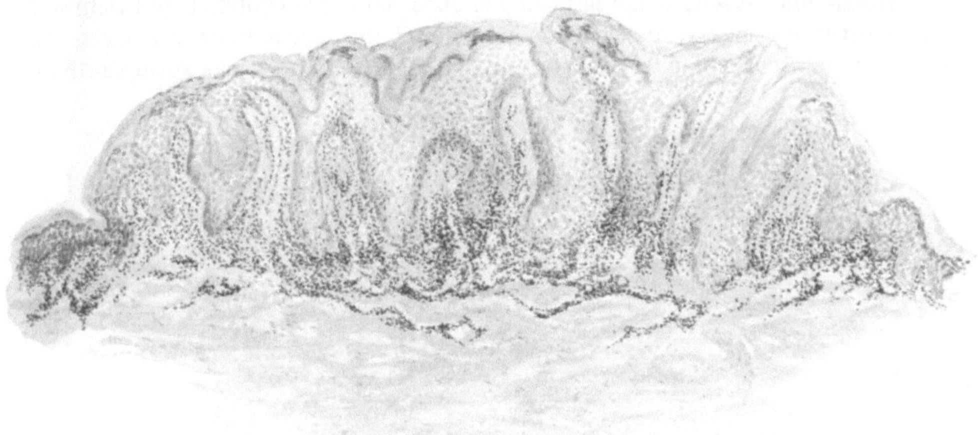

Abb. 119. *Lichen ruber* (obtuse Papel UNNAS). Starke Acanthose und Zellinfiltration. O = 50:1; R = 45:1.

bindegewebsgrenze. Die dadurch bedingte Ablösung des Epithels vom Papillarkörper bzw. der basalen von der Stachelzellschicht leitet einen Zustand ein, der schließlich zu dem als

Lichen ruber pemphigoides

bekannten Krankheitsbilde führen kann. Dabei treten gleichzeitig mit oder alsbald nach dem Lichenexanthem am gleichen Ort pemphigusähnliche Blasen auf, die auch gleichzeitig mit jenem wieder verschwinden. Neben dieser unmittelbar mit der Erkrankung in Beziehung stehenden Blasenbildung ist dann noch jene zu erwähnen, die im Verlauf der Arsenbehandlung des Lichen und daher meist im Rückbildungsstadium auftritt.

Aber auch bei den primär mit Blasenbildung einhergehenden Lichen ruber-Fällen kann man zwei verschiedene Arten der *Entstehung* unterscheiden. Bei der einen, von der ich eine Abbildung in der atrophischen Lichen planus-Papel (Abb. 114) gegeben habe, handelt es sich um kleine, unmittelbar unter der Hornschicht gelegene, Leukocyten enthaltende Flüssigkeitsansammlungen, die durch die nachwachsenden und schließlich verhornenden Epithelien von der Epidermis abgetrennt werden, dann an der Oberfläche platzen und eintrocknen. Sie sind sehr klein, als Blasen nur sehr kurze Zeit vorhanden, und entgehen daher häufig der Beobachtung, führen jedoch wahrscheinlich zu den erstmalig von JADASSOHN geschilderten „*Borkenknötchen*" beim Lichen ruber. Anders steht es hingegen mit den Blasen beim eigentlichen Lichen ruber pemphigoides. Wie die Abb. 120 zeigt, wird hier die Epidermis geschlossen vom Papillarkörper abgehoben und die Höhle von einem feinen, zarten Fibrinnetz durchzogen, in welches Leukocyten in wechselnder Zahl eingebettet sind. Der Blaseninhalt selbst zeigt gelegentlich neben Lymphocyten einen Gehalt von 5—20% Eosinophilen (Bettmann, Withfield). Der Blasenboden wird von den ödematös geschwollenen, in ihrem feineren Aufbau nicht immer deutlich erkennbaren Papillen gebildet, an welchen hier und da kleine Häufchen in Auflösung begriffener Basal- und Stachelzellen hängengeblieben sind. Haarfollikel und Schweißdrüsenausführungsgänge durchziehen manchmal die ganze Blase scheinbar unverändert, gewissermaßen wie Zellstränge, die, die Epidermisdecke zurückhaltend,

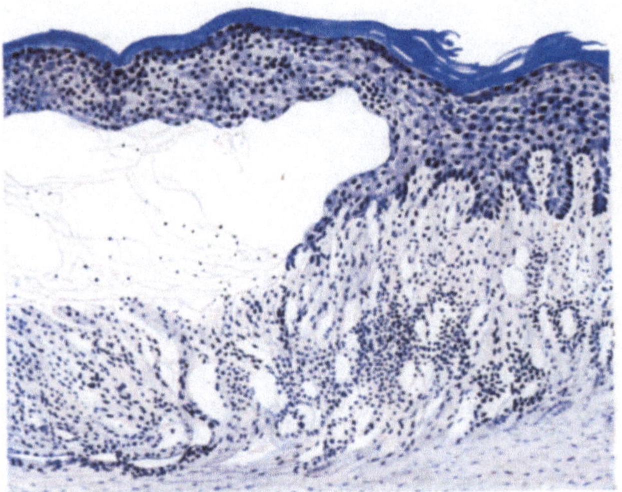

Abb. 120. *Lichen ruber (planus pemphigoides)* (♂, 57jähr., Unterschenkel, Streckseite). Ödematöse, acanthotische Epidermis; vom ödematös aufgelockerten, infiltrierten Papillarkörper durch eine Blase abgehoben, Gefäße stark erweitert. Polychromes Methylenblau. O = 128:1; R = 128:1.

mit dem Fuße tief in die Cutis eingelassen sind (s. Abb. 121). Das Epithel über den Blasen verliert allmählich seine Färbbarkeit mit basischen Farben, namentlich über der Mitte der Decke; die einzelnen Zellen erscheinen hier zusammengepreßt, während sie zum Rande hin ödematös geschwollen und vergrößert sind. Beide Abschnitte der Blasendecke sind von Leukocyten durchsetzt. Papillarkörper und obere Cutis sind ebenfalls ödematös geschwollen und Sitz des bekannten Infiltrates, das sich auch hier mit scharfer Linie absetzt. Bemerkenswert erscheint hier lediglich der Reichtum an weitklaffenden Gefäßen und Lymphspalten, der uns ein Verständnis für die zur Blasenbildung führenden Vorgänge gibt. Das Bindegewebe an sich ist nicht verändert, insbesondere sind die elastischen Fasern wohl erhalten und reichen mit ihren feinen Ausläufern bis in die Papillenspitzen hinauf.

Der Lichen ruber bullosus der *Mundschleimhaut* ist durch ein Tieferrücken der entzündlichen Veränderungen in die Submucosa mit starker Vascularisation, erheblichem Ödem und dem Auftreten echten lymphoiden Gewebes gekennzeichnet (Herrmann und M. Walther). Die Erweiterung und Schlängelung der Capillaren kann so ausgeprägt sein, daß der Eindruck eines Angioms entsteht.

In der Nähe der meist erodierten Epidermis ist die Wandung aufgequollen. Es kommt häufiger zu Blutungen. Von den Gefäßwandungen geht ein Reticulum aus, das den größten Teil der Submucosa ersetzt und dem reticulären Zellgerüst des lymphatischen Gewebes entspricht. In ihm liegen hauptsächlich Lymphocyten und Plasmazellen, wenig Polymorphkernige, Eosinophile, Mastzellen und Histiocyten.

Verwechslungen mit anderen blasenbildenden Dermatosen wird histologisch vor allem das eigenartige, stets scharf abgesetzte Infiltrat verhindern.

Unter den jetzt allgemein als atypisch bezeichneten Lichenformen nimmt der

Lichen sclerosus s. atrophicus (KAPOSI-HALLOPEAU)

noch eine besondere Stellung ein, da es sich bei ihm nicht um einen anormalen Ausgang des gewöhnlichen Lichen ruber handelt, sondern — soweit überhaupt eine Entscheidung möglich — um eine besondere Form desselben (HALLOPEAU), eine Auffassung, die allerdings nicht von allen, auch nicht von allen französischen Autoren (BESNIER u. a.) gestützt wird. In neuerer Zeit wird der Lichen sclerosus als selbständiges Krankheitsbild angesehen (MIESCHER, LUTZ, MONTGOMERY, KOGOJ u. a.), z. T. mit der Weißfleckenkrankheit einschließlich der kartenblattähnlichen Sklerodermie von UNNA zusammengefaßt und mit diesen als gemeinsames Krankheitsbild betrachtet (MIESCHER).

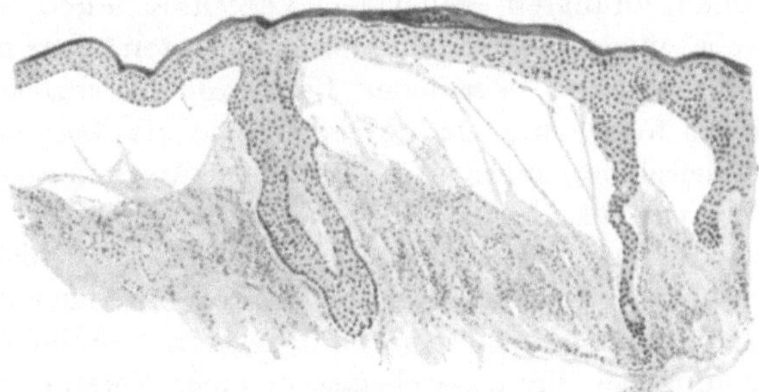

Abb. 121. *Lichen ruber (planus pemphigoides)* (♂, 50jähr., Unterschenkel, Streckseite). Blasige Abhebung der Epidermis. Haarfollikel und Schweißdrüsenausführungsgang als „Stränge“, die Epidermisdecke zurückhaltend. O = 31:1; R = 25:1.

Erschwert wird das Verständnis dieser Erkrankung weiterhin noch dadurch, daß die Zahl der veröffentlichten Fälle sehr gering ist und durchaus nicht alle die Anerkennung der Fachgenossen gefunden haben. Wir beschränken uns daher hier in der histologischen Darstellung absichtlich auf jene Form, wie sie HALLOPEAU-DARIER ursprünglich geschildert haben. Wir lassen hingegen jene sekundären Formen (ZARUBIN, WECHSELMANN u. a.) völlig unberücksichtigt, da sie nach ihrer ganzen klinischen und histologischen Eigenart als atrophische Formen des Lichen planus aufgefaßt werden dürfen, wenn man sie überhaupt anerkennen will (s. dazu MIESCHER). Daß selbst diese Einschränkung noch genug der Zweifel über die eigentliche Stellung der Erkrankung übriglassen muß, wird nachher auch die Differentialdiagnose zeigen.

Als Lichen sclerosus sollte man klinisch nur jene Formen bezeichnen, die durch von vornherein farblose, zur Sklerose, Atrophie, sowie zum Zusammenfließen neigende Primärpapeln ausgezeichnet sind („primitive Form“). Diese erscheinen gewöhnlich als narbenähnliche, leicht eingesunkene, runde kleine weiße Flecke, deren meist gefelderte Oberfläche von punktförmigen Vertiefungen (Dellen) und Hornpfröpfen durchsetzt ist.

Nach DARIER ist dieser Lichen sclerosus *histologisch* vom gewöhnlichen Lichen planus vor allem durch das Auftreten einer kernarmen, sklerotischen Bindegewebsschicht zwischen Epidermis und Infiltration der Lederhaut ausgezeichnet. Die unter Umständen stark verdickte, echt hyperkeratotische Hornschicht senkt sich mit breiten Hornzapfen in die erweiterten Follikel und Schweißdrüsenausführungsgänge. Das Stratum granulosum ist in frischen Fällen verbreitert, später atrophisch. Die Stachelschicht ist dann bis auf ein schmales Zellband zurückgebildet; daher sind die Reteleisten und damit auch die Papillenbildung nahezu geschwunden. Häufig fehlt das Pigment völlig.

In der Cutis beobachtete Darier drei verschiedenartige Veränderungen. Papillarkörper und obere Cutis werden von einem sklerosierten, aus dicht zusammengedrängten, zellarmen Fasern ziemlich homogen aufgebauten Bindegewebe eingenommen, das von erweiterten, aber oft auch platt gedrückten und in Degeneration begriffenen Capillaren durchzogen ist. Auf diese sklerosierte Schicht folgt dann ein unregelmäßige Haufen bildendes Lymphocyteninfiltrat in wechselnder, meist sehr spärlicher Ausdehnung, das im übrigen sehr an die Bilder erinnern kann, die von der Rückbildung der Lichen planus-Papel her bekannt sind. Die darunter liegende Schicht ist nicht verändert. Nach Miescher besteht der eigentliche Krankheitsprozeß in einer umschriebenen subepidermalen Entzündung mit einem meist massiven lymphocytären Infiltrat, die mit einer Quellung der Bindegewebsfasern, einer Zerstörung der elastischen Fasern einhergeht und mit einer Atrophie endet. Montgomery und Hill sehen ein Ödem der oberen Cutisschichten als den wesentlichen und initialen Vorgang an, wie auch Nomland, Weidman u. a. Sie sind aber im Gegensatz z. B. zu Nomland der Auffassung, daß eine wirkliche Sklerosierung mit Zunahme von kollagenen Elementen, wie sie sie bei der Sklerodermie annehmen, fehle. Nach Nomland kommt es sekundär zu einer Sklerosierung. Das Ödem kann so ausgeprägt werden, daß es, wie schon bei der umschriebenen Sklerodermie erwähnt, zur Blasenbildung kommt. Im Gegensatz zu Nomland, Miescher, Kogoj u. a. glauben Montgomery und Hill auf Grund einer sehr großen Zahl von Fällen, daß die Elastica nicht zerstört, sondern nur verdrängt und zerrissen werde, wie dies auch Grzybowski erwähnt hatte, der allerdings die Sklerosierung auf einen Untergang des Epidermisepithels zurückführte. Es scheint uns eine wirkliche Zunahme an Kollagen bei den Sklerodermien keineswegs erwiesen. Ist es doch wahrscheinlicher, daß es sich um eine Umwandlung der Grundsubstanz, etwa durch einen Einbau von Wassermolekülen in das Eiweißmolekül des Kollagens handelt, wodurch eine erhebliche Verbreiterung der Fasern erzielt wird (Randerath). Derartige Gedanken wurden bei der Sklerodermie auch von Reich ausgesprochen. Ein Ödem ist unseres Erachtens kein Gegensatz zur Sklerosierung, wie wir sie bei den Sklerodermien finden.

Miescher erscheinen Fälle, bei denen sich der Lichen sclerosus aus einem Lichen planus entwickelt haben soll, nicht genügend geklärt, weil bei jener, von Miescher mit der Weißfleckenkrankheit identifizierten Dermatose jugendliche Efflorescenzen durch eine stärkere Entzündung rötlich aussehen können und so zu Mißdeutungen Anlaß geben. Die von Gougerot angenommene „lichenodermatische Erkrankung“ hat — wie wir mit Pautrier annehmen — mit Recht keine Zustimmung gefunden.

Differentialdiagnostische Schwierigkeiten für eine Abtrennung von der reinen Form der *Sclerodermia circumscripta* — die hier in erster Linie in Frage kommt — wären vielleicht dann weniger zu erwarten, wenn es gelänge, den Lichen sclerosus jeweils in jenem frühen Stadium zu untersuchen, wo neben der Sklerose und Atrophie noch ausreichende Anhaltspunkte für ein Erkennen des *Lichen*-Charakters der Veränderung vorhanden sind. Diese sind jedoch und waren in den meisten der beobachteten Fälle nicht mehr sichtbar und für diese — und das ist doch bei weitem die Mehrzahl der bisher veröffentlichten — scheint mir eine Abtrennung von der Sclerodermia circumscripta auf Grund histologischer Daten nicht möglich, eher vielleicht auf Grund klinischer. Das Fehlen des charakteristischen Infiltrats veranlaßte MONTGOMERY und HILL, neben klinischen Gesichtspunkten (Beginn mit weißlichen Herden, Fehlen von Schleimhautveränderungen in nahezu allen bekannten Fällen u. a.) den Lichen sclerosus, wie auch NOMLAND, MONACELLI, MIESCHER u. a., als selbständiges Krankheitsbild abzugrenzen. Sie glauben durch das Fehlen einer echten Sklerose (s. oben) die fehlende Obliteration tiefer Gefäße sowie das Vorkommen von Verhornungsanomalien, histologisch eine Differenzierung gegenüber der Sklerodermie durchführen zu können. Bei der Sclerodermia circumscripta finden wir alle jene Veränderungen in mehr oder weniger großem Ausmaß, die auch das Endstadium des Lichen sclerosus kennzeichnen: Atrophie der Stachelzell- bei Hypertrophie der Hornschicht, Sklerose des Papillarkörpers und der oberen Cutis in der bekannten Uhrglasform, Lückenbildung zwischen Epidermis und Papillarkörper, mäßige Zellinfiltration am Grunde des sklerotisch atrophischen Bezirks. Auch die bei der Sklerodermie im Gegensatz zum Lichen sclerosus unzweifelhaft nur ganz vorübergehend vorhandenen entzündlichen Erscheinungen, die schon sehr bald einer „so gut wie primären Kollagensklerose“ Platz machen (ALEXANDER), können daher in den wenigsten Fällen helfen. Endlich finden sich — wie besonders BIZZOZERO betont hat — auch Fälle, wie der E. HOFFMANNs, v. ZUMBUSCHs *(Lichen albus)*, CZILLAGs *(Dermatitis lichenoides chronica atrophicans)*, MILIANs *(Leucodermie atroph. ponctuée)*, FISCHERs, VIGNOLO-LUTATIs, KREIBICHs u. a., die in der Mitte bzw. der Sklerodermie näher zu stehen scheinen ls dem Lichen sclerosus.

Es erscheint daher notwendig, diese unsere im ureigensten Wesen der Dinge gelegene Unfähigkeit — wie so oft in der Histopathologie — auch hier offen zu bekennen. Man darf eben von Augenblicksaufnahmen, als die wir jedes histologische Bild betrachten müssen, keine Aufklärung über die Entwicklung des dargestellten Bildes verlangen, namentlich dann nicht, wenn, wie hier, die Pathogenese weder der einen noch der anderen Veränderung bekannt ist.

Ähnliche, fast unlösbare Schwierigkeiten können sich auch bei der Unterscheidung von gewissen fleckförmigen Hautatrophien, namentlich der *Anetodermia* JADASSOHNs ergeben, während die Trennung von umschriebenen *luischen Atrophien* bzw. von den nach *Lupus erythematodes* auftretenden wohl in den meisten Fällen durchzuführen ist. Das histologische Gesamtbild: Vorwiegen perivasculärer Plasmazellinfiltrate bei der ersteren, diffuser Zellinfiltrate bei der letzteren, mit außerordentlich mächtiger, zapfenförmiger Keratose, bieten hinreichende Anhaltspunkte.

Differentialdiagnose. Weitere Erörterungen lassen sich am besten durch gesonderte Besprechung der beiden Hauptformen, des Lichen ruber acuminatus und planus, durchführen. Für den ersteren steht seine Stellung zur *Pityriasis rubra pilaris* DEVERGIE im Vordergrunde. Sie wurde dort ausführlicher besprochen;

hier sei kurz zusammenfassend betont, daß das Lichen ruber-Knötchen mit einer typischen Infiltration in der Cutis beginnt, die während der ganzen Dauer der Erkrankung als solche bestehenbleibt. Die Primärefflorescenz der Pityriasis ruber pilaris hingegen ist primär eine von den Haarfollikeln ausgehende Hyperkeratose, die erst sekundär Papillarkörper und Cutis beteiligt, in Gestalt eines zudem außerordentlich spärlichen Infiltrates. Der Lichen striatus ähnelt histologisch einer Neurodermitis mit stärkerer perivasculärer Anordnung des Infiltrates (SENEAR und CARO, PINKUS).

Andere, klinisch gelegentlich mit dem Lichen ruber planus zu verwechselnde Krankheitsbilder sind in ihrem geweblichen Aufbau so gut gekennzeichnet, daß eine Entscheidung nicht schwer sein dürfte. Das Entsprechende gilt für den Lichen acuminatus im Vergleich zur *Keratosis suprafollicularis*, zur *Keratosis follicularis contagiosa* BROOKE und zur DARIERschen Krankheit. Schwieriger kann eine Abgrenzung bei bestimmten Formen *toxischer Exantheme* (NEUMANN), namentlich im Vergleich zu den sog. akuten Lichenformen, sein. Bei diesen findet man — neben den beiden gemeinsamen akut entzündlichen Erscheinungen, vor allem starke Gefäßfüllung — die für den Lichen planus kennzeichnenden Veränderungen. Beachtung hat in letzter Zeit besonders die manchmal Lichen planus- oder Lichen ruber verrucosus- oder Lichen corneus hypertrophicus-artige *Atebrindermatitis* gefunden. Gegen den Lichen ruber soll sie ein weniger dichtes, stärker mit Eosinophilen durchsetztes Infiltrat abgrenzbar machen (WILSON). Im späteren atrophischen Stadium fanden SULZBERGER, HERRMANN und ZAK eine Atrophie der Schweißdrüsen verschiedenen Grades und seltener eine Epithelproliferation innerhalb des Lumens bei Atrophie. MONTGOMERY hebt die ausgesprochenen follikulären Hyperkeratosen hervor. Auf die pathogenetisch äußerst aufschlußreichen Untersuchungen über die Verteilung des Atebrins in der Haut, das sich durch seine Fluorescenz nachweisen läßt (F. HERRMANN), sei hier hingewiesen.

Angereiht seien die lichenähnlichen Krankheitsbilder auf *tuberkulöser* oder *luischer* Basis, die sich ohne weiteres durch ihren bekannten Aufbau erkennen lassen. Auch die Trennung von den namentlich bei Kindern so häufigen papulösen „*Ekzem*“formen sowie dem *Lichen simplex chronicus* (Neurodermitis verrucosa) und der *Kraurosis vulvae* dürfte kaum Schwierigkeiten machen.

Die Trennung gewisser anulärer, zentral atrophischer Lichenformen vom *Lupus erythematodes* kann im Einzelfall schwer sein, dürfte sich aber — namentlich unter Berücksichtigung des klinischen Gesamtbildes — stets durchführen lassen.

Schwerer kann schon die Unterscheidung namentlich verruköser Lichenformen von der *Psoriasis verrucosa* werden. Die für diese kennzeichnende Parakeratose, Verbreiterung der Stachelschicht und gleichzeitige Verlängerung ihrer Leisten, die Vergrößerung der Papillen und namentlich die varicenähnlichen Veränderungen der Papillargefäße sind zwar in den meisten Fällen so ausgeprägt, daß ein Irrtum nicht aufkommen kann, aber ich habe doch vereinzelt Fälle von Lichen ruber verrucosus gesehen, bei denen das histologische Bild hiermit sehr große Ähnlichkeit hatte, so daß eine entscheidende Stellungnahme doch erst durch die Klinik ermöglicht wurde.

Die heute allgemein unter der Bezeichnung *Parapsoriasis* zusammengefaßten Krankheitsbilder [Pityriasis lichenoides chronica (JULIUSBERG), Parakeratosis variegata (UNNA), Dermatitis psoriasiformis nodularis (JADASSOHN), Lichen variegatus (CROCKER), Erythrodermie pityriasique en plaques disseminées (BROCQ), insbesondere in Form der Parapsoriasis lichenoides] sind dort besprochen. Die seltene Tropho-Neurose dyschromique et lichénoide in ihren von HALLOPEAU und von NEISSER und RILLE beobachteten Typen, von denen namentlich die beiden ersteren eine gewisse Ähnlichkeit mit dem Lichen haben, seien lediglich erwähnt.

Über die **Pathogenese** des Lichen planus ist Sicheres nicht bekannt. Zusammenhänge mit dem nervösen System sind noch nicht gesichert. Die sicherlich vorhandene familiäre Häufung von Lichen planus, die für eine Vererbbarkeit der Disposition zu sprechen scheint (GALEWSKY), hat bisher nicht weitergeführt.

Hinweisen möchten wir auf die Untersuchungen von OBERSTE-LEHN über die Struktur der Epidermisunterfläche, die erklärt, warum es zur Ausbildung von allerdings oft wegen ihrer Kleinheit unsichtbaren Atrophien kommen muß.

Die Parapsoriasisgruppe.

Die unter der Allgemeinbezeichnung „*Parapsoriasis*" von BROCQ 1902 auf Grund rein äußerlicher Merkmale vorläufig zusammenfassend dargestellten chronischen Hautkrankheiten bilden für die dermatologische Forschung ein schwieriges Gebiet. BROCQ glaubte seinerzeit drei verschiedene Typen des Ausschlags unterscheiden zu können, bei welchen er das Kennzeichnende im Auftreten stecknadelkopf- bis linsengroßer Papeln und linsengroßer bis handtellergroßer, meist nur wenig (kleienförmig) schuppender Flecke sah. Die Dermatosen verlaufen ohne Allgemeinstörungen, sind der Behandlung durchaus unzugänglich; die Kranken zeigen eine mehr oder weniger große *vasomotorische Erregbarkeit* der Gefäße.

Die Bezeichnung „Parapsoriasis" für diese Erkrankungen ist eigentlich wenig glücklich gewählt, zumal Beziehungen zur Psoriasis sicher nicht bestehen. Der ersten, der seinerzeit von BROCQ aufgestellten drei verschiedenen Formen des Ausschlags, der *Parapsoriasis en gouttes* entspricht die *Pityriasis lichenoides chronica* (JULIUSBERG), die mit der Dermatitis psoriasiformis nodularis (NEISSER), dem psoriasiformen lichenoiden Exanthem (JADASSOHN) übereinstimmt. Diese Form sieht noch am ehesten einer *Abortivform* der Psoriasis guttata ähnlich. Es handelt sich dabei um stecknadelkopf- bis linsengroße, scharf abgesetzte, mit festhaftenden trockenen Schuppen bedeckte Herde von rosa bis lachsroter Farbe. Nach Abkratzen der Schuppen entsteht zunächst keine Blutung, sondern eine feine glatte rötliche Fläche; erstere erfolgt nur bei energischem Kratzen (JADASSOHN).

Die zweite Form, die *Parapsoriasis lichenoides,* bei welcher eine durch stärkere Infiltration und geringere Schuppenbildung ausgezeichnete, zentral leicht eingesunkene *Papel* vorhanden ist, tritt zerstreut oder in netzartiger Zeichnung am Rumpf und an den Extremitäten auf. Im großen ganzen stimmt diese Form mit dem *Lichen variegatus* (R. CROCKER), der *Parakeratosis variegata* (UNNA, SANTI, POLLITZER) überein. Die Efflorescenzen sind mattglänzend, von hellroter Farbe und haben eine gewisse Ähnlichkeit mit dem Lichenknötchen. Sie bilden ein mehr oder weniger feinmaschiges Netz, das Inseln normaler Haut umschließt.

Die dritte Form, die *Parapsoriasis en plaques,* entspricht der 1897 zuerst von BROCQ beschriebenen *Erythrodermie pityriasique en plaques disseminées,* der *Xanthoerythrodermia perstans* (R. CROCKER) und der *Pityriasis maculosa chronica* (RASCH). Es handelt sich um runde bis ovale und streifenförmige, in den Spaltrichtungen der Haut angeordnete, meist nicht juckende und nur wenig oder gar nicht schuppende Herde von gelb- bis weinroter Farbe, die am Rumpf sowohl wie an den Extremitäten vorkommen und oft zentral eigenartig gerunzelt, fast atrophisch erscheinen. Besonders kennzeichnend ist für diese Form eine Neigung zur Purpura *factitia* (ARNDT, GROSS).

Im Einzelfalle ist jedoch eine so scharfe Trennung, wie sie vorstehend gegeben wurde, nicht immer möglich. Namentlich die erste und zweite Gruppe sind durch so viele Übergänge miteinander verbunden, daß man geneigt ist, sie einander gleichzusetzen und sogar versucht hat, die unter sieben verschiedenen Bezeichnungen dargestellte Erkrankung unter dem Namen *Pityriasis lichenoides chronica* zusammenzufassen (RIECKE). Auch für die Parapsoriasis en plaques möchte RIECKE an Stelle der drei oben angegebenen Bezeichnungen eine setzen, nämlich die der „Erythrodermia maculosa chronica". So wünschenswert eine derartige Vereinfachung auch wäre, so begründet sie aus morphologischen und histologischen Überlegungen sein dürfte, so scheint es doch zweckmäßig, die Trennung in drei Krankheitsformen vorläufig noch aufrechtzuerhalten. Auf den Sammelbegriff der Parapsoriasis möchte ich dabei am liebsten ganz verzichten; er ist jedoch leider im Sprachgebrauch so eingebürgert, daß er so lange kaum ersetzbar scheint, wie es nicht gelungen ist, das *Wesen* der Veränderungen klarzulegen und damit entweder die gesamten Formen oder die eine mit der anderen gleichzusetzen bzw. sie völlig voneinander zu trennen.

D. WALTHER wies darauf hin, daß sowohl die Bezeichnung Parapsoriasis lichenoides, als auch Parakeratosis variegatas oder Lichen variegatus nicht zutreffend ist, und nennt das damit gemeinte Krankheitsbild nach einem Vorschlag von GANS „*Dermatitis lichenoides striata et reticularis*". Dieser Bezeichnung wurde von SKLARZ jüngstens zugestimmt. Nach WADDINGTON wären diese Fälle der Parapsoriasis en plaques zuzuordnen (s. unten).

Die Blutungsneigung bei der Parapsoriasis ist differentialdiagnostisch ausgewertet worden (Grattage méthodique BROCQ). Auch kommen Übergangsfälle zu den chronischen Purpuraformen vor (s. dort).

Nach Vorstehendem ist es selbstverständlich, daß das histologische Bild nicht so kennzeichnend sein kann, um aus ihm ohne weiteres eine Diagnose zu stellen. Den klinischen Erscheinungen entsprechend und auch nach der Verschiedenheit des Alters der vorliegenden Krankheitsherde findet man *eine Reihe* voneinander mehr oder weniger *verschiedener histologischer Bilder*.

Dabei handelt es sich jedoch in der Hauptsache um rein quantitative Unterschiede, welche der Einheitlichkeit der Befunde nicht widersprechen; ihnen allen *gemeinsam* ist ein enges Beieinander parakeratotischer Veränderungen in der Epidermis mit einer geringgradigen, oberflächlich sitzenden, in erster Linie perivasculären entzündlichen Zellinfiltration in Corium und Papillarkörper. CIVATTE versuchte, die klinischen Erscheinungsformen mit den verschiedenen histologischen Bildern in Einklang zu bringen und unterschied ein erstes Stadium der „Epidermisreaktion" (lichenoide Efflorescenzen) von dem zweiten Stadium „der Epidermisdegeneration" (schuppende Erythrodermieherde).

Pityriasis lichenoides chronica (Parapsoriasis guttata et lichenoides).

Bei *jungen lichenoiden*, noch nicht schuppenden *Herden* finden sich die ersten Veränderungen als Zellansammlungen in der Cutis, während Störungen der Epidermis völlig zurücktreten. Die Zellherde sind in erster Linie auf das Stratum papillare bzw. subpapillare beschränkt, perivasculär gelagert und nach unten, namentlich bei stärkerer Entwicklung des Infiltrates, ziemlich deutlich abgesetzt. Dieses Infiltrat besteht fast ausschließlich aus Lymphocyten (CIVATTE). Dazu kommt eine Hyperplasie der Gefäßwandperithelien und eine geringe Wucherung der Bindegewebszellen, letztere in erster Linie im Stratum papillare (HODARA). Die *Gefäße* sind erweitert, die Bindegewebsfasern durch ein im Papillarkörper stärkeres, in der Cutis schwächeres *Ödem* auseinandergedrängt, die Papillen dadurch manchmal verlängert und verbreitert. Zur mittleren und tieferen Cutis hin setzt sich das Infiltrat manchmal perivasculär fort, im übrigen finden sich hier jedoch keine Veränderungen.

Die *Epidermis* zeigt ebenfalls ein leichtes inter- und intracelluläres Ödem. Die Stachelschicht ist verbreitert, die einzelnen Zellen sind sowohl vermehrt als vergrößert, letzteres in erster Linie durch das intracelluläre Ödem, welches um die Kerne oft einen hellen Hof bildet. In den erweiterten Intercellularräumen findet man polynucleäre Leukocyten, meist nur in geringer Zahl. Je nach dem Grade und der Dauer des Ödems kommt es zu einer Störung der Verhornung, die fleckweise zur Bildung einer mehr oder weniger verdickten, ungleichmäßigen, manchmal *parakeratotischen* Hornschicht führt.

In den *ausgebildeten papulösen,* im Zentrum schuppenden *Knötchen* findet man, namentlich am Rande, die oben erwähnten Veränderungen in stärkerem

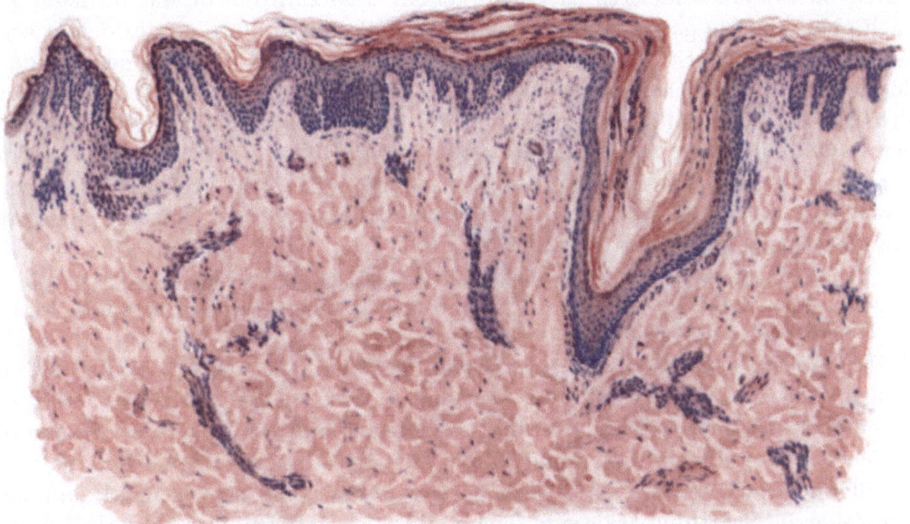

Abb. 122. *Pityriasis lichenoides chronica* (♂, 19jähr., Bauch). (Ausgebildete Papel im Beginn der Rückbildung.) Atrophische und hypertrophische Epidermisabschnitte nebeneinander. Hyperkeratose und Parakeratose. Umschriebenes Ödem der Stachelschicht. Mäßiges, hauptsächlich perivasculäres Infiltrat im ödematösen Stratum papillare und subpapillare. Hämatoxylin-Eosin. O = 66:1; R = 66:1.

Maße. Die erweiterten Gefäße des Stratum papillare und subpapillare sind von einer dichten Schicht lymphocytärer und gewucherter perithelialer Zellelemente umgeben. Nach der Mitte der Knötchen sind diese Veränderungen um vieles deutlicher. Die perivasculäre Zellansammlung fällt in dem ödematösen Papillarkörper und den geschwollenen Papillen besonders auf; zu ihr tritt hier noch eine ausgesprochene Wucherung der Bindegewebszellen.

Über diesem mittleren Abschnitt ist die *Epidermis* deutlich *verbreitert*; einmal durch das auch hier vorhandene inter- und intracelluläre Ödem, dann durch eine Vergrößerung und Vermehrung der Stachelzellen. Die Hornschicht ist deutlich verdickt, das darunterliegende Stratum granulosum in den Randabschnitten verbreitert. In der Mitte fehlt jedoch, entsprechend dem hier am stärksten entwickelten Ödem, das Keratohyalin und die Hornschicht ist in eine abgeplattete *parakeratotische Schuppe* umgewandelt. Bei länger bestehenden Herden ruft das Ödem auch eine *Umwandlung der Stachelschicht* hervor. Ihre Zellen werden größtenteils in hyaline homogene Schollen oder gar in zusammengebackene, nicht mehr färbbare Massen verwandelt, deren Kerne atrophisch oder zerfallen sind (HODARA). Die von BEJARANO und COVISA erwähnten ausgedehnteren Schädigungen der Epidermis dürften wohl den akuten Formen anzureihen sein (s. Differentialdiagnose).

Manchmal werden sogar einzelne Gruppen stark ödematöser und geschwollener Stachelzellen durch das Infiltrat aus dem Epithelverbande abgedrängt und finden sich dann frei im Stratum papillare (LEWTSCHENKOW). Der *Aufbau des Zellinfiltrats* ist genau der gleiche wie früher; nur vereinzelt finden sich polynucleäre Leukocyten, die dann zusammen mit den losgelösten ödematösen Stachelzellen und gewucherten Bindegewebszellen der lymphocytären Grundlage des Infiltrates ein etwas lebhafteres Aussehen geben. Das Infiltrat nimmt in dieser Zeit nach oben hin das ganze Stratum papillare und subpapillare ein, es dringt sogar gelegentlich in das Stratum basale vor. Die Papillen sind zum Teil geschwunden, desgleichen die Epithelleisten. In der mittleren und tieferen Cutis beschränkt sich die Zellansammlung auch jetzt noch lediglich auf die nächste Umgebung der Gefäße. Das *elastische* Gewebe erscheint gequollen, innerhalb der Infiltrate aufgelockert und gelegentlich zu dicken, kurzen Brocken zerfallen. Die kollagenen Fasern sind ebenfalls gequollen, ihre Struktur verwaschen und manchmal gar nicht mehr erkennbar.

Auf das Vorkommen von Epitheloid- und Riesenzellen in den Infiltraten, wie das von CIVATTE, MILIAN und PINARD sowie VERROTTI und WITHFIELD mitgeteilt wurde, wird bei der Differentialdiagnose einzugehen sein.

Bei *Rückbildung der Papeln* trifft man im histologischen Bilde auf Veränderungen, die man als atrophische bezeichnen darf. Diese *Atrophie* äußert sich besonders im Zentrum des Erkrankungsherdes, und zwar an der Stachelzellschicht. Diese ist oft auf wenige Zellreihen zusammengeschmolzen, die interpapillären Epithelleisten sind teils geschwunden, teils sehr schmal und lang. Die Zellen im Stratum basale sind flach und breit; sie haben ihre normale Zylinderform verloren. Da auch die Papillen geschwunden sind, ist die Epidermis-Cutisgrenze in eine gleichmäßig wellenförmige Linie umgewandelt.

Die Zellinfiltration, an deren Aufbau sich jetzt neben den kleinen Lymphocyten auch polynucleäre Leukocyten und Mastzellen, nur äußerst selten Plasmazellen beteiligen, beschränkt sich in der Hauptsache auf die Umgebung der stark erweiterten Capillaren und kleinen Gefäße. Diese Erweiterung der Blutgefäße wird besonders deutlich im oberflächlichen horizontalen Netz. Infolge des Rückgangs der Zellherde ist die Lockerung der Bindegewebsfasern noch auffallender geworden. Die *Anhangsgebilde der Haut* zeigen keinen krankhaften Befund.

Den klinischen Veränderungen der dritten Form der Parapsoriasis, der

BROCQschen Krankheit (Parapsoriasis en plaques)

entspricht *mikroskopisch kein unbedingt kennzeichnender Befund.* Es handelt sich nach ARNDT um einen auf die oberflächlichsten Hautschichten beschränkten und gegen die Umgebung nicht scharf abgesetzten chronisch entzündlichen Prozeß wechselnden Grades. Er besteht in erster Linie aus einer teils diffusen, teils perivasculären *Zellinfiltration,* die vorwiegend aus Lymphocyten und in geringerer Zahl aus gewucherten Bindegewebszellen aufgebaut ist, während polynucleäre Leukocyten und auch Mastzellen nur in mäßiger Zahl gefunden werden. Das Infiltrat ist an die oberflächlichsten Coriumschichten, in erster Linie das Stratum papillare und subpapillare gebunden. Weiter in der Tiefe trifft man Zellzüge nur um die Gefäße der Hautanhangsgebilde (RIECKE). Im Bereich der Zellinfiltration ist das Corium von einem wechselnd starken *Ödem* durchsetzt. Diesem entspricht eine Erweiterung der Lymphgefäße und Lymphspalten. Es führt zu einer Abflachung der Papillen und damit zu einem Verstreichen des Papillarkörpers. Dort, wo die Papillen erhalten bleiben, sind sie unregelmäßig und plump. Das Ödem führt ferner zu einer Auflockerung der Bindegewebsfibrillen, die oft in ein lockeres, weitmaschiges Gewebe umgewandelt sind, das von dem ebenfalls auseinandergedrängten, im übrigen jedoch auch nicht weiter veränderten elastischen Fasernetz durchsponnen wird.

In der *Epidermis* trifft man auf ein inter- und intracelluläres Ödem. Dieses führt an vereinzelten Stellen gelegentlich zur Bildung kleinster interepithelialer Hohlräume, die sich ungezwungen als *Spongiose* bezeichnen läßt. Dazu tritt eine Aufquellung der Zellen infolge intracellulärer Flüssigkeitsansammlung, namentlich im Stratum basale, weniger stark auch im Stratum spinosum. Hier trifft man das Ödem besonders an jenen Stellen, wo das cutane Infiltrat in stärkerem Maße in die Epidermis vorgedrungen ist (RIECKE). Dieses besteht hier in der Hauptsache aus lymphocytären Zellformen; daneben finden sich im Epithel jedoch auch polynucleäre Leukocyten in geringerer Zahl. Überall dort, wo es zu diesem epithelialen Einbruch des Infiltrats gekommen ist, geht der regelrechte Aufbau des Papillarkörpers verloren. Stratum basale und auch spinosum sind durch das andrängende Infiltrat zerrissen, der Papillarkörper verworfen. An den übrigen Stellen ist die Stachelschicht deutlich verbreitert, sowohl in den interpapillären Leisten als auch suprapapillär. Die einzelnen Zellen zeigen häufig eine auffallende Neigung, sich in die Länge zu strecken, so daß sie den Basalzellen ähnlich werden (RIECKE). Überall dort, wo Ödem und Zellinfiltrat in die Epidermis vorgedrungen sind, fehlt das Keratohyalin, während an den anderen Stellen das Stratum granulosum in gleichmäßiger Zellage vorhanden ist. Das Stratum corneum ist manchmal leicht verdickt; überall dort, wo das Ödem bzw. das Infiltrat zum Schwund des Keratohyalins geführt hat, trifft man auf ganz umschriebene kernhaltige, parakeratotische Herde (ARNDT). Das *elastische* und *kollagene* Gewebe innerhalb der dichteren Infiltrate ist aufgelockert, zum Teil geschwunden; die Anhangsgebilde der Haut erscheinen nicht verändert.

Differentialdiagnose. Die differentialdiagnostische Verwertung des mikroskopischen Bildes ist insoweit schwierig, als ja eigentlich kennzeichnende Veränderungen bei keiner der verschiedenen Formen feststellbar sind. CIVATTE findet lediglich die Parapsoriasis lichenoides (Parakeratosis variegata) und die Parapsoriasis en plaques histologisch einander ähnlich, da ihre Papeln vorzugsweise durch Veränderungen innerhalb der Cutis bedingt seien. Die Pityriasis lichenoides chronica (Parapsoriasis en gouttes) dagegen sei eine vorwiegend epidermale Erkrankung; allerdings könne in der Cutis ein erhebliches, wenn auch uncharakteristisches Infiltrat und ein ebensolches Ödem bestehen.

Immerhin gibt das Zusammentreffen einer Reihe von Einzelstörungen die Möglichkeit, in den klassischen Fällen wenigstens eine Diagnose zu stellen. Dies gilt in erster Linie für die *Pityriasis lichenoides chronica* (Parapsoriasis guttata et lichenoides). Bei ihr kommen eigentlich nur zwei Veränderungen in Betracht, die differentialdiagnostische Schwierigkeiten machen können, einmal die *Psoriasis guttata* und zum anderen das *papulo-squamöse Syphilid.* Namentlich das letztere ist manchmal mit der Pityriasis lichenoides chronica verwechselt worden. Selbst in jenen seltenen Fällen, wo weitere syphilitische Kennzeichen im Stiche lassen sollten, gestattet das Mikroskop eine Unterscheidung. Es ist vor allem die im Vergleich mit den Syphiliden geringe Infiltration im Corium, das Fehlen jeglicher Andeutung eines Plasmoms. Bei der *Psoriasis* sind für gewöhnlich die Entzündungserscheinungen viel stärker ausgesprochen; sie zeigen sich besonders in der Epidermis, einmal im Auftreten zahlreicherer Mitosen, zum anderen in der ausgedehnten Parakeratose. Dazu kommt die Verdünnung der suprapapillaren Stachelzellschicht, durch welche die erweiterten Capillaren des Papillarkörpers unmittelbar an die parakeratotische Schuppe heranreichen, wodurch das *leichte* Hervorrufen der punktförmigen Blutung möglich wird. Im Gegensatz zu der suprapapillaren ist die interpapillare Stachelschicht durch die starke Wucherung ihrer Leisten ausgezeichnet, eine Hyperplasie, die bei der Pityriasis lichenoides chronica nur in den allerjüngsten Erkrankungsherden angetroffen wird, während in den älteren die Epidermis mehr oder weniger atrophisch erscheint. Die eigenartigen und für die Psoriasis als kennzeichnend angesehenen leukocytären „Mikroabscesse" im Epithel werden bei der Pityriasis lichenoides niemals angetroffen.

Klinisch kann die Papel der Pityriasis lichenoides chronica auch der des *Lichen ruber* sehr ähnlich sehen. Im allgemeinen wird eine genauere klinische Betrachtung schon die Sachlage klären. Das histologische Bild ist durchaus eindeutig. Beim Lichen planus finden wir in der Regel eine stärkere Entzündung, die sich weniger im Epithel als in Papillarkörper und oberer Cutis abspielt, mit scharfer Absetzung des Infiltrats nach unten; ferner ein stark entwickeltes subepitheliales Ödem, eine dadurch bedingte Zerstörung der unteren Schichten der Epidermis mit Bildung feinster und gröberer, von feinen fibrinähnlichen Fäden ausgefüllter Lücken, ein Mangel jeglicher Parakeratose und das Vorherrschen einer Hyperkeratose.

Eine besondere Bedeutung kommt ferner der Unterscheidung von der *Tuberculosis cutis papulo-necrotica* zu. Jene Feststellungen von Civatte, der in drei Fällen von Parapsoriasis zwar keine Tuberkelbacillen, jedoch den klassischen histologischen Aufbau des Tuberkels: Riesenzellen, epitheloide Zellen und Lymphocyten bei zentraler Nekrose beobachtete, Fälle, wie ähnliche auch von Milian und Pinard, dann von Verrotti festgestellt wurden, möchte man am liebsten völlig abseits stellen und mit Arndt wenigstens den letzteren dem atypischen Lichen scrophulosorum zurechnen. Aber selbst dann, wenn man die anderen Fälle zur Parapsoriasis guttata zählen möchte, darf man den tuberkuloiden Aufbau nur dahin verwerten, daß eben ein „spezifischer Gewebsaufbau" vielleicht auch einmal durch einen „unspezifischen Reiz" ausgelöst sein kann, wie das ja unseren heutigen Anschauungen ohne weiteres entspricht.

Zu erwähnen sind schließlich jene *akuten Verlaufsformen der Pityriasis lichenoides chronica* (Parapsoriasis guttata), die wohl nicht zuerst von Mucha, sondern wie Gross meint, von Moeller und Afzelius gesehen worden sind. Während, wie INGRAM angibt, auch bei anderen Formen der Parapsoriasis nekrotische Knötchen beobachtet werden, handelt es sich hier um ein akutes, schubweises, rezidivierendes Auftreten eines an *Varicellen* oder auch an ein *papulokrustöses Syphilid* erinnernden Exanthems. Von dieser akuten Form bestehen zur chronischen durchaus Übergänge (MIESCHER). *Histologisch* werden neben Efflorescenzen, die dem oben geschilderten Bild der Pityriasis lichenoides chronica entsprechen, solche beobachtet, bei denen es zu einem dichteren Infiltrat überwiegend aus Rundzellen und Histiocyten, aber auch Polymorphkernigen kommt. Auch der Austritt von Erythrocyten wird aus den teilweise deutliche Schädigungen aufweisenden Gefäßen beobachtet. Die Epidermis zeigt ein inter- und intracelluläres Ödem mit eindringenden Lymphocyten. Es kann zu einer Auflösung der Basalschicht, zur Bildung unilokulärer Bläschen mit reticulierender Degeneration kommen, also Formen, die durchaus den Varicellen entsprechen (OPPENHEIM). BUSCHKE, GOTTRON sowie ROBINSON u. a. haben Fälle mit recht erheblicher Bläschen- und Blasenbildung beschrieben. Dabei waren die Bläschen und Blasen durch feine Septen in Kammern aufgeteilt, in denen sich degenerierte Epithelien, polymorphkernige Leukocyten und Lymphocyten fanden. Schließlich kann es zur teilweisen oder völligen Nekrose der Epidermis kommen. Dann ist über dem Granulationsgewebe im Papillarkörper eine Kruste aus Fibrin, Leukocyten, Erythrocyten und Kerntrümmern sowie degenerierenden Epithelien zu beobachten, unter der an den Seiten das regenerierende Epidermisepithel sich schalenförmig nachschiebt (MIESCHER). Der histologische Prozeß ist von der chronischen Form nur graduell verschieden.

Im großen ganzen macht demnach die differentialdiagnostische Trennung für diese Formen der „Parapsoriasis" keine großen Schwierigkeiten. Anders steht das hingegen mit der *Parapsoriasis en plaques*. Diese ist zwar in ihren klassischen Formen von der Pityriasis lichenoides chronica völlig verschieden (ARNDT, RIECKE). Es ergeben sich jedoch differentialdiagnostisch eine Reihe von Schwierigkeiten in der Abgrenzung gegenüber einigen anderen chronischen Hauterkrankungen, in erster Linie von gewissen Formen des „*seborrhoischen Ekzems*". Zwar ist bei diesem die Acanthose und Parakeratose bzw. Hyperkeratose stärker ausgesprochen, ebenso die mit bedeutender Leukocytose einhergehende entzündliche Zellansammlung im Corium. Dazu tritt die stärker entwickelte und regelmäßig vorhandene seröse und serofibrinöse Bläschenbildung an der Unterseite der parakeratotischen Schuppe, die Bläschen- sowie Krustenbildung, die Wucherung der Stachelzellschicht in Gestalt der verlängerten Reteleisten und der zahlreichen Mitosen. Bei der BROCQschen Krankheit hingegen bleibt die Bläschenbildung, wenn sie auch gelegentlich beobachtet wird, meist gering und auf wenige Stellen beschränkt. Auch die übrigen Epithelveränderungen sind im Vergleich zu dem klinischen Eindruck der Erkrankung meist nur gering ausgeprägt, namentlich das inter- und intracelluläre Ödem und mit diesem unmittelbar zusammenhängend die Bildung der aus Serum, Leukocyten und parakeratotischen Hornlamellen aufgebauten Krusten (Schuppenkrusten).

Ebenso wie mit dem „seborrhoischen Ekzem" ist auch eine Verwechslung mit gewissen Formen der *Mycosis fungoides* gelegentlich möglich. Wo hier klinische Erfahrungen (Jucken, Rückbildung auf Röntgenstrahlen) im Stich lassen, gibt das histologische Bild meist doch gewisse Anhaltspunkte, wenn auch im allgemeinen zugegeben werden muß, daß weder für die Mycosis fungoides noch die Erythrodermie en plaques der Befund ein durchaus kennzeichnender ist. Bei beiden Erkrankungen ist die Infiltration in erster Linie auf die obersten Cutisschichten beschränkt, jedoch zeigen Aufbau und Zusammensetzung bemerkenswerte Unterschiede. Bei der Mycosis fungoides: große Mengen eosinophiler und dann auch kleiner und großer, ein- und zweikerniger Plasmazellen, Lymphocyten und polynucleäre Leukocyten sowie viele wuchernde Bindegewebszellen, oft zu mehrkernigen Riesenzellen zusammengelagert, alles in allem ein durch die Polymorphie der Zellen eigenartiges Bild; bei der Erythrodermie en plaques: fast nie Plasmazellen, nur vereinzelte Mitosen, spärliche Mastzellen, in der Hauptsache jedoch lymphocytäre Zellelemente neben gewucherten fixen Bindegewebszellen (Arndt). Bei der Mycosis fungoides sind die Epidermisveränderungen auffallender entwickelt: Acanthose, intra- und intercelluläres Ödem, reichliche Mitosen, oft Bläschenbildung. Bei der Erythrodermie trifft man hingegen nur ausnahmsweise eine stärkere Acanthose und nur ein geringes Ödem, in den älteren Herden jedoch stets eine Atrophie der Epidermis.

Diese Atrophie kann dem Krankheitsbilde gelegentlich einmal eine gewisse Ähnlichkeit mit der *Dermatrophia chronica atrophicans* geben, was in einzelnen Fällen (Brandtweiner u. a.) tatsächlich zu klinischen Irrtümern geführt hat und sogar vereinzelte Forscher (Rille u. a.) veranlaßte, der Parapsoriasis en plaques überhaupt jede Selbständigkeit abzusprechen und sie zur Dermatitis atrophicans zu zählen. Jedoch finden sich histologisch auch dann, wenn die Atrophie bei der Dermatitis atrophicans noch nicht vollständig ausgesprochen ist, gewisse Unterschiede.

Das Infiltrat ist bei dieser im oberen und mittleren Corium gewöhnlich viel dichter, es führt im weiteren Verlauf zu einem Verstreichen des Stratum papillare, zu einem Schwund des Elastins und Kollagens in der Cutis sowohl als in der Subcutis. Am Aufbau der Infiltrate beteiligen sich stets Plasmazellen in wechselnder Zahl. Gerade diese Zellformen wurden bei der Erythrodermie en plaques nie gefunden (Arndt). Auch beschränken sich bei dieser die Zellansammlungen ausschließlich auf die oberste Cutis, während sie bei der Dermatrophie, meist mantelförmig die Gefäße begleitend, bis tief in die Subcutis hinein zu verfolgen sind. Alles in allem eine Reihe klinischer und insbesondere histologischer Unterschiede, die eine Verwechslung kaum möglich machen sollten.

Der Vollständigkeit halber sei noch die *Pityriasis rosea* erwähnt, der die Parapsoriasis en plaques zu Beginn manchmal ähnlich sein kann. Ganz abgesehen davon, daß der weitere klinische Verlauf die Entscheidung ohne weiteres bringen wird, bietet auch das Vorwiegen einer stärkeren Exsudation, die sogar in den Randabschnitten der Pityriasis rosea zu ausgedehnten mit Serum und polynucleären Leukocyten gefüllten Bläschen führen kann, bei erheblich stärkerer Beteiligung des Coriums, in der Regel hinreichende Unterscheidungsmerkmale.

Zu erwähnen ist schließlich noch die *Lepra maculo-anaesthetica,* die jedoch — selbst wenn einmal die klinischen Untersuchungsmöglichkeiten, namentlich die Sensibilitätsprüfung, nicht ausreichen sollten — in dem eigenartigen Granulationsgewebe (Epitheloide und Riesenzellen, Lymphocyten und Plasmazellen, oft mit zentraler Nekrose und in scharf abgesetzten Herden auftretend) ein ausreichendes Unterscheidungsmerkmal bietet.

Eine Differenzierung gegenüber den *chronischen Purpuraformen* kann histologisch unmöglich sein, zumal es auch bei der Parapsoriasis zur Ablagerung eisenhaltigen Pigmentes kommen kann. ARNDT glaubte allerdings, daß die Abgrenzung gegenüber der *Purpura anularis teleangiectodes* histologisch auf Grund der dort vorhandenen eigenartigen, oft varicösen Gefäßerweiterungen sowie der Blutaustritte möglich sei (Näheres siehe Purpura *Majocchi*).

Pathogenese. Die Pathogenese der gesamten Gruppe ist noch völlig dunkel. Es kann als sicher gelten, daß die Veränderungen vom Bindegewebe, und zwar durch Vermittlung des Gefäßapparates, ausgehen und daß die Epidermis erst sekundär in Mitleidenschaft gezogen wird. Diese Veränderungen sind entzündlicher Natur; man hat mit Rücksicht auf die erhöhte Reizbarkeit der Vasomotoren an eine chronische Vasomotorenstörung durch toxische Einflüsse gedacht (C. FOX und MACLEOD, EHRMANN u. a.), aber auch bei dieser Annahme bleibt die Frage nach der Genese jener angenommenen Toxine offen. Über die Beziehungen zur Tuberkulose (CIVATTE, MILIAN u. a.) wurde bei der Differentialdiagnose schon gesprochen. WADDINGTON tritt, wie auch andere Autoren, für eine völlige Abgrenzung der Parapsoriasis en plaques von der Pityriasis lichenoides chronica ein. Als Parapsoriasisgruppe möchte er die Parapsoriasis en plaques (BROCQ), die netzförmigen Varianten der Parapsoriasis en plaques, wozu die als Keratosis variegata und Parapsoriasis lichenoides beschriebenen Fälle zu rechnen wären, und die Poikilodermia atrophicans vascularis, wie sie LANE beschrieben hat, bezeichnet wissen. Bei allen soll es sich um Vorstadien der Mycosis fungoides handeln. MCCARTHY glaubt, daß die als Parapsoriasis lichenoides (Parakeratosis variegata) beschriebenen Fälle nicht der Parapsoriasis, sondern andern Dermatosen zugerechnet werden sollten. Einer der klassischen Fälle von BROCQ war vorher als Poikilodermie diagnostiziert worden und endete mit Tumoren, die einer Mycosis fungoides entsprachen. Vielleicht erklärt sich das Vorkommen jugendlicher Bindegewebselemente mit stark acidophilem, teils granuliertem Plasma bei einem fraglichen Fall von Parapsoriasis en plaques von VANDEKERCKHOVE so, daß es sich hier ebenfalls um eine beginnende Wucherung des reticulären Gewebes handelte.

Erythrodermia exfoliativa generalisata.

Unter der Bezeichnung Erythrodermia exfoliativa generalisata bzw. Dermatitis exfoliativa generalisata verstehen wir eine Gruppe klinisch einander sehr ähnlicher, pathogenetisch jedoch noch durchaus ungeklärter Erkrankungen; als Beispiel ihres geweblichen Aufbaues sei die

Pityriasis rubra (HEBRA-JADASSOHN)

eingehend dargestellt.

Das erstmals von F. HEBRA näher umgrenzte Krankheitsbild, dem dann BROCQ in seiner Übersicht über die „exfoliativen Erythrodermien" unter den primären oder idiopathischen eine Sonderstellung einräumte, wurde schließlich von JADASSOHN in einer grundlegenden Untersuchung schärfer herausgearbeitet und sichergestellt (1891). Es handelt sich um eine chronische, in den meisten Fällen stets und unaufhaltsam zum Tode führende, mit verschieden starker Abschilferung und nachfolgender Atrophie der Epidermis einhergehende Erkrankung, welche während ihres ganzen Verlaufes von keiner anderen Erscheinung begleitet wird als von einer andauernden intensiv dunkelroten Färbung der Haut ohne bedeutende Infiltration, ohne Knötchenbildung, ohne Entwicklung von Einrissen, ohne Nässen oder Bläschenbildung. Sie ist von ganz geringem Jucken begleitet und meist allgemein über die ganze Haut verbreitet ohne eine bevorzugte Lokalisation an einzelnen Hautstellen. Die Haare fallen aus, die Nägel bleiben meist intakt, die gesamten Lymphdrüsen sind fast stets geschwollen. Ein gelegentlich doch auftretendes Nässen auf der einen oder anderen umschriebenen Hautstelle dürfte auf sekundäre Einflüsse zurückzuführen sein. Das Allgemeinbefinden bleibt meist lange Zeit gut; die Kranken klagen eigentlich nur über ein Kältegefühl, später über die infolge der Atrophie straffe Spannung der Haut, die die Glieder zur Beugestellung, an den Augen zum Ectropium führt.

In den *frischen Stadien* der Erkrankung zeigt sich hauptsächlich eine Verdickung sämtlicher Epidermisschichten, im Corium nur eine diffuse zarte Zellinfiltration des Stratum papillare und subpapillare, von dem aus einzelne meist perivasculäre und perifollikuläre Zellansammlungen in die tiefere Cutis vordringen. In der *Hornschicht* wechseln *hypertrophische* und anscheinend normale Abschnitte unregelmäßig miteinander ab. In den oberen, locker geschichteten Teilen sind sie unter Verlust ihrer Kerne vollständig verhornt, während nach der Tiefe zu, in den auch hier sehr losen, manchmal direkt faserigen Hornlamellen vielfach lange, schmale oder auch ovale Zellkerne erhalten bleiben. Das Stratum *granulosum* ist zu diesem Zeitpunkt regelmäßig vorhanden, einmal etwas verbreitert, ein andermal eher verschmälert, oder auch, namentlich unterhalb der kernhaltigen Teile der Hornschicht, völlig geschwunden, ein Befund, der in seiner Unregelmäßigkeit mit dem gerade vorliegenden Gesamtzustand eng zusammenhängt. Die *Stachelschicht* erscheint in der Regel *verdickt*, die einzelnen Zellen sind vergrößert; die Epithelleisten deutlich verlängert, in Form unregelmäßig verzweigter Fortsätze zum Corium vordringend. Allgemein fällt der Reichtum an *Mitosen*, besonders in den Epithelleisten auf, worauf als erster JADASSOHN hingewiesen hat, der ebenso wie bereits vor ihm PETRINI auch die zahlreichen einwandernden Leukocyten feststellte. Das *Stratum basale* ist regelmäßig gebaut und zeigt gegenüber den gesunden Epidermisschichten einen völligen *Pigmentmangel*, eine Beobachtung, die jene in den späteren Stadien des Prozesses an umschriebenen Stellen auftretenden weißen atrophischen Herde erklärt.

Entsprechend der Wucherung der Epithelleisten sind die *Papillen* verlängert und verschmälert, ein Umbau, der noch ausgesprochener sein würde, wenn nicht ein deutliches *Ödem*, das sich auch auf das Stratum subpapillare fortsetzt, vorhanden wäre. Die Papillargefäße sind erweitert, vielfach geschlängelt und stark mit Blut gefüllt; ihre Endothelien geschwollen. Eine leichte *Zellinfiltration*, die aus Lymphocyten, gewucherten Bindegewebszellen und namentlich Mastzellen besteht, begleitet die Gefäße der oberen Cutis, der Haarfollikel und Schweißdrüsen, tritt jedoch auch selbständig an umschriebenen Stellen des Gewebes auf. Vereinzelt wird auch auf stärkere *Pigmentansammlungen* teils in Zellen, teils in Haufen frei zwischen dem Bindegewebe der tieferen Cutislagen hingewiesen, ohne daß diese in eine unmittelbare Beziehung zum Wesen der Erkrankung zu bringen wären. Die Cutis zeigt im übrigen ebenso wie die Anhangsorgane keine Veränderung.

In *fortgeschritteneren* Fällen nehmen die eben geschilderten Veränderungen an Stärke zu; dazu treten jedoch noch gewisse weitergehende Störungen. So ist die *Hornschicht* an den meisten Stellen *abgestoßen* bzw. nur noch in wenigen, zum Teil parakeratotischen Lamellen erhalten. Im *Stratum spinosum* treten neben den noch immer zahlreichen Mitosen bereits *Degenerationserscheinungen* besonders in den oberen Schichten auf. Viele Zellen sind gequollen, aufgehellt, mit kleinem, oft wandständigem Kern; in anderen ist es vielfach unter Kernschwund zum Auftreten großer Vacuolen gekommen. Im *Corium* hat die *Pigmentanhäufung* gelegentlich stärkere Grade angenommen, wenn auch im übrigen, abgesehen von einem leichten entzündlichen *Ödem*, das Bindegewebe noch nicht nennenswert verändert ist. Dagegen lassen sich jetzt schon vereinzelt *atrophische Vorgänge* an den Talgdrüsen feststellen.

Wenn so auch allgemein betont werden muß, daß die histologischen Veränderungen im Frühstadium des Prozesses durchaus nicht so kennzeichnend sind, um sie von ähnlichen Erkrankungsformen ohne weiteres unterscheiden zu können, so ergibt doch eine Untersuchung *im atrophischen Stadium* recht eindeutige Befunde. Der Papillarkörper ist fast völlig geschwunden, so daß die Epidermis-Cutisgrenze im ganzen geradlinig oder leicht gewellt verläuft. Die Epithelleisten sind auf wenige ganz schmale, unregelmäßig verteilte Reste reduziert. Die Hornschicht ist außerordentlich dünn und läuft als eintönige, gleichmäßige, aus wenigen Zellagen bestehende Linie über die ebenfalls

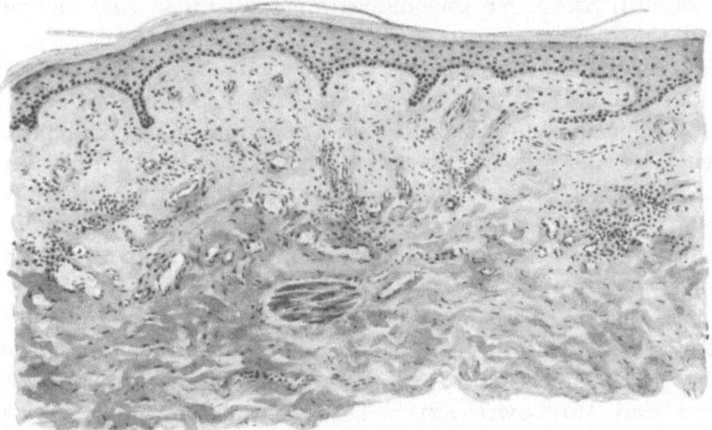

Abb. 123. *Pityriasis rubra* (HEBRA-JADASSOHN). (Atrophisches Stadium.) Hornschicht zum Teil parakeratotisch und abgestoßen. Übrige Epidermis stark verschmälert und ödematös, Reteleisten größtenteils geschwunden. Papillarkörper und obere Cutis ödematös geschwollen. Umschriebene, meist perivasculäre Infiltrate um die erweiterten Gefäße. Hautanhangsgebilde geschwunden; Musc. arrect. pil. besonders deutlich. O = 66:1; R = 50:1. (Sammlung P. G. UNNA.)

stark verschmälerte Stachelschicht fort. Das Stratum granulosum ist als eine Reihe schwächer oder auch stärker granulierter Zellen erhalten, fehlt vielfach auch ganz.

Die oben angedeuteten Degenerationserscheinungen der Stachelzellen, namentlich die *Vacuolenbildung*, treten jetzt in stärkerem Maße auf, so daß vielfach die ganze Schicht befallen ist und ein an den *Status spongoides* erinnerndes Aussehen zeigt. Die zahlreichen das Epithel durchwandernden Leukocyten haben zusammen mit dem Ödem auch den Aufbau des *Stratum basale* gestört; dessen einzelne Zellen sind vielfach abgeplattet, spindelförmig; die Kerne sind klein und die ganze Zelle ist oft aus ihrer senkrechten Stellung schräg oder horizontal abgedrängt. An manchen Stellen ist eine Grenze zwischen Epithel und Corium überhaupt nicht mehr festzustellen, indem die nach oben wandernden Leukocyten unmittelbar aus der subpapillären, der Epidermis parallel verlaufenden Infiltrationszone in letztere eintreten. Das *Infiltrat* erreicht jedoch nirgends mehr einen bedeutenden Grad; es ist erheblich schwächer als in den früheren Stadien, tritt jedoch hier wie dort in erster Linie um die Gefäße auf, wenn auch in sehr geringer Ausdehnung, so daß die einzelnen Herde kaum noch miteinander verschmelzen. An ihrem Aufbau sind im allgemeinen noch die gleichen Zellformen beteiligt wie früher, an Zahl treten jedoch jetzt spindel- und sternförmige junge Bindegewebszellen hervor. Innerhalb dieser Zone sind sämtliche Haarfollikel und Talgdrüsen zugrunde gegangen. Dagegen treten die wohlerhaltenen glatten Muskelbündel der Arrectores pil. jetzt um so auffallender hervor. Das *kollagene* Gewebe der papillaren und subpapillaren Schicht besteht aus lockeren dünnen, atrophischen, schlecht färbbaren Fibrillen; nach der mittleren Cutis zu werden diese dicker, homogener, verwaschener; eigentliche Bindegewebsbündel sind hier kaum noch zu erkennen. *Elastische* Fasern finden sich nur noch in den tieferen Schichten im unteren Teile der Infiltrate als spärliche zarte Fäden. In den tiefsten Cutislagen treten Infiltrationen lediglich um die Gefäße und die Schweißdrüsen auf, Störungen im bindegewebigen Aufbau sind hier nicht mehr festzustellen.

Die *Gefäße* in Papillarkörper und oberer Cutis sind hochgradig erweitert, häufig weit klaffend und direkt an kavernöse Hohlräume erinnernd. Ihre Wandung ist vielfach verdickt, die Endothelzellen sind geschwollen, das Lumen mit weißen Blutkörperchen gefüllt, die an manchen Stellen die Gefäßwand durchsetzen. Gelegentlich findet sich auch eine *Thrombose* der Gefäße der Cutis und Subcutis (FORSTER u. a.). Vereinzelt beobachtete große, atrophische und völlig pigmentfreie Herde (FABRY u. a.) bieten histologisch, abgesehen von diesem völligen Pigmentmangel, nichts Besonderes.

Neben diesen ziemlich regelmäßig vorhandenen Veränderungen verlangen zwei *Einzelbeobachtungen* noch eine besondere Besprechung. Einmal der Befund *umschriebener, entzündlicher Zellinfiltrate* neben den diffusen perivasculären (KOPYTOWSKI und WIELOWIEYSKI). Diese enthielten außer Lymphocyten, großen Epitheloiden und Pigmentzellen noch Riesenzellen, zeigten also einen durchaus *tuberkuloiden* Bau; ein Befund, der allerdings heute ätiologische Rückschlüsse nicht mehr gestatten dürfte, da wir ja derartige Gewebsreaktionen bei den verschiedensten chronischen Entzündungsprozessen kennengelernt haben. Zudem ist der Gedanke an Fremdkörperriesenzellenbildung gerade in diesem Falle mit Rücksicht auf die zahlreich aufgetretenen Milien nicht von der Hand zu weisen. Von besonderer Bedeutung ist dann noch BRUUSGAARDs „*Erythrodermia exfoliativa universalis tuberculosa*“, wo in einem klinisch der Pityriasis rubra HEBRA außerordentlich ähnlich verlaufenden, wenn auch von BRUUSGAARD nicht in diesem Sinne aufgefaßten Krankheitsfalle neben einer allgemeinen Lymphdrüsentuberkulose in einzelnen Hautabschnitten auch typische tuberkulöse Veränderungen sowie Tuberkelbacillen nachgewiesen werden konnten.

Differentialdiagnose. Die Notwendigkeit einer Trennung leichterer Formen der Erkrankung von den für gewöhnlich schwerer verlaufenden, wie dies BROCQ vorgeschlagen hat, scheint — wie das schon JADASSOHN betont — um so weniger gegeben, als wir ja von den meisten Krankheitsbildern günstig und weniger günstig verlaufende kennen. Es muß jedoch darauf hingewiesen werden, daß in den frischen Stadien der Erkrankung eine Entscheidung, ob wir es wirklich mit einer Pityriasis rubra Hebra zu tun haben, nicht ohne weiteres zu treffen ist, da ja alle unter dem Bilde der exfoliierenden Erythrodermien auftretenden generalisierten Formen der *Psoriasis*, der squamösen Form der allergischen Kontaktdermatitis, des *Lichen planus*, des *Pemphigus foliaceus*, der *Pityriasis rubra pilaris*, und insbesondere die *Dermatitis exfoliativa generalisata* (WILSON-BROCQ u. a.) manche Frühformen der *Leukosen*, der *Reticulohistiocytosis cutanea* (BACCAREDDA,

NEUHOLD und WOLFRAM, NEUHOLD), die *prämykotischen* und sog. *tuberkulösen Erythrodermien* (JADASSOHN u. a.) mit den Frühstadien durchaus *übereinstimmende* histologische Bilder geben können.

Wir können daher auf eine Darstellung der Gewebsveränderungen dieser verschiedenen Formen exfoliierender Erythrodermien *(Erythema toxicum, Erythema scarlatiniforme desquamativum, Dermatitis exfoliativa generalisata subacuta und chronica, Pityriasis rubra benigna subacuta und chronica)* an dieser Stelle verzichten, zumal uns das mikroskopische Bild keinen befriedigenden Aufschluß über das eigentliche Wesen der Krankheiten verschaffen kann. Auch die von BROCQ gegebene Einteilung dieser Erkrankungen hält sich lediglich an den klinischen Verlauf und beruht daher auf rein äußerlichen Merkmalen. Vom ätiologischen Standpunkt aus handelt es sich auch durchaus nicht um genau und scharf umschriebene Krankheitsformen. Daher ist von jener rein klinischen Betrachtungsweise für die Pathogenese nichts zu gewinnen. Das Unbefriedigende dieser Feststellung gilt auch für die pathologische Histologie. Auch sie bestätigt dem aufmerksamen Beobachter lediglich das, was der klinisch geschulte Blick schon erkannt hat. Dabei mag zugegeben werden, daß auch diese rein beschreibende Betrachtungsweise gewisse Anhaltspunkte für die Ätiologie bieten mag. So wissen wir heute, daß das *Erythema scarlatiniforme desquamativum* meist als Arzneiexanthem auftritt und daß man viele Fälle akuter und subakuter exfoliierender Dermatitiden gleichfalls auf toxische, auto- oder bakteriotoxische Stoffe zurückführen kann, die auf dem Blutwege in die Haut gelangen.

Die vorstehende Darstellung der Histopathologie der Pityriasis rubra HEBRA-JADASSOHN soll auch nur als *Beispiel* dienen für die Art geweblicher Veränderungen, wie sie bei diesen exfoliierenden Erythrodermien anzutreffen sind. Auch die Pityriasis rubra betrachten wir mit JADASSOHN lediglich als einen Symptomenkomplex, dessen Ursachen durchaus nicht einheitlicher Art sind. „Zur Zeit muß man in jedem Fall von exfoliativer Erythrodermie durch genaueste Blutuntersuchungen, durch Biopsie, durch Tuberkulinreaktionen, Tierimpfungen, die Ursache aufzufinden suchen" (JADASSOHN). Unter Zuhilfenahme aller dieser Hilfsmittel der Klinik dürfte im Einzelfall die Ursache schließlich doch meist festzustellen sein, wie dies auch MONTGOMERY zeigte. Für die Spätstadien der verschiedenen Erythrodermien erscheint dies sogar verhältnismäßig leicht. Nach Abgrenzung der offenkundig sekundären Fälle, bei denen das Krankheitsbild entweder auf die allgemeine Ausbreitung einer allergischen Kontaktdermatitis, eines Lichen planus, einer Psoriasis, eines Pemphigus usw., oder auf eine Leukose, Lymphogranulomatose, Mycosis fungoides, Tuberkulose zurückzuführen ist, bleibt dann nur noch eine eng umschriebene Gruppe generalisierter Erythrodermien übrig, deren Ätiologie noch völlig dunkel ist und die daher vorläufig noch als idiopathische bezeichnet werden müssen. Am bekanntesten von ihnen ist wohl die Pityriasis rubra HEBRA-JADASSOHN, von der sich die *Dermatitis exfoliativa* WILSON-BROCQ im wesentlichen nur durch den gutartigen Verlauf und vor allem durch die dem Endstadium mangelnde Atrophie auszeichnet, die bei ihr ja nur äußerst selten vorkommt. Die histologischen Befunde, wie sie von BAXTER, VIDAL, BROCQ, LELOIR u. a. erhoben worden sind, reichen für eine Unterscheidung der beiden Erkrankungen meines Erachtens nicht aus. Dem *Scharlach* gegenüber (die Erkrankung wurde von KLAMANN als Scharlach mit verlängerter

Desquamation bezeichnet) ist die Dermatitis exfoliativa vor allem durch die mangelnde Ansteckungsfähigkeit, die geringeren Allgemeinerscheinungen und die lange Dauer gekennzeichnet.

Pathogenese. Die Ermittlung und richtige Deutung des Wesens der exfoliativen generalisierten Erythrodermien ist ausschließlich auf ätiologischer Basis möglich. Bis heute dürfen wir auch die Pityriasis rubra nicht als einheitliche selbständige Erkrankung auffassen, sondern wir müssen bedenken, daß sie ein ziemlich komplexer Begriff ist, der Fälle verschiedenster Ätiologie umfaßt. So wird es durch die Beobachtungen BRUUSGAARDS und FIOCCOS wahrscheinlich, daß — wie dies JADASSOHN auch schon für möglich hielt — ein Teil der Fälle mit der Tuberkulose — ELSENBERG, AUDRY und NANTA —, ein anderer Teil mit den Leukosen — PETER, NICOLAU — in Beziehung zu bringen ist. Dagegen scheint mir der vereinzelt gebliebene Kokkenbefund von KOPYTOWSKI und WIELOWIEYSKI nach der ganzen Art desselben für die Ätiologie und Pathogenese der Erkrankung durchaus bedeutungslos. Trotz und alledem müssen wir daneben noch einen großen Teil der Pityriasis rubra HEBRA-Fälle als idiopathisch bedingt ansehen, da uns bisher deren Ursache noch völlig verschlossen ist. Es ist daher im Gegensatz zu der Auffassung von BARNEY, der sich auch MONTGOMERY anschließt, vielleicht doch, wenigstens vorläufig, richtiger, an dem Begriff der Pityriasis rubra festzuhalten.

Erythrodermia desquamativa (LEINER).

Unter diesen autotoxischen Hauterkrankungen ist ferner die Erythrodermia desquamativa (LEINER) noch als besonderes Krankheitsbild erwähnenswert. Es handelt sich dabei um eine universelle Hauterkrankung, die im wesentlichen in einer leichten Entzündung der ganzen Hautdecke, in einer starken Desquamation der Epidermis sowie einer sehr ausgesprochenen Kopfseborrhoe besteht. Sie wurde von LEINER mit Darmstörungen in Zusammenhang gebracht und namentlich bei Brustkindern beobachtet. Nach anderen Forschern (MORO) handelt es sich um eine universelle Dermatitis, die sich bei jungen Säuglingen mit ausgesprochenem Status seborrhoicus aus einer Intertrigo entwickeln kann. Bei dieser Auffassung ist eine *Beziehung zur Dermatitis eczematosa* also dann gegeben, wenn man eine solche für die Intertrigo anzuerkennen geneigt ist.

Im histologischen Bilde bestehen allerdings gegenüber der Dermatitis eczematosa einige wichtige *Unterschiede*. Bei der Erythrodermia desquamativa ist die Hornschicht in eine Reihe locker übereinander geschichteter *parakeratotischer* Lamellen umgewandelt, die zwischen sich hier und da dichte Leukocytenhaufen enthalten. Diese treten gelegentlich dort, wo die Hornschicht abgestoßen ist, frei zutage. Die parakeratotische Hornschicht ist mit den darunter liegenden Schichten an vielen Stellen durch schmale Lamellen meist kernloser Hornzellen verbunden. Vielfach wechseln darin auch parakeratotische mit anscheinend normal verhornten Stellen ab. Das darunter folgende Stratum granulosum besteht aus wenigen Reihen keratohyalinhaltiger Zellen und liegt einer verbreiterten Stachelzellschicht auf. Diese *Acanthose* erstreckt sich auch auf die Reteleisten, die mitunter fingerförmig gelappt, unregelmäßig gegen den Papillarkörper vordringen. An einzelnen Stellen hat ein intercelluläres *Ödem* die Stachelzellen aufgebläht und manchmal zu kleinsten *Höhlenbildungen* geführt. Jedoch kommt es nie zur Entwicklung einer eigentlichen Spongiose.

Stratum basale und cylindricum sind im großen ganzen nicht verändert, insbesondere erscheinen die Mitosen nicht über die Norm vermehrt. Die gesamte Epidermis ist fleckweise von polynucleären Leukocyten durchsetzt.

Entsprechend der Wucherung der Reteleisten erscheinen die *Papillen* verdünnt und langgestreckt. Die Capillaren und Präcapillaren sind erweitert und gut gefüllt, das elastische und kollagene Gewebe nicht merklich verändert.

Man findet lediglich in der Cutis ein geringgradiges *Ödem*, welches die Bindegewebsbündel aufgelockert und unscharf gezeichnet erscheinen läßt. Die Gefäße in Papillarkörper und Cutis sind von einem lockeren *Zellmantel* umgeben, der in der Hauptsache aus Bindegewebszellen und aus vereinzelten polynucleären Leukocyten sowie Lymphocyten besteht. Diese Zellvermehrung zeigt sich auch um die Gefäße einzelner Schweißdrüsen und Haarfollikel.

Es handelt sich also um eine *chronisch verlaufende Entzündung*, die mit einer Erweiterung der Papillargefäße und einer mäßigen Exsudation einhergeht, die sich als Ödem der Epidermis und des Papillarkörpers äußert, ohne daß es zur Bildung größerer Hohlräume im Sinne der Spongiose kommt.

Differentialdiagnose. Die während des ganzen Verlaufs stets fehlende Spongiose unterscheidet die Erkrankung von der Dermatitis eczematosa, bei der diese ja nie vermißt wird. Die LEINERsche Krankheit dürfte daher den exfoliierenden generalisierten Erythrodermien näherstehen.

Von der *Dermatitis exfoliativa* (RITTER) unterscheidet sich die LEINERsche Erythrodermie vor allem durch die äußerst geringgradige Exsudation unter der Epidermis und die Neigung zur Parakeratose, die ja bei der Dermatitis exfoliativa RITTER fehlt (LUITHLEN, WINTERNITZ). Klinisch bietet die bei der Erythrodermie immer vorhandene Seborrhoe der Kopfhaut und des Gesichtes, die bei der RITTERschen Krankheit nie vorkommt, genügende Unterscheidungsmöglichkeiten.

5. Entzündungen durch Spaltpilze oder Bakterien.

Unter den durch Mikroorganismen hervorgerufenen Erkrankungen der Haut spielen die bakteriellen (durch Schizomyceten bedingten) die Hauptrolle. Nach ihrer äußeren Form unterscheidet man bei ihnen Kokken, Bacillen und Spirillen, wobei man jedoch berücksichtigen muß, daß diese Trennung auf Grund der Gestalt nicht immer streng durchführbar ist.

Entsprechend der eben angegebenen Einteilung erwähnen wir in unserer Darstellung der

Hautentzündungen durch pathogene monomorphe Bakterien:

a) Hautentzündungen durch pathogene Kokken,
b) Hautentzündungen durch pathogene Bacillen,
c) Hautentzündungen durch pathogene Spirillen (wobei für die letzteren die Berechtigung einer Zuteilung zu den pflanzlichen Parasiten noch strittig ist [s. Syphilis]).

Die durch polymorphe pflanzliche Mikroorganismen, durch pathogene Trichobakterien und Trichomyceten, pathogene Sproß- und Schimmelpilze, Blastomyceten und Hyphomyceten hervorgerufenen Hautkrankheiten sowie die durch pathogene Protozoen bedingten werden im 2. Band besprochen.

Hautentzündungen durch pathogene Bakterien.

a) Hautentzündungen durch pathogene Kokken.

α) Durch Staphylokokken und Streptokokken.

Unter den durch pathogene Kokken hervorgerufenen Hauterkrankungen stehen die als

exogene Pyodermien

bezeichneten, meist akuten Hautentzündungen, die auf einer Infektion mit banalen Eitererregern beruhen, an erster Stelle. Bei diesen pyogenen Kokken kann man je nach ihrem Auftreten in Gruppen, die sich traubenförmig oder in wechselnd langen Ketten anordnen, meist schon im einfachen Ausstrich die

JADASSOHNS Schema der exogen

Staphylodermien (Staphylococcus pyogenes aureus und albus).

<table>
<tr><th>Lokalisation</th><th colspan="2">1. Circumscript und an die Hautorgane gebunden</th><th>2. Circumscript, nicht an die Hautorgane gebunden</th><th>3. Diffus</th></tr>
<tr><td>Epidermal</td><td>a) Schweißdrüsenapparat:
a) Staphylodermia periporitica (Periporitis staphylogenes) (LEWANDOWSKY) = Schweißdrüsenausführungsgangpustel (fast nur ?) bei Säuglingen.</td><td>b) Haartalgdrüsenapparat:
a) Staphylodermia follicularis superficialis (Folliculitis staphylogenes = Impetigo BOCKHART) bei Kindern und Erwachsenen.</td><td>Staphylodermia superficialis vesiculosa, bullosa, crustosa, impetiginosa, (Impetigo contagiosa sive vulgaris atypica staphylogenes).
Seltene sporadische Fälle, evtl. japanische und europäische Epidemien (DOHI = Impetigo albo-staphylogenes). Evtl. hierher: Staphylogenes Pemphigoid der Neugeborenen und Kinder (Pemphigus neonatorum et infantum staphylogenes).</td><td>Evtl. Dermatitis exfoliativa neonatorum staphylogenes (RITTER v. RITTERSHAIN) bei bzw. nach oder statt Pemphigoid der Neugeborenen.
Evtl. ferner Staphylodermia pustulosa miliaris (eczematosa) — (Dermite pustuleuse miliaire staphylococcique SABOURAUD).</td></tr>
<tr><td>Epidermidocutan</td><td>Staphylodermia sudoripara suppurativa (Abscessus glandularum sudoripara = Schweißdrüsenabsceß) wesentlich bei Säuglingen.</td><td>Staphylodermia follicularis profunda (necrotica) = Furunkel (evtl. Karbunkel) bei Kindern und Erwachsenen.</td><td>Staphylodermia epidermido-cutanea ecthymatosa (= Ecthyma simplex staphylogenes); noch nicht mit Sicherheit gefunden.</td><td>—</td></tr>
<tr><td>Cutan</td><td>do.</td><td>do.</td><td rowspan="3">Staphylodermia cutanea et subcutanea abscedens (staphylogene Haut- und Unterhautabscesse ohne Beziehung zu den Drüsen).</td><td>Staphylodermia cutanea lymphatica (Erysipelas staphylogenes ? JORDAN).</td></tr>
<tr><td>Cutan Subcutan</td><td>do.</td><td>do.</td><td rowspan="2">Staphylodermia phlegmonosa (Phlegmone staphylogenes).</td></tr>
<tr><td>Subcutan</td><td>do.</td><td>do.</td></tr>
</table>

Staphylo- oder Traubenkokken von den Strepto- oder Kettenkokken unterscheiden.

Die **Staphylokokken** hat man auf Grund des Aussehens ihrer Kulturen in goldgelbe, weiße und citronengelbe (aureus, albus und citreus) Unterarten getrennt, die alle die Eigenschaft haben, sich in Häufchen zusammenzulagern und im Gegensatz zu oft ähnlich angeordneten Diplokokken nach GRAM darstellbar sind. Sie finden sich, ebenso wie die Strepto-

entstehenden Pyodermien.

Streptodermien (Streptococcus pyogenes longus).

1. Circumscript, nicht an die Hautorgane gebunden	2. Diffus
Streptodermia superficialis vesiculosa, bullosa, crustosa, impetiginosa (Impetigo contagiosa sive vulgaris typica streptogenes), häufig sporadisch, mäßig kontagiös, vielleicht auch epidemisch (KURTH). Dazu **Streptodermia bullosa** (manuum) — (Tourniole streptococcique des doigts [SABOURAUD]). Evtl. hierher: Streptogenes Pemphigoid der Neugeborenen und Kinder (Pemphigus neonatorum et infantum streptogenes). Ferner vielleicht: Angulus infectiosus (Faulecke).	**Evtl.**: Dermatitis exfoliativa neonatorum streptogenes (RITTER v. RITTERSHAIN) bei bzw. nach oder statt dem Pemphigoid der Neugeborenen. **Evtl.** ferner: Streptodermia chronica (eczematosa) — Dermite chronique à streptocoque (SABOURAUD).
Streptodermia epidermido-cutanea circumscripta ecthymatosa (= Ecthyma simplex streptogenes).	—
Streptodermia cutanea et subcutanea abscedens (streptogene Haut- und Unterhautabscesse).	**Streptodermia cutanea lymphatica streptogenes (= Erysipelas streptogenes).**
	Streptodermia phlegmonosa (Phlegmone streptogenes).

kokken, auch als einfache Saprophyten auf der gesunden Haut und es hängt ihre Pathogenität von einer Reihe hier nicht näher zu erörternder Umstände ab, unter denen die Virulenz und der verschiedene Grad der Empfänglichkeit an erster Stelle stehen.

Der **Streptococcus** ist ein durch seine Neigung zur Bildung gewundener, längerer, vereinzelt auch kürzerer Ketten gekennzeichnetes Gebilde. Man unterscheidet verschiedene Rassen, zwischen denen sich jedoch strenge Grenzen nicht aufrechterhalten lassen, weder nach bakteriologisch-biologischen, noch nach klinischen Gesichtspunkten. Eine scharfe Trennung der Erysipelerreger z. B. von den eitererregenden Kokken ist undurchführbar, denn es gelang sowohl mit gewöhnlichen Eiterkokken Erysipel zu erzeugen, als umgekehrt die Erysipelkokken auch bei gewöhnlichen Eiterungen gefunden wurden. Warum in dem einen Falle diese, im anderen Fall jene Formen auftreten, ist noch unbekannt; vielleicht handelt es sich dabei um eine noch nicht näher faßbare örtliche oder allgemeine Disposition des erkrankten Organismus.

Je nach Lokalisation und primärem Auftreten der pyogenen Kokken auf der Haut kennen wir eine Reihe klinisch und histologisch verschiedener Hautentzündungen, die sich in Anlehnung an ein von JADASSOHN aufgestelltes Schema der exogenen Pyodermien in vorangehender Aufstellung angegeben finden.

Die Darstellung der histologischen Veränderungen kann sich auf eine Auswahl der in vorstehender Aufstellung erwähnten Erkrankungen beschränken. Diese Möglichkeit ist dadurch gegeben, daß jenen, durch klinische und bakteriologische Besonderheiten gekennzeichneten Krankheitsbildern *histologisch* für die Streptokokken- sowohl wie für die Staphylokokkenaffektionen der Haut im großen ganzen gleichartige Veränderungen zugrunde liegen. Das Bestreben, jeder Krankheitsform einen spezifischen Mikroorganismus zusprechen zu wollen, ist ja im übrigen für die Haut längst aufgegeben. Nichts hat den Fortschritt unserer Erkenntnis stärker gehemmt, als gerade dieser noch aus der Zeit einer unbefangenen Überschätzung bakteriologischer Möglichkeiten stammende Satz, nach welchem jede Krankheitserscheinung ihren besonderen Erreger habe. Es kommt hinzu, daß augenscheinlich gerade bei den Pyodermien neben den allgemein biologischen auch gewisse klimatische Voraussetzungen für die Beteiligung dieses oder jenes Eitererregers an der Auslösung klinisch gleichartiger Krankheitsbilder eine Rolle spielen, wie wir Ähnliches ja auch von den Dermatomykosen annehmen müssen.

Impetigo streptogenes und staphylogenes (LEWANDOWSKY).

Die Impetigo contagiosa s. vulgaris UNNA, wie heute das Krankheitsbild noch meist genannt wird, ist eine plötzlich und ohne Allgemeinstörungen entstehende Hauterkrankung, die hauptsächlich bei Kindern, und hier an den unbedeckten, daher mechanischen Verletzungen am leichtesten ausgesetzten Körperstellen, vor allem im Gesicht, auftritt. Sie besteht aus stecknadelkopf- bis erbsengroßen oberflächlichen, zunächst serösen Bläschen, die sich bald in Pusteln umwandeln und wechselnd schnell — bei der Impetigo streptogenes im allgemeinen schneller als bei der staphylogenen — zu blaßgelben, gelben, oder bei Blutbeimischung rotbraunen Krusten eintrocknen, nach deren Abfall innerhalb der erkrankten Hautstelle noch längere Zeit eine leichte Rötung zurückbleibt. In manchen Fällen schreitet die Blasenerhebung peripher fort, während die Mitte abtrocknet und abheilt. Auf diese Weise entstehen Ringe und bogenförmige Erkrankungsherde: *Impetigo circinata,* die wir also lediglich als eine besondere Entwicklungsform der banalen Impetigo streptogenes oder staphylogenes zu betrachten haben.

In den Bläschen sowohl als auch in den Krusten sind die Erreger leicht nachweisbar. Es handelt sich sowohl um Streptokokken wie Staphylokokken, wobei es keineswegs sicher ist, welche Rolle die ersten, ja ob sie überhaupt eine Rolle spielen (BIGGER und HODGSON). In nicht eben seltenen Fällen wurden auch Mischinfektionen beobachtet. Klinisch lassen sich zwischen beiden Formen gewisse Unterschiede feststellen. Bei der Impetigo streptogenes: schnell krustös umgewandelte kleine, rasch sich trübende seröse Bläschen mit gerötetem Hof, meist im Gesicht; bei der Impetigo staphylogenes: langer Bestand der serösen Bläschen auf nicht gerötetem Grund mit nur geringer Neigung zu Krustenbildung, außer im Gesicht auch an anderen Körperstellen (LEWANDOWSKY). Im histologischen Bilde sind diese Unterschiede jedoch in den meisten Fällen nicht mit genügender Deutlichkeit ausgeprägt.

Anders steht es hingegen mit der stets rein staphylogenen Impetigo BOCKHART, der Folliculitis staphylogenes JADASSOHN-LEWANDOWSKY, die in Form hanfkorn- bis linsengroßer, prall vorgewölbter, meist zentral von einem Haar durchbohrter Pusteln auf intensiv gerötetem Grunde auftritt. Sie stellt klinisch sowohl wie histologisch eine Besonderheit dar. Da sie vielfach zur Furunkelbildung führt und auch die Sycosis barbae staphylogenes begleitet bzw. einleitet, ist man geneigt (LEWANDOWSKY, FRIEBOES), sie als selbständiges Krankheitsbild aufzugeben. Dieses scheint mir jedoch zu weitgehend, da sicherlich viele Fälle von Impetigo BOCKHART zu beobachten sind, wo die Erkrankung rein oberflächlich, „impetiginös", als Ostiofolliculitis staphylogenes, beschränkt bleibt (s. dort).

In vereinzelten Fällen gesellt sich zu den impetiginösen Hauterkrankungen eine Wucherung der Epidermis, die dann zu einem als *Impetigo contagiosa vegetans* bezeichneten Krankheitsbilde führt.

Die *histologische* Untersuchung der strepto- oder staphylogenen Impetigo zeigt, daß die Bläschen- bzw. *Pustel*bildung unmittelbar unter der Hornschicht erfolgt. Diese zieht über die Blase als breites, gleichmäßig gefärbtes Band hinweg, dessen normalerweise sichtbare feine Zeichnung durch das Zusammensintern der einzelnen Hornlamellen und Hornzellen verlorengegangen ist. Der Blasenboden wird in der Regel von Zellen des Stratum granulosum gebildet, die jedoch innerhalb des erkrankten Bezirks ebensowenig Keratohyalinkörner enthalten wie die vereinzelt zusammen mit der Hornschicht an die Blasendecke emporgedrängten entsprechenden Zellen. Diese sind vielmehr häufig, gerade wie die oberflächlichen Stachelzellagen des Blasengrundes, ödematös gequollen und gebläht; gelegentlich zeigen sie einen spongiösen Aufbau ihrer Zellschichten. Nach den tieferen Stachelzellschichten und zur Basalzellschicht hin sind die Zellen unverändert. Sie zeigen keine nennenswerte Vermehrung der Mitosen; nur vereinzelt finden sich durchwandernde polynucleäre Leukocyten, bei den streptogenen Formen weniger als bei den staphylogenen. Bei den ersteren scheinen jedoch, wie dies schon UNNA betont hat, die Auflösungserscheinungen der Epidermisepithelien des Blasenbodens bei weitem stärker als bei der Impetigo staphylogenes. Dort findet man nicht zu selten den ganzen epidermalen Anteil des Blasenbodens aufgelockert, die Zellen gequollen, zum Teil in kleineren Haufen frei im Exsudat, ja sogar die gesamte Epitheldecke vom Flüssigkeitsstrom emporgehoben, so daß die ödematös gequollenen Papillen frei in die Blase hineinragen.

Der *Blaseninhalt* besteht in der Hauptsache aus einem serösen Exsudat, welchem in wechselnder Menge — je nach dem Zeitpunkt der Untersuchung — polynucleäre Leukocyten beigemengt sind. Außerdem finden sich in den frischen Bläschen unregelmäßig verteilt, in den älteren meist am Boden der Blase abgesetzt, abgestoßene Epidermisepithelien, bisweilen in Haufen zusammengeballt. Diese haben meist runde Form angenommen, ihre Stacheln sind geschwunden, die Zellen aufgequollen, ebenso der Kern; ihr Protoplasma ist ausgesprochen acidophil.

Die Epidermis sowohl wie der Papillarkörper unterhalb der Blase sind im übrigen nicht nennenswert verändert; von einer manchmal zu beobachtenden leichten Eindellung abgesehen, verläuft die Epidermis-Papillarkörpergrenze regelrecht, eine ausgesprochene Abplattung ist also im Gegensatz zur Impetigo BOCKHART nicht vorhanden. Die Papillen selbst sind kaum verbreitert, nicht nennenswert ödematös geschwollen. Dagegen besteht eine erhebliche *Erweiterung* sämtlicher *Gefäße*, die außerdem meist von einem Mantel wuchernder Bindegewebszellen umgeben sind. Zu diesen tritt manchmal eine Anhäufung von Plasma-, Mastzellen und vereinzelten polynucleären Leukocyten. Die Gefäßerweiterung erstreckt sich ebenso wie die perivasculäre Zellinfiltration bis in die tiefe Cutis hinab.

Das Bindegewebe zeigt keine Veränderung, ebensowenig die Hautanhangsgebilde. Es sei dies ausdrücklich betont, da UNNA ursprünglich das primäre

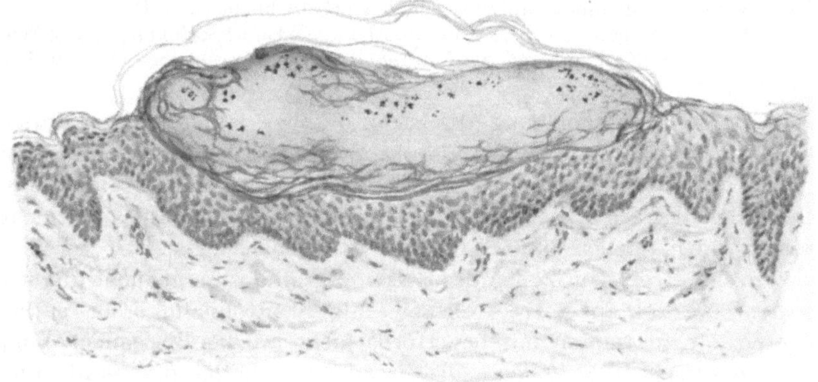

Abb. 124. *Impetigo contagiosa incipiens.* (♀, 3jähr., Hals.) Pustelbildung unter der Hornschicht; Ödem der Stachelzellschicht. Kokkenhaufen als schwarze Punkte in der leukocytenarmen Pustel. O = 128:1; R = 128:1.

Impetigobläschen als ein follikuläres betrachtet hatte, von dem aus dann erst die periphere Ausdehnung erfolge. Sicherlich findet man gelegentlich einmal auch bei der Impetigo contagiosa eine Pustel, innerhalb deren Bereich ein Haar nach außen zieht; dagegen kann, ebensowenig wie SABOURAUD oder MATZENAUER, GANS dies als die Regel bezeichnen.

Die *Eitererreger* finden sich im Blaseninhalt als feinere oder gröbere Kokkenhaufen, anfänglich nur unter der Blasendecke, in späteren Stadien auch am Boden der Blase, entweder frei oder von polynucleären Leukocyten aufgenommen. Ist die Blase geplatzt und *Krusten*bildung eingetreten, so findet man in deren oberflächlichen Abschnitten äußerst zahlreiche Kokkenhaufen, von denen die meisten sicherlich als sekundäre Verunreinigung zu betrachten sind. Die Krusten bestehen im übrigen hauptsächlich aus geronnenem Serum, das in wechselnder, meist geringer Menge von Fibrinfäden netzförmig durchzogen ist und außer den hier oft in Degenerationsformen vorhandenen Eiterkokken noch zerfallende Leukocyten, Epithelzell- und Kernreste enthält.

Noch ehe die Krusten abfallen, schon wenn diese eingetrocknet sind, ist das darunterliegende *Epithel* bereits wieder *überhornt*, wenn auch das Keratohyalin und damit das Stratum granulosum, soweit dies mit unseren bisherigen Färbemitteln feststellbar ist, noch völlig fehlt oder nur andeutungsweise entwickelt ist. Darauf ist wohl das längere Bestehenbleiben des roten Flecks am

Orte einer abgeheilten Impetigopustel zurückzuführen; auch die noch länger vorhandene Erweiterung der Blutgefäße mag dazu beitragen.

Ein wesentlicher Unterschied im histologischen Aufbau der durch Staphylokokken oder Streptokokken verursachten Impetigines läßt sich demnach nicht feststellen. Beide führen jedoch gelegentlich einmal zu besonderen Erscheinungsformen, die als *Impetigo contagiosa vegetans* beschrieben sind (HERXHEIMER, NAEGELI u. a.). Bei diesen kommt es zu einer erheblichen Wucherung der Epidermis, die sich sowohl auf die Epithelleisten als den interpapillaren Abschnitt bezieht. Die Coriumveränderungen sind nicht sehr ausgeprägt; man findet die auch bei den gewöhnlichen Formen vorhandene Gefäßerweiterung und perivasale Zellinfiltration lediglich in gesteigertem Maße. Führt das Infiltrat zur Einschmelzung des elastischen und kollagenen Gewebes, so erfolgt hier die Abheilung unter Narbenbildung. Ein als „*Tourniole*“ bekanntes subcorneales Panaritium ist nichts anderes als eine Impetigo, die infolge der Entwicklung unter der derben Hornschicht der Finger länger als geschlossene Pustel bestehen bleibt.

Differentialdiagnose. Klinische Unterscheidungsmöglichkeiten werden meist für die Dermatitis eczematosa, von deren verschiedenen Erscheinungsformen ja nur die vesiculösen in Frage kommen, ausreichen. Immerhin seien die bestehenden Unterschiede im geweblichen Aufbau kurz erwähnt. Gegenüber der nicht nennenswert veränderten Umgebung der Impetigopustel finden wir bei den Bläschen der Dermatis eczematosa die Stachelschicht in der nächsten Umgebung aufgelockert; statt eines überall scharf begrenzten Bläschenrandes sehen wir bei der Dermatitis eczematosa, besonders an den Seiten, eine Anzahl kleiner, interepithelialer Nebenbläschen, die zum Teil mit dem Hauptbläschen in Verbindung stehen. Alles in allem ist eben, entsprechend der Eigenart der Veränderungen im Sinne einer Dermatitis eczematosa, die Stachelschicht in der Umgebung des eigentlichen Bläschens aufgelockert und spongiös umgewandelt.

Die Unterschiede zwischen der Impetigo contagiosa und der besser als *Ostiofolliculitis* zu bezeichnenden staphylogenen Impetigo BOCKHART sind äußerst scharfer Art und ergeben sich ohne weiteres aus einer Gegenüberstellung, die hier nicht näher durchgeführt werden soll.

Gelegentlich können circinäre und insbesondere auch wuchernde Impetigines eine Unterscheidung von *anulären Syphiliden*, vom *Pemphigus* und besonders von dessen vegetierender Form notwendig machen. Für die reine Blasenform des *Pemphigus* bestehen kaum Schwierigkeiten, da die Impetigines im allgemeinen im Epithel oberflächlicher sitzen als die häufig die ganze Epidermis abhebenden Pemphigusblasen. Für die syphilitischen Veränderungen gestattet das mehr oder weniger kennzeichnende, aber doch immer vorhandene entzündliche Zellinfiltrat in Papillarkörper und Cutis eine Trennung. Es gibt aber hin und wieder Fälle, sowohl von Pemphigus als auch von Syphiliden, wo wir eine Unterscheidung selbst unter Aufwendung aller vorhandenen Hilfsmittel nur schwer durchführen können.

Unter bestimmten, bei Besprechung der Pathogenese der Pyodermien noch ausführlich im Zusammenhang zu erörternden Bedingungen, führt der Streptococcus, sei es gleichzeitig mit der Impetigo oder unabhängig von dieser und — soweit man dies bis heute entscheiden kann — nur der Streptococcus, zu

Hautveränderungen, die durch tiefgehende Einschmelzung der Oberhaut und Cutis gekennzeichnet sind, zum

Ecthyma streptogenes.

(Streptodermia epidermido-cutanea circumscripta ecthymatosa.)

Man hat früher mit dem Namen Ecthyma ganz allgemein tiefe ulcero-krustöse Prozesse bezeichnet, die durch die verschiedensten Grundkrankheiten verursacht wurden. Heute versteht man darunter eine zunächst kleine, eitrige, auf stark gerötetem und mäßig infiltriertem Grunde entstehende Pustel, die sich unter zentraler Verkrustung und langsamem peripherem Fortschreiten verbreitert. Hebt man die Kruste ab, so liegt eine *Excoriation* mit unregelmäßigem, schmierig belegtem Grunde vor. Früher war man geneigt, die Primärefflorescenz des Ecthyma und der Impetigo zu identifizieren (Sabouraud), ein Vorgehen, das namentlich auf Grund der Untersuchungen Jadassohns und Lewandowskys als nicht mehr vertretbar erscheint.

Das Ecthyma tritt mit Vorliebe an den Unterschenkeln, dem Gesäß und den Vorderarmen auf, seltener im Gesicht. Herabgesetzter Ernährungszustand bzw. schwere Erkrankungen, mangelhafte Körperpflege scheinen seine Entstehung zu begünstigen.

Histologische Untersuchungen über das Ecthyma liegen nur sehr spärlich vor, und die älteren von ihnen sind nicht eindeutig, weil man nicht immer sicher ist, das gleiche Krankheitsbild vor sich zu haben. Entsprechend dem Aufbau aus einer epidermo-cutanen Pustel kann man auf dem Durchschnitt einen *oberflächlichen krustösen* und einen *tiefer gelegenen nekrotisch* eingeschmolzenen Abschnitt unterscheiden.

Die Kruste weist eine *mehrfache Schichtung* auf. An der *Oberfläche* findet man meist die von reichlichen Fibrinfäden durchzogene alte Hornschicht. Die Fibrinmassen setzen sich nach unten fort und bilden hier zusammen mit zahlreichen zerfallenden polynucleären Leukocyten und vereinzelten zerfallenden Zellen der Stachelschicht eine *mittlere* Zone. Unter dieser liegt als *Übergangszone* zum nekrotischen Bindegewebsabschnitt eine dichte Eitermasse, die in der Hauptsache aus wohlerhaltenen Leukocyten besteht und kein Fibrin enthält (Unna). Die oberflächliche, aus Fibrin und der alten Hornschicht bestehende Decke geht nach der Seite hin allmählich unter starker Verdünnung in eine Zone über, die nur noch aus der abgehobenen Hornschicht besteht. Diese ganze obere Schicht ist von zahlreichen *Kokken* sowohl in Ketten- wie Diploform durchsetzt (sekundär). Unterhalb der abgehobenen Hornschicht, die klinisch dem Pustelsaum entspricht, finden wir die von Leukocyten bedeckte Stachelzellschicht *ödematös* aufgelockert und in *Auflösung* begriffen. Nach der Mitte hin nimmt diese Auflösung und damit die schlechte Färbbarkeit des Gewebes stärkere Grade an. Zum Rande hin sind Papillarkörper und obere Cutis durch ein *entzündliches Ödem* aufgequollen, die Gefäße und Capillaren — entsprechend der klinisch sichtbaren starken Rötung — erheblich erweitert. Nach der Mitte der Veränderung sind hingegen die Gefäße eng, vielfach *thrombotisch* verschlossen; sie lassen sich im Zentrum der Gewebszerstörung nur noch bei besonderer Färbung der elastischen Fasern als solche erkennen. Das ganze übrige Gewebe ist hier in eine amorphe und bröcklige Masse *zerfallen*. Unter dieser, zum Gesunden hin, ist das kollagene Gewebe durch das entzündliche Ödem aufgelockert und die Lymphspalten von auswandernden polynucleären Leukocyten durchsetzt. Hier sind, ähnlich wie in der Randzone, die Gefäße ebenfalls stark erweitert.

Im Pusteleiter, hier besonders zahlreich, aber auch in den tieferen Abschnitten der erkrankten Hautstelle, hier besonders in den Randpartien, finden sich *Streptokokken*, sei es in ganz kurzen Ketten oder als lanzettförmige Diplokokken. Diese Streptokokken dürfen wir als die Ursache der Veränderung betrachten (LEWANDOWSKY).

Die *Abheilung* geht naturgemäß, sobald die Cutis in Mitleidenschaft gezogen ist, mit *Narbenbildung* einher. Am Rande dieser Narben findet man in der Regel eine starke *Pigmentvermehrung*; es handelt sich dabei einmal um eine Ablagerung von melanotischem Pigment in der Basalschicht (UNNA), daneben aber auch um

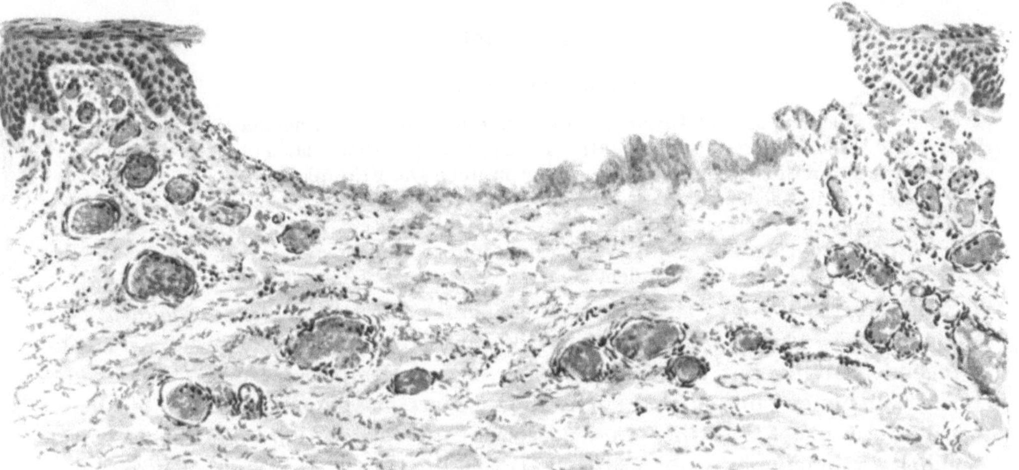

Abb. 125. *Ecthyma streptogenes.* (♂, 25jähr., Unterschenkel, Streckseite, nach Abstoßung der Kruste.) In der Mitte Bindegewebsnekrose, am Rande Acanthose und Ödem; Gefäße stark erweitert. O = 128:1; R = 128:1.

hämatogene Pigmentkörnchen, zum Teil von Zellen aufgenommen, zum Teil frei in den Spalten des Bindegewebes liegend.

Über Ecthyma gangraenosum (Pyoderma gangraenosum) siehe dieses.

Das *Pyoderma gangraenosum* kann wahrscheinlich auch durch andere Erreger als durch die Pyocyaneusbakterien hervorgerufen werden. Es ist nicht einmal mehr sicher, ob diese überhaupt als Ursache in Frage kommen oder sich erst sekundär ansiedeln. Demnach könnte das Pyoderma gangraenosum auch schon hier besprochen werden.

An dieser Stelle soll nur auf die *Epithelwucherungen* hingewiesen werden, die ebenso wie beim Ecthyma gangraenosum auch bei anderen chronischen Pyodermien auftreten können, so bei der *Perifollicuitis capitis abscedens et suffodiens* (E. HOFFMANN) und der *Pyodermia chronica papillaris et exulcerans* (E. HOFFMANN).

Bei den letzten beiden Erkrankungen handelt es sich um einen entweder von Haarfollikeln der Kopfhaut oder von Haarfollikeln der übrigen Haut ausgehenden Prozeß. Dieser dringt nicht in die Tiefe vor, sondern entwickelt sich nach den Seiten parallel zur Epidermis. Es kommt nicht zu Ulcerationen. Der Eiter durchbricht mit Fistelgängen das unterminierte Epidermisepithel, das nun seinerseits in die Absceßhöhlen einwuchert und diese auskleidet. Die Wucherungsvorgänge des Epithels können so ausgeprägt sein, daß unterhalb der Epidermis durch zusammenlaufende Epithelzapfen eine zweite der Epidermis parallele Epithelschicht entsteht, die in manchen Schnitten nicht mehr sichtbar mit der Epidermis zusammenhängt (KUMER). Die Epithelwucherungen reichen jedoch nach der Tiefe hin nicht über die Gegend der Schweißdrüsen hinaus (KUMER). Obwohl eine ödematöse Auflockerung der Epithelstränge eintritt und auch Hornkugeln vorkommen, ist der Aufbau im übrigen weitgehend normal. Die Zellen sind regelmäßig aneinandergereiht. Nirgends findet sich ein atypisches oder infiltrierendes Wachstum (Zurhelle und Klein, Kumer). Differentialdiagnostisch muß man manchmal zweifellos an ein Carcinoma spinocellulare denken (s. dort). Dort wird auch zu erwägen sein, wieweit die sog. *Papillomatosis cutis carcinoides* den oben erwähnten Prozessen zugeordnet werden kann (Gay Prieto und Cascos).

In der Cutis kann es bei den chronischen Pyodermien zu *tuberkuloiden* und fremdkörperartigen Reaktionen kommen, was die Diagnose noch weiter erschwert.

Vielleicht ist Sutton und Sutton zuzustimmen, die viele unter der Bezeichnung vegetierende Pyodermie beschriebene Erkrankungen als tatsächlich durch Pilze (Blastomyceten) bedingte oder als Bromide und Jodide ansehen. Eine rein klinische Einteilung der einzelnen Formen von vegetierenden Pyodermien haben Nanta und Bazex gegeben.

Erysipel.

(Streptodermia cut. lymph.)

Das Erysipel ist eine mit Rötung, Schwellung und starker Schmerzhaftigkeit verlaufende fieberhafte Entzündung der Haut, die in scharf begrenzten, flächenhaften Herden auftritt und sich auf dem Lymphwege weiterverbreitet. Die Erkrankung befällt am häufigsten das Gesicht, findet sich jedoch auch an jeder anderen Körperstelle und kann neben einem häufig zu beobachtenden starken Ödem bzw. Blasenbildung gelegentlich sogar zu Abscessen, Phlegmonen und gangränösem Gewebszerfall führen. Neben der Haut wird in seltenen Fällen auch die Schleimhaut befallen.

Histologisch ist das Erysipel gekennzeichnet durch eine *zellig-exsudative* oder auch *fibrinöse Entzündung*. Diese wird durch die von der Oberhaut aus eindringenden und so gut wie ausschließlich in den Lymphbahnen fortwandernden Erreger, in erster Linie Streptokokken, wie sie erstmals von Fehleisen gezüchtet wurden, verursacht. Daher finden sich die frühesten Veränderungen hauptsächlich an den Lymph- und dann an den Blutgefäßen. Die *Streptokokken* selbst trifft man im oberen Corium am sichersten und häufigsten in den ödematös geschwollenen Randabschnitten und gelegentlich sogar noch über diese hinaus in den noch gar nicht weiter sichtbar veränderten *Lymphräumen*. Diese sind hier oft von den Erregern völlig verstopft, während die zentralen Abschnitte, in denen das Erysipel sich auf der Höhe der Entwicklung befindet, in den oberen Hautabschnitten völlig frei befunden werden. Anders steht es mit der Subcutis und dem subcutanen Fettgewebe. Hier finden sich die Streptokokken tief in das intermuskuläre Bindegewebe vordringend, in dichten, die großen Lymphgefäße und Lymphspalten durchsetzenden Zügen, und zwar sowohl im Zentrum als auch am Rande des Herdes (Unna).

Die *Blutgefäße* sind im Gegensatz hierzu auch in den Randabschnitten meist von Kokken *frei*. Dies gilt auch für die größeren Blutgefäße des Hypoderms; sie sind zwar von einem dichten Kokkenmantel umgeben, dieser dringt aber nur bis in die äußerste Adventitia ein; nur in schwersten phlegmonösen Fällen wurden sie innerhalb der Blutgefäße vorgefunden. In dem Maße, wie die serös-exsudative Entzündung der *phlegmonös-eitrigen* Platz macht, nimmt auch die Zahl der polynucleären Leukocyten erheblich zu, um in der vollentwickelten Phlegmone das Bild völlig zu beherrschen.

In dem erkrankten Bezirk sind die Venen und Capillaren äußerst erweitert und stark gefüllt. Das Verhalten der *Arterien* wechselt; zum Teil sind sie eng und dann von fibrinösen *Thromben* verschlossen, zum Teil erweitert und mit zahlreichen roten und weißen Blutkörperchen gefüllt, die in ein bald zarteres, bald dichteres Fibrinnetz eingesponnen sind. Auch die *Venen* sind, wenn auch weniger häufig, an der Thrombose beteiligt (UNNA); ebenso einzelne der Lymphgefäße, in welchen dann die Thromben von dichten Streptokokkenrasen durchsetzt und umwachsen sind.

In der Umgebung dieser Gefäße findet sich eine mehr oder weniger ausgedehnte *Rundzellenansammlung.* Diesen sind in den Frühstadien nur wenige polynucleäre Leukocyten beigemengt, ein Befund, der bei ihrer Häufung innerhalb der Gefäße um so auffallender erscheint.

Die Verstopfung der Blut- und Lymphgefäße führt naturgemäß zu einer *Stauung* im Flüssigkeitsabfluß und damit zu einer *ödematösen Auflockerung* des

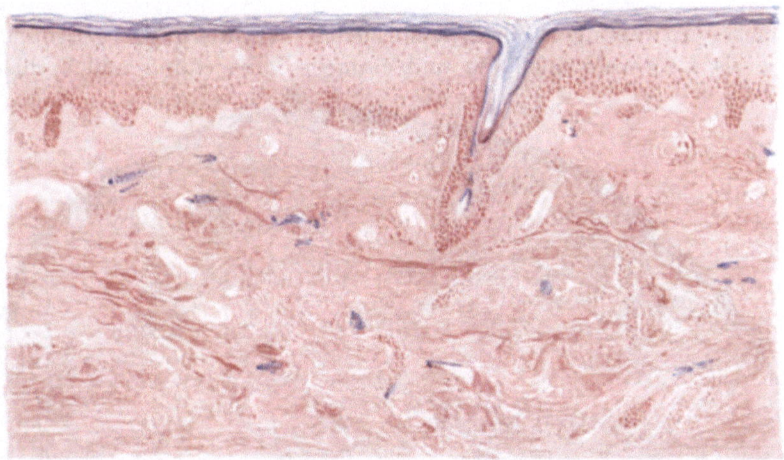

Abb. 126. ***Erysipel*** **(♂, 63jähr., Wange). Randabschnitt. In den Lymphräumen der Cutis dichte (blaugefärbte) Streptokokkenhaufen. Ausgedehntes Ödem, in den mittleren Epidermisschichten und in der Cutis besonders deutlich. Einzelne Blutgefäße thrombotisch verschlossen. Das Bindegewebe fleckweise homogenisiert und ohne Kernfärbung. Gram-Alauncarmin. O = 66:1; R = 60:1.**

cutanen Bindegewebes. Die *elastischen* Fasern heben sich dabei zunächst noch deutlich ab; es setzt jedoch sehr schnell eine verringerte Färbbarkeit besonders der feinen Fasern ein, und auf der Höhe des Prozesses ist das gesamte Elastinnetz nur noch schwer nachzuweisen. Stärkeren Veränderungen unterliegt auch das *kollagene* Gewebe. Schon in leichtesten Fällen trifft man auf eine herabgesetzte Färbbarkeit und Lockerung der Bündel. Bei längerer Dauer des Erysipels kann man neben der Lockerung auch einmal eine Erweichung der kollagenen Fasern beobachten, die mit einem Zerfall der Fibrillenbündel in feinere Züge und schließlich in einfache Fibrillen einhergeht.

Innerhalb des entzündlich veränderten Gewebes finden sich stets fibrinöse Netzbildungen, die die aufgelockerten Bindegewebsfasern umspinnen.

An anderen Stellen, namentlich im Gesicht, wandeln sich die kollagenen Fasern in eine einheitlich homogene, trübe, nicht glänzende Masse um, die keinerlei genauere Zeichnung mehr erkennen läßt und schließlich große Ähnlichkeit mit einem „formlosen Brei" zeigt. Daß es sich dabei, ebenso wie bei den elastischen Fasern, wie dies UNNA annimmt, tatsächlich um ein durch Verflüssigung bedingtes völliges Zugrundegehen des Gewebes handelt, erscheint mir wenig wahrscheinlich; zum mindesten für jene Fälle von Erysipel, die nicht zur Nekrose führen. Gegen die UNNAsche Annahme spricht ferner die von ihm selbst erwähnte Tatsache, daß bei längerem Bestande und Abheilung des Erysipels die Faserbildung wieder festere Form und glattere Zeichnung annehme. Diese Beobachtung zwingt wohl mehr zu der Vorstellung, daß wir es hier mit *Änderungen der Dichtigkeitsverhältnisse* des kollagenen Gewebes zu tun haben, die neben Änderungen der Struktur vielleicht auch Änderungen im färberischen Verhalten bedingen. Eine andere Erklärung scheint mir nicht möglich, zumal man noch bedenken muß, daß eine so weitgehende Zerstörung, wie es die kolliquative Nekrose im allgemeinen für das lebende Gewebe bedeutet, zur Narbenbildung führt und nicht zu einer mehr oder weniger ausgiebigen Restitutio ad integrum.

Die gleichen Erwägungen scheinen mir jenen Veränderungen gegenüber am Platze, wie sie UNNA als Quellung und einfache Erweichung mit Verlust der

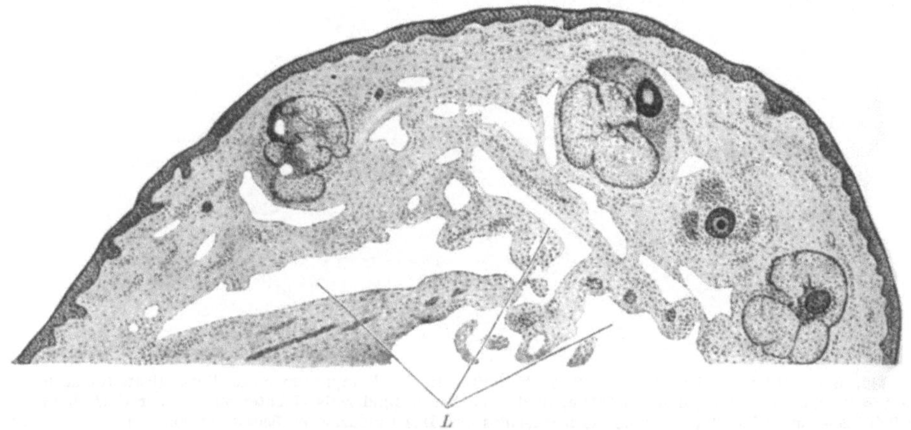

Abb. 127. *Elephantiasis p. Erysipelas.* Sagittalschnitt durch Oberlid. Ektatische Lymphspalten bei *L.* O = 26:1; R = 26:1. (Aus V. MICHEL-SCHREIBER: Krankheiten der Augenlider.)

Querstreifung und Färbbarkeit, dann als völlige Zerklüftung und schließlich völligen breiartigen Zerfall der Muskelbündel geschildert hat.

Mit diesem Einwand soll natürlich durchaus nicht gesagt sein, daß jene in ihrer Ausführlichkeit erstmals von UNNA geschilderten Veränderungen nicht doch in *den* Fällen tatsächlich unseren Vorstellungen von der kolliquativen Verflüssigung des Gewebes entsprechen, wo es nun im Verlaufe des Erysipels schließlich wirklich zur *Nekrose* kommt. Diese dehnt sich dann neben der Epidermis und Cutis auch auf die Subcutis, ja sogar das subcutane Fettgewebe aus und ist naturgemäß, wenn der Kranke davonkommt, nur der *narbigen* Ausheilung zugänglich. Bei chronisch rezidivierendem Erysipel entsteht schließlich ein als *Elephantiasis* bekanntes Krankheitsbild. Der klinisch vorherrschenden teigig-prall ödematösen Schwellung entspricht histologisch ein von zahlreichen erweiterten Lymphgefäßen durchsetztes Bindegewebe (s. Abb. 127).

Die *Epidermis*veränderungen sind rein mittelbarer Art. Durch das Ödem des Papillarkörpers werden naturgemäß auch die Zellen des Stratum basale in Mitleidenschaft gezogen. Die Kerne verlieren ihre Färbbarkeit, das Protoplasma erscheint verwaschen und die Zellgrenzen undeutlich. Bei stärkerer Flüssigkeitsansammlung kommt es dann schließlich zu einer *blasigen Abhebung* entweder der ganzen Epidermis oder in selteneren Fällen vereinzelter oberer Epidermislagen. Im ersteren Fall wird der Grund der Blase von den zunächst noch erhaltenen Papillen gebildet, die durch das Ödem jedoch meist in ihrer Form plumper, ja vielfach verstrichen erscheinen. Der *Inhalt* der Blase besteht aus einer geronnenen Flüssigkeit, die von einem fädigen Fibrinnetz durchzogen wird, das — falls keine Vereiterung eintritt — nur vereinzelte Leukocyten enthält. *Streptokokken* findet man innerhalb dieser Blasen nur sehr selten. Neben dieser durch Verdrängung entstehenden Blasenbildung findet sich, wenn auch in selteneren Fällen, eine solche durch Aufquellung der Zellen der Stachelschicht, die sich verflüssigen und so die Hohlräume bilden. Vereitert der Inhalt solcher Bläschen, so haben wir das Bild des *pustulösen Erysipels* vor uns.

Im Vergleich zu der starken Schädigung der Oberflächenepithelien sind diejenigen der *Anhangsgebilde der Haut*, soweit sie in den tieferen Schichten der Cutis liegen, weniger häufig und weniger stark. An den Epithelien der *Knäueldrüsen* zeigt sich nur eine Aufquellung, selten eine fibrinoide Entartung einzelner Zellen bei stets guter Kernfärbung (UNNA). Auch die Stachelschicht der *Haarbälge* ist in den tieferen Teilen des Follikels kaum verändert; dagegen findet sich in der Tiefe der Haarbälge oft ein Exsudat, das diese von den Wurzelscheiden trennt. Dadurch wird naturgemäß eine Lockerung der Haare herbeigeführt, die deren Ausfall an den vom Erysipel befallenen Stellen ohne weiteres verständlich macht.

Im Gegensatz zu den histologischen Veränderungen, wie wir sie vorstehend für das Erysipel des Erwachsenen geschildert haben, fehlen bei den ebenfalls durch Streptokokkeninfektion hervorgerufenen häufigen, *vom Nabel ausgehenden Erysipelen der Neugeborenen*, entzündliche Gewebsveränderungen in der Cutis und Subcutis nahezu völlig, während sich Streptokokken in der Cutis, besonders um die Gefäße gelagert, äußerst reichlich vorfinden. Man ist geneigt, diesen Unterschied auf den verminderten Widerstand des kindlichen Organismus gegenüber der Infektion zurückzuführen.

Einen *abweichenden* Befund kann man ferner noch bei jenen schweren Erysipelfällen beobachten, bei welchen die Erkrankung zu einer fortschreitenden **Phlegmone** führt. Das mikroskopische Bild gleicht zwar in der Hauptsache dem des Erysipels auf der Höhe seiner Entwicklung. Hier sind jedoch die ganzen erkrankten Abschnitte von den eingedrungenen Erregern geradezu übersät. Lymphgefäße und Lymphspalten sind dicht mit Streptokokkenrasen ausgefüllt, die sich gleichmäßig über Cutis und Subcutis verteilen. Im Gegensatz zu den leichteren und gutartigen Erysipelfällen beherrscht hier von vornherein eine starke Exsudation polynucleärer Leukocyten das Bild. Diese beschränken sich nicht nur auf das tiefere Hautbindegewebe, sondern haben auch die gesamte Cutis ergriffen.

Die Veränderungen im Bindegewebe sowie auch in der Epidermis stellen im übrigen nur die beim Erysipel beschriebenen in besonders hohem Ausmaße dar, wobei die ausgedehnte Thrombenbildung in den Arterien als auch Venen auffällt, die geradezu einen an Stase grenzenden Zustand hervorrufen kann (UNNA).

Differentialdiagnose. Die Unterscheidung des einfachen Erysipels von furunkelartigen und *phlegmonösen* Entzündungsprozessen, wie sie in erster Linie durch den *Staphylococcus* hervorgerufen werden, kann so lange Schwierigkeiten machen, bis die Vereiterung den wahren Charakter der Erkrankung zeigt. Hier reichen, ebenso wie bei der Lymphangitis, in erster Linie klinische Hilfsmittel zur Trennung aus. Ein Gleiches gilt auch vom *Milzbrand*, der gelegentlich erysipelähnlich verlaufen kann. Gestatten schon klinisch die eigentümlichen Verände-

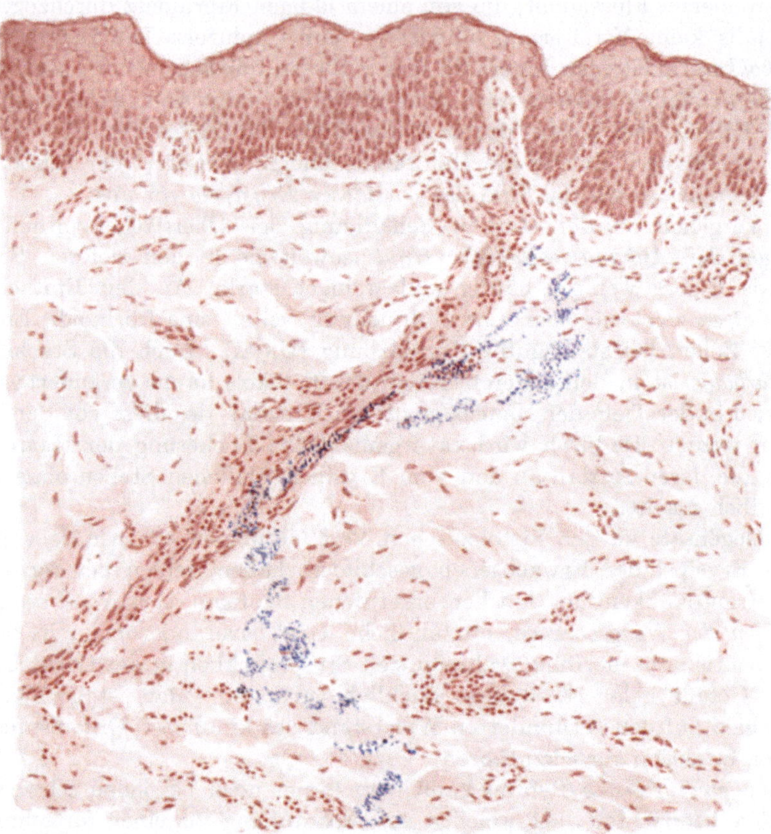

Abb. 128. *Erysipelas suis* (♀, 20jähr., Daumen, Streckseite). Fortschreitender Rand. Starkes Ödem der gesamten Haut; perivasculäre Infiltration, besonders in der Cutis. Die Bacillen durchziehen in dichtem blaugefärbtem Rasen die Cutis. Gram-Alauncarmin. O = 147:1; R = 125:1.

rungen der Pustula maligna mit ihrem eingesunkenen Zentrum eine Unterscheidung, so kann diese durch den Nachweis der Milzbrandbacillen meist noch erleichtert werden.

Das *Erythema exsudativum multiforme* sowie die mannigfachen *Erytheme*, wie sie ausgelöst durch die verschiedensten Ursachen beobachtet werden, lassen sich meist schon durch den für gewöhnlich fieberfreien oder nur kurz fieberhaften Verlauf unterscheiden.

Erysipeloid.

Schweinerotlauf des Menschen. Ein Gleiches gilt für das *Erysipeloid* (ROSENBACH) und mit diesem für den *Schweinerotlauf des Menschen*, die daher hier gleich angeschlossen seien. Beide werden heute auf den gleichen Erreger, den Schweinerotlaufbacillus (Erysipelothrix rhysiopathiae), ein kurzes, schmales, unbewegliches Stäbchen, das manchmal lange gewundene, abgesetzte Fäden bildet, zurückgeführt.

Die Rotlauferkrankung tritt bei Menschen — in erster Linie handelt es sich um solche, die beruflich mit erkrankten Schweinen oder deren Kadavern zu tun haben — meist in Form eines rasch entstehenden und sich langsam ausbreitenden, leicht ödematösen Erythems auf. Von anderen Beobachtern werden als einleitende Veränderung typische Backsteinblattern beschrieben, das sind rote, beetförmige Quaddeln der Haut, die rasch entstehen, stark jucken und schnell wieder verschwinden.

Das *histologische* Bild des Schweinerotlaufs beim Menschen ist *nicht besonders kennzeichnend.* Entsprechend der Entwicklung des Ödems ist die Epidermis aufgelockert, ebenso Papillarkörper und Cutis. Um die Gefäße, namentlich der tieferen Cutis, finden sich ausgedehnte, aber durchaus nicht kennzeichnende Infiltrate, die zur oberen Cutis und zum Papillarkörper hin schwächer werden. Die Capillaren sind meist erweitert und stark gefüllt, die ebenfalls erweiterten Lymphspalten von Rundzellen durchsetzt, während polynucleäre Leukocyten nahezu völlig fehlen. Die Bacillen liegen nicht im Papillarkörper, sondern tiefer in den Capillaren des Stratum reticulare cutis (Düttmann, Rahm).

Pathogenese. Für das menschliche **Erysipel** kommen als Erreger in erster Linie Streptokokken in Frage; nur vereinzelt wurden Staphylokokken nachgewiesen (Reiche) bzw. Pneumokokken (Neufeld). Petruschky konnte durch Bacterium coli experimentell Erysipel hervorrufen.

Impetigo follicularis staphylogenes (Impetigo Bockhart).

Die Erkrankung ist im Gegensatz zur Impetigo contagiosa durch das Auftreten von *vornherein eitriger* Bläschen, also echter Pusteln, gekennzeichnet, die ein schmaler hyperämischer Hof umgibt. Sie sind in der Mitte meist von einem Haar durchbohrt und treten mit Vorliebe an den behaarten Körperabschnitten auf, finden sich jedoch auch unabhängig von diesen namentlich da, wo durch äußere Einflüsse wie Traumen usw. den Eitererregern das Eindringen in die oberflächlichen Hautschichten erleichtert worden ist. Es handelt sich um stecknadelkopf- bis linsengroße Pusteln, die meist gruppiert und in großer Zahl auftreten; sie wölben die Oberhaut halbkugelig vor und trocknen verhältnismäßig erst spät zu dicken gelben Krusten ein. Die Pusteln sind viel widerstandsfähiger als die der Impetigo contagiosa und platzen daher selten.

Von dieser Impetigo follicularis staphylogenes lassen sich alle *Übergänge* zur *Sycosis coccogenes*, zur sog. *Acne varioliformis* bzw. *necroticans* und der *Dermatitis papillaris capillitii*, dem Acnekeloid sowie schließlich dem *Furunkel* feststellen. Wir werden diese Erkrankungen daher hier im Zusammenhange besprechen.

Der Gewebsschnitt zeigt uns, daß bereits bei den eben *beginnenden kleinsten Pusteln* die Hornschicht durch eine ausgedehnte *Eiteransammlung* halbkugelförmig emporgehoben und von der Stachelschicht abgedrängt wird. Diese selbst ist gegen den Papillarkörper bzw. die Cutis ausgebuchtet und deutlich abgeflacht. Der so gebildete Hohlraum wird von einer dichten Masse von Eiterzellen eingenommen, zwischen denen sich in wechselnder Menge nicht weiter veränderte, lediglich aus dem Epithelverband losgelöste Zellen der Stachelschicht, sei es einzeln oder zu kleinen Haufen geordnet, vorfinden. Der Papillarkörper unterhalb dieses linsenförmigen Eiterherdes ist ebenfalls abgeflacht, desgleichen die den Pustelboden bildenden Stachelzellagen. Diese sind im übrigen ebensowenig wie die die Pusteldecke bildenden Hornschichtlagen irgendwie verändert. Nur an den Seiten der Pustel, dort wo Blasendecke und Blasenboden in mehr oder weniger stumpfem Winkel zusammenstoßen, sind die Epithelien durch ein zartes Fibrinnetz auseinandergedrängt. Dieses läßt sich hier meist auch ein kurzes Stück in die Lymphspalten der Cutis hinab verfolgen. Vereinzelt findet man auch gequollene Epithelien, die überall dort, wo sie abgelöst frei im Eiterherd vorkommen, gelegentlich einmal eine an die *ballonierende Degeneration* erinnernde Form der Aufquellung zeigen (UNNA). Das Epithel in der Nachbarschaft der Pustel zeigt schon frühzeitig zahlreiche Mitosen, die hier sehr schnell eine zwar nicht sehr starke, aber doch deutlich wahrnehmbare wallartige Verdickung des die Pustel umgebenden Epithelrandes hervorrufen. Dieser Befund darf bereits als Beginn einer *Ausheilung* betrachtet werden. Nachdem die obersten Epithelien des Pustelbodens mitsamt dem Inhalt zu einer Kruste eingetrocknet sind, wird

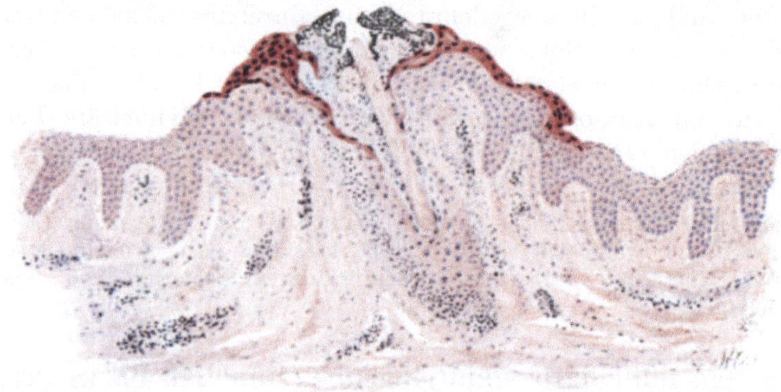

Abb. 129. *Impetigo Bockhart* (♀, 32jähr., Rücken). Follikuläre Form. Beginn. Ostiofolliculitis und Perifolliculitis. Hornschicht durch Eiteransammlung emporgehoben. Follikeltrichter erweitert. Auflockerung des Stratum granulosum und spinosum durch Exsudat. Mäßige Zellansammlung um die wenig erweiterten Gefäße der Cutis und um die Follikel. Methylgrün-Pyronin. O = 66:1; R = 66:1.

diese von der darunterliegenden, durch reichliche Zellteilung verbreiterten Stachelschicht emporgehoben und schließlich abgestoßen.

In auffallendem Gegensatz zu diesen ausgedehnten Veränderungen der Epidermis steht die geringe Beteiligung der *Cutis*. Außer einer mäßigen Erweiterung der Papillargefäße und nur wenigen, das Bindegewebe in der Richtung zur Pustel hin durchwandernden polynucleären Leukocyten findet sich hier nichts Auffallendes.

In frisch aufgeschossenen Pusteln trifft man die *Staphylokokken* zunächst an der Unterseite der abgehobenen Hornschicht. Diese wird fast in ihrer ganzen Ausdehnung von den Erregern bedeckt. Von hier aus erstrecken sie sich in Haufen und einzeln, allmählich abnehmend in die Tiefe der Pustel hinunter. Sie erreichen manchmal deren Boden, dringen jedoch so gut wie nie in diesen ein. In den älteren Pusteln überwiegt die Eiteransammlung bei weitem die Kokkenvermehrung, so daß sich dann am Boden der Pustel eine breite kokkenfreie Schicht vorfindet, die nur aus meist wohlerhaltenen Eiterkörperchen besteht und die Kokken mehr und mehr an die Pusteldecke zurückzudrängen scheint; in den ältesten Blasen schließlich findet man die Erreger nur noch unmittelbar unter der Hornschicht (UNNA).

Saß jedoch ein *Haar* in der Mitte der Pustel, so kann man nicht selten beobachten, wie die Staphylokokken zwischen Haar und Haarbalgepithel nach der Tiefe zu vordringen. Sie bilden dann das Haar allseits umfassende hohle Zylinder. In solchen Fällen findet sich naturgemäß neben der Impetigopustel auch bereits eine eitrige *Folliculitis* und Perifolliculitis, die verschieden weit in die Cutis hinabreicht; damit haben wir den *Übergang* von der rein epidermalen staphylogenen Impetigo BOCKHART zu der follikulären Form vor uns. Diese unterscheidet sich nur graduell von der Folliculitis und Perifolliculitis, wie wir sie bei der *Sycosis coccogenes* und als noch ausgedehntere Einschmelzung schließlich beim *Furunkel*

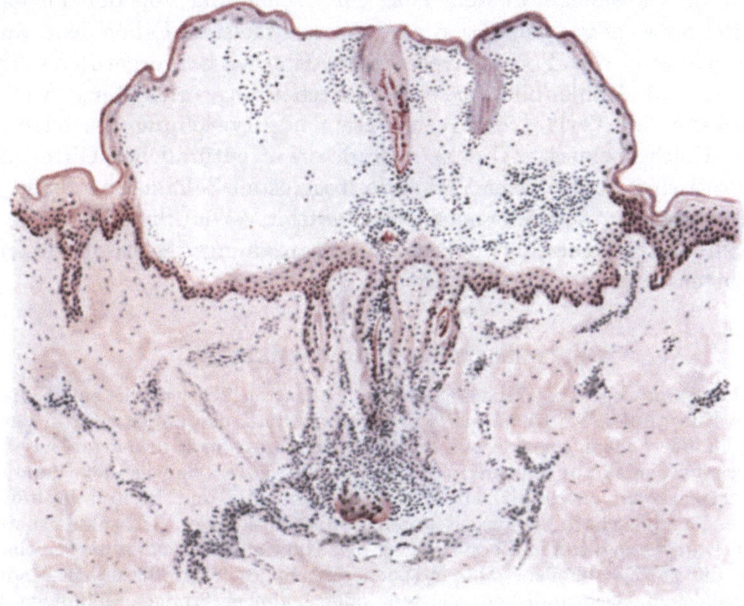

Abb. 130. *Impetigo Bockhart.* (♂, 23jähr., Unterarm, Streckseite.) Ausgebildete epidermale Pustel zwischen Stratum spinosum und granulosum, ausgegangen von einer Folliculitis und Perifolliculitis dreier, nebeneinander gelegener Haarfollikel. Pustel mäßig leukocytenreich. Eiterzellen in die Follikel hinabreichend bis zum Papillarkörper und das diesen umgebende Gewebe. Um das abgestorbene Haar (rotgefärbte) Kokkenmassen. Methylgrün-Pyronin. O = 66:1; R = 60:1.

vor uns sehen. Bei der Sycosis coccogenes pflegt die Veränderung auf der Stufe der oberflächlichen trockenen Perifolliculitis oder der tiefer gehenden eitrigen Perifolliculitis meist stehenzubleiben (UNNA), während beim Furunkel es zur Entwicklung des aus einer eitrigen Folliculitis und Perifolliculitis hervorgehenden cutanen Abscesses kommt.

Diese Entwicklung läßt sich häufig an den *Folliculitiden* der *Lanugohaare* beobachten (s. Abb. 129). Man findet dann am Ausgang der Follikelöffnung die mehr oder weniger weit eingetrocknete Impetigopustel, von dieser in die Tiefe des Follikels hinabsteigend eine eitrige Zellansammlung, die Folliculitis, und innerhalb dieses Abscesses, der auch auf die Umgebung des Follikels übergreift, stets noch das Haar und seine Wurzelscheide mehr oder weniger deutlich erhalten. Dabei ist die Stachelschicht des Haarbalges bereits von Eiterzellen in wechselndem Maße durchsetzt und bei entsprechender Tiefenausdehnung der Erkrankung, ebenso wie die Talgdrüse, eitrig eingeschmolzen.

Differentialdiagnose. Gegenüber *hämatogen* entstandenen ähnlichen Bildungen ist der Nachweis des oben beschriebenen, das Haar des erkrankten Follikels zylindrisch umgebenden Kokkenhaufens von großer Bedeutung; denn bei den hämatogenen Erkrankungen finden sich die Kokken*embolien* zunächst nur im perifollikulären Gefäßnetz. Sie wandern in älteren Herden dann wohl in den Follikel ein, werden hier aber nie in der oben beschriebenen Form angetroffen.

Gelegentlich kann, namentlich bei den abheilenden und dann oft mit einer zentralen Delle versehenen Pusteln eine Unterscheidung von der *Variola-* oder *Vaccinepustel* notwendig sein. Hier wird in den meisten Fällen jene durch die spezifische Affinität der Pockenerreger zum Epithel hervorgerufene fibrinoide Degeneration und Höhlenbildung eine Entscheidung erleichtern, wie sie bei diesen Prozessen im Verlauf der reticulierenden Erweichung des ödematös geschwollenen Epithels eintritt (UNNA). Gerade die eigentümlichen Gitterbildungen in den nekrotischen, aus ihrem Verbande losgelösten Zellhaufen stehen in auffälligem Gegensatz zu den übersichtlichen glatten Verhältnissen, wie sie bei der Kompression der Stachelzellen durch die Ansammlung der Eitermassen in der Impetigopustel hervorgerufen werden.

Sycosis coccogenes (vulgaris).

Unter den staphylogenen Folliculitiden der behaarten Körperteile spielt die Sycosis simplex eine Hauptrolle. Sie findet sich vor allem im Bart, dann aber auch in den Achselhöhlen und in der Schamgegend sowie schließlich noch auf dem behaarten Kopf. Die zu Beginn durchaus der staphylogenen follikulären Impetigo entsprechenden Veränderungen führen unter stärkeren entzündlichen Begleiterscheinungen und Weiterschreiten auf die unmittelbare Nachbarschaft zu ausgedehnten, follikulär-eitrigen Erkrankungsherden. Im Verlauf der Erkrankung treten Zerstörungen des Haarfollikels und seiner nächsten Umgebung auf, die narbig abheilen. Durch Wucherungen des interfollikulären Bindegewebes kann es daneben zu eigentümlichen, platten- oder knötchenförmigen Bildungen kommen. Die Erkrankung ist außerordentlich hartnäckig, zieht sich über Jahre hin und heilt meist erst nach narbiger Verödung sämtlicher Haarfollikel aus.

Das histologische Bild der follikulär-eitrigen *Anfangsformen* entspricht vollständig demjenigen der staphylogenen *follikulären* Impetigo. Bei der Weiterentwicklung wuchern die Kokken im Haarbalgtrichter abwärts und reichen schließlich bis zur Einmündungsstelle der Talgdrüse. Die hinzutretende Eiteransammlung führt zu einer kegel- bis kugelförmigen Erweiterung dieses oberen Follikelteils. Gleichzeitig ist es jedoch auch zu Veränderungen im *perifollikulären* Gewebe gekommen. Neben den hier nach und nach sich immer zahlreicher ansammelnden Leukocyten kommt es zu einer erheblichen Wucherung aller Bindegewebszellen. Diese sind vergrößert, mit ihren Ausläufern vielfach zusammenhängend. Die Veränderung dehnt sich schließlich in weitem Umkreis um den Haarbalg durch die ganze Tiefe der Cutis aus. Am Aufbau des entzündlichen *Infiltrats* beteiligen sich gelegentlich auch Plasmazellen, wenn auch nur in geringer Zahl. Ein begleitendes *Ödem* führt zu Erweiterung der Lymphspalten, zur Quellung und Verbreiterung der kollagenen Bindegewebsfasern. Papillarkörper und Epidermis in der Nähe des erkrankten Haarbalges sind ebenfalls ödematös geschwollen und von Wanderzellen durchsetzt. Die Stachelzellschicht zeigt reichliche Mitosenbildung, diese allerdings erst an der Grenze der ödematösen Zone zum Gesunden hin. Dadurch entwickelt sich hier eine ausgesprochene *Acanthose.*

In diesem Stadium stellt die staphylogene Folliculitis und Perifolliculitis ein festes, oberflächlich in der Haut liegendes *Knötchen* dar, welchem eine kleine Impetigopustel aufsitzt (UNNA).

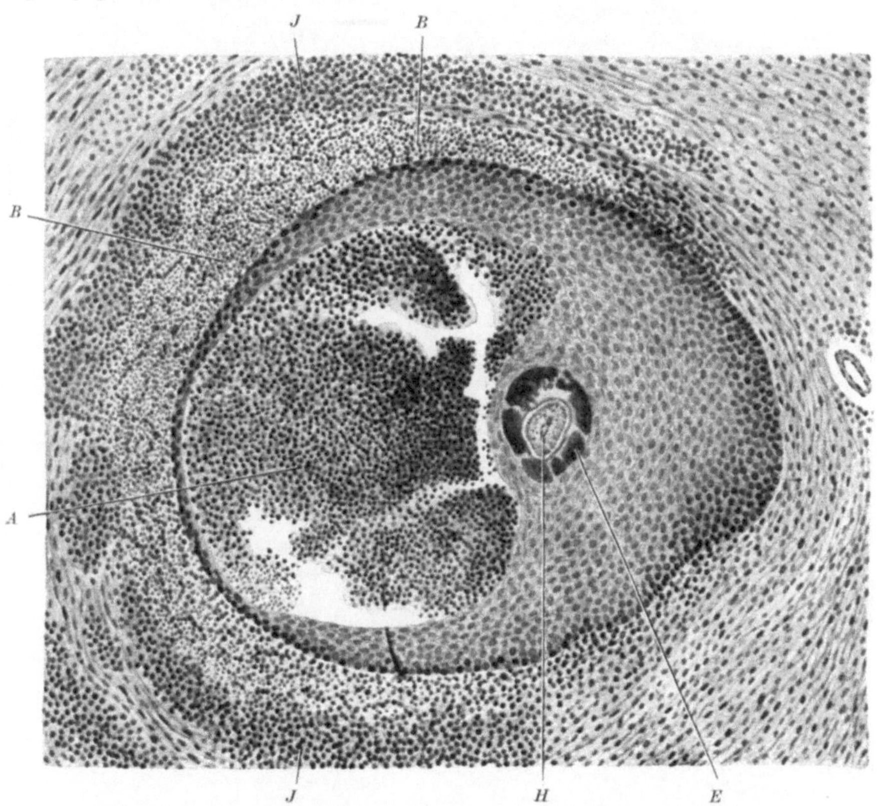

Abb. 131. *Sycosis coccogenes.* Querschnitt durch einen an Sycosis erkrankten Haarfollikel. *JJ* Perifollikuläre entzündliche Infiltration; *BB* Blutungen; *A* follikulärer Absceß; *E* innere Wurzelscheide; *H* Cilie. Vergr. 90. (Aus V. MICHEL-SCHREIBER: Krankheiten der Augenlider.)

In *älteren Herden* sind einzelne Staphylokokken aus dem vereiterten Haarbalgtrichter in die Umgebung, in die oberen Stachelzellagen unterhalb der Hornschicht eingedrungen. Sie führen hier zu umschriebener Eiteransammlung, so daß dann die Follikelmündung von einem Kranze kleinster umschriebener Pustelchen umgeben ist. Der Boden dieser Pusteln, d. h. die zusammengepreßten unteren Lagen der Stachelzellschicht bzw. des Stratum basale, ist zunächst von zahlreichen Leukocyten durchsetzt; schließlich wird er eitrig eingeschmolzen. Dabei geht auch der zugehörige Abschnitt des Papillarkörpers zugrunde. Auf diese Weise ist aus dem kokkenhaltigen, epidermalen Absceß seitlich oder an mehreren Stellen des Haarbalges ein infiltrierender und einschmelzender perifollikulärer Hautabsceß entstanden. An diesen schließen sich nach außen und nach der Tiefe zu neue eitrige Einschmelzungsherde an. Gleichzeitig findet sich um den vereiternden Haarbalg ein starkes Ödem. Dieses treibt überall dort, wo die Haare dicht beieinander stehen, den Papillarkörper zu unregelmäßig höckerigen Wülsten auf, da er an den Haarbalgtrichtern zurückgehalten wird. Dadurch ist das himbeerartige Aussehen dieser Knoten bedingt (UNNA).

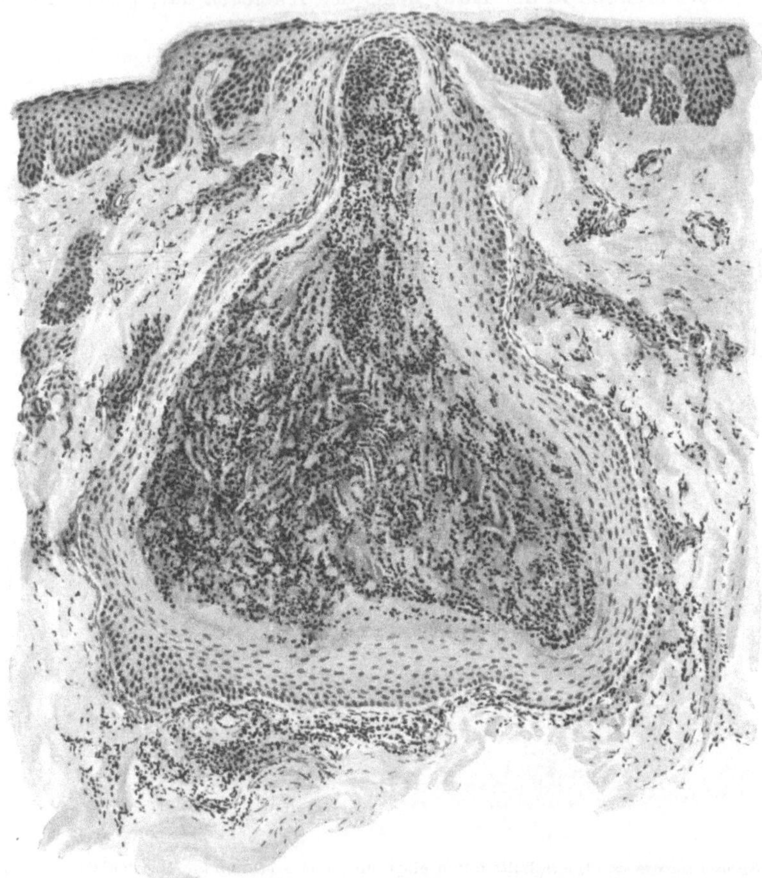

Abb. 132. *Sycosis coccogenes.* (♂, 21jähr., Kinn.) In dem sackartig erweiterten Follikel ausgedehntes follikuläres, schwächeres perifollikuläres Granulationsgewebe; aus Lymphocyten, Plasmazellen, vereinzelten polynucleären Leukocyten und Riesenzellen bestehend. Zahlreiche junge Gefäßsprossen. O = 66:1; R = 66:1.

Bleibt die eitrige Entzündung auf das Follikelostium und die obersten Epidermisschichten beschränkt, so ist eine Rückbildung noch möglich. In den meisten Fällen geschieht dies jedoch nicht, sondern die Staphylokokken dringen am Haarschaft entlang in die Tiefe vor bis zur Einmündungsstelle der Talgdrüse. Dieses zweite Stadium ist nach UNNA dasjenige, welches bei der kokkogenen Sykosis am häufigsten angetroffen wird. Wenn erst einmal die Absceßbildung, dem Ödem folgend, weiter fortschreitet, ist naturgemäß infolge der Einschmelzung des perifollikulären Bindegewebes sowie der Zerstörung des Haarbalges und der Talgdrüsen nur noch eine *narbige Ausheilung* möglich. Meist entwickelt sich vorher das Ganze zu einem *ausgedehnten Eiterherd,* mit welchem Reste des Haarbalges mitsamt zerfallenden Gewebsresten der Umgebung ausgestoßen werden. Die so entstandene Höhle wird durch ein *Granulationsgewebe* geschlossen, an dessen Aufbau in manchen Fällen Plasma- und Riesenzellen in auffallendem Maße beteiligt sind. Häufig finden sich innerhalb dieses Granulationsgewebes noch *vereinzelte Staphylokokkenhaufen*, die dann immer und immer wieder zu eitriger Einschmelzung und damit zum Weiterbestehen der Erkrankung führen. Ist endlich der gesamte Kokkenherd abgestoßen, so erfolgt nach Bildung eines zunächst zellreicheren, von zahlreichen erweiterten Gefäßen durchzogenen Granulationsgewebes, später zellärmeren Narbengewebes, die Ausheilung, wobei schließlich das narbige Bindegewebe von einer sehr flachen Epidermis überzogen wird. Naturgemäß ist hier der Aufbau der normalen Haut völlig verlorengegangen. Auf weite Strecken hin findet man nur ein Narbengewebe, in welchem lediglich die Musc. arrect. pil. als alleinige Überreste der Haarfollikelanlage vorhanden sind.

Auf eine erstmalig wohl von DUBREUILH beschriebene, von H. PINKUS als "Chronic scarring Pseudofolliculitis of the Negro beard" bezeichnete Erkrankung sei hingewiesen. Diese kommt dadurch zustande, daß die Haare sich nach dem Rasieren *über* der Haut umbiegen, in die Haut zurückdringen und hier als Fremdkörper entsprechende Gewebsveränderungen auslösen.

Differentialdiagnostisch kommt lediglich die Trennung von der *Trichophytie* in Frage. Diese ist durch den Nachweis der Pilze leicht durchzuführen. Auch die Entwicklung des histologischen Bildes ist im übrigen, trotz der manchmal weitgehenden klinischen Ähnlichkeit so verschieden (s. Trichophytie), daß eine Unterscheidung nicht schwierig ist.

Folliculitis (Dermatitis) nuchae scleroticans.

(Nackenkeloid, UNNA; Dermatitis papillaris capillitii, KAPOSI; Sycosis framboesiformis, HEBRA; Acnekeloid, BAZIN.)

Die verschiedene Namengebung bezeugt den außerordentlich wechselnden Formenreichtum der Veränderung. Diese tritt meist an der Haargrenze des Nackens in wechselnder Ausbreitung zunächst in Gestalt kleiner derber Knötchen auf, deren Oberfläche glatt und von der normalen Haut scharf abgegrenzt erscheint. In der Mitte der einzelnen Knötchen läßt sich oft eine kleinste follikuläre Pustel erkennen. Diese zart rosaroten Papeln vergrößern sich und fließen zu derben *keloidartigen* Massen zusammen. Die Haare vereinigen sich dabei zu vereinzelten kleinen Büscheln, kreuzen sich, als ob sie ihre Wachstumsrichtung geändert hätten; nach und nach werden ihrer immer weniger. Endlich sind nur noch einige dicke, borstenartige Haare vorhanden, die äußerst fest in den erkrankten Follikeln haften. Die Umgebung der Erkrankungsherde ist im übrigen nicht verändert. Neben der Nackenhaargrenze wurde die Veränderung auch mehr zum Scheitel hin (VÖRNER, SCHEUER), dann aber auch an den Wangen oder am Halse beobachtet (KREIBICH, HEATH).

Das *histologische* Bild ist naturgemäß je nach dem Stadium der Untersuchung und damit der gerade vorliegenden Form der Veränderung äußerst verschieden. Daher war es möglich, daß lange Zeit eine Meinungsverschiedenheit über ihren *Ausgangspunkt* bestand. Ein Teil der Forscher verlegte diesen in den Gefäßbindegewebsapparat (KAPOSI, LEDERMANN), ein anderer in den Haarfollikel (THIBIERGE, JARISCH, EHRMANN u. a.). Diese letztere Anschauung ist heute wohl allseitig anerkannt und damit die enge Beziehung zur Sycosis coccogenes sichergestellt. LAUBÁL sah den Beginn um die Lymphgefäße; die Beobachtung bedürfte der weiteren Bestätigung.

Untersucht man *jüngste* derartige Herde, so findet man die Umgebung des eitrig entzündeten Haarfollikels und das Epithel des Haarbalges von Leukocyten durchsetzt. Unter Zunahme der Eiteransammlung geht das Follikelepithel zugrunde, und es bleibt dann ein *Absceß* übrig, der zum größten Teil die Follikelwand zerstört hat und frei in das perifollikuläre Bindegewebe hineinragt. In der Umgebung des Abscesses kommt es zu einer entzündlichen Zellansammlung, an deren Aufbau einmal gewucherte fixe Bindegewebszellen, dann aber auch polynucleäre Leukocyten, Lymphocyten, Mastzellen und Plasmazellen beteiligt sind. Gelegentlich sind diese sogar allein vorgefunden worden, so daß man von richtigen Plasmomen gesprochen hat (STANCANELLI). An Hand derartiger, plasmazellreicher Formen ist TRYB für die autochthone Entstehung der Plasmazellen aus proliferierenden Bindegewebszellen eingetreten. Im weiteren Verlauf kommt es dann zur Entwicklung eines oft durch Plasma- und Riesenzellbildung gekennzeichneten, chronisch entzündlichen Granulationsgewebes.

Die vorgewölbte *Epidermis* mitsamt ihrer Hornschicht ist in der Umgebung des Follikels zu Beginn des Prozesses nicht wesentlich verändert. Die Leisten sind zwar verkürzt, aber der Gesamtaufbau der Epidermis noch völlig erhalten. Der *Sitz* der krankhaften Veränderung ist einzig und allein *der Haarbalg*, der in wechselnder Stärke von dem oben beschriebenen Infiltrat umfaßt wird. Dieses *Infiltrat* ist in dem oberen und mittleren Abschnitte des Haarbalgs am stärksten. Stellenweise bleibt das Stratum papillare noch frei, die Infiltration dehnt sich nur auf die eigentliche Cutis aus und reicht bis zu den Talgdrüsen hinunter. Zwischen den Zellen des Infiltrats treten in manchen Fällen außerordentlich zahlreiche einzelne oder, wenn auch seltener, zu mehreren zusammenliegende Erythrocyten auf (VÖRNER u. a.), die jedoch auch völlig fehlen können. Es hängt dies augenscheinlich von sekundären traumatischen (Druck der Kleidung usw.), weniger von den eigentlich primären Veränderungen ab. Die Gefäße in der Umgebung der Infiltrationszone sind stark erweitert und prall gefüllt.

In dem Maße, wie die zellige Infiltration zunimmt, wölbt sie das perifollikuläre Gewebe gegen die Oberfläche vor. Die Unnachgiebigkeit des Follikels und seine feste Verankerung in den tiefsten, von der entzündlichen Zellansammlung in der Regel völlig frei bleibenden und daher nicht veränderten Cutisschichten, bedingt eine *trichterförmige Einziehung* der Follikelostien, wodurch sich der eigentümlich papilläre Aufbau der Erkrankung zu diesem Zeitpunkt erklärt. Die Epidermis in der nächsten Umgebung des erkrankten Follikels ist dann ebenfalls in wechselnd weitem Grade eitrig eingeschmolzen. Man findet auf der Höhe der Vorwölbungen eine *Kruste,* die aus eingetrocknetem Serum, zerfallenden Leukocyten, unter Umständen auch Erythrocyten, und vor allem Resten der Epidermisepithelien besteht. Die Zellinfiltration ist auch jetzt in der Regel auf den oberen und mittleren Cutisabschnitt beschränkt, während die tieferen Teile und damit auch die Haarwurzeln verschont bleiben. Das *kollagene* und *elastische* Gewebe geht innerhalb der zellig infiltrierten Abschnitte nach und nach zugrunde. Es wird durch ein zunächst zellreicheres, dann zellärmeres *Narbengewebe* ersetzt, das meist reichlich neugebildete elastische Fasern enthält und sich dadurch vom wahren Keloid, mit dem oft auch klinisch eine Ähnlichkeit bestehen kann („Acnekeloid"), unterscheidet. Des weiteren zeigt dieses Narbengewebe einen außerordentlich *unregelmäßigen Aufbau.* Entsprechend dem Auf und Ab der

Entwicklung im Krankheitsbilde, wie es der stete Wechsel der chronischen Entzündungserscheinungen mit sich bringt, findet man eng beieinander ältere, hypertrophische, narbige Bindegewebszüge, chronisch entzündliches Granulationsgewebe mit Epitheloiden, Plasma- und Riesenzellen und frische entzündliche Zellansammlungen. Dadurch bekommt das histologische Bild ein eigentümlich unruhiges Aussehen.

Bemerkenswerte Veränderungen erleiden ferner die *Haare*. Diejenigen von ihnen, deren Wurzel verhältnismäßig oberflächlich in der Cutis saß, fallen mit dieser und der dazu gehörigen Talgdrüse der entzündlichen Einschmelzung zum Opfer. Die in den tiefen Abschnitten vorhandenen und — worauf besonders Ehrmann hingewiesen hat — vielfach in Gruppen zu zweien oder auch dreien zusammenliegenden Haare bleiben hingegen erhalten. Diese dringen dann durch das entzündliche Gewebe durch, münden entweder zu mehreren in einen gemeinsamen Follikel oder erreichen einzeln die Oberfläche. Im ersteren Falle bilden sie hier die klinisch für das Krankheitsbild so kennzeichnenden *Haarbüschel*.

Bei *älteren Herden*, wie sie klinisch der Dermatitis papillaris capillitii entsprechen, sind die eben gegebenen Befunde naturgemäß nicht mehr so rein vorhanden. Überall dort, wo durch die eitrige Einschmelzung Haarfollikel oder auch Epidermis und ihre Umgebung zerstört, also tiefer gehende Gewebsverluste entstanden sind, hält die Bildung des Granulationsgewebes und damit die Ausfüllung dieser Hohlräume mit der rasch fortschreitenden Epithelisierung nicht immer gleichen Schritt. Dadurch bilden sich unregelmäßige *Höhlen* und Buchten, die durch *fistel*artige Gänge miteinander verbunden sind. In der Tiefe der Buchten münden häufig ein oder auch mehrere der erhalten gebliebenen, weil mit ihrer Wurzel in der tiefen Cutis oder Subcutis verankerten Haare. — Überall dort, wo das ursprüngliche Gewebe durch Narbengewebe ersetzt ist, fehlt naturgemäß der Papillarkörper; die Epidermis ist stellenweise durch ein schmales neugebildetes epitheliales Band ersetzt; an anderen Stellen fehlt sie oder ist auch stark gewuchert und dringt mit unregelmäßigen Leisten und Stacheln tief in die Cutis hinab. Das entzündliche Granulationsgewebe wird durch zahlreiche, gut gefüllte, neugebildete Gefäßsprossen und ein wechselnd starkes Ödem unregelmäßig aufgetrieben. Dies alles trägt ebenfalls zu dem eigentümlich papillomatösen Aufbau des ganzen Gewebes bei.

Grundsätzlich unterscheidet sich die Erkrankung durchaus nicht von der Sycosis coccogenes. Das Eigentümliche in ihrer Erscheinung ist lediglich durch die anatomatische Abweichung der erkrankten Hautstellen bedingt (Ehrmann). Der Druck des Infiltrats ändert die Richtung der Haare; damit kommen sonst parallel gerichtete Haare zu gekreuztem Verlauf; entzündliches Ödem und erhöhter Gefäßreichtum der Infiltrationsherde in den obersten Cutisabschnitten wandeln diese zu papillomatösen Gebilden um; sie erschweren außerdem den nachwachsenden Haaren den Durchtritt. Dadurch werden diese oft abgedrängt, sie durchbrechen die Follikelwand, rufen in der Umgebung eine entzündliche Reaktion — oft mit Riesenzellenbildung — hervor, wodurch das an und für sich schon bunte histologische Bild noch unruhiger wird.

Differentialdiagnose. Die tertiäre *Lues* zeigt gelegentlich Veränderungen, welche der Folliculitis nuchae scleroticans klinisch außerordentlich ähnlich sehen;

histologisch gestattet das meist einheitlicher aufgebaute, vor allem perivasculäre luische Zellinfiltrat in der Regel eine Entscheidung. Diese kann jedoch manchmal durch den bei beiden Erkrankungen vor allem plasmacellulären Charakter der entzündlichen Zellherde außerordentlich schwer sein.

Wie der Name „Acnekeloid" sagt, ist auch eine gewisse Ähnlichkeit mit den *Keloiden* vorhanden. Namentlich die ältesten, in der Mitte gelegenen und in der narbigen Umwandlung am weitesten vorgeschrittenen Krankheitsherde geben zu derartigen Verwechslungen Anlaß. Histologisch sind jedoch beim „Acnekeloid" immer noch Infiltrate oder Reste von Infiltraten, in erster Linie aus Plasmazellen vorhanden, während das wahre Keloid ein reines Fibrom darstellt ohne irgendeine Andeutung einer Infiltration (PAUTRIER und GOUIN).

In einem gewissen pathogenetischen Zusammenhang mit den vorstehenden Veränderungen steht wahrscheinlich auch die

Folliculitis (Acne) varioliformis s. necroticans.

Die Erkrankung ist meist auf die Stirn-Haargrenze beschränkt und greift von hier auf die seitlichen und hinteren Kopfpartien, gelegentlich auch auf die Augenbrauen über. Sie beginnt als papulo-pustulöse, meist an die Haarfollikel gebundene Entzündung, führt zu etwa linsengroßen Krusten, unter welchen das Gewebe mehr oder weniger tief nekrotisch wird. Das nekrotische Gewebe wird abgehoben, und es bleibt eine flache oder tiefe, trichterförmige Narbe übrig. Eine grundsätzliche Trennung einer leichteren, oberflächlichen, von einer schweren, tiefergehenden Form (UNNA) erscheint kaum notwendig; da beide stets nebeneinander vorkommen, handelt es sich augenscheinlich nur um verschiedene Entwicklungsgrade der gleichen Veränderung.

Im Gegensatz zur kokkogenen Sycosis tritt hier die Eiterbildung zurück gegenüber einer stärkeren serösen *Exsudation* und nachfolgender *Nekrose*. Schon in den frühesten Stadien, wo sich in der Epidermis bzw. um den Ausführungsgang eines Haarfollikels ein kleines seröses Bläschen oder auch eine mit wenigen Leukocyten gefüllte *Pustel* vorfindet, trifft man in den darunterliegenden Epithelien sowohl als auch in der Cutis ausgedehntere Veränderungen, die jedoch auch hier stets oberflächlich bleiben. In der *Epidermis* liegt unterhalb der Bläschen ein seröses Exsudat in Gestalt einer Linse, das sich als intercelluläres Ödem auch zwischen die gesunden Epithelien fortpflanzt und diese auseinanderdrängt. Diese Frühform wird jedoch nur sehr selten beobachtet. Meist ist im Bereiche der Exsudation die Epidermis mitsamt der darunterliegenden Cutis zu einem festen *Schorfe* vereinigt, der kegelförmig in das entzündlich infiltrierte Gebiet hinabreicht und dessen Mitte häufig einen gequollenen Haarfollikel enthält. Innerhalb der so veränderten Zone — die jedoch nie über die Einmündungsstelle der Talgdrüse hinausreicht — sind die Epithelien der Epidermis sowohl als auch des Haarfollikels anfangs von polynucleären Leukocyten durchsetzt, später samt und sonders *nekrotisch* und ebenso das Bindegewebe. Auffallenderweise bleiben darin die *elastischen* Fasern nach Form und Färbbarkeit meist noch kurze Zeit erhalten, ein Befund, den man geneigt ist, auf die schnelle Entwicklung der Nekrose zurückzuführen, so daß eine Umwandlung der Elastica noch nicht möglich gewesen wäre.

Als weitere wesentliche Veränderung zeigen die *Gefäße*, und zwar vor allem die den erkrankten Haarfollikel zunächst umgebenden, teilweise eine völlige *Thrombose* neben einer ausgedehnten perivasculären *Zellinfiltration*. Dieses

Infiltrat setzt sich auch noch in die nähere Umgebung des nekrotischen Bezirkes fort und besteht im wesentlichen aus wuchernden Bindegewebszellen, polynucleären Leukocyten und Mastzellen in wechselnder, meist nur mäßiger Zahl. Plasmazellen trifft man nur vereinzelt und zwar in den Randabschnitten zum Gesunden hin. Das elastische und kollagene Gewebe im Bereich der Infiltration ist zerstört; daher kann eine Abheilung nur mit Narbenbildung verlaufen.

Nicht immer ist jedoch die Erkrankung mit der oben erwähnten Narbenbildung verbunden. In manchen Fällen bleibt nämlich die Nekrose auf den epithelialen Anteil des Follikelostiums und die Epidermis beschränkt. Kommt die Erkrankung zu diesem Zeitpunkt zur *Ausheilung*, so drängt sich von der gesunden Umgebung her eine schmale wuchernde Epithellamelle zwischen Nekrose

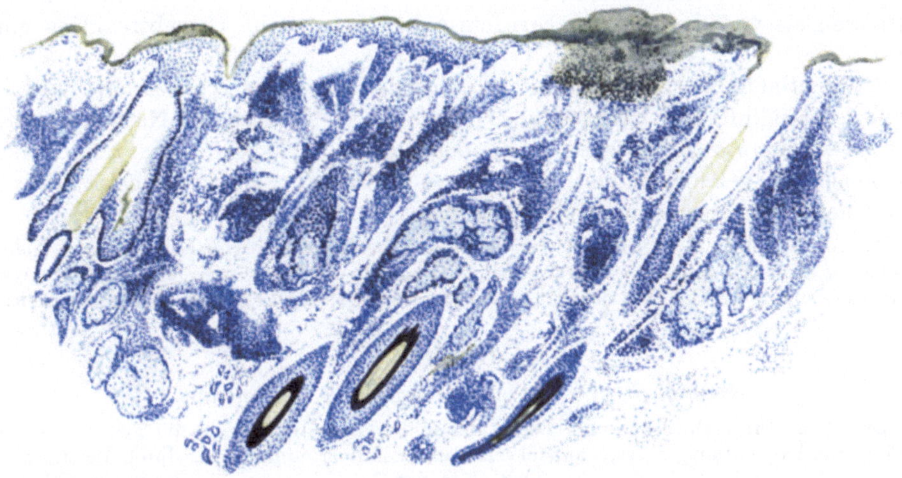

Abb. 133. *Folliculitis necroticans capitis.* (♂, 43jähr., Stirn-Haargrenze.) Übersichtsbild. Links und rechts perifollikuläre, oberflächliche Nekrosen (grün); ausgedehnte perivasculäre Infiltrate, die bis zu den Talgdrüsen hinabreichen bzw. diese umschließen. Polychromes Methylenblau. O = 35:1; R = 30:1.

und infiltrierte Cutis. Die linsenförmige Kruste, die aus einer amorphen Masse besteht, in welche Reste von Epidermisepithelien und Leukocyten eingelagert sind, wird abgehoben und der entstandene Epitheldefekt durch die nachdrängenden Zellen ausgefüllt. Untersucht man zu diesem Zeitpunkt, so ist daher der nekrotische Bezirk allseitig von einer Lage abgeflachter Epithelien bzw. Hornzellen umgrenzt.

Reicht die Nekrose jedoch in das Bindegewebe hinein, kam es zu der oben geschilderten *Zerstörung des kollagenen und elastischen* Gewebes, so findet man in der auf die gleiche Weise durch die proliferierenden Epithelien abgehobenen Kruste außerdem noch Reste des elastischen und kollagenen Gewebes, ja gelegentlich sogar Reste des mit geronnenem Blut gefüllten, abgestorbenen Gefäßbaums (Boeck). In solchen Fällen wandelt sich das unterhalb der Nekrose vorhandene Granulationsgewebe in ein zunächst zellreicheres, dann zellärmeres *Narbengewebe* um, das von einer zunächst schmalen Schicht neugebildeten Epidermisepithels überdeckt wird. Zu einer eigentlichen Demarkation kommt es also während des ganzen Verlaufs der Veränderung nicht.

Unna hat geglaubt, und darin ist ihm Sabouraud beigetreten, die beiden Entwicklungsstufen der Veränderung auf die Tätigkeit zweier verschiedener Erreger zurückführen zu dürfen. In den Anfangsstadien fand er nämlich besonders innerhalb der aufgetriebenen Follikelostien eine Wucherung eines kleinen Bacillus, der dem der Acne in mancher Beziehung sehr ähnlich war. Überall dort, wo die Erkrankung in die Tiefe gedrungen war, fand sich außerdem ein Diplococcus vor, der in die Gruppe der Staphylokokken (Staphylococcus aureus Sabouraud) gehört. Unna und Sabouraud führten auf diese Mischinfektion, bei der der kleine Bacillus gewissermaßen den gewebseinschmelzenden Staphylokokken den Weg streitig mache, die verschiedenartige oberflächliche und tiefe Form der Folliculitis varioliformis zurück. Die ganze Frage ist auch heute noch nicht abschließend entschieden, es dürfte jedoch mehr von den Immunitätsverhältnissen als von der Art des Erregers abhängen, welche Gewebsreaktion eintritt.

Differentialdiagnostisch kommt lediglich das *sekundäre krustöse* bzw. varioliforme *Syphilid* in Frage. Dieses führt jedoch nie zu Nekrose und Narbenbildung. Das *tubero-ulceröse Syphilid* ist durch den Gehalt an „spezifisch entzündlichen Zellelementen" gekennzeichnet. Das *papulo-nekrotische Tuberkulid* bietet klinisch hinreichende Unterscheidungsmerkmale dar.

Die von Sabouraud als *Acné nécrotique miliare* beschriebene, von Lane *Acne necrotica miliaris of the scalp* genannte Erkrankung ist wahrscheinlich nur eine Variante der Acne necroticans und bietet das Bild der frühen Veränderungen dieser Erkrankung (Montgomery).

Furunkel.

Staphylodermia follicularis profunda (necrotica).

Dringt der Staphylococcus vom Boden der follikulären Impetigo in die Tiefe vor — sei es dem Haarbalg entlang, sei es, was viel seltener der Fall ist, unmittelbar durch die zugrunde gehenden Epidermisschichten —, so führt er in der Cutis, ja sogar bis zur Subcutis hin zu einer umschriebenen tiefen Perifolliculitis und Folliculitis. Diese Entwicklung geht mit den klassischen Entzündungssymptomen: Tumor, Dolor, Rubor und Calor einher und führt zur Bildung eines zentralen Eiterpfropfs, der nach Einschmelzung der zunächst geröteten und emporgewölbten Spitze des Furunkels nach außen abgestoßen wird. Der Furunkel heilt stets mit mehr oder weniger tiefer Narbenbildung aus, wenn er nicht vor dem eitrigen Durchbruch von selbst oder durch die Therapie zur Rückbildung kommt.

Als *Furunkulose* bezeichnet man das infolge mehr oder weniger schneller und wechselnd ausgedehnter Verschleppung der Eitererreger über verschieden große Hautbezirke erfolgende Auftreten vieler solcher Einzelfurunkel.

In den frühesten Stadien der Erkrankung läßt sich der Weg der Kokken in die Cutis, von der Impetigopustel über den perifollikulären Absceß eines Lanugohärchens zur Follikelvereiterung, die *häufigste Entstehungsweise* aller Furunkel (Unna), meist noch deutlich erkennen. Man trifft dann unterhalb der Impetigopustel, und zwar an der Grenze des Papillarkörpers, im Haarbalge einen festgepreßten Kokkenzylinder, in dessen Umgebung das Haarbalgfollikelepithel entweder von zahlreichen polynucleären Leukocyten durchsetzt oder bereits wechselnd weit eingeschmolzen ist. Dabei scheinen die Lanugohaarbälge für die Entwicklung der Furunkel im allgemeinen eine wichtigere Rolle zu spielen als die großen Haarbälge. Diese sind nicht selten bis in die Gegend der Papille und in die Talgdrüse hinein von dichten Staphylokokkenherden durchwuchert, ohne daß sie eingeschmolzen wären. Das bloße Eindringen der Kokken in die

Follikel genügt also keineswegs, um diese in Eiterherde bzw. Ausgangspunkte von Furunkeln zu verwandeln (UNNA).

Sind die Kokken erst einmal nach *Durchbrechung der Follikelwandung* in die Cutis eingedrungen, so bleiben sie hier längere Zeit erhalten, und es bildet sich sehr schnell um sie herum ein dichter Wall von Eiterkörperchen. Diese lassen sich dabei durch die ödematös erweiterten Saftspalten des Bindegewebes, bis zu ihren Ausgangsstätten von den nächsten Blutgefäßen, leicht verfolgen. Die Entwicklung des *Ödems*, wohl auch die Einwirkung der Staphylokokkentoxine, führt zu einer Verflüssigung des *kollagenen* Gewebes; seine feineren Fasern werden

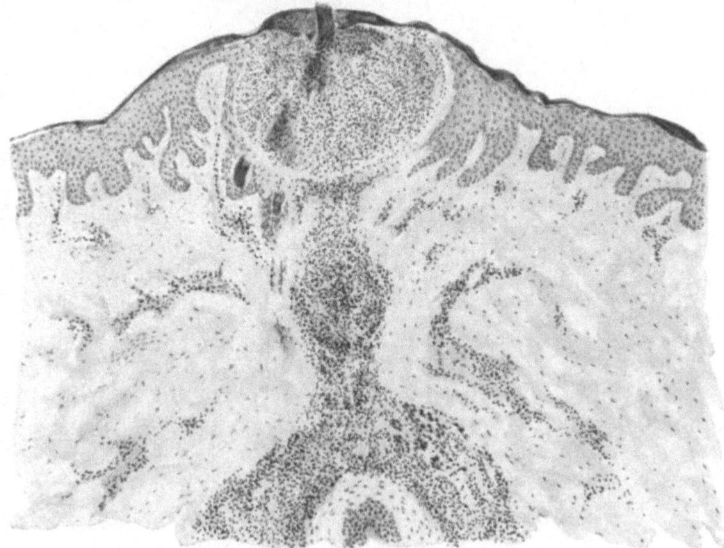

Abb. 134. *Beginnender Furunkel.* (♂, 18jähr., Rücken.) Impetigopustel, (schwarze) Kokkenzylinder im Zentrum des eingeschmolzenen Follikelostium; in der Tiefe Folliculitis und beginnende Perifolliculitis. O = 35:1; R = 35:1.

eingeschmolzen, die plumperen erheblich verdünnt. Die so entstehenden Hohlräume werden ebenfalls von Leukocyten ausgefüllt. Da die *elastischen* Fasern der Zerstörung länger Widerstand leisten, sieht man im mikroskopischen Schnitt zu dieser Zeit ein eigenartiges Netzwerk, in dem die von den elastischen Fasern umhüllten und der Verflüssigung verfallenden kollagenen Faserbündel streifenartig von Leukocytenherden durchsetzt sind. Schließlich geht das gesamte Kollagen zugrunde; die *Einschmelzung des erkrankten Gewebes* ist vollständig. Innerhalb des eitrig eingeschmolzenen Abschnittes findet man die Staphylokokken haufenweise zusammenliegend und zwar stets in der Mitte, seltener am Rande, am dichtesten in den ältesten Eiterherden, aber auch hier nie in den Zellen, sondern stets zwischen diesen (UNNA).

Überall dort, wo die eitrige Einschmelzung an widerstandsfähigere Gebilde gelangt, bieten diese dem Fortschreiten eine Zeitlang Einhalt. An solchen Stellen wird die Absceßbildung dadurch scharf gegen die Umgebung abgegrenzt, während sonst die eitrige Infiltration in unregelmäßig strahlenförmiger Weise seitwärts und nach der Tiefe fortschreitet. Am längsten leisten die Haarbälge der langen Haare Widerstand. Früher zerfallen die tiefliegenden Talgdrüsen und noch schneller die von der Eiterung erreichten Knäueldrüsen (UNNA). Ist der Eiterherd einmal über die Cutis hinaus in die Subcutis vorgedrungen, so findet er im subcutanen Fettgewebe keine stärkeren Hindernisse mehr; hier

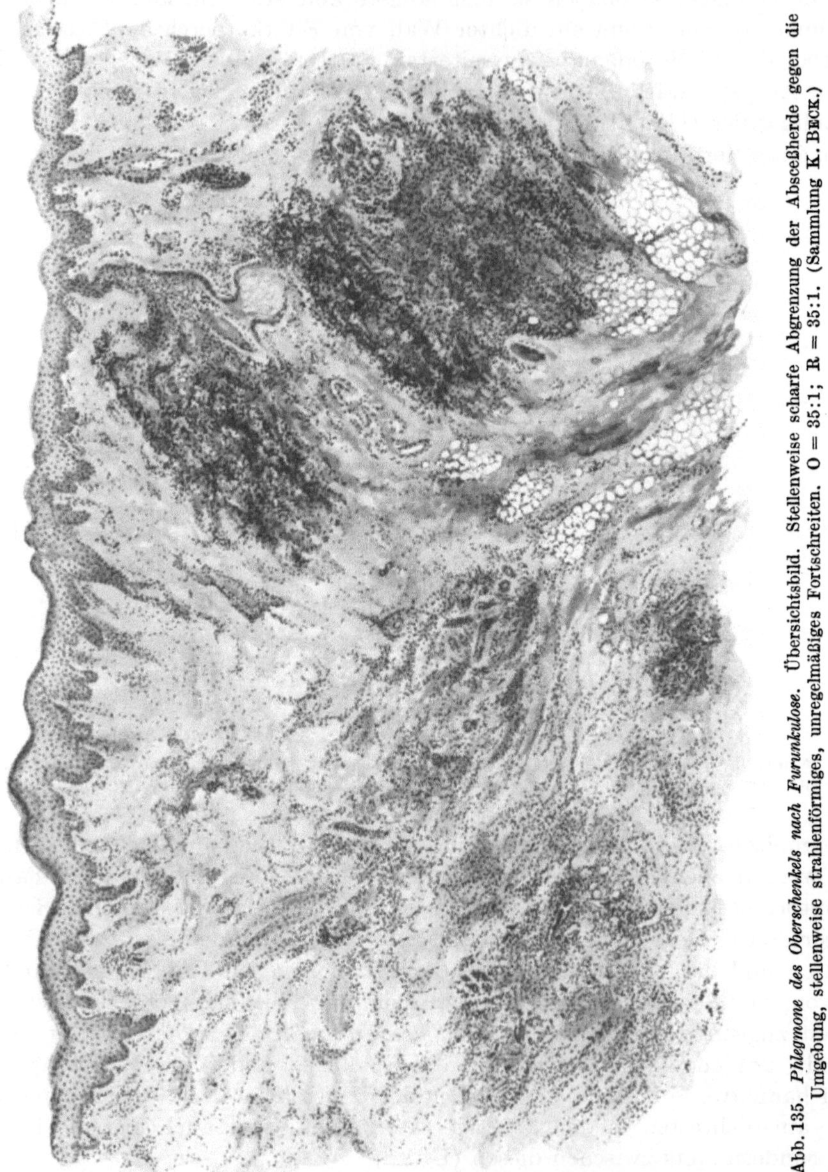

Abb. 135. *Phlegmone des Oberschenkels nach Furunkulose.* Übersichtsbild. Stellenweise scharfe Abgrenzung der Absceßherde gegen die Umgebung, stellenweise strahlenförmiges, unregelmäßiges Fortschreiten. O = 35:1; R = 35:1. (Sammlung K. BECK.)

erfolgt die Verflüssigung daher sehr schnell. Ein Übergang vom Furunkel zur phlegmonösen Einschmelzung tritt jedoch verhältnismäßig selten ein.

In der *Umgebung* der eitrigen Einschmelzung sind die Blut- und Lymphgefäße stark erweitert und gefüllt. Die Bindegewebszellen schwellen an; sie bilden zusammen mit den nach der Mitte des Eiterherdes hin immer zahlreicher werdenden polynucleären Leukocyten und nur wenigen Lymphocyten um den eigentlichen Eiterherd ein *Infiltrat*, in welchem nur in seltensten, mehr subakut verlaufenden Fällen, Plasmazellen auftreten. Die Ausdehnung dieses Infiltrats und ebenso die Stärke des Ödems sind sehr verschieden und augenscheinlich ebensosehr von der Virulenz der Staphylokokken als auch von der Widerstandsfähigkeit des erkrankten Organismus abhängig.

Schon sehr frühzeitig fallen das Follikelepithel sowie die nächstliegenden Epidermisabschnitte der eitrigen Einschmelzung zum Opfer. Der *Gewebszerfall* beschränkt sich jedoch hier in der Regel auf einen eng umschriebenen Bezirk, er erreicht nie die Ausdehnung des eitrig eingeschmolzenen Herdes in der Cutis. Daher steht dieser manchmal nur durch einen engen *Fistelgang* mit der Außenwelt in Verbindung.

Das starke Ödem führt am Rande des Einschmelzungsherdes zu einer *Verflüssigung* der Eitermassen; dadurch wird der massige, *zentrale Eiterpfropf* mitsamt dem nekrotischen Gewebe von dem Gesunden abgelöst; beim Bersten des epidermalen Einschmelzungsbezirkes entleert sich zunächst dieses serös-eitrige Exsudat nach außen. Der zentrale nekrotische Pfropf hängt meist noch mit einzelnen, nicht völlig eingeschmolzenen Bindegewebsfasern mit der Umgebung zusammen; erst wenn diese sämtlich zerstört sind, kann der Pfropf schließlich nach außen abgestoßen werden.

Vor dem *Durchbruch* wölbt der Hautabsceß die Oberfläche vor. An dieser Stelle, und auch oben seitlich des Herdes ruft der einwirkende Druck eine Blutstauung hervor, die hier zu einer starken Erweiterung der Capillaren und oft zum Austritt roter Blutkörperchen führt. Auf der Spitze der Vorwölbung tritt zunächst eine rein mechanische Verdünnung des kollagenen und elastischen Gewebes oder aber gleich die eitrige Einschmelzung ein. Im ersteren Falle wird das darüberliegende Epidermisepithel im ganzen in eine trockene nekrotische Masse umgewandelt, von der Cutis abgehoben und schließlich vom Eiter durchbrochen. Bei geringerem Druck durchsetzt dieser zunächst in Form kleiner, interepithelialer Abscesse die Oberhaut. Diese fließen zusammen, heben die Hornschicht ab und geben schließlich dem Drucke des serös-eitrigen Exsudates der Tiefe nach; der Durchbruch erfolgt. Diese sekundären Eiterpusteln sind mit der primären follikulären Impetigo nicht zu verwechseln; sie unterscheiden sich von dieser nicht nur durch die interepithelialen Eiteransammlungen in der Stachelschicht, sondern auch durch das Fehlen der dort stets unter der Hornschicht feststellbaren Kokkenhaufen (UNNA).

Pathogenese der Pyodermien. Die pyogenen Kokken, die Staphylokokken sowohl wie die Streptokokken, finden sich als an und für sich harmlose Gäste *auf* der Haut des Menschen in wechselnder Zahl. Gefährlich werden sie dem Organismus erst dann, wenn ihnen durch irgendwelche Beihilfe, meist mechanischer Art (Verletzungen, Druck usw.), ein Eindringen in die Haut ermöglicht wird. Wir haben in den vorstehenden Erörterungen verschiedenartige Krankheitsbilder entstehen sehen, je nachdem die Erreger in die oberflächlichen, epidermalen oder tieferen, cutanen bis subcutanen Abschnitte der Haut eingedrungen waren; je nachdem sie unmittelbar von außen einwirken konnten oder aber am Haarbalg oder Schweißdrüsenausführungsgang entlang in die Tiefe gezogen waren. Für die Entstehung bestimmter Krankheitsbilder ist demnach sicherlich der *erste Angriffspunkt der Kokken* von Bedeutung. Dieser aber ist meist gegeben durch Art und Stärke der einwirkenden Schädigung, die dem Erreger den Weg bahnt, also gewissermaßen als *auslösende Ursache* wirkt. Da aber unter den gleichen Bedingungen nur eine beschränkte Zahl von Menschen erkranken, müssen für die Entstehung auch der exogenen Pyodermien noch gewisse andere Umstände eine Rolle spielen. Diese suchen wir einmal in *Virulenzunterschieden* der Krankheitserreger, zum anderen in der *verschiedenen Widerstandsfähigkeit* des befallenen Hautgebietes bzw. der des Gesamtorganismus; denn nur derartige, örtlich bedingte Unterschiede kommen hier in Frage, da die Anfälligkeit zur Erkrankung *(Disposition)* als Antwort auf das Eindringen der Kokken für den Menschen im allgemeinen ziemlich gleich zu sein scheint.

Diese Annahme einer — vielleicht auch noch zeitlich verschiedenen — örtlich bedingten Neigung zum Erkranken macht uns vieles in der Pathogenese der Pyodermien erklärlich. Vielleicht spielen dabei auch noch Eigentümlichkeiten des örtlichen oder allgemeinen Stoffwechsels eine Rolle (Neigung zu Pyodermien beim Diabetes, bei der Comedonenacne, bei Dermatitiden), deren Besonderheiten heute — abgesehen vielleicht vom Diabetes — noch nicht klar ersichtlich sind. Ein derartiges Zusammenwirken infektiöser mit nicht infektiösen Ursachen scheint namentlich dort annehmbar, wo uns andere Erklärungen zur Zeit noch fehlen (schnelle Abheilung der Impetigo follicularis im einen Falle, Entwicklung einer Sycosis coccogenes, einer Furunkulose usw. im anderen).

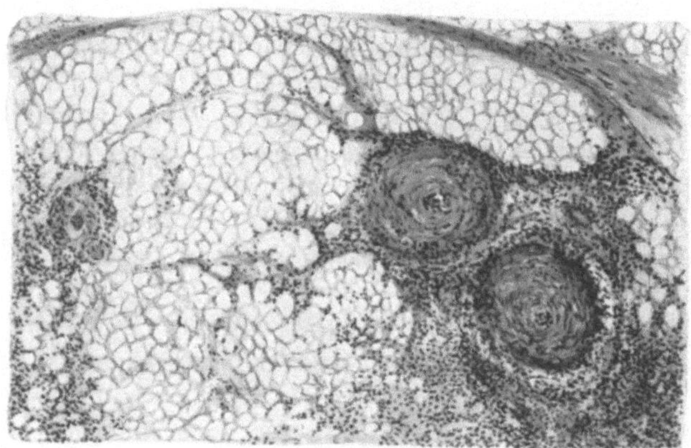

Abb. 136. *Furunkel.* (♂, 25jähr., Unterarm, Beugeseite.) Phlebitis und Periphlebitis im subcutanen Fettgewebe. O = 66:1; R = 66:1.

Die Bedeutung von Virulenz und Zahl der eindringenden Mikroorganismen einerseits, die Abhängigkeit des Krankheitsbildes von besonderen immun-biologischen Eigentümlichkeiten des erkrankten Organismus anderseits, ist für die Entwicklung von sog. spezifisch infektiösen Granulationsgeweben (vor allem Tuberkulose und Syphilis) längst anerkannt. Zu dieser Erkenntnis hat besonders die Eindeutigkeit experimenteller Untersuchungsergebnisse erheblich beigetragen. Für die pyogenen Kokken sind diese Fragen viel verwickelter; aber es liegt eigentlich keine Berechtigung vor, hier ähnliche Gesetzmäßigkeiten ohne weiteres abzulehnen, weil uns die feineren Bedingungen noch unbekannt sind.

Für einzelne Formen kokkogener Hauterkrankungen bestehen naturgemäß *verschiedene Voraussetzungen.* Beim Zustandekommen der staphylogenen (Hansteen, Jadassohn u. a.) Dermatitis exfoliat. neonat. z. B., ist einmal eine lokale Disposition der Säuglingshaut erforderlich; neben dieser noch eine allgemeine für das Haften der Staphylokokken (kranke, „schlaffe" Säuglinge). Ob dabei ein ganz besonderer, spezifischer Staphylococcus in Frage kommt, der zu anderen staphylogenen Hauterkrankungen keine Beziehung hat (Bierende), erscheint wenig wahrscheinlich. Toxisch-alimentäre Schädigungen (Mensi, Dalla Favera) sind als auslösende Ursache wohl denkbar, nicht aber als eigentliche Grundlage der Erkrankung.

Bei allen Pyodermien ist hinsichtlich der Pathogenese das Hauptgewicht in erster Linie auf *örtliche und allgemeine Voraussetzungen* zu legen; erstere in Form von einmaliger (Verletzung) oder wiederholter (Reiben von Kleidungsstücken) traumatischer Schädigung, letztere als allgemein herabgesetzte Widerstandsfähigkeit des erkrankten Organismus (Unterernährung, Stoffwechselstörung, mangelnde Körperpflege), ohne daß wir bis heute im Einzelfall immer in der Lage wären, deren letzte Ursachen zu erkennen (z. B. Folliculitis varioliformis, Sycosis coccogenes).

Auf jene, durch *besondere Eigentümlichkeiten* der Staphylo- bzw. Streptokokken bedingten Unterschiede in deren Verhalten zum befallenen Gewebe — beim Staphylococcus ein Beschränktbleiben auf den Ort der Invasion mit Eiteransammlung in der nächsten Umgebung, beim Streptococcus das Vordringen in die noch gesunde Umgebung, zunächst ohne andere Erscheinungen als ein wechselnd starkes Ödem — kommen wir im Anschluß an die hämatogen-metastatischen staphylogenen bzw. streptogenen Dermatosen zurück.

Die Acne vulgaris.

Aus der großen Zahl der ursprünglich unter der Bezeichnung „Acne" zusammengefaßten Erkrankungen sind heute eigentlich nur noch die Acne vulgaris s. juvenilis und die ihr verwandten Formen als selbständige Krankheitsbilder bestehengeblieben, während die meisten auf Grund besserer klinischer bzw. pathogenetischer Kenntnis in andere Krankheitsgruppen eingeordnet wurden.

Als *Acne vulgaris* bezeichnen wir eine um die Zeit der Geschlechtsreife einsetzende und Ende der zwanziger Jahre meist wieder schwindende, an die Haartalgdrüsenfollikel gebundene Erkrankung der Haut, die in erster Linie im Gesicht, dann auf dem Rücken, seltener an anderen Körperstellen auftritt. Das in voller Entwicklung äußerst bunte Krankheitsbild ist durch eine Reihe von Veränderungen gekennzeichnet, unter denen der „*Comedo*" die regelmäßigste ist. Er tritt einmal für sich allein, selten zu zweien oder gar dreien, sei es in einzelnen Herden oder äußerst zahlreich, als kleine, die meist erweiterte Follikelöffnung ausfüllende Horn- und Talgmasse auf, die an ihrer Oberfläche braunschwarz verfärbt ist und auf Druck als wurmartiges Gebilde heraustritt. Diese „*Acne punctata*" entwickelt sich zur *papulösen Acne*, sobald sich um die Comedonen infolge entzündlicher Vorgänge eine Rötung und Schwellung einstellt. Hier kommt es dann im Verlauf weniger Tage auf der Spitze der Papel meist zu einer oberflächlichen eitrigen Einschmelzung *(Acne pustulosa)*. Beginnt die Eiterbildung jedoch in der Tiefe des Follikels, wird ihr durch den Comedo der Austritt nach außen erschwert, so entwickelt sich die *knotenförmige* Acne unter langsamer, tiefgreifender eitriger Einschmelzung des Gewebes. Ergreift diese nach und nach unter Vorwölbung und blauroter Verfärbung auch die oberflächlichen Hautbezirke, bricht dabei der Eiter nach außen durch, so bleiben nach Entleerung der cutanen und subcutanen Abscesse cystenartige Hohlräume (Ölcysten) zurück. Verläuft die Entwicklung jedoch langsamer, führt sie zu derben, knotigen Infiltraten, erfolgt die Rückbildung ohne Durchbruch nach außen, so entsteht eine als „*Acne indurata*" bekannte, über lange Zeit sich hinziehende Veränderung.

Diese verschiedenen Erscheinungsformen der Acne kommen häufig nebeneinander vor. Sie heilen entsprechend der eitrigen Einschmelzung mit mehr oder weniger starker Narbenbildung ab. Die Acne ist eine durch fortwährende frische Schübe gekennzeichnete Erkrankung, bei der deutlich Zeiten der Verschlimmerung mit denen der Rückbildung abwechseln.

Neugeborene zeigen gelegentlich eine Hautveränderung *(Acne neonatorum)*, die mit der Acne vulgaris, und zwar der einfachen Acne punctata, sowohl klinisch wie histologisch völlig übereinstimmt. Die Veränderung ist scharf zu trennen von den bei Neugeborenen nicht selten vorhandenen echten Milien, die im Gegensatz zur Acne lediglich kleine Horncystchen darstellen, beim Aufritzen als Inhalt Hornzellen zeigen und vor allem in vollkommen reaktionsloser Umgebung sitzen.

In den einfachsten Fällen der *Acne punctata*, wo lediglich der *Comedo* das Bild beherrscht, findet man histologisch unter einer meist stark verdickten Hornschicht, die auch über die Mündung der meisten vereiterten Follikel hinwegzieht, in diesen zunächst nur eine Anhäufung von Hornmassen mit nur wenig Talg durchsetzt. In der Hauptsache handelt es sich um lamellär geschichtete Hornzellagen, die von abgestoßenen und verfetteten Talgdrüsenepithelien durchsetzt sind. Sie heben, je nach dem Grade ihrer Ausdehnung, die darüber hinwegziehende Hornschicht lediglich in die Höhe, oder sie haben diese durchbrochen. Innerhalb des tonnenförmig erweiterten Ausführungsgangs von Talgdrüse und Haar lagern sich die Hornmassen in verschiedenen Schichten ab (Biesiadecki, Unna, Touton). Unmittelbar unter der Oberfläche und am Rande des Follikels verlaufen sie senkrecht und umgeben mantelartig die mehr horizontal gelagerten Hornmassen der Mitte (den Kopf des Comedo).

Am fertigen Comedo läßt sich ein harter, wechselnd tiefdunkelbraun bis *schwarzer Kopf* unterscheiden, der einem dichtgefügten Hornmantel aufsitzt, in dessen Innern sich neben den nun reichlicheren Talgmassen auch noch Reste des Haares befinden. Diese talghaltige Mitte, innerhalb derer bei veralteten Fällen Cholesterin, Leucin und Tyrosinkristalle nachgewiesen wurden (THIBIERGE), wird durch Hornsepten häufig in unregelmäßige Fächer geschichtet. In anderen Fällen wieder besteht sie nur aus einer zusammenhängenden Masse, an deren Aufbau sich Hornzellen, Talgdrüsenreste, einzelne Haarreste in wirrem Durcheinander beteiligen. Bei alten Comedonen, bei denen der Haarbalg und die zugehörigen Talgdrüsen atrophisch geworden sind, daher kein Talg mehr abgesondert wird, ist auch der untere, für gewöhnlich nur locker gebaute Talgpfropf, der „Schwanz des Comedo", von festen Hornmassen umfaßt.

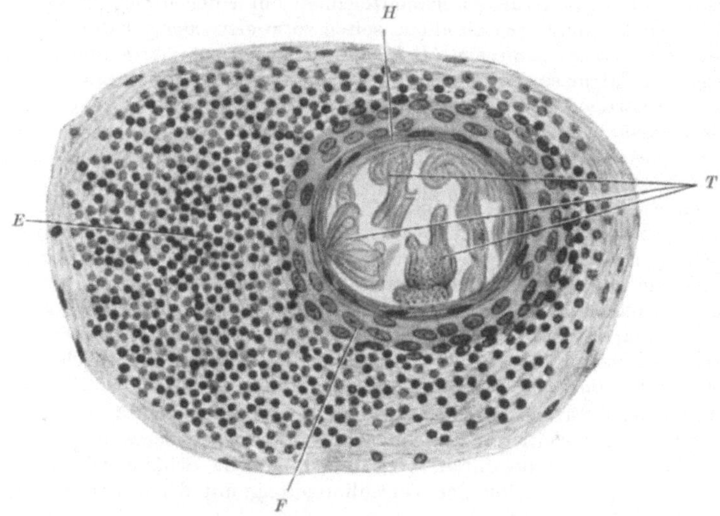

Abb. 137. Querschnitt durch einen an Sycosis erkrankten Lanugofollikel mit Demodices. *T* Quergetroffene Demodices im Ausführungsgang eines Lanugofollikels; *E* perifollikuläre kleinzellige Infiltration; *F* Stachelschicht entsprechend der Trichterregion eines Lanugofollikels; *H* Hornschicht. Vergr. 270 mal. (Aus v. MICHEL-SCHREIBER: Krankheiten der Augenlider.)

Der „schwarze Kopf des Comedo" wird so gut wie nie durch Schmutz bedingt; er ist vielmehr auf ein gefärbtes „Reduktionsprodukt des Keratins" zurückzuführen (UNNA).

Innerhalb der Horn- und Fettmassen des Comedo findet man die verschiedensten Mikroorganismen: UNNAsche Flaschenbacillen, MALASSEZ' große Bacillen, die verschiedensten banalen Eiterkokken; bei Comedonen des Gesichts gelegentlich auch einmal einen Demodex folliculorum (HENLE, SIMON) (s. Abb. 137). Nur wenigen von ihnen kommt vielleicht eine Bedeutung für die *eitrige* Umwandlung der Acne zu; die eigentliche Ursache der Veränderung dürfen wir in ihnen nicht erblicken. Dies gilt auch für die UNNA-HODARAschen Acnebacillen, wenn auch gerade hier infolge der widersprechenden Beobachtungen eine Entscheidung sehr schwer ist. Auf alle Fälle handelt es sich, falls Kokken für die eitrige Umwandlung in Betracht kommen, nicht um die gewöhnlichen Formen; vielleicht jedoch um den polymorphen Coccus von CEDERKREUTZ, wenn auch Kulturen meist den *Staphylococcus albus* ergeben (JADASSOHN). UNNAS Annahme, daß gerade seine *Acnebacillen*, die sich als unregelmäßige Haufen in fadenartiger Anordnung namentlich im untersten Teil des Comedo vorfinden, von hier aus bis in den Ausführungsgang der Talgdrüse und die Haarspalte des Lanugobalges vordringen und anscheinend SABOURAUDS Seborrhoebacillen entsprechen, für die Entwicklung der entzündlichen Acne unbedingt notwendig seien, ist wohl nicht mehr aufrechtzuerhalten.

Für die *Weiterentwicklung* der Acne punctata zu den *entzündlichen Formen* sind Veränderungen wichtig, die sich einmal am Follikel selbst bzw. an der Talgdrüse und zum anderen in deren Umgebung abspielen. Durch den, infolge der Hyperkeratose und der Ansammlung von Talgmassen in dem erweiterten Follikelhals dauernd und stetig zunehmenden Druck kommt es nach und nach zu einer *Atrophie* des Epithels, im Follikel sowohl wie in der Talgdrüse. Letztere wandelt sich in einen schmalen Epithelsack um, der dann oft nur als Anhängsel

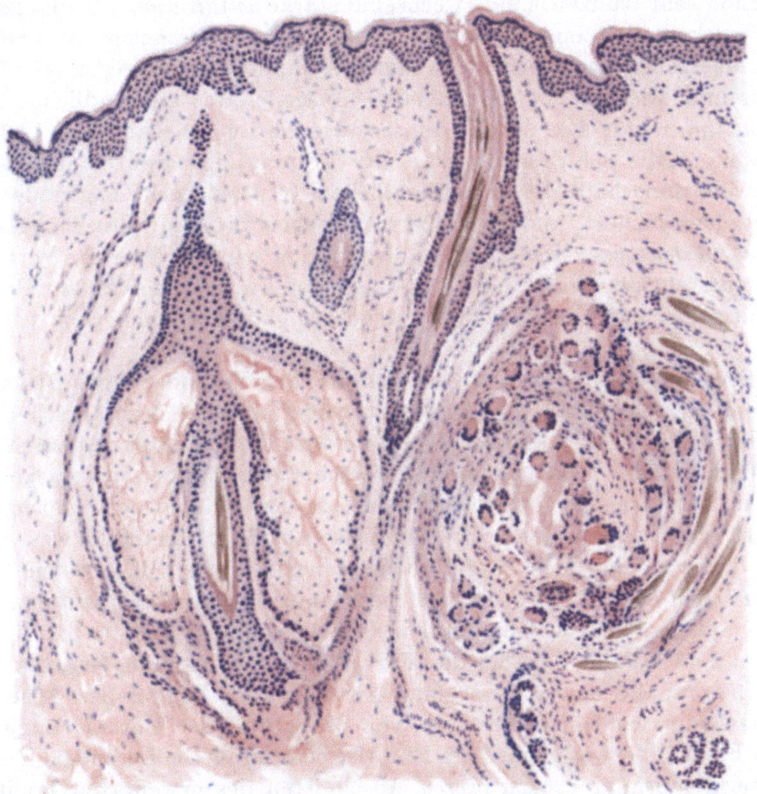

Abb. 138. *Acne indurata.* (♂, 25jähr., Wange.) Talgdrüse und Umgebung durch riesenzellhaltiges Granulationsgewebe ersetzt. Der atrophische Follikel nebst Haar seitlich rechts als schmaler Epithelsack aufsitzend. Im Follikelostium atroph. Haar in reinem Horncomedo. Links hypertrophische Talgdrüse nebst Follikelgrund und Haar. Hämatoxylin-Eosin. O = 66:1; R = 66:1.

des erweiterten oberen Follikelteils erscheint. Nicht selten wird er von dem sich vergrößernden Comedo mehr und mehr abgeflacht und seitlich abgeknickt, so daß die Reste schließlich als doppelwandige flache Schale einer Seite des Comedo aufsitzen (s. Abb. 138). In dieser Schale findet man häufig Reste des Lanugohaares als mehrfach gewundenes Knäuel. Kommt es im derart abgeknickten Follikel zu der nachher noch näher zu besprechenden eitrigen Einschmelzung, so bricht diese meist unmittelbar durch das darüberliegende Gewebe nach außen durch und führt so zu den schon erwähnten Talg- bzw. Eitercysten, die keinerlei Beziehung zu dem Ausführungsgang des zugehörigen Follikels mehr erkennen lassen. Infolge der entzündlichen Gewebsreaktion sind diese Cysten vor dem

Durchbruch meist mit der Haut fest verlötet, dringen dann allmählich nach oben zur Epidermis, nach unten nicht selten bis zur Subcutis vor, wo sie gelegentlich einmal als isoliert liegende Gebilde angetroffen werden (CHIARI). Diese Lage führte übrigens irrtümlich zu ihrer Ableitung von versprengten Epidermiskeimen (TÖRÖK). LYNCH sah die ersten entzündlichen Veränderungen um Epithelfragmente der Talgdrüsen.

Um die Gefäße der *Umgebung* der erweiterten Follikel sowie der Talgdrüsen findet sich schon sehr frühzeitig eine wechselnd starke *Infiltration*. Bei längerem Bestande entwickelt sich ein aus wuchernden Bindegewebszellen, zahlreichen Plasma- und Mastzellen und meist nur wenigen Lymphocyten, dagegen oft vielen mehrkernigen und Riesenzellen bestehendes, ausgedehntes entzündliches Zellinfiltrat *(Acne indurata)*. Die Gefäße selbst sowie die Lymphspalten sind häufig erheblich erweitert, die Schweißdrüsen an der Veränderung kaum beteiligt. Das *elastische* Gewebe innerhalb dieser entzündlichen Infiltrate geht zugrunde, das *kollagene* hingegen wuchert, und die hypertrophischen Bindegewebszellen führen vielfach zur *Bindegewebsneubildung*, die um so stärker wird, je älter die Veränderung ist. So entsteht allmählich eine herdweise, und zwar perifollikuläre Hyperplasie der Cutis, der oft eine allgemeine Hypertrophie der Epidermis parallel geht.

Weit häufiger als diese zur *Acne indurata* führenden Veränderungen ist jedoch die *Vereiterung* der erkrankten Follikel, wie ja überhaupt höchstwahrscheinlich beide einander ablösen bzw. die eine fast stets zu der anderen hinzukommt. Bei der Vereiterung der Acne kann man verschiedene Formen unterscheiden, je nachdem sich diese in den oberflächlicheren, in den tieferen oder gleichzeitig in allen Teilen des Follikels bzw. der Talgdrüse abspielt. Das Bild wird noch verwickelter dadurch, daß sich häufig zu der oberflächlichen oder tiefen *Folliculitis* eine *Perifolliculitis* gesellt, wenn diese auch im Vergleich zu den viel zahlreicheren umschriebenen Folliculitiden verhältnismäßig nicht so häufig ist, viel seltener auf alle Fälle, als bei der Furunkulose. (UNNA im Gegensatz zu VIDAL und LELOIR, die den vorwiegend perifollikulären Beginn des Abscesses betonen. Das hängt wohl in erster Linie vom Zeitpunkt der Untersuchung ab; bei frühesten Fällen überwog in meinem Material bei weitem die follikuläre Form.) Sitzt die Eiterung primär in den *oberen* Abschnitten des erweiterten Follikels, zwischen hyperkeratotischer Epitheldecke und dem Kopf des Comedo, so wird diese Decke durch die Eitermassen emporgehoben. Klinisch entspricht diese *Folliculitis pustulosa superior* (UNNA) einer *Impetigo*pustel. Hält die Pusteldecke dem andrängenden Exsudat länger stand, und dieses dürfte bei der ja meist bestehenden Hypertrophie der Epidermis in der Regel der Fall sein, so dringen die Leukocytenmassen und das flüssige Exsudat nach unten vor. Die einzelnen Schichten des Comedo wie auch dessen Ränder zum Follikelepithel hin sind von polynucleären Leukocyten durchsetzt. Das Ganze fällt sehr schnell der eitrigen Einschmelzung anheim. Die gleichen Bilder findet man natürlich, wenn die Eiterung hier begonnen hat. Schließlich gelangt das Exsudat in die Tiefe des Follikels und in die Talgdrüsen, sofern es nicht auch hier primär oder gleichzeitig mit der oberflächlichen Folliculitis aufgetreten ist. Durch gleichzeitige Entwicklung derartig gelegener, umschriebener Einschmelzungsherde entstehen Veränderungen, die im Gewebsschnitt als „kragenknopf“-artige Eiterherde bekannt sind. In diesen Fällen beginnt die Eiterung häufig an der Mündung des Talgdrüsenganges.

Die von den andrängenden Eitermassen gedehnte Epidermis gibt schließlich dem Drucke nach und platzt; der eitrig eingeschmolzene Comedo mitsamt den Exsudatmassen entleert sich nach außen. War der Widerstand der Epidermis von längerer Dauer oder von vornherein die Einschmelzung stärker entwickelt, so finden wir das Follikelepithel sowohl wie die Talgdrüsenwand vielfach eitrig zerstört. Zu der Folliculitis tritt dann eine Perifolliculitis, die sich zunächst als leukocytäre Infiltration des perifollikulären Gewebes äußert, sehr schnell jedoch von außen die Membrana propria und dann das Talgdrüsen- bzw. Follikelepithel zerstören und in das Lumen durchbrechen kann. Auf den dichten Leukocytenwall, der die eingeschmolzene Mitte schalenartig umgibt, folgt dann eine aus wuchernden Bindegewebszellen, aus Plasmazellen und Leukocyten aufgebaute Zone, von der aus sich das Infiltrat noch weit in die Umgebung hinein, namentlich um die erweiterten Gefäße, fortsetzt. Selbst in der weiteren Umgebung der eitrigen Einschmelzung findet man dann noch eine celluläre Infiltration, an deren Aufbau sich bei länger bestehenden Herden genau wie bei der indurierenden Acneform auch Riesenzellen beteiligen können. In seltenen Fällen, namentlich dann, wenn dem eitrigen Exsudat durch die noch nicht eingeschmolzenen Talg- und Hornmassen der natürliche Weg durch die Follikelöffnung nach außen verlegt ist, greift die Absceßbildung auf obere Cutis und Stratum papillare über, führt zur Verdünnung und schließlich zum Durchbruch an irgendeiner beliebigen Stelle der interfollikulären Epidermis. Durch Zusammenfließen benachbarter Herde kann es zu größeren, mehrere Follikel umfassenden Entzündungs- und Einschmelzungserscheinungen kommen. Eine Sonderstellung dieser Form als *Acne conglobata* (LANG, SPITZER, REITMANN) erscheint nicht erforderlich, zumal auch bei der Acne vulgaris gelegentlich außergewöhnliche Anordnung beobachtet werden kann. Derartige Bildungen kommen jedoch bei der Acne auch unabhängig von den Einschmelzungsprozessen vor. Es handelt sich dabei um zwei- — oder in selteneren Fällen — auch dreifächerige Höhlen, die in der Haut miteinander verbunden sind und mit mehreren Öffnungen nach außen reichen. Ihr Inhalt entspricht dem der einfachen Comedonen; außerdem finden sich stets Haarfollikel und Talgdrüse (TÖRÖK). Neben völliger Zerstörung fand PAUTRIER Elastica in Massen um die Hautanhangsgebilde. Außerdem kann es zu sehr starken Gefäßerweiterungen und einer Wucherung des Epithels kommen (s. unten).

Die *Abheilung* derartig ausgedehnter, eitrig eingeschmolzener Herde erfolgt unter einfacher Granulationsbildung, die schließlich zu einer eingesunkenen Narbe führt. Beim Zusammenfließen mehrerer eingeschmolzener Follikel entstehen oft größere *Höhlen,* die von einer zusammenhängenden Epithelmembran ausgekleidet werden, welche häufig zur Bildung großer oder auch Doppelcomedonen Anlaß gibt. Beschränkte sich das eitrige Exsudat hingegen auf den Inhalt des Follikels und wurde es zu diesem Zeitpunkt nach außen entleert, so ist damit der Vorgang beendet; allerdings pflegt häufig die Bildung von Comedonen in derartig erweiterten Follikeln erneut einzusetzen. Ist das Follikelepithel nur teilweise zerstört, so kann es bei der narbigen Abheilung auch von den Epithelresten aus zur Neubildung eines Follikels und damit wiederum zur

Comedonenbildung kommen (s. Abb. 140). In der Umgebung der narbig abgeheilten Folliculitiden und Perifolliculitiden erinnern Überreste der Infiltrate,

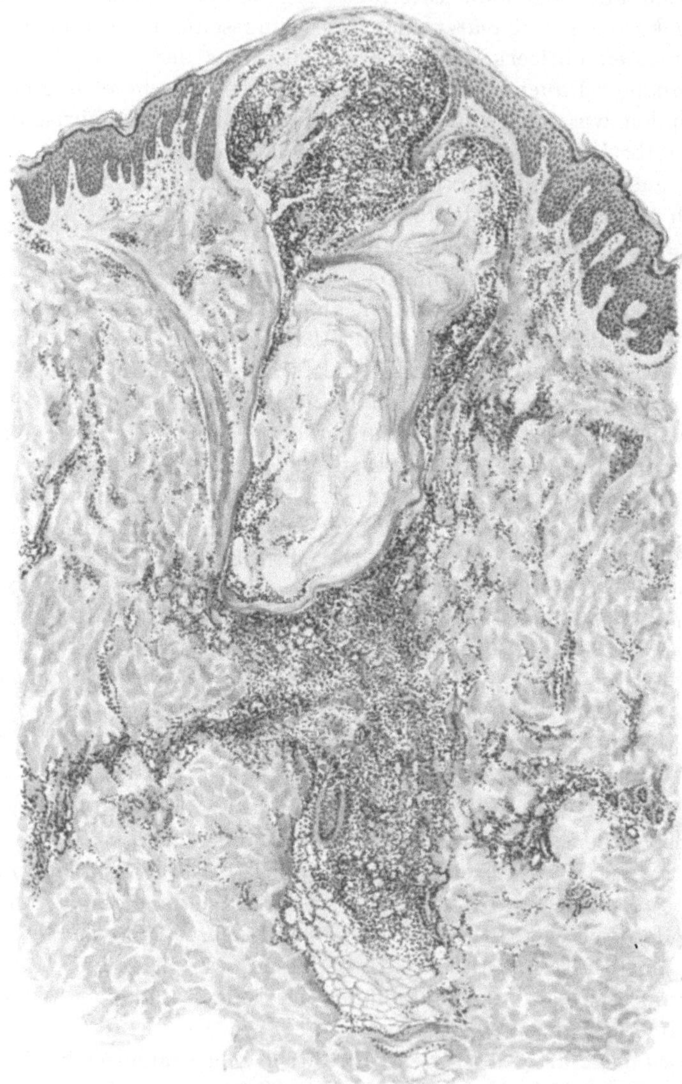

Abb. 139. *Acne vulgaris.* (♂, 22jähr., Rücken.) Höhepunkt der Folliculitis. „Folliculitis pustulosa superior"; von hier ziehen Leukocytenschwärme längs der ausgebuchteten, atrophischen Follikelwand in die Tiefe, den Comedo mantelartig umschließend. Unterer Follikelabschnitt und Talgdrüse eitrig eingeschmolzen. Perifolliculitis. O = 35:1; R = 28:1.

an denen sich namentlich die Plasmazellen reichlich beteiligen, noch lange Zeit an die überstandenen Veränderungen.

Differentialdiagnose. Klinisch kann die Unterscheidung einzelner Acneknoten von *syphilitischen* und *tuberkulösen* Veränderungen (Acne syphilitica, Acnitis, Folliclis) sowie auch von der *Brom-* und *Jodacne* Schwierigkeiten machen.

Histologisch wird vor allem die Vorliebe für die Follikel und deren nächste Umgebung, der cellulär vielartige Aufbau des Infiltrats mit dem Überwiegen progressiv-entzündlicher hyperplastischer Bindegewebswucherung die Entscheidung erleichtern. Für die Unterscheidung von der *Furunkulose* ist vor allem der dort stets mögliche und leichte Nachweis der Staphylokokken und zwar nur dieser, die Anwesenheit der Comedonen, die Neigung der Acne zur follikulären und *umschriebenen* perifollikulären Einschmelzung zu verwerten, während bei ersterer rein follikuläre Prozesse sehr selten, hingegen in der Umgebung des

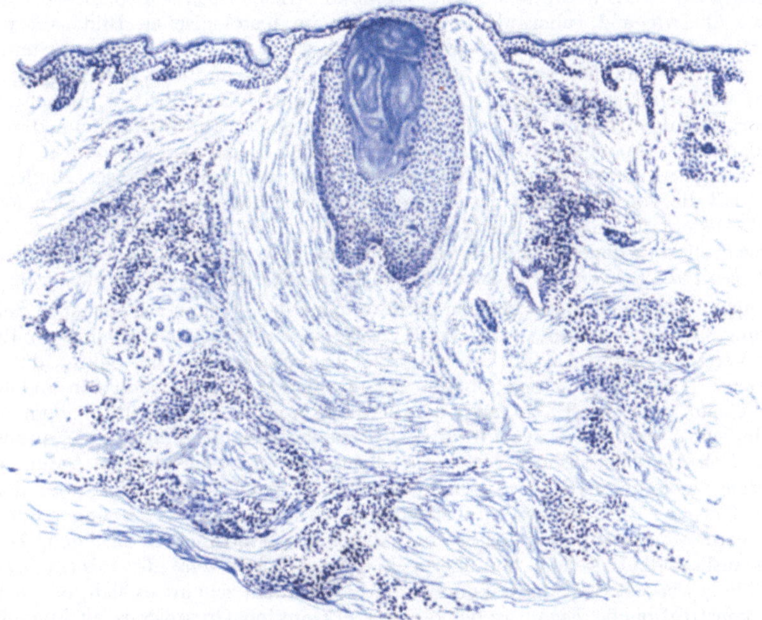

Abb. 140. *Acne vulgaris.* (♂, 18jähr., Rücken.) Narbige Abheilung unter Bindegewebsneubildung und Regeneration des Follikelhalses mit erneuter Comedonenbildung. In der Umgebung Reste des aus Plasma- und Riesenzellen aufgebauten Infiltrats. Polychromes Methylenblau. O = 36:1; R = 32:1.

Follikels stets ausgedehnte Einschmelzungen in den verschiedensten Richtungen vorhanden sind. Bei der Acne lassen sich am Rande auch der größeren Absceßhöhlen stets noch Reste des erweiterten Follikels bzw. der Talgdrüse nachweisen, was beim Furunkel von entsprechendem Ausmaß schon deshalb nicht der Fall sein kann, weil ja hier der plötzlich einsetzende Eiterstrom auf einen nicht erweiterten Follikel trifft (UNNA).

Auf die histologische Ähnlichkeit der *Acne conglobata* und des *Pyoderma chronicum papillare et exulcerans* sowie der *Perifolliculitis capitis abscedens et suffodiens* wird von manchen Autoren hingewiesen (ZURHELLE und KLEIN).

Histologisch soll das von O'LEARY und KIERLAND als *Pyoderma faciale* bezeichnete, bei jungen Frauen akut im Gesicht auftretende Krankheitsbild der Acne vulgaris ähnlich sehen, allerdings soll es nicht zur Ausbildung typischer Comedonen kommen.

Manchmal muß auch differentialdiagnostisch die *Rosacea* erwogen werden und zwar die von MIESCHER als mikronodulär mit ekzematoiden und acneiformen Knötchen beschriebene Form. Im Gegensatz zur echten Acne sind nach diesem Autor die Knötchen kleiner, seltener pustulös. Es fehlen die Comedonen. Daneben unterscheidet MIESCHER die mit der Akrocyanose wahrscheinlich verwandte erythematös teleangiektatische Form und die glanduläre hyperplastische Form, die zum Rhinophym führt und dort nochmals erwähnt wird. Während diese Form fast ausschließlich bei Männern vorkommt, ist die mikronoduläre Form vorwiegend bei Frauen jugendlichen und mittleren Alters anzutreffen. *Histologisch* finden sich parafollikulär und paraglandulär, aber auch interfollikulär, peri- und paravasculär angeordnete lymphocytäre, oft knötchenförmige Infiltrate. Intrafollikuläre Lymphocytenansammlung fand MIESCHER nur selten. Allerdings waren auch keine Gewebsstückchen mit ausgesprochener Pustelbildung excidiert worden. Bei anderen Fällen wiederum fanden sich in den erwähnten Infiltraten Epitheloide oder auch neben gelegentlich tiefer oder interfollikulär gelegenen Knötchen parafollikuläre mehr oder weniger tuberkuloide Strukturen, teilweise auch von sarkoidem Charakter, immer ohne Nekrose. Neben diesen Veränderungen kamen immer auch banalentzündliche vor. Während MIESCHER in seinen Fällen von *papulöser Rosacea* überwiegend tuberkuloide Strukturen im histologischen Bild sah, war dies bei den Patienten von LAYMON und SCHOCH, ähnlich wie auch bei SULZBERGER und ROTHMAN nur in 14% der Fall. Die anderen 86% zeigten banalentzündliche Veränderungen. Hier lag das sehr wechselnd ausgebildete, meistens rein lymphocytäre Infiltrat, manchmal auch mit Polymorphkernigen mehr oder weniger stark vermischt, hauptsächlich um die Follikel und die Talgdrüsen. Auch wurden Plasmazellen, seltener Eosinophile gefunden. Die Talgdrüsen waren hypertrophisch unter Bildung neuer Drüsen und neuen fibrösen Bindegewebes. APRA fand, daß die von MIESCHER beschriebenen Formen bei ein und demselben Patienten vorkommen. Jedenfalls zeigt das histologische Bild bei allen Formen der Rosacea Gewebsveränderungen, die mit denen der Acne vulgaris nicht zu verwechseln sein dürften, von den *rosaceaähnlichen Tuberkuliden* (LEWANDOWSKY) histologisch jedoch oft nicht abzugrenzen sind.

Pathogenese. Für die Entstehung der Acne scheint das Vorhandensein einer Seborrhöe Voraussetzung. Diese, zusammen mit der Hyperkeratose führt zur Comedonenbildung: es kommt zur Verstopfung der Ausführungsgänge der Talgdrüsen durch ein Sekret, das [infolge der Retention? (UNNA)] in seinem oberen Teil härter, trockener, fettärmer und horniger ist, als in seinem unteren. Dabei muß es allerdings noch dahingestellt bleiben, ob diese außergewöhnliche Trockenheit des Pfropfes als Ursache oder als Folge der Stauung anzusehen ist und ob die Talgdrüsensekretion als solche verstärkt oder nur die Abfuhr eines in normaler Menge gebildeten Sekrets gehemmt ist. Die Acnebildung selbst muß man wohl auf mehrere Ursachen zurückführen, die zusammen wirksam werden. Störungen der inneren Sekretion, Verdauungsstörungen, lokale und allgemeine Stoffwechselstörungen, Diätfehler werden als auslösende Ursachen herangezogen. Dabei dürfte *auch der lokalen bakteriellen* Infektion eine gewisse Bedeutung zukommen. Alles in allem scheint es sich jedoch um eine bestimmte konstitutionelle Eigentümlichkeit des erkrankten Organismus zu handeln, ohne daß wir bis heute — abgesehen von den oben erwähnten Einzelheiten — in der Lage wären, Genaueres hierüber zu sagen.

Mit der Furunkulose der Haut stehen noch zwei weitere, mit eitriger Einschmelzung einhergehende umschriebene Hautveränderungen in engem Zusammenhang. Die eine — multiple Abscesse im Säuglingsalter — tritt nur beim Säugling bzw. Neugeborenen, die andere — Achselhöhlenabscesse — wohl nur bei älteren Kindern bzw. beim Erwachsenen auf. Beide sind durch die engen räumlichen Beziehungen bzw. den Ausgang von den Schweißdrüsen oder deren Ausführungsgängen gekennzeichnet; über die Pathogenese ist eine Einigung noch nicht erzielt.

Die multiplen Abscesse im Säuglingsalter

beginnen ohne Fieber als zunächst stecknadelkopf- bis linsengroße Bläschen mit weißlichem Inhalt und rotem schmalem Hof. Von diesen lassen sich alle Übergänge verfolgen bis zu erbsen- und haselnußgroßen, hell bis livid blauroten, fluktuierenden kuppelförmigen Vorwölbungen der Haut, die bei ihrer Eröffnung einen dünnen grünlichen Eiter entleeren und keine Pfropfbildung zeigen.

Histologisch handelt es sich um Ansammlungen von Staphylokokken, in erster Linie in den *Ausführungsgängen* der Schweißdrüsen (LONGARD, LEWANDOWSKY).

Sie dringen in die tieferen Abschnitte bis zur Cutis, ja, wenn auch spärlicher, bis zur Subcutis vor, aber stets bleiben die Drüsenknäuel selbst frei von ihnen. Vereinzelt finden sich die Staphylokokken auch in den Haarfollikeln (LONGARD, UNNA), wenn auch nie in so großer Zahl wie in den Schweißdrüsengängen. Diese wurden, wie auch GANS im Gegensatz zu UNNA betonen muß, niemals völlig frei von Kokken gefunden; allerdings treten diese außerdem sehr häufig auf der umgebenden, klinisch gesunden Haut auf.

Die Antwort des umgebenden Gewebes auf die Eindringlinge ist verschieden. Schon LONGARD erwähnt das Vorhandensein der Kokken in den Schweißdrüsenausführungsgängen, ohne daß diese irgendeine weitere Störung zeigten. In anderen Fällen jedoch kommt es zur Bildung *intraepithelialer Pusteln,* deren Decke von der Hornschicht, deren Grund von den abgeplatteten Stachelzellen gebildet wird und in deren Mitte man häufig eine von Kokken vollgepfropfte intracorneale Schweißdrüsenspirale antreffen kann (LEWANDOWSKY).

Der *Pustelinhalt* besteht aus Ansammlungen von polynucleären Leukocyten, namentlich am Boden der Pustel, die von kleineren Kokkenhaufen durchsetzt sind. Ihre Zahl ist besonders reichlich in der nächsten Umgebung des Schweißdrüsenausführungsganges, wenn sie hier auch schlechter färbbar, also weniger gut erhalten sind als in diesem selbst. Überall dort, wo die Erkrankung auf die Cutis übergegangen ist, ist der Boden der Pustel eingeschmolzen und die Eiterung setzt sich in die Tiefe fort. Die Einschmelzung kann dann sowohl mehr in die Breite als auch in die Tiefe gehen, und je nachdem zeigt das mikroskopische Präparat wechselnde Bilder. Die Eiterherde reichen hier, oft ohne sichtbare Beziehung zur Epidermis, manchmal bis zur Subcutis. Bei glücklicher Schnittrichtung läßt sich jedoch in der Mehrzahl der Fälle ein unmittelbarer Zusammenhang mit der oberflächlichen Pustel feststellen. Daher darf man wohl auch jene cutanen und subcutanen Abscesse, die nicht mit den epidermalen Pusteln in unmittelbarer Verbindung zu stehen scheinen, mit diesen in Beziehung bringen. Je nachdem die Einschmelzung der Epithelien des Pustelbodens in engerem oder weiterem Bereich erfolgt, ist die Verbindung dort, wo sie überhaupt nachweisbar bleibt, einmal nur als schmaler Kokken- bzw. Leukocytenstreifen innerhalb des cutanen Teils des Schweißdrüsenausführungsgangs sichtbar, ohne daß dessen Epithelien nennenswert verändert wären. In anderen Fällen wird der gesamte Gang eitrig eingeschmolzen, und ein breiter Absceß reicht von der epidermalen Pustel bis an das Schweißdrüsenknäuel in der Tiefe, ohne daß dieses selbst in die Absceßbildung einbezogen wäre.

Wenn man von jenen selteneren Fällen absieht, wo die Eiteransammlung neben den Schweißdrüsenausführungsgängen und deren nächster Umgebung auch einmal einen Haarfollikel befallen hat, finden sich im übrigen an der Haut und ihren Anhangsgebilden keine krankhaften Veränderungen. Insbesondere sind die tieferen Gefäße und das Binde- bzw. elastische Gewebe, soweit es nicht eitrig eingeschmolzen wurde, völlig unverändert.

Nach diesen Befunden kann man LEWANDOWSKY völlig darin beistimmen, daß die intraepithelialen Pusteln bei den multiplen Abscessen des Säuglings zur Schweißdrüse in demselben Verhältnis stehen, wie die Impetigo BOCKHART zum Haarfollikel.

Differentialdiagnostische Schwierigkeiten sind bei der Eigenart des Bildes, das so gut wie stets durch die Kokkenansammlung im Schweißdrüsenausführungsgang sein besonderes Gepräge erhält, kaum vorhanden.

Die Achselhöhlenabscesse.

Die sog. Schweißdrüsenabscesse der Achselhöhle (Hidradenitis) beginnen als kleinste, tief in der Haut liegende verschiebliche Knötchen, die oft unter Fieber und starker Schmerzhaftigkeit zentral schnell vereiternd gegen die Oberhaut vordringen und diese zunächst blaurot vorwölben. Man war lange Zeit geneigt, ihre Entstehung mit den Schweißdrüsen in

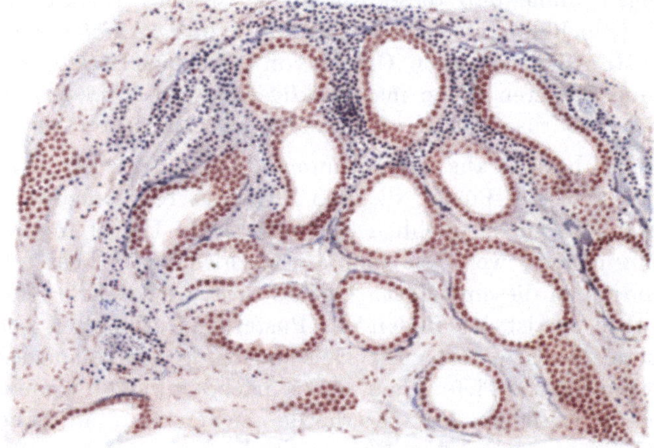

Abb. 141. *Achselhöhlenabsceß* (eben beginnend, fortschreitender Rand). (♀, 13jähr.) Fortschreiten im interstitiellen Gewebe des Schweißdrüsenläppchens, zunächst ohne Beteiligung der Tubuli. O = 147:1; R = 120:1.

Zusammenhang zu bringen, und zwar nahm man eine von außen her über den Schweißdrüsenausführungsgang erfolgende Infektion durch Staphylokokken an (VERNEUIL, DUBREUILH, KEHRMANN u. a.). Tatsächlich handelt es sich aber um eine Erkrankung der apokrinen Drüsen, die nicht vor der Pubertät eintritt. Durch das alkalische Sekret der apokrinen Drüsen wird der Säuremantel der Haut durchbrochen und den Erregern eine Möglichkeit zum Eindringen gegeben (MARCHIONINI, KOCH). Die Knoten brechen meistens nach außen durch und entleeren einen eigentümlich rahmigen Eiter. Die Erkrankung ist bei Frauen häufiger als bei Männern, verläuft in Schüben und neigt außerordentlich zu Rückfällen.

Verfolgt man den Verlauf einer solchen Absceßbildung, was jedoch nur bei *jüngsten Entwicklungsstadien* durchführbar ist, so kann man beobachten, wie am Rande eines solchen stets an der Grenze des cutan-subcutanen Bindegewebes entstehenden Herdes eine reaktive Gewebsveränderung des interstitiellen Bindegewebes bereits vorhanden ist, *ehe* die Schweißdrüsenknäuel in Mitleidenschaft gezogen werden (GANS, s. Abb. 141). Schon FORDYCE, POLLITZER und DUBREUILH hatten als Zentrum der Knötchen eine Knäueldrüse oder auch eine Gruppe von solchen festgestellt, *zwischen* deren Schleifen sich ein entzündliches Infiltrat ansammele. Die Entzündung schreitet die Bindegewebssepten entlang fort. Diese werden dadurch sehr stark verbreitert, zellreicher als in der Norm, und dieser Zellreichtum wird um so stärker, je näher man der Mitte des Erkrankungsherdes kommt. Die *Zellinfiltration* besteht in erster Linie aus gewucherten Bindegewebszellen und zunächst nur wenigen Lympho- und Leukocyten;

später sind an ihrem Aufbau auffallend viele eosinophile Leukocyten beteiligt. Die einzelnen Schweißdrüsenknäuel werden von diesen zellig infiltrierten und aufgetriebenen Bindegewebssepten völlig umsponnen, so daß sie als helle Ovale oder auch Streifen aus den durch den Kernreichtum tiefdunkel erscheinenden Interstitien hervortreten. Die *Schweißdrüsentubuli* sind, wenn man frühzeitig genug zur Untersuchung kommt, in dieser zelligen Infiltration noch wohlerhalten (Török, Gans). Ihre Epithelien sind in diesem Stadium durchaus normal in Farbe und Zeichnung. Es kann daher die Annahme von Pollitzer, Dubreuilh und Unna, wonach die Veränderungen der Knäuelepithelien die Ursache und nicht die Folge der zelligen Infiltration der Umgebung wären, nicht mehr als richtig anerkannt werden.

Bei *weiterer Entwicklung* der Veränderung treten innerhalb der Schweißdrüsenlumina vereinzelte Leukocyten auf, die gleichzeitig auch die Schweißdrüsenwand durchsetzen. Die *Blutgefäße* in dem erkrankten Bezirk sind sehr stark erweitert und prall gefüllt, namentlich am Rande, während dies zur Mitte hin nicht so ausgesprochen ist. Es scheint, als ob die starke Zellansammlung in den Bindegewebssepten hier rein mechanisch die Gefäßwände zusammenpresse. In diesem Stadium gelingt es manchmal, die die Erkrankung auslösenden *Eitererreger* überall da festzustellen, wo die Einschmelzung noch nicht so weit vorgeschritten ist. Gans fand die Kokken zwar auch zu diesem Zeitpunkt bereits innerhalb des Schweißdrüsenlumens, wo dann die Epithelien von der Wand abgelöst und nekrotisch waren. In viel reichlicheren Mengen jedoch lagen die Eitererreger in der *Umgebung* der so erkrankten Schweißdrüse. Sie ließen sich von hier aus in einer Schleife feststellen, die mit langem zuführendem und kurzem abführendem Schenkel halbkreisförmig die Schweißdrüse umlagerte und zwar außerhalb der Membrana propria. Ihr Weg führte von hier, wie sich in Reihenschnitten beobachten ließ, bis in die Lymphbahnen der Cutis bzw. des subcutanen Fettgewebes. An einzelnen Stellen war jedoch auch der Nachweis der *Kokken in Lymphgefäßen* in unmittelbarer Nähe der Schweißdrüsenlumina möglich. Die Drüsenschleife selbst war nur mit wenigen Leukocyten und einzelnen Kokken durchsetzt, die wandständig an einer Seite lagen. Hier war das Epithel zerstört, und vereinzelte Kokkenhaufen zeigten den Weg zu einer außerhalb der Schweißdrüse liegenden Kokkenschleife und von dort in ein Lymphgefäß (s. Abb. 142 und 143).

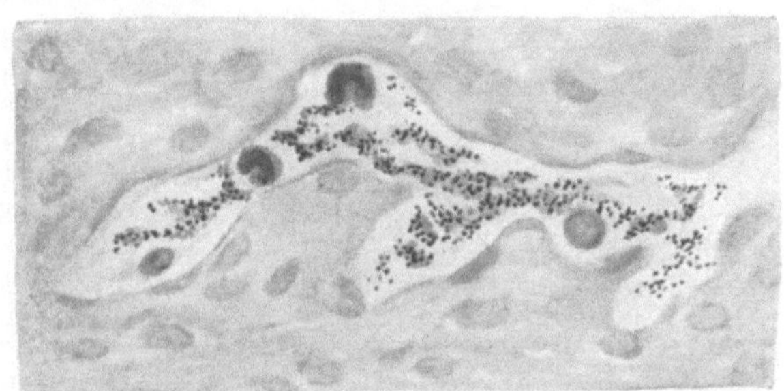

Abb. 142. *Achselhöhlenabsceß.* Kokkenhaltiges Lymphgefäß. O = 1400:1; R = 1400:1.

Auf der *Höhe der Entwicklung* findet man eine massige eitrige Einschmelzung, innerhalb deren das interstitielle Gewebe mit seinen elastischen und kollagenen Fasern sowohl als auch die Schweißdrüsenknäuel, wenn überhaupt, so nur noch in einzelnen nekrotischen Resten feststellbar sind. Diese Reste der Schweißdrüsenknäuel bilden dabei nicht selten eigentümlich riesenzellartige Gebilde, die früher oft zu irrtümlicher Deutung Anlaß gaben und selbstverständlich mit echten Riesenzellen nichts zu tun haben.

Der zunächst nur auf die nähere Umgebung der Schweißdrüsenknäuel beschränkte Einschmelzungsherd bricht dann allmählich nach der Oberfläche durch (s. Abb. 144). Aber noch in verhältnismäßig weit vorgeschrittenen Fällen läßt sich — wie mit LEWANDOWSKY-KEHRMANN und im Gegensatz zu UNNA betont werden muß — das völlige *Freibleiben benachbarter Haarfollikel* einwandfrei feststellen.

Pathogenese. Wenn man aus dem geweblichen Aufbau einen Rückschluß auf die *Pathogenese* der Erkrankung ziehen darf, so ist anzunehmen, daß die Eitererreger auf dem *Lymphwege* in das interstitielle Bindegewebe eindringen, während die Drüsenschläuche erst in zweiter Linie in Mitleidenschaft gezogen werden. KOCH dagegen fand Erreger in den Ausführungsgängen und Lumina der apokrinen Drüsen, jedoch nimmt auch er ein Fortschreiten der Erreger von einer Drüse zur anderen auf dem Lymphwege an. Dieser Befund entspricht dem später von BRUNSTING erhobenen. In diesen entzündlich infiltrierten Bindegewebssepten finden sich Kokkenhaufen und -streifen in deutlich als erweiterte Lymphgänge erkennbaren Hohlräumen eingelagert, *ehe* überhaupt an den Schweißdrüsen eine stärkere Veränderung sichtbar ist. Die ursprüngliche Meinung von KEHRMANN, der eine primäre Erkrankung der Schweißdrüsen, hier der apokrinen Drüsen, annahm, wird durch Feststellung der Einwanderung von Kokken auf dem Lymphwege (GANS, ROST, TÁLKE) ergänzt.

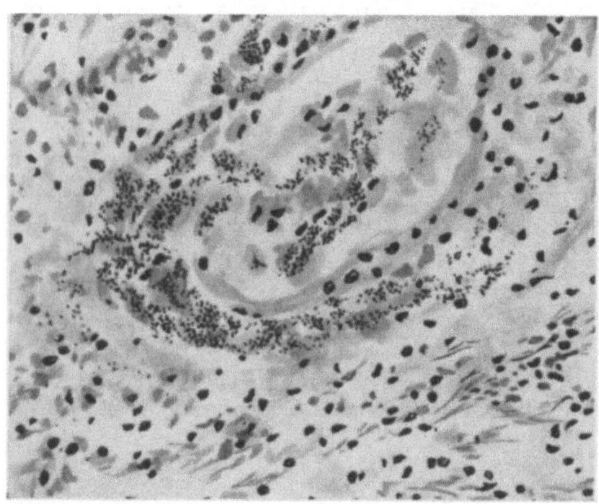

Abb. 143. *Achselhöhlenabsceß.* Kokkenhaufen um einen Schweißdrüsentubulus, zum Teil in diesen eingedrungen. O = 600:1; R = 600:1.

Dermatitis exfoliativa neonatorum (Ritter v. RITTERSHAIN).

Zu den nach dem heutigen Stande der Forschung in erster Linie von Staphylokokken ausgelösten Hauterkrankungen rechnet man auch die *Dermatitis exfoliativa neonatorum* und das ihr eng verwandte (KNÖPFELMACHER und LEINER, BLOCH, RICHTER, JADASSOHN u. a.) *Pemphigoid der Neugeborenen,* wie wir auf Vorschlag JADASSOHNS den Pemphigus neonatorum bezeichnen wollen, um jede weitere Verwechslung mit den echten Pemphigusformen nach Möglichkeit auszuschließen. Das *Pemphigoid* der Neugeborenen tritt als blasige Abhebung der Haut innerhalb der ersten 8 Tage nach der Geburt auf. Nach Platzen der Blasen, die anfangs gelblich durchsichtig, dann leicht getrübt sind, liegt eine nässende Fläche bloß, die sich jedoch schnell überhäutet, unter Hinterlassung einer leicht geröteten Fläche, ganz ähnlich wie die Impetigo. Die Erkrankung verläuft meist fieberlos und kann, namentlich in späteren Stadien, zu ausgedehnten Epidermisabhebungen führen. Dadurch tritt sie auch klinisch in enge Beziehung zur *Dermatitis exfoliativa neonatorum,* die als akute Erkrankung meist Ende der 2.—5. Lebenswoche beginnt. Bei ihr tritt die Blasenbildung zurück gegenüber einer ausgedehnten Rötung und ödematösen Schwellung der gesamten Körperhaut, die sehr schnell zu ausgedehnter Abhebung der Epidermis führt. Auch diese Erkrankung verläuft fieberlos, führt jedoch außerordentlich häufig zum Tode.

Bei derart engen klinischen Beziehungen, die zudem durch die Einheitlichkeit des Erregers (RICHTER u. a.) bekräftigt werden, scheint eine grundsätzliche Trennung dieser beiden Erkrankungen um so weniger gerechtfertigt, als sich einmal die geringen Unterschiede im klinischen Bilde leicht aus dem Altersunterschied der befallenen Kinder erklären lassen und zudem pathologisch-anatomisch eine völlige Übereinstimmung im histologischen Befunde besteht. Daher kann auch GANS, trotz der Bedenken DELBANCOS, die vielleicht durch den späten Zeitpunkt bedingt sind, an dem er seinen Fall untersuchte, und auch unter voller Würdigung der von MENSI sowie DELLA FAVERA vorgebrachten Einwände, eine Trennung der beiden Krankheitsbilder nicht anerkennen. Die Dermatitis exfoliativa braucht daher „nichts anderes zu sein, als eine durch besonders leichte Ablöslichkeit der Epidermis und Malignität charakterisierte Untergruppe des Pemphigus neonatorum" (RICHTER).

Die pathologisch-anatomischen Veränderungen der beiden Erkrankungen stimmen tatsächlich im großen ganzen völlig überein. Die Unterschiede sind lediglich quantitativer Art (WINTERNITZ). Histologisch findet man neben Entzündungserscheinungen in Papillarkörper bzw. oberer Cutis mit einer außerordentlich starken Gefäßerweiterung und Füllung, in diesem Bezirk eine verschieden starke *Wucherung des Epidermisepithels* mit Bildung äußerst wechselnder Spalten und Risse. Die *Hornschicht* ist überall dort, wo sie überhaupt noch vorhanden ist, entweder aus regelrecht verhornten Zellen aufgebaut oder — wenn auch seltener — aus Reihen abgeplatteter kernhaltiger Zellen (Parakeratose); letzteres namentlich dort, wo entzündliche Veränderungen im Corium vorhanden sind. Hier ist dann auch der *Aufbau der Epidermis weitgehendst gestört.* Diese Störungen sind jedoch, entsprechend dem klinischen Bilde der Erkrankung, durchaus unregelmäßiger Art. Es wechseln Stellen, wo die Hornschicht völlig fehlt, mit solchen ab, wo sie nur blasig abgehoben ist und einer noch fest gefügten Stachelzellschicht aufliegt. An anderen Stellen ist auch diese zum Teil mit abgehoben, und manchmal finden sich nur noch die Reteleisten oder Teile derselben; endlich fehlen auch noch diese, und der ödematöse und abgeflachte *Papillarkörper liegt frei* zutage.

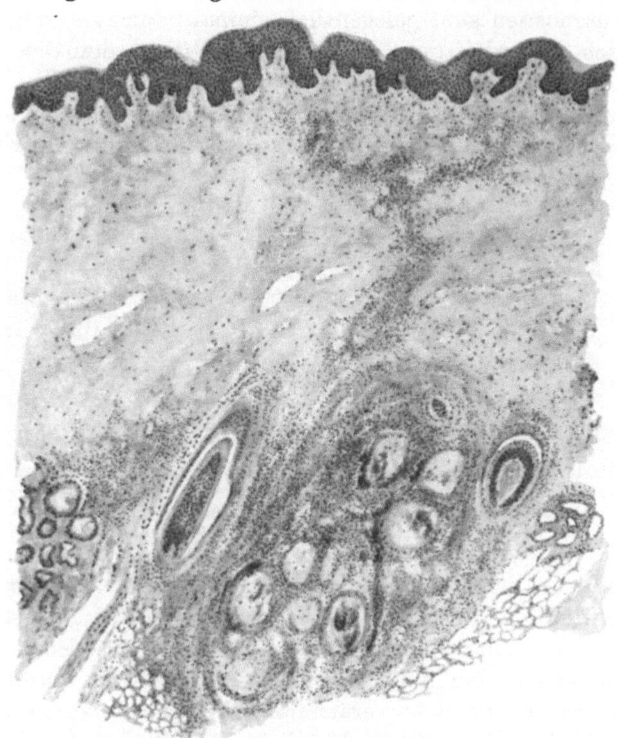

Abb. 144. *Achselhöhlenabsceß.* (♀, 13jähr.) Übersichtsbild. Der eingeschmolzene Bezirk beiderseits von *unbeteiligten* Haarfollikeln begrenzt. O = 35:1; R = 28:1.

Zwischen den derart entstandenen Epidermislamellen findet man eine stellenweise anfärbbare Serummasse, zum Teil noch erhaltene Kerne, meist aber nur Bruchstücke von Epithelzellen und polynucleären Leukocyten, die dann zugleich mit den Lamellen abgestoßen werden und an der Oberfläche mit den abgestoßenen Hornmassen eine zarte Decke bilden. Die Ablösung der oberen

Epidermislagen äußert sich neben dieser *lamellären Abhebung* auch in Gestalt von *Rissen* in den oberflächlichen und tieferen Lagen der Epidermis, als deren Ursache häufig *Blutaustritte* erkennbar sind. Derartige Hämorrhagien finden sich auch in wechselnder Ausdehnung unmittelbar über dem Papillarkörper zwischen diesem und der Epidermis.

Die *Anhangsgebilde* der Haut sind nicht nennenswert verändert; vereinzelt trifft man eine reichlichere Ansammlung von Rundzellen in der Umgebung der Haarfollikel und Talgdrüsen. Auch die Epithelien der Haarfollikel- bzw. Schweißdrüsenostien sind gelegentlich einmal ödematös aufgequollen oder sogar nekrotisch geworden, was sich in Undeutlichwerden der Zellgrenzen und schlechter Kernfärbung äußert.

Im *Corium* steht das *Ödem des Papillarkörpers* und der *oberen Cutis* im Vordergrunde. Die einzelnen Papillen sind stark vergrößert und in wechselndem Grade

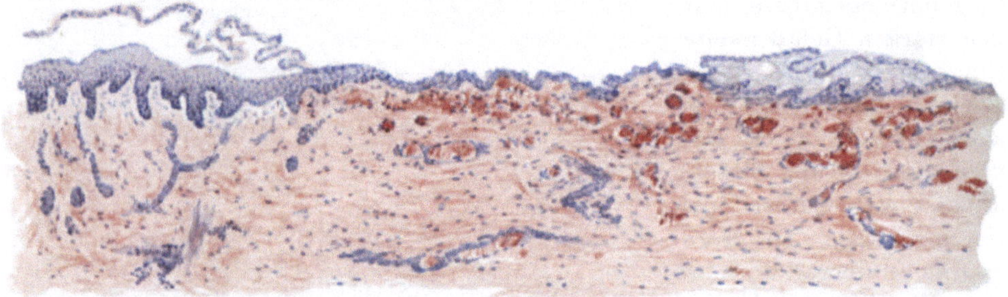

Abb. 145. *Dermatitis exfoliat. neonat.* Übersichtsbild. Abhebung der oberen Epidermisschichten bzw. der ganzen, hier gewucherten Epidermis. Ödem im Papillarkörper und oberen Corium, stark gefüllte, erweiterte Gefäße, Hämorrhagien. Geringfügige entzündliche Veränderungen im Corium. Hämatoxylin-Eosin. O = 66:1; R = 66:1.

(Winternitz, Luithlen) zellig infiltriert. Diese in erster Linie perivasculäre *Infiltration* besteht einmal aus gewucherten Bindegewebszellen, dann aus besonders zahlreichen Mastzellen. Zu ihnen gesellen sich viele Leukocyten. Durch das Ödem sind die Bindegewebsbündel zwar auseinandergedrängt, im übrigen jedoch weiter nicht verändert. Zwischen ihnen treffen wir wechselnd weit ausgedehnte Blutergüsse, die die breiten Zwischenräume ausfüllen und zusammen mit dem geronnenen Exsudat dem Ganzen ein eigentümlich starres Gepräge geben. Die *elastischen* Fasern sind durch das starke Ödem ebenfalls gestreckt, weniger geschlängelt und blasser färbbar, namentlich im Stratum papillare und subpapillare. In ersterem läßt sich bei länger bestehenden Herden auch eine deutliche zahlenmäßige Abnahme der Elastica feststellen. An solchen Stellen ist dann die darüber gelagerte Epidermis, falls sie erhalten blieb, erheblich verbreitert *(Acanthose)*. Diese Verbreiterung wird durch eine verschieden starke Wucherung der Stachelzellen bedingt, welche sowohl im suprapapillären Teil als auch in den Leisten auftritt und durch zahlreiche Mitosen gekennzeichnet ist. Hedinger sah innerhalb dieses acanthotischen Epidermisabschnittes eine nach unten scharf und gerade abgesetzte helle Zone, innerhalb deren unterstem Abschnitt das Zellprotoplasma fast völlig homogenisiert war, während in den peripherwärts gelegenen Zellen größere und kleinere, teils rundliche, teils unregelmäßig geformte, stark färbbare Körner auftraten, die jedoch mit Keratohyalin augenscheinlich nichts zu tun hatten. Ähnliche, auf umschriebenem Ödem der Epidermis beruhende Beobachtungen erhob HERXHEIMER in einem Falle von Impetigo cont. vegetans bzw. von Pemphigus vegetans.

In der Wucherung der Stachelzellschicht darf man jedoch bereits den Versuch einer *Ausheilung* sehen. An solchen Stellen pflegt sich dann über der sehr gut entwickelten Stachelzellschicht ein regelrechtes Stratum granulosum und eine zunächst kernhaltige, dann kernlose Hornschicht zu entwickeln. Im Bindegewebe sind Ödem, perivasculäres Infiltrat und starke Gefäßfüllung bzw. Erweiterung geschwunden; hier erinnert lediglich eine mäßige Vermehrung der Bindegewebszellen an die überstandene Erkrankung.

Differentialdiagnose. Die Mehrzahl der differentialdiagnostisch in Betracht kommenden Erkrankungen des Neugeborenen bzw. des Säuglings läßt sich schon klinisch leicht unterscheiden. Dies gilt sowohl für das sog. Erythem der Neugeborenen wie für das Erysipel, die Dermatitis eczematosa und den Scharlach. Auch der *Pemphigus syphiliticus* dürfte keine Schwierigkeiten machen, ebenso wenig wie der an und für sich ja in diesem Lebensalter außerordentlich seltene echte *Pemphigus vulgaris.* Die histologische Untersuchung kann hier durchaus nicht immer entscheiden. In der Mehrzahl der Fälle entwickelt sich zwar die Pemphigusblase unmittelbar über dem Papillarkörper und hebt damit im Gegensatz zur Dermatitis exfoliativa neonatorum die gesamte Epidermis empor; es liegen jedoch auch Beobachtungen vor, wo der Sitz der Pemphigusblase ein oberflächlicherer gewesen ist. In solchen Fällen ist dann manchmal der Nachweis der Staphylokokken entscheidend, vorausgesetzt allerdings, daß die Untersuchung frühzeitig und an solchen Blasen vorgenommen wurde, bei denen eine Sekundärinfektion mit Sicherheit ausgeschlossen werden konnte. Eine Trennung von der *Impetigo coccogenes* ist im Grunde genommen gegenstandslos, da wir ja heute beide Erkrankungen in engste Beziehungen zueinander bringen.

Pyogen-hämatogene metastatische Dermatosen.

Die metastatischen Hauterkrankungen bei pyogenen Allgemeininfektionen sind in ihrer Ätiologie und Pathogenese lange verkannt worden. Mit der Zunahme hämatogener Kokkenbefunde in einzelnen Fällen wurde den dadurch bedingten Veränderungen allmählich größere Aufmerksamkeit geschenkt. In erster Linie fanden die Erreger in ihren Beziehungen zu den Blutgefäßen, dann aber auch zum perivasculären Gewebe und schließlich — namentlich von seiten der Dermatologen — die übrigen Veränderungen der Cutis sowie die der Epidermis eine besondere Beachtung.

Staphylogene metastatische Dermatosen.

Akute Allgemeinerkrankungen mit Beteiligung der inneren Organe infolge von Staphylokokkeninfektionen sind in verhältnismäßig großer Zahl bekanntgeworden. Im Gegensatz dazu liegen über echte hämatogene Hautmetastasen bei diesen Krankheiten nur wenige Beobachtungen vor. Bis 1919 konnte GANS einschließlich seiner eigenen Befunde im ganzen 19 hierher gehörige Fälle mitteilen; bei dreien waren die an eine genaue Untersuchung zu stellenden Anforderungen nicht so ganz erfüllt, wenn man sie auch hierher rechnen darf.

Die *auslösenden Ursachen* sind verschiedenster Art gewesen. Von der äußeren Haut ausgehende Veränderungen (Verletzungen, Geschwüre, Furunkulose) stehen an Häufigkeit sog. Erkältungskrankheiten gleich; dann folgen Aborte sowie Dickdarmkatarrhe der Säuglinge. Nur in einem Bruchteil aller dieser Fälle kommt es zu Hautmetastasen; es kann als feststehend gelten, daß sie bei Staphylokokkenerkrankungen viel häufiger auftreten als bei anderen Allgemeininfektionen, insbesondere bei Streptokokkenerkrankungen.

Das Exanthem tritt nach mehr oder weniger langem Bestand der primären Erkrankung meist plötzlich, unter dauerndem Fieber und erheblichen Allgemeinstörungen, eben als Sepsis, in mannigfacher Form auf. Anfangs handelt es sich um ausgedehnte Erytheme mit oder ohne Quaddelbildung, oft masernartig. Im Zentrum dieser Erythemflecke läßt sich häufig schon sehr bald eine Hämorrhagie feststellen (FRAENKEL).

Aus den erythematösen entwickeln sich meist sehr schnell hämorrhagische und vesiculo-pustulöse Efflorescenzen; bei Ausgang von den tieferen Gefäßen erscheinen Knoten, die dem Erythema nodosum sehr ähnlich sein können (BIELAND, LEBET, STRANDBERG).

Das Exanthem tritt mit einer gewissen Regelmäßigkeit am Rumpf und an den Extremitäten auf, während das Gesicht, die Schleimhäute des Mundes und der Genitalien sowie die Augenbindehaut nur ausnahmsweise befallen werden. Es macht eine Reihe von Umwandlungen durch, die in ihrer zeitlichen Aufeinanderfolge für die Prognose von entscheidender Bedeutung sind. In den zum Tode führenden Fällen kommt es zum Auftreten zahlreicher eitriger Bläschen und Pusteln, besonders im Zentrum der erythematösen Herde. Tritt dies nicht ein, bilden sich die nur vereinzelt aufgetretenen erythemato-papulösen Efflorescenzen zurück oder wandelt sich das Erythem in Hämorrhagien um, ohne daß miliare Eiterbildung eintritt, so pflegt die Erkrankung meist in Genesung auszugehen. Je frühzeitiger nach Krankheitsbeginn das Exanthem auftritt und je schneller es sich dann eitrig umwandelt, um so schlechter ist die Prognose.

Die Veränderungen an der Haut werden durch ein umschriebenes oder allgemeines, zum Teil flüchtiges, zum Teil länger bestehendes Erythem eingeleitet. Dementsprechend sind auch die *histologischen* Veränderungen zu dieser Zeit verschieden stark entwickelt. In dem *frühesten* zur Beobachtung gekommenen, von GANS untersuchten Falle ist das *Erythem* gekennzeichnet durch ein *Ödem* des Papillarkörpers sowie der Cutis. Dazu treten Gefäßveränderungen, die vereinzelt bis in die Gegend der Schweißdrüsen hinabreichen. Die Endothelien sind auffallend geschwollen und springen weit in das erweiterte Lumen vor. Dieses wird von zahlreichen Zellen ausgefüllt, zum Teil direkt verstopft. Zwischen diesen, meist polynucleären Leukocyten und wenigen Lymphocyten finden sich nur hier und da Kokkenanhäufungen. Diese sind jedoch nicht wie beim Embolus in das Gefäß eingepreßt, sondern stehen nur in lockerem Zusammenhang miteinander. Gefäße und Lymphspalten sind von einem ausgedehnten Zellmantel umgeben, der in erster Linie aus Lymphocyten, weniger aus Mastzellen besteht; Plasmazellen sind kaum vorhanden; ein Blutaustritt ist zu dieser Zeit noch nicht feststellbar.

Bei *weiterer Entwicklung* des Krankheitsbildes findet sich als wesentlichster und gleichmäßig wiederkehrender Befund eine Verstopfung der zu den betreffenden Bezirken gehörigen Gefäße, vor allem der Arterienästchen, durch Kokkenmassen (FRAENKEL). Die Papillen sind geschwollen und mit einem zelligen Exsudat durchsetzt, das zum Teil bröckelig zerfällt.

Jetzt werden auch *Veränderungen der Oberhaut sichtbar.* Sie haftet nur locker am Papillarkörper, die tiefsten Zellagen sind gequollen und nur undeutlich färbbar. In dichten Schwärmen sind Staphylokokken zwischen die einzelnen Epithelzellagen eingedrungen und reichen oft bis an die Hornschicht heran. In sehr ausgiebiger Weise ist auch das Capillargefäßsystem des Unterhautfettgewebes von *Staphylokokkenhaufen* verstopft (FINGER). Das perivasculäre Exsudat ist jetzt bereits ausgesprochen hämorrhagisch geworden.

Was sich klinisch als *Papel* darstellt, besteht anatomisch im wesentlichen *in miliaren Abscessen* der tiefen Schichten des Stratum reticulare cutis (FINGER). Es finden sich zwischen den Bindegewebsbündeln eingelagert, diese auseinanderdrängend und zersetzend, Herde von spindelförmiger bis rundlicher Gestalt, die von dicht beieinanderstehenden, gut erhaltenen Eiterzellen gebildet werden. In den Randabschnitten sammeln sich kleinere und größere Lymphocyten. Das elastische und kollagene Gewebe innerhalb dieser Herde ist geschwunden, besonders im Zentrum. Inmitten dieser kleinen subcutanen Abscesse (FINGER, LEBET, BIELAND) lassen sich grampositive Diplokokken in verschiedener Menge in Haufen oder vereinzelt nachweisen. FINGER konnte diese Eiterherde auch mitten im Fettgewebe beobachten, nach allen Richtungen noch von normalen Fettzellen umgeben. In manchen waren die Kokken noch innerhalb der Blutgefäße eingeschlossen; in anderen Fällen hatte bereits die Auswanderung in das eitrige Infiltrat begonnen.

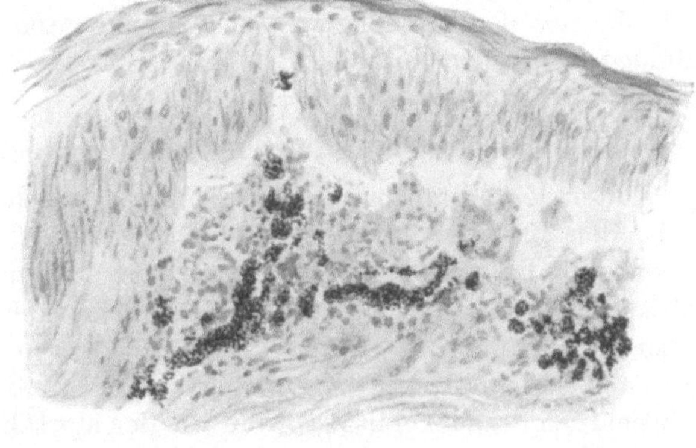

Abb. 146. *Staphylogene metastatische Dermatose* (Pustulosis staphylogenes UNNA). Ödem der Stachelschicht und Bläschenbildung. Kokkenthromben in den Capillaren (nach UNNA). O = 300:1; R = 300:1.

Die Kokkenembolien finden sich nach FRAENKEL fast ausschließlich in den Arteriencapillaren, bisweilen sogar in den Vasa vasorum von Arterienästchen, deren Lumen entweder nur wandständige oder völlig verschließende Thromben aufweist. Es liegt in solchen Fällen eine echte *Panarteriitis purulenta* vor, die den hämorrhagisch-eitrigen Aufbau der Hauterkrankung ohne weiteres verständlich macht. In anderen Fällen (LEBET) finden sich nur Venenveränderungen im Sinne einer Endothelproliferation und Gefäßverstopfung mit Eiterkörperchen und Bakterien, während die Arterien außer einer leichten Wandinfiltration nicht erkrankt sind. Diese Gefäßveränderungen bestehen auch in der Nachbarschaft der miliaren Abscesse und lassen sich, wenn sie auch unmittelbar neben und über den Eiterherden am stärksten sind, doch auch noch in größerer Entfernung von diesen, selbst im subcutanen Fettgewebe feststellen. Hier beschränken sie sich allerdings auf Erweiterung und pralle Füllung mit Erythrocyten, Leukocyten oder Fibrin, während die perivasculäre eitrige Infiltration sehr gering ist oder ganz fehlt.

Im Stadium der *Pustelbildung* ist die Hornschicht durch umschriebene Eiterzellherde vom Rete abgehoben. Diese Herde sind meist flach-linsenförmig, gelegentlich auch rundlich oder unregelmäßig. Bedeckt werden sie von der darüber hinwegziehenden Hornschicht; Seiten und Boden bilden Zellen des Rete, die mit Ausnahme von Kompression und Aufhellung jener der Eiteransammlung zunächst liegenden Zellen keinerlei Veränderungen zeigen. Die Epidermis ist in unmittelbarer Nähe der Eiterherde von reichlichen Leukocyten durchsetzt. Diese lassen sich in Zügen bis zu den Gefäßen des Papillarkörpers hinab verfolgen. In den frühesten Stadien, wo die Pusteln klinisch noch als kleine Bläschen mit wasserhellem Inhalt erscheinen, findet man gelegentlich auch stärkere degenerative Vorgänge an den Epidermisepithelien (UNNA). Die Pusteln sind einkammerig; ihr Inhalt besteht auch in diesen frühen Stadien bereits aus Zelldetritus und Kokken, am Boden sowohl als besonders auch im Zentrum.

Ähnliche Verhältnisse wie im Pustelstadium trifft man dort, wo es infolge längerer Dauer der Erkrankung zur *Geschwürsbildung* gekommen ist, mit dem Unterschied natürlich, daß hier die ganze Decke über den Eiterherden eingeschmolzen und durch reichlich Leukocyten enthaltende Exsudatmassen ersetzt ist. In den Infiltratzellen — den Leukocyten sowohl als den geschwollenen Bindegewebszellen — hat FRAENKEL *Glykogen* in besonders reichlichen Mengen nachgewiesen.

Streptogene metastatische Dermatosen.

Unter den alljährlich an den Folgen septischer Allgemeininfektion zugrunde gehenden Kranken überwiegen die Streptomykosen bei weitem die Staphylomykosen. Dabei kommt es jedoch nur in einem sehr geringen Hundertsatz dieser Fälle zu Hautmetastasen, bei welchen die streptogenen außerdem gegenüber den staphylogenen an Zahl zurücktreten. Bis 1919 konnte GANS über 15 Fälle berichten; bei diesen übertraf das weibliche Geschlecht das männliche hinsichtlich der Morbidität sowohl wie der Mortalität bei weitem. Eine Erklärung hierfür ist zur Zeit noch nicht möglich; es sei lediglich darauf hingewiesen, daß auch andere polymorphe Dermatosen (Erythema exsudativ. multif., Erythema nodosum, Purpura) bei Frauen viel häufiger sind als bei Männern.

Das *klinische* Bild der streptogenen metastatischen Dermatitis weist eine gewisse Eintönigkeit auf. Als Anfangssymptome treten zwei verschiedene Exanthemformen in den Vordergrund, die entweder jede für sich oder aber auch gemischt angetroffen werden. Es handelt sich dabei einmal um roseolenartige, manchmal auch urticarielle Veränderungen, zum anderen um mehr oder weniger dicht stehende, stecknadelkopf- bis linsengroße, manchmal acneartige (UNNA), entzündlich gerötete Knötchen von hochroter bis blauroter Farbe. Bei einer *Streptococcus viridans*-Sepsis beobachtete FRAENKEL zahlreiche, äußerst dicht stehende, kaum mohnkorngroße, rötliche Efflorescenzen an den Streckseiten beider Hände; GANS sah ein scarlatiniformes Exanthem (Sepsis bei Purpura variolosa).

Der Ausschlag kann diffus über den ganzen Körper verbreitet auftreten oder auch nur aus wenigen Herden bestehen; er pflegt sich meist nach kurzem Bestande hämorrhagisch umzuwandeln. Manchmal kommt es gleichzeitig zu ausgedehnten Blutungen in das Haut- und Unterhautzellgewebe. Die Hämorrhagien stellen jedoch nicht den Endzustand der Hautveränderungen dar. Leistet der Organismus länger Widerstand, so entwickeln sich in den hämorrhagischen Herden zum Teil blasenbildende, zum Teil nekrotisierende Veränderungen; manchmal tritt die Blasenbildung auch vor den Hämorrhagien auf (UNNA). Die nekrotischen Hautstellen werden mißfarben und nehmen eine eigenartig sulzige Konsistenz an. Beim Einschneiden in das Gewebe ist dieses bis tief in die Cutis hinein zerfallen und hämorrhagisch infiltriert; bei weniger starker seröser Exsudation kann eine Umwandlung in einen lederartigen, trockenen schwarzen Schorf erfolgen (WERTHER). Dem Auftreten der Hämorrhagien folgt meist innerhalb 24 Std der Tod. (Dies bezieht sich auf Verhältnisse vor der Sulfonamid- bzw. Antibiotica-Therapie.)

Bei den durch Streptokokken bedingten Hautmetastasen steht anfangs weniger die lokale Bakterienansiedlung, als vielmehr eine an die toxischen Eigenschaften des Erregers gebundene Einwirkung auf das Hautgewebe an erster Stelle. Diese Veränderungen sind durch die hämorrhagische Umwandlung des initialen Exanthems gekennzeichnet, was sich im histologischen Bilde schon von vornherein durch sehr nahe räumliche Beziehungen dieser beiden Vorgänge feststellen läßt.

Der erythematöse, oft mit urticarieller Schwellung einhergehende *Anfangsherd* zeigt eine im ganzen zwar abgeflachte, im übrigen aber normale Epidermis (GANS). Die Epithelleisten sind infolge des Ödems im Papillarkörper nur sehr schmal oder ganz verstrichen. Zu dieser Zeit finden sich Leukocyten lediglich im Stratum basale, wo sie im Zusammenhang mit kleinsten Eiterherden stehen, welche an den Enden der Capillaren auftreten. Die *Epidermis* über solchen Herden ist bei etwas weiterer Entwicklung blasenförmig abgehoben und von Leukocyten durchsetzt; ebenso der ödematös geschwollene Papillarkörper. Die *Gefäße* selbst sind hier und auch gegen die Cutis hin anfangs nur stark erweitert, die Endothelschwellung noch gering, *Kokken* in den oberflächlichsten Hautästchen zu dieser Zeit noch nicht festzustellen. In etwas *älteren Herden* trifft man in den erweiterten Blutgefäßen, neben Erythrocyten und zahlreichen polynucleären Leukocyten, Fibrin in fädigem Flechtwerk und dazwischen dichte Kokkenmassen, welche die Blutgefäße in lockeren Haufen oder aber meist in Form eines die Lichtung verstopfenden Pfropfes erfüllen. Bei den scarlatiniformen Ausschlägen ist der histologische Befund grundsätzlich der gleiche; die Veränderung zieht sich hier lediglich diffus durch die ganze Hautdecke hin.

Nehmen Ödem und Infiltration in Papillarkörper und Cutis zu, so findet man Übergänge zum *papulösen* bzw. vesiculösen Exanthem. Das Bindegewebe ist aufgelockert; die einzelnen Fasern sind durch die Flüssigkeitsansammlung auseinandergedrängt, die Capillaren stärker erweitert. In der Adventitia und dem die Blutgefäße umgebenden Bindegewebe treten perivasculäre, lockere Rundzellenhaufen auf. Bei ausgedehnten Infiltraten ist auch das Fettgewebe von einem Netz von Eiterzellzügen durchsetzt, die sich meist um Blutgefäße anordnen, die in ihrer Lichtung einen Kokkenpfropf enthalten. Die größeren Blutgefäße sind zwar meist noch intakt, aber in den Vasa vasorum finden sich oft Kokkenembolien mit gleichzeitiger Infiltration von Eiterzellen.

Tritt die ödematöse Schwellung des Gewebes in den Vordergrund, kommt es zur *Bläschenbildung*, so ist die Oberhaut an solchen Stellen abgehoben. Die Blasendecke wird von einer stark abgeflachten Lage von Epidermiszellen gebildet; der am Papillarkörper haftende Rest ist verwaschen gefärbt und zum Teil von körnigem Detritus bedeckt, dem stellenweise Haufen zusammenhängender, lang ausgezogener Epithelzellen beigemengt sind (FRAENKEL). Als *Blaseninhalt* finden wir ein mit Leukocyten durchsetztes fibrinöses Exsudat, von dem die Epidermisdecke völlig frei bleibt. Die Abschnitte seitlich der Blase weisen ein beträchtliches intercelluläres Ödem auf, das sich in den oberflächlichen Zellen der Stachelschicht als reticuläre Degeneration äußern kann.

Die dem Papillarkörper zunächst gelegenen Retezellen quellen in toto auf und wandeln sich unter amitotischer Kernvermehrung zum größten Teil in runde, lockere, vielkernige Ballons um. Die Auswanderung weißer Blutkörperchen ist — im Gegensatz zu den Staphylokokkenblasen — sehr gering (UNNA).

Im Bereich der Blasenbildung ist der Papillarkörper geschwollen und von einem dichten Netz von *Streptokokken* durchzogen. In die Maschen dieser Netze eingesprengt finden sich große Mastzellen in reichlicher Menge. Die Streptokokken lassen sich von hier aus einmal in die über dem Papillarkörper gelegenen Bläschen, zum anderen in die Blutcapillaren und von hier aus in die Blutgefäße der mittleren Cutis verfolgen, wo sie meist in den arteriellen Gefäßästen, seltener in den kleineren Venen zu finden sind. Allerdings ist hier ihre Zahl viel geringer als im Zentrum der erkrankten Papillarschlingen. Vom Hauptherde aus ziehen sie sich durch die Lymphspalten der Papillen und zur Oberhaut hin. Die Entwicklung der Blasen ist jedoch durchaus nicht von der unmittelbaren Anwesenheit der Streptokokken abhängig; es ist vielmehr kennzeichnend, daß sie ihre Wirkung auch auf weitere Entfernung hin entfalten können (FRAENKEL).

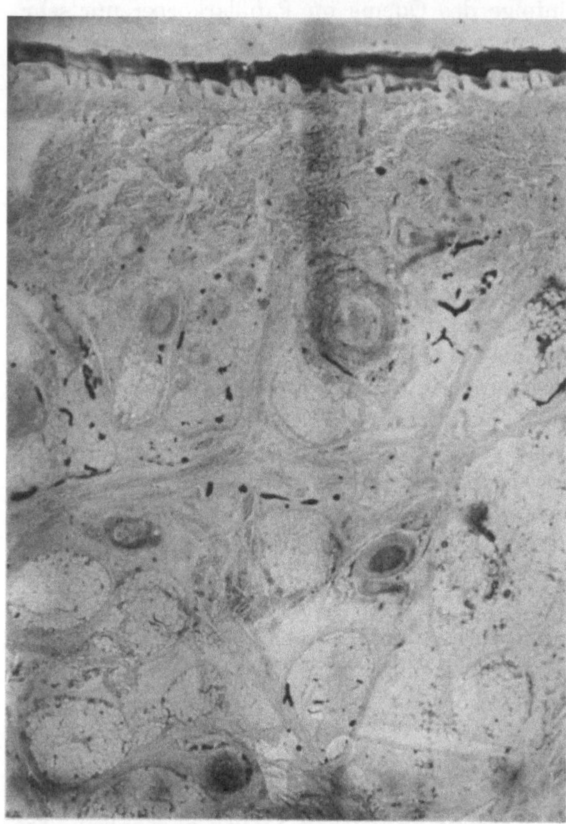

Abb. 147. *Streptogene metastatische Dermatose.* Streptokokkenpfröpfe (schwarz) in den erweiterten Gefäßen der Cutis und Subcutis. Beginnende Blasenbildung rechts unter der Epidermis. (Nach einem Mikrophotogramm E. FRAENKELs.)

Tritt die *hämorrhagische Umwandlung* zu dem fleckförmigen Initialausschlag hinzu, so finden sich teils mitten im Corium, teils, wenn auch in viel kleinerem Umfange, in manchen Papillen, wechselnd ausgedehnte Blutergüsse. In deren Umgebung treten herdweise Ansammlungen von mono- und polynucleären Leukocyten auf. Kokken finden sich zu dieser Zeit meist nur in geringer Zahl, teils in den Gefäßen, teils in den Hämorrhagien, zwischen den roten Blutkörperchen oder in dem die Blutextravasate umgebenden Infiltrat. In vorgeschritteneren Fällen trifft man sie auch innerhalb der größeren Hämorrhagien, sowohl im Fettgewebe als auch in den Bindegewebszügen, welche die Fettläppchen umschließen. Wir haben in solchen Fällen einen Zustand vor uns, der von FINGER als „*Dermatitis haemorrhagica pyaemica*" bezeichnet wurde.

Histologische Untersuchungen rein *nekrotischer* Veränderungen sind nicht bekannt, es sei denn, daß man FRAENKELs Fall von *Streptococcus viridans*-Erkrankung heranzieht; hier lagen nicht einfache Blutaustritte vor, sondern umschriebene, von Hämorrhagien begleitete, das kollagene Gewebe betreffende nekrotische Prozesse. Diese waren durch teils frei im Gewebe liegende, teils in einem größeren Arterienästchen befindliche Kokken verursacht. Eine von GANS beschriebene Wandnekrose der Capillaren im Papillarkörper, von der aus die Streptokokken das umgebende Bindegewebe durchsetzt hatten, gehört auch wohl hierher.

Die häufig durch den Streptococcus viridans bedingte *Endocarditis lenta* führt zu einer Proliferation der Capillarendothelien, manchmal auch der Arteriolen und Venolen der Haut. Es ist noch nicht sicher entschieden, ob diese Veränderungen durch Emboli von Kokken ausgelöst werden, jedenfalls kann es zu völligem Verschluß des Gefäßlumens mit sekundärer Thrombose kommen. Die Gefäßwand und die Umgebung kann von einem Infiltrat aus polymorphkernigen Leukocyten, Lymphocyten und Histiocyten, manchmal mit zentraler Nekrose, häufig verbunden mit Austritt von Erythrocyten, eingenommen sein (MERKLEN und WOLF, CORNIL, MOSINGER und JOUVE). Klinisch erscheinen diese Herde als *Petechien* oder sog. OSLERsche Knötchen.

Das Verhalten der *Anhangsorgane* der Haut weicht insofern von den bei den staphylogenen Formen beobachteten Veränderungen ab, als bei den meist außerordentlich großen Mengen von Erregern, welche die Blutbahn überschwemmen, diese selbstverständlich auch in die zu den Haarbalg- und Schweißdrüsen gehörigen Gefäße eindringen und hier zu entsprechenden Veränderungen führen. Im großen ganzen sind diese die gleichen wie im Deckepithel: eine auffallende Schwellung der jüngst verhornten Zellen und ein interstitielles Ödem der unverhornten Schichten mit völliger Verflüssigung einzelner Epithelien, wodurch frühzeitig der Zusammenhang der Keimschicht mit der übrigen Epidermis gelockert wird. Überall dort, wo es bei längerer Dauer der Erkrankung zu — wenn auch geringen — exsudativ-cellulären Entzündungsvorgängen kommt, sind die Anhangsgebilde in ein mehr oder weniger lockeres, mono- und polynucleäres Zellinfiltrat eingebettet, das stets den mit Kokken dicht angefüllten Blutgefäßen folgt.

Differentialdiagnose. Die gelegentlich gleichzeitig am selben Kranken beobachteten, den hämatogenen klinisch außerordentlich ähnlichen ektogenen *Pyodermien* lassen sich als solche nur durch die histologische Untersuchung erkennen.

Auch über die Genese der hämatogenen Herde ist eine sichere Entscheidung nur auf diesem Wege möglich. Bei eindeutigen Befunden sind die Arterien und Venen, vor allem die ersteren, sowie die capillaren Gefäßgebiete der Haut von Bakterienmassen angefüllt oder völlig verstopft. Es läßt sich dabei deren Weg aus den Gefäßen in das umgebende Gewebe ohne weiteres verfolgen. Für die Auffassung einer Hauterkrankung als einer bakteriell-metastatischen ist jedoch der intravasculäre Nachweis der Erreger *nicht* unumgänglich erforderlich. Auch die Art der Anordnung der Bakterien in den tiefsten Lagen der Cutis, bei Freibleiben der oberflächlichsten Cutisschichten, gewährt ein wesentliches Beweismittel für die Feststellung einer metastatischen Erkrankung (FRAENKEL).

Histologisch entspricht bei den hämatogen-metastatischen *Staphylokokkenerkrankungen* den Pusteln, Papeln, Infiltraten ein ausgedehnter eitriger bzw. hämorrhagisch-eitriger Entzündungsprozeß, der in naher räumlicher Beziehung zu den in den Gefäßen und im Gewebe der Haut angesiedelten Staphylokokkenhaufen steht. Bei den *Streptokokkenmetastasen* entpuppen sich die Hautveränderungen histologisch als Folgen einer zunächst rein toxischen Fernwirkung der in außerordentlichen Mengen in den Capillaren und Blutgefäßen des

Papillarkörpers und der Cutis gelegenen Erreger, ohne daß anfangs eine stärkere Schädigung im Sinne exsudativ-zelliger Entzündung im Gewebe selbst nachweisbar wäre.

Pathogenese. Zum Zustandekommen einer streptogenen bzw. staphylogenen metastatischen Dermatose ist die hämatogene Einschwemmung des Erregers erforderlich. Bei den Staphylomykosen stellt der Übertritt der *Staphylokokken* ins Blut lediglich die notwendige Vorbedingung dar für das Eindringen in das Hautgewebe, wo sie dann erst die ihnen eigentümliche Wirkung in Form von Absceßbildungen entfalten können. Bei den *Streptokokken* ist ein derartiges Eindringen indessen *nicht* erforderlich. Ihre bloße Anwesenheit *innerhalb* der Gefäße vermag bereits durch ihre ungeheure Anzahl und die Absonderung der Toxine eine weit über den Ort der intravasculären Ablagerung hinausgehende Wirkung zu entfalten. Die Entstehung der Blasen und bläschenartigen Veränderungen steht mit dieser Fernwirkung in engem Zusammenhang. Sämtliche Epithelveränderungen bis zur Nekrose können als Folge der Einwirkung eines im Serum löslichen Giftes aufgefaßt werden; denn sie sind längst ausgebildet, ehe es zu einer Einwanderung der Streptokokken aus den Gefäßen der Cutis in das Epithel gekommen ist.

Eine Erklärung für das so frühzeitige Entstehen der *Hämorrhagien* läßt sich restlos so lange nicht geben, als wir nicht eindeutige Kenntnis über die grundsätzlichen Voraussetzungen haben, die zur Entstehung von Blutungen erforderlich sind. Mit den Kokkenembolien allein hängen sie nicht zusammen, da diese unabhängig von jenen gesehen wurden (Finger, Unna, Gans). Vielleicht schädigen die Toxine zunächst die Gefäßwände derart, daß es leicht zum Zerfall oder zu Blutungen per diapedesin kommt. Neuere Untersuchungen haben gezeigt, daß allergische Reaktionen die Blutungsbereitschaft steigern, weil der Faktor V und die Thrombocyten vermindert, die Gerinnungshemmstoffe aber vermehrt werden (Storck, Koller). Andererseits ist auch mit Vorgängen im Sinne des Sanarelli-Shwartzman-Phänomens zu rechnen (Miescher).

Bei den *Staphylokokken* ist hingegen das abgesonderte Toxin und die durch dieses ausgelöste Gefäßwandschädigung *Voraussetzung* für die Ansiedlung der Erreger, wobei vielfach eine teilweise Einschmelzung der Gefäßwand entsteht. Dieser folgt eine ausgesprochen eitrige Infiltration, und es kommt schließlich zur Bildung hämorrhagisch-eitriger Exsudate. Inwieweit bei der Verschleppung der Staphylokokken in das Hautgefäßgebiet lediglich die Arterien beteiligt sind (Fraenkel) oder ob auch die Venen (Jadassohn, Lebet, Bieland), ist noch nicht restlos zu entscheiden.

Ein pathogenetischer Zusammenhang der Erkrankungen mit den Schweißdrüsen oder Talgdrüsen sowie den Haarbälgen kann ohne weiteres abgelehnt werden.

Im Anschluß an diese Darstellung der staphylogenen bzw. streptogenen metastatischen Dermatosen folgt hier die Schilderung einiger Krankheitsbilder, deren Pathogenese noch nicht restlos geklärt, deren Zusammenstellung mit jenen also noch nicht unbedingt berechtigt erscheint. Wenn die Einordnung hier trotzdem erfolgt, so sprechen dafür mehrere im Anschluß an die einzelnen Krankheitsformen näher auszuführende Gründe, die meines Erachtens eher für als gegen einen derartigen pathogenetischen Zusammenhang verwertbar erscheinen.

Erythema nodosum (s. contusiforme).

Die Erkrankung tritt in Form runder oder kugeliger, bis walnußgroßer, hell- bis violettroter, tief in der Haut liegender Knoten auf, die sich mehr oder weniger über die Oberfläche vorwölben und nicht scharf abgrenzbar sind. Meist unter leichteren, oft auch schwereren Allgemeinerscheinungen, in erster Linie *rheumatischer* Art, bilden sie sich vor allem an den Unterschenkeln und zwar auf der Vorderseite, seltener auch an den oberen Extremitäten, jedoch nie am Rumpf. Sie sind auf Berührung in wechselndem Grade, meist jedoch stark schmerzhaft.

Die *geweblichen Veränderungen* spielen sich im Gegensatz zum Erythema exsudativum multiforme *in erster Linie in der Cutis ab.* Die *Epidermis* ist lediglich sekundär beteiligt, indem sie dort, wo die gleich zu schildernden Zellinfiltrate der Cutis näher an die Oberhaut herantreten, mehr oder weniger abgeflacht wird. In solchen Fällen kann auch das Leistensystem über der Mitte der Vorwölbung verstrichen sein. Im allgemeinen nimmt die Epidermis an den Veränderungen sonst nicht teil, namentlich fehlt das intra- oder intercelluläre Ödem meist völlig; nur in vereinzelten Fällen zeigt sich neben einer Verbreiterung der Saftspalten eine gleichmäßige Zellschwellung sowie vermehrte Mitosenbildung (UNNA).

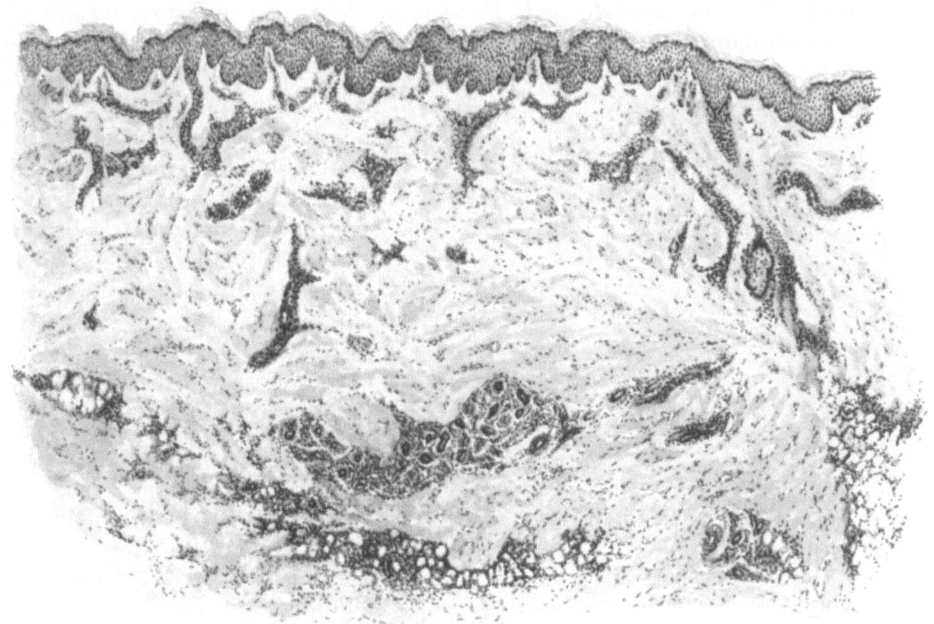

Abb. 148. *Erythema nodosum.* (♀, 24jähr., Unterschenkel, Streckseite.) Frischer Krankheitsherd. Geringes Ödem der Epidermis mit reichlichen Mitosen. Starkes Ödem der Cutis mit dichter Zellinfiltration um die erweiterten Gefäße, hier auch die der Schweißdrüsen sowie des Fettgewebes. O = 31:1; R = 31:1.

Der Beginn der Veränderungen ist in einer starken Entzündung mit Ödem und Leukocyteninfiltration an der Grenze zwischen Cutis und Subcutis und in den Bindegewebssepten des subcutanen Fettgewebes zu sehen (MIESCHER). Das gesamte Gefäßnetz der *Cutis*, weniger das des Papillarkörpers, ist erweitert und von einem dichten zelligen *Infiltrat* eingescheidet. Dieses Infiltrat beschränkt sich jedoch auf die Gefäße und deren nächste Umgebung. An seinem Aufbau sind neben geschwollenen Bindegewebszellen, überwiegend polymorphkernigen Leukocyten, weniger Lymphocyten, vereinzelt auch Mastzellen beteiligt, während Plasmazellen, in den jüngeren Herden wenigstens, nie beobachtet wurden. An den *Gefäßen* selbst, namentlich an den Arterien, läßt sich eine oft auffallende *Schwellung der Endothelien* feststellen, eine Veränderung, die man in älteren Knoten häufiger antrifft als in jüngeren. In diesen findet man dann auch wohl eine sehr starke entzündlich-*hämorrhagische Wandinfiltration.* Dabei treten in der unmittelbaren Umgebung der prallgefüllten Gefäße kleine *Blutextravasate* auf, die jene eigentümliche Verfärbung der Knoten bedingen.

Sie wurden, wenn auch in nicht so ausgedehntem Maße, auch in jüngeren Knoten beobachtet, können jedoch manchmal auch fehlen (UNNA). Außerhalb der perivasculären Zellinfiltrate ist die Cutis kaum zellreicher als gewöhnlich; dagegen drängt auch noch in diesem Abschnitt ein wechselnd starkes *Ödem* die Bindegewebs- und elastischen Fasern auseinander; es greift also das Ödem über die Infiltrationszone hinaus. Innerhalb dieser letzteren sind die Bindegewebs- und elastischen Fasern aufgelockert bzw. zersplittert und zum Teil nicht mehr nachweisbar.

In vereinzelten, als *persistierende Formen des Erythema nodosum*, im amerikanischen Schrifttum als *Nodular Vasculitis* beschriebenen Fällen fand sich anstatt der doch immerhin wenig bezeichnenden perivasculären Zellmäntel eine lipophage Granulombildung des Fettgewebes, wie wir sie ausführlich bei den mikrocystischen Steatonekrosen geschildert haben. Beim Erythema nodosum spielt sich der entzündliche Prozeß, der von dem zwischen Cutis und Subcutis gelegenen Gefäßplexus ausgeht (PAUTRIER), hauptsächlich in den Bindegewebssepten des subcutanen Fettgewebes im Gegensatz zum Erythema induratum ab (CAROL, PRAKKEN und ZWIJNDREGT). Es kommt zur Bildung von Riesenzellen und Zellen von epitheloidem Charakter (PICK). Beim Erythema nodosum überwiegen die Fremdkörperriesenzellen über die LANGHANSschen Riesenzellen (CAROL u. a.). In solchen Fällen zeigten sich in der Regel auch weiter gehende Störungen der Gefäße in Gestalt von Thrombosen und Entzündungen der Gefäßwand [Thrombophlebitis (PHILIPPSON)], die zu teilweisem und selbst völligem Verschluß der Gefäße (Mesarteriitis obliterans) führten. Man findet also alle Übergänge von einfach entzündlich infiltrativen bis zu Bildern, welche eine Anlehnung an tuberkuloide Gewebsveränderungen gestatten, eine Tatsache, die bei der mangelnden Spezifität dieser Befunde hier ebensowenig wie dort ohne weiteres für die Genese verwertbar ist. Diesen tuberkuloiden Aufbau trifft man namentlich bei jenen Formen des Erythema induratum (BAZIN), die *nicht* durch den Tuberkelbacillus bedingt sind.

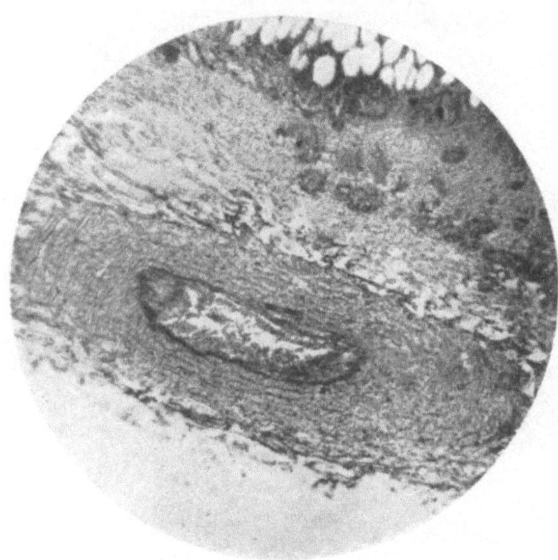

Abb. 149. *Erythema nodosum* (Unterschenkel). Hochgradige Phlebitis einer subcutanen Vene. Im Lumen gequollene Endothelien und polynucleäre Leukocyten. Die letzteren auch in der Venenwand in reichlicher Menge. O = 35:1; R = 35:1. (Sammlung E. HOFFMANN.)

Histiocytäre Hyperplasien haben CIBILS, AGUIRRE und BRACHETTO-BRIAN, ebenso GELLERSTEDT erwähnt. MIESCHER beschreibt eigenartige histiocytäre Granulome, die für das Erythema nodosum charakteristisch zu sein scheinen. Es handelt sich um Knötchen, die an der Cutis-Subcutisgrenze, in den Bindegewebssepten der Subcutis und bis tief ins Fettgewebe hinein anzutreffen sind. Sie bestehen aus zahlreichen, relativ kleinen Histiocyten von länglicher Gestalt mit spindeligen oder wurstförmigen, oft eigenartig gekrümmten, relativ chromatinreichen Kernen und einem mäßig entwickelten Protoplasma. Die Zellen sind radiär nach der Mitte angeordnet. Ihre Zelleiber fließen dort zu einer mehr oder weniger homogenen Masse zusammen. Innerhalb der Knötchen kann es zu einer bizarren Spaltbildung kommen. MIESCHER glaubt, daß diese vielleicht durch die Fixationsschrumpfung entstehen könne. Einen Zusammenhang mit den Gefäßen lehnt er ab. Am Rande, aber auch zwischen den Histiocyten, finden sich zuweilen so zahlreiche polymorphkernige Leukocyten oder deren Kerntrümmer, daß die Struktur der Knötchen völlig überdeckt werden kann. Die Knötchen können konfluieren. Sie sind völlig gefäßlos und enthalten keinerlei elastisches Gewebe. Ihre Abheilung erfolgt durch Konfluation der Histiocyten und Bildung von Riesenzellen. Auch bei frischen Efflorescenzen sind die histiocytären Granulome schon vorhanden.

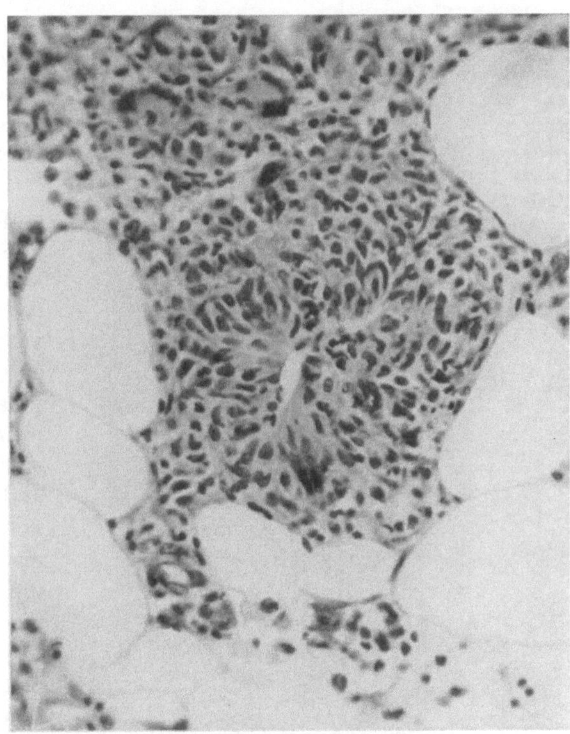
Abb. 150. MIESCHERsche histiocytäre Knötchen bei Erythema nodosum. Frisches Knötchen. (Sammlung G. MIESCHER.)

Nach der Anwendung von Sulfanilamiden besonders des Sulfathiazols wurden Erythema nodosum-artige Herde beobachtet. MIESCHER sieht sie als echte Formen dieser Erkrankung an. Das Erythema nodosum ist seiner Auffassung nach vielleicht eine virusbedingte Erkrankung sui generis, bei der die bisher angeschuldigten Momente nur die Auslösung bewirken.

Differentialdiagnostisch kann uns das Erythema nodosum unter Umständen vor unlösliche Aufgaben stellen. Dies wird ohne weiteres verständlich, wenn man die verschiedenen Ursachen in Betracht zieht, die für die *Genese* der Erkrankung angegeben wurden. Von den banal entzündlichen Eitererregern (E. HOFFMANN, BRODIER) bzw. deren Toxinen (GANS) bis zu dem durch Tuberkelbacillen (MORO u. a.) oder die Spirochaeta pallida geschädigten und daher vom banalen Eitercoccus oder vielleicht auch von unbekannten spezifischen Erregern leichter angreifbaren Organismus gingen im Einzelfalle die Ansichten auseinander. Eines ist sicher: Der hämatogen in die Haut eindringende Schädling gelangt in seiner Wirkung nicht über die nächste Umgebung der Hautgefäße hinaus. Hier kommt es zu entzündlicher Gewebsreaktion im Sinne perivasculärer

Infiltration und Cutisödem unter gleichzeitigem Schwund der elastischen Fasern, einem Vorgang, der sich ungezwungen als lokal umschriebene, auf die Gefäße der Cutis und ihre allernächste Umgebung beschränkte Entzündung kennzeichnen läßt. Unerklärt bleiben die von MIESCHER beschriebenen Knötchen, die weder mit tuberkulösen noch mit rheumatischen Gewebsveränderungen sich identifizieren lassen. Die Histiocyten der Granulome unterscheiden sich von den Epitheloiden der Tuberkulose, ebenso wie die LANGHANSschen Riesenzellen sich durch ihren Entstehungsmodus deutlich von den Riesenzellen beim Erythema nodosum unterscheiden. Eine fibrinoide Nekrose wie bei rheumatischen Prozessen fehlt völlig.

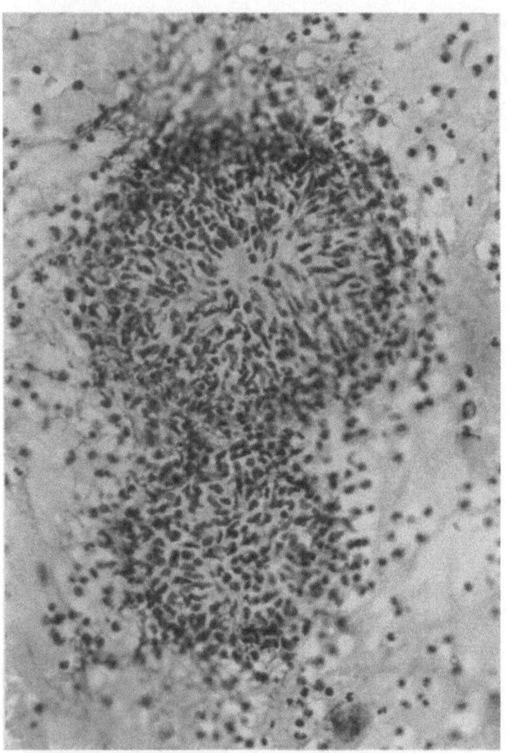

Abb. 151 wie Abb. 150. Knötchen im Querschnitt. (Sammlung G. MIESCHER.)

Immerhin gestattet das bei den staphylogenen metastatischen Dermatosen beobachtete Beschränktbleiben der Veränderung auf „mehr oder minder ausgedehnte perivasculäre Infiltrate mit Gefäßerweiterung und Ödem von Papillarkörper und Cutis“ (GANS) pathogenetisch eine gewisse Übereinstimmung zwischen diesen Veränderungen und dem Erythema nodosum anzunehmen. Histologisch ist eine Abgrenzung gegen die *Phlebitis saltans* schwierig. Klinisch ist dies leicht (ELSCHNER). Die Phlebitis saltans beginnt mit einer Erkrankung der Vasa vasorum. In Frühstadien finden sich produktive entzündliche Veränderungen von Adventitia und Media, manchmal ist auch die Intima mitbefallen. Die Endothelien sind zu Beginn unverändert. Erst sekundär kommt es zur Thrombose und anschließend zu all den Gewebsveränderungen, die mit deren Beseitigung im Zusammenhang stehen (WAGNER und LINDNER).

Die eigentümlichen „strangförmigen oberflächlichen Phlebitiden“, wie sie vielleicht zuerst TROUSSEAU und nach ihm zunächst ausschließlich französische Autoren beschrieben haben, dürften *klinisch* differentialdiagnostisch keine Schwierigkeiten machen. Erst kürzlich konnte aus Deutschland BRAUN-FALCO einen Fall veröffentlichen.

Hierher gehören die „*Phlébite file de fer*“ von FAVRE und die sog. MONDOR*sche Krankheit*.

Klinisch handelt es sich um symptomarme und daher meist übersehene strangartige Verhärtungen der oberflächlichen Venen. Diese sind öfters mit der Haut verschieblich und sehr hart. Sie lassen sich immer gut auf der Unterlage bewegen.

Histologisch fanden sich polsterartige erhebliche Schwellungen der Intima bei Sklerosierung der Media, zuweilen mit mächtiger Wucherung der glatten Muskulatur. MONDOR und BERTRAND sahen zu Beginn der Veränderungen meist eine Thrombose der Venen. Diese konnten sonst völlig unverändert sein. Es kann sich aber auch schon frühzeitig eine Periphlebitis entwickeln, die bei fehlenden oder nur wenigen Lymphocyten ausschließlich aus jugendlichen Bindegewebselementen ohne Ausbildung kollagener Fasern besteht. Alle Strukturen der Gefäßwand können so vollständig zerstört werden, daß diese histologisch nicht mehr zu erkennen ist. Da überdies neben Epitheloiden sich reichlich sympathische Nervenfasern entwickeln sollen, kann die Diagnose histologisch sehr schwierig, wenn nicht unmöglich zu stellen sein.

Hier anzuschließen wären auch jene, beim Menschen früher nur vereinzelt, jetzt weniger selten, häufiger und oft seuchenartig bei Tieren (Hirschen, Schweinen) beobachteten Fälle von

Periarteriitis (Panarteriitis) nodosa,

die in Form intra- oder subcutan gelegener bis zu erbsengroßer Knötchen von derber Konsistenz und wechselnd roter bis blauroter Farbe vor allem an den Extremitäten, dann aber auch vereinzelt am Rumpf beobachtet wurden, und zwar stets bei gleichzeitiger schwerster Störung des Allgemeinbefindens. Neben Knoten- und Knötchenbildungen, Petechien und ausgedehnteren Hämorrhagien sowie Nekrosen kann die Periarteriitis nodosa das klinische Bild einer Livedo racemosa nachahmen (CAROL und PRAKKEN). Hierzu kommen die internen Veränderungen, die je nach Lokalisation Symptome an ganz verschiedenen Organen und Organsystemen hervorrufen können. Hautveränderungen sind nur in etwa einem Drittel der Fälle vorhanden und meist bei Verlaufsformen mit einer günstigeren Prognose (SLINGER und STARCK). Schließlich wird noch ein gutartiges Erythema nodosum-ähnliches, nur auf die Haut beschränktes Krankheitsbild beobachtet.

Histologisch handelt es sich dabei meist wohl um in der *Media beginnende Veränderungen* der Arterien, besonders der kleinen, und der Arteriolen, selten auch der Venen. Sie sind nicht nur in der Haut, sondern auch an den inneren Organen festzustellen. In den schwersten Fällen kann es zu einer völligen Umwandlung des Arterienrohrs in ein entzündliches Granulationsgewebe kommen. Je nachdem der Beginn der Erkrankung mehr in den inneren oder den äußeren Schichten der Media einsetzt, ist naturgemäß die Beteiligung der Intima bzw. der Adventitia verschieden. Die Erkrankung beginnt mit einem Ödem der Gefäßwand mit folgender fibrinoider Nekrose der Media, Zerstörung der Elastica und einem perivasculären Infiltrat aus polymorphkernigen Leukocyten mit manchmal reichlich Eosinophilen. Später wird das Infiltrat mehr und mehr mononucleär (RALSTON und KVALE). Steht die *Intimaveränderung* im Vordergrunde, so kann diese völlig durch ein Wucherungsgewebe ersetzt sein, welches das Gefäßlumen nahezu völlig verschließt. Schon vorher kommt es meist zur Thrombose. Dieses entzündliche Gewebe kann später von feinsten Gefäßneubildungen durchzogen werden, so daß schließlich wohl eine Rekanalisation denkbar ist. Von vielen Forschern wird jedoch die fibrinoide *Medianekrose* als primäre Veränderung angesprochen. Die Media ist *dabei* im großen ganzen nur noch an erhalten gebliebenen Resten ihrer elastischen Fasern kenntlich, denn größtenteils wird sie durch breite Züge eines äußerst zellreichen Granulationsgewebes ersetzt, das zu einer vollständigen Zerstörung geführt hat. Die *Veränderungen der Adventitia* entsprechen im großen ganzen denen der Media; auch sie ist gewöhnlich von dem entzündlichen Granulationsgewebe völlig durchsetzt.

Im Gegensatz zu diesen starken Gefäßveränderungen fehlt manchmal stärkere periadventitielle Infiltration; die äußeren Lagen des Granulationsgewebes bilden vielmehr mit den noch erhaltenen und kenntlichen Adventitiaschichten eine regelmäßige Kreisform (LEMKE).

Diese nekrotisierende Arterienwandentzündung (FAHR) beschränkt sich in der Regel auf ganz umschriebene Abschnitte des Arterienrohrs. MIESCHER fand bei ausschließlich cutan-subcutanen Formen immer die beschriebenen charakteristischen Veränderungen an den tieferen Gefäßen. Werden die zuführenden arteriellen Gefäße eines Follikels betroffen, so wird dieser nekrotisch. Klinisch sieht man dann papulonekrotische Efflorescenzen. MIESCHER sah in allen seinen Fällen auch um die oberflächlichen Gefäße neben einer Vasculitis und Perivasculitis ein Infiltrat von Neutrophilen mit einem fast völligen Leukocytenzerfall.

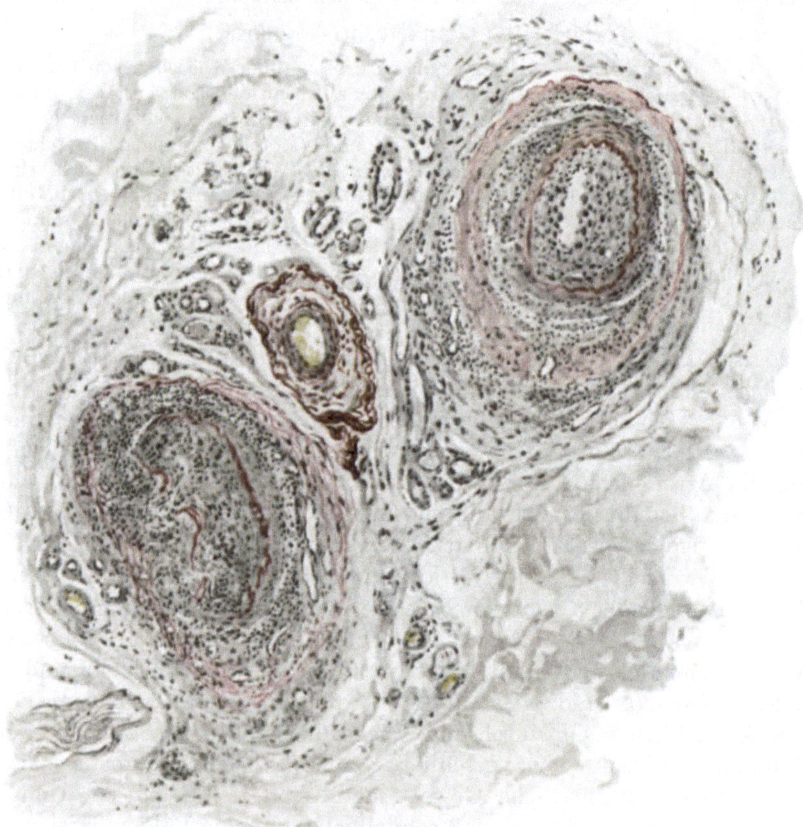

Abb. 152. *Periarteriitis nodosa.* Völliger bzw. fast völliger Verschluß der Arterien durch entzündliches Granulationsgewebe; schwerste Zerstörungen der Elastica. O = 160:1; R = 144:1. (Sammlung O. MEYER-Stettin.)

Nur selten werden die kleineren Cutisgefäße nekrotisch. Nach KETRON und BERNSTEIN kommt es häufiger, nach MIESCHER nur selten und erst sekundär und dann oft nur parteriell, zu Thrombosen. Granulome von tuberkuloidem Aufbau sowie lipophage Granulombildung bei Befall der Gefäße des Fettgewebes werden beobachtet (MIESCHER, GOTTRON).

Als *Arteriolitis allergica* hat RUITER ein zum mindesten sehr eng verwandtes Krankheitsbild bezeichnet. Es unterscheidet sich von der cutanen Periarteriitis nodosa dadurch, daß es sich hauptsächlich an den Arteriolen abspielt, während die mittelgroßen Arterien erst in zweiter Linie befallen sind.

Verwandt mit der Periarteriitis nodosa sind auch die von STRAUSS, CHURG und ZAK als *allergische Granulomatosen* und *allergische Angiitiden* beschriebenen Krankheitsbilder. Zu ihnen rechnen WOERDEMAN und PRAKKEN auch einen Teil der von ihnen als *Granulomata eosinophilica cutis varia* bezeichneten Fälle.

Klinisch finden sich knotenförmige, hämorrhagische und erythema multiforme-artige Efflorescenzen, verbunden mit schweren Allgemeinsymptomen allergischer Natur (Fieber, Eosinophilie, kardiale, renale, pulmonale Beschwerden).

Histologisch findet sich eine Granulombildung mit vielen Eosinophilen, die um schwer geschädigtes Bindegewebe in typischen Fällen einen Saum von zerfallenden Leukocyten, umgeben von Riesenzellen und Histiocyten, zeigt. Capillaren und Arteriolen wie Venolen sind manchmal nekrotisch. Die Eosinophilen können an Zahl alle anderen Zellen überwiegen. Das kollagene Bindegewebe zeigt eine fibrinoide Umwandlung. Hämorrhagien kommen häufig, Kalkablagerungen selten vor.

Bisher ist dieses Krankheitsbild ohne Zweifel dem Erythema exsudativum multiforme, dem Erythema nodosum oder der Periarteriitis nodosa zugeordnet worden. Ob eine Zusammenfassung unter dem Bilde der „Allergischen Granulomatosen (Allergic Granulomatosis)“ berechtigt ist, müssen weitere Untersuchungen ergeben. Die „Trisymptomatische Erkrankung“ von GOUGEROT ist vielleicht ebenfalls hier einzureihen.

Erwähnen müssen wir hier auch das 1932 von HORTON, MAGATH und BROWN als *Arteriitis temporalis* bezeichnete Krankheitsbild. Es kommt auch an anderen Arterien vor, ohne daß bisher eine befriedigende Bezeichnung gefunden wurde.

Klinisch findet man neben erheblichen Allgemeinsymptomen bei der eigentlichen Art. temp. in dem entsprechenden Hautbezirk ein Ödem mit Druckempfindlichkeit. Die Gefäße lassen sich als derbe Stränge tasten.

Histologisch findet sich eine Degeneration in der Media der Gefäßwand, vor allem der Elastica. Neben einem überwiegend lymphocytären Granulationsgewebe finden sich massenhaft Riesenzellen, die als Fremdkörperriesenzellen zum Abbau der zerfallenen elastischen Fasern aufgefaßt werden (KIMMELSTIEL und M., WAUGH, HAMPERL). Die Intima bleibt, abgesehen von einer Thrombose des Gefäßlumens mit Rekanalisation, relativ frei. Die Elastica interna zerfällt zu kleineren Bruchstücken, die schließlich eine völlig amorphe Masse werden.

Pathogenese. Die Periarteriitis nodosa wird heute nicht mehr als Infektionskrankheit angesehen. Versuche, die eine Übertragbarkeit beweisen sollten (v. HANN, HARRIS und FRIEDRICH), haben sich nicht bestätigen lassen. Es scheint sich vielmehr um ein toxisch-allergisches Phänomen zu handeln. Allerdings ist dies mehr eine sehr allgemeine Rubrizierung als eine ätiologische Klärung. An anderer Stelle (Dermatomyositis, Sklerodermie) ist darauf hingewiesen worden, daß man nicht berechtigt ist, von „Kollagenkrankheiten“ zu sprechen (KLEMPERER, GANS). Dieser Hinweis ist hier angebracht, weil die Periarteriitis — von manchen auch Polyarteriitis, Panarteriitis oder Arteriitis nodosa genannt — ebenfalls zu den sog. „Kollagenosen“ gerechnet wurde.

Erythema exsudativum multiforme (Hebra).

Bei der reinen Form der Erkrankung kommt es ohne stärkere Allgemeinerscheinungen hauptsächlich bei Menschen mittleren Alters zum Auftreten meist symmetrischer, zunächst erythemato-papulöser, hellroter, später namentlich zentral mehr blauroter Herde auf den Streckseiten, in erster Linie der oberen, seltener der unteren Extremitäten. Diese Efflorescenzen wandeln sich nach kurzem Bestande in kleinere oder größere Bläschen und konzentrische blasige Bildungen (Herpes iris) um, bilden sich aber auch oft aus dem Papelstadium wieder zurück. Durch Zusammenfließen mehrerer kann es zu größeren Herden kommen. In einzelnen Fällen wurde auch eine Beteiligung der Schleimhäute sowie des Magen- und Darmtractus beschrieben. Die Erkrankung wird häufig von Gelenkschmerzen begleitet und neigt zu Rückfällen, die namentlich im Frühjahr oder Herbst auftreten. Einige klinisch als Sonderformen beschriebene Erkrankungen [Erythema septico-toxicum (TANIMURA), Erythema annulare (LEHNDORFF und LEINER)] dürften vielleicht hierher gehören. CAROL und VAN KRIEKEN fanden allerdings beim letzten ein abweichendes histologisches

Bild, nämlich eine akute Entzündung mit Anhäufung polynucleärer Leukocyten im Stratum papillare und subpapillare, zum Teil deutlich perivasculär längs den erweiterten Gefäßen. Bei der *Ectodermose érosive pluriorificielle* von FIESSINGER und RENDU, dem Syndrom von STEVENS-JOHNSON sowie der Dermatostomatitis BAADER handelt es sich unserer Auffassung nach um bullöse Varianten des Erythema exsudativum multiforme mit bevorzugtem Befall der Schleimhäute. Beim STEVENS-JOHNSON-Syndrom sind der gleichzeitige Befall der Hornhaut, Panophthalmien und atypische Pneumonien beschrieben.

Die *Primärefflorescenz*, das sog. erythemato-papulöse Stadium, zeigt histologisch ein wechselnd starkes intra- und intercelluläres *Ödem* der Stachelschicht und des Stratum basale. Sonst finden sich in der Epidermis zu dieser Zeit keinerlei

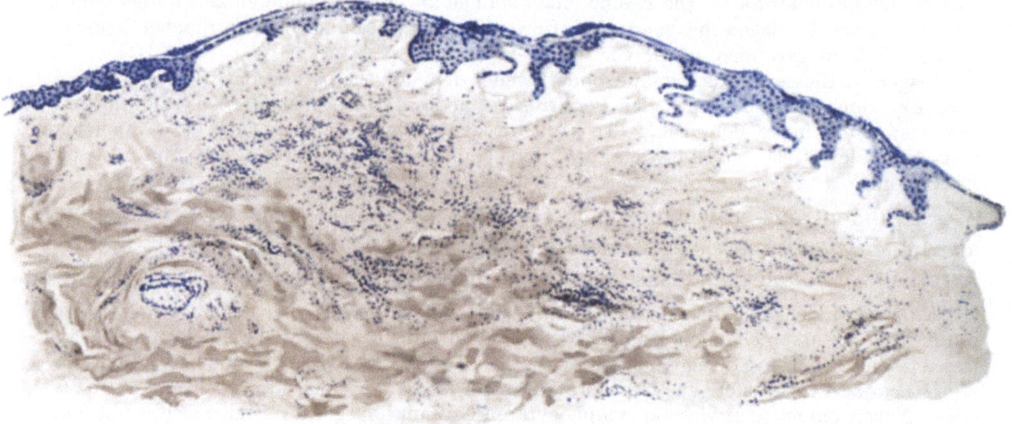

Abb. 153. *Erythema exsudativum multiforme.* (♀, 49jähr., Hals.) Blasenstadium. Übersichtsbild. Polychromes Methylenblau — neutrales Orcein. O = 35:1; R = 35:1.

Veränderungen, die auf stärkere Störungen hinweisen; auch eine Einwanderung von Leukocyten wird nahezu völlig vermißt.

In Papillarkörper und oberster Cutis trifft man ebenfalls auf ein Ödem wechselnden Grades, das zu einer starken Papillarschwellung, dem ersten Anzeichen der Veränderung sowie Auseinanderdrängung der elastischen und kollagenen Fasern führt. Dem blassen, nach außen fortschreitenden Rande der Papeln entspricht dabei ein drei- bis vierfacher Kreis von Papillen, die durch das Ödem keulenförmig aufgetrieben sind und über die das leicht ödematöse, abgeplattete Epidermisepithel in flachem Bogen hinwegzieht (UNNA). Das *Kennzeichnende* der Veränderung ist zu diesem Zeitpunkt in den *stark erweiterten und strotzend* mit Blut gefüllten *Gefäßen*, namentlich den Capillaren und Venen zu suchen. Die übrigen Gewebsveränderungen beschränken sich hier in Gestalt umschriebener perivasculärer Zellanhäufungen lediglich auf die Gefäßwände und deren allernächste Umgebung.

Im weiteren Verlauf der Erkrankung treten im Zentrum der erythemato-papulösen Herde kleinste *Bläschenbildungen* auf, die sehr schnell an Ausdehnung zuzunehmen pflegen; sie sind unmittelbar auf das Weiterschreiten des inter- und intracellulären Ödems zurückzuführen und bilden sich hauptsächlich epidermal im Stratum spinosum und basale. In anderen Fällen findet sich statt dieser vielkammerigen Bläschen eine einzige ausgedehnte Blase, in deren

Bereich die Epidermis im ganzen abgeflacht ist. Die Reteleisten sind teils verstrichen, teils zu kurzen stumpfen Gebilden umgeformt, die Papillen dementsprechend breit und plump (s. Abb. 153).

In Papillarkörper und oberster Cutis beherrscht auch jetzt die starke Erweiterung der Gefäße und die perivasculäre Infiltration das Bild. Dabei sind die Capillarendothelien nicht oder kaum geschwollen, das Lumen der Gefäße mit zahlreichen Erythrocyten und wenigen Leukocyten angefüllt, an manchen Stellen direkt verstopft (weiße Thromben Unnas). Die perivasculäre Zellinfiltration tritt jedoch in diesem Stadium hinter der Gefäßerweiterung an Bedeutung erheblich zurück. Das Infiltrat besteht aus Rundzellen und wenigen Leukocyten; es ist in den oberen Cutisschichten meist stärker entwickelt als im Papillarkörper. Die tiefere Cutis, Subcutis und die Anhangsgebilde der Haut sind an den Veränderungen meist völlig unbeteiligt.

Untersucht man *spätere Stadien* der Veränderung, so treten allmählich *leukocytär-exsudative* Vorgänge stärker in den Vordergrund. Destruierende Veränderungen fehlen auch jetzt völlig. Der Blaseninhalt ist mit Leukocyten stärker durchsetzt, die perivasculären Infiltrate haben an Ausdehnung gewonnen. Ein grundsätzlicher Unterschied besteht jedoch zwischen diesen Zuständen und den vorherigen nicht. Nicht eben selten kommt es auf der Höhe der Exsudation auch zum Austritt roter Blutkörperchen aus der Gefäßwand. Sie liegen entweder verstreut zwischen den Infiltratzellen oder in umschriebenen Haufen in den Papillen oder den oberen Cutisschichten.

Auch der histologische Aufbau der als „Herpes iris“ bezeichneten Formen entspricht dem vorstehend geschilderten. Die perlmutterartig glänzende weißgraue Farbe der Randpartien derartiger Herde ist nach Unna nicht durch eine Blasenerhebung, sondern durch ein sehr starkes Ödem der untersten Stachelzellschichten bedingt. Ein derart hochgradiges Ödem der Basal- und Stachelzellen, mit einem solchen des Papillarkörpers unmittelbar zusammenhängend, müsse einen starken weißlichen Reflex erzeugen und daher den Blutgehalt der Haut sehr wirksam abblenden.

Anhangsweise seien hier einige klinisch dem Erythema exsudativum multiforme nahestehende Veränderungen erwähnt, über deren Pathogenese man noch weniger weiß als über die jenes. Ihre Zugehörigkeit zum Erythema exsud. multif. ist auch noch durchaus strittig. Herxheimer und Schmidt beschreiben ein Erythema exsudat. multiforme *vegetans* mit bedeutender Verbreiterung der Hornschicht, des Stratum granulosum und spinosum bzw. der Reteleisten. Die letzteren erstrecken sich in vielfacher Verzweigung in den Papillarkörper hinab, manchmal in dickeren Zapfen, manchmal fein verästelt. *Keratohyalin* fand sich in einer Ausdehnung, die bis zu 10 Zellagen umfaßte, und zwar in Schollen, die den gewöhnlichen Durchschnitt erheblich übertrafen. Im Gegensatz zum Aufbau der Zellinfiltrate bei den einfachen exsudativen Erythemen bestanden diese hier zum großen Teil aus *Plasmazellen.* Außerdem war eine deutliche Verminderung der elastischen Fasern festzustellen, was ja nach Unna im Stratum papillare auch bei den einfachen Formen vorkommt.

Lipschütz berichtet über ein Erythema bullosum *vegetans,* das in erster Linie durch in den Lymphgefäßen und -spalten der Cutis gewissermaßen „selbständig“ wuchernde eigentümliche Zellinfiltrate gekennzeichnet war. Es handelte sich mit wenigen Ausnahmen um große rundliche, häufig Mitosen zeigende Zellen mit schmalem, gekörntem Protoplasma und einem großen, hellen, bläschenförmigen Kern, die eine gewisse Ähnlichkeit mit Myeloblasten aufwiesen. Das Infiltrat war durchsetzt mit spärlichen Erythrocyten, einzelnen Erythroblasten und stellenweise besonders reichlichen poly-, seltener mononucleären eosinophilen Leukocyten und Lymphocyten sowie Bindegewebszellen. Dieser, durch die Bildung knopfförmiger Vegetationen auf beiden Handrücken nach vorausgegangener bzw. noch bestehender Blasenbildung gekennzeichnete Fall steht vorläufig völlig vereinzelt da.

Es muß dahingestellt bleiben, inwieweit man berechtigt ist, derartige und ähnliche von OPPENHEIM, SACHS, DARIER u. a. beschriebene Erythemformen hier überhaupt und im Zusammenhang anzuführen. Das allen Gemeinsame ist ja im Grunde genommen nur etwas Negatives, nämlich der völlige Mangel ätiologischer Kenntnisse (Erythema annulare centrifugum, DARIER s. II. Bd.).

Differentialdiagnose. Die bullösen Formen des Erythema exsudativum multiforme können gelegentlich mit dem *Pemphigus* verwechselt werden. Beim Erythema exsudativum multiforme ist jedoch die Blasenbildung meist subepidermal. Bei dem gutartigen, wahrscheinlich zum Morbus DUHRING gehörigen Alterspemphigus ist dies jedoch auch der Fall, während nach den neuesten Untersuchungen (CIVATTE) die Blasenbildung beim malignen Pemphigus (s. dort) immer intraepidermal beginnen soll, sekundär jedoch auch subepidermal werden kann. In manchen Fällen wird der klinische Verlauf allein entscheiden.

Die *Psoriasis* und der *Lichen planus*, die gelegentlich einmal in die Differentialdiagnose einzuziehen sind, erscheinen auf Grund ihres histologischen Aufbaues hinreichend gekennzeichnet. Ein gleiches gilt auch von den maculösen *luischen* Exanthemen und den flachen luischen Papeln. Diese enthalten in der Regel zahlreiche Plasmazellen, das Infiltrat ist viel dichter gebaut, außerdem fehlt den Syphiliden das starke Ödem des Papillarkörpers, an dessen Stelle das Zellinfiltrat gefunden wird (EHRMANN).

Pathogenese. Vergleicht man die beim Erythema exsud. multiforme festgestellten Veränderungen mit jenen der streptogenen metastatischen Dermatosen, so fällt eine weitgehende Übereinstimmung der Befunde insoweit auf, als bei beiden die ersten Anzeichen der Erkrankung weit ab vom primären Sitz der die Gewebsschädigung auslösenden Ursache, nämlich in und unmittelbar unter der Epidermis gelegen sind. Bei beiden Erkrankungen treten zu Beginn die eigentlichen cellulär-entzündlichen Gewebsveränderungen an der Haut völlig zurück gegenüber rein serös-exsudativen. Versucht man sich unter Berücksichtigung dieser Zusammenhänge eine Vorstellung von dem Zustandekommen der Gewebsveränderungen beim Erythema exsud. multiforme zu verschaffen, so wird man zwingend darauf hingewiesen, entsprechend dem Auftreten der Streptokokken in den Gefäßen bei streptogenen metastatischen Dermatosen, das wenn auch nur zeitweilige Vorhandensein einer Noxe irgendwelcher Art in den *Gefäßen* des Papillarkörpers und der oberen Cutis beim Erythema exsud. multiforme anzunehmen. Man darf sogar noch weiter gehen und sagen, daß es zunächst *rein toxische* Wirkungen dieser Noxe sein können, die zu den bekannten Veränderungen führen.

Ob man dabei geneigt ist, als Erreger des Erythema exsudat. multiforme einen lediglich in seiner Virulenz herabgesetzten Streptococcus oder einen diesem nahestehenden Erreger (GANS), vielleicht spezifischer Art (JADASSOHN), vielleicht auch ein Virus, anzunehmen, ob es sich eher um rein toxische (Arzneiexantheme, Nahrungsexantheme, Autointoxikationen) oder gelegentlich auch einmal um Folgen der Einwirkung anderer bekannten Erreger (Gonokokken, Leprabacillen, Spirochaeta pallida u. a.) handelt, dürfte noch nicht sicher zu entscheiden sein, zumal es durchaus sich nicht immer um dieselbe auslösende Ursache zu handeln braucht.

Die Purpuragruppe.

Die im Gegensatz zu der Mannigfaltigkeit der pathogenetischen Grundlagen einförmigen histologischen Bilder machen die Darstellung der Purpura für unsere Zwecke zu einer durchaus unbefriedigenden. Selbst dann, wenn wir von vornherein alle als sog. *sekundäre Purpura* zu bezeichnenden Formen ausschließen, wie sie auf mechanischer (Fettembolie, Traumen), toxischer, leukämischer, septischer und allergischer Grundlage, als Folgen kachektischer oder seniler Veränderungen an den Hautgefäßen auftreten und an entsprechender Stelle erörtert sind, bleibt bei Betrachtung der sog. *primären Purpuraformen* der Verdacht bestehen, daß man bei ihnen allen schließlich auf eine ähnliche oder gleichartige Entstehung zurückgreifen und damit den Begriff der primären Purpura überhaupt aufgeben kann.

Es lassen sich jedoch zwei große Gruppen von Hautblutungen herausheben (Koller); die erste geht mit flächenhaften Blutextravasaten einher und ist fast nie punktförmig. Das Aussehen entspricht durchaus den durch Trauma entstandenen Hämatomen, nur daß schon banale Ereignisse genügen, um Blutungen auszulösen. Diese Form ist meist mit schweren Störungen der Gerinnungsfaktoren verbunden und kommt z. B. bei der Hämophilie vor.

Bei der zweiten Gruppe handelt es sich dagegen um die eigentliche Purpura, d. h. symmetrisch über den Körper verteilte, häufiger an den abhängigen Gliedern auftretende kleine und kleinste Blutungen (Petechien). Hier spielen nicht Störungen der Gerinnungsfaktoren, sondern solche der Gefäßwanddurchlässigkeit die entscheidende Rolle. Reaktionen, die die Durchlässigkeit der Capillarwandungen beweisen, wie z. B. das Rumpel-Leedesche Zeichen, sind positiv. Wir können aber bisher nicht erklären, warum die Gefäßwände durchlässig geworden sind. Das Verständnis wird durch die klinische Erfahrung erschwert, daß Ödem und Purpura meist nicht miteinander vorkommen (Koller).

Neuere Untersuchungen zeigen, daß allergische Vorgänge einen Einfluß auf Gerinnungsfaktoren haben (z. B. Verminderung der Thrombocyten, der Faktor V, Vermehrung der Gerinnungshemmstoffe, Koller, Storck). Capilläre Blutungen scheinen bei rein funktionellen Gefäßstörungen vorzukommen. Auf diese Weise erklärt Gottron die Blutungen bei Ablagerung von Stoffwechselprodukten in der Haut (Amyloid, Lipoide). Miescher rechnet bei Hautblutungen mit dem Vorliegen eines Sanarelli-Shwartzman-Phänomens. Dies ist eine *nicht* allergische Reaktion, bei der Blutungen aus maximal erweiterten Capillaren und Venolen erfolgen. Sekundär kann es zu einer leukocytären Reaktion in dem ursprünglich nur aus Erythrocyten bestehenden Extravasat kommen. Die hämorrhagische Umstimmung ist beim Shwartzman-Phänomen unspezifisch, zeitlich begrenzt und passiv nicht übertragbar (Storck) im Gegensatz zum Arthus-Phänomen, bei dem histologisch die Bindegewebsverquellung im Vordergrund steht.

Die ganze Frage wird ferner dadurch verwickelt, daß auch in den *Beziehungen der verschiedenen Formen der Purpura zu den Erythemen* eine Klarstellung noch nicht erreicht ist. Manche Formen der Purpura stehen den Erythemen sehr nahe durch das ihnen zugrunde liegende ätiologische Moment sowie durch die klinischen Formen, welche die Krankheit annehmen kann, indem sich die primären Erscheinungen als entzündliche oder vasomotorische Vorgänge zeigen, die im weiteren Verlauf einen hämorrhagischen Charakter annehmen (Wolf). Daher lassen sich zwischen Erythemen und Purpura deutliche verwandtschaftliche Übergänge nicht verkennen (Darier-Jadassohn). (Näheres s. Abschnitt: Allgemeine Pathologie der Haut im Handbuch der Haut- und Geschlechtskrankheiten.)

Die alte Einteilung der Purpuraformen nach DARIER-JADASSOHN dürfte nur noch historisches Interesse haben. Die *Peliosis rheumatica* SCHÖNLEIN, die *Purpura fulminans* von GUELLIOT und HENOCH, ferner die mit Medikamenten, Nahrungsmitteln, Infektionskrankheiten, allergischen Phänomenen, Avitaminosen und den Leukämien verbundenen Blutungen lassen sich alle in die erwähnten zwei Gruppen einordnen.

Welche Stellung dem *Morbus maculosus* WERLHOFF zukommt, scheint noch nicht entschieden. Über Fälle von chronischer Purpura mit einem Verlauf über Jahre wird berichtet (HEBRA, HAYEM, FABRY u. a.).

Die *Peliosis rheumatica* wird von STORCK unter die hämorrhagischen Mikrobide eingereiht. GAIRDNER sah beim SCHÖNLEIN-HENOCH-Syndrom — die Purpura ist kein unbedingt notwendiges Attribut der Erkrankung — ein perivasculäres Infiltrat von polymorphkernigen Leukocyten und Histiocyten, mit mehr oder weniger Eosinophilen, bei im allgemeinen völlig normalen Blutgefäßen. Veränderungen der Epidermis waren rein sekundär. Es fanden sich stets weniger Erythrocyten als Leukocyten. Eine fibrinoide Degeneration des Kollagens fand sich nicht.

Diese Befunde entsprechen den experimentellen Ergebnissen von PECK, ROSENTHAL und ERF, die bei rein mechanisch verursachten Hautblutungen nur ausgetretene Erythrocyten, bei toxischen dagegen ein perivasculäres Infiltrat beobachteten.

Das *histologische* Bild ist im Gegensatz zu dieser Mannigfaltigkeit der klinischen Erscheinungsformen ein außerordentlich *eintöniges*. Es handelt sich im Grunde lediglich um die Ansammlung mehr oder weniger ausgedehnter Herde roter Blutkörperchen außerhalb des Gefäßlumens in den Maschen des Gewebes. Besondere Beachtung hat lediglich die Frage nach der rein mechanischen *Entstehung* dieser Blutungen gefunden, ob durch Stase, per rhexin oder per diapedesin; sie ist auch heute für die Hautblutungen noch nicht restlos geklärt.

Entsprechend den oben angedeuteten Zusammenhängen zwischen Erythemen und Purpuraformen findet man histologisch auch bei diesen in den *Frühstadien* manchmal ein wechselndes *Ödem* des Papillarkörpers und der oberen Cutis. Dazu treten verschieden stark entwickelte *Gefäßveränderungen*, perivasculäre *Infiltration*, Endothelschwellung, *Erweiterung* und zum Teil *starke Füllung* mit roten und weißen Blutkörperchen, die das Lumen oft völlig verstopfen. Ein *Blutaustritt* ist zu diesem Zeitpunkt oft *noch nicht* vorhanden.

Mit *Eintritt der Blutung* werden die Gewebsspalten erweitert, die Bindegewebsfasern auseinandergedrängt; nimmt der Erguß an Ausdehnung zu, so werden sie nicht selten aufgelockert und zerrissen. Die Blutmasse wird nach dem Orte des geringsten Widerstandes hingetrieben: bei den nach UNNA häufig zu beobachtenden Venenrissen an der Unterfläche der Cutis einmal nach dem subcutanen Gewebe hin, zum anderen aufwärts in die Cutis, in die größeren, die Blutgefäße umgebenden Lymphspalten. Bei größeren Blutungen werden mit dem wachsenden Druck viele Gefäße, vor allem die Capillaren und Venen verengert bzw. völlig zusammengedrückt.

In Papillarkörper und Cutis ist die *Abgrenzung der Blutung* stets schärfer als in der Subcutis.

Besteht die Blutung einige Zeit, so findet man statt der anfangs noch wohlgeformten roten Blutkörperchen zwischen den Bindegewebsfasern *zerfallendes Blut* in Form körnigen Hämosiderins oder auch Hämatoidins.

Die Blutung erstreckt sich nicht selten auch auf die *Epidermis*. Hier kommt es dann durch Auseinander- bzw. Zusammendrängen der Epithelien zu ein- oder auch mehrkammerigen *Blutbläschen*, die den regelrechten Aufbau der Epithelleisten bzw. der Papillen rein mechanisch verändern.

Die *Gefäße* zeigen bei frischen Blutungen per diapedesin im übrigen nichts Auffallendes. In anderen Fällen finden sich geringere und stärkere *kolbige und kugelige Auftreibungen* der ganzen Gefäße, die so stark sein können, daß man den Eindruck gewinnt, es müsse unbedingt zur Rhexis kommen (FABRY). In älteren und namentlich den chronischen Fällen wurden *Endarteriitis* und *Thrombenbildung*, daneben auch *hyaline* und *nekrotische Umwandlung der Gefäßwand* beobachtet, ohne daß ein unmittelbarer Zusammenhang zwischen derartigen Veränderungen und dem Bluterguß immer festzustellen gewesen wäre. Bei den hämorrhagischen Mikrobiden ist die hämorrhagische Komponente fakultativ (MIESCHER). In frischen Herden bestehen perivasculäre Infiltrate von Polymorphkernigen mit starker Leukoklasie. In älteren sind die Infiltrate mehr lymphocytär. Die Lymphocyten können so dicht liegen, daß sie die Erythrocyten verdecken. Bei besonders heftiger Reaktion tritt um die Gefäße herum mantelförmig eine fibrinoide Degeneration auf. Auch kann es zu einer granulomatösen Wucherung in der Adventitia der befallenen Capillaren und Venolen kommen (STORCK). (Näheres s. Allgemeine Pathologie der Haut.)

Die chronisch-hämorrhagischen Dermatosen.

(Purpura annularis teleangiectodes MAJOCCHI, Purpura pigmentaria progressiva SCHAMBERG, Dermatite lichénoide purpurique et pigmentée GOUGEROT-BLUM.)

RANDALL, KIERLAND und MONTGOMERY, später STEIGLEDER haben gezeigt, daß zwischen den drei oben erwähnten Erkrankungen kein wesentlicher pathogenetischer Unterschied besteht. Nach STEIGLEDER ist es lediglich die Intensität des gleichen Prozesses, die im einen Fall die Primärefflorescenz eine Macula, im anderen Falle eine Papel sein läßt. Papeln und Maculae kommen ebenso wie ringförmige und nicht ringförmige Efflorescenzen bei ein und demselben Patienten nebeneinander vor. GOTTRON hält die Purpura annularis teleangiectodes MAJOCCHI und den Morbus SCHAMBERG für identisch.

Die P. MAJOCCHI ist gekennzeichnet durch linsengroße und größere, rosa- bis lichtrote Flecke, welche sich ringförmig vergrößern unter Entwicklung kleinster Gefäßerweiterungen und Hämorrhagien, die oft an die Haarfollikel gebunden sind. Die Veränderung tritt häufig symmetrisch an den Gliedmaßen, mit Vorliebe den unteren, und zwar bei Männern auf und führt in etwa $^1/_3$ der Fälle zu leichter Atrophie und Achromie, bisweilen Alopecie der Haut. Subjektive Beschwerden pflegen gewöhnlich zu fehlen.

Entsprechend den verschiedenen klinischen Zuständen wechselt auch das histologische Bild der Erkrankung. Im *erythematös-teleangiektatischen Anfangsstadium* sind die oberen Epidermisschichten nicht nennenswert verändert. Das *Kennzeichnende* der Erkrankung spielt sich vielmehr in den *Gefäßen* des papillaren und subpapillaren Gewebsabschnittes und in deren nächster Umgebung ab. Die Capillaren des Papillarkörpers erscheinen durchweg prall gefüllt und aufs äußerste erweitert. Die Veränderung erstreckt sich auch auf das subpapillare Gefäßnetz sowie die von diesem nach oben ziehenden Äste und führt manchmal zu *varicösen Erweiterungen*. Zu der Erweiterung und Füllung tritt bei vielen Gefäßen eine perivasculäre *Zellinfiltration*, die sich allerdings meist in engen Grenzen hält, allerdings auch so ausgesprochen sein kann, daß bei subepidermaler Lokalisation ein Lichen ruber-artiges Bild entsteht. An ihr beteiligen sich in erster Linie Lymphocyten und nur vereinzelte Leukocyten und wuchernde Bindegewebszellen. Innerhalb des Zellinfiltrats findet man zu dieser Zeit nur vereinzelte ausgetretene rote Blutkörperchen, die augenscheinlich nur per diapedesin hierher gelangen, da irgendwelche Störungen im Zusammenhang der Gefäßwände nicht zu beobachten sind. Lediglich dort, wo die varicösen Erweiterungen der kleinen Arterien stärkere Grade angenommen haben, kann man bereits eine Lockerung der Adventitia feststellen (VIGNOLO-LUTATI).

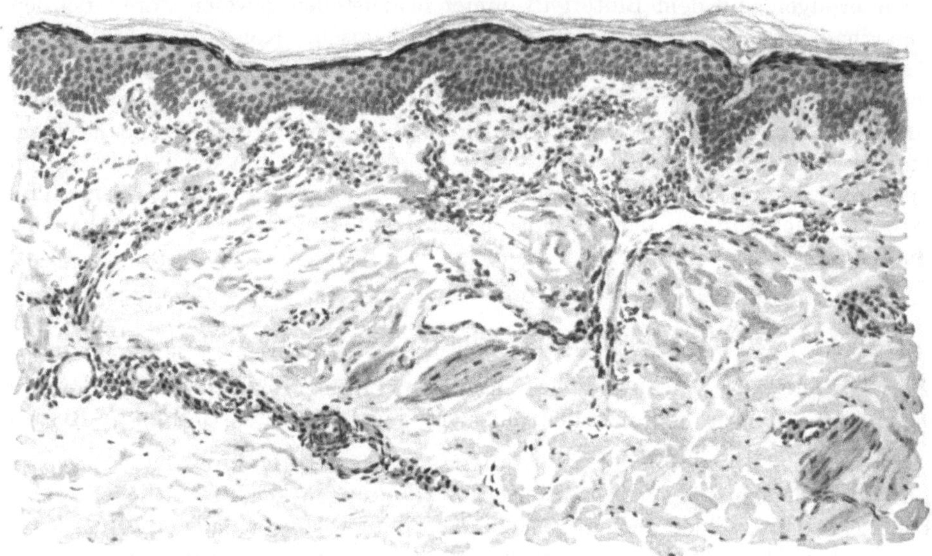

Abb. 154. *Purpura annularis teleangiectodes.* (♂, 12jähr., Unterschenkel, Beugeseite.) Frischer Krankheitsherd. Starke, zum Teil varicöse Erweiterung der papillären, subpapillaren und cutanen Blutgefäße mit mäßiger perivasculärer Zellinfiltration. O = 128:1; R = 128:1.

Die gleichen Veränderungen zeigen auch die Gefäßnetze um die *Anhangsgebilde der Haut,* während sich im übrigen nach der tieferen Cutis und Subcutis hin wieder der regelrechte Aufbau einstellt.

In dem Maße, wie die *Hämorrhagien* das klinische Bild beherrschen, nehmen die Ansammlungen roter Blutkörperchen außerhalb der Gefäße, im perivasalen Gewebe des erkrankten Bezirks, daneben auch die Veränderungen an den Gefäßen selbst stärkere Grade an. Nunmehr steht eine ausgesprochene *Endarteriitis obliterans* der kleinen Arterien im Vordergrunde. Sie äußert sich in einer oft so hochgradigen *Wucherung der Intima,* daß ein Gefäßquerschnitt überhaupt nicht mehr feststellbar ist. Dazu treten einmal eine *hyaline Degeneration der Gefäßwand* (MAJOCCHI), vor allem der Muscularis, zum anderen eine *Auflockerung der elastischen Fasern* der Media, besonders dort, wo die Gefäße die oben beschriebenen varicösen Erweiterungen zeigen. Nicht selten trifft man an diesen Stellen auf der Höhe der Erweiterung eine *völlige Zerreißung* der Gefäßwand, durch die dann eine reichliche Blutung mit Anhäufung zahlreicher roter Blutkörperchen im umgebenden Gewebe erfolgt ist. Die Gefäßwandveränderungen können unter Umständen so hochgradig sein, daß eine Unterscheidung der Arterien von den Venen auf Grund der Besonderheiten ihres Wandaufbaues nicht mehr möglich ist (Pasini). Die Erweiterung der Capillaren und feineren Gefäße kann zu diesem Zeitpunkt im Gegensatz zu den Frühstadien gegenüber den schweren Gefäßwandschädigungen völlig zurücktreten (Brandweiner), ein Befund, der durch die mannigfache und ausgedehnte Verstopfung vieler Gefäße durchaus verständlich wird.

Zunächst in der Randzone der Hämorrhagien, dann aber auch nach deren Mitte hin, kommt es zur Ablagerung von braunem *Blutpigment*, das als solches die Berliner Blau-Reaktion gibt. Dies ist jedoch nicht immer nachzuweisen. Die ausgedehnten Blutungen zusammen mit den vielfachen Gefäßveränderungen führen naturgemäß allmählich zu einer Ernährungsstörung der zugehörigen Hautabschnitte. Wir finden daher über *älteren* derartigen Herden entsprechend einer auch im klinischen Bilde sichtbaren Atrophie eine *Verdünnung und Verschmälerung der Epidermis*, die sich, wenn auch unregelmäßig fleckweise, über deren sämtliche Schichten erstreckt. Dies entspricht dem engen Nebeneinander von in ihrer Blutversorgung aufs schwerste geschädigten mit weniger oder gar nicht betroffenen Abschnitten. Je nachdem die untersuchten Schnitte noch rein teleangiektatische oder auch bereits vorgerücktere, hämorrhagisch-atrophische Herde umfassen, sieht man manchmal eng nebeneinander Abschnitte, wo die Epidermis von gewöhnlicher Dicke ist, während an anderen Stellen eine, wenn auch nur mäßige Verbreiterung, und an dritten schließlich eine so starke Verdünnung vorliegt, daß die Epithelleisten völlig geschwunden sind und damit die Epidermis-Cutisgrenze in eine fast gerade Linie verwandelt ist. Das alles sind jedoch lediglich mittelbare Veränderungen, welche für die Beurteilung der Erkrankung selbst nur eine untergeordnete Rolle spielen.

Das *Bindegewebe* der Haut wird naturgemäß auch in Mitleidenschaft gezogen. Stellenweise sind die *kollagenen* Faserbündel aufgelockert, gequollen und durch die angestaute Lymphe auseinandergedrängt; ein Gleiches gilt für die *elastischen* Fasern, die ebenso wie die *Muskelbündel* ein geschwollenes Aussehen zeigen können. Vignolo-Lutati bestätigte das schon von Majocchi betonte Vorkommen *spiralförmiger Kerne*, wie sie andererseits auch bei senilen und präsenilen Hautveränderungen vorgefunden werden.

Differentialdiagnose. Klinisch war gelegentlich (Brandweiner) eine große Ähnlichkeit mit *syphilitischen Exanthemen* vorhanden. Mikroskopisch ist eine Unterscheidung leicht möglich, da die als für die Purpura annularis kennzeichnend beschriebenen Veränderungen sich von denjenigen bei der Syphilis (gleichzeitige Endo- und Periarteriitis bzw. Panarteriitis) hinlänglich unterscheiden; hier ist die Adventitia nicht an der Veränderung beteiligt und der Gefäßverschluß nur durch die Intimawucherung bedingt. Ferner ist bei der Purpura annularis die Arterienerweiterung auf eine hyaline Degeneration besonders der Tunica muscularis zurückzuführen, während die syphilitische Arterienerweiterung stets von einer Endo- und Periarteriitis begleitet ist.

Purpura simplex bzw. *rheumatica* lassen sich ohne weiteres schon durch ihre klinischen Eigentümlichkeiten ausschalten. Die *Erythrodermie pityriasique en plaques disséminées* (Brocq), die gelegentlich auch einmal differentialdiagnostisch berücksichtigt werden muß (Lindenheim), läßt sich vor allem durch das nahezu völlig normale Verhalten der Gefäße unterscheiden.

Auf die Histologie der angiomatösen Veränderungen beim Morbus Osler *(Teleangiectasia hereditaria haemorrhagica)* sei kurz hingewiesen. Es handelt sich um Teleangiektasien des Papillarkörpers, die thrombosieren können und deren Wand hyalin verändert sein kann. Im angrenzenden Gewebe können sich frische und in Organisation befindliche Hämorrhagien vorfinden. FINGERLAND und JANOUŠEK fanden eine Vermehrung der nicht entzündlichen Wandzellen der venösen Präcapillaren, dagegen keine Veränderungen des Elastins und des Kollagens. CORNIL, MOSINGER und JOUVE fanden auch die Nachbarschaft der Hautanhangsgebilde und die Umgebung der Nerven beteiligt.

Pathogenese. Über der eigentlichen Ursache der Veränderung liegt noch völliges Dunkel. Für das Zustandekommen der Hämorrhagien mag traumatischen Einflüssen eine unterstützende Rolle zuerkannt werden (BRANDWEINER). Syphilitische oder tuberkulöse Infektionen als auslösende Ursachen der Gefäßveränderungen anzunehmen, fehlt jede Berechtigung. Hyperglobulie, Erhöhung der Blutlipoidwerte, Veränderungen des Blutdruckes (PFLEGER) sowie eine besondere Reaktionslage der Gefäße (Auftreten bei Homines vasomotorici, GOTTRON) werden angeschuldigt. STEIGLEDER sah in seinen Fällen weder eine Veränderung des Blutdrucks noch eine gleichmäßige Erhöhung der Blutlipoide. Zu dem Auftreten von Blutungen, die nicht immer vorhanden zu sein brauchen, kommt vielleicht eine Störung im Abtransport oder Abbau des eisenhaltigen Pigments hinzu.

Auch Arzneimittelexantheme, die Purpura hyperglobinaemica (OBERSTE-LEHN) und infektiös toxische Vorgänge — möglicherweise sind die Fälle von VILMAR hier einzureihen — können unter dem Krankheitsbild der chronischen hämorrhagischen Dermatosen verlaufen.

β) Durch Gonokokken.

Die durch den Gonococcus NEISSER hervorgerufenen Hautveränderungen kann man zwanglos in *zwei Gruppen* trennen, von welchen die eine durch das Eindringen des Erregers *von außen her* in die Haut bedingt ist. Sie führt zu oberflächlichen oder tieferen Geschwüren, zu Absceßbildungen und in seltenen Fällen auch zu tumorartigen Veränderungen. Die andere Gruppe wird heute allgemein als Äußerung einer *hämatogen-metastatischen*, mit einer gonorrhoischen Allgemeininfektion in Zusammenhang stehenden Erkrankung gewertet. Sie tritt in Gestalt von Exanthemen auf, bei welchen sich alle Übergänge von scarlatiniformen, polymorphen, nodösen und hämorrhagischen Erythemen zu vesiculo-pustulösen und schließlich hyperkeratotischen bzw. parakeratotischen Hautveränderungen finden.

Der Gonococcus, 1879 von NEISSER entdeckt, ist ein semmel- oder kaffeebohnenförmiger Diplococcus, der besonders durch seine eigentümliche Lagerung gekennzeichnet wird. Infolge Teilung in der Richtung einer auf der Längsachse des ursprünglichen Kokkenpaares senkrecht stehenden Linie sind stets die ebenen Flächen gegeneinander gekehrt. Die Gonokokken finden sich im Eiter meist intracellulär, namentlich in frischen Stadien ganz zu Beginn der Gonorrhoe, später dann häufiger extracellulär. Sie sind nach GRAM nicht darstellbar. Eine differentialdiagnostische Färbung ist nicht bekannt.

Die *exanthematischen* Formen sind, wie viele der auf diesem Wege entstehenden Hautveränderungen, klinisch durchaus nicht ohne weiteres in ihren ätiologischen Zusammenhängen zu erkennen. Am ehesten scheint dies noch bei den gonorrhoischen Parakeratosen — wie man diese Hyperkeratosen sachgemäßer bezeichnen sollte — der Fall zu sein. Bei ihnen handelt es sich um ein einigermaßen scharf geprägtes und daher eigenartiges Krankheitsbild. Die Beziehungen zum Gonococcus ergeben sich im Einzelfall jedoch meist erst aus dem gleichzeitigen Bestehen oder auch längere Zeit zurückliegenden Überstehen einer gonorrhoischen Schleimhauterkrankung; sie sind deshalb stets erneut zu erforschen und sicherzustellen, zumal bei dem sog. Morbus REITER die gleichen Veränderungen vorkommen können (KUSKE).

Es kann daher hier auch davon abgesehen werden, nun die einzelnen der oben erwähnten Erscheinungsformen in ihren klinischen und anatomischen Äußerungen ausführlicher zu besprechen. Dies gilt sowohl für die ektogenen als auch die hämatogenen Hautveränderungen; es gilt für die Klinik sowohl als auch für die pathologische Histologie. Auch im Gewebsaufbau bieten die eben genannten Veränderungen nichts für die Ätiologie Kennzeichnendes dar. Eine Ausnahme bildet, wenn auch nur in beschränktem Maße, die vesiculo-pustulöse, parakeratotische gonorrhoische Hautveränderung, die daher in ihrem histologischen Aufbau und Entwicklungsgang kurz dargestellt sei.

Gonorrhoische Parakeratose.

Klinisch handelt es sich bei dieser Parakeratose auf gonorrhoischer Grundlage um meist symmetrisch auftretende, namentlich an den Handflächen und Fußsohlen, häufig in Form austernschalenartiger Auflagerungen vorhandene Gebilde von Stecknadelkopf- bis oft Handtellergröße, deren Entwicklung aus Bläschen und Pusteln gelegentlich beobachtet worden ist. Die Umgebung ist entweder unverändert oder entzündlich gerötet. Unterhalb der hornartigen Auflagerungen ist die Haut ebenfalls gerötet, manchmal auch flach papulös erhaben, aber nicht nässend.

Die Veränderung tritt disseminiert, über die ganze Körperoberfläche verstreut, ferner auf Handfläche und Fußsohle und schließlich auch auf Glans und Praeputium (ARNING) beschränkt auf. Vielfach kommen diese einzelnen Formen zusammen vor.

Bei den *frischen*, vesiculösen oder herpetiformen Veränderungen, wie sie unter anderen von SOBOTKA, LÖHE beobachtet wurden, finden sich unter einer mit Leukocyten durchsetzten, aus parakeratotischen Hornzellen und eingetrocknetem Serum gebildeten *Kruste* kleine *Hohlräume*, die meist zwischen den Zellen des Stratum spinosum liegen, aber oft auch bis zum Stratum granulosum hinaufreichen. Sie enthalten neben geronnenem Exsudat polynucleäre Leukocyten und abgestoßene Epithelien. Diese Höhlenbildung beginnt in der innersten Schicht des Rete, und zwar mit dem Absterben der Kerne (BUSCHKE). Die dadurch gebildeten Zellücken vergrößern sich rasch. Die Stachelzellen der Umgebung sind durch ein interstitielles Ödem aufgelockert, an manchen Stellen bis zu richtiger *Spongiose*. Der ganze ödematöse Bezirk wird von polynucleären Leukocyten durchsetzt. Es handelt sich also um eine Art der Pustelbildung, die KOGOJ *spongiform* genannt hat (s. Psoriasis pustulosa und Acrodermatitis continua HALLOPEAU).

In der *Cutis* beschränkt sich die Veränderung auf das Stratum papillare und subpapillare. Sie äußert sich hier als mäßiges *Ödem*, starke Gefäßerweiterung und perivasculare *Infiltration*. Die Zellherde bestehen aus Lymphocyten, gewucherten Bindegewebszellen, vereinzelten Leukocyten und Plasmazellen. Die Veränderung bleibt im ganzen Verlauf der Erkrankung auf diese *oberflächlichen Hautschichten* beschränkt; sie gewährt dadurch oft einen Anblick, der an die Bilder banaler ektogener Dermatitiden erinnert.

Bei *länger bestehenden* derartigen Herden bleibt diese Bevorzugung der oberflächlichen Hautschichten erhalten. Die Zellinfiltration überschreitet nur selten und in geringem Grade das Stratum subpapillare und bleibt dann auch hier eng auf die unmittelbare Umgebung der Gefäße beschränkt. In der übrigen Cutis findet man lediglich ein mäßiges Ödem, eine geringgradige Vermehrung der Bindegewebszellen und vereinzelte polynucleäre Leukocyten. Als Hauptsitz der Erkrankung entpuppt sich auch hier der Papillarkörper. Die *Papillen* sind in wechselndem Grade geschwollen; die einzelnen Bindegewebsfasern durch das Ödem auseinandergedrängt, die elastischen Fasern sehr zart und nur schlecht färbbar.

Auch zu diesem Zeitpunkt beherrschen die *Epidermisveränderungen* das Bild. Es handelt sich dabei um die Entwicklung von wechselnd großen *Höhlen*, die

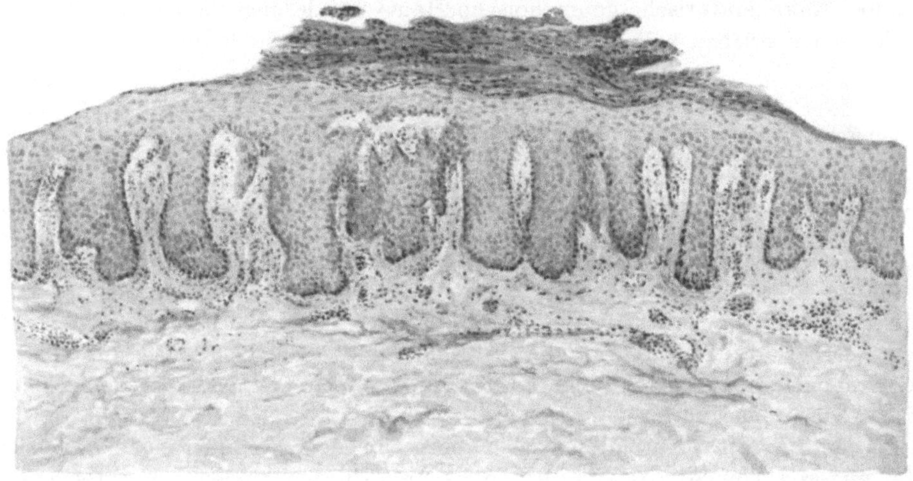

Abb. 155. *Parakeratosis gonorrhoica.* Umschriebene Parakeratose. Fehlen des Stratum granulosum, Höhlenbildung in der ödematösen, acanthotischen Stachelschicht. Ödem und mäßige Zellinfiltration im Stratum papillare. O = 208:1; R = 208:1. (Sammlung ARNING.)

je nach dem Grade ihres Gehaltes an Eiterzellen mehr an Bläschen oder an Pusteln erinnern. Sie finden sich in sämtlichen Schichten der Epidermis, unter einer noch regelrecht verhornten oder bereits parakeratotischen Hornschicht, oder innerhalb der Stachelschicht. Diese wird in der Umgebung der Pusteln zum Teil ödematös aufgelockert (Spongiose), zum Teil aber, und dies ist namentlich am Boden derartiger Hohlräume der Fall, platt gedrückt. Im *Blaseninhalt* trifft man neben zerfallenden Leukocyten und Lymphocyten, neben Resten von kernhaltigen Hornzellen noch abgestoßene, oft auch ödematös aufgequollene Stachelzellen in wechselnder Zahl. Gelegentlich wurden auch kokkenartige, manchmal sogar gramnegative Gebilde beobachtet, ohne daß man im Einzelfall mit Sicherheit für die Gonokokkennatur derselben hätte eintreten können.

Auch bei *älteren*, derben, parakeratotischen Herden, wie sie dem Bilde eigentlich den Namen gegeben haben (gonorrhoische hyperkeratotische Exantheme), fällt diese *geringgradige Beteiligung der Cutis* an den Veränderungen auf. Diese reichen nach dem Urteil der meisten Beobachter kaum über das Stratum papillare hinaus. Auch zu diesem Zeitpunkt besteht das stets nur lockere Zellinfiltrat lediglich aus polynucleären Leukocyten, Lymphocyten, Mastzellen, vereinzelten vermehrten Bindegewebszellen und Plasmazellen. Die Papillen sind stark ödematös, entweder plump und flach oder auch verlängert (*Dermatitis papillaris hyperkeratotica:* BAERMANN). Die Blut- und Lymphgefäße sind stets beträchtlich erweitert. Die *Epidermisveränderungen* stehen auch jetzt im Vordergrunde. Die Stachelschicht ist zum Teil erheblich verbreitert, von zahlreichen Mitosen durchsetzt, an anderen Stellen wieder verschmälert. Das intercelluläre Ödem erstreckt sich über die ganze Epidermis; es führt zur Auseinanderdrängung und Abflachung der einzelnen Zellen und auch hier zur *Spongiose.* Diese ist besonders deutlich am Rande der einzelnen Efflorescenzen, und zwar hauptsächlich in den oberen Epidermisschichten. Ein Stratum granulosum ist ebenfalls nicht nachzuweisen. An Stelle der Hornschicht findet sich eine Kruste, die gerade wie früher aus einer mehrschichtigen Lage parakeratotischer Hornzellen, geronnenem Exsudat und zerfallenden polynucleären Leukocyten besteht.

Die *Epithelleisten* sind teilweise außerordentlich lang ausgezogen, teilweise verbreitert oder verschmälert. Auch die erhaltene parakeratotische Hornschicht wird von zahlreichen polynucleären Leukocyten durchsetzt, die sich entweder gleichmäßig über den erkrankten Bezirk verteilen oder aber streifenförmig die Spalten zwischen den einzelnen Hornschichtlagen ausfüllen. An manchen Stellen bilden sie eine Art von kleinen *Abscessen.* Diese finden sich besonders ausgedehnt in den unteren Hornschichtlagen, während sie nach der Oberfläche zu seltener werden.

Bei *Rückbildung* der Efflorescenzen wird diese Leukocyteninfiltration allmählich geringer, die Eleidinschicht wird wieder sichtbar; über dieser findet man eine Reihe normal verhornter Zellen, denen die parakeratotischen Massen häufig nur noch locker aufgelagert sind.

Differentialdiagnose. Bei so gut wie allen in Betracht kommenden Erkrankungen ist eine Entscheidung bereits klinisch möglich. Es handelt sich dabei einmal um die rupioide krustöse Form der *Psoriasis,* zumal dann, wenn bei dieser, wie das bei den gonorrhoischen Parakeratosen ja häufig auch der Fall ist, arthritische Erscheinungen bestehen. Aber auch dort wird man stets typische Krankheitsherde finden. Ein Gleiches gilt für die *Rupia syphilitica* sowie schließlich die *Impetigo herpetiformis,* welche mit den vesiculös-herpetiformen gonorrhoischen Exanthemen eine große Ähnlichkeit aufweisen kann.

Pathogenese. Ein Zusammenhang der eben beschriebenen Exantheme mit gonorrhoischen Schleimhauterkrankungen ist sehr wahrscheinlich, wenn auch ein endgültiger Beweis durch den Nachweis der Gonokokken in den Efflorescenzen bisher noch nicht erbracht worden ist. Dagegen gelang es in solchen Fällen wiederholt, Gonokokken in der Blutbahn (HODARA u. a.) sowohl als auch im Ausstrich derartiger Pusteln (SCHOTTMÜLLER) bakteriologisch nachzuweisen. Bei den parakeratotischen Formen wurden Diplokokken im Gewebe durch WADSACK beobachtet. MARGOLIN gelang es, Gonokokken zu züchten. Für die große Mehrzahl der Fälle dürften daher die Gonokokken selbst ursächlich in Frage kommen. Ob sie dabei durch die bloße Anwesenheit in den Hautgefäßen oder aber erst nach Zerfall durch ihre Toxine wirken, ist bis auf weiteres nicht zu entscheiden: Vielleicht bedarf es zum Zustandekommen derartiger Exantheme zunächst überhaupt einmal uroseptischer oder arthritischer Grundlagen, auf denen dann erst die Entwicklung des Krankheitsbildes möglich wird. Zu einem derartigen Schluß drängen Beobachtungen, wie die von BUSCHKE u. a., wonach auch bei Cystitiden bzw. Arthritiden auf *nicht* gonorrhoischer Basis derartige Hyperkeratosen beobachtet wurden. Auch bei dem sog. Morbus REITER, der nach TOURAINE besser als Pseudogonococcie entéritique bezeichnet wird, sind solche Keratosen beobachtet worden (KUSKE, CRAWFORD und LEVER u. a.).

Gegenüber den hämatogenen treten die **ektogenen gonorrhoischen Hautveränderungen** an Bedeutung und Häufigkeit erheblich zurück. Bei diesen handelt es sich um Erkrankungen der Haut, die entweder *primär* als *Folliculitiden* (JESIONEK, CRONQUIST u. a.), geschwürige oder phlegmoneartige Vorgänge durch unmittelbare Einimpfung der Gonokokken von außen her zustande kommen. Es ist dabei noch unentschieden, ob die Erreger als solche primär eine Hautläsion setzen können, oder ob es dazu — was mir nach der Biologie der Gonokokken wahrscheinlicher ist — einer, wenn auch sehr geringfügigen, vorhergehenden Epithelverletzung bedarf. Zum anderen können diese phlegmonösen und absceßartigen Einschmelzungen der Haut auch auf dem Lymphwege zustande kommen, sei es, daß sie von der Schleimhauterkrankung ausgehen, sei es, daß sie sich an die eben erwähnten primären gonorrhoischen Prozesse anschließen. Die rein gonorrhoische Natur dieser Veränderungen geht aus dem mikroskopisch wie auch kulturell geführten Nachweis der Gonokokken hervor. Das *histologische* Bild zeigt hingegen *nichts Eigentümliches*. In der unmittelbaren Umgebung der eitrigen Einschmelzung findet man die gewöhnlichen Veränderungen der akuten, mit Eiterzellen durchsetzten Infiltration, manchmal als primäre Folliculitis und Perifolliculitis. Die äußere Wandschicht derartiger gonorrhoischer Einschmelzungsherde ist Sitz einer mehr chronischen Entzündung, die sich vor allem durch den reichlichen Gehalt an ein- und auch mehrkernigen *Plasmazellen* auszeichnet, wie wir dies ja auch von den gonorrhoischen Salpingitiden her kennen (SCHRIDDE, WÄTJEN). Eine differentialdiagnostische Bedeutung kommt diesen Befunden jedoch nicht zu. Grundsätzlich den gleichen Gewebsaufbau zeigen die von KLINGMÜLLER, STÜMPKE u. a. beschriebenen gonorrhoischen Granulationen, die besonders am Anus und Damm auftreten.

γ) Durch Meningokokken.

Die durch den *Meningococcus* WEICHSELBAUM hervorgerufenen Hautveränderungen zeigen sowohl hinsichtlich der Häufigkeit ihres Auftretens als auch der Mannigfaltigkeit ihrer Erscheinungsformen große Verschiedenheiten (G. B. GRUBER). Man kann dabei *örtlich* umschriebene Hauterkrankungen in Gestalt von *Ödemen* im Gesicht und an den Extremitäten, *pemphigusartige* Blasenbildungen und schließlich als *Erythema exsudativum multiforme und nodosum* verlaufende Bilder unterscheiden. Als die häufigste Hautveränderung umschriebener Art galt der *Herpes* labialis und facialis, der in etwa 60—70% der Fälle auftritt und im Gegensatz zu dem bei Pneumokokkenerkrankungen vorkommenden Herpes meist von großer Ausdehnung und mitunter auch auf den Rumpf und die Extremitäten verteilt ist (JOCHMANN). Dabei handelt es sich allerdings um einen zusätzlichen Virusinfekt (s. II. Bd.)

Bei den *exanthemartig* auftretenden generalisierten Formen kann man eine initiale Roseola, Petechien, gelegentlich von flecktyphusähnlichem Aussehen, dann aber auch ausgedehntere Blutungen, schließlich urticarielle, morbilliforme, scarlatiniforme und miliariaartige Exantheme antreffen.

Bei den *hämorrhagischen* Exanthemen handelt es sich oft nur um einige flohstichähnliche Fleckchen, daneben um purpuraähnliche Formen und schließlich auch größere Hautblutungen mit Bildung von bis zu handtellergroßen Blutblasen. Solche Exantheme können den meningitischen Erscheinungen lange Zeit vorausgehen oder überhaupt ohne diese verlaufen (MARTINI und ROTHE, SALOMON). Ob die von BITTORF und HUSSY einmal beobachteten multiplen kleinen „ekzem"artigen Hautherde wirklich mit dem Meningococcus bzw. dessen Auftreten in der Haut zusammenhängen, scheint fraglich.

Der Diplococcus intracellularis oder *Meningococcus* wurde im Jahre 1877 von WEICHSELBAUM beschrieben. Er findet sich mit großer Regelmäßigkeit im Nasen-Rachenraum der Kranken und in deren Lumbalflüssigkeit. Man darf annehmen, daß er beim Auftreten von Hautexanthemen stets, wenn auch nur vorübergehend, im Blute kreiste.

Die Meningokokken sind besonders gekennzeichnet durch die verschiedene Größe und Färbbarkeit der einzelnen Kokken in Ausstrichpräparaten von Kulturen. Sie liegen im Ausstrich der Lumbalflüssigkeit meist intracellulär und *entfärben* sich stets nach GRAM, genau wie die Gonokokken, denen sie auch morphologisch ähnlich sind.

Die *geweblichen Veränderungen*, welche bei Haut*petechien* der epidemischen Genickstarre vorgefunden werden, sind durchaus nicht einheitlich. Man findet vielmehr bei der Untersuchung verschiedener Fälle durchaus wechselnde Grade der Gewebsveränderung, ohne daß diese dabei etwa der Schwere des einzelnen Falles stets entsprechen (PICK, FRAENKEL). Es handelt sich in erster Linie um Veränderungen am *Gefäßapparat*, wie sie als hyaline, zellige oder zellig-fibrinöse Thrombenbildung und entzündliche Wandinfiltration einzelner Präcapillaren auch bei verschiedenen anderen Hautaffektionen angetroffen werden. Nur in zwei Fällen fand sich eine *Arterionekrose*, deren Vorhandensein FRAENKEL in etwa als bezeichnend für eine Meningokokkenerkrankung der Haut ansieht. Nicht nur die Gefäße der Haut, sondern auch die des Körperinneren sind betroffen (HILL und KINNEY).

Für die Untersuchung derartiger Exanthemherde ist eine *tiefe* Excision der erkrankten Hautschichten bis in die Subcutis notwendig, da sonst die *schwersten* Gefäßschädigungen der Untersuchung entgehen können.

Das *frische roseolaartige* Exanthem zeigt histologisch außer einer Hyperämie der papillären und reticulären Gefäße lediglich leichte Blutaustritte (GRUBER). Diese werden auch häufig in stärkerer Ausdehnung, aber ohne irgendwelche andere zellige Beimengung angetroffen. Sie können jedoch im Gewebsschnitt auch dann einmal fehlen, wenn klinisch eine ausgesprochen hämorrhagische Natur der Erkrankung vorgelegen zu haben schien (FRAENKEL); eine Feststellung, die demjenigen, der häufiger Purpuraflecke untersuchte (nur Blutstockung), nicht überraschend erscheint, wenn auch eine Erklärung dafür noch aussteht. FRAENKEL fand in solchen Fällen von Meningokokkenexanthem an Stelle der scheinbaren Blutung am Übergang des Papillarkörpers in die Pars reticularis eine Gruppe von Capillaren, in denen es zu einer völligen *Stase* gekommen war. Im übrigen fehlten jegliche exsudativen Vorgänge; im Stasenbereich zeigte sich lediglich eine sehr deutliche Schwellung der fixen Bindegewebszellen. Neben derartigen Veränderungen kommen aber auch ganz *reine*, meist in der Pars reticularis cutis gelegene, aber auch in den Papillarkörper hineinreichende *Blutextravasate* vor, und schließlich finden sich auch entzündliche, zellig exsudative Prozesse, in deren Bereich die erkrankte Haut mit Leukocyten, spärlichen Lymphocyten und gelegentlich vereinzelten Mastzellen durchsetzt sein kann (FRAENKEL).

Die *Gefäße* selbst können von hyalinen oder zelligen *Thromben* verschlossen sein (BENDA, FRAENKEL). Daneben kann es auch zu einer entzündlichen Infiltration der Gefäßwand kommen, indem sich Leukocyten zwischen Media und Adventitia der kleinen Arterienästchen ansiedeln und gelegentlich über die Adventitia hinaus auch etwas auf die Umgebung übergreifen.

Auch auf *schwerere Schädigungen* der Gefäßwandungen hat FRAENKEL aufmerksam machen können. Er stellte in zweien der vier von ihm untersuchten Fälle eine mehr oder weniger ausgedehnte Wandnekrose der Arterien, eine *Arterionekrose* fest, von der sämtliche Wandschichten betroffen waren. Innerhalb des nekrotischen Bezirks war jegliche Zeichnung verlorengegangen. Die

Nekrose dehnte sich auch auf einen die erkrankte Arterie gegen das umgebende Fettgewebe abgrenzenden Bindegewebszug aus. Die zu dem schwer geschädigten Arterienast gehörigen Vasa vasorum waren mit Leukocyten voll gepfropft. Diese fanden sich auch zwischen Media und Adventitia im Bereich der gesund gebliebenen Hälfte der Arterie.

Schädigungen an Epidermis und Anhangsgebilden der Haut sind Folgen der Gefäßveränderungen. Es kommt zu Nekrosen (G. B. GRUBER). Auch die Schweiß-

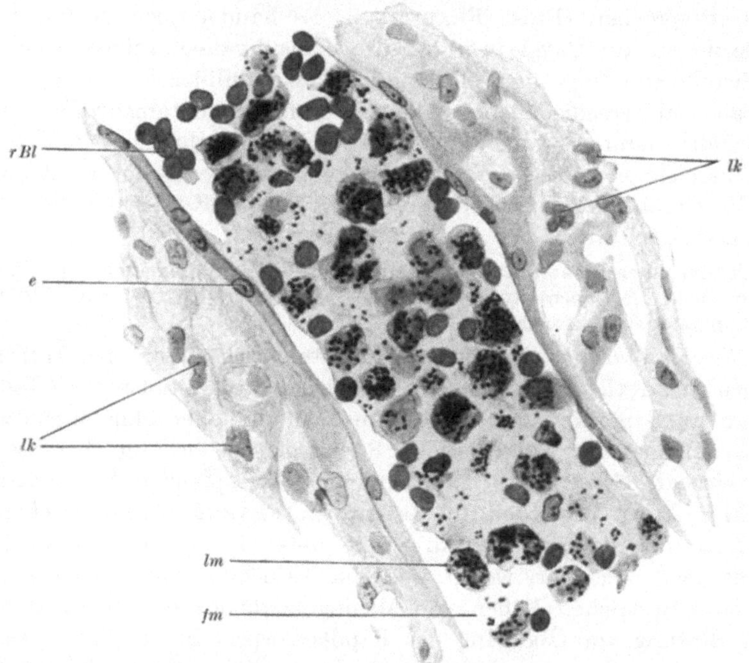

Abb. 156. *Meningokokken*, *fm* frei, *lm* innerhalb von Leukocyten in einer präcapillaren Hautarteriole bei petechialem Exanthem, *e* Endothelien; *rBl* rote Blutkörperchen; *lk* Leukocytenkerne des perivasalen Infiltrats. (Nach PICK.)

drüsen werden befallen in Gestalt eines inter- und intracellulären Ödems, gelegentlich gehen sie völlig zugrunde (HILL und KINNEY).

Die *Blutungen* sind meist auf das Corium beschränkt. Sie sitzen bald oberflächlich, bald tief in den verschiedensten Schichten der Lederhaut, bisweilen auch im Unterhautfettgewebe (BENDA).

Besonders bemerkenswert ist dann noch der zuerst BENDA, dann PICK gelungene *Nachweis von Meningokokken* sowohl innerhalb der Arterienästchen als auch extravasculär in meningokokkenhaltigen Zellen (s. Abb. 156).

Differentialdiagnose. Vom epidemiologischen Gesichtspunkte aus kommt hauptsächlich eine Unterscheidung vom *Fleckfieberexanthem* in Frage, mit welchem die roseolaartigen, rasch petechial umgewandelten Meningokokkenexantheme eine große Ähnlichkeit haben können (SCHOTTMÜLLER, UMBER). Bei vorhandener Anamnese ist eine Unterscheidung leicht, da nach FRAENKEL bei der Meningitis cerebrospinalis das roseolaartige bzw. petechiale Exanthem *mit dem Einsetzen* der Krankheit, spätestens im Verlauf des ersten Krankheitstages, eintritt, was beim Fleckfieber niemals vorkommt. Ferner gestattet die Lumbalpunktion den Nachweis der Meningokokken. Aber auch *histologisch* ist eine Unterscheidung möglich. Beim Fleckfieber handelt es sich um zarte, fast ausnahmslos auf die Intima und die Endothelien beschränkte Wandnekrosen mit gleichzeitiger Quellung der geschädigten, oft pilz- oder knopfförmig in das Lumen vorspringenden Wandschichten; kommt es beim Meningokokkenexanthem überhaupt zu einer Wandnekrose, so ist das erkrankte Gefäß — meist handelt es sich um größere Gefäßstämmchen im Gegensatz zu den kleinen Arterienästchen beim Fleckfieber — in seiner ganzen Dicke nekrotisch (FRAENKEL). Diese massive grobe Wandnekrose kann also, wenn sie vorhanden, zur Sicherung der Diagnose herangezogen werden; alle übrigen Veränderungen lassen jedoch in dieser Hinsicht im Stich.

Pathogenese. Die Entstehung der Hautveränderungen wird heute allgemein auf eine hämatogene Meningokokkeneinschwemmung in die Gefäße der Haut und eine dadurch hervorgerufene Gefäßwandschädigung zurückgeführt (BENDA, PICK, BITTORF, FRAENKEL u. a.). Es handelt sich also um eine echte hämatogen-metastatische Erkrankung.

δ) *Durch Pneumokokken.*

Hauterkrankungen durch Einwirkung des Diplococcus lanceolatus scheinen außerordentlich selten zu sein. Bei den bisher beobachteten handelt es sich fast ausschließlich um Veränderungen, deren Beziehung zum Pneumococcus noch nicht völlig geklärt ist, mit Ausnahme des Falles von SCHMIDT-LA BAUME und OTTO. Sie wurden bei Pneumonien bzw. Meningitiden beobachtet und als Roseolen und ähnliche Efflorescenzen beschrieben, die sich bisweilen hämorrhagisch umwandelten (STAEHELIN). Nur ausnahmsweise wurden herpesartige Hautaffektionen bei der nichtepidemischen Meningitis erwähnt (OPPENHEIM).

Einer der seltenen bekannt gewordenen Fälle von *petechialem Exanthem* bei Pneumokokken wird von HIRSCH mitgeteilt. Der an Meningitis leidende Kranke bot ein den ganzen Körper mit Ausnahme des behaarten Kopfes einnehmendes Exanthem, das aus sandkorn- bis stecknadelkopfgroßen, blauroten, nirgends zusammenfließenden, nicht erhabenen hämorrhagischen Flecken bestand.

Der *Pneumococcus* tritt in einer eigentümlichen Lanzettform in Gliedern von 4—6 Ketten auf, wobei immer zwei Kokken durch eine Kapsel umschlossen sind. Er ist nach GRAM darstellbar.

Histologisch waren in den Schnitten Blutungen nicht zu bemerken; es fanden sich lediglich eine Arterie mittlerer Größe mit verdickter Intima sowie prall mit Erythrocyten gefüllte Capillaren und Präcapillaren. Eine irgendwie entzündliche Veränderung der Gefäße oder ihrer Umgebung war nicht nachzuweisen; auch keine Bakterien.

HIRSCH faßt das Exanthem als ein rein toxisches auf und läßt die Frage unentschieden, ob es auf Rechnung der Meningitis oder der Pneumonie zu setzen sei; hingegen sieht er den Zusammenhang mit der Pneumokokkenerkrankung als gesichert an.

b) Hautentzündungen durch pathogene Bacillen.

α) *Durch den Bacillus pneumoniae* FRIEDLÄNDER.

Hauterkrankungen durch den FRIEDLÄNDERschen Kapselbacillus sind ebenfalls außerordentlich selten. Wenn man von dem dabei vereinzelt beobachteten Auftreten von Ikterus absieht (SCHLAGENHAUFER, REICHERT), handelt es sich um subcutane Hauteiterungen (FRAENKEL, BREINL), von denen mir nur eine einzige mikroskopische Untersuchung (E. FRAENKEL) bekanntgeworden ist.

Der sog. Friedländer-*Bacillus* umfaßt eine ganze Reihe untereinander verwandter, aber zum Teil unterscheidbarer Arten. Er ist ein kurzes, unbewegliches kapselbildendes Stäbchen, mit allen Anilinfarben darstellbar und entfärbt sich nach Gram.

Klinisch ist der Friedländer-Bacillus als Erreger septischer Allgemeininfektionen teils mit, teils ohne eitrige Metastasen bekannt geworden. *Metastatische Hauterkrankungen* gehören dabei zu den allergrößten Seltenheiten. Sowohl im Falle Breinl wie Fraenkel lag nur ein einziger Erkrankungsherd an der Schulter vor. Fraenkel weist darauf hin, daß sich dieser, klinisch als Furunkel gedeutete Krankheitsherd, schon makroskopisch durch den ganz eigenartigen, an die Beschaffenheit eines trüben Nasenschleims erinnernden Gewebssaft von dem gewöhnlichen Furunkel unterschied. Es fehlte jede Spur des beim Furunkel stets vorhandenen nekrotisch-eitrigen Bindegewebspfropfs; vielmehr lag eine prall entzündliche Infiltration des Gewebes vor, das mit jener merkwürdigen, schleimigen Substanz durchsetzt war.

Mikroskopisch erwies sich die Veränderung als eine rein eitrige, umschriebene *Phlegmone*, die in Form eines mit der Basis gegen die Fascie gerichteten, ziemlich breiten Keils an der Cutis-Subcutisgrenze lag. Sie bestand aus einer ziemlich dichten Leukocytenansammlung, welche die gequollenen Lamellen des kollagenen Gewebes auseinandergedrängt hatte. Das Infiltrat drang auch in die Knäueldrüsen ein, umschloß mantelartig die Gefäße und war an der Grenze von Unterhautgewebe und Fascie am stärksten entwickelt. Über dem erkrankten Bezirk war die Epidermis nekrotisch, von Eiterzellen durchsetzt. Neben den Leukocyten fanden sich hier mächtige Kugeln von *Glykogen*. In den Knäueldrüsen war letzteres im Gegensatz zu anderen metastatischen Hautaffektionen nicht nachzuweisen; dagegen enthielten manche Leukocyten Glykogen als feinste Tröpfchen im Protoplasma.

Die makroskopisch an Nasenschleim erinnernden Massen bestanden aus dichten, von einer schleimig-gallertartigen Masse umhüllten Leukocytenanhäufungen. Dieses mucinöse Gewebe umschloß gewaltige Schwärme in Haufen zusammenliegender *Bacillen*. Die Schleimhüllen waren miteinander verschmolzen und erwiesen sich bei polychromer Methylenblaufärbung als diffus rötlich gefärbte Massen, die das kollagene Gewebe infiltrierten. Auch die einzelnen Bacillen waren hier metachromatisch gefärbt. In den oberflächlicheren Schichten des Exsudats, wo sie weniger dicht und nirgends zu größeren Haufen vereinigt lagen, färbten sie sich hingegen blau und waren bisweilen etwas gekörnt. Sie ließen sich bis zum Übergang des eigentlichen Krankheitsherdes in das geschwollene, aber exsudatfreie Corium verfolgen. Innerhalb der Gefäße waren sie nicht festzustellen.

Diese eben beschriebene, fadenziehende mucinöse Substanz läßt sich bei den durch andere pyogene Bakterien verursachten Eiterungen nach Fraenkel niemals feststellen.

Fraenkel faßt die Veränderung als hämatogen auf, wenn auch die Krankheitserreger nicht innerhalb der Gefäße vorgefunden wurden, sondern stets frei im Gewebe lagen. Er begründet seine Stellungnahme damit, daß wiederholt während des Lebens die Krankheitserreger kulturell im Blute nachgewiesen wurden und daß sich ferner die ausgedehntesten Veränderungen mit den dichtesten Bakterienwucherungen in den tiefsten Subcutislagen vorfanden. Von dort aus sei der Prozeß gegen die Oberfläche vorgedrungen und habe zu umschriebener Nekrose der Oberhaut bzw. lamellöser Ablösung der oberen Schichten der Oberhaut geführt.

β) Durch den Bacillus des Rhinoskleroms.

Rhinosklerom.

Die schwere, äußerst langsam, aber stetig fortschreitende und mit ausgedehnten Wucherungen der befallenen Nasen- und Rachenabschnitte einhergehende, aber stets örtlich beschränkte Erkrankung äußert sich klinisch in zu Beginn weicheren, später fast knorpelharten, unregelmäßig höckerigen, gegen die normale Umgebung scharf abgesetzten, blauen bis blauroten, von feinsten Venen überzogenen oder auch völlig glatten, blaßgelben, kaum schmerzhaften Knoten. Sie sind stellenweise vom Epithel entblößt, mit gelbbraunen Krusten bedeckt, haar- und drüsenlos, lassen aber im übrigen im ganzen Erkrankungsverlauf keinerlei

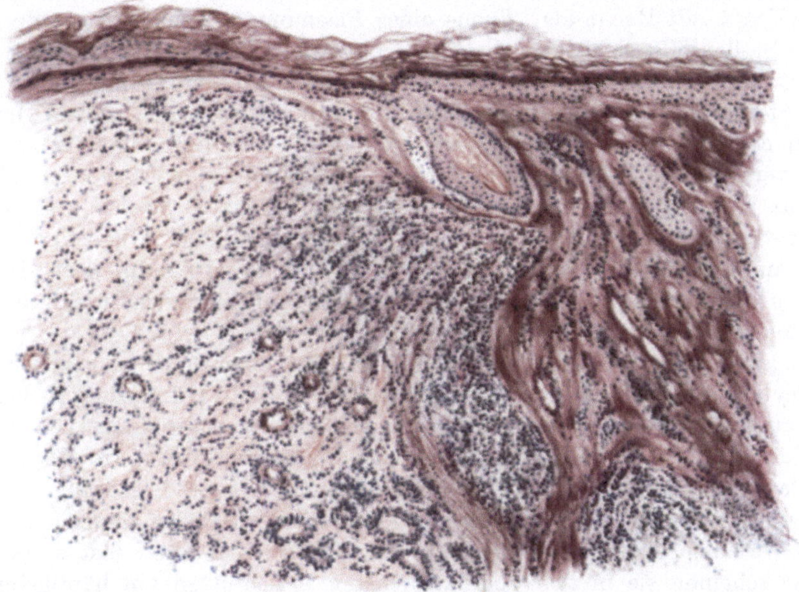

Abb. 157. *Rhinosklerom.* Übersichtsbild. Rechts älterer Krankheitsherd mit kollagener Bindegewebswucherung; in der Mitte jüngeres, vor allem plasmacelluläres Infiltrat, links älteres, aus hydropisch degenerierten Zellen aufgebaut. Erweiterte Gefäße; Atrophie der Epidermis. Polychromes Methylenblau, neutrales Orcein. O = 66:1; R = 60:1.

Rückbildung erkennen. Die Erkrankung scheint meist von der Nasenschleimhaut auszugehen, greift nach außen auf die angrenzenden Gesichtspartien, nach innen auf die Nasen-Rachenschleimhaut, manchmal auch aufs innere Ohr, den Tränen-Nasenkanal, die Luftröhre und Brochialschleimhaut über. Sie führt schließlich zur Verlegung der Luftwege durch einen kennzeichnenden Schrumpfungsvorgang, der die Wucherungen in eine gelblichrote bis sehnigweiße Narbe umwandelt.

Das histologische Bild ist in den verschiedenen Abschnitten eines Krankheitsherdes verschieden. Zu Beginn sehen wir ein nahezu rein plasmacelluläres, dann aus vereinzelt dazwischen gelagerten, später an Zahl überwiegenden, hydropisch degenerierenden Zellen aufgebautes Infiltrat. Schließlich finden sich derbe, kollagene Bindegewebswucherungen, je nachdem ein jüngerer oder älterer Krankheitsherd vorliegt. Das pathologische Geschehen spielt sich dabei nahezu ausschließlich im Bindegewebe ab. Die Epidermis wird fast lediglich passiv in Mitleidenschaft gezogen. Sie kann an einzelnen Stellen schon sehr früh durch das nach oben drängende Granulationsgewebe verdünnt oder gar zerstört werden, so daß kleinste oberflächliche, mit Leukocyten durchsetzte Ulcerationen frei zutage liegen. Nur vereinzelt kommt es zu einer Wucherung, namentlich der interpapillaren Leisten; im allgemeinen führt der Prozeß allmählich zu einer Atrophie der Epidermis und ihrer Anhangsgebilde (Haare, Drüsen).

Die Gesamtdarstellung muß sich mehr an das Nacheinander, denn an das Nebeneinander der histologischen Veränderungen halten, wenn auch, wie Abb. 157 zeigt, gelegentlich einmal auf einem Schnitt sämtliche Erscheinungsformen getroffen werden können. Im allgemeinen findet man in den *jüngsten Erkrankungsherden* zunächst nur ein aus großen und kleinen Plasmazellen und wenigen Lymphocyten aufgebautes *Infiltrat*, das das Kollagen und Elastin auffasert, und von UNNA mit Recht als „Typus eines Plasmoms" bezeichnet wurde. An einzelnen Stellen läßt sich deutlich eine perivasculäre Ansammlung dieser Zellen um die zahlreichen erweiterten Lymphspalten und Blutgefäße feststellen. An anderen Stellen hinwieder sind die Zellen völlig unregelmäßig in großen Herden über den erkrankten, von vielen erweiterten Blut- und Lymphgefäßen durchzogenen veränderten Hautbezirk zerstreut. Dieser reicht meist vom Papillarkörper bis zur Subcutis und enthält außerdem neben wechselnd reichlichen Lymphocyten verhältnismäßig nur wenige Bindegewebszellen. Diese finden sich häufiger am Rande des Infiltrats, zum Gesunden hin, wo dann auch das im Inneren in viele zarte Fasern aufgesplitterte kollagene und elastische Gewebe wieder mehr hervortritt.

In *länger bestehenden Herden* treten im Infiltrat neben den Plasmazellen und Lymphocyten einzelne oder mehrere, auf der Höhe der Veränderung in lichten Haufen zusammenliegende, helle große, kugelförmig geschwollene, von einem feinen Netzwerk durchzogene wabige Zellen auf, die sog. MIKULICZ*schen Zellen.* Ihr vielfach pyknotischer Kern ist häufig an die Zellwand gedrängt. Diese Zellen, welche dem Gewebe durch ihren eigentümlichen Bau ein kennzeichnendes Gepräge verleihen, finden sich in gut entwickelten Knötchen fast stets vor, und zwar scheinen sie in den oberflächlichsten Abschnitten am häufigsten zu sein. Neben diesen hydropisch gequollenen finden sich fernerhin noch gewöhnliche Plasmazellen ebenfalls um ein Mehrfaches an Größe überragende Zellen vor, in deren Inneren mehr weniger kugelige *Gebilde hyaliner Natur* vorhanden sind, die sich in wechselnder Größe auch frei in den Gewebsspalten vorfinden. Auf die Entwicklung dieser Zellformen muß nachher näher eingegangen werden, da sie für die formale Genese des entzündlichen Granulationsgewebes von Bedeutung sind. Innerhalb desselben findet man bei genauer Durchmusterung auch noch *andere Zellformen.* Zunächst die sog. *Plasmamastzellen* (KROMPECHER, MARSCHALKO), welche die charakteristischen Eigenschaften typischer Plasmazellen mit deutlicher stark färbbarer basophiler Granulierung ihres Protoplasmas verbinden. Auch in den gewöhnlichen Plasmazellen wurden Granulationen beschrieben (SCHRIDDE), die namentlich in Kernnähe auftreten. Daneben finden sich Zell- und Kernreste, die auf verschiedene Formen der Plasmazelldegeneration zurückzuführen sind. Es handelt sich einmal um Plasmazellen, deren vergrößerter und geschwollener Protoplasmaleib seine klare Färbbarkeit verliert, daher verschwommen und undeutlich wird, während der zunächst noch normale Kern schließlich ebenfalls zerbröckelt und zugrunde geht. Andere Plasmazellen zeigen — ohne daß in ihnen jedoch die für die Entstehung der MIKULICZschen Zellen verantwortlichen Kapselbakterien nachzuweisen wären —

Vacuolenbildung, indem im Inneren des schwächer färbbaren Zelleibes anfangs vereinzelte, später zahlreichere, wechselnd große runde Hohlräume auftreten (*vacuoläre Degeneration* KROMPECHERS).

Neben den rein plasmacellulären oder den eben erwähnten gemischtzelligen Herden finden sich dann noch Gewebsabschnitte, in denen die Zellen völlig zurücktreten gegenüber einem dichten Gewirr derber, von wenigen Plasma- und Mastzellen, sowie langen schmalen Spindelzellen durchsetzter *bindegewebiger Faserzüge*. Sie haben durch ihre eigentümlich knorpelartige Härte der Erkrankung ihren Namen gegeben. Eine gegenseitige Abhängigkeit der Veränderungen läßt sich insoweit feststellen, als Zellinfiltration und Bindegewebswucherung nie gleichzeitig an derselben Stelle auftreten; man gewinnt vielmehr den Eindruck, daß die *Kollagenhypertrophie* den Abschluß einer Entwicklung bildet, die von den plasmacellulären über die hydropisch degenerierenden Zellinfiltrate schließlich, vielfach unter obliterierendem Verschluß einzelner Arterien, zu einer Art *narbiger Ausheilung* führt, als welche man die Bindegewebswucherung betrachten darf.

Die *Anhangsgebilde* der Haut, die zunächst von dem Infiltrat eng umschlossen werden, fallen demselben schließlich zum Opfer. Daher sind in den bindegewebigen Wucherungen Haar- oder Drüsenanlagen, wenn überhaupt, so nur in spärlichen Überresten zu finden.

Wenn die eben dargestellten Veränderungen durch ihr ungleichmäßiges, voneinander völlig unabhängiges Vorkommen in den einzelnen Abschnitten des skleromatösen Gewebes an und für sich auch nichts besonders Kennzeichnendes für dieses zeigen, so gestattet die *oben kurz gestreifte hydropische, weniger die hyaline Zelldegeneration neben den in der Regel stets nachweisbaren* v. FRISCH*schen Kapselbacillen dennoch in jedem Falle eine sichere Diagnose.* Daher muß auf die Entwicklung dieser *Degenerationsformen* hier näher eingegangen werden, wobei zu betonen ist, daß eine einheitliche Ansicht noch nicht besteht. Während ein Teil der Untersucher (UNNA, JADASSOHN, SCHRIDDE) beide Degenerationsformen aus den Plasmazellen hervorgehen läßt, andere (MARSCHALKO) die hydropische nur auf Bindegewebszellen — und zwar durch das Eindringen der Kapselbacillen —, die hyaline nur auf Plasmazellen zurückführen möchte, nehmen spätere Untersucher (ALAGNA) insoweit einen vermittelnden Standpunkt ein, als sie die MIKULICZschen Zellen in erster Linie und hauptsächlich von gewöhnlichen Bindegewebszellen und nur einzelne von Plasmazellen ableiten. Bei dem immerhin seltenen Material ist eine Entscheidung nicht leicht durchzuführen. An Hand der mir von verschiedenster Seite zur Verfügung gestellten Schnitte muß ich jedoch feststellen, daß meist Bilder vorhanden waren, die eine andere *Abstammung als von den gewöhnlichen Bindegewebszellen* für die MIKULICZschen Zellen unwahrscheinlich machten. Die Ansicht von SCHWEDKOWA-ROSCHE, daß ein Teil der MIKULICZ-Zellen vom Epidermisepithel stammt, dürfte zum mindesten sehr unwahrscheinlich sein. SCHRIDDEs Annahme, daß diese Zellen durch Eindringen der Bacillen oder ihrer Toxine in Plasmazellen hervorgerufen werden, kann ich nicht bestätigen, wobei jedoch zugegeben werden mag, daß sich manchmal der Eindruck aufdrängt, als ob auch *Übergänge* von Plasma- zu MIKULICZschen Zellen vorkommen könnten. Bei der Schwierigkeit, die der Klärung des Ablaufs bestimmter Vorgänge aus *einem* Bilde jedoch entgegensteht, möchte ich eine Festlegung in diesem Sinne vermeiden, zumal mir ein Bacillennachweis in den Plasmazellen niemals gelungen ist.

Die *Abstammung* der MIKULICZ*schen Zellen* von den Bindegewebszellen läßt sich hingegen an gut durchgefärbten und vor allem richtig differenzierten Schnitten leicht führen. Von den gewöhnlichen langgestreckten Bindegewebszellen mit ihrem großen längsovalen Kern über Zellen mit zwar vergrößertem, aber normalem Kern und vergrößertem und blaß gefärbtem Protoplasmaleib, der im Inneren bereits kleinste Bacillenhäufchen in ihre Gloea eingebettet enthält, lassen sich alle *Übergänge* leicht erkennen, bis zu Zellen mit auffallend großem, rundem, sich mehr und mehr aufhellendem Protoplasmaleib mit feiner Netzzeichnung, in den zahlreiche Bacillen eingelagert sind, und schließlich bis zu den typischen MIKULICZschen Zellen. Auf der Höhe der schleimigen Umwandlung sind die Zellen gut 3—5mal so groß wie die umgebenden großen Plasmazellen. Sie zeigen das schon erwähnte, mit polychromem Methylenblau metachromatisch, mit Mucicarmin schwachrot darstellbare, also schleimige (SCHRIDDE) dünne Maschenwerk, mit meist schon geschrumpftem und wandständigem Kern. Die schleimigen, von den Bacillen abgesonderten (?) Massen haben die Zellen zu einer einzigen großen, kugeligen Blase mit zunächst noch scharf abgesetzter Hülle aufgetrieben. Schließlich reißt diese Hülle ein, die Bacillen treten frei in die Lymphräume, entweder einzeln oder durch ihre Gloeamassen zu wechselnd großen Haufen zusammengeballt, von welchen einzelne manchmal noch an den Resten der Zellmembran hängenbleiben, bis diese schließlich völlig schwindet.

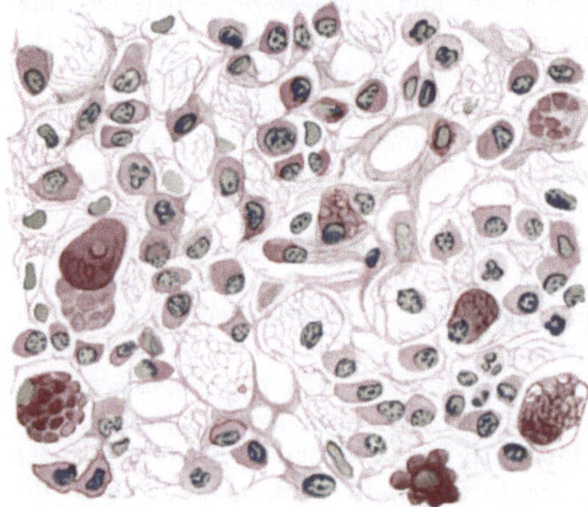

Abb. 158. *Rhinosklerom.* Entwicklung der „Schaumzellen" und hyalinen Kugeln. Polychromes Methylenblau, Säurefuchsin-Tannin. O = 1100:1; R = 1000:1. (Sammlung P. G. UNNA.)

Im Gegensatz zu den stets in größeren Verbänden auftretenden hydropischen Zellen treten die *hyalin entarteten* meist vereinzelt, seltener in kleineren Gruppen vereinigt auf.

Ein Zweifel an der *Abstammung von Plasmazellen* kann bei ihnen nicht aufkommen, da sich ihre Entwicklung in dieser Richtung leicht verfolgen läßt. Sie führt von dem ersten Auftreten vieler kleiner acidophil gewordener, ursprünglich neutrophiler Granula (SCHRIDDE) zu größeren kugeligen Gebilden, die miteinander verschmelzen, dann zu mehreren oder auch als eine große Kugel den Zelleib erfüllen, schließlich, diesen sprengend, zu freien, in Haufen von zweien oder dreien oder auch mehreren im Gewebe liegen und manchmal noch dem pyknotischen Kern oder seinen Resten angelagert sind. Nach ihrem Auftreten lassen sich die hyalinen Massen einteilen in frei liegende, meist runde, kleinere kugelförmige, oft in größerer Zahl in Doldenformen zusammenliegende oder weniger zahlreiche, aber größere intracellulär oder ebenfalls frei gelegene, mehr weniger kugelige oder aber — wenn sie den größten Teil der Zelle ausfüllen — sich gegenseitig platt drückende Gebilde. Sie sind alle homogen, strukturlos und entsprechen jenen Gebilden, die als „RUSSELsche Körperchen" bei vielen anderen chronisch entzündlichen Prozessen bekannt geworden sind.

Die *Bacillen,* die auch von mir niemals in anderen denn in den MIKULICZschen Zellen, vor allem nie in den Plasmazellen, auch nicht in den hyalin degenerierenden, gefunden wurden, treten nach dem Platzen jener Zellen auch frei im Bindegewebe auf, meist noch von einer wechselnd dichten, schleimigen Hülle umgeben. UNNA betonte, daß in den Randabschnitten des Granulationsgewebes die Bacillen sich in erster Linie in den Lymphspalten vorfinden. Diese Beobachtung, auch von anderen Forschern bestätigt, berechtigt wohl zu der Annahme, daß eine Weiterverbreitung der Bacillen hauptsächlich auf diesem Wege erfolgt. Sie lassen sich besonders mit Anilinwassergentianaviolett und nachfolgender Behandlung mit Essigsäure, oder der WEIGERTschen Fibrinfärbung, sehr schön jedoch auch in der hier abgebildeten Färbung, sowohl im Schnittpräparat als auch in dem Gewebssaft des Rhinoskleroms und der regionären Lymphdrüsen äußerst reichlich nachweisen (s. Abb. 159).

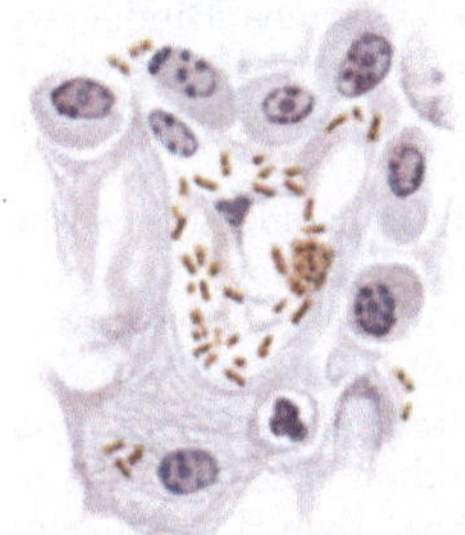

Abb. 159. *Rhinosklerombacillen* aus einem Hautherd. Polychromes Methylenblau, Safranin, Anilin und Alaun. O = 1300:1; R = 1200:1. (Sammlung P. G. UNNA.)

Morphologisch sind es etwa 2—3 μ lange und 0,5 μ dicke, an den Ecken etwas abgerundete Stäbchen, die von einer schleimigen, ovoiden Kapsel umgeben und den FRIEDLÄNDERschen Pneumoniebacillen sehr ähnlich sind. Sie finden sich vereinzelt, zu zweien oder dreien, aber auch zu mehreren in Gloea eingebetteten Haufen von zahlreichen Bacillen, die den Leib der größeren MIKULICZschen Zellen ausfüllen. Diese Schleimmassen erscheinen im in Alkohol fixierten Präparat völlig homogen, bei Osmium-Sublimatfixation wurden in ihnen kleine Körnelungen nachgewiesen, ohne daß dabei zu entscheiden wäre, wieweit hier Kunstprodukte im Spiele sind.

Differentialdiagnostische Schwierigkeiten in histologischer Hinsicht bestehen bei dem eigenartigen Aufbau des Granuloms kaum, wenn auch den MIKULICZschen ähnliche Zellen bei *Lepra, Rotz* und *Orientbeule* gefunden wurden (DITTRICH). Durch die Darstellung des Erregers sind diese jedoch leicht voneinander zu trennen.

Pathogenese. Die *formale* Genese des Granulationsgewebes wurde bereits erörtert. Die *kausale* ist noch nicht restlos geklärt, namentlich nicht in ihrem Zusammenhang mit dem 1882 von v. FRISCH entdeckten Kapselbacillus, dessen Spezifität später von bakteriologischer Seite wieder in Zweifel gezogen wurde, da seine Trennung von den FRIEDLÄNDERschen Bacillen noch nicht sicher möglich ist. Die Bacillen des Rhinoskleroms lassen sich zwar leicht auf den gebräuchlichen Nährböden züchten, jedoch haben Tierüberimpfungen bisher zu einem einwandfrei positiven Ergebnis nicht geführt, ebensowenig direkte Impfversuche mit Skleromgewebe (KAPOSI).

Granuloma venereum.

Anhangsweise sei eine als *Granuloma venereum* bezeichnete, etwa seit 1896 bekannte tropische Hautkrankheit beschrieben, die man geneigt ist, in nahe Verwandtschaft zum Rhinosklerom zu setzen. Es handelt sich dabei um eine meist von den äußeren Geschlechtsteilen ausgehende venerische Erkrankung, die als Pustel oder Papel beginnt und alsbald in eine hellrote, leicht blutende Granulationsmasse zerfällt. Diese scheidet eine dünne, seröse, fadenziehende, eigenartig riechende Flüssigkeit aus, die den Erreger eingeschlossen enthält. Die Erkrankung kann zu tiefgreifenden Zerstörungen führen.

Histologisch beginnt die Veränderung mit einer kleinzelligen Infiltration in den oberflächlichsten Schichten der Lederhaut unter gleichzeitiger, in älteren Herden oft sehr starker Wucherung der Epithelleisten. Im weiteren Verlauf tritt zu dem lymphocytären Zellinfiltrat eine Wucherung der Fibroblasten, und es kommt zur Entwicklung junger Gefäßsprossen, durch welche das ödematöse Gewebe den Charakter eines entzündlichen Granulationsgewebes annimmt. Wächst dieses Granulationsgewebe heran, so bildet sich die Epidermiswucherung wieder zurück. Durch Zellschwund wird die Oberhaut allmählich immer dünner, verfällt schließlich einer Atrophie, schwindet dann völlig, so daß das Geschwür frei zutage liegt. Als besonders kennzeichnend für dieses venerische Granulom wird das Auftreten einer mehr oder weniger dicken Schicht von *Plasmazellen* unmittelbar unter der Epidermis bzw. im Geschwürsrande in den oberen Teilen des Coriums beschrieben. Innerhalb dieser Infiltration schwindet das kollagene und elastische Gewebe. In älteren Krankheitsherden läßt sich ein Verfall dieser Plasmazellherde beobachten; an ihre Stelle tritt ein zunächst zellreiches, dann zellarmes Bindegewebe: die Vernarbung und damit die Ausheilung ist eingetreten. Diese bleibt jedoch stets auf umschriebene Bezirke beschränkt, während an anderen Stellen die Erkrankung gleichzeitig fortschreitet.

Die *Ätiologie* der Erkrankung ist noch umstritten. Es kommen meist intracellulär, häufig in Bindegewebszellen oder Leukocyten eingeschlossen, seltener extracellulär gelegene Organismen vor, die von einer Kapsel umgeben und meist in Zoogloeamassen eingebettet sind: die sog. DONOVANschen Einschlußkörperchen. Zunächst hielt man sie für Protozoen, die den Chlamydozoen oder Leishmanien nahestehen sollten.

Sie finden sich in großen Mengen in den fortschreitenden, spärlicher in den stationären Krankheitsherden. Heute hält man diese Gebilde für Kapselbakterien, die dem Sklerombacillus, dem FRIEDLÄNDERschen Pneumoniebacillus, dem Bacillus aërogenes, nahestehen und bezeichnet sie als *Calymmatobacterium granulomatis* oder Klebsiella granulomatosis. Sie sind schwer färbbar, entfärben sich nach GRAM. Nach GIEMSA färben sich die Bakterien dunkelviolett bis schwarzrot, die Kapsel kräftig hellrosa.

Differentialdiagnostisch hilft der Nachweis der Kapselbakterien zur Unterscheidung von *Ulcus molle phagedaenicum*, von *Lues*, *Tuberkulose* und *Lepra*, von *Ulcus tropicum*, *Framboesie*, *Sporotrichose* und *Blastomycose*.

Das

Lymphogranuloma inguinale

ist durch ein Virus bedingt und soll hier ebenfalls anhangsweise erwähnt werden. Der Beginn ist in einer Papel von uncharakteristischem, manchmal auch sporotrichose-ähnlichem Gewebsaufbau zu sehen, also einem cutanen Infiltrat mit einer zentralen Nekrose, einem Epitheloidwall, der wiederum von einem plasmazellreichen Granulationsgewebe umgeben ist. Nach SHELDON und HEYMAN beginnen die Veränderungen histologisch mit dem Auftreten großer mononucleärer Zellen in der Adventitia kleiner Gefäße mit folgendem Verschluß des Lumens und zentraler Nekrose des mononucleären Granuloms. Hier finden sich dann polymorphkernige Leukocyten. Den Bubonuli, den Bubonen und auch den Rectumstrikturen (D'AUNOY und v. HAAM) liegen primär die gleichen Veränderungen zugrunde, die den Beginn der „gommes lymphogranulomatosiques" von DURAND, NICOLAS und FAVRE darstellen dürften. Im Falle von FAVRE fehlten die Polymorphkernigen, während sie z. B. in dem von GANS beschriebenen überwogen. Während diese Veränderungen binnen weniger Tage abheilen, kommt es nach etwa zwei Wochen zu einer Schwellung der zugehörigen Lymphknoten mit Absceßbildung und Durchbruch nach außen. *Histologisch* bieten die Lymphknoten das Bild einer subakuten bis subchronischen Lymphadenitis mit zahlreichen größeren oder kleineren, zum Teil ramifizierten, sternförmigen Abscessen, die von Epitheloiden, oft in Palisadenstellung, mehr oder weniger breit umgeben sind. Der Absceß besteht aus einem fein granulierten Detritus, polymorphkernigen Leukocyten und kleinen Körperchen von rundem oder halbmondförmigem Aussehen, die stark basophil sind und frei im Gewebe, aber auch innerhalb von Leukocyten und Rundzellen vorkommen (HELLERSTRÖM). Sie sind, wenn auch weniger zahlreich, auch außerhalb der Abscesse anzutreffen. Es handelt sich wahrscheinlich nicht um Einschlußkörperchen, sondern um Kerntrümmer. Besonders am äußeren Rande der Epitheloidzellen finden sich LANGHANSsche Riesenzellen. Die Umgebung zeigt ein uncharakteristisches Granulationsgewebe aus Lymphocyten, Plasmazellen, Epitheloiden und Histiocyten. Auch das den Lymphknoten umgebende Gewebe ist befallen. Der Beginn der Veränderungen im Lymphknoten ist wahrscheinlich in dem Auftreten verstreuter Epitheloidansammlungen zu sehen.

Auf die *Sensibilisierung* der Erkrankten gegenüber Licht sei hingewiesen (SONCK). Exantheme verschiedensten Aufbaus, unter anderem Erythema multiforme und nodosumartig (KUZNITZKY, KOPPEL, GANS u. a.) werden beobachtet. In einem Falle von MELCZER und SIPOS fand sich eine im wesentlichen tuberkuloide, zum Teil auch an die oben beschriebenen Veränderungen der Lymphknoten erinnernde Struktur.

Eine Viruserkrankung ist auch die 1950 von MOLLARET und von DEBRÉ beschriebene

Maladie des griffes de chat oder Lymphoréticulose bénigne d'inoculation (Katzenkratzkrankheit).

Dem Primäraffekt (zunächst eine Papel, später ein Geschwür) folgt eine Viruslymphadenitis. *Histologisch* handelt es sich nach HEDINGER, USTERI, WEGMANN und WORTMANN beim Primäraffekt um eine Ulceration nicht im Zentrum, sondern am Rande, mit Wucherung der Reteleisten. Im Corium findet sich ein Infiltrat, das in den oberen Lagen aus Lymphocyten und Leukocyten, in den tieferen auch aus Plasmazellen, hier in perivasculärer Anordnung, besteht. Zu Beginn finden sich reichlich Eosinophile, später dagegen zahlreiche Histiocyten. Es kann zur Ausbildung tuberkuloider, aber vascularisierter Granulome mit Riesenzellen vom LANGHANS- und Fremdkörpertyp kommen. Die Arterien bleiben am Entzündungsprozeß im Gegensatz zu den Venen unbeteiligt. MOLLARET, REILLY, BASTIN und TOURNIER sahen bei einem Versuchstier zentrale Nekrosen. Die von diesen Autoren beobachteten Zellen mit einschlußkörperchenartigen Gebilden gleichen den von HEDINGER u. Mitarbeiter beschriebenen zahlreichen Mastzellen mit besonders feiner Granulation. Die Subcutis bleibt frei.

Die Diagnose kann mit einem Intracutantest, der aus dem Eiter abscedierter Lymphknoten — entsprechend dem FREI-Test bei Lymphogranuloma inguinale — gewonnen wird, gesichert werden. SCHUERMANN hat auf die Ähnlichkeit der histologischen Veränderungen in der Haut und in den Lymphknoten mit denen der Tularämie hingewiesen.

γ) Durch Milzbrandbacillen.

Milzbrand (Anthrax).

Die klinischen Erscheinungen der Milzbrandinfektion der Haut treten in zwei verschiedenen Formen auf; die häufigste, der *Milzbrandkarbunkel* (Pustula maligna) entwickelt sich nach einer Inkubation von einigen Tagen als leicht gerötete, schnell papulös werdende juckende Efflorescenz und tritt meist an den unbedeckten Körperstellen auf. Aus der Papel entsteht sehr schnell eine erbsen- bis bohnengroße *Pustel*, die alsbald platzt oder auch eintrocknet. Die Mitte des Krankheitsherdes ist dann bereits eingesunken; sie ist nach wenigen Tagen mitsamt der darunterliegenden Haut zu einem *schwärzlichen*, nekrotischen *Schorf* umgewandelt, der sich dann langsam vergrößert und stets von einem geröteten und ödematösen Bezirk umgeben bleibt. Der so entstandene Milzbrandkarbunkel kann sich unter Bildung neuer Bläschen am Rande des Schorfes weiter ausbreiten, unter gleichzeitiger schmerzhafter Schwellung. Die Bläschenbildung kann in einzelnen Fällen auch ausbleiben. Die regionären Lymphknoten sind meist vergrößert und druckempfindlich, das Allgemeinbefinden erheblich gestört. Nach etwa einer Woche wird der nekrotische Bezirk durch eine demarkierende Entzündung von der Umgebung gelöst und abgestoßen; es bleibt eine bald vernarbende Geschwürsfläche zurück. Die Infektion ist abgeheilt; in selteneren Fällen führt sie unter hämatogener Ausbreitung zum Tode.

Die zweite Form, *das Milzbrandödem*, besteht in einer diffus-teigigen, zunächst blassen, später roten Schwellung. Auf ihr entstehen häufig serös-hämorrhagische Bläschen, nach deren Platzen mit der Entwicklung kleiner Furunkel bzw. Karbunkel manchmal ein dem primären Milzbrandkarbunkel ähnliches Bild vorhanden sein kann. Eine strenge Trennung der beiden Formen läßt sich nicht immer durchführen.

Der *Milzbrandbacillus* (Bacillus anthracis), 1855 von POLLENDER zuerst gesehen, in seiner pathogenetischen Bedeutung von DAVAINES und von R. KOCH erkannt, ist ein an den Enden scharf abgesetztes, verhältnismäßig großes Stäbchen, das unter erschwerten Wachstumsbedingungen Sporen von großer Widerstandsfähigkeit bildet. Der Bacillus ist nach der GRAMschen Methode darstellbar.

Histologisch entspricht dem *Milzbrandödem* eine zellig-seröse Durchtränkung der ganzen Haut, die fleckweise hämorrhagisch infarciert und gelegentlich auch gangränös zerfallen sein kann. Das Ödem kommt wahrscheinlich durch ein Fortwandern der Bacillen in den Lymphgefäßen der Haut zustande, wo sie meist in reichlicher Menge nachweisbar sind (UNNA).

Beim *Milzbrandkarbunkel* findet man die *Bacillen* in Form mehr oder weniger scharf abgesetzter oder aus unregelmäßigen Haufen und Strängen zusammengesetzter Massen im Stratum papillare und im Corium. Bereits in den jüngsten Bläschen kommt es dabei zu einem Ausschwärmen der Erreger sowohl in die darüber gelegene Epidermis, als in die ödematöse, im übrigen aber zunächst nicht veränderte Umgebung.

Schon bei der Entstehung der primären *Bläschen* führt eine mächtige Erweiterung der Blutgefäße, zusammen mit dem starken interstitiellen *Ödem*, zu einer erheblichen Schwellung des ganzen erkrankten Abschnitts. Das Bindegewebe ist dabei von einem ausgedehnten *fibrinösen* Netzwerk durchzogen, das sämtliche Lymphgefäße und Venen der Haut frühzeitig verschließt, während die Arterien anfangs noch frei bleiben (UNNA). Diese fibrinöse Exsudation ergreift nicht nur die Cutis, sondern auch die ganze Subcutis und kann sogar in das interstitielle Bindegewebe der quergestreiften Muskulatur vordringen. Das *kollagene* und *elastische* Gewebe ist zu diesem Zeitpunkt, wenn man von der Auflockerung durch das Ödem absieht, im übrigen kaum verändert. Auch die Bindegewebszellen sind erhalten, werden jedoch bereits von einer ausgedehnten Leukocytenansammlung überdeckt. Diese leukocytäre Zellinfiltration entspricht in ihrer Ausdehnung dem ödematös veränderten Bezirk; sie führt jedoch nicht zur Bildung eines eigentlichen Abscesses, sondern bleibt auf einzelne umschriebene Haufen und Stränge beschränkt. Zu Beginn der Veränderung findet man trotz der oben geschilderten mächtigen Entwicklung des Bacillenrasens *innerhalb* der polynucleären *Leukocyten keine* Bacillen, ein Befund, der namentlich in Hinsicht auf METSCHNIKOFFS Phagocytenlehre besonders viel betont wurde Auch dann, wenn die Bacillen sich durch eine schlechtere Färbbarkeit als absterbend oder bereits abgestorben erkennen lassen, sind sie innerhalb der Leukocyten nicht anzutreffen, liegen vielmehr frei im Gewebe (UNNA, PALM, ZIEGLER). Nur vereinzelt wurde ihr Vorkommen innerhalb von Zellen beschrieben (LEWIN. KARG).

Bei der Weiterentwicklung zur *Milzbrandpustel* nimmt das Ödem des Papillarkörpers stärkere Grade an. Es reicht weit über den eigentlichen Bacillenherd hinaus; ihm entspricht in der Epidermis eine *multilokuläre Bläschenbildung*, die sowohl auf eine interstitielle Flüssigkeitsansammlung als eine kolliquative Degeneration der einzelnen Zellen zurückgeführt werden kann. Dabei bleibt bemerkenswerterweise die Grenze des Epithels gegen den Papillarkörper deutlich erhalten; die Epidermisdecke wird lediglich in ihrer Gesamtheit durch das Ödem vom Papillarkörper abgehoben. Die ganze ödematöse Höhlenbildung wird von einer Reihe senkrecht aufsteigender und in parallelen Bündeln verlaufender bindegewebiger bzw. epithelialer Stränge durchzogen, wodurch eine Fächerung zustande kommt, die der Maschenbildung bei der Pockenpustel ähnlich sein kann. Im Gegensatz zu dieser fehlt jedoch hier die dort stets vorhandene ballonierende Degeneration (UNNA).

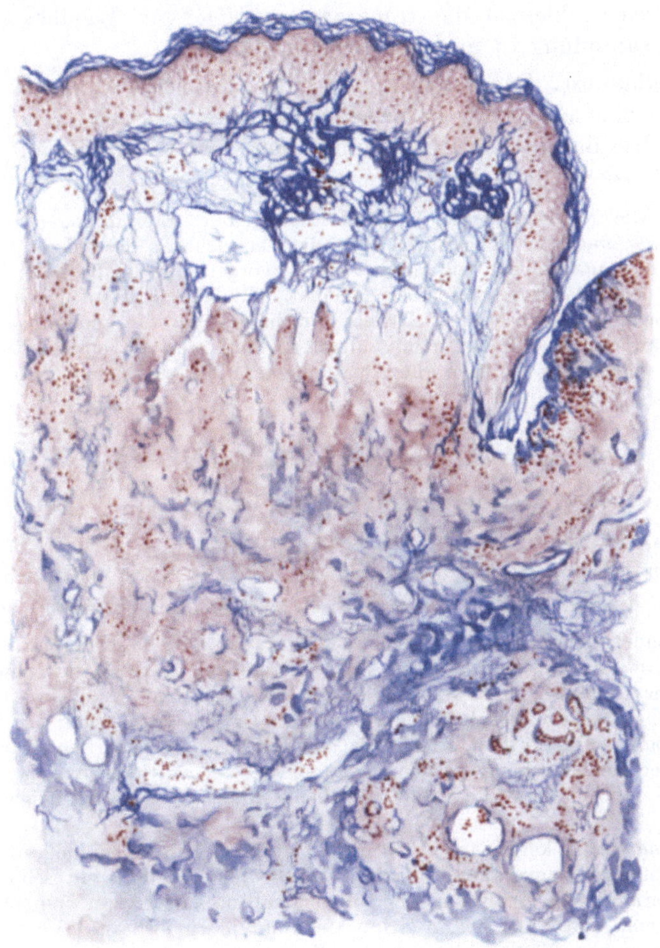

Abb. 160. *Milzbrandkarbunkel.* (♂, 25jähr., Unterarm, volar.) Ödematöse Randzone. Abhebung der vacuolisierten Epidermis durch ein fibrinöses Exsudat, das sich auch auf das Corium erstreckt. Starke Erweiterung der zum Teil thrombosierten Gefäße. Mäßige Zellinfiltration. WEIGERTs Fibrinfärbung. O = 66:1; R = 60:1.

Die Entwicklung des *Ödems* ist nun durchaus nicht gleichmäßig. Einmal überwiegt das suprapapilläre Ödem, über welches die abgeflachte Epidermis unverändert hinwegzieht; an anderen Stellen wieder herrscht die epidermale Bläschenbildung vor, während das Stratum papillare kaum verändert erscheint. Beide Vorgänge kann man eng nebeneinander antreffen. Die *Bacillen* finden sich zu diesem Zeitpunkt auch in den Bläschen der Epidermis sowie den ödematösen Hohlräumen oberhalb des Papillarkörpers, und zwar reichlicher in den Rand- als in den mittleren Abschnitten. Diese letzteren fallen alsbald einer völligen Nekrose anheim, um dann durch Demarkation abgestoßen zu werden. Mit der Silberimprägnierung lassen sich degenerative Veränderungen an den Achsenzylindern markhaltiger und markloser Nervenfasern nachweisen, was vielleicht die relative Schmerzlosigkeit erklärt (LEBOWICH, MCKILLIP und J. R. CONBOY).

Auffallenderweise bleiben die *Hautanhangsgebilde* von Bacillen völlig frei, auch die Zellansammlung ist in ihrem Bereich gering.

Differentialdiagnose. Das klinische Bild des Hautmilzbrands ist so kennzeichnend, daß eine besondere Besprechung nicht notwendig erscheint, zumal der Nachweis der Bacillen leicht zu führen und mit Rücksicht auf den Heilverlauf eine Biopsie nicht in Frage kommen sollte.

Pathogenese. Die Ansteckung erfolgt durch unmittelbare Einimpfung des Erregers in die Haut und zwar meist in Sporenform. Für die Entwicklung des Ödems hat man die massenhafte Bacillenansammlung, die durch diese hervorgerufene serofibrinöse Entzündung bzw. Thrombose der Gefäße verantwortlich gemacht. Mit Rücksicht auf die die Milzbrandinfektion stets begleitenden schweren Allgemeinerscheinungen, die auch ohne Milzbrandbacillenausschwemmung in die Blutbahn auftreten, muß man an eine Giftwirkung des Bacillus denken. Allerdings ist über die Natur dieser giftig wirkenden Stoffe Genaueres nicht bekannt.

δ) *Durch die Influenzabacillen* (PFEIFFER).

Hauterkrankungen bei Grippe.

Wahrscheinlich handelt es sich bei der Grippe um eine Viruserkrankung, bei der die PFEIFFERschen Bakterien nur — vielleicht verschlimmernde — Begleiter sind. Typische Grippe ohne den PFEIFFERschen Erreger ist bekannt.

Die Hautveränderungen zu *Beginn* grippöser Erkrankungen beschränken sich im wesentlichen — wenn man von den dabei häufiger auftretenden Herpesaffektionen absieht — auf vereinzelte erythematöse und urticarielle Exantheme, die in der Hauptsache im Zusammenhang mit Darmstörungen beobachtet werden. Im *späteren* Verlauf der Erkrankung kommen alle möglichen Exanthemformen vor: roseolaartige, variolaartige, scarlatiniforme, morbilliforme, fleckfieberähnliche, papulo-maculöse, bullöse, Erythema-exsudativum multiforme und auch nodosum-ähnliche. Die Exantheme sind sehr flüchtig, neigen jedoch zu Rezidiven.

Differentialdiagnostisch kann namentlich bei Kindern die Unterscheidung vom Scharlach Schwierigkeiten machen, zumal auch bei Grippeexanthemen Abheilung mit Schuppenbildung vorkommt. Masernähnliche Exantheme sind manchmal um so schwerer von echten Masern zu trennen, als nach ASAL-FALK bei an Grippe erkrankten Kindern an der Wangenschleimhaut Flecke vorkommen können, die von den KOPLIKschen nicht zu unterscheiden sind. Hämorrhagische Exantheme, wie sie von JANOWSKY, OBERNDORFER u. a. beschrieben wurden, treten meist nur bei schwersten Formen auf.

Histologisch bieten diese Ausschläge ein wechselndes Bild. Häufig läßt sich im Mikroskop ein Bluterguß nicht feststellen; man findet statt dessen nur die stark erweiterten und gefüllten Capillaren, wie man das auch von anderen metastatischen Dermatosen her kennt (LEICHTENTRITT und SCHOBER). In anderen Fällen wieder kommt es zu Gefäßwandschädigungen, die dann zu Blutungen von wechselnder Ausdehnung führen.

Über das im Anschluß an die Grippe vereinzelt vorkommende Scleroedema adultorum (BUSCHKE) mit Nervenveränderungen (E. HOFFMANN) s. d.

An den *Schleimhäuten* wurden Enantheme, zum Teil hämorrhagischer Art, sowie Geschwürsbildungen beobachtet. Besondere histologische Kennzeichen bieten auch diese Veränderungen nicht. (Näheres hierüber s. SCHUMACHER und MONCORPS: Zentralbl. f. Haut- und Geschlechtskrankheiten, Bd. 11.)

ε) *Durch Pestbacillen.*

Hautveränderungen durch Pestbacillen wurden bei den einzelnen Epidemien in verschiedener Ausdehnung und Häufigkeit beobachtet. Bekannt ist aus der Geschichte der großen Pestepidemien des Mittelalters das Auftreten ausgedehnter *Hautblutungen,* die als stecknadelkopf- bis erbsengroße, dunkelrot bis schwarze Flecke, besonders am Rumpf und an den oberen Extremitäten beschrieben wurden. ALBRECHT und GHON konnten in den Blutungen *Pestbacillen* nachweisen und fassen jene daher als *metastatisch* bedingt auf.

Vereinzelt wurde ein generalisiertes, *vesiculo-pustulöses Exanthem* beobachtet, das aus Pusteln und Bläschen bestand, die auf entzündlich gerötetem Boden disseminiert über den ganzen Rumpf verstreut waren (TEISSIER, GASTINEL und REILLY). Auch in diesen Fällen waren Pestbacillen sowohl in den Blasen als auch in dem daruntergelegenen nekrotischen Gewebe nachzuweisen. Die *histologischen* Veränderungen (perivasculäres Rundzelleninfiltrat im Stratum subpapillare, Ödem des Papillarkörpers und der Epidermis mit Acanthose, Spongiose und Blasenbildung) waren durchaus nicht kennzeichnend.

Auf metastatischem Wege kommt es höchstwahrscheinlich auch zur Entstehung der sog. *Pestkarbunkel,* welche früher wohl fälschlicherweise als Eingangspforten der Erkrankung angesehen wurden. Es handelt sich dabei um bis zu markstückgroße, schmerzhafte, dunkelrotgefärbte Hautknoten, über denen die Epidermis in Bläschen abgehoben wird. Nach deren Platzen entleert sich eine trübe, massenhaft Bacillen enthaltende, blutig-seröse Flüssigkeit. Inmitten des blauroten, vom bloßliegenden Corium gebildeten Geschwürsgrundes entsteht ein umschriebener schwarzer Schorf, in dessen Umgebung der Geschwürsrand wallartig aufgeworfen, die Haut ödematös geschwollen erscheint.

Für die Frage der Bedeutung der Haut als immunisierendem Organ ist vielleicht die Feststellung von Wert, daß derartige Fälle zu den prognostisch *günstigeren* zählen.

ζ) *Durch Typhus- und Paratyphusbacillen.*

Die *Hautveränderungen* bestehen aus blaßroten, punktförmigen, später rundlichen oder ovalen Roseolen, die zu Beginn der zweiten Krankheitswoche auf der unteren Hälfte des Rumpfes, seltener auf den Oberschenkeln, den Armen, am Hals und im Gesicht auftreten. Sie pflegen nach etwa acht Tagen abzublassen; eine blaß gelbgrüne Verfärbung läßt jedoch den Sitz der Roseolen noch einige Zeit erkennen. Gelegentlich treten in ihnen Blutungen auf (STRÜMPELL u. a.); ganz vereinzelt werden weizenkornähnliche, länglichovale, leicht glänzende Knötchen (DIETELsches Typhusexanthem) beobachtet. In manchen Fällen kann eine hämorrhagische Diathese das initiale Typhusexanthem flecktyphusähnlich gestalten (CURSCHMANN); auch purpura-, masern- sowie scharlachartige Exantheme (WENDEL, NEUMANN u. a.), bullöse Hautveränderungen wurden beobachtet. Der Vollständigkeit halber sei erwähnt, daß scharlachähnliche Exantheme auch nach Typhus- und Cholera*schutzimpfungen* auftreten können (FRIEBOES).

Außer diesen Exanthemen kann der Typhusbacillus *Eiterungen* hervorrufen, die gelegentlich an richtige *Furunkel* (BENNECKE) und Folliculitiden (SINGER), Achselhöhlenabscesse (FISCHL) erinnern. Zu ihrem Zustandekommen bedarf es allerdings stets einer vorhergehenden Gewebsschädigung (HESS).

Weitere bei Typhuskranken beobachtete Exantheme urticarieller, erythematöser und anderer Art haben sicherlich mit dem Typhus als solchem nichts zu tun.

Der 1880 von EBERTH entdeckte und von KOCH in den Organen von Typhusleichen erstmalig nachgewiesene *Typhusbacillus* ist ein kurzes, plumpes, lebhaft bewegliches, geißeltragendes Stäbchen. Nach der GRAMschen Methode ist es nicht darstellbar. Beim *Paratyphus,* der ätiologisch ein vom Typhus streng zu trennendes Krankheitsbild darstellt (SCHOTTMÜLLER 1900), unterscheidet man den Paratyphusbacillus A vom Paratyphusbacillus B, von welchen der letztere praktisch eine sehr viel größere Bedeutung hat als der erstere. (Andere Untergruppen sind hier ohne Bedeutung.)

Der *Paratyphusbacillus B* ist ein lebhaft bewegliches Stäbchen mit seitenständigen Geißeln und hat mit einer ganzen Reihe von Bakterienstämmen morphologisch und kulturell so viel Übereinstimmendes, daß sich feinere Unterscheidungen nur mit Hilfe von biologischen Reaktionen feststellen lassen. Er ist so groß wie der Typhusbacillus und wie dieser nach GRAM nicht färbbar. Der *Paratyphusbacillus A* steht dem Typhusbacillus nahe (SCHOTTMÜLLER).

Die *histologischen Veränderungen*, wie sie durch die verschiedenen vorstehend besprochenen Erreger in der Haut hervorgerufen werden, *stimmen* in ihrem geweblichen Aufbau *völlig überein* (FRAENKEL, POEHLMANN). Sie finden sich in Gestalt *perivasculärer*, auf das Stratum papillare und subpapillare beschränkter, *entzündlicher Infiltrate*. Diese erhalten ihr besonderes Gepräge durch die bei entsprechendem Vorgehen in ihrem Bereich stets nachweisbaren *Typhusbacillenhaufen*.

Die *Epidermisveränderungen* treten demgegenüber an Bedeutung völlig zurück; ihre Ausdehnung wechselt je nach der Stärke der Bacillenansiedlung und geht im großen ganzen den Veränderungen im Corium parallel. Sie äußern sich in einem verschieden starken intracellulären Ödem, das zu umschriebener Verflüssigung der Stachelzellen führt (Altération cavitaire LELOIRS) und damit zur Bildung kleiner Vacuolen. Durch Zusammenfließen

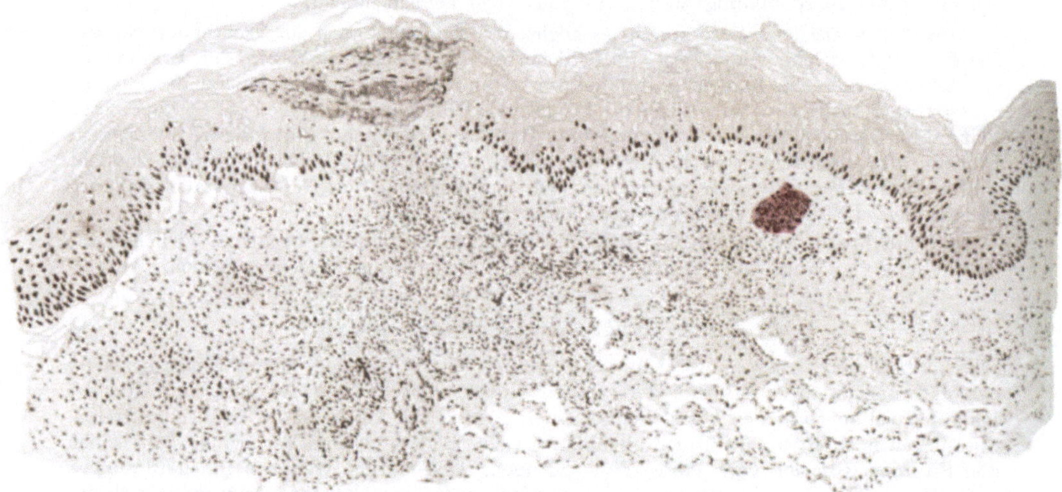

Abb. 161. *Paratyphus-B-Roseole.* (12 Std bei 37° in steriler physiologischer Kochsalzlösung bebrütet.) Epithelnekrose, Parakeratose, Spaltraumbildung, (roter) Bacillenhaufen im Papillarkörper, zellige Infiltration im oberflächlichen Corium. O = 66:1; R = 66:1. (Sammlung POEHLMANN.)

mehrerer kann es zur Bildung größerer Hohlräume kommen. Ob die so entstehenden umschriebenen *Epithelnekrosen* als primäre aufzufassen sind (POEHLMANN), oder ob es sich dabei um eine sekundäre Folge der Cutisveränderungen handelt (FRAENKEL), ist noch strittig. Auf alle Fälle sind ausgedehntere Nekrosen selten. Hingegen findet sich relativ häufig eine Parakeratose, die zusammen mit austretendem Exsudat eine oberflächliche feine *Kruste* bildet.

Überall dort, wo die Zellansammlung des Coriums stärkere Grade annimmt und an die Epidermis heranreicht, findet sich stets eine wechselnd starke Durchsetzung der Epidermis mit diesen entzündlichen Zellelementen, die dann auch in den parakeratotischen Schuppen oder subcornealen Bläschen angetroffen werden.

Die *Epidermis-Cutisgrenze* ist infolge des Ödems verstrichen; der Papillarkörper abgeflacht. Gelegentlich kann das Exsudat über den Spitzen einzelner Papillen auch hier zur Bildung kleinster Spalträume führen, ein Befund, der sich allerdings viel häufiger bei bebrüteten Roseolen und hier auch in stärkerem Ausmaße vorfindet. Es handelt sich bei dieser *Bebrütung* um jenen von FRAENKEL erstmalig angegebenen Kunstgriff, mit dessen Hilfe es gelingt, in frisch excidierten Typhusroseolen durch 12—24stündige Behandlung in Nährbouillon bei 37° eine *Anreicherung*, d. h. eine Vermehrung der *Typhusbacillen* in den Roseolen zu erzielen.

Papillarkörper und *obere Cutis* sind durch das Ödem angeschwollen, die Lymphspalten erweitert. Die kollagenen Fasern erscheinen zunächst nur aufgelockert, später jedoch manchmal zerrissen, aufgequollen und in Fibrillen zerfasert, ja das ganze kollagene Gewebe kann schließlich in eine schwach gefärbte homogene Masse umgewandelt sein. Auch das elastische Gewebe erleidet ähnliche Umwandlungen; im Bereiche der zelligen Infiltration kann es sogar völlig zugrunde gehen (POEHLMANN).

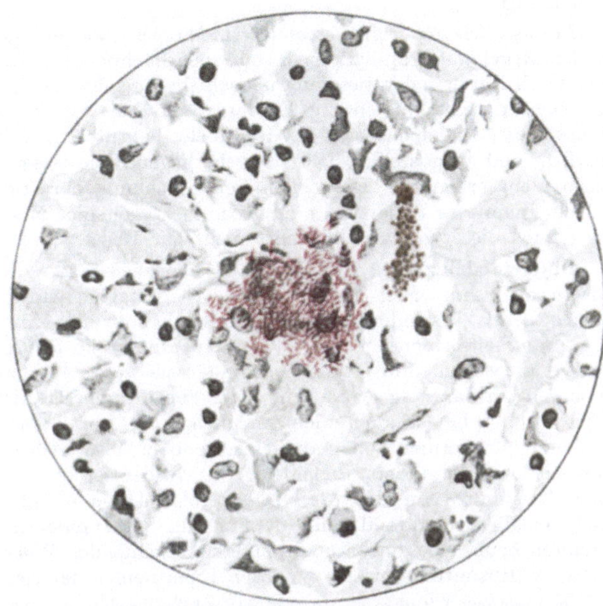

Abb. 162. *Paratyphus B-Roseole.* (Vorbehandlung wie 161.) Paratyphusbacillen-Kolonisation. Degeneration der Zellen der Umgebung. (Sammlung POEHLMANN.)

Die eben besprochenen Veränderungen beschränken sich in der Regel auf das Stratum papillare und subpapillare. Nur vereinzelt begleitet ein perivasculärer Zellmantel ein Hautgefäß in das tiefere Corium.

Über den Aufbau der erwähnten Zellinfiltrate sind die Meinungen noch geteilt. FRAENKEL, dem wir die ersten systematischen histologischen Untersuchungen von Typhusroseolen verdanken, spricht die an der Zusammensetzung der Entzündungsherde beteiligten Zellen in erster Linie als fixe Gewebszellen und deren Abkömmlinge an, zu denen sich eine geringgradige Vermehrung der adventitiellen und periadventitiellen Zellen im Bereich der Präcapillaren des Erkrankungsherdes geselle. POEHLMANN, der in einer ausführlichen Bearbeitung die Veränderungen monographisch dargestellt hat, betont demgegenüber den großen Formenreichtum der Infiltrate, die er als richtiges *Granulationsgewebe* bezeichnet, das aus den verschiedensten Zellformen aufgebaut sei. Neben ausgewanderten Blutlymphocyten in allen Stadien der Entwicklung bis zu den Polyblasten, beschreibt er Histiocyten (ASCHOFF-KIYONO), polynucleäre Leukocyten, Mastzellen, Plasmazellen und schließlich Fibroblasten. Er mißt dabei dem Vorkommen und der lebhaften Wucherung der Gewebshistiocyten insofern eine besondere Bedeutung zu, als sie in gleicher Form auch in anderen typhös erkrankten Organen vorgefunden werden und betont weiter, daß sich in den Zellherden alle Übergänge von eben ausgewanderten Lymphocyten über Polyblasten bis zu echten Plasmazellen feststellen lassen. Neben diesen lympho- und

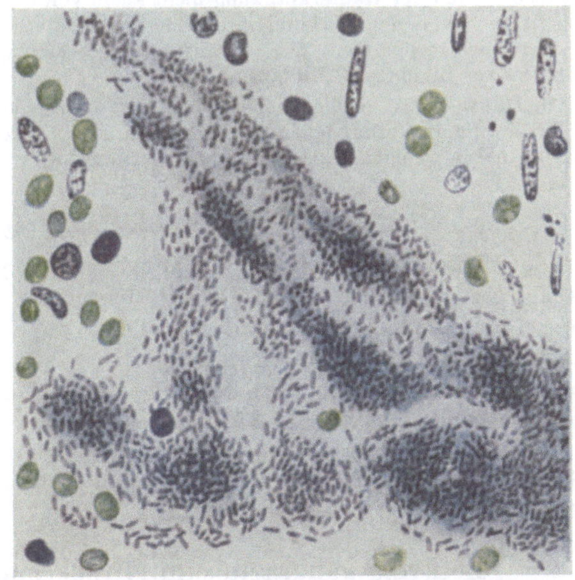

Abb. 163. *Typhus-Roseole.* (Bebrütet.) Bacillenherd in der Haut. (Sammlung E. FRAENKEL.)

leukocytären Zellelementen fand POEHLMANN ind em Gewebe der Roseolen gelegentlich auch einmal Erythrocyten, die er auf eine Diapedesisblutung durch die alterierte Gefäßwand zurückführt.

In *angereicherten Typhusroseolen* finden sich Bacillenhaufen in gesetzmäßiger Weise vor, in der Regel auf Papillarkörper und oberflächliches Corium beschränkt. Nur vereinzelt lassen sich Herde in den tieferen Cutisschichten nachweisen. Während man in diesen Roseolen die Bacillen selbst bis in die Epidermis und bis zur Hornschicht hinauf antreffen kann (FRAENKEL), finden sie sich in den nicht bebrüteten, frisch untersuchten Roseolen nur spärlich, und zwar stets frei im Gewebe liegend; sie lassen keinerlei Beziehung zu den Gefäßen mehr erkennen. Die Zellen der Umgebung derartiger Bacillenherde sind zerfallen; jedoch kommt es dabei nicht zu so ausgesprochenen Nekrosen, wie in anderen Organen. Aber auch dieser Zellzerfall gehört nicht zur Regel.

Differentialdiagnose. Ein durchaus kennzeichnender Befund, der in jedem Falle die Diagnose Typhus- oder Paratyphusroseole gestatten würde, ist bisher nicht bekannt. Die histologischen Veränderungen sind vielmehr nur im Zusammenhang mit dem Nachweis der Krankheitserreger in der erkrankten Hautstelle als für den typhösen Prozeß beweiskräftig anzusehen. Für sich allein können sie wohl den Verdacht einer typhösen oder paratyphösen Erkrankung erwecken, sind aber durchaus nicht als spezifisch anzusprechen (FRAENKEL). Es ist auch nicht möglich, auf Grund der geweblichen Veränderungen die beiden Typhusformen voneinander zu trennen. Praktisch kommt dieser letzteren Forderung ja auch keine besondere Bedeutung zu. Anders steht es hingegen mit der Notwendigkeit einer Trennung von der *Fleckfieberroseole.* Diese ist glücklicherweise im Gewebsschnitt leicht möglich. Während beim Typhus und Paratyphus die Gefäßwand unverändert bleibt, ist diese beim Fleckfieber (s. d.) in kennzeichnender Weise beschädigt. Dazu kommt, als weiteres Hilfsmittel, bei den typhösen Exanthemen der Nachweis der Bacillen.

Pathogenese. Typhus- und Paratyphusroseolen werden seit FRAENKEL als bakterielle Metastasen in die Lymphgefäße der Haut aufgefaßt, eine Ansicht, die UNNA bereits 1894 vertreten hat. Die Typhusbacillen verlassen die Blutbahn durch die Wände der Capillaren hindurch und gelangen in die perivasculären Lymphräume, wo sie liegenbleiben. Dabei scheint der Grad der Hauterkrankung nicht allein von der Menge der Typhusbacillen allein, sondern auch von der Wirkung ihrer Endotoxine abhängig. Die meisten Keime werden wahrscheinlich in der Haut rasch vernichtet; und nur da, wo vereinzelte erhalten bleiben, kommt es zur Bildung der Roseolen.

Aber auch diese Bacillen gehen schließlich unter dem Einfluß der gesteigerten Blutzufuhr, der damit verbundenen erhöhten Einwirkung baktericider Substanzen sowie durch Phagocytose in wenigen Tagen zugrunde (POEHLMANN).

η) Durch den Bacillus pyocyaneus.

Die Menschenpathogenität des Bacillus pyocyaneus wurde lange Zeit in Zweifel gezogen. Erst durch die Beobachtungen von HITSCHMANN und KREIBICH, LEWANDOWSKY u. a. und besonders von E. FRAENKEL wurde dargetan, daß wir es hier mit einem Krankheitserreger zu tun haben, dem allerdings fast nur *weniger widerstandsfähige* Menschen eine Angriffsmöglichkeit bieten, und zwar trifft diese in erster Linie die äußere Haut.

Der *Bacillus pyocyaneus* ist ein an einem Ende eine Geißel tragendes, schlankes, bewegliches Stäbchen, das sich mit den gewöhnlichen Anilinfarben darstellen läßt und bei der Behandlung nach GRAM entfärbt wird.

Ecthyma gangraenosum (Pyoderma gangraenosum)

wird das von dem Bacillus pyocyaneus auf der äußeren Haut hervorgerufene Krankheitsbild seit HITSCHMANN und KREIBICH genannt. Es äußert sich in erster Linie als eine Geschwürsbildung in der Haut, die sowohl ektogen als auch hämatogen entstehen kann; letztere Form ist jedoch außerordentlich selten. Die Veränderung tritt meist akut beim geschwächten kindlichen und jugendlichen Organismus auf, kommt jedoch unter den gleichen Voraussetzungen, wenn auch sehr viel seltener, beim Erwachsenen vor (KRANHALS, SOLTMANN, FRAENKEL u. a.) und wurde bei diesem gelegentlich auch als chronische Erkrankung beobachtet (DE LA CAMP u. a.). Wie beim Ecthyma streptogenes erwähnt, tritt das Pyoderma gangraenosum öfters bei Kranken mit Colitis ulcerosa auf, ohne daß wir bis jetzt eine sichere Erklärung hätten (RUSSEL).

Es handelt sich meist um scharf umschriebene, gewöhnlich mit einem roten Hof umgebene, zunächst rot oder dunkelbraun gefärbte, linsen- bis pfenniggroße Erkrankungsherde, in deren Zentrum die Epidermis anfangs meist unverändert, gelegentlich aber auch kleinblasig abgehoben erscheint. Die Mitte dieser Erkrankungsherde zerfällt sehr schnell hämorrhagisch. Das darunter liegende Gewebe wird nekrotisch, meist ohne Eiterbildung, wenn diese auch gelegentlich vorkommt.

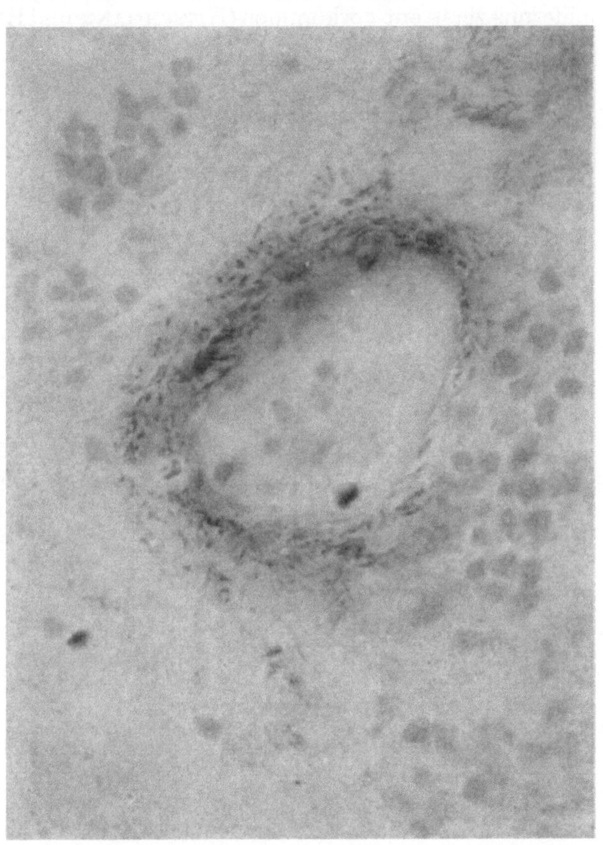

Abb. 164. *Pyocyaneusinfektion der Haut.* Ein Gefäß, dessen Wand mit Bacillen durchsetzt ist. (Nach E. FRAENKEL.) O = 800:1.

Die Erkrankung hat eine gewisse Vorliebe für die Kontaktflächen der Haut, in erster Linie die Gegend vom Nabel abwärts bis zur Mitte der Oberschenkel unter besonderer Bevorzugung der Umgebung des Afters und der äußeren Genitalien sowie der Achselhöhlen. Bei längerem Bestande der Veränderung stoßen sich die nekrotischen Massen ab, und es entstehen scharf abgesetzte, kreisrunde, tiefe, von harten hämorrhagischen Rändern umgebene Geschwüre. Der Bacillus pyocyaneus läßt sich aus den Erkrankungsherden meist im gefärbten Ausstrich bzw. durch Kulturverfahren leicht nachweisen.

Der hämorrhagische Charakter der Erkrankung kann manchmal so sehr im Vordergrunde stehen, daß es zur Bildung ausgedehnter Blutextravasate kommt.

Gelegentlich bestand nur ein einziger Krankheitsherd auf der Haut; in der Regel jedoch handelte es sich um multiple, zum Teil in Gruppen zusammenstehende Veränderungen (FRAENKEL).

Histologisch steht entsprechend dem klinischen Befunde die *hämorrhagische Nekrose* des Gewebes im Vordergrunde. Diese erstreckt sich zunächst auf die eigentliche Cutis, die dann, zunächst manchmal unter Erhaltung der Papillen und der Epidermis, bis in die Subcutis hinunter als eine kern- und formlose Masse erscheint, innerhalb deren lediglich die Anhangsgebilde der Haut, die Knäuel- und Talgdrüsen erhalten bleiben (HITSCHMANN und KREIBICH). Bei Färbung mit polychromem Methylenblau nimmt dieser nekrotische Gewebsabschnitt eine schmutzigblaue Farbe an, die jede Zeichnung verdeckt.

Lediglich die *Gefäße* heben sich als blaugefärbte Gebilde ab; denn die ihre Wandung massenhaft durchsetzenden Krankheitserreger halten den Farbstoff besonders stark fest. Dieser Befund der in und zwischen den Wandschichten wuchernden Krankheitserreger, auf den schon KREIBICH und HITSCHMANN in einem ihrer Fälle hingewiesen haben, ist eine *Eigentümlichkeit des Bacillus pyocyaneus*, die von FRAENKEL sowie auch von ORTH betont wurde. Daß daneben Bakterien auch noch diffus über den ganzen nekrotischen Bezirk einschließlich der Epidermis zerstreut vorkommen (HITSCHMANN und KREIBICH), wird von FRAENKEL

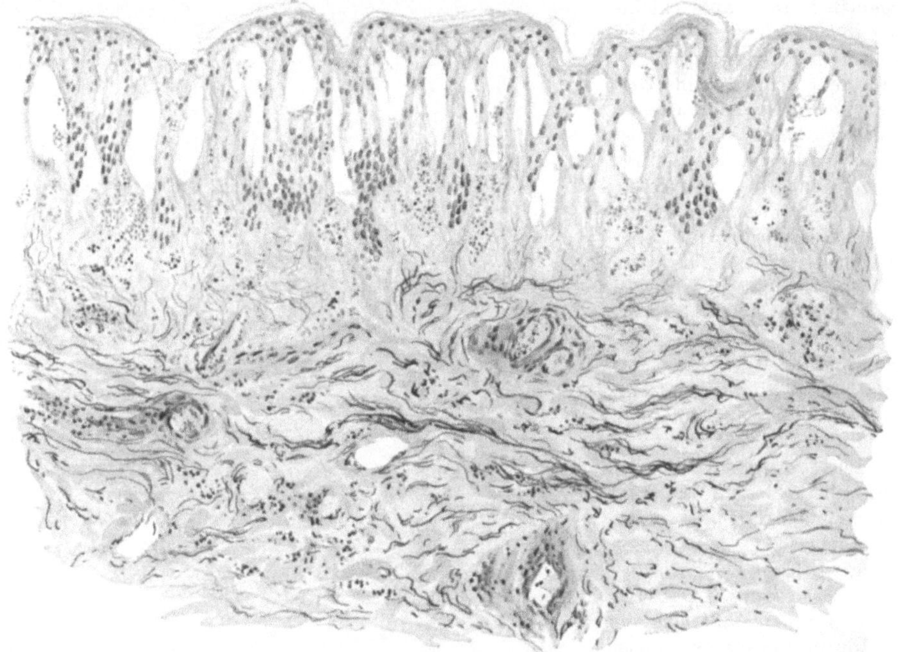

Abb. 165. *Pyocyaneusinfektion der Haut.* Hämorrhagisches Ödem mit Blasenbildung in Epidermis und Papillarkörper; erweiterte Gefäße, entzündliche Veränderungen kaum vorhanden. O = 128:1; R = 128:1. (Sammlung E. FRAENKEL.)

bestritten. Zu jenem kennzeichnenden Verhalten tritt dann noch das verhältnismäßig häufige Ausbleiben jeglicher Leukocytenansammlung, eine Feststellung, die von HITSCHMANN und KREIBICH auf den raschen Verlauf des Prozesses, von FRAENKEL auf eine negative Chemotaxis der Erreger zurückgeführt wird.

Im Innern der Gefäße fehlen die Bacillen stets vollkommen; auch sind in der Gefäßwand in der überwiegenden Mehrzahl der Fälle weitere Veränderungen nicht festzustellen. Ausnahmsweise nur finden sich entzündliche Vorgänge, sei es in Gestalt von Arteriitiden, in deren Verlauf es zu spaltförmiger Verengerung des Gefäßlumens kommen kann, sei es in Gestalt von umschriebenen leuko- und lymphocytären Zellansammlungen zwischen den Wandschichten, zwischen Media und Intima, wodurch diese auseinandergedrängt werden. Außerdem trifft man, namentlich in der nächsten Umgebung der Nekrosen, gelegentlich Gefäße, die durch Leukocyten und Fibrinthromben völlig verschlossen sind, ohne daß Bacillen in den Wandungen vorhanden wären.

Die *Umgebung* der nekrotischen Bezirke ist im übrigen ödematös aufgelockert, die fixen Gewebszellen geschwollen, das elastische Gewebe jedoch nicht verändert. Die Gefäße des Papillarkörpers über dem Erkrankungsherde sowie auch die der Umgebung sind häufig prall gefüllt; man findet Blutextravasate auch dort, wo sonst keinerlei krankhafte Veränderung der Gefäßwand festzustellen ist.

Die *Epidermis* ist anfangs häufig nicht verändert; in anderen Fällen wieder ist sie durch das starke Ödem blasenartig abgehoben, oft durch ein hämorrhagisches Exsudat, das meist den Erreger in reichlichen Mengen enthält. Auf die an den Rändern häufig eintretende Epithelproliferation haben wir beim Ecthyma streptogenes hingewiesen.

Differentialdiagnose. Die eigentümliche Lagerung der Bacillen in den Gefäßwandschichten ist ein Kennzeichen der Pyocyaneusinfektion; als solche kann auch das Vorwiegen hämorrhagisch-nekrotischer gegenüber leukocytär-exsudativen Veränderungen angesehen werden. Dieser Nachweis dichter Ansammlungen feinster, gramnegativer Stäbchen in der Gefäßwand eines Krankheitsherdes ist ein Befund, der nach FRAENKEL auch ohne kulturelle Identifizierung der betreffenden Bacillen die Diagnose auf eine Pyocyaneuserkrankung gestattet.

Im Gegensatz zu diesem, die örtliche Pyocyaneusinfektion hinreichend kennzeichnenden Befund besitzen wir kein histologisches Merkmal, das uns die Diagnose *Allgemeininfektion* durch den Bacillus pyocyaneus erlaubt; diese ist nur möglich durch den Nachweis der Bacillen im strömenden Blut oder auch im Lumbalpunktat bzw. im Urin, vorausgesetzt, daß eine Erkrankung der tieferen Harnwege (Harnblase) durch Pyocyaneus ausgeschlossen werden kann (FRAENKEL).

Wenn nach vorstehendem das histologische Bild des Ecthyma gangraenosum durch Pyocyaneusinfektion auch festzustehen scheint, so ist doch darauf hinzuweisen, daß klinisch ganz übereinstimmende Krankheitsfälle auch durch andere Erreger hervorgerufen worden sind (s. Ecthyma).

Pathogenese. Die Pyocyaneusinfektion des Menschen kann sowohl ektogen wie hämatogen zu dem als Ecthyma gangraenosum bezeichneten Krankheitsbild führen. Es ist jedoch auch möglich, daß eine Infektion des Blutes erst sekundär im Anschluß an die Hauterkrankung auftritt. Bei der Mehrzahl der Fälle von Ecthyma gangraenosum haben wir es mit einem ektogen entstandenen Leiden zu tun (FRAENKEL). Man darf hierbei neben der unmittelbar durch die Ansiedlung der Bacillen in der Gefäßwand ausgelösten mechanischen Schädigung auch wohl noch spezifische, lokal toxisch wirkende Stoffwechselprodukte derselben für die Entstehung der Hautveränderungen verantwortlich machen.

Der Nachweis von Pyocyaneusbacillen lediglich im Leichenblut kann jedoch nicht als Beweis für deren Menschenpathogenität verwertet werden; dazu gehört der Nachweis von Krankheitsherden im Organismus, die in mikroskopischen Schnitten auffindbare Pyocyaneusbacillen enthalten und deren Kreisen in der Blutbahn verständlich machen. Auch der Bacillenbefund in den Wandungen der Blutgefäße kann nicht als ausschlaggebend für eine hämatogene Infektion angesehen werden, da er sicher auch bei ektogen entstandenen, als Ecthyma gangraenosum zu bezeichnenden Veränderungen beobachtet wird (FRAENKEL).

ϑ) Durch den Streptobacillus (DUCREY-UNNA).

Ulcus molle.

Durch Eindringen des Streptobacillus in die Haut entsteht nach 2—3 Tagen ein zunächst umschriebenes rotes Knötchen, das eitrig zerfällt und sich dann in ein ziemlich schnell wachsendes Geschwür umwandelt. Dieses Geschwür ist gekennzeichnet durch einen steil abfallenden unterhöhlten Rand, einen entzündlich geröteten Saum und eitrig belegten Grund; aus diesem lassen sich die Erreger, namentlich bei Entnahme des Eiters aus den Randabschnitten, leicht nachweisen. Gelegentlich entwickeln sich im Grunde des Geschwürs warzenartige Wucherungen *(Ulcus molle elevatum)*. Als *Ulcus molle folliculare* bezeichnet man an die Haarfollikel gebundene, kleine weiche Schanker, die klinisch an Acneknötchen erinnern, im Gegensatz zu diesen in der Mitte jedoch ein scharf begrenztes Geschwür tragen. Sie entstehen nach VÖRNER immer erst sekundär im Anschluß an das gewöhnliche Ulcus molle.

Die Ulcera mollia treten meist multipel auf und sind bei Berührung außerordentlich schmerzhaft. Häufig kommt es zu einer eitrigen Einschmelzung der regionären Drüsen.

Der *Streptobacillus* ist ein gramnegatives Stäbchen, das die Neigung zeigt, sich in langen Ketten anzuordnen; er wurde zuerst von DUCREY (1889) im Eiterausstrich gesehen und von P. G. UNNA im Gewebsschnitt nachgewiesen. Er findet sich sowohl extra- wie intracellulär; man kann an den einzelnen Bacillen häufig noch verschiedene Formen unterscheiden (Hantelform, Doppelkokkenform). P. G. UNNA hat für die Darstellung das Leuko-Methylenblau (Rongalit) empfohlen.

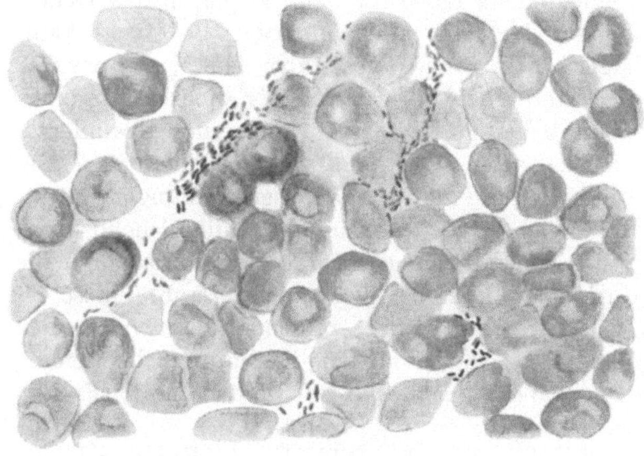

Abb. 166. *Streptobacillen.* Ausstrich aus dem Geschwürsrand eines Ulcus molle. O = 1300:1; R = 1300:1.

In einem eben entstehenden weichen Schanker, der klinisch als vorgewölbter roter Fleck erscheint, ist die Oberhaut vom Papillarkörper durch einen kleinen *Eiterherd* abgehoben, der mit der Außenwelt durch einen feinen zentralen Kanal in Verbindung steht. Die Stachelschicht in dessen nächster Umgebung ist ödematös und von zahlreichen polynucleären Leukocyten durchsetzt. In dem Maße, wie sich die eitrige Einschmelzung auf die ganze Epidermis ausdehnt, wuchert die Stachelschicht der nächsten Umgebung und wird erheblich verbreitert *(Acanthose)*. Zu diesem Zeitpunkt finden sich die *Streptobacillen* nur spärlich und durchziehen in gewundenen Ketten hauptsächlich das Zentrum des kleinen subepidermalen Eiterherdes. In der *Cutis* sind die Blut- und Lymphgefäße stark erweitert, nicht nur in der näheren, sondern auch in der weiteren Umgebung des Eiterherdes. Um diesen herum entwickelt sich bereits sehr frühzeitig ein aus polynucleären Leukocyten, vereinzelten Lymphocyten, aus zahlreichen *Plasmazellen* und wuchernden Bindegewebszellen bestehendes *Infiltrat*, das sich auch perivasculär in die weitere Umgebung erstreckt.

Der zentrale Gewebsbezirk zerfällt jedoch sehr schnell, indem die eitrige *Einschmelzung* der Epidermis fortschreitet, auf den Papillarkörper und die Cutis übergreift, während hier die Zellinfiltration an Stärke und Ausdehnung zunimmt. Zu diesem Zeitpunkt, dem zweiten Stadium der UNNA-NICOLLschen Einteilung, findet man klinisch *ein flaches Geschwür*, dem histologisch eine zentral nekrotisch zerfallende, ödematös geschwollene und von zahlreichen Eiterzellen durchsetzte Epidermis entspricht, welche nach dem Gesunden zu durch die oben schon erwähnte wuchernde Stachelzellzone scharf abgesetzt ist. Unterhalb der eingeschmolzenen Epidermis erstreckt sich eine wechselnd breite, aus zerfallenden Bindegewebsmassen bestehende Zone, die ihrerseits wieder durch einen dichten *Plasmazellwall* von dem gesunden Gewebe der Cutis getrennt wird.

In dem derart veränderten Bezirk hat die Zahl der *Streptobacillen* erheblich zugenommen; sie durchsetzen in wirren, zopf- oder fischzugartigen Geflechten die ganze zerfallende Schicht, und zwar finden sie sich weniger in den zentralen Detritusmassen als in den Randabschnitten, besonders dort, wo sich der Übergang von der zelligen Infiltration zur Nekrose entwickelt. Während UNNA

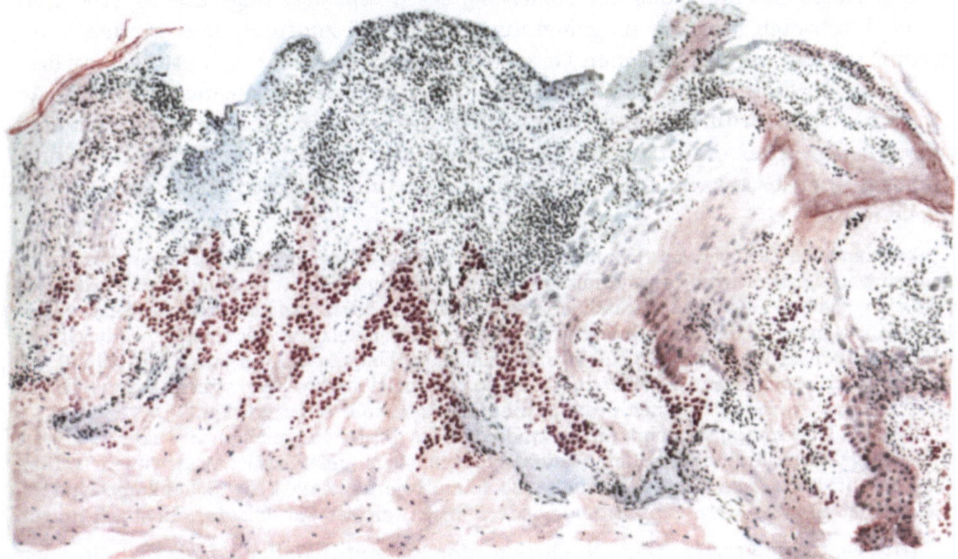

Abb. 167. *Ulcus molle incipiens.* Übersichtsbild. Methylgrün-Pyronin. O = 66:1; R = 60:1.

betont, daß die Streptobacillen sich in den Lymphspalten und den Lymphgefäßen, unter Freibleiben der Blutgefäße, und zwar nur außerhalb der Leukocyten vorfinden, hat AUDRY sie phagocytiert auch innerhalb derselben angetroffen; allerdings dürfte es sich dabei vielleicht nur um absterbende Bacillen gehandelt haben.

Auf der *Höhe der Geschwürsbildung* lassen sich deutlich mehrere voneinander scharf abgegrenzte Zonen unterscheiden. Von außen nach innen findet man die gewucherte Stachelzellschicht bzw. das Stratum basale zunächst noch in festem Zusammenhang mit dem Papillarkörper; dann folgt ein Bezirk, in welchem sie von diesem durch ein eitriges, zahlreiche Streptobacillen enthaltendes Exsudat abgehoben werden. Dieser Zone entspricht in der Cutis die leukocytäre und vor allem plasmacelluläre Infiltration. An dieser kann man jetzt eine eigenartige *radiäre Einstellung* besonders der Plasmazellherde erkennen, indem sich zwischen Septen wohl erhaltener Plasmazellhaufen bereits eitrig zerfallende und nekrotisierte Bindegewebskeile abheben. Es finden sich außerdem reichlich Histiocyten und Endothelien. Unterhalb des eigentlichen Geschwürs führt diese Nekrose außerdem zu mannigfachen Spaltbildungen, da das zerfallende Gewebe abgestoßen wird und die erhalten gebliebenen, mit Plasmazellen durchsetzten Bindegewebssepten gegen die Oberfläche zungenförmig vorspringen. (Nimmt diese Bildung stärkere Grade an, so kann sie zu der als *Ulcus molle elevatum* bekannten Form führen.) Das ganze Gewebe ist in den mittleren Abschnitten von dichten Leukocytenschwärmen durchsetzt, zwischen denen die Streptobacillen in vielfach gewundenen Ketten einherziehen. Nach der Oberfläche des Geschwürs hin finden sie sich spärlicher; hier sind sie oft in kurze Ketten oder einzelne Stäbchen augenscheinlich abgestorbener Bacillen zerfallen und von Leukocyten aufgenommen.

Das vierte Stadium, das der *Abheilung des Geschwürs*, zeigt uns die Bacillen nur noch schwach färbbar; sie gehen augenscheinlich zugrunde und werden dann zusammen mit dem nekrotischen Gewebe abgestoßen. Der gereinigte Geschwürsgrund besteht dann nur noch aus Plasma- und Spindelzellen, die das aufgelockerte kollagene Gewebe durchsetzen. Schließlich erfolgt vom Rande her durch eine von den gewucherten Stachelzellen ausgehende Epithelneubildung die Überhäutung des Geschwürs, die naturgemäß stets mit *narbiger Abheilung* einhergehen muß.

Pathogenese. Der weiche Schanker entsteht durch Eindringen der Erreger durch die Oberhaut, und zwar wird dies wohl infolge einer klinisch meist nicht feststellbaren Verletzung möglich gemacht. Die Streptobacillen entwickeln sich dann augenscheinlich an der Epidermis-Cutisgrenze, führen zunächst zu eitriger Einschmelzung der ersteren, durch ihr Weiterwuchern in die Tiefe zur Nekrose der nächsten Umgebung und zur Entwicklung des hauptsächlich aus Plasmazellen aufgebauten Granulationsgewebes, worin wir vielleicht einen Selbstverteidigungsversuch des erkrankten Organismus sehen dürfen.

Für die Übertragung scheint nicht unbedingt das Bestehen weicher Schankergeschwüre erforderlich, da Streptobacillen im Genitalschlauch auch ohne diese nachgewiesen werden konnten (Streptobacillenträger, Bruck). Ob hämatogen-metastatische Schankergeschwürsbildung vorkommen kann (Lennhoff), bedarf noch weiterer einschlägiger Beobachtungen.

Differentialdiagnose. Der Nachweis der Streptobacillen gestattet in den meisten Fällen eine Entscheidung. Aber auch dort, wo er unmöglich, bietet die Gewebsveränderung ein vom *syphilitischen Primäraffekt* so verschiedenes Bild, daß eine Trennung nicht schwer ist (Näheres s. dort). Schwierig kann naturgemäß die Stellungnahme beim Vorliegen eines *gemischten Schankers* werden, ja sie kann dann unmöglich sein, wenn es nicht gelingt, durch den Nachweis der Erreger zur Entscheidung zu kommen.

Praktisch von Bedeutung ist ferner die Unterscheidung vom **Ulcus vulvae acutum**, wie Lipschütz 1912 eine erstmalig von O. Sachs 1905 als pseudotuberkulöses Genitalgeschwür beschriebene Veränderung benannt hat. Es handelt sich dabei um eine infektiöse Erkrankung, die höchstwahrscheinlich als Selbstinfektion, vielleicht infolge Mutation des Erregers entsteht. Als solcher wurde der Döderleinsche Scheidenbacillus, der Bacillus vaginae, den Lipschütz als Bacillus crassus bezeichnete, angeschuldigt. Heute wird eine Virusätiologie erwogen (Behçet, Touraine).

Klinisch findet man scharf umschriebene Geschwüre mit eitrig zerfallendem Grund und zackigen, etwas unterwühlten Rändern, die sehr schnell, zum Teil unter hohem Fieber und starken Schmerzen auftreten, nachdem ihnen eine wechselnd starke Röte und Schwellung der äußeren Genitalien vorangegangen ist. Meist tritt die Krankheit bei jüngeren weiblichen Personen auf, ohne daß ein Zusammenhang mit Geschlechtsverkehr nachzuweisen sein muß.

In dem Sekret der Geschwüre läßt sich fast ausnahmslos ein grampositiver, gerader, gestreckter, an den Enden scharf abgesetzter Bacillus feststellen, der unbeweglich ist, keine Sporen bildet, fakultativ anaerob ist und nach SCHERBER unter 20^0 kein Wachstum zeigt.

Histologisch führen LIPSCHÜTZ und BRÜNAUER als die Veränderung kennzeichnenden Befund eine starke Füllung der erweiterten, mit Leukocyten gefüllten Gefäße an, sowie eine ausgesprochen leukocytäre Wandinfiltration, ein Ödem der Gefäßwände und dazu eine Schwellung und Wucherung der Bindegewebszellen im bindegewebigen Anteil der Intima. Dabei liegen Bindegewebszellen und Leukocyten als heller und dunkler gefärbte Gebilde neben- und durcheinander, was dem Zellinfiltrat ein eigenartiges Gepräge gibt. Diese Veränderung findet sich regelmäßig an den Capillaren und Präcapillaren, hier und da auch an etwas größeren venösen Gefäßchen, während die Arterien nur ausnahmsweise befallen werden. In den oberflächlichsten Teilen der Infiltratzone kann es zur gänzlichen Vereiterung dieser Gefäßchen und damit zur Bildung miliarer Pseudoabscesse kommen. Davon abgesehen, führt aber die starke leukocytäre Infiltration in den oberflächlichsten Gewebsschichten zur Geschwürsbildung in Gestalt einer eitrig-nekrotischen Zone, von der aus die Infiltration und Nekrose manchmal auch in Form von Zapfen hinab in die Tiefe reichen kann.

Im weiteren Verlauf kommt es zur Ausbildung *perivasculärer Lymphocytenmäntel* sowie einer diffus-zelligen Infiltration des ödematösen Bindegewebes. Dieses *Infiltrat* besteht dann aus Lymphocyten, polynucleären Leukocyten, eosinophilen Zellen und Bindegewebszellen, wozu sich sowohl in den oberflächlichsten als auch tieferen Schichten des Coriums geringe Ansammlungen roter Blutkörperchen gesellen.

Die *Abheilung* erfolgt verhältnismäßig schnell. Eine reaktive Entzündung des Bindegewebes führt zur Abstoßung des oberflächlich gelegenen eitrig-nekrotischen Schorfes; dann folgt die Wundheilung unter rascher Überhäutung und Hinterlassung zarter Narben.

Die *Bacillen* liegen regelmäßig und in großer Zahl in den oberflächlichen Eiterschichten, fehlen jedoch in dem tiefer gelegenen eigentlichen Zellinfiltrat. Wegen dieser oberflächlichen Lagerung war auch die ätiologische Bedeutung des DÖDERLEINschen Bacillus schon früher fraglich.

Andere, klinisch ähnlich aussehende Geschwüre, wie *luetische Ulcera* oder *weiche Schanker* sowie die Geschwüre bei *Diphtherie*, bei *Tuberkulose* lassen sich meist leicht unterscheiden. Inwieweit den Gefäßwandveränderungen, wie sie LIPSCHÜTZ und BRÜNAUER beschrieben haben, wirklich eine differentialdiagnostisch entscheidende Bedeutung zukommt, ist von weiteren Untersuchungen abhängig zu machen. Das Vorkommen des Bacillus crassus in den zahlreichen, vollkommen gerade gestreckten, an den Enden meist rechteckig abgestutzten grampositiven, teils einzeln, teils in Ketten oder in kürzeren oder längeren Fäden angeordneten Stäbchen läßt nach LIPSCHÜTZ sämtliche differentialdiagnostisch in Betracht zu ziehenden Erkrankungen dann ausschließen, wenn jeder andere bakteriologische Befund fehlt.

Das Fehlen des Bacillus crassus gab PLANNER und REMENOWSKY Veranlassung, den *aphthösen* ähnliche *Geschwüre*, die von ihnen im Anschluß an *Erythema nodosum* bei einzelnen älteren und schwächlichen Frauen beobachtet wurden, vom Ulcus vulvae acutum abzutrennen und als genitale Lokalisation eines Erythema nodosum aufzufassen. Ähnliche Beobachtungen liegen von JADASSOHN und KYRLE vor.

i) Durch Diphtheriebacillen.

Hautdiphtherie.

Hauterkrankungen durch Diphtheriebacillen kommen wahrscheinlich gar nicht so selten vor, wie man dies auf Grund der wenigen niedergelegten Untersuchungsbefunde annehmen müßte; sie finden sich hauptsächlich bei Kindern, insbesondere bei schwächlichen, können aber auch aus voller Gesundheit heraus einsetzen.

Der *Diphtheriebacillus*, ein kleines, leicht gebogenes, an den Enden etwas verdicktes Stäbchen, läßt sich leicht mit Anilinfarben darstellen und ist besonders gekennzeichnet durch die BABES-ERNSTsche Polkörnelung (Färbung nach M. NEISSER mit Chrysoidin und essigsaurem Methylenblau). Nach GRAM ist der Diphtheriebacillus im Gegensatz zu dem grampositiven Pseudodiphtheriebacillus nur schwach oder gar nicht darstellbar.

Man kann die Formen, bei welchen die Hautdiphtherie als Teilerscheinung einer *Allgemeindiphtherie* auftritt, von denen trennen, wo sie als *örtlich* begrenzte und selbständige Erkrankung beobachtet wird. Bei dieser letzteren Form unterscheidet man noch die Fälle, wo die Diphtherie in *krankhaft veränderter* Haut auftritt (echte Wunddiphtherie, Diphtherie auf entzündlich veränderter Haut) von jenen, wo sie *primär die gesunde* Haut befällt (ulcerierende und phlegmonöse Hautdiphtherie) (ADLER, DEUTSCHLÄNDER).

Hautveränderungen infolge einer *generalisierten* Diphtherie scheinen außerordentlich selten zu sein und wurden eigentlich nur vom pathologischen Anatomen bzw. auf Diphtherie-

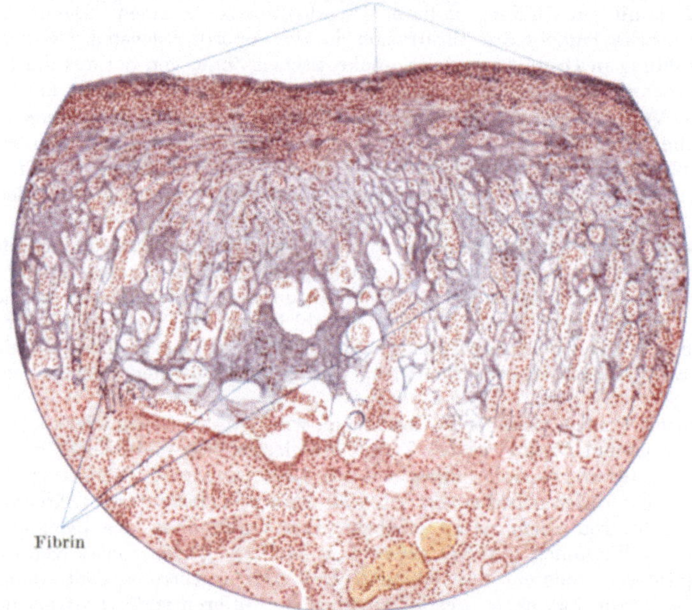

Abb. 168. Schnitt durch eine Diphtheriemembran. Fibrin und Bakterien blau. (WEIGERTsche Färbung; schwache Vergrößerung.) (Aus JOCHMANN-HEGLER: Infektionskrankheiten, 2. Aufl.)

stationen beobachtet. Bei ihnen handelt es sich um die Folgeerscheinungen einer allgemeinen Diphtheriebacillen*sepsis*; sie endeten daher meist mit dem Tode.

Bei der *örtlichen* Diphtherie krankhaft veränderter Haut spielt naturgemäß für das Gesamtbild die Art der primären Hauterkrankungen eine Rolle. Je nachdem wir hier eine echte Wunddiphtherie oder eine Aufpfropfung der Diphtherie auf mehr akute oder chronische Hautveränderungen vor uns haben, wird das Bild ganz verschieden sein. In den meisten Fällen kann man wohl derartige diphtherische Erkrankungen an dem eigentümlichen, fest haftenden, grüngrauen bis gelben Belag erkennen, wie er von der Rachendiphtherie her bekannt ist (DEUTSCHLÄNDER).

Die *mikroskopische* Untersuchung zeigt hier unterhalb der fibrinösen Ausschwitzung eine fibrinoide Degeneration des Bindegewebes, eine hyaline Nekrose der Gefäße, bei wechselnd starker leukocytärer bzw. lymphocytärer Zellinfiltration.

Die *Hautdiphtherie im engeren Sinne* stellt sich als *ulceröse* oder auch *phlegmonöse* Entzündung dar. Bei der ersteren handelt es sich um oberflächlich liegende, zunächst kleine Ulcera, die dann zusammenfließen und unregelmäßige, polycyclisch begrenzte Geschwüre mit leicht infiltrierten, stark geröteten Rändern bilden; diese fallen zu dem vertieften, mit einem grauweißen, fest anhaftenden diphtherischen Belag bedeckten Geschwürsgrund steil ab (SCHUCHT). In anderen Fällen kann die Erkrankung als erysipelartige oder auch *vesiculo-pustulöse* Veränderung beginnen (ADLER).

Bei der *ulcerösen* Hautdiphtherie ist die Epidermis des Geschwürsrandes gewuchert und von polynucleären Leukocyten durchzogen. Der Geschwürsgrund wird von einem mit polynucleären Leukocyten, Zell- und Kerndetritus durchsetzten Fibrinnetz bedeckt, in welchem sich wechselnd zahlreiche Diphtheriebacillen nachweisen lassen, neben denen in älteren Herden meist noch Staphylokokken und Streptokokken in reichlicher Zahl angetroffen werden (v. MARSCHALKO). Die *Cutis* innerhalb der Fibrindecke ist nekrotisch; das Gewebe nicht mehr färbbar; die Zellen sind zerfallen, die kollagenen Fasern ödematös aufgelockert. Dieser nekrotische Bezirk wird zum Gesunden hin von einem entzündlichen Zellinfiltrat abgegrenzt, in welchem sich zwischen den polynucleären Leukocyten meist zahlreiche rote Blutkörperchen vorfinden. Erst in weiterer Entfernung, im gesunden Teil, findet man auch Lymphocyten, dagegen keine Plasmazellen; auch die Beteiligung der fixen Bindegewebszellen ist verhältnismäßig gering.

Innerhalb des nekrotischen Abschnitts sind die Blutgefäße durch *Fibrinthromben* verstopft; in dem entzündlich infiltrierten Teil hingegen mächtig erweitert und strotzend gefüllt.

Gelegentlich kann die Nekrose auch in das Unterhautzellgewebe eindringen und hier *sekundär* zu derben, brettharten Infiltrationen in der Umgebung der Geschwüre führen, wie wir sie gewöhnlich bei der zweiten Form, der *phlegmonösen* Hautdiphtherie zu sehen bekommen. Hier liegt von vornherein ein tieferes Eindringen der Bacillen in das Unterhautzellgewebe vor, wo sie dann ausgedehnte, fortschreitende brettharte Schwellungen des Gewebes hervorrufen. Diesen entspricht im histologischen Bilde eine fibrinoide Degeneration des Bindegewebes und eine hyaline Gefäßnekrose, Veränderungen, welchen sekundär Nekrose, Gangrän und schließlich geschwüriger Zerfall der gesamten Hautdecke des erkrankten Abschnittes folgen. Dieser Befund unterscheidet sich also von dem oben beschriebenen grundsätzlich nicht. Dagegen fällt bei der phlegmonösen Form vor allem die geringe Neigung zur Eiterbildung auf, wenigstens bei den reinen Diphtherieinfektionen. Die Veränderung geht hier ohne scharfe Abgrenzung in das gesunde Gewebe über. Die Gangrän kann auch als trockener Brand auftreten (ERHARDT).

Differentialdiagnose. Bei der Vorliebe der diphtherischen Hautgeschwüre für die Umgebung der natürlichen Körperöffnungen ist die Unterscheidung von anderen hier vorkommenden Geschwürsformen wichtig. Es handelt sich dabei einmal um die venerischen Geschwüre, vor allem *Ulcus molle* und *Lues*. Wie sehr gerade bei letzterer das Bild durch eine sekundäre Verunreinigung mit Diphtheriebacillen verwischt werden kann, zeigt die Beobachtung KYRLES bzw. KRENS. So verwickelt wie hier werden allerdings die Dinge meist nicht liegen. Man wird schon auf Grund des klinischen Befundes in den meisten Fällen zu einer Entscheidung kommen können. Das gleiche gilt für jene seltenen Fälle von *Jod-* und *Bromexanthemen*, schließlich auch für das gerade an dieser Stelle häufiger vorkommende *Ecthyma*. Schwieriger kann schon die Unterscheidung von der *Noma* bzw. dem *Hospitalbrand* werden; hier ist manchmal eine Klärung nur durch Nachweis der Diphtheriebacillen unter Ausschluß anderer Entzündungserreger möglich. Diese Klärung hat jedoch stets bakteriologisch zu erfolgen, da sonst Irrtümer durch den Pseudodiphtheriebacillus nicht ausgeschlossen sind.

Pathogenese. Für jede primäre Hautdiphtherie muß man wohl eine örtliche Einimpfung der Bacillen annehmen, die auf dem Boden einer noch so unscheinbaren Hautverletzung entstanden ist. Da zudem gerade jene Gegenden bevorzugt werden, die der Maceration besonders ausgesetzt sind (Genital-, Analgegend), mag auch der Lokalisation eine Bedeutung zukommen. Es ist für das Zustandekommen der Hautdiphtherie durchaus nicht immer das gleichzeitige Bestehen einer Schleimhautdiphtherie beim gleichen Kranken erforderlich, da ja neben der Übertragung der Bacillen durch nicht sichtbar erkrankte Bacillenträger auch diejenige durch Gebrauchsgegenstände oder die Hände möglich ist.

ϰ) Durch Rotzbacillen.

Rotz (Malleus).

Bei den Rotzinfektionen des Menschen kann man eine akute, als schwere Sepsis in wenigen Tagen tödlich endigende Erkrankung von einer chronischen unterscheiden, welche sich über längere Zeit hinzieht und schleichend verläuft.

Beim *akuten*, von der äußeren Haut ausgehenden Rotz entsteht wenige Tage nach der Ansteckung unter allgemeinem schwerem Krankheitsgefühl und hohem Fieber eine die Infektionsstelle umgebende derbe, oft erysipelähnliche oder auch phlegmonöse Infiltration, die alsbald in ein speckiges, unregelmäßig gezacktes Geschwür zerfällt. Daran schließt sich eine Lymphangitis, der nach etwa einer Woche ein über die ganze Haut verbreitetes, zunächst erythematomaculöses Exanthem folgt, das sich dann zu teils indolenten, teils schmerzhaften, schnell eitrig-gangränös zerfallenden Knoten oder pockenähnlichen Pusteln weiterentwickeln kann. Entsprechende Geschwüre und Abscesse bilden sich in der Subcutis, in Sehnen, Knochen und Muskeln.

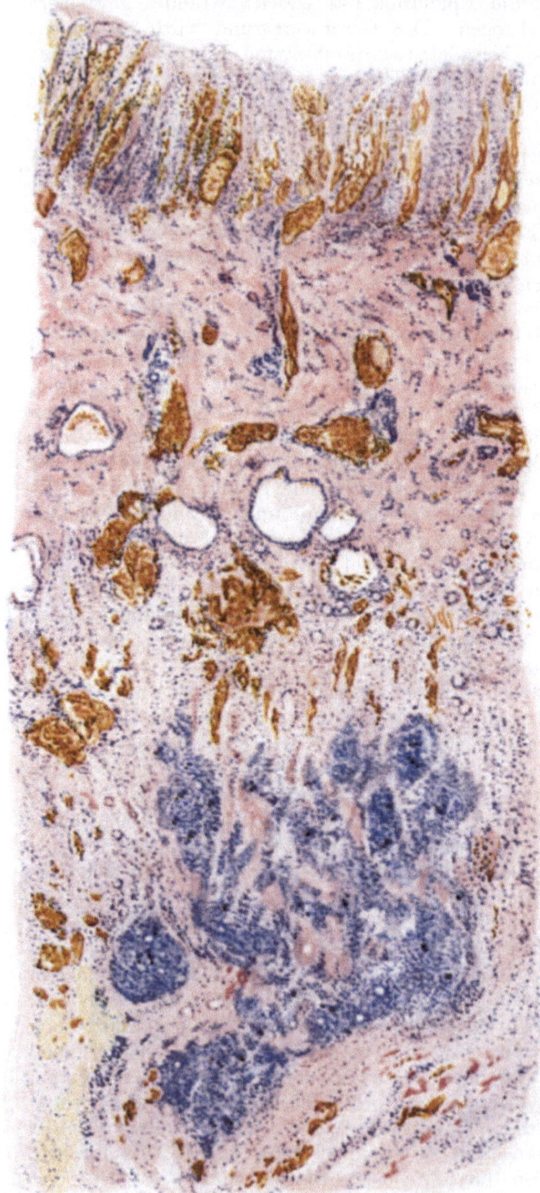

Abb. 169. *Rotzgeschwür*. Übersichtsbild. Rotzbacillen als violette Häufchen in dem leukocytären Infiltrat der tiefen Cutis. WEIGERTsche Fibrinfärbung. O = 19:1; R = 19:1. (Sammlung J. W. VAN DER VALK-Groningen.)

Diese Hauterkrankung kann auch im Anschluß an eine Infektion von der Nasenschleimhaut aus auftreten.

Beim *chronischen* Rotz, der sich meist an eine unbeachtet gebliebene und häufig längst abgeheilte Hautverletzung anschließt, sind die verschiedenartigsten Hautausschläge beobachtet worden: vesiculöse, pustulöse, papulöse, maculöse und hämorrhagische Exantheme, „wurmartige" Lymphangitiden, gummöse, ausgedehnte cutane und subcutane Absceßbildungen, Gelenkeiterungen und fortschreitende Ulcerationen. Bei dieser Form stehen häufig auch Erkrankungen der inneren Organe im Vordergrunde. Die Diagnose wird in solchen Fällen häufig erst nach dem Tode gestellt, da der Rotzbacillennachweis aus dem Eiter selten gelingt.

Der *Rotzbacillus* ist ein tuberkelbacillenähnliches Stäbchen, das sich nach GRAM entfärbt und bei Färbung mit Methylenblau eine ähnliche Körnelung zeigen kann, wie sie von den Tuberkelbacillen her bekannt ist. Die Identifizierung gelingt meist erst durch das Kulturverfahren, den Tierversuch bzw. die Agglutination. Der Bacillus wurde 1882 von LÖFFLER und SCHÜTZ entdeckt.

Die *histologische* Untersuchung deckt im *erythematösen* Anfangsstadium eigenartige Veränderungen an den mächtig erweiterten, zahlreiche *Rotzbacillen* enthaltenden, oberflächlichen *Cutisgefäßen* auf. Das Gefäßlumen wird von den stark geschwollenen Endothelien, deren homogenisiertes Protoplasma sich durch seine gleich starke

Färbbarkeit mit sauren und basischen Farbstoffen auszeichnet, bis auf wenige enge, polynucleäre Leukocyten und Rotzbacillen bergende Spalten verschlossen. Die Kerne dieser Endothelzellen finden sich als kugelige oder tropfige Gebilde innerhalb des geronnenen Protoplasmas, ein Befund, der zwar auch bei anderen nekrotisierenden Veränderungen auftritt, jedoch hier nie ein derartiges Ausmaß erreicht wie beim Rotzknoten (UNNA). Die Gefäßwand selbst, namentlich ihr elastisches Gewebe, erscheint zunächst nicht verändert; dagegen wird das die Gefäße umgebende Bindegewebe, ebenso wie die Bindegewebszellen überall dort, wo sie mit den Bacillen in Berührung gekommen sind, zu einer nekrotischen, leicht färbbaren Masse umgewandelt, innerhalb deren — ähnlich wie in den Endothelien — nur die Chromatinreste der Kerne noch Farbstoff annehmen (UNNA). Eigentümlicherweise löst das Vorhandensein der Rotzbacillen *keine* eigentliche *Gegenreaktion* des Gewebes aus, wie wir dies von anderen Infektionserregern her gewohnt sind.

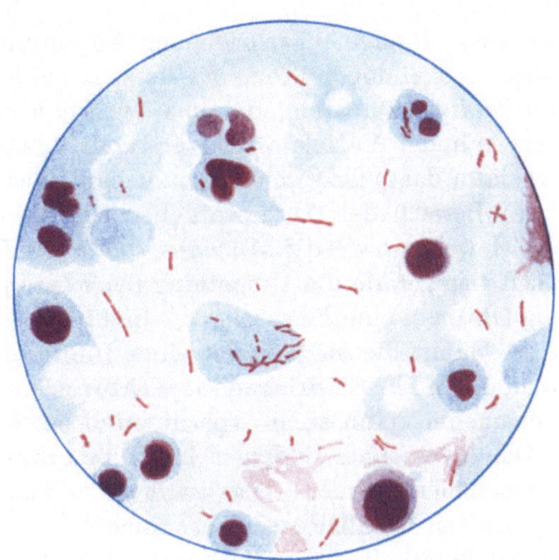

Abb. 170. *Rotzbacillen im Eiter.* Doppelfärbung nach FROSCH. (Aus JOCHMANN-HEGLER, Lehrbuch der Infektionskrankheiten, 2. Aufl.)

Ein Gewebsschnitt *junger Rotzknoten* zeigt in der Cutis oder auch Subcutis einen scharf abgesetzten Erkrankungsherd, in dessen Zentrum man bei frühzeitiger Untersuchung noch deutlich die eben beschriebene Gefäßveränderung als Ausgangspunkt des Prozesses feststellen kann. Zentral findet man dichte Anhäufungen polynucleärer Leukocyten, die zum Rande hin durchsetzt sind von wuchernden fixen Bindegewebszellen, die an Epitheloidzellen erinnern. Die Leukocyten des mittleren Abschnittes zeichnen sich ebenso wie die Endothelien und Bindegewebszellen durch ausgedehnte Zerfallserscheinungen aus. UNNA hat sie als „*Chromatotexis*“ (Kernschmelze) beschrieben, Veränderungen, die in das Gebiet der Karyorrhexis und Karyoschisis gehören. Man findet auch hier, wie in den Erythemflecken, reichliches Kernchromatin, meist in Form stark gefärbter Körnchen, Tropfen oder Fäden angeordnet, die vielfach netzartig miteinander verflochten sind; daneben kommt es zu einer eigentümlichen Ansammlung des Chromatins in Randnähe der Kerne, einer Veränderung, die der *Kernwandhyperchromatose* von SCHMAUS und ALBRECHT entspricht. BALOGH sah Makrophagen und auffallend große Pericyten sowie mehrkernige Zellen mit mitotischen und amitotischen Kernteilungen wie sie auch bei der Lymphogranulomatosis und in bestrahlten Tumoren zu finden seien.

In der Umgebung derartiger Rotzknoten sind die *Gefäße* außerordentlich stark erweitert und strotzend mit Blut gefüllt. Die Intima ist häufig zugrunde gegangen, die Media nicht nennenswert verändert, die Adventitia zeigt jedoch vielfach deutliche Wucherungsvorgänge. Das Lumen derart schwer geschädigter

Gefäße ist von einer diffus gefärbten, feinfaserigen nekrotischen Masse thrombotisch verschlossen; die Gefäßwände sind neben der Wucherung der adventitiellen Zellen noch durch eine starke leukocytäre Wandinfiltration verdickt. Letztere führt zu einer Auflockerung der Gefäßwandschichten, und auf diese sind wohl die ausgedehnten extravasculären Blutansammlungen zurückzuführen.

Eine von den cutanen Abscessen ausgehende starke Exsudation in und unter die Epidermis führt zur Entwicklung der *Rotzpusteln.* Dabei kommt es zur Auswanderung zahlreicher Leukocytenschwärme, die einmal zu epidermalen Pustelbildungen in den verschiedensten Schichten der Epidermis, zum anderen aber auch, infolge umschriebener Ansammlung unter der Epidermis, zu deren völliger Abhebung führen. Es kommt dabei oft eine fächerartige, *multilokuläre Pustelbildung* zustande, die uns die klinische Ähnlichkeit des Rotzpustelexanthems mit der Variola wohl verständlich macht. Nach Zerfall der Pusteldecke liegt dann das nekrotische Corium bloß: das *Rotzgeschwür* ist ausgebildet.

Im Bereich der Abscesse gehen selbstverständlich das kollagene und elastische Gewebe sowie die *Anhangsgebilde* der Haut völlig zugrunde. In einzelnen Fällen war gerade die Umgebung der letzteren der bevorzugte Sitz der Veränderung (Babes), eine Feststellung, die für die Pathogenese insoweit von Bedeutung ist, als damit die Möglichkeit einer Infektion ohne äußere Verletzung der Haut, lediglich durch Eindringen der Erreger durch die Haarfollikel wahrscheinlich gemacht und dann auch experimentell bewiesen werden konnte.

Die *Rotzbacillen* finden sich in der erkrankten Haut unregelmäßig zerstreut in reichlichen Mengen. Man trifft sie einmal im Bereich der thrombosierten und entzündeten Gefäße, dann aber auch oft in dichten Haufen (van der Valk und Schoo) innerhalb der Abscesse und schließlich auch in den Hautpusteln. Sie dringen auch über das eigentlich erkrankte Gewebe hinaus vor und gelangen in die Lymphspalten, sei es in langen Zügen, sei es in büschelförmigen Haufen, manchmal die Lymphgefäße völlig verstopfend.

Die *chronischen Rotzgeschwüre* zeigen gegenüber den vorstehend geschilderten Veränderungen keinen nennenswerten Unterschied.

Differentialdiagnose. Die Diagnose der akuten Rotzerkrankung ist mit Rücksicht auf das eigenartige Krankheitsbild nicht schwierig. Anders steht es hingegen mit den chronischen Formen. Hier sind alle jene chronisch-infektiösen Hautentzündungen zu berücksichtigen, die mit ausgedehnteren Zerfallserscheinungen einhergehen können. *Tuberkulose, Sporotrichose* und vor allem die *Syphilis* kommen hierbei in Frage; in einzelnen Fällen auch *serpiginöse Hautgeschwüre,* wie sie gelegentlich durch den *Streptobacillus* hervorgerufen werden. Hier sind dann sämtliche Methoden klinischer und bakteriologischer Forschung zur Entscheidung heranzuziehen, da das histologische Bild oft im Stiche lassen wird.

Pathogenese. Die Eintrittsstelle der Rotzbacillen ist am häufigsten die Haut, dann wohl die Nase, seltener die Lungen. Eine Verletzung der Haut ist dabei durchaus nicht immer notwendig (s. oben) (Nockard, Cornil u. a.). Von der Eintrittsstelle aus schreitet die Infektion zunächst auf dem Lymphwege fort, kann dann aber jederzeit zur hämatogenen Ausbreitung führen. Ob bei den einzelnen Rotzbacillenstämmen eine bestimmte Vorliebe für gewisse Organe und Organsysteme vorhanden ist (Stein), bedarf noch weiterer Beobachtungen.

λ) Durch Tularämiebakterien.

Die

Tularämie

ist eine pestähnliche Erkrankung der Nagetiere und kommt in den nördlichen gemäßigten Breiten vor. Um ihre Aufklärung haben sich besonders amerikanische Autoren, in erster Linie FRANCIS, verdient gemacht. Sie wird außer auf Nagetiere auch auf Schafe, Rinder, Fasane und Wachteln sowie auf den Menschen übertragen, wohl am häufigsten durch blutsaugende Insekten. Die Tularämie ist nicht selten, wird aber oft verkannt.

Die Erkrankung äußert sich nach 1—21tägiger, meist aber 3tägiger Inkubation mit Allgemeinerscheinungen wie Schüttelfrost, Fieber und Erbrechen. Das Fieber kann sich über Wochen wellenartig hinziehen. Bis zu einer Woche nach der Infektion tritt meist gleichzeitig mit Lymphknotenveränderungen an der Stelle des Eindringens des Erregers ein sog. Primäraffekt einzeln oder multipel auf. Dieser besteht anfangs in einem Knötchen, das dann pustulös wird und zerfällt. Die Schwellung der Lymphknoten ist äußerst schmerzhaft, die Haut darüber gerötet. Meist bestehen Lymphangitiden, in deren Verlauf sich subcutane Knoten ausbilden können, die ebenso wie die Lymphknoten zur Ulceration neigen. Die Eintrittspforte kann außer der Haut auch im Bereich der Schleimhäute liegen. Im vielleicht überwiegenden Teil der Fälle erfolgt beim Menschen die Infektion enteral (SCHULTEN). Der Verlauf erinnert dann an einen Typhus oder an eine Grippe. Tage bis Monate nach der Infektion kann ein sekundäres Exanthem auftreten. Dieses ist äußerst polymorph. Neben Papeln, Bläschen, Pusteln, akneiformen Efflorescenzen kommen auch erythema-exsudativum multiforme-ähnliche und erythema nodosum-ähnliche Bilder vor. Auch das Auftreten von Ecthymata wurde beschrieben (ARZT). Bei entsprechender Lokalisation eines Primäraffektes ist die Differentialdiagnose klinisch gegenüber einer Lues schwierig. 14 Tage nach Krankheitsbeginn ist eine serologische Agglutinationsreaktion möglich. Bereits nach 4—10 Tagen kann man mit einem positiven Intracutantest mit einer entgifteten Reinkultur, dem Tularin (WHERRY, FOSHAY), rechnen. An den inneren Organen können sich ähnlich gebaute Knötchen finden wie in der Haut und den Lymphknoten.

Histologisch müssen wir unterscheiden zwischen dem Aufbau der primären und der sekundären Veränderungen. Bei den primären — dem sog. Primäraffekt, den Lymphknotenveränderungen und den Knoten im Verlauf der Lymphbahnen — ist er eigenartiger und läßt an eine Tularämie denken, dagegen ist er bei den sekundären völlig uncharakteristisch.

Beim *Primäraffekt* findet sich in der Epidermis eine zapfenartige Wucherung der Epithelzapfen zur Tiefe hin. Die Oberfläche bleibt zunächst flach und wird erst später hyperkeratotisch-verrucös, während sich gleichzeitig die Epithelleisten nicht mehr in die Tiefe ausdehnen, sondern mehr abgeflachte rechteckige Zapfen bilden (SCHUERMANN und REICH). Die Verbreiterung der Hornschicht kann in einer einfachen Hyperkeratose, aber auch in einer Parakeratose bestehen. Die Epithelwucherung erinnert manchmal an eine Pyodermia (chronica) papillaris exulcerans (ZURHELLE und KLEIN). Ihr folgt eine Abflachung und Verschmälerung mit schließlicher Ulceration.

In der gesamten *Cutis*, besonders im Papillarkörper, besteht ein erhebliches Ödem. Die eigentlichen Veränderungen aber bestehen in einem Granulationsgewebe, meist in der tieferen Cutis oder Subcutis, von folgendem Aufbau:

Im Zentrum findet sich eine *Nekrose*, die im Gegensatz zur Tuberkulose noch polymorphkernige Leukocyten, Lymphocyten und Histiocyten oder deren Trümmer enthält, also *nicht homogen* ist. Daneben finden sich feine, oft nur aus wenigen Erythrocyten bestehende *Blutungen* (RANDERATH). Diese gehen aus erweiterten, prall gefüllten Gefäßen hervor, deren Schatten man mit abgeblendetem Mikroskop erkennen soll (KIMMELSTIEL und CALDWELL, HELLWIG,

RANDERATH). Da auch in der Umgebung der Nekrosen im Lymphknoten erhebliche Lymphstauungen bestehen, führt RANDERATH homogene lymphseeartige Zonen in der Nekrose auf das Austreten von Lymphe zurück. Um die Nekrose findet sich ein in älteren Veränderungen auffallend scharf begrenzter heller Wall von Epitheloiden in Palisadenstellung. Zwischen den Epitheloiden können sich Zellen des peripheren Blutes, vor allem Leukocyten, finden. Wahrscheinlich durch Schrumpfung entstehen zwischen der zentralen Nekrose und den Epitheloiden Spalten, Fäden ziehen sich von der Nekrose zu den Epitheloiden. So entstehen wabige Strukturen. Die Epitheloiden sind mit LANGHANSschen Riesenzellen untermischt, die auch nach Abbau der Epitheloiden noch vorhanden sind (SCHUERMANN und REICH).

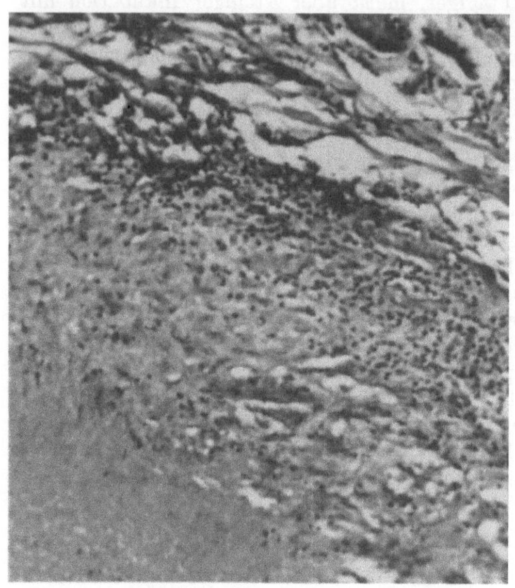

Abb. 171. Tularämische Nekrose in der tieferen Cutis. Der Rand wird gebildet von Epitheloiden, die weiter außen von Lymphocyten durchsetzt werden und schließlich in ein rein lymphocytäres Infiltrat übergehen. Bildung von Spalten am Nekrosenrand (Sammlung H. SCHUERMANN), Hämatoxylin-Eosin O = 80:1.

Um die Epitheloiden herum findet sich ein polymorphes, uncharakteristisches Granulationsgewebe, hauptsächlich aus Lymphocyten und Fibroblasten, manchmal auch Plasmazellen mit erheblicher Gefäßsprossung. Dieses Granulationsgewebe tritt an Stelle der nach innen gelegenen Veränderungen und führt zu einer Bindegewebsneubildung und damit zur Vernarbung. SCHUERMANN konnte ältere Herde beobachten, die keine Nekrose erkennen ließen und so an die *Sarkoidosis* BOECK erinnerten.

Dieser Aufbau der Granulome ist nicht nur beim Primäraffekt in der Cutis vorhanden, sondern auch innerhalb der Lymphknoten und im Verlauf der Lymphstränge. In den Lymphknoten kommt es primär meist nicht zur Ausbildung einer den gesamten Knoten erfassenden Nekrose, sondern zu multiplen Herden. Auch die Umgebung wird mitbetroffen. Es können sich im perivasculären Fettgewebe Granulationen von geschildertem Aufbau, aber auch uncharakteristische Befunde zeigen. Hier, wie auch an den tieferen Gefäßen der Cutis werden Veränderungen der *Venen* und der *Arterien* beobachtet, die in einer Panvasculitis, einer Endophlebitis und auch in der Ausbildung polsterartiger Intimagranulome bestehen können (CHIARI, RANDERATH, SCHUERMANN).

Im Gegensatz dazu sind die *exanthematischen Veränderungen*, besonders im Verhältnis zu ihrer Mannigfaltigkeit, nur selten untersucht worden. Eine umfassende Darstellung ihres histologischen Aufbaus ist daher unmöglich. Es handelt sich im wesentlichen um ein inter- und intracelluläres Ödem der Epidermis bei gleichzeitigem Ödem des Papillarkörpers. Um die erweiterten Gefäße mit geschwollenen Endothelien finden sich mehr oder weniger ausgedehnte Infiltrate aus überwiegend Lymphocyten und Fibroblasten. Die Polymorphie dieser Exantheme erklärt sich wohl aus der mehr oder weniger starken Betonung einer dieser Komponenten, die bei stärkerer Flüssigkeitsansammlung im Papillarkörper zu einem urticariellen, bei stärkerer Ansammlung zwischen den Epidermisepithelien z. B. zu einem vesiculösen Erscheinungsbild führen kann. Nachfolgender Gewebszerfall, vielleicht durch sekundäre Infektion, kann ecthymaähnliche Bilder entstehen lassen (Arzt). Erythema nodosum-artige Efflorescenzen haben auch dessen Aufbau (Randerath).

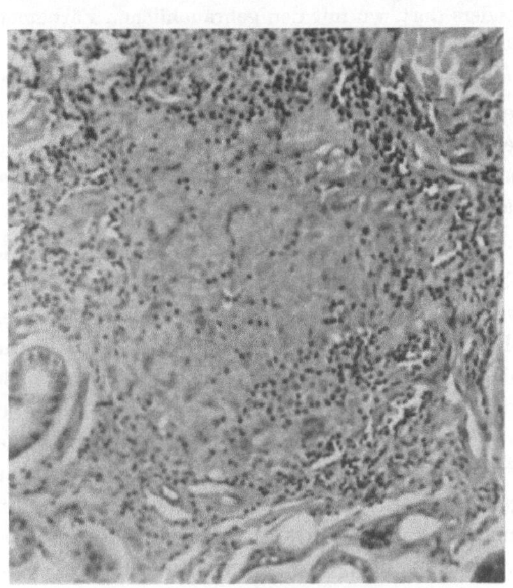

Abb. 172. Aus dem gleichen Präparat wie vorher, aber früheres Stadium. Die Epitheloiden im Zentrum fallen der Nekrose anheim. Rechts unten Schweißdrüsenlumen. O = 80:1.

Differentialdiagnostisch sind die sekundären Veränderungen demzufolge gegenüber anderen Exanthemen nicht abzugrenzen. Die primären dagegen lassen an eine Tularämie denken. Gegen eine *Tuberkulose* spricht der nicht homogene Aufbau der Nekrose, die wabige Struktur des Übergangs zu den Epitheloiden, die gleichmäßig breite, in älteren Efflorescenzen sehr scharf begrenzte Zone der Epitheloiden, schließlich die erhebliche Vascularisation der Umgebung und die Veränderungen der Gefäßwände, besonders der Intima. Ist erst der Verdacht geweckt, daß es sich um eine Tularämie handeln könnte, ist die Diagnose — ebenso wie gegen Sporotrichose — durch die Cutanreaktion oder die Agglutinationsprobe (s. oben) leicht zu sichern.

Pathogenese. Der Erreger der Tularämie ist das *Bacterium tularense* (McCoy und Chapin 1912). Es ist außerordentlich klein (0,2—0,7 μ), vielgestaltig, aerob, unbeweglich und schwer zu züchten. Wegen seiner Stellung zwischen Brucellen und Pasteurellen wird es als Brucella bzw. Pasteurella tularensis bezeichnet. Die Exantheme sind wahrscheinlich fast ausschließlich toxischer Genese (Hitch und Smith). Die Tularämie hinterläßt eine dauernde Immunität. Die Prognose ist meist gut.

μ) Durch Tuberkelbacillen.

Die Tuberkulose der Haut (Tuberculosis cutis).

Die tuberkulösen Erkrankungen der Haut werden durch den Kochschen Bacillus oder dessen Zerfallsprodukte (Lewandowsky) hervorgerufen, sei es, daß sie von außen oder durch Übergreifen von erkrankten Nachbarorganen oder schließlich auf dem Blut- bzw. Lymphwege in die Haut eindringen. Für die menschliche Pathologie kommen vor allem zwei der bekannten vier Bacillenrassen, der Typus humanus und der Typus bovinus in Frage, zu welchen sich in seltensten Fällen auch noch der Bacillus der Geflügeltuberkulose gesellen kann (Lipschütz).

Morphologisch besteht zwischen ihnen kein Unterschied; sie unterscheiden sich lediglich durch die verschiedene Tierpathogenität und kulturelle Eigentümlichkeiten. Der Tuberkelbacillus hat die Gestalt eines langen, geraden oder wenig gebogenen, schlanken Stäbchens und liegt meist einzeln oder zu wenigen, seltener mehreren in größeren Haufen zusammen. In jüngeren Formen färberisch homogen, treten in den älteren Bacillen ein oder mehrere körnchenartige Gebilde auf, deren Deutung als Dauerform nicht sicher erwiesen ist. Die Bacillen sind schwer färbbar, nach GRAM positiv, säurefest (infolge des reichlichen Gehaltes an fettartigen Substanzen). MUCH konnte neben der eben beschriebenen durch verlängerte Gramfärbung noch eine granuläre Form der Tuberkelbacillen nachweisen, und zwar besonders dort, wo mit den gebräuchlichen Färbemethoden ein Nachweis sonst nicht oder nur sehr schwer zu führen war.

Der relativen Einheitlichkeit der Erreger steht eine außerordentliche Vielseitigkeit der klinischen Krankheitsbilder gegenüber, die auch dann noch eine sehr große ist, wenn wir von vornherein alle in ihrer Beziehung zum Tuberkelbacillus noch umstrittenen bzw. höchst wahrscheinlich mit ihm nicht in Zusammenhang stehenden übergehen.

Für die Erklärung dieser Vielheit von klinischen (und auch histologischen) Erscheinungsformen hat die experimentelle Forschung der letzten Jahrzehnte wertvolle Beiträge geliefert; aber auch hier hat sich als oberstes Gesetz die alte Erfahrung wiederum bestätigt, daß die Erscheinungen in der Natur sich nicht in Systeme einschachteln lassen. So sehen wir auch bei der Tuberkulose der Haut eine lange Reihe fließender Übergänge. Es sind vor allem wohl Gründe rein didaktischer Natur, daneben aber auch die einer genaueren Fragestellung, welche uns zwingen, trotzdem eine gewisse Reihe klinisch wohl gekennzeichneter Abarten jeweils gesondert zu betrachten. Da diese Formen zudem in ihrem histologischen Bilde gewisse Eigentümlichkeiten immer wieder in den Vordergrund stellen, scheint dieses Vorgehen auch für unsere Zwecke hier brauchbar. Dabei ist jedoch immer wieder zu betonen, daß es sich auch pathologisch-anatomisch stets um eine gewisse Normisierung handeln muß, zumal ja — wie dies in: „Allgemeine pathologische Anatomie der Haut“ genauer dargelegt ist — die durch den Tuberkelbacillus im Gewebe hervorgerufenen Veränderungen nicht etwa für diesen spezifisch sind. Lediglich die Phosphatidsäure der Bacillen allein ist in der Lage, typische Tuberkel hervorzurufen (SABIN, ROULET). Unter den modernen chemotherapeutischen Mitteln kann es zu einem völligen Verschwinden der tuberkulösen Gewebsveränderungen kommen. Trotzdem lassen sich in den Narben noch lebende und virulente Bacillen nachweisen (FELDMAN und HINSHAW, ZOLLINGER u. a.).

Für die *Namengebung* scheint es an der Zeit, dem Vorschlage JADASSOHNS endgültig folgend, die einzelnen Formen der Hauttuberkulose als „*Tuberculosis cutis*“ mit dem entsprechenden, das klinische Bild kennzeichnenden und gleichzeitig auch unsere pathogenetische Betrachtungsweise hervorhebenden Beiworte zu benennen. Unter Berücksichtigung der ätiologischen Kenntnis über die Beteiligung des Tuberkelbacillus am Zustandekommen des Krankheitsbildes einerseits, unter Berücksichtigung des klinischen Gesamtbildes anderseits ergibt sich dann folgende, bereits von JADASSOHN begonnene, von LEWANDOWSKY weiter entwickelte Einteilung der tuberkulösen Hautveränderungen:

A. Der tuberkulöse Primärkomplex der Haut.

B. Formen, die meist in progredienten Einzelherden auftreten:
 1. Tuberculosis cutis luposa.
 2. ,, ,, verrucosa et Tuberculum anatomicum.
 3. ,, ,, colliquativa.
 4. ,, ,, ulcerosa.

C. Auf dem Blutwege sich verbreitende Formen:
 1. Tuberculosis cutis miliaris acuta generalisata (Miliartuberkulose).
 2. ,, ,, lichenoides.
 3. ,, ,, papulo-necrotica.
 4. ,, ,, luposa miliaris disseminata.
 5. ,, ,, rosaceiformis.
 6. ,, ,, indurativa.
  a) Typus Bazin.
  b) ,, Darier-Roussy.
  (c) ,, Boeck.
  d) Lupus pernio.
  e) Angiolupoid.)

Die Einfügung der Tuberculosis cutis luposa miliaris disseminata in die Gruppe der exanthematischen Formen und hier im Zusammenhang mit den papulo-nekrotischen Tuberkuliden scheint uns aus pathogenetischen Gründen (s. d.) berechtigt; ebenso und aus den gleichen Erwägungen die Zusammenfassung des Erythema induratum Bazin und der subcutanen Sarkoide Darier-Roussy. Das Miliarlupoid Boeck bezeichnen wir entsprechend der anglo-amerikanischen Literatur als *Sarkoidosis*. Seine Zugehörigkeit zu den Tuberkulosen der Haut ist zumindest in vielen Fällen völlig unbewiesen. Andererseits erscheint es uns durchaus möglich, daß Fälle von indurativer Hauttuberkulose unter dem Bild der Sarkoidosis verlaufen können. Wir haben deshalb unter Beibehaltung des alten Schema der Tuberkulose die Sarkoidosis und den ihr verwandten Lupus pernio und das Angiolupoid mit einer Klammer versehen.

Unberücksichtigt ist bei der Einteilung von Jadassohn und Lewandowsky die Abwehrlage des Organismus. Während wir uns in der morphologischen Beschreibung im folgenden an die alte Einteilung halten und nur den beiden

Schema der Formen der Tuberculosis cutis nach Lutz.

Modus der Implantation	Reaktionslage des Organismus		
	anergisch	mittlere Reaktionslage	hyperergisch
An einzelnen Stellen (meist exogen)	Tbc. ulcerosa miliaris a) Primärkomplex b) Cachecticorum	Tbc. luposa verrucosa colliquativa	Nur im Tierversuch zu demonstrieren
An multiplen Stellen (hämatogen)	Tbc. miliaris acuta generalisata	Disseminierte (meist postexanthematische) Tbc. luposa, verrucosa colliquativa	Tbc. lichenoides Tbc. papulonecrotica Tbc. rosaceiformis Tbc. indurativa
		Tbc. luposa miliaris disseminata	

ursprünglichen großen Gruppen den früher viel zu wenig beachteten *Primärkomplex* der Haut gegenüber- und vorangestellt haben, wollen wir außerdem ein Schema nach LUTZ wiedergeben, das auch die Reaktionslage des Organismus berücksichtigt. Diese ist für die Erscheinungsform und den Verlauf der KOCHschen Erkrankung mitbestimmend. Sie ist aber nicht der Allergie gegen Tuberkulin ohne weiteres gleichzusetzen. Das Wechselspiel Erreger-Gewebe ist sehr viel komplizierter, als sich in einem Schema ausdrücken läßt (s. MIESCHER, LETTERER).

A. Der tuberkulöse Primärkomplex der Haut.

In seltenen Fällen kann die Erstinfektion mit dem Tuberkelbacillus in der Haut erfolgen. Der Primärkomplex folgt hier den gleichen Gesetzen wie an anderen Organen. Die Infektion kann bei völlig unveränderter Haut stattfinden (H. KOCH). Naturgemäß findet sich der Primärkomplex fast ausschließlich bei Kindern jüngeren und jüngsten Alters. Sind diese noch nicht in der Lage Antikörper zu bilden, kommt es zur Miliartuberkulose mit tödlichem Ausgang. Dem Primärkomplex entspricht die durch Inokulation entstandene Ulceration des anergischen Kachektischen.

Zum Primärkomplex der Haut gehört der *Primäraffekt*. Dieser besteht in frühesten Stadien in einer Papel, die livide und weich ist. Sie zerfällt rasch, und es entsteht ein Ulcus mit schmierigem Boden und unterminiertem lividen Rand. Das Ulcus kann der Beobachtung entgehen. Vom Patienten werden dann als erstes Symptom die nachfolgende *Lymphangitis* und *Lymphadenitis* bemerkt. Die *Tuberkulinprobe* ist beim Primäraffekt zu Beginn völlig *negativ* und wird erst langsam positiv. Selbstverständlich müssen alle Anzeichen, daß der Erkrankte früher bereits eine Tuberkulose durchgemacht hat, fehlen, damit die Diagnose tuberkulöser Primäraffekt aufrechterhalten werden kann.

Histologisch zeigen sowohl die Papel wie das nachfolgende Ulcus einen ganz uncharakteristischen Aufbau. Das mehr oder weniger ausgedehnte Infiltrat in der Cutis besteht aus polymorphkernigen Lymphocyten und einigen Plasmazellen mit mehr oder weniger ausgedehnten Nekrosen. Die Epidermisveränderungen sind rein sekundär. Im Ausstrich von Geschwürsmaterial, ebenso im histologischen Schnitt, mit Sicherheit im Tierversuch lassen sich Tuberkelbacillen nachweisen. Diese liegen besonders innerhalb der Nekrosen. 3—6 Wochen später finden sich nicht nur in der Haut, sondern auch in den zugehörigen Lymphknoten tuberkuloide Strukturen mit Epitheloiden und LANGHANSschen Riesenzellen. Der Nachweis von Bacillen gelingt im Schnitt nur noch selten. Bei voller Entwicklung finden sich typische tuberkuloide Knötchen, die aber im Gegensatz zur Tuberculosis cutis luposa zu ausgedehnten Nekrosen neigen (MONTGOMERY). An der Stelle der Erstinfektion finden sich später manchmal typische Lupusknötchen.

B. Formen, die meist in progredienten Einzelherden auftreten.

1. Tuberculosis cutis luposa.

Die Erkrankung ist klinisch gekennzeichnet durch das Lupusknötchen oder eigentlich besser den Lupusfleck (JADASSOHN). Es ist das ein zu Beginn unscheinbarer, roter bis braunroter, auf Glasdruck scharf abgesetzter, etwa stecknadelkopfgroßer flacher Herd von apfelgeleeartiger bis rehbrauner Farbe, der in ein hyperämisiertes Grundgewebe eingebettet ist und sich durch peripheres Wachstum vergrößert. Diese Vergrößerung geht regelmäßig oder unregelmäßig vor sich, so daß kreisförmige oder serpiginöse, polycyclische Herde entstehen, in deren Randabschnitten immer wieder neu aufschießende Primärefflorescenzen das Fortschreiten der Erkrankung anzeigen. Im weiteren Verlauf erfährt ein solcher Krankheitsherd eine Reihe von Umbildungen, über deren auslösende Ursachen wir größtenteils noch völlig im Unklaren sind, wenn auch zuzugeben ist, daß im erkrankten Gewebe liegende, rein örtliche Eigentümlichkeiten dabei eine Rolle spielen mögen.

Veränderungen der Epidermis können zur Schuppenbildung (Lupus pityriasiformis, psoriasiformis, exfoliativus), zu follikulären Hornbildungen (Lupus vulgaris erythematoides LELOIR); *Wucherungsvorgänge der Cutis* — wie sie das Eindringen der Tuberkelbacillen in die Haut gewöhnlich hervorruft — zu knötchen- und knotenförmigen Herden (Lupus tuberosus, tumidus, hypertrophicus, verrucosus) führen. *Zerfallserscheinungen*, wie sie die Entwicklung des entzündlichen Granulationsgewebes unmittelbar für Papillarkörper und Cutis,

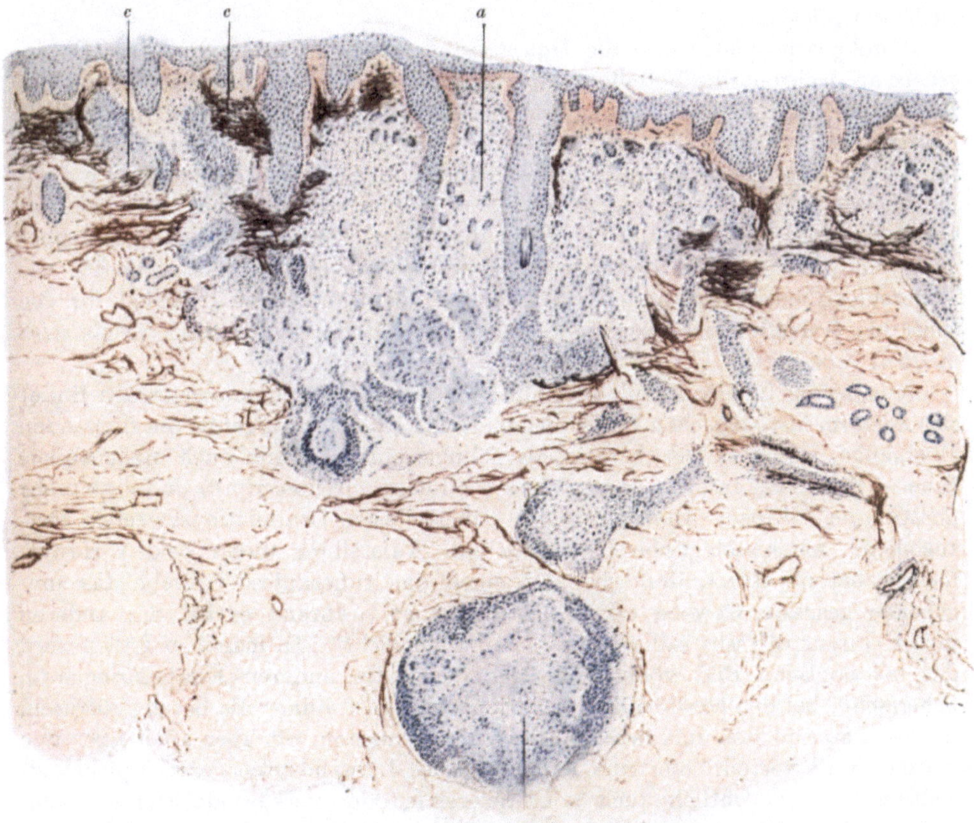

Abb. 173. *Tuberculosis cutis luposa in verschiedenen Schichten der Haut.* a in der Cutis, b in der Subcutis, c zusammengeballte, elastische Fasern. (Sammlung LEWANDOWSKY.)

mittelbar dann auch für die Epidermis mit sich bringt, führen zu krustösen und ulcerösen Formen (Lupus crustosus, ulcerosus, ulcero-serpiginosus, excedens), *Ausheilungsvorgänge* zur Narbenbildung (Lupus sclerosus, cicatricans), unter Umständen mit teilweisem Verlust der befallenen Glieder (Lupus mutilans).

Auf der *Schleimhaut* führen die gleichen Voraussetzungen, welche zur Bildung lupösen Gewebes in der Haut Anlaß geben, zu entsprechenden Veränderungen, wenn hier auch die lupöse Eigenart weniger durch das klinische Bild — das eine Unterscheidung von anderen tuberkulösen Schleimhautaffektionen meist nicht gestattet — als erst durch den histologischen Befund offenbar zu werden pflegt.

Diese verschiedenen Erscheinungsformen des Lupus auf der Haut und auch auf der Schleimhaut sind schon klinisch unschwer als verschiedene Entwicklungsstadien eines einheitlichen Krankheitsbildes zu erkennen, die gleichzeitig nebeneinander bestehen oder auseinander hervorgehen können, wobei dann die eine oder andere Veränderung überwiegt. Eine ins einzelne gehende Besprechung dieser Krankheitsbilder würde daher im Grunde genommen nur ein stetes Wiederholen bedeuten. Diese Tatsache tritt noch deutlicher im histologischen Bilde zutage, wo nur der anatomische Niederschlag des einzelnen Krankheitsherdes, und dieser zudem noch ohne jene feineren und gröberen Abstufungen des Ausdrucks vorliegt, wie ihn das lebende Gewebe gerade hier in so vielseitiger Form zu bieten pflegt.

Histologisch spielen sich die *Hauptveränderungen* in jedem Falle im *Bindegewebe* ab, während die Beteiligung der Epidermis lediglich mittelbar bedingt ist. Die Grundlage der Veränderung ist der Tuberkel oder meist eine Zusammenhäufung von solchen. Es sind das jene wohlbekannten und ursprünglich als für die Tuberkelpilzerkrankung kennzeichnend angesehenen entzündlichen Granulationsgewebe, die sich in der Regel aus einem zentral mehr oder weniger verkästen Herd aufbauen, der von einer aus Riesenzellen, Epitheloiden, Lymphocyten und Plasmazellen bestehenden Gewebsschale umgeben ist. Als für die Tuberculosis cutis luposa bemerkenswerte Eigentümlichkeit tritt bei ihr die sonst nie fehlende *Verkäsung* im histologischen Bilde *völlig zurück, ja sie wird meistens vermißt.*

Jene, schon für die Klinik erwähnte Vielheit der Erscheinungsformen findet sich auch im histologischen Bilde wieder; ebenso die dort aufgeführten fließenden Übergänge, wobei es jedoch meistens gelingt, eine — wenn auch mehr äußerliche — Trennung in eine *umschriebene* (noduläre, circumscripte) und eine mehr *flächenhafte* (diffuse) Anordnung des tuberkulösen Granulationsgewebes festzustellen. Als histologische Grundlage zur Aufstellung dieser beiden Hauptformen betont UNNA, daß „bei der einen das tuberkulöse Gewebe das umgebende gesunde Gewebe tangential verdrängt, während es bei der anderen radiär (Lupus diffusus radians) in dasselbe einbricht". In manchen Fällen wird das histologische Bild völlig von der einen oder anderen Erscheinungsform beherrscht; bei der herdförmig umschriebenen meist reiner als bei der diffusen, da bei dieser in den Randabschnitten zum wenigsten, oft aber auch über den ganzen Herd verteilt, hier und da vereinzelte Lymphocyten- bzw. Epitheloidzelltuberkel, gelegentlich auch nekrotisierende oder verkäsende Herde, nachweisbar sind. Wenn auch die reine Ausbildung derartiger Formen nicht eben häufig ist, sogar beide oder auch Übergänge am gleichen Gewebsschnitt zu sehen sind, so scheint doch die dem umschriebenen Lupus entsprechende Neigung zur Abkapselung und die dem diffusen entsprechende zum Fortschreiten auch für die Frage einer leichteren oder schwereren vollständigen Zerstörung auf therapeutischem Wege und damit der Heilbarkeit von einer gewissen Bedeutung (UNNA). Das gleiche gilt auch heute noch für die Chemotherapie.

Als *Beginn* derartiger Tuberkelherde hat UNNA geglaubt, eine umschriebene Plasmazellwucherung annehmen zu dürfen, eine Ansicht, die nicht unwidersprochen bleiben konnte; anfangs in erster Linie wegen der überragenden Bedeutung, die UNNA diesen, seinen Plasmazellen für die Histiogenese des tuberkulösen Gewebes mitsamt dessen Lymphocyten, Epitheloiden (Plasmatochter- bzw. atrophischen Plasmazellen und homogen geschwollenen Zellen) und Riesenzellen beigemessen hat. Spricht schon das häufige Vorkommen von Plasmazellen auch bei einer Reihe anderer chronisch entzündlicher Prozesse gegen diese Sonderstellung, so wird sie noch unwahrscheinlicher dort, wo die Plasmazellen außerhalb des eigentlichen tuberkulösen Granulationsgewebes im umgebenden gesunden Bindegewebe liegen, ein Befund, auf den besonders LEWANDOWSKY hingewiesen hat. Schließlich ergab dann auch die experimentelle Tuberkuloseforschung, daß als einleitende Gewebsveränderung bei den Tuberkelbacillenüberimpfungen in erster Linie Fibroblasten (CASTRÉN), Histiocyten und *epitheloide Zellelemente* den Ausgangspunkt bilden, wenigstens bei der Überimpfung auf Tiere, ein Befund, der daher allerdings ja auch nur mit einem gewissen

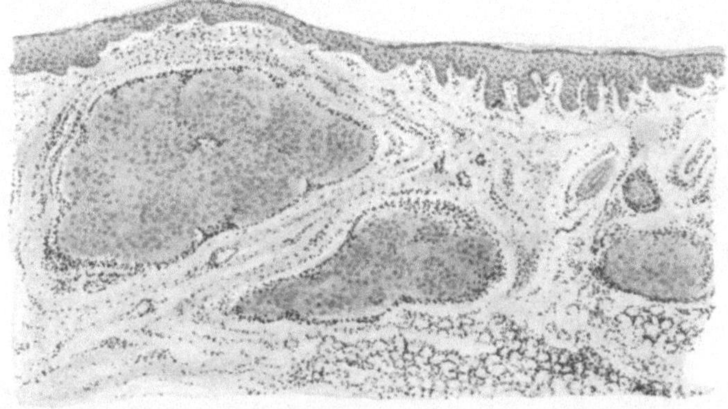

Abb. 174. *Tuberculosis cutis luposa* (♀, 17jähr., Hals). Reiner Epitheloidzelltuberkel. O = 19:1; R = 19:1.

Vorbehalt zu verwerten ist. Da jedoch auf rein histologischem Wege diese Frage kaum zu klären sein dürfte, mag es bei diesem kurzen Hinweis hier sein Bewenden haben.

Der Tuberkelbacillus vermag sich im übrigen in jedem Hautabschnitt unter bestimmten, uns allerdings größtenteils noch unbekannten Bedingungen anzusiedeln. Dementsprechend finden wir das *tuberkulöse Granulationsgewebe in allen Coriumschichten*, vom Papillarkörper bis zur Subcutis, in erster Linie allerdings in der Cutis. Dabei bildet sich der Lymphocytentuberkel vielleicht mehr in den oberflächlichen, der Epitheloidzellentuberkel vielleicht eher in den tieferen Cutisschichten (LELOIR, JADASSOHN), aber auch diese Regel — wenn man sie überhaupt als solche bezeichnen darf — ist nicht ohne Ausnahme, wie ja überhaupt meistens beide Zellformen am Aufbau beteiligt sind; die Lymphocyten und Plasmazellen mehr zum Rande hin, die Epitheloiden mehr zur Mitte. Die Plasmazellen umgeben dabei das eigentliche tuberkulöse Granulationsgewebe oft schalenartig. In den diffusen Herden beteiligen sie sich am Aufbau, indem sie namentlich die Gefäße mit einem weiten Zellmantel umkleiden und diese vielfach noch weit in die gesunde Umgebung hinein begleiten. Mastzellen finden sich in unregelmäßiger Zahl und Anordnung namentlich in den diffusen Infiltraten, dann auch in der Umgebung der Knötchen; polynucleäre Leukocyten in den nicht geschwürig zerfallenden Herden im allgemeinen selten, häufiger noch in den verkäsenden. Dabei sind Fälle bekannt geworden, wo einzig und allein nur die eine oder andere Zellform vorkommt, das tuberkulöse Granulationsgewebe also rein aus Lymphocyten- oder Epitheloidzelltuberkeln aufgebaut ist. Die letzteren sind allerdings in der Regel von einer wechselnd breiten lymphocytären Randzone umgeben, deren Abhängigkeit von dem Tuberkelbacillen- (BAUMGARTEN) oder Tuberkelbacillentoxingehalt (LEWANDOWSKY) noch durchaus hypothetisch erscheint. Tritt die Lymphocytenzahl sehr zurück, sind die epitheloiden Zellnester im wesentlichen nur durch eine zarte Bindegewebskapsel oder Spindelzellhaufen von dem umgebenden gesunden Gewebe getrennt, zeigen sie dabei eine besondere Anlagerung an die Gefäße, so kann die Ähnlichkeit mit den Sarkoiden (s. d.) sehr ausgeprägt sein. Dieser auch beim Lupus vulgaris gelegentlich zu beobachtenden *Sonderform* hat LEWANDOWSKY eine zweite gegen-

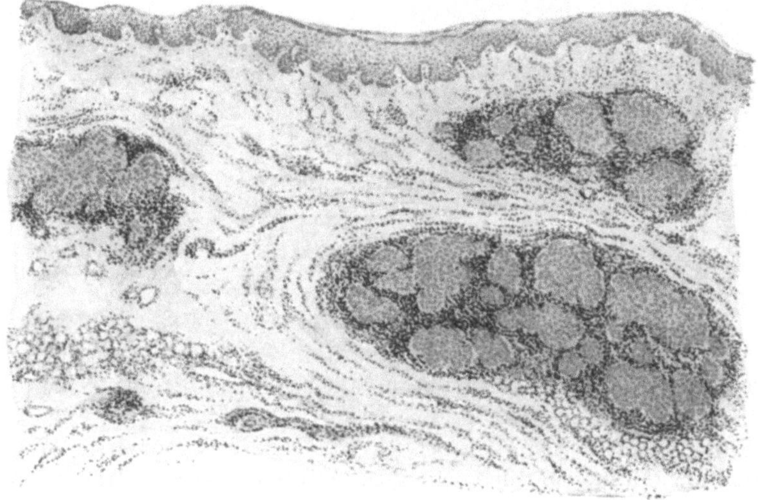

Abb. 175. *Tuberculosis cutis luposa* (♂, 25jähr., Nacken). Epitheloidzell-Lymphocytentuberkel. O = 19:1; R = 19:1.

übergestellt, bei der der Aufbau aus regelmäßigen, „vielfach deutlich konzentrisch geschichteten kleinen Tuberkeln, die ein zusammenhängendes Gefüge darbieten und nur durch schmale Lymphocytenscheiden voneinander scharf abgesetzt sind, an tumorartige Gebilde erinnert".

Die *noduläre Form* ist weiterhin durch den *Reichtum an Riesenzellen* gekennzeichnet, der namentlich in den Epitheloidzellentuberkeln auffällt, ein Befund, der durch die Histiogenese der Riesenzellen (in erster Linie amitotische Teilung der Epitheloiden unter Verlust der Teilungsfähigkeit des Protoplasmas, dann auch wohl durch Zusammenfließen aus mehreren Epitheloidzellen) ohne weiteres verständlich ist. Daß andrerseits auch in den lymphocytären Tuberkeln, ja gelegentlich ganz unabhängig von beiden, derartige Riesenzellen mitten im entzündlichen lymphocytären Infiltrat vorkommen, mag als Beleg für die Beteiligung von epitheloiden Bindegewebsabkömmlingen auch bei diesen Formen dienen. Da jedoch die Bedingungen, unter denen einmal Lymphocyten, ein andermal Epitheloide als Hauptanteil der Zellproliferation herangezogen werden, uns noch völlig unbekannt sind, so kann naturgemäß auch über die Voraussetzungen zur Riesenzellbildung und damit für ihr zahlreiches Auftreten bzw. ihr oft auch völliges Fehlen ein stichhaltiger Grund bisher nicht angegeben werden.

Die Riesenzellen enthalten häufig neben Leukocyten und Kernresten noch die verschiedenartigsten *Einschlüsse*, vor allem elastische Fasern, die vielfach mit wohl aus dem Blutfarbstoff stammendem Eisen imprägniert oder auch verkalkt sind (UNNA, RONA); auch Reste kollagener Fasern wurden in ihnen gefunden (LOMBARDO). Ihr Gehalt an Tuberkelbacillen ist bei der Tuberculosis cutis luposa bei weitem nicht so reichlich wie bei mancher anderen Hauttuberkulose oder gar der innerer Organe. Einschlüsse kommen außer in Fremdkörperriesenzellen auch in denen chronischer Granulationsgewebe, besonders bei der

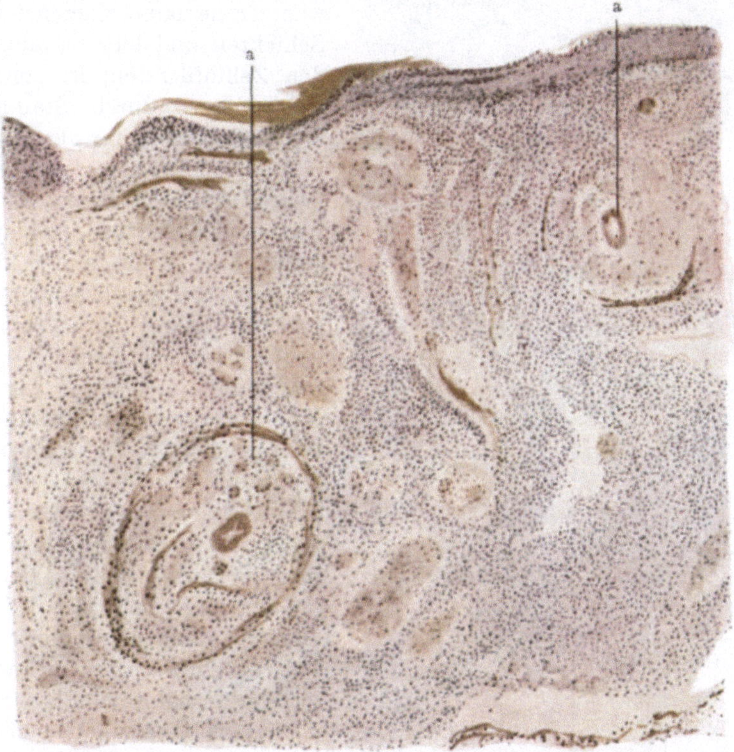

Abb. 176. Tuberkulös erkrankte Gefäßwände (*a*) bei der Tuberculosis cutis luposa. (Sammlung LEWANDOWSKY.)

Sarkoidosis vor („asteroid inclusion bodies“). Besonders eingehende Untersuchungen verdanken wir HIRSCH, der diese strahlenförmigen Einschlüsse für kristallinische Fette hielt, die in den üblichen Lösungsmitteln unlöslich geworden seien (s. auch HAMPERL, Arteriitis temporalis).

Innerhalb der Infiltrate gehen das *kollagene* und *elastische* Gewebe bei der diffusen Form größtenteils zugrunde, während es sich bei der nodulären zum Rande hin vielfach schalenartig wie ein Bindegewebswall zwischen das gesunde und kranke Gewebe stellt. Dabei finden sich in den Randabschnitten der tuberkulösen Zellinfiltration hin und wieder noch Reste des kollagenen Gewebes; elastische Fasern — außer in den Riesenzellen — gelegentlich auch noch im Innern, so daß man namentlich bei der diffusen Form oft weite Gewebsstrecken durchmustern kann, ohne überhaupt auf Reste der bindegewebigen Grundsubstanz zu stoßen, während stärkere Vergrößerung immer noch feinste elastische

Faserbröckel hier und da sichtbar macht. Daß gelegentlich auch einmal im Zentrum der Tuberkel umschriebene Anhäufungen polynucleärer Leukocyten beobachtet werden (LOMBARDO), sei der Vollständigkeit halber erwähnt.

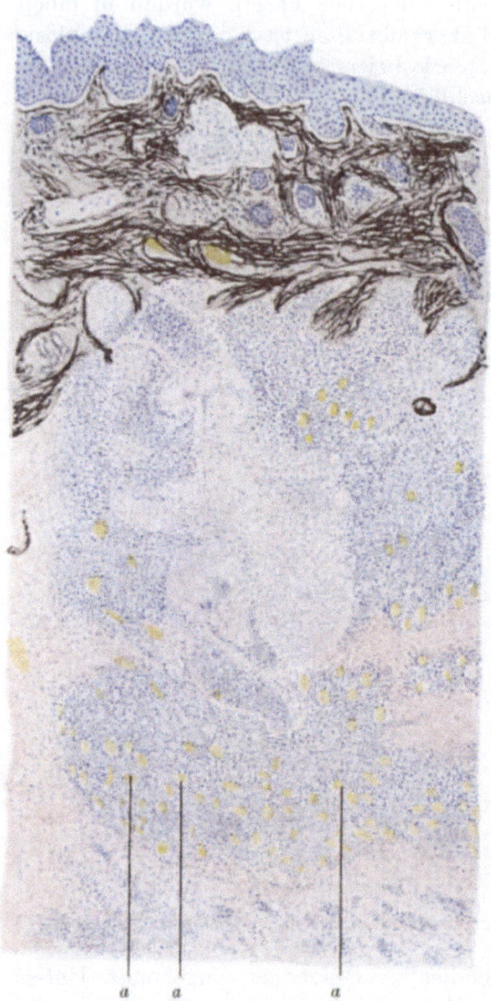

Abb. 177. Tuberculosis cutis luposa mit Neubildung zahlreicher kleiner Gefäße (*a*). (Sammlung LEWANDOWSKY.)

Das Verhalten der *Blut- und Lymphgefäße* ist — besonders mit Rücksicht auf die Ausbreitungswege des Lupus — besonders aufmerksam verfolgt worden. Es haben dabei weniger die namentlich in den oberen Schichten und hier besonders über den Zellinfiltraten, in erster Linie wohl passiv durch Stauung entstehenden Erweiterungen der Gefäße Beachtung gefunden — gelegentlich riefen diese angiom- oder lymphangiomartigen Umbau des Gewebes und damit in der klinischen Dermatologie eine besondere Namengebung (*Lupus lymphangiomatosus*, elephantiasticus) hervor — als vielmehr die unmittelbar für die Gefäße des erkrankten Bezirks in Frage kommenden Veränderungen. Diese äußerten sich einmal in *nichtspezifischen, perivasculären und Wandinfiltraten* sowie Endothelwucherungen der Blut- sowohl als der Lymphgefäße, besonders der Venen. Sie führten vielfach zu obliterierenden Entzündungen der Intima, damit zu verlangsamtem Blutstrom und schließlich thrombotischem Gefäßverschluß. Die Gefäße werden jedoch auch häufig unmittelbar von dem *tuberkulösen Gewebe* in Mitleidenschaft gezogen, indem dieses in die Gefäßwände eindringt, sie infiltrierend durchsetzt, durchbricht, vor allem die Venen, während die Arterien mit ihren stärkeren Wandschichten länger Widerstand leisten. Diese sind daher durch entsprechende Färbung manchmal noch nachweisbar, wenn sonst nichts mehr auf die ehemalige Gefäßverteilung schließen läßt.

Trotz dieser Veränderungen kann von einer Gefäßlosigkeit der Tuberkel keine Rede sein; trifft dies schon für die umschriebenen Formen nicht zu, wo die einzelnen Zellherde von erweiterten Gefäßen umsponnen sind, so noch viel weniger für die diffusen, wo zahlreiche, vielfach neu gebildete, dann aber auch erweiterte größere Gefäße das Gewebe durchziehen, von lymphocytären und plasmacellulären Infiltraten umscheidet. Auf diese relativ *gute Gefäßversorgung* mag in der Haut die Seltenheit einer ausgedehnteren Verkäsung des tuberkulösen Granulationsgewebes zurückzuführen sein, wie sie doch für die inneren Organe die Regel bildet.

Während die *Nerven* dem tuberkulösen Gewebe sehr lange widerstehen und kennzeichnende Veränderungen an ihnen — im Gegensatz zur Lepra — nie beobachtet wurden, werden die *Anhangsgebilde der Haut,* und zwar zunächst die *Haarfollikel* und *Talgdrüsen,* später auch die *Schweißdrüsen* stets zerstört, wenn auch einzelne Bruchstücke, namentlich der Schweißdrüsenknäuel oder auch der Follikelwandung, länger erhalten bleiben können. Letztere finden sich, aus dem Epidermisverbande durch das tuberkulöse Granulationsgewebe losgelöst, manchmal tief im Gewebe, vielfach in atypischer Epithelwucherung, oft Reste von Talg- und Hornmassen als milienartige Gebilde umschließend. Diese führen gelegentlich zur Entwicklung unspezifischen, entzündlichen Granulationsgewebes mit Fremdkörperriesenzellbildung, so daß eine Unterscheidung von den echten tuberkulösen perifollikulären Infiltraten fast unmöglich sein kann (JADASSOHN).

Die Beteiligung der *Epidermis* ist rein mittelbarer Natur und nach Stärke und Art in erster Linie abhängig von Ausdehnung, Lage und Zustand des tuberkulösen Infiltrats. Sitzt dieses zu Beginn in den oberen Cutisschichten, so kann die Epidermis noch unverändert sein; rückt es in den Papillarkörper hinauf und in den Papillen zur Epidermis vor, so geht naturgemäß der normale Aufbau verloren. Der Papillarkörper verstreicht, die Epithelleisten werden abgeflacht, namentlich in der Mitte. Es zeigt sich hier vielfach eine Parakeratose der oberen Hornschichten *(Lupus psoriasiformis),* während die Epithelleisten nach der Seite hin vielfach in Wucherung geraten und als breite acanthotische Massen gegen die Cutis vordringen, hier oft Reste elastischer, manchmal auch kollagener Fasern umfassend (JADASSOHN). Überall dort, wo eine Neigung zur stärkeren Hornanbildung besteht (behaarter Kopf, Streckseiten der Extremitäten), führt die Epidermiswucherung häufig zur Hyperkeratose *(Lupus verrucosus).*

Das im Verlauf der lupösen Erkrankung der Haut nicht so selten auftretende **Lupuscarcinom** pflegt man vielfach auf derartige Epithelwucherungen zurückzuführen. Inwieweit diese jedoch bei seiner Entwicklung eine Rolle spielen, wie dies JADASSOHN betont hat und wie sie zuerst ORTH zur Carcinomentwicklung in Beziehung gebracht hat, ist schwer zu entscheiden. Ist doch schon histologisch vielfach eine Trennung: was ist noch reine atypische Epithelwucherung, was ist bereits beginnendes Blastom, sehr schwer (s. MIYAHARA). Besonders ist zu beachten, daß *einzelne* der als präcancerös bekannten Veränderungen nur mit einer gewissen Zurückhaltung zu verwerten sind, wenn auch das Zusammentreffen der Atypie, des infiltrierenden Wachstums unter Entwicklung zahlreicher Mitosen zur Vorsicht mahnen sollte. Am häufigsten handelt es sich um *Basalzellenkrebse* (Epitheliome) relativ gutartiger Natur; gelegentlich werden aber auch *Stachelzellenkrebse* mit oft starker Neigung zur *Verhornung* beobachtet. Der Aufbau dieser Neubildungen unterscheidet sich jedoch im übrigen grundsätzlich nicht von ähnlichen Gebilden, die spontan im Gewebe entstanden sind. Eine genauere Darstellung erübrigt sich daher.

Hat das Infiltrat schließlich die Epidermis erreicht, so schmilzt diese sehr schnell auf wenige Zellagen zusammen; auch diese schwinden bald und dann liegt ein seichterer oder tieferer, unregelmäßig höckeriger *Geschwürs*grund zutage. Entsprechend den mannigfachen Entwicklungsgraden des tuberkulösen Granulationsgewebes in der Cutis sind naturgemäß auch die *epidermalen Veränderungen durchaus unregelmäßig.* Auf engem Raum können parakeratotische, wuchernde, atrophisierende und daneben zerfallende Epidermisabschnitte miteinander abwechseln. Tritt dazu noch eine stärkere Exsudation, wie man sie namentlich über entzündlich veränderten Herden antrifft — sei die Entzündung nun durch spontane Zerfallserscheinungen im Lupusgewebe selbst oder sekundär durch eingedrungene Eitererreger ausgelöst —, so werden die Epidermisveränderungen noch mannigfaltiger, indem das hinzutretende intercelluläre Ödem, zusammen mit den dann zahlreich durchwandernden Leukocyten zu *pustulösen* und „*ekzematoiden*“ *Bildungen* führt. Diese äußern sich auf der zwar spongiösen, aber sonst

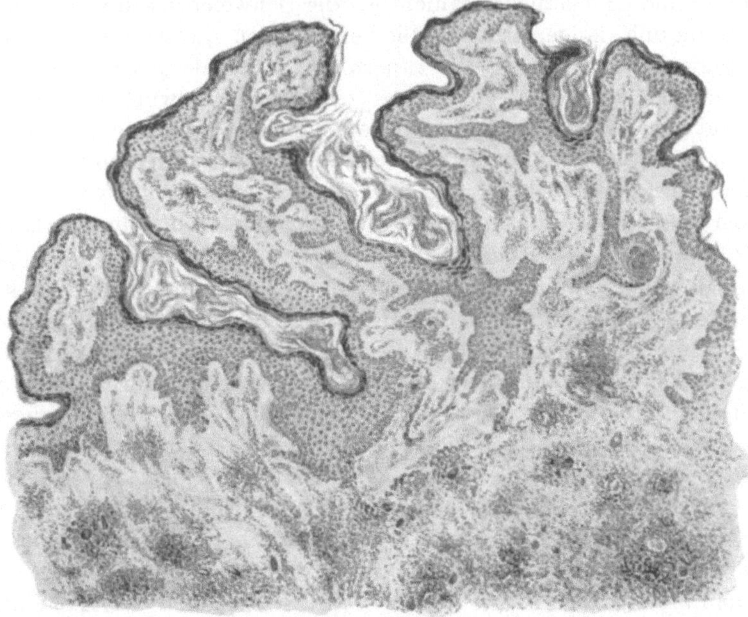

Abb. 178. *Tuberculosis cutis luposa papillomatosa.* (♀, 30jähr., Unterarm, Beugeseite.) (Hämatoxylin-Eosin.) O = 35:1; R = 35:1.

nicht geschädigten Oberhaut in Form wechselnd dicker, aus einem fibrinösen Netzwerk, Leukocyten und Zelldetritus, aus eingetrocknetem Serum und parakeratotischen Hornzellen aufgebauter Krusten. Treten zu den oft in Gestalt kleiner Pseudoabscesse angehäuften Leukocytenherden stärkere Zerfallserscheinungen im Epithel, meist im Anschluß an Erweichungsprozesse im tuberkulösen Granulationsgewebe, so haben wir das Bild eines *pustulös-ulcerösen Lupus* vor uns. Dabei muß nicht immer die Einschmelzung primär von der Epidermis ausgehen; die Fälle sind vielmehr durchaus nicht selten, wo man unter einem zwar verdünnten, aber noch nicht weiter zerstörten Epithel und einem ödematösen Papillarkörper in der Tiefe der Cutis weitgehend nekrotisierte, eitrig eingeschmolzene Gewebsabschnitte findet. Als frühesten Beginn der letzteren möchte ich auch jene von LOMBARDO beobachteten Tuberkel mit polynucleären Leukocyten im erweichten Zentrum betrachten.

Diese beiden Formen der Gewebszerstörung, die von vornherein mit leukocytärer Einwanderung einschmelzende, daneben die lediglich durch nekrobiotischen Gewebszerfall entstandene, kann man unter Umständen in ein und demselben Krankheitsherd zusammen vorfinden, ohne daß ohne weiteres ein Anhalt für die Ursache dieser verschiedenen Zerfallsformen festzustellen wäre; am ehesten kommen bei der letzteren Form vielleicht noch toxische Einwirkungen der zerfallenden Tuberkelbacillen in Frage, obwohl deren geringe Anzahl auch das nicht immer wahrscheinlich macht.

Tuberkelbacillen finden sich nämlich an und für sich im lupösen Gewebe nur in geringer Zahl; innerhalb von Riesenzellen oder in und zwischen den Epitheloiden, und zwar um so zahlreicher und häufiger, je jünger der Krank-

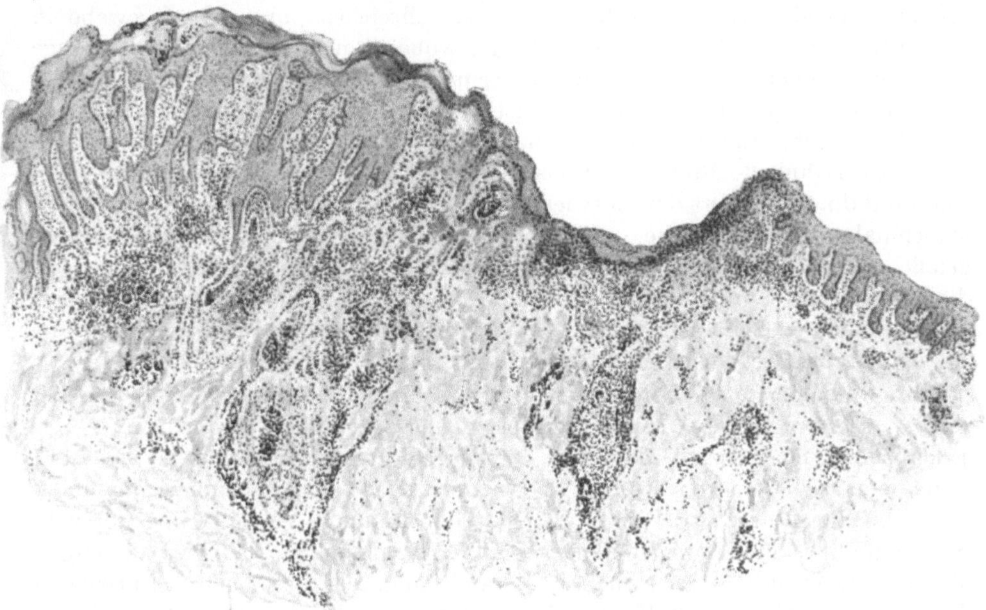

Abb. 179. *Tuberculosis cutis luposa exulcerans.* (♂, 21jähr., Wange.) Links ödematöse, gewucherte Epidermis mit Hyperkeratose, darunter Tuberkel mit Riesenzellen, zum Teil um und in einem zugrunde gehenden Haarfollikel. In der Mitte Geschwürsbildung. O = 19:1; R = 16:1.

heitsherd ist. Tritt schließlich ein Durchbruch der tuberkulösen Massen nach außen ein, so kann man sie auch in der Epidermis finden, in welcher sich dann auf dem ulcerierten Gewebe naturgemäß sekundär auch banale Eitererreger, vor allem Staphylokokken ansiedeln. Für das Zustandekommen des Gewebszerfalls in der Epidermis sind sie jedoch ebensowenig eine Voraussetzung, wie für den in der Cutis.

Die *Tuberculosis cutis luposa der Schleimhäute* weicht grundsätzlich in ihrem Aufbau nicht von dem der äußeren Haut ab.

Diesem Nebeneinander der verschiedenen Entwicklungsgrade des tuberkulösen Granulationsgewebes beim Lupus entspricht naturgemäß auch eine außerordentliche Vielgestaltigkeit in den *Ausheilungsvorgängen.* Dabei liegt es wohl in der Eigenart des tuberkulösen Erregers und seiner Einwirkung auf das umgebende Gewebe, daß junge Tuberkel neben zerfallenden Infiltraten und die diesen folgende fibröse Umwandlung in ihren verschiedenen Entwicklungsgraden auf engem Raume gleichzeitig nebeneinander vorkommen. Es handelt sich jedoch dabei nie um eine einfache Resorption des tuberkulösen Gewebes, sondern die Ausheilung erfolgt nur auf dem Wege einer *fibrösen, zunächst zellreichen, später zellärmeren Bindegewebsneubildung*, wie wir das ja auch von anderen entzündlichen Granulationsgeweben her kennen.

An der Narbenbildung beteiligt sich — wie ich im Gegensatz zu UNNA betonen muß — auch das elastische Gewebe, und zwar durch Bildung zarter, neugebildeter Fasern, die gelegentlich einmal neben den dicken, kürzeren oder längeren Überresten des alten Elastins gefunden werden. Die fibromatöse Bindegewebsneubildung erfolgt dabei einmal vom Rande her, indem von hier aus vorwiegend horizontal fortschreitendes, zellreiches junges Bindegewebe in das eingeschmolzene Zellinfiltrat eindringt, wobei ihm meist neugebildete junge Gefäßsprossen den Weg weisen. Bei dieser narbigen Ausheilung pflegt die Bindegewebsneubildung häufig das erforderliche Maß zu überschreiten, so daß keloidähnliche Wülste und fibromatöse Bänder, ja gelegentlich sogar tumor- oder elephantiasisähnliche Bilder entstehen. Bei den letzteren spielt allerdings auch eine wohl durch den Ort der Entwicklung (Stauung) gegebene — von vornherein manchmal außerordentliche — Erweiterung der Lymphspalten und Lymphgefäße mit nachfolgendem Ödem eine Rolle. In derartigen Fällen treten dann die erweiterten Lymphgefäße manchmal unmittelbar mit dem tuberkulösen Granulationsgewebe in Berührung, wodurch naturgemäß die weitere Ausbreitung auf dem Lymphwege sehr erleichtert wird.

Differentialdiagnose. Wenn auch differentialdiagnostische Schwierigkeiten hier und — wie am Schlusse dieses Kapitels näher ausgeführt werden wird — bei jedem tuberkulösen bzw. jedem sog. spezifischen Granulationsgewebe sicherlich vorhanden sein mögen, so liegt doch gerade in dem scheinbar uneinheitlichen histologischen Bilde der Tuberculosis cutis luposa zugleich eine wertvolle Stütze für ihre Erkennung. Man muß nur daran denken, daß hier auf engem Raume, wie wohl bei keiner anderen Veränderung, alle diese oben beschriebenen Formen vom klassischen Tuberkel bis zum einfachsten uncharakteristischen Granulationsgewebe nebeneinander vorkommen können.

Die *Folliculitis exulcerans serpiginosa nasi*, die früher zur Acne gerechnet wurde, dürfte nach späteren Untersuchungen (FINGER) zur Hauttuberkulose gehören und nur einer eigentümlichen Form des Lupus vulgaris entsprechen. Differentialdiagnostische Erörterungen sind daher kaum erforderlich.

Auch der wegen seiner klinischen Ähnlichkeit mit dem Rhinosklerom seinerzeit von LION, dann von JADASSOHN und von MARTENSTEIN beschriebene *Lupus rhinoscleromatoides* läßt sich von dem durch den Kapselbacillus und die MIKULICZschen Zellen hinreichend gekennzeichneten echten Rhinosklerom leicht unterscheiden.

Zu den Granulomen nach Abschürfungen im Schwimmbad s. Tbc. cutis verrucosa und Bd. II.

Pathogenese. Mit Rücksicht auf die Zusammenfassung am Schluß seien hier über die Genese, und zwar die *formale Genese*, nur wenige Worte gesagt. Wenn es auch keinem Zweifel unterliegen kann, daß neben dem am häufigsten zu beobachtenden Weg der Ausbreitung, nämlich dem des Fortkriechens durch die Lymphgefäße, auch die hämatogene Verschleppung eine Rolle spielt, so sind doch genauere und insbesondere beweiskräftige Beobachtungen gerade über diese Form recht selten und auch heute noch möchte man — wie vor 50 Jahren JADASSOHN — die Beobachtung von WOLTERS, „die ein glücklicher Zufall diesem unter das Mikroskop lieferte" (LEWANDOWSKY), als die einzige bezeichnen, welche als Beweis für den Ausgang der tuberkulösen Wucherung von der Intima der Gefäße dienen kann. In diesem Falle fand sich ein typischer Epitheloidzelltuberkel, der die Gefäßwand verdickte und das Lumen vorwölbte, aber weder mit diesem, noch mit dem perivasculären Gewebe im Zusammenhang stand, demnach als primärer Tuberkel in der Gefäßwand, als typischer *Intimatuberkel* aufgetreten war. Die Veränderung war besonders im oberflächlichen, dann

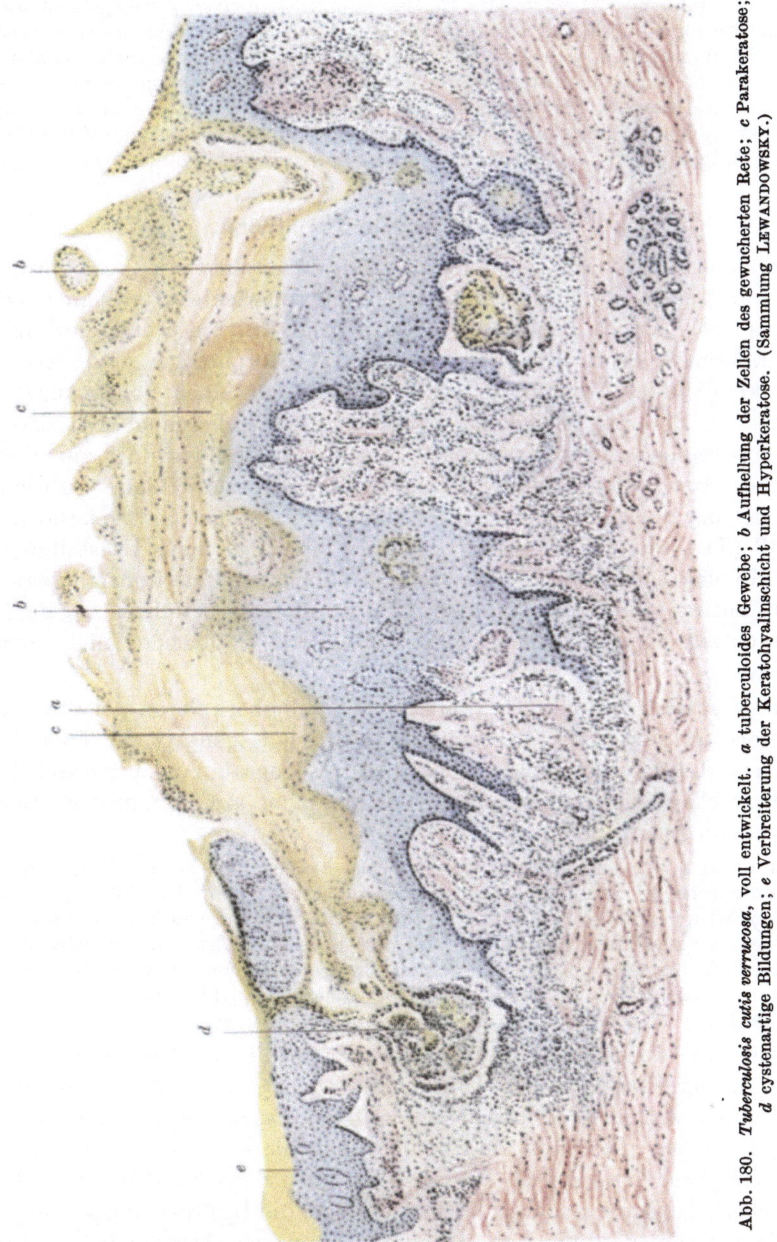

Abb. 180. *Tuberculosis cutis verrucosa*, voll entwickelt. *a* tuberculoides Gewebe; *b* Aufhellung der Zellen des gewucherten Rete; *c* Parakeratose; *d* cystenartige Bildungen; *e* Verbreiterung der Keratohyalinschicht und Hyperkeratose. (Sammlung LEWANDOWSKY.)

aber auch im tieferen Gefäßnetz der Cutis entstanden und hatte klinisch zu einem typischen Lupus nodularis geführt.

Daß daneben auch das tuberkulöse Granulationsgewebe von der Umgebung unmittelbar oder auch auf dem Lymphwege in die Gefäßwände eindringen, diese durchbrechen, das Gefäßlumen ausfüllen und auf diese Weise zu einer „sekundären“ hämatogenen Aussaat führen kann, bedarf keiner besonderen Erwähnung. In der Regel erfolgt allerdings die Ausbreitung des tuberkulösen Granulationsgewebes durch einfaches Fortschreiten im Gewebe, in erster Linie auf dem Lymphwege.

Anhangsweise muß hier kurz auf die Genese des *Lupuscarcinoms* hingewiesen werden. Eine Häufung carcinomatöser Erkrankungen in den Lupusherden, namentlich den behandelten, ist nicht abzustreiten, wenn wir auch Näheres über die Ursache nicht kennen. Auf alle Fälle besteht ein Zusammenhang mit der Therapie, da das Carcinom bei den unbehandelten Fällen viel seltener ist. Mit Rücksicht auf die Entwicklung der Teercarcinome könnte man auch hier vielleicht Reizstoffen (Pyrogallol) eine Rolle zusprechen. Ein gehäuftes Auftreten bei röntgenbestrahlten Fällen erscheint ja ohne weiteres verständlich.

2. Tuberculosis cutis verrucosa.

Die Veränderung ist als selbständiges Krankheitsbild vielfach umstritten worden, nicht zuletzt, weil gelegentliche Weiterentwicklung zu einer echten Tuberculosis cutis luposa beobachtet wurde. Die Ergebnisse neuerer immunbiologischer Forschung in ihrer Bedeutung für Morphologie und Histologie eines Krankheitsbildes zwingen jedoch unbedingt zu einer Sonderung. Das, was zunächst in derartig gelagerten Fällen in die Erscheinung tritt, ist doch eben die Tuberculosis cutis verrucosa, „eine durch ihre Neigung zur Bildung von Verrukositäten ausgezeichnete, flächenhaft sich ausbreitende Tuberkulose der Haut, welcher das charakteristische Element des Lupus, der typische Lupusfleck, fehlt“ (JADASSOHN). Wenn im Verlaufe ihres Bestehens Umstellungen in der (immunbiologischen und damit der) geweblichen Reaktionsfähigkeit des erkrankten Bezirks die Bildung echter Lupusformen herbeiführen, so darf dies meines Erachtens für die primäre Beurteilung des Geschehens nicht berücksichtigt werden.

Die im Vergleich zu manchen anderen Hauttuberkulosen leichte Dauerheilung berechtigt außerdem — besonders in ihrem Gegensatz zur Tuberculosis cutis luposa — diese Abtrennung; ebenso die im Gegensatz zu den meisten Fällen von Lupus vorhandene Neigung zur Verschleppung auf den großen Lymphwegen (Lymphangitis tuberculosa).

Klinisch beginnt die Veränderung als zunächst kleiner, mit zarten Hornschüppchen bedeckter, braunroter Fleck, in dessen Mitte sich, gleichzeitig mit der Bildung derber Infiltrate in der Cutis, verruköse Wucherungen entwickeln, während eine erythematöse Randzone den Übergang zum Gesunden bildet. Auf diesem Stadium kann der Prozeß lange unverändert in Form großer, polycyclischer oder kreisrunder, von schmutzigbraunen, zerklüfteten Hornmassen bedeckter Herde bestehen bleiben. Schließlich heilt er, meist unter umschriebener Eiter- und auch Geschwürsbildung, mit dünnen zarten Narben ab.

Den warzigen Wucherungen entsprechend bieten im Gewebsschnitt die Veränderungen in der *Epidermis* das auffallende, wenn auch nicht gerade das für die Tuberculosis verrucosa kennzeichnende Bild. Letzteres ist vielmehr durch die cutanen Infiltrate bedingt, denen allerdings die epidermalen *Wucherungsvorgänge,* was Ausdehnung und Begrenzung betrifft, vielfach ein eigenartiges Gepräge geben. In ihrem feineren Aufbau weichen die Infiltrate als solche jedoch im Grunde genommen wenig von den beim Lupus beschriebenen ab, was besonders aus der Untersuchung junger, beginnender Formen der verrukösen Hauttuberkulose hervorgeht. Bei diesen spielen die Epidermisveränderungen, abgesehen von einer oft schon vorhandenen, die Schuppung und Warzenbildung hinreichend erklärenden Para- bzw. Hyperkeratose, noch keine Rolle, zumal dann, wenn die zellige Infiltration noch in den mittleren und tieferen Cutisabschnitten liegt, ohne den Papillarkörper oder gar die Epidermis in Mitleidenschaft zu ziehen.

Das *Infiltrat* liegt zu diesem Zeitpunkt in den mittleren und oberen Schichten der Cutis. Es besteht aus Lymphocyten- und Epitheloidzellentuberkeln, die mit spärlichen Riesenzellen durchsetzt sind. Die ersteren liegen mehr in den oberflächlichen, die letzteren meist mehr in den tieferen Gewebslagen (JADASSOHN). Plasmazellen finden sich, namentlich als perivasculäre Zellmäntel, in der Umgebung der Tuberkel, weniger in deren Randpartien. An anderen Stellen ist jedoch eine eigentlich tuberkulöse Infiltration gar nicht so sehr ausgeprägt; sie tritt vielmehr nahezu völlig zurück hinter einem durchaus nicht kennzeichnenden Zellinfiltrat, das in erster Linie aus Lymphocyten, Plasmazellen, gewucherten Bindegewebszellen, Epitheloiden, dann — namentlich in den späteren, auch klinisch durch Eiterbildung gekennzeichneten Stadien — aus zahlreichen polynucleären Leukocyten besteht. In diesen Fällen ist vielfach nur in den Randabschnitten und namentlich zur Tiefe hin, typisch tuberkulöses Gewebe vorhanden. Dieses bildet dann zusammen mit den auch über die diffusen Infiltrate unregelmäßig verstreuten Riesenzellen und wechselnd stark vorgeschrittener, jedoch auch hier nicht auffallend häufiger Verkäsung, oft den einzigen Anhaltspunkt für das Vorliegen eines tuberkulösen Granulationsgewebes.

Das *elastische* und *kollagene* Gewebe fällt naturgemäß innerhalb der zellig infiltrierten Gewebsabschnitte allmählich völliger Zerstörung anheim, genau so wie beim Lupus. Ebenso findet sich hier die dort schon erwähnte Neigung zur Bindegewebsneubildung zwischen den Infiltratzügen, in Gestalt erst zarter, dann derber fibrillärer Bindegewebsbündel.

Die *Bacillenzahl* entspricht derjenigen beim Lupus, wie man mit JADASSOHN und LEWANDOWSKY und im Gegensatz zu der ursprünglichen Annahme von PALTAUF und RIEHL betonen muß. Die vielfach in oberflächlichen Schichten nachweisbaren banalen Eitererreger, insbesondere Staphylokokken, spielen nur eine rein sekundäre Rolle.

Während in den frühesten Stadien der Veränderung die Beteiligung der *Epidermis* zunächst nur sehr geringfügig ist — hier kann das histologische Bild daher dem der Tuberculosis cutis luposa außerordentlich ähnlich sehen — treten in ihr alsbald einige kennzeichnende Wandlungen hervor, auf Grund deren in erster Linie die histologische Sonderstellung berechtigt erscheint. Sie werden durch eine unregelmäßige *Wucherung des Epidermisepithels* eingeleitet, die nach außen hin zur Bildung warzenartiger Erhebungen, nach dem Corium hin zur Entwicklung unregelmäßiger Epithelzapfen und Leisten führt, was naturgemäß den Aufbau des Papillarkörpers weitgehend umgestaltet.

Der Vorgang selbst beginnt mit einer Verbreiterung und Verlängerung der Epithelleisten infolge einer allmählich an Ausdehnung zunehmenden Acanthose des Stratum spinosum; mit einem inter- und intracellulären Ödem der Stachelzellen, das namentlich in den tieferen Epidermisschichten zu spongioider Umwandlung führen kann. In die so entstehenden, mit Serum angefüllten Höhlen wandern dann zahlreiche polynucleäre Leukocyten ein, oft in Form von *Mikroabscessen* das Gewebe durchsetzend. Sie finden sich von den oberflächlichsten bis zu den tiefsten Epidermislagen, hier nach Schwund der trennenden Epithelbrücke vielfach unmittelbar dem Papillarkörper aufliegend. An manchen Stellen steigen sie auch tiefer in die Infiltration hinab; hier durchsetzt mit eigenartigen Gebilden, die nur bei genauester Durchmusterung sich als kleinere oder größere Überreste meist ödematöser Colliquation verfallener, oft auch ballonierend degenerierter (UNNA) und isolierter Stachelzellen entpuppen.

Im Vordergrunde der Epidermisveränderungen steht jedoch die regelmäßig vorhandene starke *Hyperkeratose;* sei es, daß sie sich über der oft auf das Vielfache verbreiterten granulierten Schicht in gewaltigen kernlosen Hornmassen anhäuft oder aber dort, wo diese auf wenige Zellagen beschränkt oder überhaupt nicht nachweisbar ist, in Gestalt kernhaltiger parakeratotischer Hornlagen auftritt. Diese verschiedenen Erscheinungsformen trifft man im Bilde schroff nebeneinander und ohne jeglichen Übergang vor. Entsprechend dem unregelmäßigen Auf und Ab dieser Hyperkeratose finden sich auf engem Raum flache Hornplatten, spitze Hornstacheln — diese nicht nur aus den erweiterten Follikel- und Schweißdrüsenostien, sondern auch aus anderen, unabhängig von diesen entstandenen Epithelbuchten hervorgehend — mit ihren trichter- und schalenartig, konzentrisch ineinander geschachtelten Hornlamellen nebeneinander vor, manchmal von Abschnitten unterbrochen, wo durch die oben erwähnten Pseudoabscesse ein ulceröser Bindegewebsherd unmittelbar zutage liegt.

Der *Papillarkörper* wird naturgemäß in Mitleidenschaft gezogen; plumpe kurze Papillen wechseln ab mit langen, schmalen oder oft völlig geschwundenen in einem unregelmäßigen, von zelligen Elementen und Epithelsprossen durchsetzten Gewebe. Dieses tritt namentlich dann ein, wenn nun im weiteren Verlauf die Epithelleisten tief in die Cutis vorgedrungen sind und mit ihren oft zahlreichen, unregelmäßigen Fortsätzen das Infiltrat erreicht bzw. bereits durchsetzt haben. Die einzelnen epithelialen Leisten um- und durchwuchern die Zellherde (UNNA), bilden hier ein unregelmäßiges, vielmaschiges Netz, aus dem wieder einzelne Epithelzüge über die Infiltrationszone hinaus zur tieferen Cutis hinabziehen. Dadurch scheint das Infiltrat näher an die Epidermis herangezogen, gewissermaßen von der Cutis in das Stratum papillare und subpapillare verlegt, während erstere vielfach völlig frei ist. Das mannigfache Auf und Ab an vordringenden Epithelsprossen, abgeschnürten Infiltrationsherden, ödematös geschwollenen Papillenköpfen und ödematöser oberer Cutis muß naturgemäß den feineren Aufbau des tuberkulösen Granulationsgewebes stören. Hier kommt es dann zu jenem völlig *uncharakteristischen Gewebsaufbau,* in welchem zunächst Epitheloide und Riesenzellen, dann aber auch die tuberkuloide Gewebsreaktion völlig verlorengeht und sich meist nur noch in den Randabschnitten behauptet, während der eigentliche Erkrankungsherd aus einem aus Lymphocyten, polynucleären Leukocyten, wuchernden Bindegewebszellen und neugebildeten Gefäßsprossen aufgebauten Gewebe besteht. Oft kommen dazu noch die eben beschriebenen, in manchen Gewebsschnitten zudem frei zutage liegenden, d. h. nicht von Resten der Epidermis abgegrenzten Einschmelzungsherde (Pseudoabscesse); ferner cysten- und hornperlenartige Gebilde, die durch Eintrocknen der Abscesse und ihres aus parakeratotischen Hornlamellen und Zelldetritus bestehenden Inhalts entstehen, bei Erhaltenbleiben der verhornten Epidermisschale. Dies alles bietet ein zwar sehr buntes, aber doch völlig uncharakteristisches Bild. Dieses kann dadurch noch vielseitiger werden, daß es in den

Infiltraten und auch um die Abscesse zu Blutaustritten aus den geschädigten zarten Gefäßen in das umgebende Gewebe kommt.

Die *Rückbildung*, die zuerst im Zentrum der Herde einsetzt, äußert sich einmal in einer Atrophie der gewucherten Epidermis, an die in späteren Stadien dann nur noch die mächtigen Hornmassen erinnern, während sie im übrigen, namentlich in den Epithelbuchten, auf wenige Lagen abgeplatteter Zellen beschränkt ist.

Im Corium kommt es dann zu einer Auflockerung der entzündlichen Infiltration, indem zunächst das Zellgefüge sich unter Bildung zahlreicher, neugebildeter und stark erweiterter Blut- und Lymphgefäßsprossen lockert; besonders in der Umgebung der älteren Herde. Die Lymphocyten schwinden, ebenso die Epitheloid- und Riesenzellen, indem in die Herde — ähnlich wie bei der Tuberculosis cutis luposa — zahlreiche Fibroblasten von der Peripherie her einwandern. Gleichzeitig kommt es zur Bildung jungen, kernreichen fibrillären Bindegewebes, das sich — bei der Tuberculosis cutis verrucosa in viel stärkerem Maße als bei der Tuberculosis cutis luposa — zu derben fibromatösen Bindegewebsbündeln umwandelt, die — ebenfalls wieder genau wie beim Lupus — sich dann namentlich in den älteren Herden zu regelmäßigen horizontalen kollagenen Bündeln anordnen, zwischen die sich von den erhaltenen Fasern der Umgebung her allmählich wieder junges elastisches Gewebe in Form zarter Reiserchen vorschiebt, so daß zum Schluß eine platte Narbe übrigbleibt, mit völlig geschwundenem Papillarkörper und wenigen Epithellagen.

Das histologische Bild des *Tuberculum anatomicum*, des sog. Leichentuberkels, stimmt mit dem eben beschriebenen völlig überein; ebenso unterscheidet sich die von JADASSOHN aufgestellte *Tuberculosis cutis fungosa serpiginosa* bzw. *verrucosa lymphangiectatica* — Formen, die LEWANDOWSKY im Gegensatz zu der von RIEHL beschriebenen Tuberculosis cutis fungosa nicht zur kolliquativen, sondern hierher zur verrukösen Tuberkulose, vielleicht auch sogar zum papillomatösen Lupus rechnen wollte — von der Tuberculosis cutis verrucosa nur durch die bei der serpiginösen fehlende Hornbildung bzw. die bei der lymphangiectatischen von vornherein stärker ausgeprägte Neigung zur Bildung lymphangiomähnlicher Veränderungen, wie wir sie ja auch bei der Tuberculosis cutis verrucosa in den Spätstadien gelegentlich beobachten.

Differentialdiagnose. Die ausgedehnten und unregelmäßigen Epithelwucherungen, wie sie für die Tuberculosis cutis verrucosa als kennzeichnend zu betrachten sind, können gelegentlich einmal an *Epitheliome* denken lassen, namentlich dann, wenn nun dieser Eindruck noch verstärkt wird durch Hornperlenbildung in abgeschnürten Epidermisteilen. Eine genauere Durchmusterung wird allerdings dann doch an der mangelnden Atypie der einzelnen Zellen, die zwar verdrängend, aber nicht infiltrierend wachsen, an der trotz der massigen Epithelleisten verhältnismäßig geringen Mitosenbildung, einen Anhalt zur Trennung ebenso finden, wie wir dies bei den verrukösen Erscheinungsformen der Lues sehen werden.

Differentialdiagnostische Schwierigkeiten, wie sie klinisch gelegentlich eine stärker gewucherte gewöhnliche *Warze* machen kann, spielen histologisch keine Rolle, ebensowenig verruköse Bildungen, wie sie sich im Anschluß an *banale Eiterungen* oder *Fremdkörper*reizungen einstellen können, wenn auch hier die häufig zu beobachtenden Riesenzellbildungen — manchmal zudem in tuberkuloider Anordnung — den Ungeübten straucheln machen. Anders steht es hingegen mit

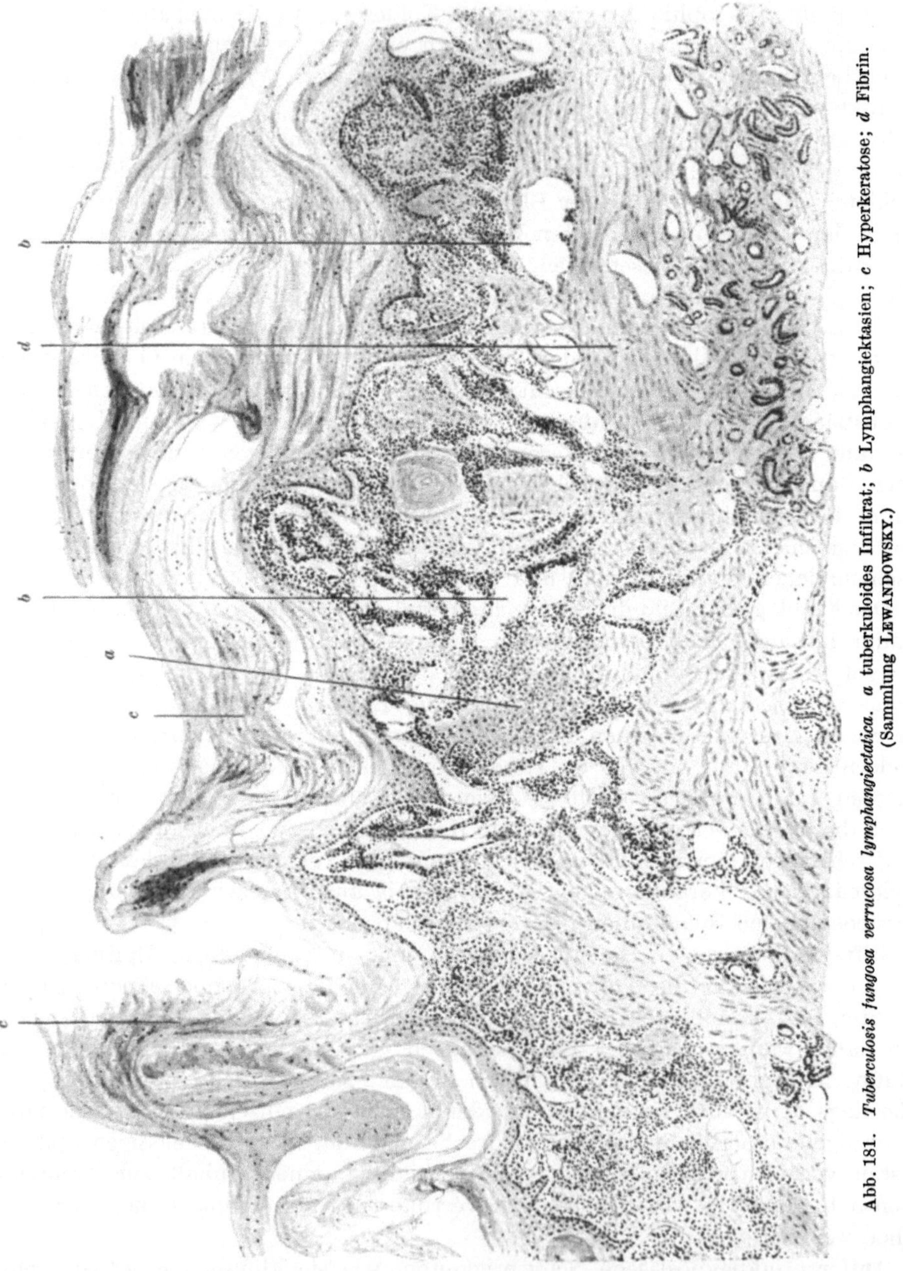

Abb. 181. *Tuberculosis fungosa verrucosa lymphangiectatica.* *a* tuberkuloides Infiltrat; *b* Lymphangiektasien; *c* Hyperkeratose; *d* Fibrin. (Sammlung LEWANDOWSKY.)

der Trennung von den entsprechenden luischen Krankheitsprodukten, namentlich der *tertiären Syphilis*, bei der das Versagen der WASSERMANNschen Reaktion eine histologische Klärung gerade häufig besonders wünschenswert machen wird. Nicht immer bietet sich hier ein ganz überwiegend aus Plasmazellen aufgebautes perivasculäres Infiltrat bei völligem Fehlen tuberkuloiden Gewebsaufbaues — wie im Falle LEWANDOWSKYS —, und dann muß schließlich die Diagnose ex juvantibus als alleiniger Ausweg übrigbleiben, wobei nebenbei bemerkt dem Salvarsan bzw. Spirocid, heute wohl dem Penicillin, der Vorzug zu geben ist, mit Rücksicht auf die Beeinflußbarkeit auch tuberkulösen Gewebes durch Jodkali und Quecksilber.

Sporotrichose, *Blastomykose*, *tiefe Trichophytien* können ebenso wie etwa *Jod-* bzw. *Bromexantheme* und die vegetierenden Pyodermien, mit verrukösen Bildungen einhergehen. Hier ist — namentlich bei den ersteren — aus Gründen allgemein histogenetischer Natur histologisch eine Entscheidung oft nicht zu treffen. Auch der Nachweis einzelner Krankheitserreger (z. B. gerade bei der Blastomykose, siehe GANS und DRESEL) im Sekret oder den oberflächlichen Gewebspartien, vermag nicht zu entscheiden, und oft ist nur durch kritische Anwendung sämtlicher biologischen, bakteriologischen und mikroskopischen Untersuchungsmethoden eine Klärung zu bringen. Schließlich können noch eigentümliche *Granulome* das Bild der Tuberculosis cutis verrucosa nachahmen, die nach *Abschürfungen* in *Schwimmbädern* entstehen und auf die HELLERSTRÖM erstmals hingewiesen hat. Bei manchen Fällen erübrigt sich die Abgrenzung, da es sich wahrscheinlich um echte Verrucosa-Fälle gehandelt hat, andere lassen sich wohl nur auf Grund der Vorgeschichte trennen, wieder andere dürften der Tuberculosis luposa oder auch Fremdkörpergranulomen entsprechen, so daß das dort Gesagte gilt (s. auch II. Bd., dort Literatur).

Pathogenese. Den meist gutartigen Verlauf der Tuberculosis cutis verrucosa hat man einmal auf in ihrer Virulenz herabgesetzte (oder von vornherein weniger virulente, besonders bovine) Tuberkelbacillen, dann aber auch auf ein durch eine bereits bestehende Infektion relativ immunisiertes Gewebe zurückgeführt (HÜBNER). Letzteres gilt namentlich für Fälle ektogener Genese und insbesondere die reine Impftuberkulose (Verruca necrogenica). Daneben ist jedoch auch eine hämatogene Entstehung möglich, wie Fälle von JADASSOHN, HOFFMANN, BOURGEOIS u. a. zeigen.

Im übrigen scheint, wie besonders ZIELER hervorhebt, die Frage nach der Art des Erregers, ob Typus bovinus oder humanus, für den Verlauf nicht von entscheidender Bedeutung, denn auch bei ersterem kann der Verlauf recht bösartig sein.

3. Tuberculosis cutis colliquativa cutanea et subcutanea.

Die kolliquative Tuberkulose, das Scrophuloderm, die früher häufigste, klinisch formenreichste Art der Hauttuberkulose, tritt häufiger im kindlichen und jugendlichen Alter als beim Erwachsenen — in der Regel als sekundäre, von darunter liegenden Organen ausgehende *Kontiguitätstuberkulose* oder auch in selteneren Fällen *hämatogen* auf. Daneben sind, wenn auch nur vereinzelt, Fälle *primärer Erkrankung* der Haut nach exogener Infektion beobachtet worden. Sie beginnt als schmerzloses, zunächst unter der Haut verschiebliches, kugeliges, scharf umschriebenes, derbes, allmählich sich vergrößerndes, alsbald zentral ausgedehnt erweichendes und dann vielfach fluktuierendes Gebilde. Sie tritt mit Vorliebe an der Cutis-Subcutisgrenze oder in deren Nähe auf. Demgemäß wird die überdeckende Haut erst beim Vordringen des Knotens in Mitleidenschaft gezogen; sie wird vorgewölbt, blaurot verfärbt, schließlich in der Mitte verdünnt.

In diesem Stadium ist noch Rückbildung möglich; sie erfolgt unter Hinterlassung einer eingezogenen, im übrigen äußerlich als solche nicht erkennbaren Narbe. Vereinzelt wurde Umwandlung in reaktionslose, fibromatöse, zentral verkäste (ARZT und KUMER) bzw. verkalkte (KRAUS), fremdkörperartige Bildungen beobachtet.

Erfolgt jedoch der *Durchbruch*, so entleert sich eine eitrige, zähflüssige, häufig sanguinolente, mit nekrotischen Gewebsfetzen durchsetzte Masse. Der *Tuberkelbacillen*nachweis gelingt sehr häufig, allerdings leichter in der Geschwürs- bzw. Absceßwand als in den eitrigen Gewebsbröckeln. Je nach oberflächlicherem oder tieferem Sitz entsteht ein Geschwür mit blauroten, überhängenden Rändern und schmierigeitrigem, von wuchernden Granulationen durchsetztem Grunde. Die letzteren ragen oft pilzartig aus dem Geschwürsgrunde hervor (Fungus tuberculosus). Saß der Prozeß tiefer, so erfolgt der Durchbruch nach außen in Form eines *Fistelganges* — röhrenförmiges Scrophuloderm UNNAS —, der bei der sekundären kolliquativen Tuberkulose die Regel ist und dann eine Verbindung mit dem unter der Haut gelegenen, kolliquativ eingeschmolzenen primären Herd (Drüsen, Knochen, Gelenke usw.) darstellt. In Fällen von Geschwürsbildung entstehen vielfach durch das Zusammenfließen mehrerer Einzelherde ausgedehnte Einschmelzungsbezirke. Eine Ausheilung kann dann naturgemäß nur mit Bildung unregelmäßiger, eingezogener Narben erfolgen. Diese sind häufig mit keloidartigen oder fibromatösen Brücken durchsetzt, die oft Narbencomedonen enthalten; daneben finden sich gelegentlich auch sekundäre, echte lupöse Infiltrate sowie die klinisch von diesen manchmal schwer zu unterscheidenden fleckförmigen Herde sog. kolloider Degeneration (s. d.).

Zur Tuberculosis cutis colliquativa, und zwar zur sekundären ist auch die *Tuberculosis fungosa* RIEHL zu rechnen, ferner die *framboesieformen* bzw. *vegetierenden*, geschwulstähnlichen, bald mehr flach aufsitzenden, bald mehr polypös oder papillomatös gestielten Veränderungen. Vielleicht gehört hierher auch die sog. *Folliculitis* bzw. *Acne exulcerans serpiginosa nasi* (KAPOSI u. a.), deren Zugehörigkeit zur Blastomykose (s. d.), wie manche Forscher meinen, kaum aufrechtzuerhalten ist (GANS und DRESEL).

Histologisch finden wir bei der Tuberculosis cutis colliquativa als kennzeichnende Veränderung ein zunächst in den tiefen Hautschichten beginnendes, dann nach der Oberfläche vordringendes, frühzeitig zentraler Verkäsung anheimfallendes, tuberkulös entzündliches Granulationsgewebe. Es scheint bisher noch nicht gelungen, die *frühesten Anfänge* der Veränderung zu Gesicht zu bekommen. Im Zentrum auch scheinbar *jüngster*, eben gerade als tiefe cutane-subcutane Knötchen tastbarer *Herde* fand sich stets bereits eine wechselnd stark vorgeschrittene Erweichung (JADASSOHN). Davon machen auch mir vorliegende Frühfälle keine Ausnahme. Es ist daher auch bis heute noch nicht mit Sicherheit zu entscheiden, auf welchem Wege der Erreger hier in die Haut gelangt und insbesondere, wie und wo er hier seine Wirksamkeit beginnt, wenn auch das primäre Freibleiben von Arterien und Venen sicher scheint. Dagegen ist der Nachweis größerer, am Rande der kleinsten subcutanen Knoten gelegener Lymphgefäße, deren Verlauf auf das Zentrum der Zellinfiltrate hinführte, wo er sich verlor (UNNA), hierfür nur mit Zurückhaltung zu verwerten. Ebenso steht es mit den am Rande erweichter Herde häufig anzutreffenden frischen, im wesentlichen aus Epitheloid- und Riesenzellen aufgebauten Knötchen, deren Mitte alsbald von einem aus Lymphocyten, polynucleären Leukocyten, Zell- und Kerndetritus bestehenden nekrobiotischen Erweichungsherd eingenommen wird.

Der *ausgebildete Herd*, mehr oder weniger kugelförmig, oft mit einzelnen, unregelmäßigen Ausläufern ins umgebende Gewebe vordringend und meist an der Cutis-Subcutisgrenze gelegen, zeigt im übrigen den *gewohnten Aufbau:* Innerhalb eines wechselnd breiten Lymphocytenringes findet sich eine Anhäufung von Epitheloiden und Riesenzellen. In seinen Außenabschnitten wird er manchmal von nur wenigen, manchmal auch von zahlreichen Plasmazellen durchsetzt, stets jedoch von einer Zone wuchernder Bindegewebszellen entweder schalenartig eingefaßt oder locker umgrenzt. Nach der Mitte hin nimmt die Färbbarkeit dieser Zellformen nach und nach ab; ihre Grenzen werden verwaschen, sie gehen über in eine kernarme, wechselnd breite, von einem meist gutentwickelten Fibrinnetz (LOMBARDO) durchzogene nekrotische Zone. Diese umschließt dann zentral eine mehr oder weniger ausgedehnte, mit völlig verkästen Gewebs- und Zellresten, Fibrin, polynucleären Leukocyten, gelegentlich auch reichlichen Resten elastischer Fasern (JADASSOHN) durchsetzte Höhle. Elastisches und kollagenes Gewebe schwinden schließlich völlig. Eine Trennung dieser Nekrosen in

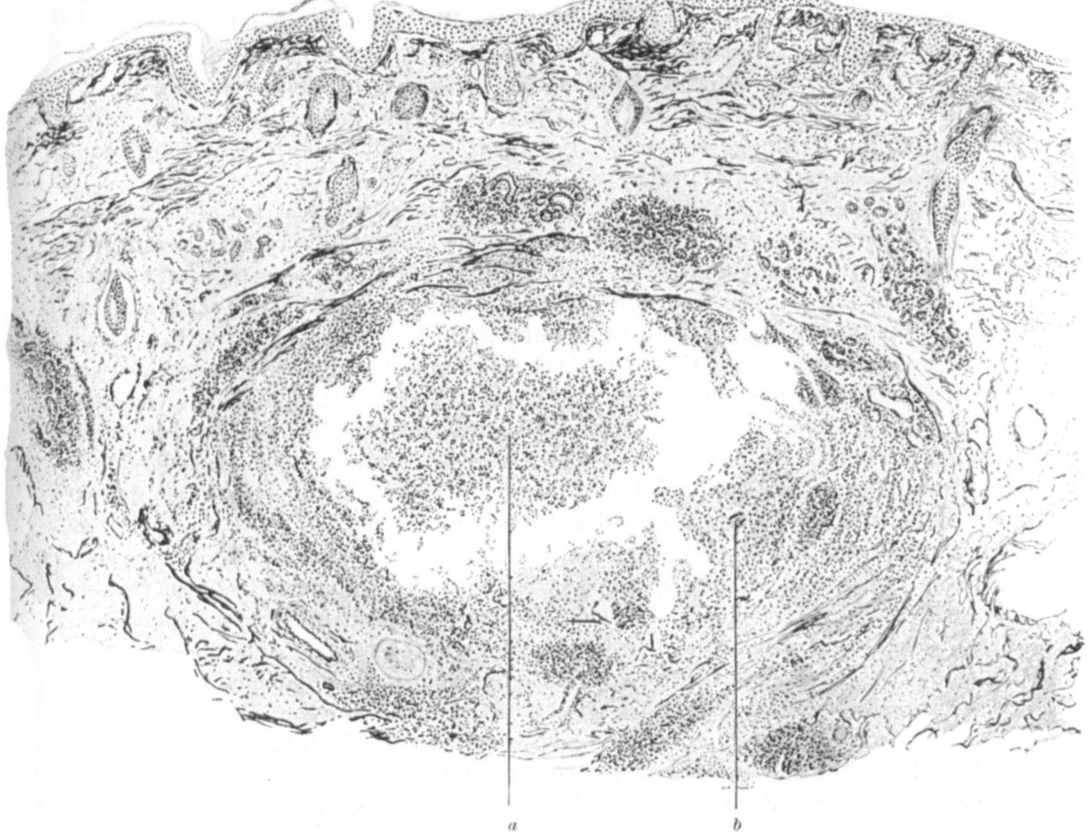

Abb. 182. *Tuberculosis cutis colliquativa.* *a* erweichtes Zentrum mit Leukocyten und Detritus; *b* Zone der Epitheloiden und Riesenzellen. (Sammlung LEWANDOWSKY.)

eine „trockene“ und „feuchte“ Form, deren Entstehung von dem Gefäßreichtum der einzelnen Herde abhängig gedacht ist (UNNA) — so sehr sie im Einzelfall das Bild unterschiedlich gestalten mag —, ist meines Erachtens für das pathogenetische Geschehen nicht von grundsätzlicher Bedeutung, zumal auch die echte, trockene Verkäsung gegenüber Mischformen und reiner Verflüssigung eigentlich ziemlich selten ist (LEWANDOWSKY).

Die *Umgebung* der tuberkulösen Herde im cutanen Binde- sowohl als auch im subcutanen Fettgewebe weist eine Reihe von *Veränderungen* auf, die *zum Teil spezifischer, zum Teil unspezifischer Art* sind. Die letzteren äußern sich in den Bindegewebssepten als die erweiterten Blut- und Lymphgefäße strangartig begleitende Zellzüge. Diese sind aus Plasmazellen — manchmal in überwiegender Zahl —, aus Mastzellen, Lymphocyten, Fibroblasten, gelegentlich auch Epitheloiden und einzelnen Riesenzellen aufgebaut, Veränderungen, wie sie jedem chronisch entzündlichen Granulationsgewebe entsprechen. Daneben kommt es jedoch auch zum Schwund des Fettgewebes, indem dieses völlig durch das unspezifische Infiltrat ersetzt wird. Außerdem treten jedoch in der Regel auch mehr spezifisch kennzeichnende Zellinfiltrate mit echter Tuberkelbildung auf, namentlich in der nächsten Umgebung des Mutterherdes, wobei diese jüngsten Herde meist in eine dichte Bindegewebshülle eingelagert sind.

Die *Gefäße*, besonders die Venen und Lymphgefäße, nehmen an den Veränderungen häufiger teil, während die Arterien meist frei bleiben. Die Venen sind vielfach durch eine Wucherung der Intima sowie Endothelproliferation völlig obliteriert, die Lymphgefäße von Lymphocyten erfüllt; selbst echte Tuberkelbildung ist beschrieben (JADASSOHN).

Nähert sich das Infiltrat der *Epidermis*, so wird diese über den am stärksten vorgewölbten Abschnitten allmählich abgeflacht. Der Papillarkörper verstreicht hier, während er nach dem Rande zu nicht selten in Wucherung gerät, ganz ähnlich, wie wir das bei manchen Fällen von Tuberculosis cutis luposa gesehen haben. Von diesen gewucherten Epidermisabschnitten werden nicht selten Reste des Bindegewebes, namentlich Bruchstücke elastischer Fasern, eingeschlossen.

In der Mitte, über dem tuberkulösen Infiltrat, kann schließlich eine auf wenige Zellagen beschränkte atrophische Hautdecke übrigbleiben, die — manchmal nach voraufgehender mäßiger Parakeratose — endlich der *Einschmelzung* in mehr oder weniger ausgedehntem Grade verfällt. Nicht immer ist jedoch ein unmittelbares Heranrücken des tuberkulösen Herdes an die Epidermis erforderlich. Die Einschmelzung erfolgt dann, namentlich bei den tiefer sitzenden Formen, mehr *röhrenförmig*, indem sie das gesunde Gewebe auf engem Raume durchsetzt. Sie erreicht die Epidermis unter Entwicklung einer manchmal spezifischen, manchmal auch unspezifischen Gewebsreaktion in der nächsten Umgebung — Veränderungen, wie sie auch die nächste Nachbarschaft der flachen Geschwüre aufweist — und führt schließlich zum Durchbruch. Dabei entleeren sich dann die verkästen und verflüssigten Massen nach außen: Die *Fistel* ist fertig. Aus ihr wuchert vielfach ein Granulationsgewebe hervor, das manchmal unspezifisch, oft jedoch auch durch spezifisch tuberkuloiden Gewebsaufbau gekennzeichnet ist.

In beiden Fällen sucht das umgebende *Epithel* sehr bald durch übermäßige *Wucherung* den entstandenen Verlust auszugleichen. Dadurch kommt es einmal zur Überhäutung der oberflächlichen, überhängenden Geschwürsränder und über diese hinweg auch der Unterseite der lappenartigen Gebilde. Hier treten die Epidermiszellen meist in abgeplatteter Form auf, um schließlich — wenn meist auch sehr unvollkommen — auf den Geschwürsgrund hinüberzuwuchern. Bei der Fistelbildung steigt das Epithel wechselnd weit in diese hinab, ja manchmal kann es die ganze Absceßhöhle auskleiden. In beiden Fällen ist es jedoch gleichermaßen hinfällig, aus großen ödematösen Zellen aufgebaut, mit weiten, von Leukocyten durchsetzten Saftspalten.

Derartige, von Epidermis bekleidete Hohlräume findet man gelegentlich auch wohl einmal ohne Zusammenhang mit der Außenwelt in der Tiefe der Cutis vor. In solchen Fällen wird die Frage schwer zu beantworten sein, ob es sich hier um alte, ehemals durch eine Fistel mit der Oberhaut verbundene und von dort her epithelisierte Absceßwände handelt oder ob vorgedrungene Epithelsprossen — die ja auch von den Anhangsgebilden der Haut ausgegangen sein können — dies bewirkten.

Tuberkelbacillen finden sich meist nur spärlich, gelegentlich aber auch sehr reichlich, namentlich in jüngeren Herden; am regelmäßigsten kann man sie in der Übergangszone vom nekrotischen in das zellig infiltrierte Gewebe nachweisen.

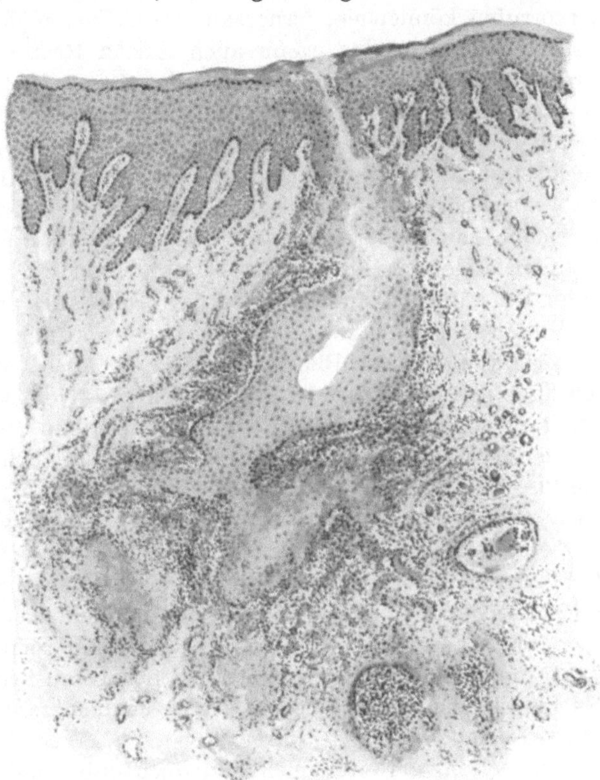

Abb. 183. *Tuberculosis cutis colliquativa* (♂, 31jähr., Kreuzbein). Röhrenförmiger Durchbruch durch die acanthotische Epidermis mit Ausbildung eines epithelbekleideten Fistelganges; in der Cutis umschriebene Erweichungsherde; rechts tuberkuloides Granulationsgewebe. O = 35:1; R = 35:1.

Das Nebeneinander vordringender und ausheilender Absceßherde, Fisteln und oberflächlicher Geschwüre, wie wir es gerade bei der Tuberculosis colliquativa sehr häufig finden, gibt naturgemäß auch den *Ausheilungsvorgängen* ein buntes Gepräge. Dieses wird noch dadurch erhöht, daß neben dem eingeschmolzenen Gewebe vielfach noch Reste gesunder Haut als Streifen oder Brücken erhalten bleiben. Diese werden selbstverständlich in die schließlich erfolgende Narbenbildung mit einbezogen. Da sie, ähnlich wie die Geschwürsränder, oft auch auf der Unterseite epithelisiert werden, bilden sie in der Narbe oft derbe Hautbrücken *(Fibromatoide)*, die auf kürzere oder längere Strecken auch einmal frei über die neugebildete, zarte Epidermisdecke hinwegziehen können. In der Epitheldecke dieser fibromatoiden Narben sind die Follikel häufig auffallend erweitert und enthalten im Innern konzentrisch geschichtete Hornlamellen *(Horncysten:* UNNA, *Narbencomedonen)*. Im bindegewebigen Anteil dieser Gebilde wird in der Mehrzahl der Fälle fast die gesamte Cutis von *elastischem Gewebe* erfüllt; seltener, daß dieses sich lediglich als inselförmiger Herd auf den Papillarkörper beschränkt, unterwärts vielfach von zwei der erweiterten Follikel begrenzt (FRIEDMANN). Diese elastischen Fasern sind außerordentlich dicht gelagert, so daß sie oft ein völlig verfilztes Netz bilden, in welchem sich als Degenerationserscheinung kolloid umgewandelte Herde, oft mit eingelagerten Elastintropfen (FEULARD-BALZER u. a.), Elastorhexis und Elastoklasis (DARIER) vorfinden.

Differentialdiagnose. Durch die zuletzt geschilderten Veränderungen ergibt sich eine gewisse Ähnlichkeit mit dem *Pseudoxanthoma elasticum* (s. d.), von dem sich erstere jedoch durch die stets — wenn auch nur in Resten — vorhandenen Wucherungen der Epidermis sowie das entzündliche Zellinfiltrat unterscheiden.

Die klinisch gelegentlich an eine banale *Pyodermie* — wie sie übrigens neben Staphylokokken und Streptokokken auch Pseudodiphtherie- und Colibacillen hervorrufen können —, ferner an *Acne, Furunkulose* erinnernden Formen sind histologisch durch das, wenn auch nur in Resten vorhandene sog. spezifische Granulationsgewebe hinreichend erkennbar. Auch gelingt es ja meist leicht, bei den nicht tuberkulösen, eben erwähnten Veränderungen die Erreger festzustellen, ein Beweis, der allerdings um so weniger verwertbar ist, als diese ja auch sekundär sich in das kolliquativ-tuberkulöse Gewebe einnisten können. Die stets vorhandene und ausgesprochen zentrale Verkäsung schützt vor einer Verwechslung mit der *Tuberculosis cutis luposa* oder *verrucosa*.

Schwieriger ist schon die Trennung von der *Syphilis;* klinisch kann dies unter Umständen ganz unmöglich sein, und auch histologisch ist es in manchen Fällen nur mit einem gewissen Vorbehalt erreichbar. Die hier wie dort vorhandene Verkäsung macht das Bild, ebenso wie der auch bei der gummösen Lues — und um diese handelt es sich ja in erster Linie — vielfach im Vordergrunde der Veränderung stehende tuberkuloide Gewebsaufbau (Epitheloide, Riesenzellen), zu einem oft außerordentlich ähnlichen. Wenn auch bei der Lues in der Regel die Plasmazellbeteiligung am Aufbau der Infiltrate eine reichlichere ist, wenn sie auch gerade hier in ihren klassischen Entwicklungsformen zu beobachten sind — besonders in Gestalt der kennzeichnenden perivasculären, die veränderten Gefäße zylinderförmig umscheidenden Zellzüge —, so ist doch oft eine vorbehaltlose Entscheidung nicht möglich. Weitgehend zerstörte, aber an Resten ihres elastischen Faserrings noch erkennbare Gefäße sind — wenn auch meist nicht so regelmäßig — bei der Tuberkulose ebenso zu beobachten, wie die von GEBER als für das gummöse Syphilid kennzeichnend angegebene Phlebitis obliterans (Näheres siehe bei der tertiären Lues).

Bei weitem schwerer noch ist jedoch unbedingt die Unterscheidung von den mykotischen Erkrankungen der Haut, vor allem von der *Sporotrichose*. Allerdings besteht bei der Tuberculosis cutis colliquativa stets zentral eine *massige Verkäsung* im Gegensatz zu der unvollständigen, strichförmigen bei der Sporotrichose. Bei dieser finden sich vielmehr nekrotische und normal färbbare Zellen eng nebeneinander vor. Die Tuberkulose neigt zum peripheren Fortschreiten, die Sporotrichose zur Abkapselung. Die Gefäßveränderungen sind hier viel geringer als dort. Vor allem aber findet man bei der Sporotrichose jene eigentümliche *Anordnung des Gewebes in drei Zonen:* starke Lymphocyten- und Plasmazellwucherung in den Randabschnitten, besonders perivasculär; zur Mitte hin Epitheloide und Riesenzellen, im Zentrum schließlich eine Erweichung, die jedoch im Gegensatz zur Tuberkulose nie massig wird. DE BEURMANN und GOUGEROT haben den Gewebsaufbau der Sporotrichose treffend bezeichnet als: syphilisähnlich am Rande, tuberkuloid in den mittleren und banal eitrig in den zentralen Abschnitten. Aber alle diese histologischen Kennzeichen sind schwankend, und daher sind wir für eine sichere Unterscheidung gerade hier auf die sonstigen Untersuchungsmethoden angewiesen.

Pathogenese. Die Tuberculosis cutis colliquativa ist in der Mehrzahl der Fälle sicherlich *sekundärer* Natur, indem ein Fortschreiten per contiguitatem von anderen primär erkrankten Geweben aus erfolgt. Dies trifft hauptsächlich für die regionär beschränkten, vereinzelt vorhandenen Krankheitsherde zu. Daneben ist jedoch noch eine disseminierte Form bekannt geworden, namentlich bei Kindern, die augenscheinlich und in erster Linie *hämatogen* entsteht (JADASSOHN), wenn sie auch nach exogener Infektion beobachtet wurde.

Ob und inwieweit die bei der Tuberculosis colliquativa im Vordergrunde stehende Neigung zur Erweichung — die ja auch beim Lupus vorhanden sein kann — durch die Lokalisation bedingt ist (ZIELER), wäre noch zu untersuchen, wobei zuzugeben ist, daß in der Subcutis eine Einschmelzung entzündlicher Gewebsneubildungen eher erfolgt als in der Cutis (TEREBINSKY). Ob sie mit der Ausbreitung auf dem *Lymphwege* in Beziehung steht, erscheint hingegen fraglich. Ebenso sind die besonderen Bedingungen, welche gerade hier im Gegensatz zu allen anderen Hauttuberkulosen dazu führen, noch völlig unbekannt.

Der Zweifel wird verstärkt, wenn man sich daran erinnert, daß ja auch sicher *hämatogene* kolliquative Hauttuberkulose vorkommt. Nur so viel scheint gewiß, daß Sekundärinfektionen durch banale Eitererreger dabei keine Rolle spielen, daß hingegen der Anzahl der die Erkrankung auslösenden Tuberkelbacillen eine gewisse Bedeutung zukommt.

4. Tuberculosis cutis ulcerosa.

Die an der Haut selbst außerordentlich seltene Erkrankung findet sich häufiger an der Schleimhaut bzw. an den Haut-Schleimhautgrenzen der Körperöffnungen; fast ausschließlich bei an vorgeschrittener Organtuberkulose leidenden Menschen. Sie tritt in Form kleiner, etwa hirsekorngroßer, zunächst hellroter Knötchen auf, die sich sehr schnell in pustelartige, gelbe Körnchen umwandeln und dann rasch geschwürig zerfallen. Da die Erkrankung meist erst in diesem Zustand zur Beobachtung gelangt, hat man vielfach geglaubt, hier eine primär ulceröse Hauttuberkulose vor sich zu haben, was sich nur daraus erklärt, daß das erste papulöse Stadium außerordentlich schnell vorübergeht.

Die vielförmigen, durch das Zusammenfließen mehrerer derartig zerfallender Knötchen häufig auch polycyclisch begrenzten, meist verhältnismäßig oberflächlichen Geschwüre, zeigen einen unregelmäßig höckerigen, gelb- bis rötlichbraunen Grund sowie mäßig infiltrierte, kaum unterhöhlte, blaurote Ränder. Die Schmerzhaftigkeit der Geschwüre ist oft außerordentlich stark, oft kaum vorhanden und hängt weitgehend von der Lokalisation ab.

Neben dieser ulcerösen miliaren Haut- bzw. Schleimhauttuberkulose — die man infolge Verwechslung dieser kleinen gelben, häufig durchaus keine Tuberkelknötchen, sondern miliare Abscesse darstellenden Körnchen mit den miliaren Tuberkeln innerer Organe früher glaubte als die eigentliche Hauttuberkulose ansehen zu müssen — findet man eine zweite atypische Gruppe tuberkulös-ulceröser Veränderungen an der Haut, besonders an den Genitalien. Hier bilden sie fast die einzige Form tuberkulöser Veränderungen überhaupt und treten in Gestalt unregelmäßiger, schlecht granulierender und schwer heilender Ulcerationen mit schlaffen, unterhöhlten oder derb infiltrierten Rändern auf.

Das histologische Bild dieser ulcerösen, miliaren sowohl wie der atypischen tuberkulösen Veränderungen ist bei weitem *nicht so kennzeichnend* aufgebaut, wie bei den anderen tuberkulösen Erkrankungen der Haut. Meist findet sich in den geschwürig zerfallenden Abschnitten ein mehr oder weniger *nekrotisches Granulationsgewebe*, das von einem jedes kennzeichnenden Aufbaues entbehrenden Zellinfiltrat eingefaßt bzw. begrenzt ist: Polynucleäre Leukocyten, häufig zu kleinsten Abscessen angesammelt, Lymphocyten, wuchernde Bindegewebszellen, vereinzelte Epitheloide und Riesenzellen. Das Ganze, stark ödematös und durchsetzt mit Zell- und Gewebsdetritus, manchmal auch spärlichen Resten elastischer und kollagener Fasern, zusammengesintertem Serum und Fibrin, bietet eher den Anblick einer *diffusen, akut entzündlich* einschmelzenden Veränderung.

Ein Anhalt für die spezifische Natur des Prozesses findet sich allenfalls in der Umgebung der Geschwüre, hier gelegentlich auch einmal unmittelbar unter der Hornschicht (MIYAHARA), und zwar in Gestalt einzelner, vorwiegend lymphocytärer, häufig verkäsender Tuberkel. Trotzdem ist der Charakter der Veränderung gerade bei diesen ulcerösen Hauttuberkulosen durch den meist außerordentlich reichlichen Gehalt des Granulationsgewebes an *Tuberkelbacillen* — auf den kein Geringerer als EHRLICH (1885) zuerst hingewiesen hat — leicht zu sichern. Die Bacillen finden sich dabei in größerer Zahl im banalen, weniger im „spezifisch tuberkulös" aufgebauten Entzündungsherd, was ja unserer Vorstellung von der Pathogenese dieses Granulationsgewebes durchaus entspricht.

Die *Epidermis* am Rande dieser Geschwüre ist ödematös verbreitert; die einzelnen Zellen, namentlich der tieferen Schichten, sind gequollen, die Hornschicht ist parakeratotisch.

Differentialdiagnose. Nicht eben selten kommt es — bei den atypischen häufiger als bei den miliaren ulcerösen Herden — zu atypischer Epithelwucherung, die gelegentlich einmal ein *carcinomähnliches* Aussehen annehmen kann und, als solche verkannt, auch operativ angegangen worden ist. Der Tuberkelbacillengehalt, der auch hier bei den atypischen Ulcera im banal entzündlichen Granulationsgewebe reichlicher ist als im typisch tuberkulösen, wird eine Diagnose jedoch stets gestatten, vorausgesetzt, daß überhaupt an Tuberkulose gedacht wird. Ähnlich liegen die Dinge bei den häufig mit *venerischen Erkrankungen* verwechselten tuberkulösen Geschwüren an den Genitalien, namentlich bei der Frau, wo jedoch in der Regel eine genaue klinische bzw. bakteriologische Untersuchung zur Klärung der Frage genügt.

Schwieriger kann schon die Unterscheidung der sog. *schankriformen tuberkulösen Geschwüre* der Lippen sein, die wiederholt beschrieben wurden (BROCQ, JADASSOHN u. a.) und leicht mit syphilitischen Primäraffekten verwechselt werden können. Aber auch hier bringt reichlicher Bacillengehalt schließlich eine Entscheidung, wenn diese nicht bereits vorher durch die klinische Untersuchung gesichert ist.

Anhangsweise sei auf einen in das Gebiet der Tuberculosis cutis propria gehörigen, von LIPSCHÜTZ beobachteten, durch den *Typus gallinaceus* verursachten Fall von Hauttuberkulose hingewiesen. Dieser wich histologisch von den gewohnten, sowohl banal entzündlichen als auch spezifisch gebauten Bildern ab und war durch ein eigenartiges, chronisch entzündliches, gut vascularisiertes Granulationsgewebe gekennzeichnet. Dieses bestand der Hauptsache nach aus epitheloiden Zellherden, wenigen Lymphocyten, meist am Rande jener, und spärlichen Plasmazellen sowie Fibroblasten. Das Ganze war in ein lockeres, etwas ödematöses Gewebe eingelagert. Verkäsung fehlte völlig. Die Bacillen fanden sich in dichten Büscheln im Protoplasma der Zellen, und zwar sowohl innerhalb der Infiltrate, als auch in den polynucleären Leukocyten der entstandenen Abscesse.

Pathogenese. Die Erkrankung tritt in der Regel nur in Fällen ausgedehnter Tuberkulose der Visceralorgane auf, und zwar sekundär, sowohl per contiguitatem als auch durch Autoinokulation. Eine primäre ulceröse Hauttuberkulose ist wohl nur dort möglich, wo ein gegen Tuberkelbacillen ungeschützter, d. h. nur zu geringer oder gar keiner Antikörperbildung fähiger Organismus von einer massigen Einimpfung betroffen wird. Auf diesen tuberkulösen Primäraffekt haben wir an anderer Stelle hingewiesen. In den meisten Fällen spielt wohl die Selbstüberimpfung die Hauptrolle, und zwar mit äußerst zahlreichen Bacillen in einem Körper, dessen letzte Abwehrkräfte im Kampfe gegen den Tuberkelbacillus bereits verbraucht sind (LEWANDOWSKY). Diese immunbiologischen Momente spielen bei der Entwicklung des Krankheitsbildes wohl eine entscheidende Rolle, örtliche Besonderheiten des Hautbodens (UNNA) kommen wohl nur soweit in Frage, als sie — sei es von Natur aus, sei es durch sekundäre Veränderungen (Einrisse, Kratzwunden) — ein leichteres Haften des Erregers ermöglichen.

C. Auf dem Blutwege sich verbreitende Formen.

1. Tuberculosis cutis miliaris acuta generalisata (akute Miliartuberkulose).

Die selten beschriebene Erkrankung tritt in erster Linie im frühen Kindes- bzw. Säuglingsalter auf, namentlich im Anschluß an akute Infektionskrankheiten. Beim Erwachsenen wurde sie nur in wenigen Fällen beobachtet (Naegeli, Hedinger, Nobl). Sie beginnt meist im Verlauf einer allgemeinen Miliartuberkulose, gelegentlich auch als deren erstes Anzeichen, und zwar mit einem oft kaum sichtbaren, papulösen, papulo-, vesico- bzw. pustulösen oder krustösen, häufig hämorrhagischen Exanthem. Die lividen bis braunroten, stecknadelkopf- bis hirsekorngroßen, flachen Efflorescenzen sind ziemlich dicht, oft gruppiert gestellt und heilen, falls die Allgemeinerkrankung nicht vorher zum Tode führt, innerhalb weniger Tage mit zentral gedellten Pigmentflecken ab.

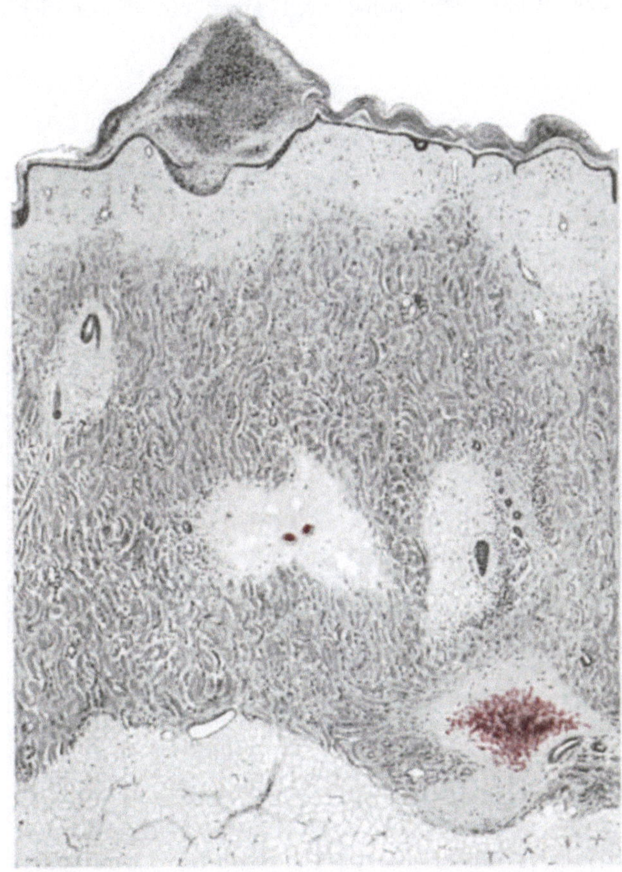

Abb. 184. *Tuberculosis cutis miliaris acuta generalisata haemorrhagica.* An der Cutis-Subcutisgrenze ein Nekroseherd mit massigem Tuberkelbacillenrasen; in der Cutis eine weitere Nekrose um zwei thrombosierte, Tuberkelbacillen führende Gefäße. (Nach Leiner und Spieler: Erg. inn. Med. Bd. 7.)

Das Ergebnis der histologischen Untersuchungen ist nicht einheitlich. Leiner und Spieler, denen wir eine zusammenfassende Darstellung verdanken, schildern die Efflorescenzen als „teils knotenförmige, teils streifenförmig rarefizierte *Nekroseherde* in Cutis und Subcutis", deren Mitte meist thrombosierte Gefäße mit stark verdickten, hyalin degenerierten Wandungen aufweist. In diesen Nekroseherden fanden sie lediglich eine schlecht färbbare, äußerst kernarme, zum Teil homogene Grundsubstanz, hingegen *nicht die für tuberkulöses Granulationsgewebe kennzeichnenden Zellformen.* „Den tiefen Nekroseherden entsprechen in der Epidermis und dem angrenzenden Papillarkörper vielfach ganz ähnliche, zentral nekrotische Infiltrate mit linsenförmiger Einlagerung in das hyper- und parakeratotisch veränderte Stratum corneum. Das Gewebe in der Umgebung der Nekroseherde zeigt geringe, namentlich perivasculäre kleinzellige Infiltration; daneben zum Teil strotzend gefüllte, erweiterte Lymphgefäße, zum Teil Blutaustritte bis in die oberflächlichsten Epidermisschichten. *Tuberkelbacillen* finden sich in außerordentlich großer Menge, gruppen- und stellenweise förmliche Rasen bildend, sowohl in den nekrotischen Epidermisveränderungen, als auch in den tiefen Nekroseherden der Cutis und Subcutis und — was das bedeutungsvollste ist — auch in den Gefäßthromben."

Doch nicht immer entspricht der histologische Befund dem eben gezeichneten Bilde. Mir selbst liegt zwar ein dieser Schilderung durchaus entsprechender Fall vor, doch sind auch *klinisch ganz gleichartige* beschrieben, bei denen sich *kennzeichnend tuberkulöse Veränderungen* vorfanden: Verkäsung, Epitheloidzellen, Riesenzellen, Lymphocyten in Gestalt echter Miliartuberkel. Schließlich sind auch Beobachtungen bekanntgeworden — und diese scheinen mir relativ die häufigsten zu sein —, die gewissermaßen diese beiden gegensätzlichen geweblichen Veränderungen vermittelnd zu verbinden vermögen: chronisch entzündliche Infiltration aus Lymphocyten, Plasma- und Epitheloidzellen, häufig mit zentraler Nekrose.

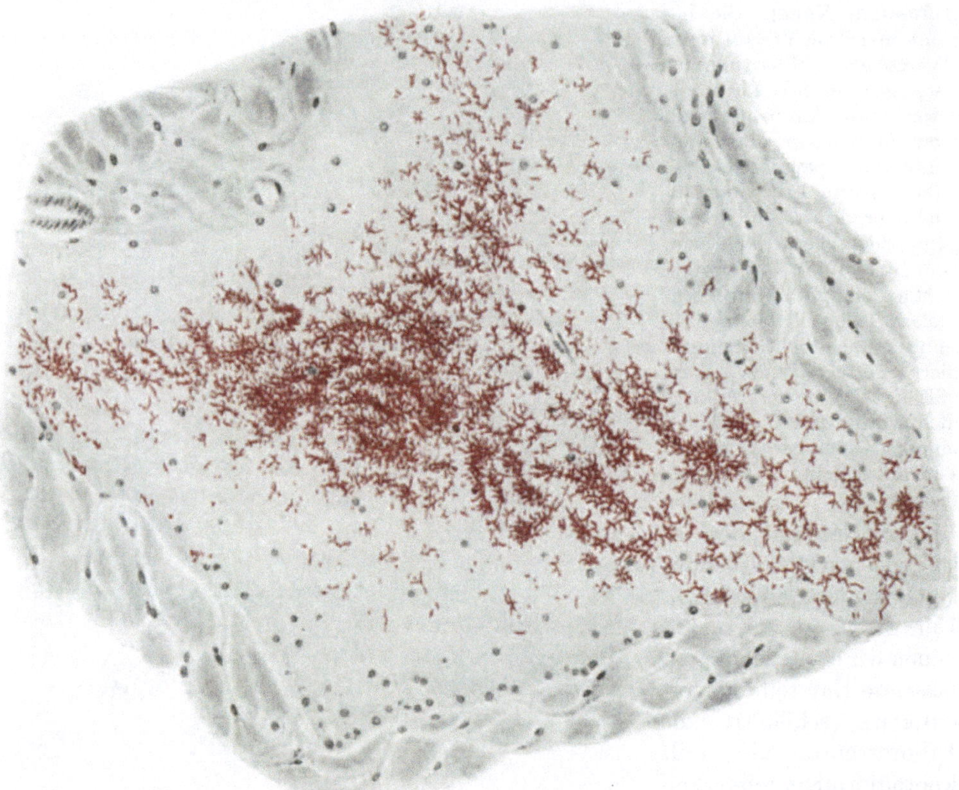

Abb. 185. Derselbe Fall wie Abb. 184. Nekroseherd und Tuberkelbacillenrasen bei starker Vergrößerung.

Differentialdiagnose. Namentlich diese letzte Form kann eine Unterscheidung von den nahestehenden *papulo-nekrotischen Tuberkuliden* sowohl klinisch als auch histologisch oft unmöglich machen, wenn nicht der schnell zum Tode führende Verlauf, der Nachweis der doch in der Regel zahlreich vorhandenen Tuberkelbacillen, die hämorrhagische Beschaffenheit der Efflorescenzen einen Anhalt gibt. Aber gerade für jene, die miliare Aussaat überstehenden Fälle, sind die Schwierigkeiten außerordentlich groß, da sich augenscheinlich dann in den Efflorescenzen Tuberkelbacillen nicht mehr nachweisen lassen (RENSBURG). Eine Verwechslung der hämorrhagischen, namentlich von LEINER und SPIELER beobachteten Formen, mit *Purpura simplex*, mit *septisch-hämorrhagischen Exanthemen* der LETTERER-SIWEschen Form der HAND-SCHÜLLER-CHRISTIANschen Erkrankung oder gar mit der *Roseola typhosa* ist nur bei ganz oberflächlicher Betrachtung möglich.

Pathogenese. Die verschiedenen Erscheinungsformen der miliaren Hauttuberkulose werfen ein bezeichnendes Licht auf die gegenseitige Abhängigkeit von Bacillenzahl, Antikörperbildung und Gewebsreaktion. Das Auftreten banal entzündlicher Veränderungen mit massenhaften Tuberkelbacillen auf der einen, die Entwicklung eines chronisch entzündlichen, tuberkuloiden Granulationsgewebes mit wenigen oder gar keinen Bacillen auf der anderen Seite, ist doch nur dann verständlich, wenn man in ersterem Falle mangelnde Antikörperbildung und damit mangelnde Gewebsabwehr annimmt, sei diese nun durch die gewebsvergiftende und zerstörende Wirkung der zahlreichen Bacillenleiber oder — wie bei LEINER und SPIELER — auch noch rein mechanisch durch die plötzlich einsetzende Kreislaufsstörung infolge der bacillären Embolien bedingt. In anderen Fällen hingegen wird eine Antikörperbildung und damit eine spezifische Gewebsabwehr möglich, sei es, daß der erkrankte Organismus genügend Zeit dazu hat, sei es, daß von vornherein bereits gewisse Mengen Antikörper vorhanden waren. Wir müssen auf diese Frage am Schlusse des ganzen Abschnittes noch zusammenfassend zurückkommen.

2. Tuberculosis cutis lichenoides.

Der von F. v. HEBRA aus der Gruppe der lichenartigen Hautveränderungen herausgehobene und auch bereits zur Tuberkulose in nahe ätiologische Beziehung gebrachte Lichen scrophulosorum wurde dann von SACK bzw. JACOBI auf Grund des positiven Bacillenbefundes mit obiger Bezeichnung treffend benannt. Die Erkrankung tritt — fast nur bei Jugendlichen, und zwar meist bei Menschen mit anderweitiger Tuberkulose — in erster Linie am Rumpf, viel seltener an den Extremitäten auf und ist nur ganz vereinzelt im Gesicht oder gar auf dem behaarten Kopf beobachtet worden. Die Einzelefflorescenzen, kleinste, braun bis rötliche, von feinsten Schüppchen bedeckte, meist perifollikuläre Knötchen, sind an und für sich für das Krankheitsbild nicht sehr kennzeichnend, zumal sich bei ihnen häufig eine Reihe von Abweichungen zeigt. Als solche seien genannt: zentrale Hornstachelbildung (als Zeichen einer allgemeinen Neigung des Trägers zur Dyskeratose), Lichen ruber-artig abgeflachte Papeln (JADASSOHN, VIGNOLI-LUTATI), zentrale Bläschen oder Pustelbildung oder gar Umwandlung in acneiforme und nekrotische Gebilde, mithin Übergang zu den papulo-nekrotischen Tuberkuliden (Acne cachecticorum, scrophulosorum).

Kennzeichnend für die Veränderung ist vielmehr das Auftreten in gruppierten, aus wechselnd zahlreichen Einzelknötchen aufgebauten, runden bis bogenförmigen, in der Mitte oft abheilenden, bräunlichen, abgeflachten, zum fortschreitenden Rande hin mehr rötlichen schuppenden Herden von wechselnder Größe. Diese stehen meist unregelmäßig und vereinzelt, überziehen gelegentlich auch einmal die ganze Haut und machen dann einen ekzemartigen Eindruck *(Eczema scrophulosorum)*.

Die an und für sich gutartige Erkrankung tritt oft ganz plötzlich nach Art hämatogener Exantheme auf, um ebenso schnell, meist unter stärkerer Abschuppung, zu verschwinden; in anderen Fällen kann sie über lange Zeit bestehen, ohne irgendwelche besonderen Beschwerden zu machen und heilt dann meist mit brauner Verfärbung der Haut, seltener mit feinster umschriebener Narbenbildung ab.

Die *histologischen* Veränderungen des Lichen scrophulosorum beschränken sich im großen ganzen auf Papillarkörper und obere Cutis; sie treten in erster

Linie „an, um oder in" den Haarfollikeln (KAPOSI), daneben jedoch in der Umgebung der Schweißdrüsenausführungsgänge (LUKASIEWICZ) und schließlich auch ohne besondere Beziehung zu irgendwelchen Anhangsorganen der Haut in der obersten Cutis unmittelbar unter oder in nächster Nähe der Epidermis auf. Dabei läßt sich jedoch in geeigneten Fällen als Ausgangspunkt stets das oberflächliche Gefäß- bzw. Capillarsystem und das perivasculäre Gewebe feststellen, so daß auch die Vorliebe für das perifollikuläre Auftreten zwanglos auf das hier besonders reichlich ausgebildete Gefäßgeflecht zurückgeführt werden kann.

Als *Einleitung* der Veränderung findet man hier zunächst eine mäßige lymphocytäre Zellansammlung um die kleinsten perifollikulären Gefäße, und zwar in erster Linie um die den Fundusanteil der Follikel umgebenden. Hier entwickeln sich dann mehr länglich-schlauchförmige (PAUTRIER) oder auch mehr rundlich-knotenförmige Zellherde. Diese weisen nun je nach dem Zeitpunkt der Untersuchung und den vorhergegangenen, mehr oder weniger deutlichen Abwehrreaktionen des Gewebes einen Bau auf, der *vom banal entzündlichen Granulationsgewebe bis zum typisch tuberkulösen alle Übergänge zeigen kann.* Dabei finden sich diese Verschiedenheiten häufig am gleichen Herd, und man wird in der Regel bei längerem Suchen auch da einen tuberkuloiden Gewebsaufbau beobachten können, wo der erste Eindruck ein banal entzündlicher war (JADASSOHN-LEWANDOWSKY). Diese Tatsache kommt uns heute durchaus nicht mehr überraschend vor, fügt sie sich doch unserer Vorstellung von den Beziehungen zwischen Gewebsaufbau und Immunität des Organismus bzw. Zahl und Wirkung der Tuberkelbacillen ohne weiteres ein; es ist uns daher auch heute schwer verständlich, daß man eine Zeitlang glaubte, in dem Fehlen der tuberkuloiden bzw. dem Vorwiegen der banal entzündlichen Gewebsreaktion einen Beweis für die nicht spezifisch tuberkulöse Ätiologie der Erkrankung sehen zu dürfen.

Das *tuberkuloide* Gewebe entspricht in seinem Aufbau einem um ein Vielfaches verkleinerten Lupusknötchen (LEWANDOWSKY), namentlich dann, wenn die hier im allgemeinen ja ziemlich häufige zentrale Verkäsung noch nicht eingesetzt hat. Die Veränderung bietet dann den Anblick des *klassischen Tuberkels:* Eine wechselnd breite, manchmal jedoch nicht sehr ausgedehnte lymphocytäre Randzone umgibt ein aus schön entwickelten Epitheloiden und LANGHANSschen Riesenzellen mit den kennzeichnenden wandständigen Kernen aufgebautes Zentrum. Je älter der Herd, um so ausgesprochener dieser rein tuberkuloide Aufbau, so daß schließlich die Lymphocytenzone völlig zurücktritt und das aus Epitheloiden, Riesenzellen und in diesen Spätstadien auch aus wuchernden Fibroblasten bestehende Infiltrat in eine oft deutlich abgesetzte Bindegewebsschale eingebettet ist.

Dieser klassische Knötchenaufbau findet sich jedoch *durchaus nicht immer vor;* vielfach kommt er auch nur andeutungsweise zur Entwicklung. Dann findet man wenige Epitheloide, von einzelnen Riesenzellen durchsetzt, manchmal auch ohne diese und nur von einem Lymphocytenwall umgeben oder gar unregelmäßig zwischen diesen zerstreut, oft unter Beteiligung einiger Plasmazellen.

Innerhalb der Zellinfiltration gehen *kollagene* und *elastische Fasern* meist völlig zugrunde, und zwar auch dann, wenn es nicht zu einer zentralen käsigen Einschmelzung des Gewebes gekommen ist, wie sie — wenn auch nicht als massige Verkäsung, so doch in Form kleinster Nekrosen — besonders bei klinisch hochgradig ausgeprägten Fällen besonders von LEWANDOWSKY häufig beobachtet wurde.

Die *Gefäße* innerhalb der Knötchen fehlen manchmal völlig; in anderen Fällen wieder sind sie, wenn auch spärlich und mit verdickter und infiltrierter Wandung, vorhanden.

Veränderungen der Epidermis über den Zellherden sind infolge der nahen räumlichen Beziehungen — Vorliebe des Infiltrats für das Stratum papillare und subpapillare — in der Regel stets vorhanden. Sie äußern sich neben einer regelmäßig auftretenden Parakeratose in einem Ödem der Stachelschicht, das

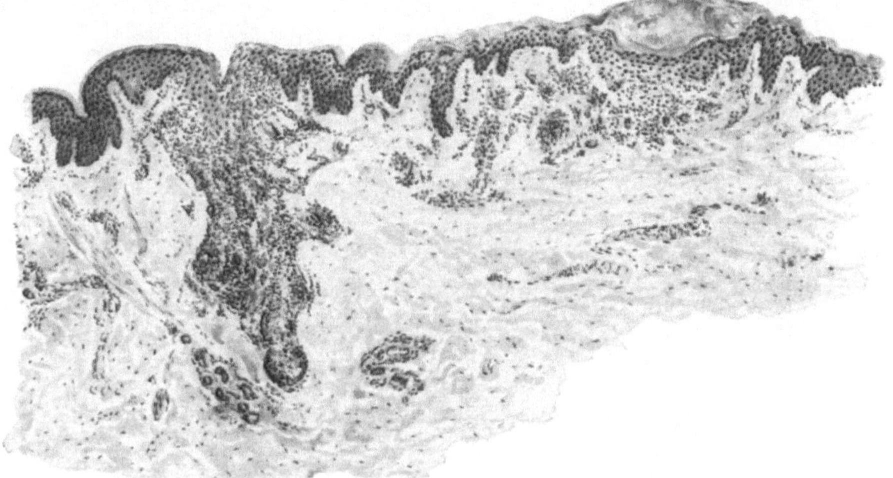

Abb. 186. *Tuberculosis cutis lichenoides* (Lichen scrophulosorum) (♂, 12jähr., Bauch). Links perifollikulärer Tuberkel, rechts oberflächliches, riesenzellhaltiges Infiltrat mit Ödem der Epidermis und subcornealer Bläschenbildung. O = 45:1; R = 40:1.

vielfach zu Quellung und körnigem Zerfall der Epithelien und damit schließlich zur Abstoßung der Epidermis führt, so daß nach Entfernung der zarten parakeratotischen Schüppchen der Infiltrationsherd frei zutage liegt.

Der perifollikuläre oder — in seltenen Fällen (JADASSOHN) — um die *Schweißdrüsenausführungsgänge* auftretende Prozeß, unterscheidet sich grundsätzlich nicht von dem eben beschriebenen, wenn er auch durch gewisse Besonderheiten des Entstehungsortes ein eigentümliches Gepräge erhält. Dieses kann z. B. gerade bei den letztgenannten Formen eine außerordentliche Ähnlichkeit, ja Übereinstimmung mit dem Lichen nitidus zeigen (s. Abb. 187).

Bei den *perifollikulären* Herden durchsetzt das banal entzündliche — hier häufiger polynucleäre Leukocyten, daneben auch Mastzellen und spindelige Bindegewebszellen enthaltend — oder aber ausgesprochen tuberkuloide Infiltrat das den Follikel umgebende Gewebe; es reicht meist von der Haarpapille bis hinauf zum Follikelostium (s. Abb. 186). Die Größe der Infiltrate schwankt auch hier von wenigen — oft auf eine einzige Riesenzelle und wenige Epitheloide beschränkten — Zellen bis zu den Follikel völlig einfassenden, dann in der Tiefe meist schärfer abgesetzten, in den oberen Cutisschichten mehr diffusen

Zellherden. Diese sind aus zahlreichen Epitheloiden, Lymphocyten und Riesenzellen, weniger aus Plasma- und Mastzellen aufgebaut, zu denen gelegentlich noch einzelne polynucleäre Leukocyten treten. Auch hier läßt sich der *Ausgang* der Veränderung *von dem papillaren und subpapillaren Gefäßsystem* feststellen, indem zentral mehr oder weniger veränderte oder auch ganz normale Gefäße stets nachweisbar sind. *Elastisches* und *kollagenes* Gewebe sind in ihrem Verhalten, gerade wie oben, von dem Aufbau der Infiltrate weitgehend abhängig; tuberkuloider Aufbau bedingt weitgehende Zerstörung, während in den banalen lymphocytären Zellherden kaum eine Änderung vorhanden sein muß.

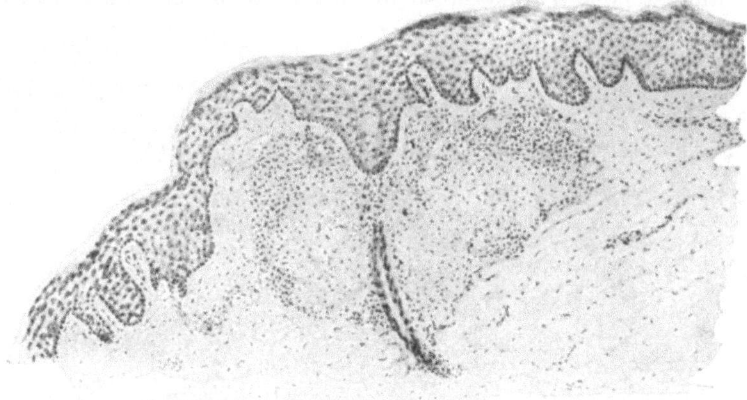

Abb. 187. *Tuberculosis cutis lichenoides* (plane Form). Tuberkuloides Infiltrat um einen Schweißdrüsenausführungsgang. (Sammlung LEWANDOWSKY.)

Die Beteiligung der *Follikelwandung* selbst ist verschieden stark ausgesprochen; manchmal völlig normal, manchmal weitgehend eingeschmolzen, in anderen Fällen wieder lediglich von einem schwächeren oder stärkeren, vielfach mit einem Ödem vergesellschafteten lymphocytären Infiltrat durchsetzt. LEWANDOWSKY sah ganz vereinzelt kleinste Tuberkelbildungen mitten im Follikelepithel, die er — da eine Entstehung aus epithelialen Elementen nicht in Frage kommt — auf eine sekundäre Einschließung bindegewebiger Hautabschnitte durch das wuchernde Follikelepithel zurückführen möchte, wie man es ja besonders in der Tiefe nicht selten beobachten kann. Die *Talgdrüsen* bleiben manchmal unverändert; meist fallen sie jedoch, namentlich in vorgeschrittenen Stadien, der Infiltration zum Opfer. Auch der *Haarbalg* kann von den eindringenden Infiltratzellen zerstört werden, indem zunächst eine Trennung der äußeren von der inneren Wurzelscheide einsetzt, schließlich auch die Haarwurzel zellig infiltriert und dann der gesamte Follikel entzündlich eingeschmolzen, das Haar abgestoßen wird. Der Vorgang geht häufig einher mit einer tuberkuloiden Fremdkörperreaktion des Gewebes (RIEHL), die naturgemäß gerade hier nicht immer sicher von dem eigentlichen tuberkulösen Infiltrat zu unterscheiden sein wird.

Zwei Veränderungen sind noch erwähnenswert: einmal die Neigung zur *Bildung von Hornstacheln* in den dann meist erweiterten Follikelostien und zum anderen die *Pustelbildung* auf der Höhe der Knötchen. Auch diese, bei Eintrocknung sich in Krusten umwandelnden Pusteln treten mit Vorliebe an den Follikelausgängen auf. Letztere Veränderung ist sicherlich durch das starke Ödem und die dadurch hervorgerufene Spongiose in der geschwollenen, mit zahlreichen Mitosen (EHRMANN) durchsetzten Epidermis bedingt, wozu dann noch sekundär einwandernde Leukocyten kommen. Die Hornstacheln, in deren Zentrum man nicht selten noch ein oder auch zwei Lanugohaare antreffen kann, entstehen durch eine Hyper- und Parakeratose der Follikelwand. Diese führt zur Ansammlung lamellär geschichteter Hornmassen, hauptsächlich in dem erweiterten Trichter, aber auch bis ziemlich tief in den Follikel hinein und damit zu der Stachelbildung. Pustel- sowohl wie Hornstachelbildung sind jedoch lediglich als *mittelbare*, durch das perifollikuläre Infiltrat hervorgerufene Veränderungen zu betrachten, die mit dem krankmachenden Vorgang als solchem nur in lockerem Zusammenhange stehen.

Die *Rückbildung* der Veränderung erfolgt in der Regel *ohne Narbenbildung*, da eine völlige Zerstörung der Papillen doch zur Ausnahme zu gehören scheint; in der Cutis, gelegentlich wohl auch in der Subcutis (KLINGMÜLLER), wird sich allerdings in den mit tuberkuloidem Gewebsaufbau einhergehenden Fällen so gut wie stets eine — wenn auch wenig kennzeichnende — Narbenbildung feststellen lassen.

Differentialdiagnose. Auf die differentialdiagnostischen Schwierigkeiten gegenüber dem *Lichen nitidus* wurde für die gewöhnlchen Formen schon hingewiesen; die hämorrhagisch-pustulöse Form des Lichen scrofulosorum (Acne cachecticorum) dürfte hingegen leicht erkennbar sein. Praktisch von viel größerer Bedeutung ist jedoch die Unterscheidung von den *lichenoiden mikropapulösen Syphiliden*, die tatsächlich oft weder klinisch noch histologisch durchführbar sein dürfte, so daß man auf sämtliche Hilfsmittel, ja sogar schließlich auf eine Diagnose ex juvantibus zurückzugreifen gezwungen sein kann. Auch manche Mikrobide oder Mykide *(Lichen trichophyticus)* erlauben histologisch oft keine Entscheidung. Demgegenüber macht die Trennung von gewissen Formen der Dermatitis eczematosa einerseits, von der namentlich bei stärkerer Hornstachelbildung ähnlichen *Pityriasis rubra pilaris*, der *Keratosis suprafollicularis rubra et alba* andrerseits oder gar dem *Lichen ruber planus* bzw. *acuminatus*, schließlich auch dem *Lichen spinulosus* (CROCKER), histologisch weniger Schwierigkeiten.

Pathogenese. Kausalgenetisch hat heute, trotz der wenigen positiven Bacillenbefunde [JACOBI, BETTMANN, LEWANDOWSKY (MUCHsche Form)], die — was histologisch von Bedeutung ist — zudem nur bei frischen, pustulösen Herden möglich waren, die Entstehung der Tuberculosis cutis lichenoides durch hämatogen ausgeschwemmte Tuberkelbacillen allseitig Anerkennung gefunden. Der wechselnde Gewebsaufbau, vom banal entzündlichen zum typisch tuberkuloiden, erscheint uns heute durchaus verständlich.

3. Tuberculosis cutis papulo-necrotica.

Nicht selten finden sich bei der Tuberculosis cutis lichenoides größere Efflorescenzen, acneiformer oder auch nekrotischer Art, oder gar derbe blaurote Papeln, die man als Übergangsformen zu den papulo-nekrotischen Tuberkuliden ansehen darf. Diese treten im Gegensatz zur ersteren im allgemeinen nicht im kindlichen, sondern mehr im Pubertätsalter und später auf und sind hier — im Gegensatz zu dort — durch gutartigen Verlauf gekennzeichnet.

Je nach der Ansiedlung in den oberflächlicheren oder tieferen Hautschichten hat eine rein morphologisch eingestellte Forschungsrichtung früher geglaubt, zwei verschiedene Erkrankungen *(Folliclis* bzw. *Acnitis)* annehmen zu müssen, eine Stellungnahme, der durch die neuere Immunitätsforschung die Grundlage entzogen ist. Heute wissen wir, daß „alle diese ‚Tuberkulide' durch Tuberkelbacillen verursacht werden, die meist auf dem Blutwege in die Haut gelangen und dort durch Immunitätsvorgänge zugrunde gehen, wobei je nach der Intensität und Schnelligkeit des Prozesses, bald entzündliches und nekrotisches, bald tuberkuloides Gewebe entsteht" (Lewandowsky).

Die Veränderung besteht klinisch aus scharf abgesetzten, stecknadelkopf- bis erbsengroßen, braun oder blauroten, runden derben Knötchen, mit zunächst glatter, dann leicht schuppender Oberfläche. Allmählich entsteht auf der Kuppe des Knötchens eine graugelbe Verfärbung, die dann häufig unter Entleerung weniger Eitertropfen zu einer Delle einsinkt. Die entstehende Kruste oder Schuppe bleibt verschieden lang erhalten; sie wird schließlich abgestoßen und hinterläßt eine scharf ausgestanzte, kleine runde Narbe.

Die außerordentlich gut gekennzeichnete Erkrankung tritt exanthemartig auf, unter Bevorzugung der Streckseiten der Extremitäten; sie verbreitet sich aber auch über den ganzen Körper einschließlich des Gesichts; hier kann sie als *„Acnitis"* eine außerordentliche Ähnlichkeit, ja Übereinstimmung mit dem gleich zu beschreibenden *Lupus follicularis disseminatus miliaris* bzw. der sog. *Acne teleangiectodes* Kaposi aufweisen. Nach meist nicht langem Bestande erfolgt die Rückbildung ebenso reiz- und schmerzlos wie der Beginn.

Die mikroskopischen Veränderungen schwanken je nach dem Stadium der Erkrankung. Formen, die jegliche für Tuberkulose kennzeichnende Veränderung vermissen lassen und lediglich einfach entzündliche Zellansammlungen in den oberen Cutisschichten bzw. im Papillarkörper aufweisen, stehen durchaus tuberkuloid aufgebauten Herden gegenüber. Je nachdem sich die Veränderung ferner in den oberflächlicheren oder tieferen Schichten der Haut ansiedelt, kann man außerdem noch eine auf Epidermis und Papillarkörper beschränkte, der *Folliclis* entsprechende, von einer in der oberen und mittleren Cutis gelegenen, der *Acnitis* entsprechenden Form unterscheiden. Dabei ergibt sich jedoch aus der histologischen Betrachtung zwanglos, daß ein *grundsätzlicher Unterschied* zwischen diesen beiden Formen *nicht besteht.*

Die Veränderung geht — wie alle diese hämatogenen Prozesse — vom Gefäßbindegewebsapparat aus. Sie äußert sich zu *Beginn* als eine mäßige Erweiterung der mittleren oder tieferen Cutisgefäße bzw. der des Papillarkörpers. Gleichzeitig tritt eine wenig oder gar nicht kennzeichnende perivasculäre Zellinfiltration auf. An dieser beteiligen sich einmal die Perithelien der Gefäße, dann lymphocytäre und vor allem bindegewebige Zellelemente. Sehr bald setzt jedoch eine stärkere Auswanderung polynucleärer Leukocyten aus den Gefäßen und Capillaren ein. Sie durchsetzen das perivasculäre, die Gefäße rundlich oder strangförmig umscheidende Infiltrat, und dieses verfällt zentral sehr bald einer ausgedehnten *Nekrose.* Je nachdem nun die Entwicklung in oberflächlicheren oder tieferen Abschnitten des Coriums begann, findet man auf der *Höhe der Veränderung*, bald in der Epidermis, bald in Papillarkörper oder oberer bzw. mittlerer und tieferer Cutis ein kugel- oder eiförmiges *Zellinfiltrat.* Dieses weist entweder nur gewöhnliche, banal entzündliche Zellformen auf, oder aber es ist aus Lymphocyten, wuchernden Fibroblasten, Epitheloiden und auch vereinzelten Riesenzellen zusammengesetzt, mitunter in tuberkuloider Anordnung.

Diese Zellherde umhüllen mantelförmig eine mehr oder weniger stark ausgebildete Nekrose. Elastisches und kollagenes Gewebe gehen in dem Infiltrat zugrunde, ebenso hier gelegene Anhangsgebilde der Haut.

Als *Ausgangspunkt* dieser Gewebseinschmelzung gelingt es häufig, ein *obliteriertes oder thrombosiertes Gefäß* — Arterie sowohl wie Vene — oder dessen Reste in Gestalt elastischer, kennzeichnend angeordneter Fasern nachzuweisen. Auf diese Tatsache, deren entscheidende Bedeutung für die Pathogenese nachher noch näher dargetan werden muß, haben mit Nachdruck zuerst PHILIPPSON und TÖRÖK hingewiesen. Diese thrombosierten Gefäße lassen sich häufig noch bis

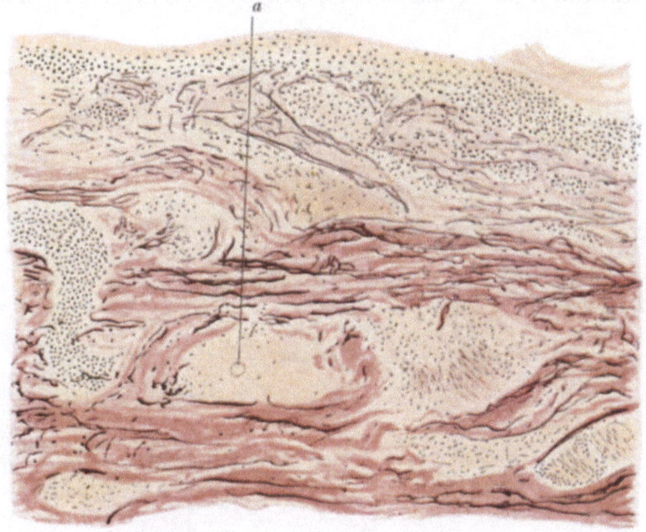

Abb. 188. *Tuberculosis cutis papulo-necrotica.* *a* Elastische Membran einer Arterie im Zentrum eines kleinen Nekroseherdes. (Sammlung LEWANDOWSKY.)

in die Umgebung der Nekroseherde verfolgen. Hier findet man sie zwischen den aus Lymphocyten, Fibroblasten, manchmal auch aus Epitheloiden und LANGHANSschen Riesenzellen aufgebauten Infiltraten als kurze, plumpe, mit polynucleären Leukocyten oder zusammengesinterten roten Blutkörperchen, mit fibrinösen und nekrotischen Massen und vereinzelt auch mit Lymphocyten angefüllte Gebilde. Dabei ist diese *Thrombose* durchaus nicht immer eine vollständige; Abschnitte fast völligen Verschlusses wechseln — auch am gleichen Gefäß — mit wandständigen, das Lumen nur zur Hälfte oder noch weniger ausfüllenden Thromben ab. Die *Gefäße der weiteren Umgebung*, bis in das Gesunde hinein, sind sehr stark erweitert und prall gefüllt, vielfach von kleineren oder größeren perivasculären Infiltraten umscheidet. Diese letzteren finden sich auch um das Gefäßgeflecht der Hautanhangsgebilde, insbesondere der Haarbälge, Talg- und Schweißdrüsen; häufig ziehen sie von diesen, wenn auch schmaler werdend, den Gefäßen folgend, in die tiefere Cutis und sogar bis zur Subcutis hinab. Auch hier, fernab vom Orte des Hauptgeschehens, finden sich nicht selten kleinere und größere Gefäße, deren entzündlich infiltrierte und verdickte Wandung, deren mehr oder weniger ausgedehnt thrombotisch verlegtes Lumen auf eine Beteiligung an dem Prozeß hinweist.

Das umgebende Bindegewebe ist im übrigen nicht erheblich in Mitleidenschaft gezogen. Es besteht lediglich ein wechselnd starkes Ödem und dadurch eine Erweiterung der Lymphspalten.

Die *Epidermisveränderungen* sind naturgemäß völlig abhängig von der Lokalisation der Infiltrate. Bei den um die mittleren und tieferen Cutisgefäße entstandenen Formen bleibt die Oberhaut auf lange Zeit unverändert; lediglich eine mäßige Parakeratose kann an den in der Tiefe sich abspielenden Vorgang erinnern. Beginnt hingegen die Veränderung in oder um die Gefäße und Capillaren des Stratum papillare bzw. subpapillare, so ist die Epidermis stets beteiligt, sei es in Gestalt *mehr exsudativer Vorgänge in den jüngeren*, sei es in Gestalt

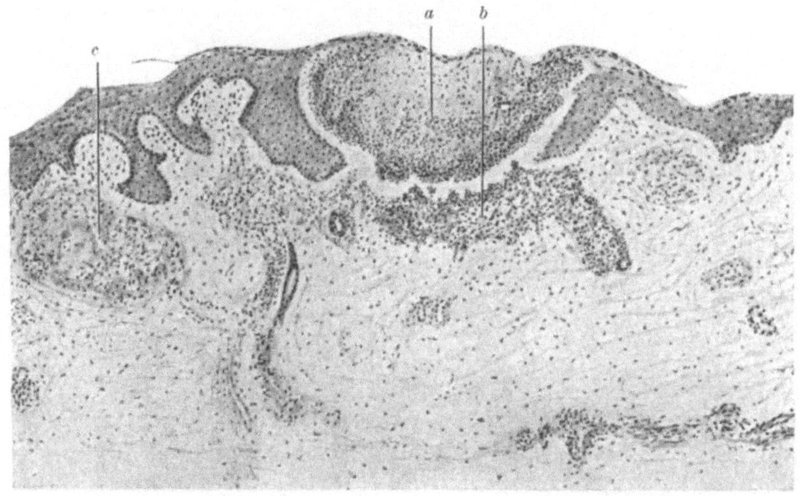

Abb. 189. *Tuberculosis cutis papulo-necrotica.* *a* Oberflächlicher Nekroseherd; *b* unspezifische entzündliche Veränderungen; *c* tuberkuloides Granulationsgewebe. (Sammlung LEWANDOWSKY.)

parakeratotischer oder gar nekrotisierender in den *älteren Herden.* Bei den ersten findet man nicht selten in der meist auch vorher noch acanthotisch gewucherten Epidermis *umschriebene Nekrosen,* die oft von einem linsen- bis kugelförmigen, aus polynucleären Leukocyten, Fibrin, Zell- und Kerndetritus aufgebauten, kleinsten, pusteläfhnlichen Infiltrat umgeben sind; dicht unter der Hornschicht gelegen, wird es meist nur von wenigen abgeflachten, zudem parakeratotischen Zellagen überdeckt. Zum Papillarkörper hin sind diese kleinen Epidermisnekrosen manchmal durch ein flaches Band eines unspezifischen Infiltrats abgesetzt. In anderen Fällen wieder — und diese in erster Linie entsprechen den als *Folliclis* bezeichneten — finden sich in der Epidermis nur flache, polynucleäre Leukocyten und Kerntrümmer enthaltende *Pusteln,* unterhalb deren das eigentliche Infiltrat durch eine schmalere oder breitere Brücke gesunden Gewebes abgetrennt liegt, sei es kennzeichnend tuberkuloid aufgebaut oder lediglich als banal entzündliche Zellansammlung. Ein solches Bild ist immerhin selten. Meist trifft man die Veränderung schon weiter vorgeschritten. Der schmale Grenzstreifen ist dann ebenfalls in diese eingezogen, oft als schmale, fisteläfhnliche Röhre, oft als breiter, keilförmiger Herd. Dann ergeben sich Bilder, die einen kragenknopfähnlichen Querschnitt zeigen können, oder aber auch furunkelähnliche

Formen; die letzteren namentlich dann, wenn das untere Infiltrat — wie es bei der *Acnitis* die Regel ist — nun weitgehend eitrig eingeschmolzen ist.

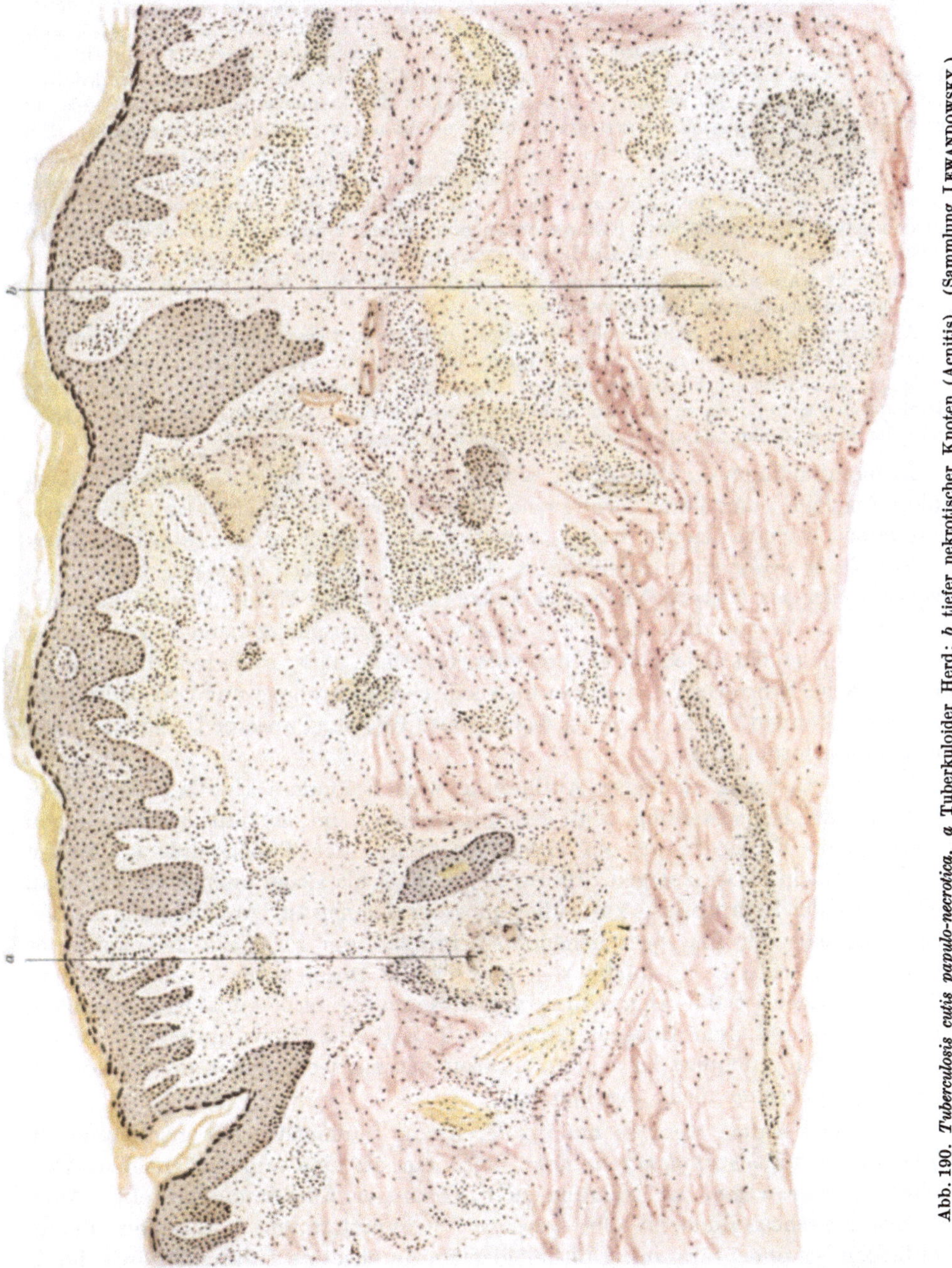

Abb. 190. *Tuberculosis cutis papulo-necrotica*. *a* Tuberkuloider Herd; *b* tiefer nekrotischer Knoten (Acnitis). (Sammlung LEWANDOWSKY.)

Anhangsweise sind hier noch einige von dem gewohnten Bilde *abweichende Formen* anzuführen, die sich einmal durch die Größe der Einzelefflorescenzen, dann aber auch durch Ausbreitung und Ausdehnung der Krankheitsherde als Besonderheiten kennzeichnen. Es hat dabei durchaus den Anschein, als ob auch mit dem bisher Beobachteten die Reihe der Möglichkeiten durchaus noch nicht erschöpft ist. Gerade hier dürfen wir vielmehr von einer genauen Untersuchung derartiger, von der Norm abweichender Krankheitsbilder noch eine wertvolle Vervollständigung der „Tuberkulide" erwarten. Es handelt sich dabei einmal um die *gruppierten, annulären* und *großpapulösen* (JADASSOHN, SCHERBER, HAUSER), zum anderen um die *exanthemartigen* Formen (KREN, vielleicht auch HASLUND) und die von MONTGOMERY als Lichenoid Tuberculid bezeichneten Fälle. Bei den ersten zeigt sich klinisch und auch histologisch als besondere Eigentümlichkeit der Primärpapeln keinerlei Neigung zur Umwandlung in pustulöse, acneiforme oder zentral nekrotisierende Efflorescenzen. Bei den zweiten sprach vor allem der histologische Befund — wenn auch nicht immer in restlos eindeutigem Sinne (HASLUND) — für die Zugehörigkeit mindestens zu hämatogen tuberkulösen Prozessen. Bei dem *Lichenoid Tuberculid* handelt es sich um symmetrische, meist auf den Streckseiten lokalisierte Efflorescenzen mit Tuberkelbildung um die oberflächlichen Gefäße meist mit Nekrosen. Die Epidermis wird atrophisch, aber nicht nekrotisch.

Vielleicht wäre auch die als Dermatitis nodularis necrotica (WERTHER, KLINGMÜLLER) beschriebene Veränderung hier anzuführen.

Allerdings darf man dabei nicht vergessen, daß trotz dieser allgemeinen Einordnung derartiger Veränderungen noch einige Fragen übrigbleiben, deren Klärung weiterer einschlägiger Beobachtung überlassen werden muß. Bei dieser wird allerdings weniger von histologischer Seite, zum mindesten nicht von dieser allein, Aufklärung zu erwarten sein; vielmehr nur in Zusammenarbeit mit den Erfahrungen der Immunbiologie.

Differentialdiagnose. Die Zeiten, wo man als Beweis für die spezifisch tuberkulöse Ätiologie einer Veränderung eine „tuberkulöse" Gewebsreaktion verlangte, sind längst vorbei. Heute wissen wir, daß *ein Ausschlag unzweifelhaft tuberkulöser Natur weder einen tuberkulösen Aufbau zeigen, noch lokal auf Tuberkulin reagieren oder gar Tuberkelbacillen enthalten muß*. Diese Erkenntnis ist namentlich für das Verständnis der Tuberkulide von ausschlaggebender Bedeutung gewesen. Sie macht es jedoch andererseits erklärlich, daß gerade hier differentialdiagnostische Erörterungen auf rein histologischer Grundlage nur von bedingtem Werte sein können. Gerade hier ist das gesamte Rüstzeug unserer Untersuchungsmethoden erforderlich.

Die Berechtigung zu dieser Auffassung wird besonders klar bei Versuchen, die pathogenetische Stellung, z. B. *der Parapsoriasis*, die bekanntlich von einigen französischen Forschern als eine besondere Form der Tuberkulide angesehen wurde, histologisch festzulegen. Heute dürfte wohl als sicher anzusehen sein, daß keine Form der Parapsoriasis zur Tuberkulose zu rechnen ist. Auch bei den akuten Verlaufsformen der Pityriasis lichenoides chronica, der Pityriasis lichenoides et varioliformis acuta (s. d.) dürfte rein klinisch die Differenzierung möglich sein. Viel schwieriger ist die Abgrenzung von anderen Krankheitsbildern, vor allem der Rosacea und dem Rosacea-ähnlichen Tuberkulid (LEWANDOWSKY). Ohne klinisch Stellung nehmen zu wollen, müssen wir zugeben, daß rein histologisch eine Klassifizierung nicht möglich ist.

Nicht viel anders steht es mit der Trennung namentlich der großpapulösen Tuberkulide vom *Granuloma anulare*, mit dem oft eine außerordentliche Ähnlichkeit gerade wegen der Neigung zu ringförmiger Anordnung besteht. Auch im histologischen Bilde ist eine gewisse Übereinstimmung vorhanden, indem bei beiden lymphocytäre, mit Epitheloidzellen durchsetzte Infiltrate sowie herdweise Nekrosen beobachtet wurden. Das Granuloma anulare kennzeichnen jedoch die rein aus Epitheloidzellen aufgebauten Herde (ARNDT), die zudem in Zügen zwischen das kollagene Gewebe eingelagert sind; Lymphocyten und vor allem Plasmazellen, wie sie bei den großpapulösen Tuberkuliden anzutreffen sind (HAUSER), wurden nie beobachtet. Schließlich gewährt schon rein klinisch die beim Granuloma anulare niemals eintretende stärkere Narbenbildung einen Anhalt, da die Abheilung hier, wenn überhaupt eine Veränderung eintritt, nur mit leichter Atrophie einhergeht.

Durchgreifende histologische Unterschiede bestehen hingegen gegenüber der Papel des *Lichen ruber planus* (s. d.), die vereinzelt klinisch zu differentialdiagnostischen Erörterungen veranlaßt hat (KAUFMANN-WOLF u. a.).

Schließlich kommen auch bei Tuberkulösen klinisch unter dem Bilde der nekrotisierenden Papel verlaufende Hautveränderungen vor, die durch *banale Eitererreger* hervorgerufen werden (GOUGEROT u. a.), also *Pyodermien*, *Ecthyma terebrans*, gewisse *Acneformen;* hier kann die histologische Untersuchung — wie aus oben Gesagtem hervorgeht — gelegentlich einmal im Stich lassen. Klinische und bakteriologische Bewertung werden dann von ausschlaggebender Bedeutung sein.

Mit dem *Lupus follicularis disseminatus miliaris* sind die papulo-nekrotischen Tuberkulide so häufig durch Übergangsformen verbunden, daß eine differentialdiagnostische Trennung nicht nur unmöglich ist, sondern daß aus dort näher zu erörternden Gründen eine enge Annäherung dieser beiden Formen der Hauttuberkulose geboten erscheint.

Die ebenfalls von uns bereits erwähnte *Granulomatosis disciformis progressiva* (MIESCHER) ist trotz ihrer tuberkuloiden Gewebsstruktur in ihrer Ätiologie völlig unklar. TAPPEINER möchte sie mehr der Sarkoidosis BOECK zuordnen. MALI sah sie bei einem Patienten mit einer latenten Lungentuberkulose und bei einer Patientin mit tuberkulösen Mesenteriallymphknoten.

Das histologische Bild der Rosacea, die einen durchaus tuberkuloiden Bau haben kann (MIESCHER, LAYMON und SCHOCH), haben wir bei der Differentialdiagnose der Acne vulgaris besprochen.

Pathogenese. Es darf heute als feststehend angenommen werden, daß die papulo-nekrotischen Tuberkulide hämatogener Einschwemmung von Tuberkelbacillen ihre Entstehung verdanken (JADASSOHN). Diese Annahme stützt sich einmal auf die bereits erwähnten, zuerst von PHILIPPSON und TÖRÖK in ihrer grundsätzlichen Bedeutung erkannten Gefäßveränderungen; die pathologischen Befunde vor allem an den Venen, dann aber auch an den Arterien (ALEXANDER, KREN, WERTHER u. a.). Dazu kommt dann der nun doch schon wiederholt gelungene Tuberkelbacillennachweis, sei es im mikroskopischen Präparat (BOSELLINI, WHITFIELD, FEER u. a.) oder — was häufiger der Fall war — im Tierversuch (GOUGEROT, LIER u. a.).

Die im Gegensatz zu dem doch auf ganz ähnlicher pathogenetischer Grundlage entstehenden Lichen scrofulosorum stets vorhandene Nekrose ist sicher nicht allein auf die Kreislaufstörungen infolge der Gefäß-, besonders der Arterienthrombosen, zurückzuführen, sondern wesentlich von den Toxinen der Bacillen und von der Reaktionslage des Gewebes abhängig.

Anschließend soll hier eine mit der Tuberkulose, und zwar den papulo-nekrotischen Tuberkuliden vielleicht in engerem Zusammenhang stehende Veränderung erwähnt werden, die als

Chilblain Lupus

erstmalig von HUTCHINSON beschrieben, dann später jedoch mit dem Lupus pernio BESNIER-TENNESON vielfach zusammengeworfen wurde, da ja beide Krankheitsbezeichnungen, in verschiedenen Sprachen zwar, aber doch wörtlich dasselbe ausdrücken.

Der *Chilblain Lupus* beginnt mit lividroten Flecken. Diese entwickeln sich zu kleineren und größeren, gelegentlich gedellten Papeln, die oft in der Mitte krustös umgewandelt werden und dann mit scharf abgesetzten Narben abheilen. Damit vergesellschaftet sind *pernioartige Gefäßerweiterungen* der Hände und des Gesichts sowie dem Lupus erythematodes entsprechende Veränderungen, die wohl durch das Zusammenfließen mehrerer derartiger Papeln entstehen. In vollentwickelten Fällen finden sich innerhalb der bläulich livid verfärbten, ödematösen Krankheitsherde ziemlich scharf umschriebene, derb infiltrierte, psoriasisähnlich schuppende flache Papeln, die in der Mitte ein etwa linsengroßes nekrotisches Knötchen tragen. Gelegentlich kann sich die Veränderung auf derartige schuppende Flecke mit zentraler Nekrose beschränken, die in akroasphyktischen Gewebsabschnitten, besonders an den Händen, auftreten.

Die histologisch auffallendste Veränderung ist eine außerordentlich starke *Erweiterung und pralle Füllung des papillaren und subpapillaren Gefäßnetzes* (EHRMANN). Diese Gefäße werden, besonders unterhalb der Papillen, von lymphocytären Infiltraten eingescheidet, in denen nur vereinzelt Plasmazellen beobachtet wurden.

In diesen erweiterten Gefäßen sind die Kerne der Endo- und Perithelien vermehrt und vergrößert. Dies führt zum *Verschluß der Gefäße*, gelegentlich unter gleichzeitiger *Thrombose*. In einem derart veränderten Bezirk entwickelt sich dann eine *umschriebene Nekrose*, die in ihrem klinischen Aussehen sowohl als auch dem histologischen Aufbau eine gewisse Ähnlichkeit mit den papulonekrotischen Tuberkuliden aufweist. Diese Nekrosen sitzen in der Epidermis und im Papillarkörper und reichen kegelförmig mit der Spitze nach abwärts. In ihrer Umgebung findet sich ein *tuberkuloides Granulationsgewebe*, das neben Lymphocyten und Plasmazellen gelegentlich auch Epitheloide und Riesenzellen enthält (FISCHL).

Die *Epidermisveränderungen* sind wohl rein sekundärer Natur. Sie bestehen in einer sehr starken Hyperkeratose und leichten Acanthose besonders in der nächsten Umgebung der nekrotischen Zentren. Die Epidermiswucherung dehnt sich auch auf die Anhangsgebilde der Haut aus, so daß Veränderungen zustande kommen, wie wir sie vom *Lupus erythematodes* her kennen.

Differentialdiagnostisch ist daher auch die Trennung von diesem manchmal nicht leicht, wenn überhaupt möglich. Sie wird allerdings überall dort unschwer durchzuführen sein, wo typische papulo-nekrotische Tuberkulide auf der Haut bei umschriebenem Lupus erythematodes vorhanden sind und gleichzeitig eine lokale Asphyxie auf die Stauungserscheinungen hinweist. Eine Verwechslung mit dem *Lupus pernio* ist histologisch kaum möglich, da dieser einmal durch den gleichmäßigen Aufbau aus Epitheloidzellherden mit nur vereinzelten Riesenzellen gekennzeichnet ist und zum anderen die beim Chilblain Lupus stets vorhandenen, homogenen umschriebenen Nekrosen dort fehlen. Vor Verwechslung mit dem *Lupus vulgaris* schützen die bei diesem nie vorhandenen auffallenden Gefäßerweiterungen.

Pathogenese. Früher nahm man an, daß die Erkrankung der Tuberkulose nahestehe, zumal sie im Zusammenhang mit anderweitigen Organtuberkulosen beobachtet wurde (EHRMANN, FISCHL). Heute wird sie allgemein dem Lupus Erythematodes zugerechnet, da fast immer gleichzeitig mit den pernioartigen Veränderungen typische Lupus Erythematodes-Herde auftreten.

4. Tuberculosis cutis luposa disseminata miliaris.

Nach dem im vorhergehenden Abschnitt Gesagten sind die papulo-nekrotischen Tuberkulide klinisch gekennzeichnet durch ihre auffallende Gutartigkeit, durch ihre Neigung zur Dissemination und Symmetrie, zum schubweisen Auftreten, häufigen Mangel typisch tuberkulösen Gewebsaufbaues und den nur ausnahmsweise möglichen Nachweis von Tuberkelbacillen. Gerade die beiden letzteren Gesichtspunkte bedeuten jedoch heute keine entscheidenden Grenzen mehr, denn auch sicher durch den KOCHschen Bacillus hervorgerufene Erkrankungen verhalten sich gegebenenfalls genau so. Diese Dinge sind in weitestem Maße abhängig von dem Zeitpunkt der Untersuchung und den Immunitätsverhältnissen des Krankheitsträgers.

Besonders eindrucksvoll scheint dies für die Tuberculosis cutis luposa disseminata miliaris. Diese wird zwar heute vielfach noch als Abart des Lupus vulgaris betrachtet, mit dem sie Primärefflorescenzen und Ausgang gemeinsam habe. Aber das letztere namentlich kann nicht zugegeben werden. Es mag für die Einzelefflorescenz richtig sein, für den Gesamtverlauf jedoch — und dieser bestimmt doch schließlich das Kennzeichnende einer Veränderung — bestehen erhebliche Unterschiede. Dort hartnäckiges Fortbestehen, Zerstörung ganzer Hautbezirke, hier gutartige disseminierte Herde, die nur eine umschriebene Zerstörung machen. Daher möchte ich hier über JADASSOHNS Vorschlag, den Lupus follicularis disseminatus miliaris auf die Grenze zwischen Tuberkulose und Tuberkulide zu stellen — wenn man diesen Unterschied überhaupt aufrechterhalten darf — hinausgehen und mit HERXHEIMER und FRICK und SASAKAWA ihn der Tuberculosis cutis papulo-necrotica zuzählen, wenn wir auch aus klinischen und vor allem didaktischen Gründen eine besondere Aufstellung beibehalten haben.

Das zuerst 1878 von FOX beschriebene, verhältnismäßig seltene, nach Verlauf und Aufbau seiner Efflorescenzen vom Lupus vulgaris scharf getrennte Krankheitsbild tritt meist im Gesicht, seltener am behaarten Kopf und stets schubweise auf. Auch an den Extremitäten sind histologisch (und klinisch) in vielem ähnliche Bilder beobachtet worden, wie dies z. B. der von FANTL beschriebene, als Erythema nodosum verlaufene Fall zeigte.

Es handelt sich einmal um oberflächliche, stets einzeln stehende, manchmal follikuläre, schrotkorn- bis erbsengroße, halbkugelig vorspringende, durchscheinende Flecke oder Knötchen von hell- bis bräunlichroter Farbe und weicher Konsistenz. Sie sind von einer verdünnten glatten Epidermis überzogen, in deren Mitte oft ein gelbliches, jedoch meist nicht pustulöses Zentrum sichtbar ist. Nach wechselnd langem Bestande bilden sich diese oft ganz lupusähnlichen Knötchen unter Hinterlassung kleinster, scharf ausgestanzter Narben zurück, während gleichzeitig an anderen Stellen neue emporschießen können.

Daneben finden sich nicht nur im Gesicht, sondern auch an Extremitäten und Rumpf, vielfach folliclis- oder acnitisähnliche, kurz an papulo-nekrotische Tuberkulide erinnernde Efflorescenzen, über denen, wenn sie in der Tiefe liegen, die Epidermis lediglich blaurot verfärbt ist; es dürfte sich dabei um grundsätzlich gleichartige, nur durch die Ansiedlung in verschiedenen Schichten der Haut als Besonderheit erscheinende Veränderungen handeln (LEWANDOWSKY).

Histologisch bietet die Erkrankung verhältnismäßig häufig den schönsten Typus klassischer Tuberkulose, wie er sonst in der Haut zu den Seltenheiten gehört. Insbesondere wird hier die *zentrale Verkäsung* in den meisten Fällen nicht vermißt. Die einzelnen Herde treten so gut wie regelmäßig im engeren perivasculären Gewebe auf, sei es nun des oberflächlicheren oder des tieferen Gefäßnetzes. Dabei findet sich, in meinem Material (drei Fälle) ebenso wie in dem von BRINITZER, von SASAKAWA und KUMER beobachteten, in der Mitte eine wechselnd ausgedehnte Verkäsung und als deren Zentrum *Reste des elastischen Gefäßringes*, augenscheinlich einer Vene. Im übrigen sind das elastische und kollagene Gewebe hier völlig geschwunden.

Diese manchmal sehr ausgedehnte, in anderen Fällen nur durch eine verwaschene Färbbarkeit des Gewebes angedeutete Verkäsung stellt daher meist das Zentrum eines ziemlich scharf begrenzten, im Papillarkörper oder wechselnd tief in der Cutis gelegenen Knötchens dar, das aus Epitheloiden und echten LANGHANSschen Riesenzellen besteht, die von einem verschieden breiten Lymphocytenring eingefaßt sind. Das ganze Infiltrat ist dann noch in ein verdichtetes

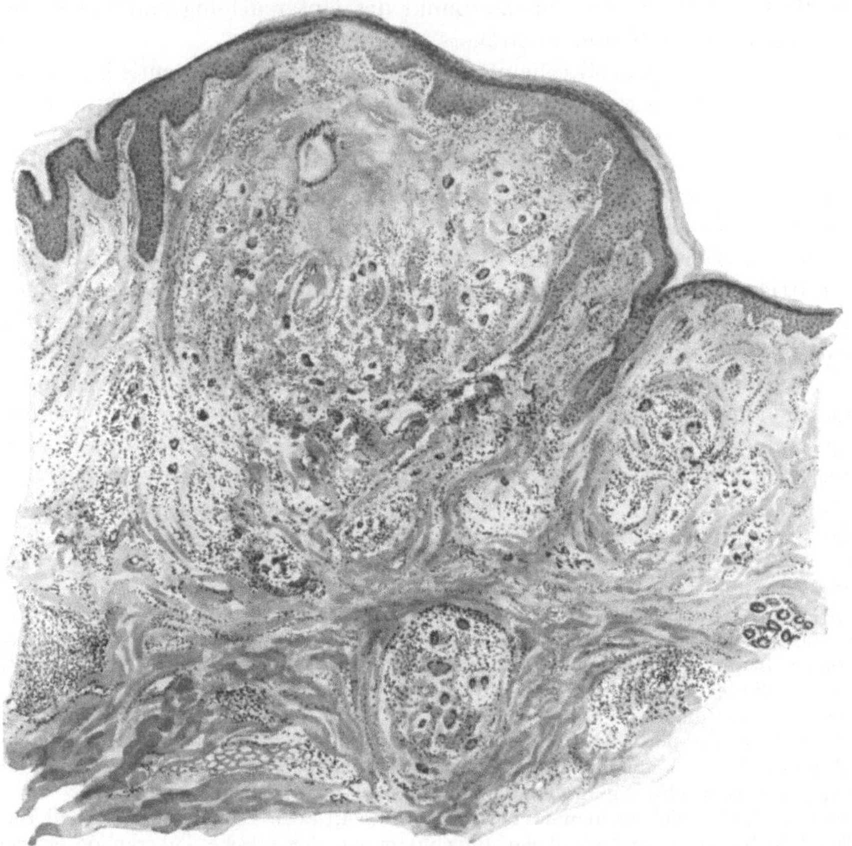

Abb. 191. *Tuberculosis cutis lup. diss. miliaris* (♂, 35jähr., Wange). Beispiel einer klassischen Form der Tuberkulose. Zentrale Verkäsung, tuberkuloider Randabschnitt mit zahlreichen Riesenzellen. O = 35:1; R = 30:1.

Bindegewebslager eingebettet; die Gefäße in der gesunden Umgebung, besonders die Arterien, sind vielfach stark erweitert.

Am Rande des verkästen Bezirks ist das kollagene Gewebe oft stärker entwickelt; es schickt septenartige Ausläufer in die Nekrose hinein, in der auch elastische Fasern als Überreste von zerstörten Schweißdrüsenknäueln nachgewiesen wurden (LÖWENBERG).

Die *Epidermisveränderungen* sind — wie bei allen chronisch entzündlichen Granulationsgeschwülsten — durchaus mittelbarer Natur, wenn sie auch beim Lupus follicularis disseminatus miliaris gewisse Regelmäßigkeiten aufweisen. Diese sind in erster Linie bedingt durch eine so gut wie *stets vorhandene oberflächliche Ansiedlung* wenigstens eines Teils *des Zellinfiltrates*. Über diesem ist die Epidermis abgeflacht, der Papillarkörper mehr oder weniger verstrichen, ohne daß zunächst weitergehende Störungen zu finden wären. Auf der Höhe der Entwicklung allerdings, wenn klinisch die pustelähnliche zentrale Umwandlung sichtbar ist, ist das Epidermisepithel stets erheblich verschmälert. Gerade dadurch täuschen die dann durchscheinenden, verkästen Massen eine Pustelbildung vor. Eine solche ist in Wirklichkeit jedoch sehr selten, wenn Ansätze

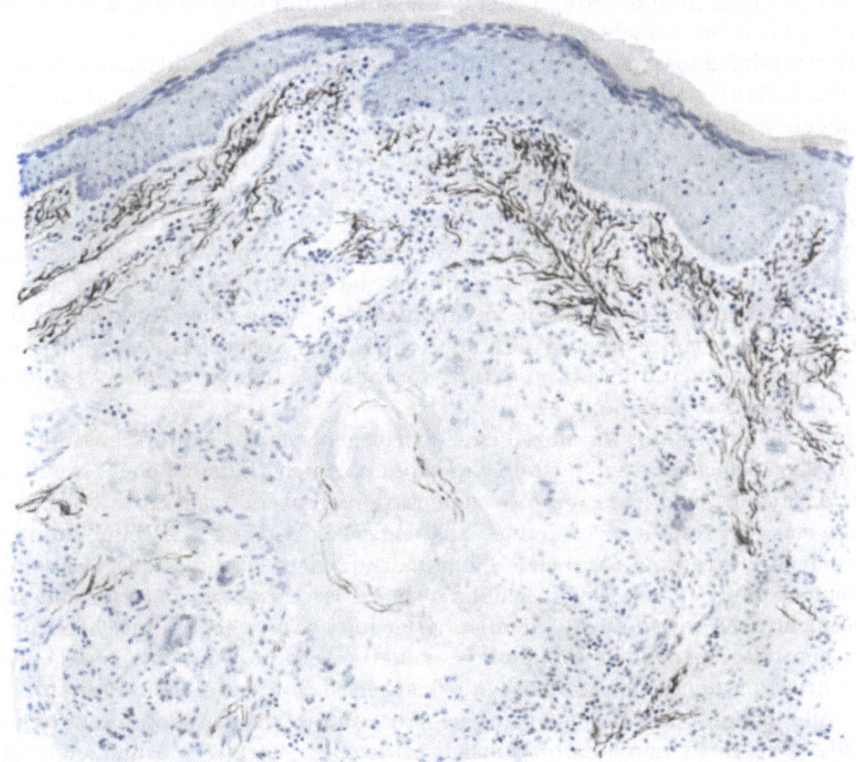

Abb. 192. ***Tuberculosis cutis lup. diss. miliaris*** **(♂, 26jähr., Wange). Reste der Elastica einer Venenwand im Zentrum eines nekrotischen, in den Randabschnitten tuberkuloiden Herdes. Gefäße der Umgebung stark erweitert. Saures Orcein, polychromes Methylenblau. O = 128:1; R = 110:1.**

dazu auch vereinzelt beobachtet wurden (Bruusgaard, Fantl, eigener Fall). Die häufig vorhandenen Krusten bestehen aus lockeren, wellig aufeinander geschichteten, zum Teil parakeratotischen, abgestoßenen mit Serum durchtränkten Hornschüppchen.

Gelegentlich wird als *Ausgangspunkt* der Veränderung ein Follikel oder eine Schweißdrüse bezeichnet, oder vielmehr das diese umspinnende Gefäßnetz. Daher ist auch der Befund von Milien oder follikularen Cystenbildungen im Zentrum der Infiltrate durchaus verständlich.

Die oben geschilderte Verkäsung ist jedoch kein unbedingt zu verlangender Befund, auch nicht in Form einer bloßen Andeutung in Gestalt einer schlechten Gewebsfärbbarkeit. In solchen Fällen ist daher auch eine Trennung von den entsprechenden Formen der gewöhnlichen papulo-nekrotischen Tuberkulide — wie wir mit ZIELER betonen müssen — nicht immer möglich. Denn die von LEWANDOWSKY getroffene Unterscheidung: Bei Tuberculosis cutis disseminata miliaris tuberkelähnliches Gewebe mit Verkäsung im Zentrum, und demgegenüber bei den papulo-nekrotischen Tuberkuliden ein unspezifisches Granulationsgewebe um einen zentralen, nekrotisierten Bezirk, trifft doch eben nur für die klassischen Fälle zu, also für jene, für die eine differentialdiagnostische Trennung gar nicht in Frage kommt, soweit man diese auf Grund der histologischen Bilder überhaupt noch für berechtigt hält.

Differentialdiagnose. Also nicht immer findet sich diese „klassische Form" der Tuberkulose! Ganz abgesehen von der fehlenden Verkäsung, sind die Veränderungen manchmal histologisch auch nicht so scharf abgesetzt; sie zeigen sogar hier und da einen ganz uncharakteristischen Aufbau: ein diffuses lymphocytäres Infiltrat mit eingesprengten Haufen von Epitheloiden. Dieses entspricht zwar vielfach im Aufbau kleinerer Randherde den miliaren Tuberkeln oder erinnert sonstwie an die tuberkulöse Struktur, aber die Entscheidung kann trotzdem manchmal schwer sein. Denn auch der Nachweis scheinbar typischer Tuberkel mit Riesenzellen schützt nicht unbedingt vor einer Verwechslung mit der oft durch ein tuberkuloides Granulationsgewebe ausgezeichneten *Acne vulgaris,* namentlich dann, wenn die für gewöhnlich nicht typische Anordnung hier doch einmal nachgeahmt wird.

Schwierigkeiten kann im einzelnen Fall gelegentlich die Unterscheidung von banalen *Acneknötchen* bzw. Pusteln der *Rosacea* auch dann machen, wenn die eine oder andere von diesen *neben* den Efflorescenzen des Lupus follicularis disseminatus vorkommt. Auch das histologische Bild mag Zweifel zunächst manchmal da erwecken, wo sich ein tuberkuloides Granulationsgewebe mit Epitheloiden und Riesenzellen vorfindet, wie es besonders bei indurierten Acneformen nicht eben selten anzutreffen ist. Hier hilft dann neben klinischer Durcharbeit, besonders bezüglich Tuberkulose anderer Organe, nur eine genaue Auflösung des Befundes, insbesondere hinsichtlich des feineren Gewebsaufbaues, der gerade bei der Acne jene typische Anordnung des tuberkulösen Granulationsgewebes doch nur außerordentlich selten oder so gut wie nie zeigt. Auf die Schwierigkeit der Abgrenzung der Tuberkulide von der Rosacea wurde bereits S. 389, ebenso S. 497 hingewiesen.

Eine Stellungnahme zum kleinpapulösen *Syphilid* erscheint überflüssig, da eine solche Verwechslung doch nur bei oberflächlichster Untersuchung vorkommen kann, und dabei pflegt ja auch der Histologie kein besonderes Gewicht beigelegt zu werden.

Lupus vulgaris disseminatus postexanthematicus und Lupus follicularis disseminatus sind schon klinisch so scharf umschriebene Krankheitsbilder, daß eine Unterscheidung nicht schwer fallen dürfte. Allerdings können die histologischen Veränderungen weitgehend übereinstimmen, wenn auch die beim Lupus follicularis disseminatus miliaris in der Regel vorhandene zentrale Verkäsung ja gerade beim echten Lupus so gut wie nie vorkommt.

Eine Krankheit, die noch in Betracht kommen kann, ist die diffus infiltrierende Form des sog. multiplen *benignen Miliarlupoids* (s. d.), das klinisch gelegentlich in Form kleinerer, von Gefäßen überdeckter Knötchen auftritt, die an Rosacea erinnern. Die weitere Entwicklung der Veränderung, zusammen mit dem dann doch ganz anderen, histologisch außerordentlich kennzeichnenden Bilde, werden auch hier eine Trennung gestatten.

Zu erwähnen ist schließlich noch die *Acne teleangiectodes* Kaposi. Hier hat die fortschreitende Forschung für eine Reihe der bekanntgewordenen Fälle eine weitgehende Übereinstimmung mit der Acnitis Barthélemy dargetan (W. Pick). Da wir diese heute als die tiefere Form der Tuberculosis cutis papulonecrotica betrachten und letztere auch meines Erachtens in engster Beziehung zum Lupus follicularis disseminatus miliaris steht, dürfte eine weitere Trennung dieser Krankheitsbilder — zu der eine rein morphologische Betrachtungsweise naturgemäß unbedingt kommen mußte — nicht mehr erforderlich sein.

5. Tuberculosis cutis indurativa.

Unter dieser, erstmals wohl von Kyrle und Lewandowsky geschaffenen Bezeichnung möchte ich jene Formen der Hauttuberkulose zusammenfassen, welchen als Grundvorgang die unauffällige Entwicklung aus kleinsten Gewebsverdichtungen in Cutis, Subcutis und subcutanem Fettgewebe gemeinsam ist, und deren ätiologischer Zusammenhang mit dem Kochschen Bacillus nicht nur durch rein klinische, sondern auch beweiskräftige bakteriologische Befunde dargetan wurde. Es handelt sich dabei um jene, in *klassischen Fällen* wohl meist durch eine Reihe klinischer sowohl wie histologischer Eigentümlichkeiten voneinander scharf abgrenzbaren Hauterkrankungen: um das *Erythema induratum* Bazin, die *subcutanen Sarkoide* Darier-Roussy, *das Miliarlupoid* Boeck, soweit es zur Tuberkulose gehört, und den mit diesem aufs engste zusammengehörigen, wenn nicht identischen *Lupus pernio.* Zwischen ihnen allen hat die Forschung der letzten Jahrzehnte jedoch sichere Übergänge festgestellt. Diese finden sich ebensosehr auf klinischem wie auf histologischem Gebiet.

Der Sarkoidosis (Miliarlupoid Boeck) wird heute von vielen Autoren auf Grund schwerwiegender Einwände gegen eine tuberkulöse Ätiologie eine Sonderstellung zugewiesen.

Es kann natürlich hier nicht meine Aufgabe sein, die Gründe ausführlich darzulegen, die zu einer Zusammenfassung führten. Die beweiskräftigsten von ihnen werden bei Erörterung der Pathogenese überdies klargelegt werden müssen. Hier seien daher nur einige Gesichtspunkte herausgegriffen, welche *klinisch* diese Stellungnahme bedingen. Ihre histologische Ergänzung werden wir ja nachher notwendig entwickeln müssen.

Das Bestreben einer Zusammenfassung der genannten Erkrankungen geht auf J. Jadassohn zurück, der schon frühzeitig darauf hingewiesen hat, daß Beziehungen zwischen *Erythema induratum* Bazin, Boeckschem Miliarlupoid und Lupus pernio bestehen.

Das Krankheitsbild des **Erythema induratum** war schon bald nach seiner Aufstellung von anderer Seite wesentlich erweitert worden. Nach Bazin handelte es sich um rote, harte, bis walnußgroße, gewöhnlich an der äußeren unteren Fläche der Unterschenkel, dann aber auch an den oberen Extremitäten und sogar im Gesicht auftretende Knoten. Diese sitzen in der Cutis und Subcutis mehr oder weniger scharf gegen die Umgebung abgegrenzt und sind nicht druckempfindlich.

Die *Erweiterungen* bezogen sich im wesentlichen zunächst auf das klinische Bild. Zerfallende Knoten (Hardy, Hutchinson u. a.), große plattenförmige Infiltrate (Fournier,

Harttung und Alexander), deutlich orbikuläre Anordnung (Pinkus, Wolff, Pringle) wurden beschrieben. Auch Abweichungen von der meist symmetrischen Lokalisation wurden bekannt, wo nur die Haut des Stammes befallen war oder die Erkrankung nur einseitig auftrat. Auch Kombinationen dieser verschiedenen Formen wurden beobachtet.

Durch derartige Erweiterungen dieses Krankheitsbildes war naturgemäß die Grenze gegenüber einer Reihe von Dermatosen eine ganz und gar unscharfe geworden. Dies gilt einmal für das *subcutane Sarkoid* (Darier-Roussy).

Diese verhältnismäßig seltene Erkrankung führt zur Entwicklung schmerzloser, subcutaner, langsam entstehender Neubildungen, die stets umschrieben bleiben und keinerlei Neigung zu geschwürigem Zerfall zeigen. Die Knoten sind hier bis walnußgroß, hart, auf der Unterlage verschieblich und treten ausschließlich am Rumpf und zwar symmetrisch auf. Diese Form unterscheidet sich also von dem Erythema induratum lediglich durch ihr Auftreten am Stamm sowie den meist tieferen Sitz der Knoten. Da, wie wir gleich sehen werden, der histologische Befund dem ersteren ganz entspricht, und auch bei diesem das Befallensein allein des Stammes beschrieben wird, liegt kein Grund vor, hier noch eine Trennung aufrecht zu erhalten.

Dies gilt noch mehr für jene „*dem Erythema induratum nahestehenden Sarkoide*" Dariers, umschriebene, schmerzlose, nur selten zerfallende, vorzüglich an den Streckseiten der Extremitäten, seltener am Stamm oder im Gesicht auftretende Infiltrate. Die Krankheitsherde entwickeln sich schubweise als subcutane, bis haselnußgroße Knoten, die sich zu mehreren vereinigen, mit der Haut verwachsen und oft in der Mitte etwas eingesunken sind. Die Haut über ihnen ist blaurot verfärbt.

Wenigstens ein Teil der als *Sarkoidosis* beschriebenen Fälle ist mit Sicherheit hierher zu rechnen, nämlich jene, die auf Grund des positiven Tuberkelbacillenbefundes und des klinischen Verlaufes der Tuberkulose zuzurechnen sind. Richter bezeichnet sie als „unter dem Bilde der Besnier-Boeck-Schaumannschen Erkrankung verlaufende indurative Tuberkulosen". Solche Fälle sind im angelsächsischen Schrifttum bei Negern beobachtet worden, finden sich aber auch in der europäischen Literatur als Sarkoidosis. Sicherlich gehören die wenigen, für die tuberkulöse Ätiologie beweiskräftigen Fälle, vor allem die Fälle von Kyrle und von Gans in diese Gruppe. Die Übereinstimmung der Sarkoidosis mit dem Lupus pernio in klinischer und histologischer Beziehung wurde schon wiederholt betont; ihr ätiologisch gemeinsamer Ursprung durch die Untersuchungen einerseits von Boeck, Kyrle, anderseits von Schaumann, Gans, Jüngling besonders dargetan.

Bei der *Sarkoidosis* unterscheidet Boeck drei Formen, eine großknotige, eine kleinknotige und eine diffus infiltrierende, außerdem werden erythrodermatische Typen beobachtet. Dabei kommt es oft nach anfänglich umschriebenem Erythem (Kyrle) sehr bald zur Entwicklung bis nußgroßer bzw. plattenartiger Knoten in der ganzen Haut, unter Bevorzugung des Gesichts, der Schultern sowie der Streckseiten der Extremitäten [hier Erythema nodosum (Bering, Lewandowsky)]. Die Veränderungen wurden auch an den Schleimhäuten, an Lymphknoten (Terebinsky, Darier, Schaumann, Lewandowsky), an inneren Organen (Schagenhaufer, Kyrle, Kuznitzky und Bittorf, Schaumann, Lutz), den Augen (Symptom von Heerfordt) und dem Knochensystem (Boeck, Morosow, Jüngling) beobachtet. Die Haut kann sogar unbeteiligt bleiben. Als wichtiges Kennzeichen dieser Knötchen nennt Boeck eine auf Glasdruck manchmal erkennbare Zusammensetzung aus kleinen, punktförmigen gelblichen Körnchen. Besonders kennzeichnend ist das histologische Bild, das sich jedoch, wenn allerdings auch nur in vereinzelten Herden, auch beim Erythema induratum, ja sogar beim Lupus vulgaris vorfinden kann, und das völlig übereinstimmt (Arndt, Zieler, Gans) mit dem des Lupus pernio. Bemerkenswert ist die Rückbildungsfähigkeit der Infiltrate, die nach Kyrle für die Erkrankung außerordentlich kennzeichnend ist.

Der **Lupus pernio** tritt in Form blauroter bis dunkelblauer, nicht scharf abgesetzter Hautverfärbungen auf, denen in der Cutis derbe Platten oder mehr knotige Infiltrate entsprechen. Auch bei ihm finden sich neben Haut- und Schleimhauterscheinungen (BOECK, LICHAREW, SCHAUMANN) solche der Drüsen (KREIBICH, BOECK), inneren Organe (BLOCH und SIEBENMANN, KÜHLMANN) und Knochen (BOECK, KLINGMÜLLER, JÜNGLING, GANS). Auch hier zeigen sich nach Wegdrücken der blauen Farbe jene eigentümlich graugelbbräunlichen Körnchen. An der Oberfläche sind oft Teleangiektasien, im Zentrum Rückbildungserscheinungen nachweisbar. *Sowohl die Sarkoidosis als auch der Lupus pernio erscheinen in vielen Fällen als Ausdruck ein und derselben Systemerkrankung. Die Veränderungen im Körperinnern entsprechen in ihrem histologischen Aufbau durchaus denen der Haut* (SCHAUMANN).

Der histologische Aufbau der genannten Erkrankungen gestattet eine scharfe Abgrenzung manchmal nicht. Doch dürfte sich die Sarkoidosis, einschließlich der zugehörigen Formen von Lupus pernio und Sarkoid DARIER-ROUSSY durch das gesamte klinische Bild und den Verlauf meist abgrenzen lassen.

Zusammenfassend handelt es sich also bei den besprochenen Erkrankungen um eine Gruppe klinisch und histologisch in vielem übereinstimmender oder durch fließende Übergänge verbundener Veränderungen, deren Zusammengehörigkeit auch heute noch von vielen auf Grund des gemeinsamen Erregers, des KOCHschen Bacillus, betont wird. Es folgt aus allem, daß LEWANDOWSKY für viele Fälle recht hatte, wenn er keinen Grund und keine Möglichkeit sah, die DARIERschen subcutanen Sarkoide vom Erythema induratum zu trennen, und daß andererseits histologisch auch unmittelbare Übergänge zur Sarkoidosis und mit ihr zum Lupus pernio bestehen. Schon vor fast 30 Jahren wurde an dieser Stelle von GANS darauf hingewiesen, daß es klinisch ganz ähnliche Veränderungen geben dürfte, über deren Ätiologie wir völlig im Unklaren seien.

Aus Gründen klarer Übersicht werden wir im folgenden in der histologischen Schilderung zunächst einmal den klassischen Befund der einzelnen der eben besprochenen Dermatosen darzustellen versuchen. In einer daran anschließenden zusammenfassenden Besprechung wird sich dann noch die Möglichkeit geben, jene auf die Zusammengehörigkeit hinweisenden Eigentümlichkeiten besonders zu unterstreichen.

a) Erythema induratum BAZIN.

Die pathologische Anatomie der Veränderung ergibt selbst bei völlig übereinstimmendem klinischen Verlauf oft durchaus abweichende histologische Bilder. Diese Tatsache trifft in womöglich noch weiterem Umfange für den Gewebsaufbau des typischen Erythema induratum BAZIN im Vergleich zu dessen atypischen Formen zu. Die Untersuchungsergebnisse haben daher zu einer einheitlichen Darstellung bisher nicht führen können. Einmal handelt es sich um Veränderungen, die für die Tuberkulose kennzeichnend sind, mit der Einschränkung selbstredend, die wir heute allgemein für eine diesbezügliche Bewertung histologischer Gewebsveränderungen voraussetzen. In anderen Fällen wieder hat man Veränderungen festgestellt, die nicht im geringsten an einen spezifischen Aufbau erinnern, vielmehr einfach entzündlicher Art oder auch durch Fettgewebsnekrosen mit folgender histiocytärer Invasion, der früheren „Wucheratrophie", auffallend sind.

Als *Ausgangspunkt der Veränderungen* läßt sich jedoch — bei entsprechend weit gefaßten Untersuchungen — übereinstimmend das *Gefäßsystem der Cutis*, Subcutis bzw. des subcutanen Fettgewebes feststellen; in erster Linie das venöse, dann aber auch das arterielle. Es handelt sich in der Hauptsache um die bekannten proliferativen und exsudativen Vorgänge. Dabei bleiben Papillarkörper und obere Cutis meist frei, lediglich die Ausläufer einiger perivasculärer Infiltrate dringen dorthin vor.

Am *Hauptsitz* der Veränderung findet man in jüngeren Stadien eine deutliche *Gefäßwanderkrankung:* lymphocytäre und plasmacelluläre Infiltration, dazu Verdickung der Adventitia und Media, zuweilen auch Wucherungen des Endothels bis zu völligem Verschluß des Lumens. Hierzu tritt in der Regel eine

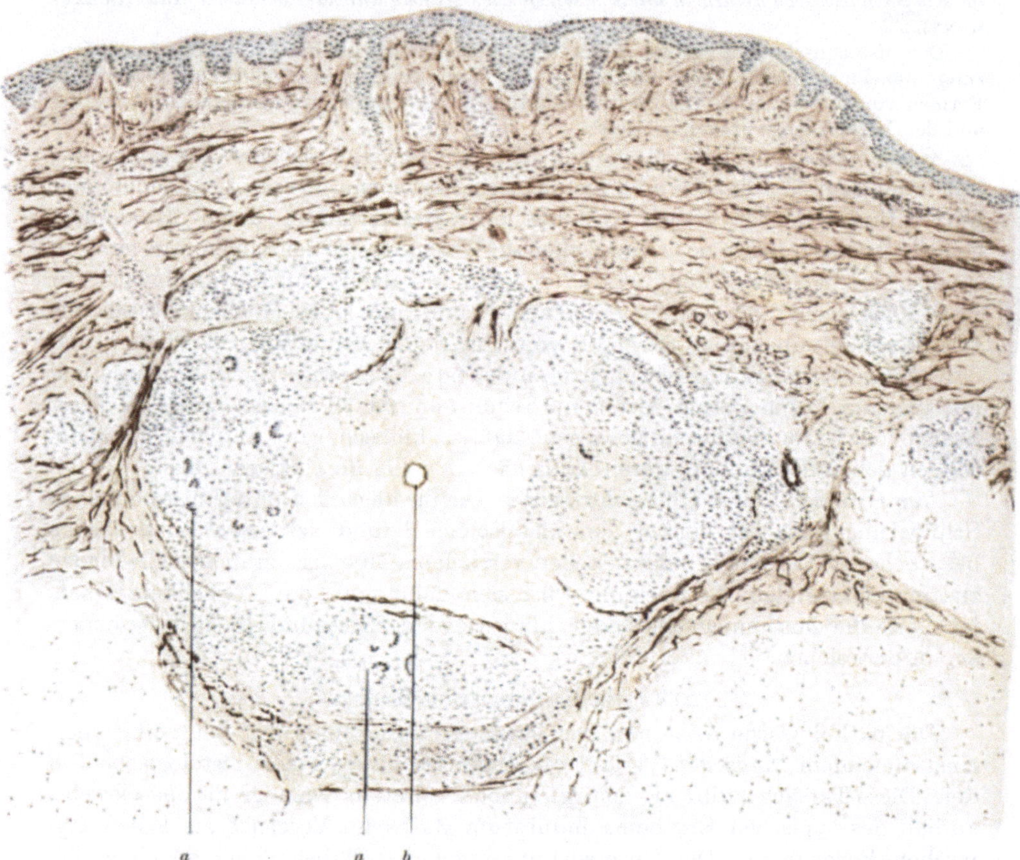

Abb. 193. *Erythema induratum* mit typisch tuberkulösem Granulationsgewebe (*a*) und Arterienlumen im nekrotischen, erweichten Zentrum (*b*). (Fall SCHIDACHI.)

wechselnd ausgedehnte, perivasculäre Zellansammlung. Diese ist an manchen Stellen von durchaus tuberkuloidem Bau; an anderen wieder — bei den gleichen Gefäßveränderungen — durchaus banaler Natur. Dies trifft nicht nur für verschiedene Kranke oder Krankheitsherde zu, sondern oft für verschiedene Stellen ein und desselben Knotens.

Im ersteren Falle finden sich die Veränderungen des *klassischen tuberkulösen Granulationsgewebes:* Tiefere Cutis, Subcutis und vielfach auch noch subcutanes Fettgewebe sind durchsetzt von scharf umgrenzten Zellinfiltraten, die in runder, ovaler oder strangförmiger Gestalt die Gefäße umscheiden. Sie bestehen in erster Linie aus Epitheloiden, weniger aus Lymphocyten und Plasmazellen — diese dann meist in der Randzone bzw. zum Gesunden hin — und typischen

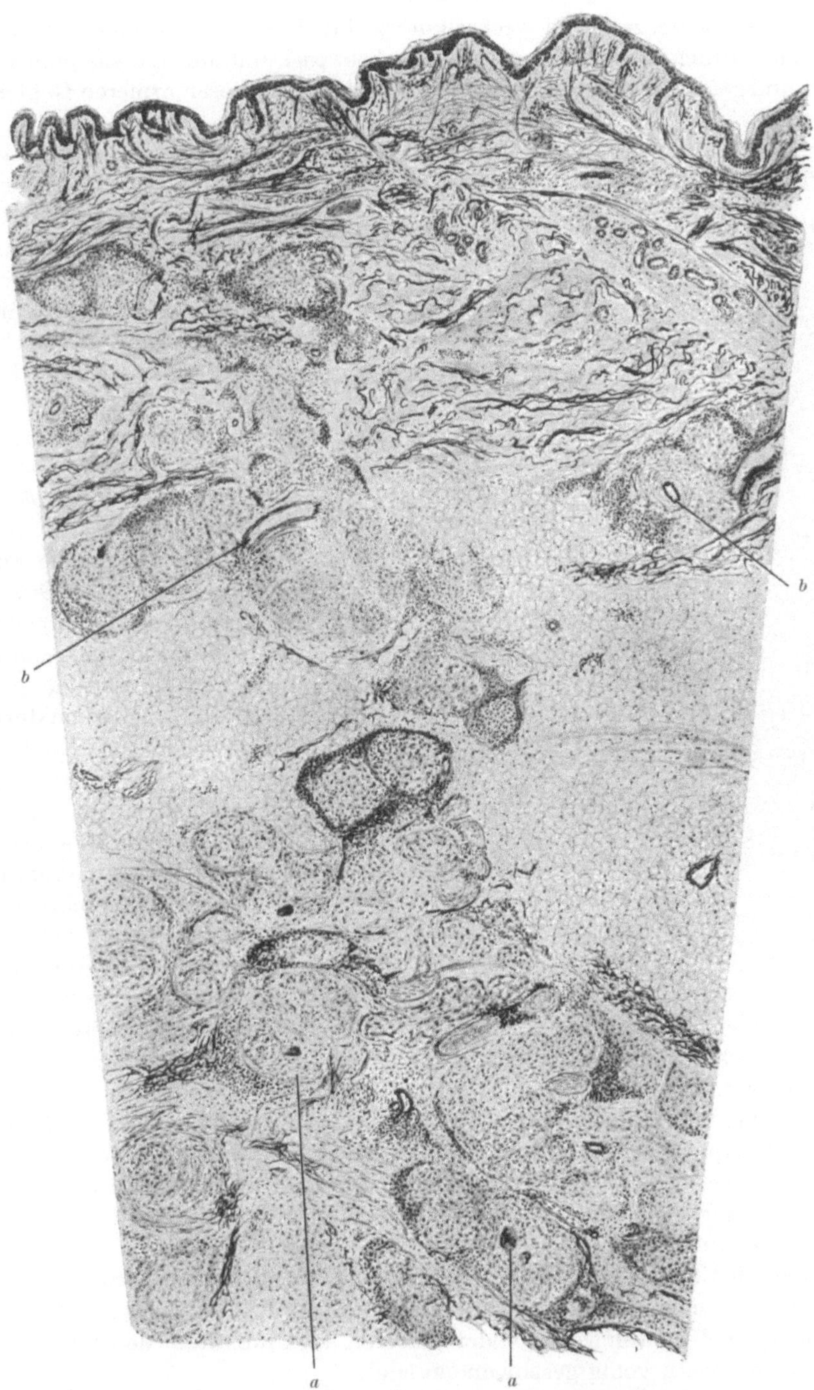

Abb. 194. *Erythema induratum.* *a* tuberkuloide Herde in der Tiefe; *b* Gefäße im Zusammenhang mit den Krankheitsherden. (Sammlung LEWANDOWSKY.)

LANGHANSschen Riesenzellen in wechselnder Zahl. Der ganze Zellherd ist meist von einer mehrschichtigen straffen Bindegewebskapsel umhüllt, die aus jüngeren, dann zell- und gefäßreicheren, oder älteren und dann an diesen ärmeren Gebilden aufgebaut ist.

Je älter der Herd, um so zellarmer und schärfer abgesetzt ist also die *Bindegewebshülle*. Von ihr ziehen wechselnd breite Ausläufer ins subcutane Fettgewebe und bilden hier unregelmäßige Felder, in denen sich — neben normalen Fettläppchen — eine entzündliche Infiltration in verschiedensten Graden der Entwicklung vorfindet.

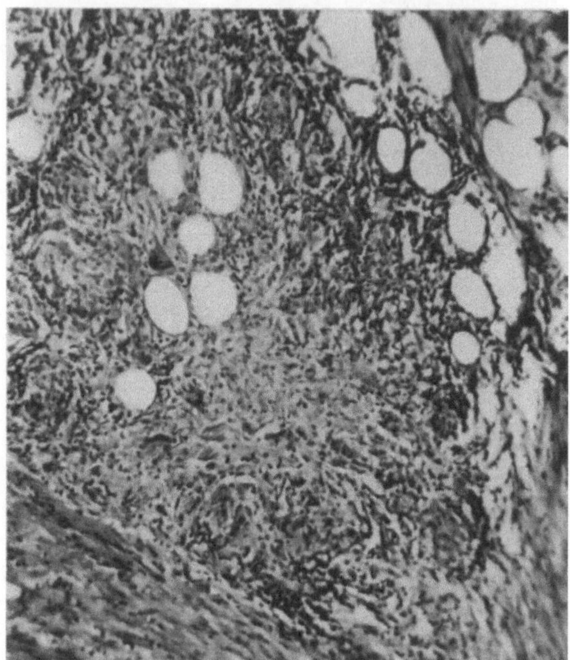

Abb. 195. Erythema induratum Bazin, ♀, 41 J., Wade, Knötchen am Übergang von Cutis zur Subcutis. Im Zentrum Epitheloide mit Riesenzellen, teilweise vom LANGHANS-Typ, um noch bestehende Fettzellen. Am Rande Lymphocyten. Hämatoxylin-Eosin, O = 80:1.

Die Mitte derartiger Zellherde zeigt manchmal weitreichende *Verkäsung und Verflüssigung*, so daß sich beim Anschneiden eine ölige Flüssigkeit entleert. Das Gewebe ist hier dann völlig homogen und strukturlos, gelegentlich auch von zahlreichen polynucleären Leukocyten durchsetzt. Oder die Knötchen zerfallen im Zentrum ohne Ansammlung von Leukocyten und ohne Erweichung (LEWANDOWSKY). Aber auch zu diesem vorgeschrittenen Zeitpunkt läßt sich der Ausgang der Veränderung vom Gefäßsystem noch oft feststellen, indem in der Mitte sich noch Reste arterieller oder venöser Gefäße in ihren elastischen Anteilen mehr oder weniger gut erhalten haben.

In derartigen *älteren Herden* tritt der tuberkuloide Charakter der Knötchen manchmal erheblich zurück, indem die Riesenzellen geschwunden, die Epitheloiden und Lymphocyten zum größten Teile durch Fibroblasten und wuchernde Bindegewebszellen ersetzt sind. Dann erinnert oft nur noch das nekrotische Zentrum mit der eigenartigen, scharf abgesetzten Bindegewebsschale an den tuberkuloiden Aufbau.

Gelegentlich findet sich auch ein Befund, der an die *Tuberculosis cutis colliquativa* erinnert: mehrere zentral verkäsende Zellherde, die durch schmale zellreiche Bindegewebssepten voneinander getrennt und innerhalb deren elastische und kollagene Fasern völlig geschwunden sind.

Findet man nun neben derartigen zerfallenden, an und für sich schon wenig bezeichnenden Veränderungen — wie das nicht eben selten vorkommt — dann noch Zellinfiltrate, deren *Aufbau aus banal entzündlichem Granulationsgewebe* keinerlei Hinweise für einen tuberkulösen Vorgang bietet, so haben wir jene andere Form der Gewebsstruktur vor uns, wie sie beim Erythema induratum BAZIN bekannt ist. Eine Ablehnung der tuberkulösen Ätiologie ist jedoch auch hier nicht statthaft, da sich auch in solchen Fällen sichere Beweise für eine solche vorgefunden haben. Auch bei dieser finden sich die obengenannten Gefäßveränderungen, die Endarteriitis und Endophlebitis. In der Regel trifft man dann allerdings keine abgesetzten Zellherde, sondern eine diffus entzündliche Veränderung, wie sie in erster Linie im subcutanen Gewebe als die dem Untergang von Fettzellen folgende histiocytäre Wucherung, die frühere *„Wucheratrophie" des Fettgewebes*, auftritt. Diese pflegt nach der Cutis hin ziemlich scharf begrenzt zu sein, während sie im übrigen ziemlich unregelmäßig in die Umgebung übergeht. Es handelt sich dabei einmal um dichte Ansammlungen von Lymphocyten und Fibroblasten, die von zahlreichen kleinsten Höhlen durchsetzt sind. Diese entsprechen ausgefallenen Fettzellen. Sie nehmen in den mittleren Abschnitten der Zellherde an Ausdehnung zu und lassen sich hier als wechselnd große, polycyclisch geformte Lücken erkennen, die völlig gewebsfrei und von dem „wuchernden" Fettgewebe umgrenzt sind.

An anderen Stellen wieder steht die *Bindegewebswucherung* im Vordergrunde. Diese hat zum Teil bereits große, zusammenhängende Herde des Fettgewebes völlig ausgeschaltet und läßt den oben beschriebenen tuberkuloiden Aufbau erkennen. Diesem geben die hier besonders

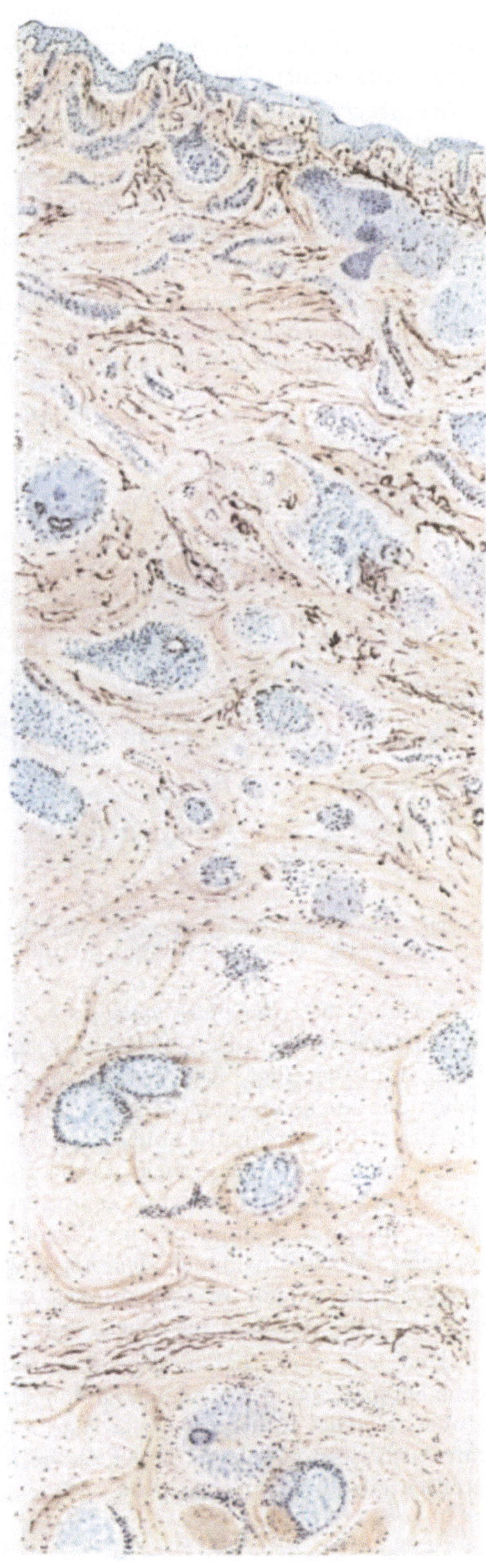

Abb. 196. *Sarkoid* DARIER-ROUSSY. (Sammlung LEWANDOWSKY.)

zahlreichen vielkernigen, den LANGHANSschen oft sehr ähnlichen *Riesenzellen*, wie sie auch die entzündliche Fettgewebswucherung mit sich bringt, ein besonderes Gepräge.

Gewebsnekrosen finden sich gelegentlich auch innerhalb des „gewucherten" Fettgewebes (KRAUS). Hier sind naturgemäß elastisches und kollagenes Gewebe völlig geschwunden. Trotzdem bleibt der Grundaufbau des Gewebes stets angedeutet. In den älteren, bindegewebig umgewandelten Herden finden sich nicht selten elastische Fasern in Gestalt zahlreicher, junger, dünner, neugebildeter Reiserchen.

Dieses Zusammentreffen echt tuberkulösen Granulationsgewebes einerseits, banal entzündlicher Veränderungen und schließlich jener tuberkuloseähnlichen, oft bis zu scheinbarer Verkäsung fortgeschrittenen Nekrosen im „wuchernden" Fettgewebe andrerseits, kann das histologische Bild des Erythema induratum BAZIN zu einem äußerst bunten und unregelmäßigen, oft auch völlig unkennzeichnenden machen. Dieser Eindruck wird noch dadurch verstärkt, daß die Veränderungen der oberen Cutis bzw. der Epidermis — wenn sie überhaupt vorhanden sind — durchaus mittelbarer Natur sind und keinerlei Unterlagen für das Erkennen des Vorganges bieten.

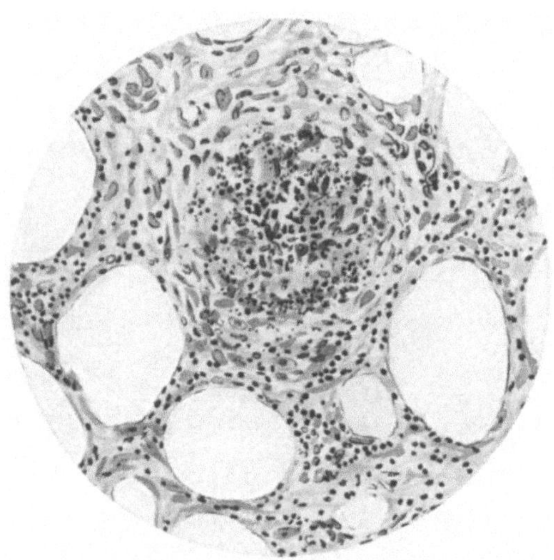

Abb. 197. *Sarkoid* DARIER-ROUSSY (♂, 45jähr.). Nekroseherd im „wuchernden" Fettgewebe. O = 290:1; R = 210:1.

Vergleicht man damit das

b) Sarkoid DARIER-ROUSSY,

so ergibt sich eine weitgehende Übereinstimmung. Restlos gilt diese für die dem Erythema induratum BAZIN nahestehenden Sarkoidformen, die „*Sarcoides noueuses et nodulaires des membres*". Bei diesen sind vornehmlich das subcutane Zellgewebe, daneben aber auch die tieferen Schichten des Coriums beteiligt. Die Veränderung geht auch hier von den Gefäßen aus. Neben den kleinsten sind auch die größeren Arterien und Venen befallen (Panarteriitis und Panphlebitis obliterans), meist in ganz unkennzeichnender Art. Daneben findet man kleine, nekrotische Herde, im Fettgewebe sowohl wie in den Bindegewebssepten sowie eine Zellinfiltration, die das Fettgewebe stellenweise ersetzt und aus Lymphocyten, Fibroblasten und Riesenzellen besteht: bald typische „Wucheratrophie" des Fettgewebes nach FLEMMING, bald mehr oder weniger tuberkuloide Knötchen, alles in allem ein Befund, der in seiner Buntheit durchaus mit dem des Erythema induratum BAZIN übereinstimmt.

Und von hier finden sich unmittelbare, in ihrem histologischen Aufbau ganz entsprechende Übergänge zu den *eigentlichen subcutanen Sarkoiden* DARIER-ROUSSYS. Die Infiltrate sitzen hier ebenfalls hauptsächlich in der Subcutis, mit Ausläufern sowohl in die Cutis wie ins subcutane Fettgewebe. Sie bestehen größtenteils aus Lymphocyten, jungen Bindegewebszellen, Epitheloiden und zahlreichen typischen LANGHANSschen oder gewöhnlichen Riesenzellen, die häufig in richtigen tuberkuloiden Zellherden zusammenliegen. Die Veränderungen der Blutgefäße entsprechen völlig den oben angegebenen, ebenso der histiocytäre Umbau des Fettgewebes in der Subcutis.

LEVER und FREIMAN weisen darauf hin, daß alle Fälle von *Sarkoid* DARIER-ROUSSY mit ausschließlich subcutaner Lokalisation keinen charakteristischen Aufbau gezeigt hätten und deshalb vielleicht anderen Krankheitsbildern, vor allem dem Erythema induratum BAZIN, aber auch der WEBER-CHRISTIANschen Erkrankung, unserer Auffassung nach vielleicht noch anderen, mit Panniculitis einhergehenden Prozessen zugeordnet werden sollten. Nach Ansicht dieser Autoren sollte man den Begriff der Sarkoide DARIER-ROUSSY ganz fallen lassen, eine Auffassung, der wir heute auf Grund der schon vor 30 Jahren hier von GANS dargelegten Schilderung durchaus zustimmen können.

Liegt nach alledem, unter der Voraussetzung einer tuberkulösen Ätiologie, kein Grund vor, die in Rede stehenden Veränderungen anders denn als wechselnde, von den besonderen Immunitätsverhältnissen des betreffenden Organismus und dem Orte der primären Ansiedlung des Erregers abhängige Abarten ein und desselben pathogenetischen Geschehens zu betrachten, so ist die Berechtigung zu dieser Auffassung für die

c) Sarkoidosis

[*Morbus* BESNIER-BOECK-SCHAUMANN, *Miliarlupoid* BOECK, *Lymphogranulomatosis benigna* (SCHAUMANN)] und den Lupus pernio doch nicht so ohne weiteres zu ziehen. Diese unterscheiden sich durch Aussehen, Umfang, Sitz und Verteilung, also schon durch klinische Eigentümlichkeiten ohne weiteres von den vorstehenden. Aber trotz dieser Unterschiede kann man sich des Eindrucks nicht verschließen, daß man es bei beiden mit verwandten Gruppen zu tun hat, die zudem ihrem Wesen nach gleichartig sein dürften, zumal das Sarkoid DARIER-ROUSSY heute vielfach von der Tuberkulose ganz abgegrenzt und der Sarkoidosis zugezählt wird. Sehen wir zu, wie sich die histologische Untersuchung hierzu stellt.

Die *Histogenese* der *Sarkoidosis* ist durch die Untersuchungen KYRLES von Anfang bis Ende restlos klargelegt. Danach handelt es sich zu *Beginn um banal entzündliche Veränderungen*, in Form streng an die erweiterten Gefäße gebundener, zum Teil diesen einseitig, knospenartig aufsitzender, zum Teil sie zylinderartig umscheidender Infiltrate im Stratum papillare und in der Cutis. Diese Zellherde bestehen in erster Linie aus Lymphocyten, denen allerdings bereits zu diesem Zeitpunkt wuchernde Bindegewebszellen und namentlich zentral auch Epitheloide beigemengt sind, wenn auch in geringer Zahl. Im Bereiche der größeren Zellherde, reichlicher noch an Stellen schwächerer Infiltration, fanden sich viele *säurefeste Stäbchen*, unregelmäßig im Gewebe verstreut.

Sehr schnell wird jedoch die banal entzündliche durch eine mehr und mehr spezifischen Aufbau annehmende Zellinfiltration ersetzt. Die einzelnen umschriebenen Zellherde sind schärfer gegen die Umgebung abgegrenzt; sie haben an Größe zugenommen und sind von dem größtenteils verdrängten Bindegewebe vielfach schalenartig, die Epitheloidzellen einzeln oder auch nur insgesamt von

Retikulumfasern (LEVER und FREIMAN) umgeben. Hingegen haben die einfachen, perivasculären Zellmäntel an Ausdehnung abgenommen; sie sind in Rückbildung begriffen. Vielfach sind die Capillaren schon wieder völlig frei von dieser Infiltration. In den umschriebenen Zellherden beherrscht nunmehr die Epitheloidzelle das Bild, während lymphocytäre und Bindegewebszellen mehr

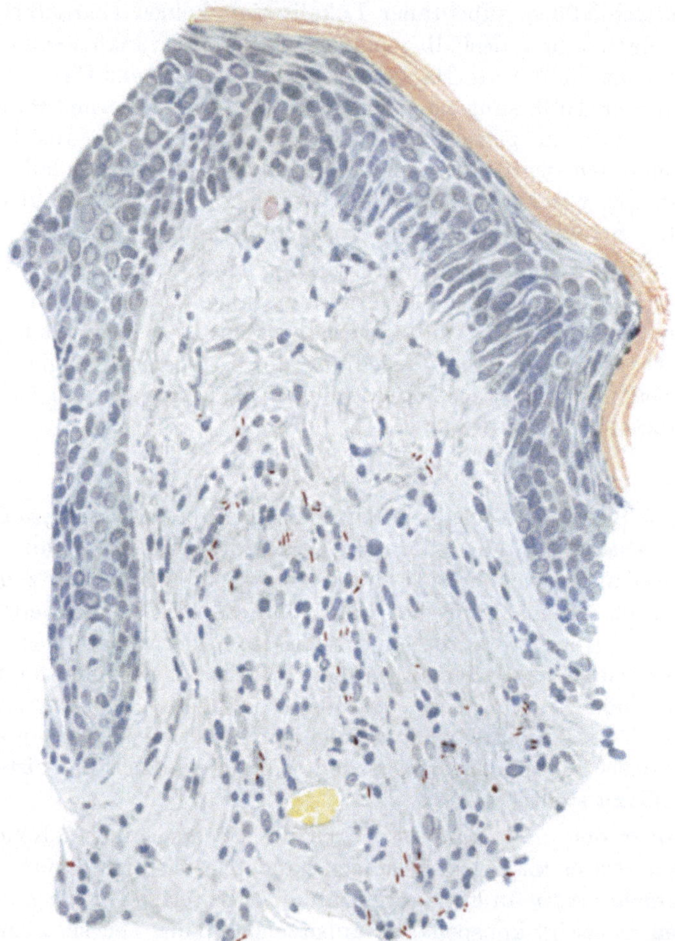

Abb. 198. BOECKsches *Lupoid*. Anfangsstadium; banale, akut entzündliche Veränderungen, perivasculäre Infiltrate aus Lymphocyten, gewucherten Bindegewebszellen und vereinzelten Epitheloiden; zahlreiche säurefeste Bacillen. (Sammlung KYRLE.)

und mehr zurücktreten und vielfach nur noch als schmale Säume die Epitheloidzellknötchen umfassen. Zu diesem Zeitpunkt sind nur noch *wenige* KOCHsche Bacillen und auch diese nicht allzu gut färbbar vorhanden; sie haben augenscheinlich ihre Säurefestigkeit eingebüßt.

Nach etwa 4—5 Wochen hatten die Veränderungen den kennzeichnenden Aufbau des Miliarlupoids erreicht; Bacillen waren im Gewebe nun nicht mehr nachweisbar. Cutis und Subcutis waren durchsetzt von scharf umgrenzten, rundlichen, gelappten oder strang- bis plattenförmigen Zellherden. Diese bauten sich in erster Linie, ja oft so gut wie ausschließlich aus Epitheloidzellen auf. So regelmäßig, wie dies KYRLE und vor ihm ja auch schon BOECK betonte, erschien mir allerdings dieser Aufbau an meinem Material durchaus nicht vorhanden, wie dies ja auch HERXHEIMER, JADASSOHN und ZIELER angeben. Das Vorhandensein von Lymphocyten und von Riesenzellen war vielmehr wechselnd; teils waren die Zellherde frei davon, teils zeigten sie stärkere Beimengungen dieser Zellformen, ja erstere können gelegentlich sogar überwiegen (ALTMANN). Bei

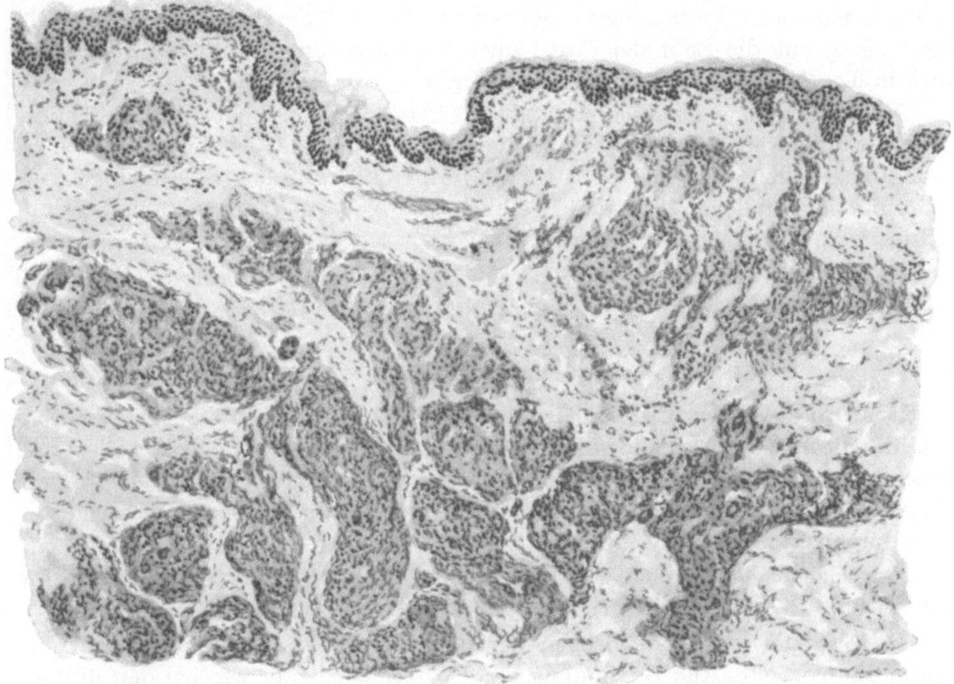

Abb. 199. *Sarkoidosis* (kleinknotige Form) (♀, 33jähr., Unterarm, dorsal). Platten- und walzenförmige Infiltrate im oberen Corium, aus Epitheloiden und vereinzelten Lymphocyten und Riesenzellen aufgebaut. O = 128:1; R = 128:1.

der *Sarkoidosis* zeigen sich häufiger in den Riesenzellen Einschlüsse (asteroid inclusion bodies, siehe Tuberculosis cutis luposa).

Fälle, die den oben gezeigten Verlauf nehmen, sind wohl sicher zur Tuberkulose zu rechnen. Wir haben einleitend darauf hingewiesen, daß sie vielleicht nur eine Minderheit in dem Krankheitsbild der Sarkoidosis darstellen und deshalb besser mit RICHTER als unter dem Bilde der Sarkoidosis verlaufende indurative Tuberkulosen zu bezeichnen wären. Ob schließlich die Anwesenheit der Tuberkelbacillen bei Sarkoidosisfällen nur rein zufällig und ätiologisch ohne Bedeutung ist, wie etwa die gelegentlichen Bacillenbefunde bei der *Lymphogranulomatosis maligna*, ist histologisch nicht zu entscheiden.

Eine Ausdehnung der Veränderungen auf die Umgebung der Hautnerven (WINKLER, URBAN) oder gar deren spezifische Beteiligung — wie dies MAZZA wohl infolge Verwertung eines verkannten Falles von Lepra nervosa schildert — ist seitdem kaum beobachtet und auch mir nicht zu Gesicht gekommen. Die Nervenbeteiligung bei Fällen von Sarkoidosis (vielleicht ist hier auch das sog. MELKERSSON-ROSENTHAL-Syndrom einzuschließen) machen aber derartige Veränderungen wahrscheinlich.

Die *Rückbildung* der Zellherde erfolgt nach KYRLE unter fortschreitender Vacuolisierung der Epitheloidzellen, ohne daß im übrigen der Aufbau des Infiltrates bezüglich Lagerung und Abgrenzung irgendwie geändert würde. An einzelnen Stellen kann es dabei in der Mitte der Zellherde zur völligen *Verflüssigung der Zellen* kommen unter Schwund der Kerne und Entwicklung einer mit Eosin homogen blaßrot färbbaren Masse, „also ein Bild, wie es bei zentralen Erweichungs- und Verkäsungsvorgängen in einem Tuberkel gefunden wird". Gleichzeitig hat die Zahl der Rundzellen zugenommen, sowohl am Rande als auch in der Mitte der degenerierten Zellherde.

Unter reichlicher Entwicklung junger Gefäßsprossen bleibt schließlich ein Granulationsgewebe zurück, in welchem nach völligem Abklingen der Veränderung lediglich eine leichte Atrophie des Papillarkörpers, eine mäßige Verdichtung des Bindegewebes und reichliche, aber zarte, von schmalen Rundzellsträngen begleitete Capillaren an die vorhergegangenen Prozesse erinnern.

Nach LEVER handelt es sich bei der sog. Riesenzellretikulose (Giant cell reticulosis, STENGEL-WOLBACH sclerosis) um eine Form der Sarkoidosis.

d) Lupus pernio.

Genau die gleichen Epitheloidzelltuberkel wie auf der Höhe der Entwicklung des BOECKschen Lupoides finden sich nun in der gleichen Reinheit — und daher kann ich hier KYRLE bezüglich deren entscheidender Bedeutung für die Diagnose der Sarkoidosis nicht beipflichten, es sei denn, man identifiziert beide — beim Lupus pernio.

„Das eigentliche Element ist histologisch mit jenen (Erythema induratum und Sarkoid BOECK) fast identisch" (LEWANDOWSKY).

Die wesentlichen pathologischen Veränderungen sind auf Papillarkörper und Corium beschränkt. Die Beteiligung der Epidermis ist hier wie bei den übrigen rein mittelbar, eine besondere Darstellung daher nicht erforderlich. Die Veränderung im Corium besteht einmal aus mehr oder minder scharf umschriebenen Zellinfiltraten. Zu diesen tritt als weitere bemerkenswerte Erscheinung eine auffallende Erweiterung der venösen und der Lymphgefäße, und zwar vornehmlich in Papillarkörper und oberster Cutis. Die zugehörigen Arterien zeigen ausgesprochen *endarteriitische* Veränderungen.

Die *Zellinfiltrate*, hauptsächlich in Cutis und Subcutis anzutreffen, ordnen sich manchmal zu mehr oder weniger abgeflachten Platten, in anderen Fällen wieder mehr zu runden bis ovalen, also eher kugeligen Gebilden an. Ein Grund, mit Rücksicht darauf zwei Unterarten des Lupus pernio aufzustellen, kann um so weniger anerkannt werden, als nicht eben selten beide Formen nebeneinander vorkommen, die flachen in den oberen, die runden in den unteren Bindegewebslagen. Die Infiltrate sind meist gegen die Umgebung scharf abgesetzt, nur vereinzelt ziehen kurze Fortsätze zum Gesunden. Das Ganze ist eingebettet in eine aus Resten des kollagenen Gewebes und neugebildeten elastischen Fasern aufgebaute Bindegewebskapsel. Innerhalb der Zellherde ist das Bindegewebe aufgesplittert, zum Teil geschwunden.

Die *Infiltrate* selbst haben einen eigenartigen Aufbau. Sie bestehen im Zentrum fast ausschließlich aus Epitheloidzellen, durchsetzt mit jungen Bindegewebszellen, beide hier und da in Pyknose.

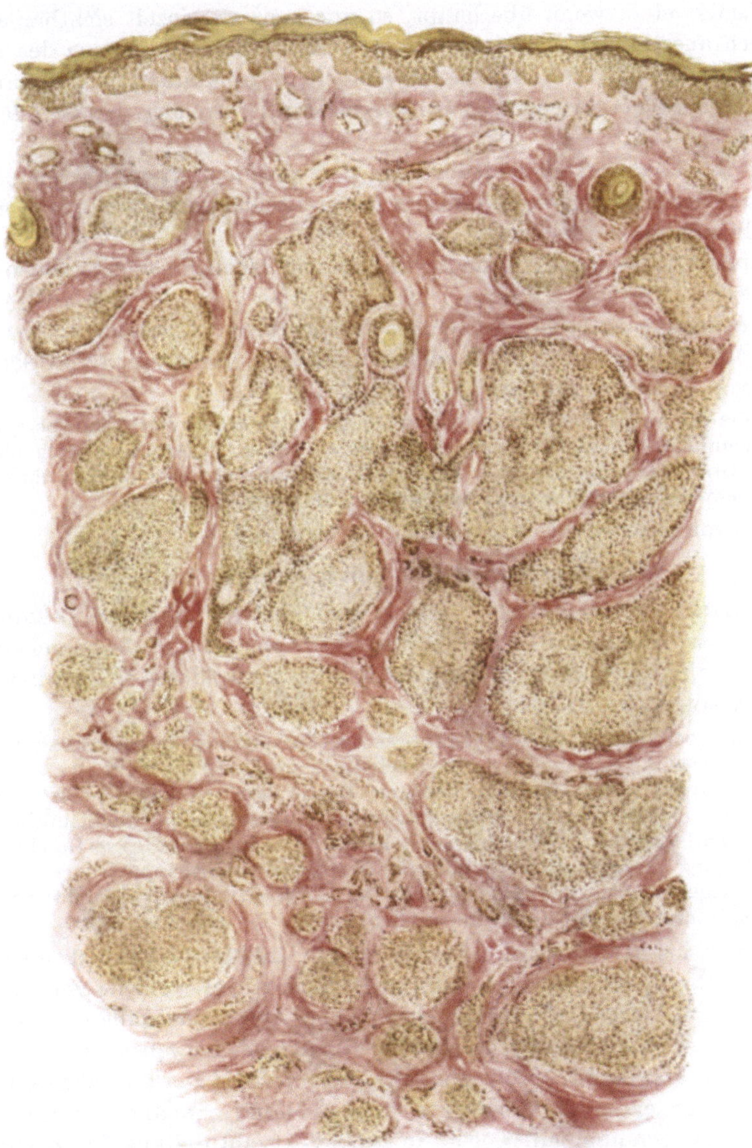

Abb. 200. *Lupus pernio* (♂, 32jähr., Mittelfinger, seitlich). Reine Epitheloidzelltuberkel. Erweiterung des oberflächlichen Gefäßnetzes. Reste der Schweißdrüsen. Hämatoxylin-van Gieson. O = 35:1; R = 35:1.

Die wuchernden Bindegewebszellen finden sich besonders zahlreich entlang *junger Gefäßsprossen*, die das entzündliche Granulationsgewebe in auffallend reichem Maße durchsetzen, was als Erklärung für dessen geringe Zerfallsneigung von Bedeutung scheint. Die Gefäßsprossen zeigen deutliche Endothelwucherung; in ihrer Umgebung findet man neben den jungen Bindegewebszellen eine stärkere Anhäufung von Lymphocyten. Hier und da sind in den Infiltraten auch echte LANGHANSsche Riesenzellen vorhanden, während Plasmazellen und Leukocyten, wenn überhaupt, so nur ganz vereinzelt sichtbar sind, letztere jedoch ausschließlich innerhalb der Gefäße. Die Randpartien des Granulationsgewebes zeigen hier und da eine stärkere Anhäufung von Lymphocyten, deren Auftreten jedoch meist an die nähere Umgebung der Gefäße geknüpft ist.

Die *Schweißdrüsen* sind überall dort, wo das Granulationsgewebe sich entwickelt hat, zugrunde gegangen und nur in vereinzelten Resten erhalten. Ebenso die Schweißdrüsenausführungsgänge.

Die endarteriitischen Veränderungen finden sich auch an den Gefäßen der tieferen Cutis.

Tuberkelbacillen ließen sich im Schnitt bisher nicht auffinden, auch nicht in Form der MUCHschen Granula; sie wurden jedoch im Tierversuch von SCHAUMANN sowie von GANS nachgewiesen.

Anhangsweise sei hier kurz erwähnt, daß sich beim Lupus pernio eigentümliche cystenartige Knochenaufhellungen im Röntgenbilde feststellen ließen, denen histologisch einmal ein spezifisches Granulationsgewebe (SCHAUMANN), ein andermal ein ganz banales, chronisch entzündliches Gewebe ohne regressive Veränderungen entsprach (GANS).

Kurz zu besprechen ist dann schließlich noch ein als

e) Angiolupoid (BROCQ und PAUTRIER)

bezeichnetes Krankheitsbild, das — soweit man aus den wenigen bekannten Beobachtungen schließen darf — in engster Beziehung zu den vorhergehenden steht, ja nach einigen Forschern unmittelbar der Sarkoidosis einzuordnen ist (BOECK, JADASSOHN, ZIELER).

Die bisher nur bei Frauen, meist mit anderweitiger Tuberkulose vergesellschaftet, und immer nur um das 40. Lebensjahr herum beobachtete Erkrankung — die LEWANDOWSKY nicht dem Miliarlupoid gleichstellen, sondern als Sonderform einreihen wollte — sitzt vor allem auf dem Nasenrücken und dessen nächster Umgebung in Gestalt bläulich-roter, mit einer gelben Farbenbeimischung durchsetzter Herde. Sie zeigen bis $2^1/_2$ cm Durchmesser und keinerlei Neigung zu spontaner Rückbildung, kein Zeichen von Schuppung oder Atrophie der Haut. Im Gegensatz zum Miliarlupoid steht im Vordergrunde der Veränderung eine Erweiterung der Hautgefäße, die als Beginn der Erkrankung zu betrachten ist.

Ist auch der histologische Bau der beiden Krankheitsbilder fast übereinstimmend (BROCQ und PAUTRIER), so sind doch gewisse Unterschiede vorhanden, auf deren Hervorhebung die Schilderung sich hier beschränken kann. Sie bestehen in einer Verschiedenheit der entzündlichen Zellgewebsneubildung, je nachdem wir die oberflächlicheren oder die tieferen Bindegewebsschichten vor uns haben. In den ersteren finden sich um bedeutend erweiterte Hautgefäße verstreute Lymphocytenhaufen, welche in großer Anzahl die aus Epitheloiden, Riesen- und hypertrophischen Bindegewebszellen aufgebauten Infiltrate durchsetzen. In den unteren Schichten findet man im Gegensatz dazu einen der Sarkoidosis durchaus entsprechenden Aufbau in Gestalt der bekannten einzelstehenden, scharf umschriebenen Epitheloidzelltuberkel, wie sie ja bei der Sarkoidosis das ganze Bild beherrschen. Diese *Zweischichtigkeit* ist beim Angiolupoid stets gefunden worden, und sie scheint mir vorläufig die einzige Begründung für eine Sonderstellung zu sein.

Differentialdiagnose. Versuchen wir nun schließlich eine zusammenfassende Übersicht über den histologischen Aufbau der vorstehend besprochenen Veränderungen zu geben, so sieht man im Grunde genommen bei *jeder von ihnen alle die Züge wiederkehren, die man bei der anderen als Hauptmerkmale geschildert hat.* Es wechseln bei *allen* Gewebsbildungen durchaus nichtssagend entzündlicher Natur ab mit kennzeichnend tuberkuloid aufgebauten, umschriebenen Zelleinlagerungen, sei es in Cutis, Subcutis oder subcutanem Fettgewebe, sei es vereinzelt oder in größeren Herden. Es wechseln bei allen stärker entzündlich infiltrierte Herde, bei denen die Lymphocytenansammlung im Vordergrunde steht, ab mit Bezirken reiner Epitheloidzelltuberkel, wo diese so gut wie ausschließlich das Bild beherrschen. Völlige Übereinstimmung herrscht ferner in Form und Anordnung der zelligen Elemente sowie in ihren Beziehungen zum umgebenden bzw. infiltrierten Bindegewebe.

Unterschiede finden sich eigentlich allein bei der Rückbildung. Auch dieses gilt nur für die Gegenüberstellung des Erythema induratum BAZIN und der DARIER-ROUSSYschen Sarkoide einerseits, zu der Sarkoidosis und dem Lupus pernio andrerseits. Derart stark ausgesprochene Herdnekrosen, wie beim BAZINschen Erythem, kommen bei der Sarkoidosis nicht vor; aber auch dieser Zerfall kommt ja durchaus nicht regelmäßig zur Beobachtung (NOBL).

Wenn wir demnach auch keine Veranlassung haben, eine aus Zeiten rein klinisch-morphologischer Betrachtungsweise herrührende Trennung jener Krankheitsbilder in dem Ausmaße fortzusetzen —, so ist dies doch notwendig gegenüber einigen Formen der Tuberkulose, vor allem gegenüber der *Tuberculosis cutis luposa.* Denn bei dieser finden sich häufig einzelne Knötchen, die histologisch eine Trennung von den eben beschriebenen Formen nicht ermöglichen werden. Dies gilt namentlich für die auch hier vorkommenden reinen Epitheloidzelltuberkel (s. Abb. 174). Im Vergleich zu jenen beim BOECKschen Sarkoid sind derartige Befunde jedoch zu vereinzelt und auf nur wenige Knötchen, ja meist nur wenige Schnitte eines einzelnen Knötchens beschränkt, als daß sie für eine richtige Diagnosestellung ernstlich gefährlich werden könnten.

Andrerseits zeigt auch die Sarkoidosis gelegentlich einmal Herde in der Cutis, wo die Lymphocytenansammlung die der Epitheloidzellen überwiegt, und auch die scharfe Abgrenzung der Zellhaufen infolge einer diffusen Infiltration von Lymphocyten in die Umgebung schwindet. Kommen dann noch zahlreiche Riesenzellen hinzu, so kann ein Bild entstehen, das eine große Ähnlichkeit mit lupösem Gewebe hat (NOBL, ALTMANN). Aber das sind immerhin doch Ausnahmen.

Leicht zu erkennen sind auch jene vereinzelten Fälle, wo sich dem Erythema induratum eine an den Mündungen der Follikel auftretende, der Acne scrofulosorum ähnliche, *eitrige Folliculitis* vergesellschaftet hatte (BOSELLINI). Eine ausreichend tiefe Biopsie wird auch hier die wahre Eigenart der Veränderung stets erkennen lassen.

Ebenso ist der *Lupus follicularis disseminatus miliaris*, mit dem namentlich die kleinknotige Form der Sarkoidosis klinisch leicht zu verwechseln ist, histologisch stets zu unterscheiden.

Verwickelter gestalten sich die Verhältnisse schon gegenüber dem ***Erythema nodosum***, in erster Linie natürlich im Vergleich zum Erythema induratum, wenn auch Ulcerationen — wie sie das Erythema induratum gelegentlich zeigt — bei ihm ausgeschlossen sind. Hier werden wir der Grenzen histologischer Beweisführung wieder einmal so recht bewußt. Denn wir finden häufig Bilder, die sich histologisch in gar nichts von den klassischen tuberkuloiden des Erythema induratum unterscheiden (wie wir ja andrerseits auch bei diesem ganz banalen Gewebsaufbau kennenlernten) und bei denen trotzdem auch nicht der geringste Anhalt für eine tuberkulöse Ätiologie der Veränderung vorliegt. Andrerseits kennen wir klinisch rein als nodöse Erytheme zu beurteilende Fälle, bei denen als Erreger Tuberkelbacillen ohne weiteres nachzuweisen waren (LANDOUZY u. a.). Kurz: wir sind oft nicht imstande, diese beiden Dermatosen klinisch oder histologisch voneinander abzugrenzen. Manchmal mag dann der weitere Verlauf Aufklärung in der einen oder anderen Richtung bringen, wie z. B. im Falle LEWANDOWSKYS, der ebenso wie jener BEHRINGS lehrt, „daß es eine Form des BOECKschen Sarkoids gibt, die ganz akut mit Schwellung der Speicheldrüsen, Lymphdrüsen und Milz einsetzen kann, worauf nach wenigen Tagen sich ein *Exanthem* zeigt, das besonders die Streckseiten der Extremitäten einnimmt und aus blaß- bis bläulichroten Infiltraten besteht". In anderen Fällen hingegen war und ist man mangels jeglicher Anhaltspunkte für eine tuberkulöse Ätiologie oft versucht, *andere Erreger bekannter oder unbekannter Natur* anzunehmen.

Schwierigkeiten macht es auch, die indurativen Tuberkulosen von manchen anderen knotenförmigen Veränderungen *luischer*, *sporotrichotischer* und besonders *lepröser* Natur abzugrenzen, zumal manche von diesen auch histologisch einen durchaus tuberkuloiden Aufbau zeigen (JADASSOHN, PHILIPPSON, PAUTRIER u. a.).

Ähnliche Fragen ergeben sich auch für die Stellung mancher Fälle von Lupus pernio zur *Lymphogranulomatosis maligna*. Zwar lassen sich die meisten Fälle zu dem von KREIBICH beschriebenen — den er zur Lymphogranulomatose rechnen möchte — nicht in Beziehung bringen. Dagegen sind Beobachtungen bekannt geworden (POEHLMANN, BRUHNS und ALEXANDER), wo bei Lupus pernio Lymphocyten und Plasmazellen, Epitheloide und Riesenzellen in einer Anordnung vorkamen, die der bei der Lymphogranulomatose ganz ähnlich erschien. Hätten wir in der Lymphogranulomatose, wie es früher den Anschein hatte, tatsächlich eine eigenartige, besondere Tuberkuloseform vor uns (FRAENKEL und MUCH), so würden diese Schwierigkeiten ja ohne weiteres verständlich sein.

Sie treten jedoch auch bei einer ganzen Reihe anderer entzündlicher Gewebsneubildungen auf. Vor allem finden sie sich einmal bei der entzündlichen histiocytären Granulation im Fettgewebe, die früher als „Wucheratrophie" bezeichnet wurde, zum anderen bei den bekannten entzündlichen *Fremdkörperreaktionen* des Gewebes. Diese haben sogar dahin führen können, die tuberkulöse Ätiologie der Sarkoide überhaupt fallen zu lassen und deren Entstehung auf eine besondere Disposition zurückzuführen, die auf die verschiedensten Fremdkörperreize — zu denen dann auch die Tuberkelbacillen zu rechnen wären — mit tuberkuloiden Bildungen antwortet (OPPENHEIM).

Im Fettgewebe können schließlich völlig andersartige Erkrankungen rein histologisch zu differentialdiagnostischen Schwierigkeiten führen (MONTGOMERY, O'LEARY und BARKER u. a.), weil der Untergang von Fettzellen mit einer Wucherung von Histiocyten verbunden ist (PFUHL). Diese Fälle bilden, soweit sich bei ihnen nicht doch eine tuberkulöse Ätiologie hat nachweisen lassen, noch ein durchaus dunkles Gebiet, das allein histologisch auch nicht aufzuklären ist. Es verbergen sich dahinter wohl eine ganze Reihe ätiologisch verschiedener Veränderungen, deren Klarstellung oft auch für den Einzelfall nicht immer möglich sein wird. Betont doch auch ein so hervorragender Kenner der Histopathologie der Haut, wie CIVATTE, den nicht abgrenzbaren kontinuierlichen Übergang vom lipogranulomatösen zum tuberkulösen Gewebsaufbau.

Die seltenen Fälle, wo *echte Sarkome* einmal nach Sitz und Ausbreitung differentialdiagnostisch in Betracht zu ziehen sind, werden unschwer zu erkennen sein. Näheres hierüber dort.

Pathogenese. Wenn wir hier versuchen, unter kurzer Zusammenfassung der verschiedenen, im vorstehenden Abschnitt zerstreuten diesbezüglichen Bemerkungen die Pathogenese der indurativen Tuberkulose der Haut zu erörtern, so kann dies nur in wenigen Sätzen geschehen. Die Klärung der Entstehungsart der verschiedenen Bilder ist vor allem den Arbeiten JADASSOHNS, ZIELERS, LEWANDOWSKYS und KYRLES zu verdanken.

„*Wo Bakterien sich im Körper schrankenlos vermehren, da antwortet der Organismus mit den unspezifischen Reaktionen der Entzündung; wo Bakterien unter Einwirkung von Antikörpern langsam verfallen, wo Bakterieneiweiß durch ihre Tätigkeit abgebaut wird, da entstehen Tuberkel und tuberkuloide Strukturen* (LEWANDOWSKY).“

Dieses allgemein biologische Gesetz gilt in ganz besonderem Maße für die Tuberkulose, für die ja auch in erster Linie seine Aufstellung möglich wurde. Dabei spielen die gegenseitige Einwirkung von Quantität und Qualität des Erregers sowie die allgemeinen und örtlichen Immunitätsreaktionen im befallenen Organismus die Hauptrolle. Sie bieten uns überhaupt erst den Schlüssel zum Verständnis der Vorgänge in der Haut. Dabei ist wohl die Annahme notwendig, daß im tuberkulös erkrankten Körper vorhandene Abwehrkräfte den Tuberkelbacillus aufschließen und vernichten, aber gleichzeitig eine Noxe freimachen, welche die Bildung des tuberkuloiden Gewebes bewirkt. Es ist an und für sich ganz gleichgültig, ob es sich dabei um tote oder lebende Bacillen handelt (VOLK). Daneben kann die histiocytär-monocytäre Reaktion eventuell mit Riesenzellbildung auch und allein das Zeichen einer cellulären Arbeitsleistung im Sinne der Phagocytose und der intracellulären Aufspaltung schwer abzubauender bakterieller Körpereiweiße sein (LETTERER). Beide Reaktionsformen werden in der angelsächsischen Literatur als *anaphylactic type* und *tuberculin type* (ZINSER, CHASE, RICH) unterschieden. Auf die ganzen Zusammenhänge hier einzugehen, ist unmöglich.

Die *erstmalige Einschwemmung* der Tuberkelbacillen erfolgt auf dem Blutwege, wie die durchwegs verfolgbaren Beziehungen der Hautherde zu den kleinen Hautgefäßen, Arterien sowohl wie Venen, dartun. Die weitere, *rein örtliche Ausbreitung* mag dann auf dem Lymphwege vor sich gehen, wie dies namentlich für das BOECKsche Lupoid und den Lupus pernio der Fall zu sein scheint.

Stillschweigende Voraussetzung für das Vorstehende ist selbstverständlich die Annahme des KOCHschen Bacillus als des Erregers der Erkrankungen. Es darf jedoch nicht unerwähnt bleiben, daß für viele der beobachteten Fälle diese Annahme nicht hinreichend begründet werden konnte. Die Sarkoidosis wird daher heute von vielen, wie gesagt, nicht mehr zur Tuberkulose gerechnet. Dies ist um so verständlicher, als bekannte Ursachen, z. B. Beryllium, Gewebsbilder hervorrufen können, die histologisch von der Sarkoidosis nicht abzutrennen sind (s. 2. Bd.).

Hier soll auch die

Cheilitis granulomatosa

erwähnt werden. Diese erstmalig von MIESCHER beschriebene Erkrankung besteht in einer Anschwellung einer oder beider Lippen, ohne Zusammenhang mit einem lokalen Leiden.

Die Lippe ist weich elastisch und rüsselartig vorgewölbt. Dadurch, daß sich die eigentliche Entzündung auf der Schleimhautseite abspielt, wird das Lippenrot nach außen rotiert. Auf Druck bleibt keine Delle zurück. Gelegentlich kann es zur Bildung kleinster Bläschen und Pusteln kommen. Die Erkrankung tritt aus völligem Wohlbefinden unter geringen Allgemeinbeschwerden schubweise auf.

Die Schilderung der histologischen Veränderungen ist deshalb schwierig, weil einmal die Zahl der Fälle noch gering ist und zum anderen infolge des schubweisen und langdauernden Verlaufes Excisionen nicht immer im gleichen Stadium vorgenommen wurden. Es handelt sich nach MIESCHER um eine diffuse Entzündung, welche zu einem Ödem und zu einer Infiltration des gesamten submukösen Gewebes führt. Dabei fehlen auch bei mehrjährigem Verlauf bindegewebige Verdichtung und Hyperplasie. Die Infiltrate sind manchmal diffus, manchmal knötchenförmig, fast immer um die Gefäße angeordnet. Sie sind überwiegend uncharakteristisch, aus Lymphocyten und einigen Histiocyten aufgebaut. Daneben fand MIESCHER in allen seinen Fällen tuberkuloide Strukturen, nämlich Granulome aus Epitheloiden, zuweilen auch mit LANGHANSschen Riesenzellen. Die elastischen Fasern in den Knötchen waren zerstört. Traten die Lymphocyten im Gewebsaufbau zurück, so entstanden Bilder, die an eine Sarkoidosis erinnerten. Meist waren kleinere Venen und Subcapillaren befallen, bei fast immer unveränderter Media und Intima. Die Lippenspeicheldrüsen waren normal. Bei älteren Veränderungen ist mit einem ganz uncharakteristischen Gewebsaufbau zu rechnen.

Nach SCHUERMANN kommen stellenweise reichlich Plasmazellen bzw. plasmacelluläre Reticulumzellen vor. Bei dem der Cheilitis granulomatosa entsprechenden Krankheitsbild der Zunge, der Glossitis granulomatosa (SCHUERMANN), fand er im Gegensatz zur Cheilitis reichlich zellige und faserige Bindegewebselemente. Im 2. Band wird auf die Differentialdiagnose der Lippenvergrößerungen, so der Cheilitis apostematosa, des ASCHER-Syndrom (FINDLAY) u. a. noch ausführlich einzugehen sein (s. Elephantiasis).

Die *Pathogenese* ist völlig unklar. Die gleichen Veränderungen kommen kombiniert mit einer Facialisparese vor (NEW und KIRCH). Zusammen mit einer Lingua scrotalis werden sie als MELKERSSON-ROSENTHAL-Syndrom bezeichnet (JORDAN und REICHEL, RICHTER und JOHNE, GAHLEN und BRÜCKNER). Von manchen wird die Cheilitis granulomatosa der Sarkoidosis zugerechnet. Nach SCHUERMANN können außer den Lippen noch andere Partien des Kopfes befallen sein. Nicht nur der N. facialis, sondern auch der N. hypoglossus bzw. glossopharyngicus kann Paresen zeigen. Da auch in einem zugehörigen Lymphknoten epitheloidzellige Granulome mit Riesenzellen überwiegend vom LANGHANS-Typ gefunden wurden (SCHUERMANN), ist mit dem vorliegenden eines noch unbekannten, möglicherweise den ganzen Körper ergreifenden Krankheitsbildes zu rechnen.

ν) Durch Leprabacillen.

Die Lepra

zählt seit der Entdeckung des Leprabacillus durch ARMAUER HANSEN bzw. NEISSER zu den chronisch entzündlichen Granulationsgeschwülsten und bildet mit Tuberkulose und Syphilis eine große, aus einer ganzen Reihe biologischer, klinischer sowohl wie pathologisch-anatomischer Gesichtspunkte heraus zusammengehörige Gruppe. Die Ähnlichkeit äußert sich auch im klinischen Verlauf.

Der Infektionsmodus bei der Lepra ist noch ungeklärt. Es ist weder sicher erwiesen, ob der vermutete *Primäraffekt* vorkommt, noch ob ihm viel später eine Erkrankung der Lymphwege mit Lymphknotenschwellung und schließlich Aussaat auf dem Blutwege folgt. Die klassische Einteilung: *Lepra tuberosa* und *anaesthetica* ist heute verlassen zugunsten einer neuen, welche die Immunitätslage des Organismus berücksichtigt. Eine uncharakteristische Anfangsform kann sowohl in die sog. *Lepra lepromatosa* als auch in die *tuberkuloide Lepra* übergehen. Die tuberkuloide Lepra entspricht dabei im Großen und Ganzen der früheren *Lepra maculo-anaesthetica*. Sie unterscheidet sich durch einen völlig anderen Verlauf — sehr langsam und daher mit wesentlich besserer Prognose — von der Lepra lepromatosa. Der wesentliche Unterschied ist die Immunitätslage, die sich in dem positiven Intracutantest mit abgetöteten Bakterien, dem Lepromin (Mitsuda-Reaktion), ausdrückt. Im Verlauf der Erkrankung kommt es zur Ausbreitung auf die inneren Organe, vor allem die mit sog. retikulären Aufbau sowie zu ulcerösen Prozessen in der Haut (offene Lepra Jadassohns). Die maculösen und papulösen Erytheme und die depigmentierten und hyperpigmentierten Flecke können zu den uncharakteristischen initialen Stadien gehören. Blasenbildung und Allgemeinerscheinungen wie Fieber und Störungen des Allgemeinbefindens können den eigentlichen Erscheinungen vorausgehen.

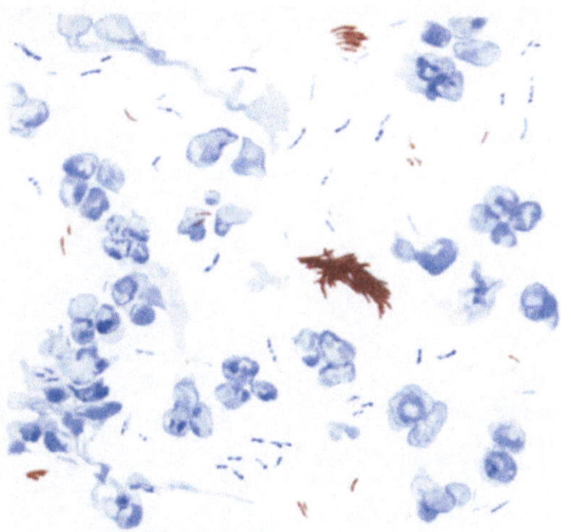

Abb. 201. *Lepra lepromatosa* (♀, 56jähr., Ausstrich aus dem Nasensekret). *Leprabacillen*, „Zigarrenbündelform." Säurefeste (rote) und weniger säurefeste (blaue) Stäbchen; granulierte Formen. Carbolfuchsin-Methylenblau. O = 1480:1; R = 1000:1.

Die heutige Einteilung entspricht der hier schon früher dargelegten Auffassung, daß der Unterschied zwischen den genannten Lepraformen kein grundsätzlicher ist, sondern abhängt von der Zahl und der Entwicklung der Bakterien in der Haut und diese wiederum von der Reaktionsfähigkeit des Organismus.

Wenn demnach auch der bereits von Virchow vertretene Grundsatz der *Einheit aller Lepraformen* heute anerkannt ist, so bleibt doch nach Verlauf und klinischem Bilde die Einteilung der Hautlepra in jene zwei Formen bestehen, zumal sie auch histologisch und vor allem bakteriologisch bedeutende Unterschiede zeigen. Dabei ist jedoch zu berücksichtigen, daß es praktisch oft unmöglich ist, im Einzelfall das Krankheitsbild der einen oder anderen Gruppe einzuordnen, was naturgemäß vielfach zu Mißverständnissen geführt hat.

Das Mycobacterium leprae, ein langes, gerades oder seltener leicht gekrümmtes, an den Enden oft zugespitztes Stäbchen ist säurefest, wenn auch weniger als der Tuberkelbacillus; es färbt sich wie dieser nach Gram, dabei oft auch in einer granulären Form (Muchs Granula, Unna-Lutz' Kokkothrixform), ferner nach Marchi (schwarz) und mit Weigerts Markscheidenmethode (Askanazy). Durch Osmiumsäure wird es infolge seiner Fetthülle geschwärzt (Neisser, Unna). Diese Fetthülle ist bei den einzelnen Bacillen jedoch verschieden stark entwickelt und führt zu einem wechselnden Verhalten, was bei bestimmten Färbungen schärfer hervortritt, so besonders bei der von Unna angegebenen Viktoriablau-Safraninmethode. Diese färbt einen Teil der Bacillen blau, einen anderen metachromatisch safraningelb, ohne daß daraus ohne weiteres — wie dies Unna möchte — ein Schluß auf lebende (blaue) oder abgestorbene Bacillen berechtigt wäre (Terebinsky, Jadassohn, Arning). Ähnliche Farbenunterschiede kann man übrigens auch bei der üblichen Säurefuchsinfärbung und nachfolgender Methylenblaugegenfärbung beobachten (s. Abb. 201).

Im *Gewebe* findet der Leprabacillus sich in großen Massen, vielfach in Haufen, „zigarrenbündel"artig zusammenliegend, und zwar sowohl extracellulär, in den Lymphspalten des Gewebes, als auch intracellulär. Das Vorkommen von „zigarrenbündel"artigen Bacillenhaufen im Gewebe oder im Ausstrich spricht für Lepra lepromatosa. Züchtungsversuche sind bisher noch nicht einwandfrei gelungen, dagegen wohl Übertragungen auf das Tier (Ratten, Mäuse, Affen).

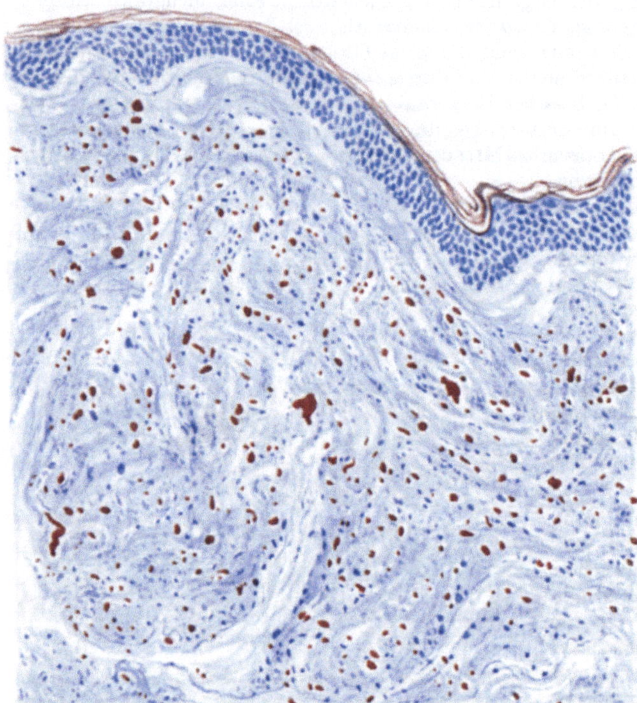

Abb. 202. *Lepra lepromatosa* (♂, 31jähr., Stirnhaut). Bacillenfärbung (ZIEHL). Außerordentlicher Bacillenreichtum geringe Gewebsreaktion. Bacillenfreier subepidermaler „Grenzstreifen". Bacillen zum Teil frei in den Lymphspalten des Gewebes, zum Teil in „Leprazellen" (Histiocyten). Erweiterte Blut- und Lymphgefäße. O = 147:1; R = 120:1.

Die **Lepra lepromatosa** tritt an allen Körperstellen, mit Vorliebe jedoch im Gesicht und an den Streckseiten der Extremitäten auf; meist in Gestalt papulonodöser, bis taubeneigroßer, braunroter, hellerer oder dunklerer, in der Haut nicht oder nur wenig verschieblicher Knoten (Leprome), die allmählich zu größeren, derben bis knorpelharten Platten zusammenfließen. Sie geben dann dem befallenen Hautabschnitt ein eigenartig gedunsenes Aussehen (Leontiasis). Fort- und Rückbildungserscheinungen, mit Erweichung der Knoten, Übergang der anaesthetischen in die tuberöse Form, auch geschwüriger Zerfall werden beobachtet.

Die wichtigsten und gleichzeitig auch kennzeichnendsten Veränderungen treten im Papillarkörper bzw. in der *Cutis* auf, da die krankhaften Vorgänge sich in erster Linie am Bindegewebsapparat abspielen, während die Störungen der Epidermis hauptsächlich mittelbarer Natur sind. Eine besondere Note erhält der Lepraknoten durch die, im Vergleich zu dem gewaltigen — bei keiner anderen Infektionskrankheit beobachteten — Reichtum an Bacillen außerordentlich *geringfügige Reaktion des Gewebes*, so daß man geradezu von einem *saprophytären* Verhalten zwischen Bacillen und Gewebe gesprochen hat. Bemerkenswert ist, daß auch hier eine von Veränderungen und insbesondere auch von Bacillen freie, schmale bindegewebige Randzone, der auch von anderen entzündlichen Granulationsgeweben her bekannte „*Grenzstreifen*", die Epidermis von dem im Bindegewebe liegenden cellulären Infiltrate abgrenzt. Dieses reicht oft bis ins Fettgewebe hinab und hat die *Epidermis* vielfach zu einem dünnen Streifen ausgezogen, dessen Leistensystem völlig verstrichen ist und der mit dem Papillarkörper einen mehr oder weniger gleichmäßig verlaufenden Bogen bildet. Die Lymph- und *Blutgefäße* im Grenzstreifen sind oft sehr stark *erweitert*, ebenso in der übrigen Umgebung der leprösen Infiltrate. In älteren Herden ist das lepröse Granulom gegen die Umgebung meist ziemlich deutlich abgesetzt. In jüngeren und fortschreitenden Abschnitten dringen hingegen unregelmäßige, die Gefäße — namentlich in der Umgebung der Haare und Drüsen — begleitende Zellmäntel diffus in die gesunde Umgebung ein, so daß das Infiltrat im Schnitt ein insel- oder mantelförmiges Aussehen bietet. Der junge Lepraknoten kann jedoch auch als diffuse Zellinfiltration ohne deutliche perivasculäre oder periglanduläre Anordnung auftreten, wobei das normale Bindegewebe stellenweise

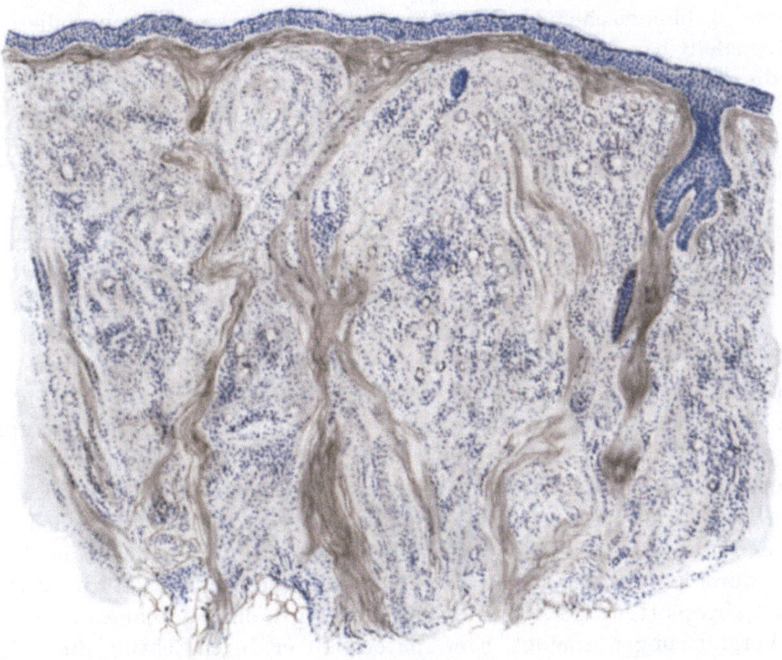

Abb. 203. *Lepra lepromatosa* (♀, 56jähr., Haut vom Kinn). Übersichtsbild. Verstrichener Papillarkörper; „Grenzstreifen"; atrophierte Epidermis und Haarfollikel. Herdförmige Verdrängung bzw. Auflösung des Bindegewebes durch ein gefäßreiches Granulationsgewebe mit hauptsächlich perivasculärem Infiltrat. Polychromes Methylenblau, neutrales Orcein. O = 40:1; R = 40:1.

schwindet, während es ja in der Regel kaum nennenswert beeinflußt und lediglich durch die Bacillen und Zellmassen auseinandergedrängt wird. Die Gefäße in diesem Bezirk zeigen neben sehr starker Erweiterung eine ausgesprochene Endo- und Perivasculitis.

Die *zellige Infiltration* besteht zum größten Teil aus Bindegewebszellen und Epitheloiden, neben denen sich noch Lymphocyten, spärliche Mast- und Plasmazellen, vereinzelt auch echte LANGHANSsche und Fremdkörperriesenzellen vorfinden. Auch im nicht geschwürig zerfallenen Herd kann man vereinzelte Leukocyten antreffen. *Bacillen* enthalten diese Zellarten in der Regel nicht, wenn auch vereinzelte Beobachtungen darüber vorliegen. Jene finden sich vielmehr einmal frei in den Lymphspalten des Gewebes, sei es einzeln, sei es in Haufen, die vielfach die Lymphräume ausfüllen (UNNA, KLINGMÜLLER). Zum anderen finden sie sich jedoch auch äußerst zahlreich in einer Zellart, die zum Teil von den Bindegewebszellen (FAVRE und SAVY), zum Teil von den adventitiellen

Zellen in der Umgebung der Capillaren, zum Teil von den Endothelien der Blut- und Lymphgefäße (JEANSELME, SCHÄFFER, BABES) abgeleitet wird: den *Leprazellen.*

Mit Rücksicht auf die besonders von HERXHEIMER durchgeführte vergleichende Untersuchung dieser Zellart in den verschiedensten Organen darf man wohl annehmen, daß es sich dabei in erster Linie um die gleichen Zellen handelt, die wir seit ASCHOFF und KIYONO als besondere farbstoffspeichernde Zellen, als Zellen des reticulo-endothelialen Systems, als *Histiocyten* kennengelernt haben. In diesen, in biologischer Hinsicht besonders bemerkenswerten Zellen, deren Protoplasmaleib bei der Berührung mit den Leprabacillen eine kennzeichnende Umwandlung durchmacht, hätten wir den Ausgangspunkt der VIRCHOWschen *Leprazellen* zu suchen. Diese Zellen blähen sich zunächst auf, ebenso ihre Kerne. Ihr Protoplasma wird schaumig umgewandelt. Die derart veränderten Zellen fließen manchmal zu mehreren zusammen, so daß sie riesenzellenartige Formen annehmen. Ihr Protoplasma verfällt allmählich einer *lipoiden Degeneration* (CEDERCREUTZ). Früher hat man aus dem färberischen Verhalten geschlossen, daß es sich häufig um einen Cholesterinfettsäureglycerinester, wahrscheinlich mit Beimengung freier Fettsäuren (HERXHEIMER) handele. Ob CEDERCREUTZ' Annahme, daß diese fettartige Substanz in der tiefer gelegenen Gloea ein isotroper, homogener, lipoidartiger Stoff, in den oberflächlich gelegenen epithelialen Zellen mancher Leprome aber eine doppelbrechende, cholesterinartige Verbindung sei, bedarf nach den neueren Erkenntnissen über die Spezifität bzw. die Unspezifität der einzelnen histologischen Fettdarstellungen einer Überprüfung; teilweise besteht sie aus Phosphorlipoiden (ORTMANN und STEIGLEDER). Neben der lipoiden Degeneration verfallen die Zellen jedoch auch einer *vacuolären.* Diese äußert sich im Auftreten mehrerer kleinerer oder auch einzelner größerer Vacuolen im Zellprotoplasma, durch die der zunächst ebenfalls geschwollene Kern verschoben und meist abgeplattet dem Zellrande genähert wird, ohne daß er zunächst irgendwelche Veränderungen erleidet. Erst später geht er durch Schrumpfung, Pyknose und Karyorrhexis zugrunde. Die Überbleibsel bilden dann mit den Resten vacuolärer Zelltrümmer, verschleimten Bacillenhaufen und RUSSELschen Körpern — den Überbleibseln hyaliner Umwandlung — den Hauptbestandteil der dann meist auch klinisch bereits erweichten leprösen Knoten. In diesen sind dann vielfach auch Drüsen und Anhangsgebilde der Haut entartet bzw. zugrunde gegangen, während sie in jungen Knoten meist unverändert bleiben. Die Capillaren und größeren Gefäße sind jedoch auch in den voll entwickelten Knoten noch erhalten, meist sogar stark erweitert.

Bei stärker *erweichten Herden* ist das Zentrum nekrotisch, meist gegen die Umgebung scharf abgesetzt, mit Zell- und Kerntrümmern, Leukocyten und fibrinösen Massen durchsetzt. Nach außen hin wird dieser Bezirk ringförmig durch einen Wall von Leukocyten, Lymphocyten, Plasmazellen, Riesen- und Leprazellen abgegrenzt. Bacillen finden sich in dem nekrotischen Abschnitt nicht mehr oder nur noch als verschleimte Haufen (UNNAs Gloea), in der Ringzone nur vereinzelt. Über derartig zerfallenden Lepromen pflegt die Epidermis zunächst zu wuchern. Die unteren Schichten zeigen reichliche Mitosen. Schließlich fällt aber auch diese gewucherte Epidermis dem geschwürigen Zerfall zum Opfer, und dann trifft man auch hier reichlichere Bacillen.

Freie Leprabacillen finden sich einmal in den Haarfollikeln, wo sie in langgestreckten Zügen in den interepithelialen Spalträumen bis in die innere Wurzelscheide vordringen (BABES). Außerdem sitzen sie noch in den glatten Muskelfasern der Haut, in den Fettzellen, die dabei allmählich zugrunde gehen, in den Talg- und Schweißdrüsen (TOUTON, UNNA, BABES) — dürfen jedoch nicht mit den hier normalerweise vorkommenden säurefesten Körnchen verwechselt werden. Sie finden sich schließlich auch in den Endothelien der Gefäße, während die Leukocyten sowie die Epithelien der Epidermis Bacillen meist nur bei geschwürig zerfallenden Knoten enthalten.

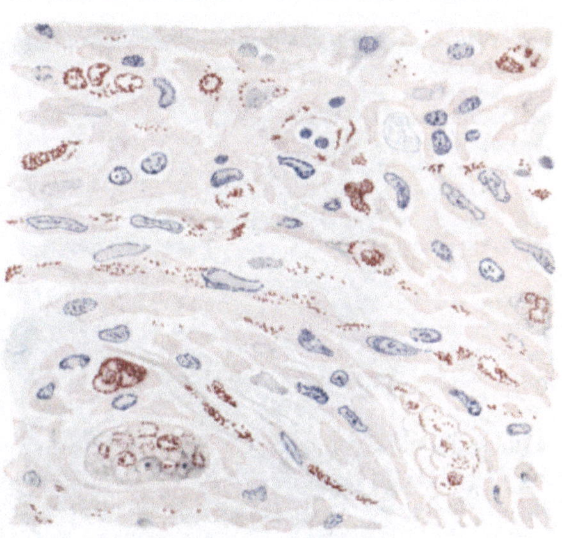

Abb. 204. *Lepra lepromatosa* (♂, 31jähr., Stirnhaut, Bacillenfärbung). Leprabacillenhaltige Histiocyten (zum Teil Capillarendothelien); „Schaumzellen" und „Schaumriesenzellen" in verschiedenen Stadien der vacuolären und lipoiden Degeneration. Carbolfuchsin-Methylenblau. O = 400:1; R = 400:1.

Diese mit Bacillen beladenen Zellen sind in ihrem morphologischen Aufbau so gut wie unverändert, ebenso die in ihnen liegenden Bacillen. Anders steht es dagegen mit letzteren in den oben mit ihren Veränderungen eingehend geschilderten Zellen des reticulo-endothelialen Systems, den *Leprazellen.* In den Anfangsstadien sind zwar auch hier Veränderungen kaum zu sehen, obwohl die Zellen äußerst zahlreiche Bacillen enthalten, die sich mit Vorliebe der Randzone der Vacuolen anlagern. In dem Maße, wie dann die Zellen verändert werden, *leiden auch die Bacillen.* Sie verlieren ihre scharfe Zeichnung, klumpen zu formlosen, schleimigen Massen zusammen, aus denen nur noch vereinzelte Stäbchen oder auch nur zerfallene Körner, also echte Zerfallsformen, hervorragen. Diese haben auch ihre Säurefestigkeit größtenteils eingebüßt (abgestorbene Bacillen UNNAS). Von den Bacillen stammende Massen, die „braunen Elemente" HANSENS, die „Gloea" UNNAS, die „Globi" NEISSERS, finden sich jetzt im Innern der Vacuolen, diese vielfach völlig ausfüllend. Schließlich verliert die „Leprazelle" ihren Zellcharakter; die mit Bacillen und schleimigen Massen gefüllten Vacuolen liegen durchmengt mit Kernresten frei im Gewebe, meist im zentralen Abschnitt des Leproms.

Dieses Neben- und Ineinander von Leprabacillen und Zellveränderungen macht, wie schon JADASSOHN betont, hier eine Entscheidung über Ursache und Wirkung im Grunde unmöglich. Wir lassen es daher dahingestellt und begnügen uns mit der Feststellung des Befundes als eines eigentümlichen, die Lepra histologisch hinreichend kennzeichnenden. Diese Feststellung ist um so notwendiger, als im übrigen *die geweblichen Veränderungen durchaus nicht so eigenartig sind, als daß sie dem Gewebe histologisch ein besonderes Gepräge verleihen könnten.*

Veränderungen des Nervengewebes kommen auch bei der Lepra lepromatosa vor (s. tuberkuloide Lepra).

Schon BABES stellte auf Grund seiner Untersuchungen verschiedene *Entwicklungswege* des leprösen Granulationsgewebes fest, indem er bacillär-embolisch entstandene, diffus in Cutis und Subcutis infiltrierend fortschreitende, perifollikuläre, perivasculäre und in den Schweißdrüsen sich unter gleichzeitiger Wucherung entwickelnde Knoten unterschied. Diese alle können auch noch

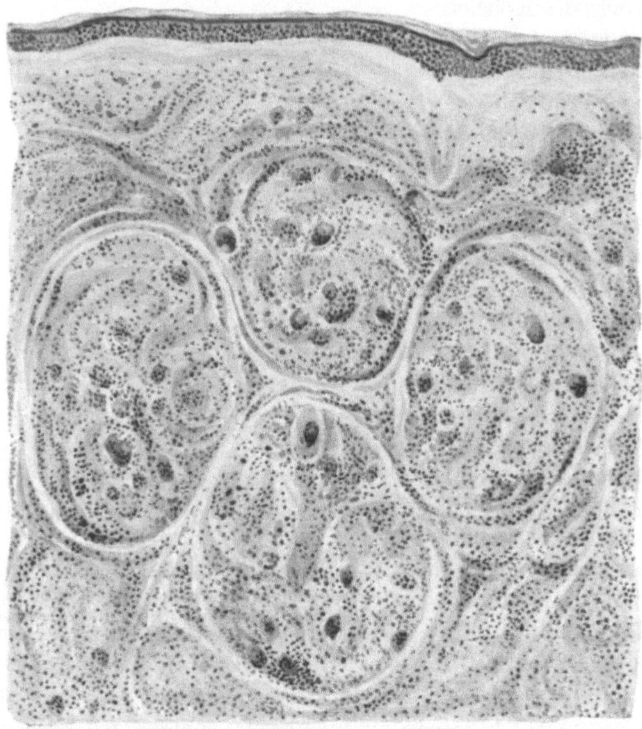

Abb. 205. *Lepra lepromatosa* (♀, 56jähr., rechter Unterarm, dorsal). Tuberkuloide Form. „Grenzstreifen." (Halbschematisch.) O = 77:1; R = 60:1.

durch ihre Weiterentwicklung zu schwieligen oder narbenartigen Bildungen voneinander abweichen. Als *besondere Formen* der Hautknoten beschreibt er auch *schwielige* und *warzige Leprome*, die er ebenso wie die Schweißdrüsenleprome auf die langsame, als formativen Reiz wirkende Entwicklung der Bacillen zurückführen möchte. Wenn eine derartige Umwandlung in ein bacillen- und zellarmes Bindegewebe, in hyaline Degeneration, in seltenen Fällen auch Verkäsung und eitrige Einschmelzung — diese auch ohne Sekundärinfektion (SUGAI) — in der Regel auch nur in alten Lepromen vorkommt, so nötigt doch die Möglichkeit, im Einzelfall einmal derartige Herde zu treffen, hier wenigstens zu diesem kurzen Hinweis.

JADASSOHN hat als erster auf *tuberkuloide Lepraformen* aufmerksam gemacht, die neben dem histologischen auch im klinischen Bilde dem Lupus sehr ähnlich sein können. Sie wurden neben der Haut auch an den Nerven, Lymphdrüsen u.a. beschrieben (Literatur bei KEDROWSKY).

Diese

tuberkuloide Lepra

ist, wie oben ausgeführt, heute als Sonderform gegenüber der lepromatösen Lepra abgegrenzt worden. Sie dürfte im wesentlichen die frühere *Lepra maculoanaesthetica* einschließen. Die Einordnung einzelner, früher unter diesem Namen beschriebener Fälle stößt natürlich auf große Schwierigkeiten. Kennzeichnend für die tuberkuloide Lepra ist die geringe Zahl der Bacillen. Dieser Erkrankungsform geht manchmal eine Blasenbildung in der Haut *(Pemphigus leprosus)* voraus, nach deren Abheilen eine anaesthetische Hautstelle zurückbleibt. Im allgemeinen entwickelt sie sich allerdings viel schleichender als die lepröse Form. Sie entsteht im Anschluß an maculöse Exantheme des Prodromalstadiums in Form zunächst äußerlich unveränderter oder unregelmäßig ringförmiger roter, wechselnd stark pigmentierter Flecke *(Lepride)*, die man seit KYRLES Beobachtung als Folgen einer Leprasepsis verschieden starken Grades bezeichnen darf. Diese Flecke sind zunächst überempfindlich, sinken zentral etwas ein, meist mit gleichzeitigem Pigmentschwund. (Dabei auftretende starke Schmerzen weisen auf die unmittelbare Beteiligung des peripheren Nervensystems hin.) Nach und nach schwinden sie wieder und hinterlassen eine Anaesthesie der betreffenden Nerven und zugehörigen Hautabschnitte. Diese fallen schließlich infolge trophischer Störungen einer ausgedehnten Zerstörung anheim *(Lepra mutilans)*. Unter Umständen vermag diese Form auszuheilen.

Anhangsweise sei erwähnt, daß UNNA sein „Neurolepride" zugunsten der von ARNING vorgeschlagenen Bezeichnung „Lepride" aufgegeben hat, da er doch noch Bacillen, wenn auch gelbe, nach seiner Ansicht also abgestorbene, in den Gefäßsträngen der Haut gefunden hat und damit der ihn zur Aufstellung dieser Sonderform veranlassenden Ansicht der Boden entzogen war.

Bei der *tuberkuloiden Lepra* ist die Haut von zahlreichen, verschieden großen, scharf abgesetzten, später zusammenfließenden Knötchen durchsetzt, die in der Randzone namentlich aus Lymphocyten und Plasmazellen, nach der Mitte hin aus Epitheloiden und vereinzelten LANGHANSschen Riesenzellen bestehen. Auch sie sind anfangs von der Epidermis durch einen schmalen Grenzstreifen getrennt, der jedoch bei älteren Herden schwindet, so daß das Infiltrat bisweilen das Stratum basale erreicht, und hier oft eine zentrale Einschmelzung entsteht. Derartige Herde habe ich jedoch auch an einzelnen Stellen in im übrigen rein lepromatösen Formen angetroffen, so daß die Annahme, daß es sich hier um Übergänge handelt, durchaus gerechtfertigt ist. Bacillen finden sich in derartigen Herden nur äußerst spärlich. Ganz im Gegensatz dazu steht jener von KYRLE beobachtete, mit septikämischen Allgemeinerscheinungen verlaufene Fall, wo sich im Anschluß an erythematöse Herde furunkelartige, schmerzhafte Infiltrate bildeten, die an der Oberfläche vereiterten und in ihrem zähflüssigen Eiter unzählige säurefeste Stäbchen enthielten. (Über die allgemein biologische Bedeutung derartiger Gegensätze siehe den Abschnitt: Tuberkulose.)

Bei der tuberkuloiden Form fehlt in der Regel die für die lepröse Veränderung kennzeichnende Leprazelle. Besonders zu Beginn, bei den sog. uncharakteristischen Formen, haben wir daher hier kein eindeutiges Bild zu erwarten, finden vielmehr eine *einfache chronische Entzündung* ohne besondere Kennzeichen. Entweder handelt es sich um kleinzellige Infiltrate vorwiegend lymphocytären Charakters oder aber es treten jene eben beschriebenen tuberkuloiden Gewebsveränderungen auf. Entsprechend dem Beginn auch dieser Formen auf hämatogenem Wege als echte Bacillenembolien in die Haut (GERLACH u. a.), spielt sich die Veränderung anfangs nur an und in nächster Nähe der Blutgefäße ab; es handelt sich vor allem um jene der Nerven und Schweißdrüsen, seltener der

Talgdrüsen und Musc. arrect. pil. Hier kommt es zur Bildung mehr oder weniger strangförmiger, auf dem Querschnitt inselförmiger Infiltrate, die in der Hauptsache aus Lymphocyten und Plasmazellen, wenigen Leukocyten, einigen Mast- und gewucherten Bindegewebszellen sowie vereinzelten Epitheloiden bestehen. Eosinophile sollen, wenn auch nur vereinzelt, im Gegensatz zur leprösen Form immer zu beobachten sein (NOEL und MARIE-SUZANNE). Die Riesenzellen enthalten manchmal die bei der Tuberculosis cutis luposa erwähnten „asteroid inclusion bodies" (MARIE-SUZANNE und POLICARDI, VILANOVA). In inaktiven Phasen sollen die Riesenzellen zurücktreten (WIRADIKARTA und DARWIS). Die Zellansammlung tritt in der Regel — und im Gegensaz zum Leprom — als diffuses Infiltrat dicht an die *Epidermis* heran (ARNING). Diese zeigt daher hier häufiger Störungen in ihrem Verhalten, vor allem eine stärkere und überstürzte Verhornung, die zu der auf solchen Flecken auch klinisch häufig sichtbaren Schuppenbildung führt.

In anderen Fällen kommt es zur Bildung von zuweilen mit Fibrin gefüllten Lücken in der Oberhaut, die durch Vacuolisierung der Epithelien und nachheriges Zusammenfließen zu größeren Hohlräumen entstehen *(Pemphigus leprosus)*. Der Pigmentgehalt dieser Bezirke ist namentlich bei stärkerer Entwicklung zunächst vermehrt; mit dem Einsetzen der Rückbildungserscheinungen schwindet er jedoch schließlich mehr oder weniger völlig.

Hier kommt nicht immer eine direkte, sondern manchmal nur eine mittelbare Wirkung der Bacillen in Frage, im Sinne einer schließlich fleckweise zur Atrophie führenden *Ernährungsstörung der Epidermis* infolge der Veränderungen in der Cutis; denn Bacillen sind in diesen blasigen Hohlräumen, wie überhaupt im Epithel, häufig nicht zu finden, auch in Fällen, wo sie zu Beginn der Veränderung im übrigen Gewebe etwas reichlicher aufgetreten waren. Sie lassen sich hier primär in den embolisierten Capillaren, in den Endothelien, dann auch in den Lymphspalten und nicht nur, wie UNNA ursprünglich annahm — später aber als irrig erkannte —, in den Nerven, sondern gleichzeitig auch in den übrigen Hautabschnitten feststellen.

Vor allem sind allerdings die kleinen *Hautnerven* der Cutis, dann aber auch die größeren der Subcutis an der Entzündung besonders stark beteiligt. Diese äußert sich im wesentlichen in einer *interstitiellen Neuritis* (ASKANAZY), die mit einer anfangs kaum nennenswerten Verdickung des Perineuriums beginnt. Zu der Vergrößerung und zahlenmäßigen Zunahme der Zellen hier und in den sub- und perineuralen Lymphgefäßen tritt sehr bald eine Bindegewebswucherung des Endoneuriums. Peri- und Endoneurium vergrößern sich dabei auf ein Vielfaches und fallen schließlich größtenteils einer fibrösen Umwandlung anheim, wobei die spezifisch nervösen Elemente zugrunde gehen. Ein ähnliches Schicksal erleiden die VATER-PACINIschen Körperchen (BABES). Neben der bindegewebigen Degeneration sind auch richtige Nekrosen der Nerven beobachtet worden (ARNING u. a.).

JABONERO und HERMANN fanden bei Untersuchungen mittels der Silberkarbonatmethode nach JABONERO bei einem Fall von Lepra lepromatosa nodularis an feinen Nervenfasern Anschwellung, Verklumpung und Zerfall. Das die Nervenfasern umgebende Plasma zeigte Vacuolenbildung. Die Achsenzylinder markhaltiger Nervenfasern waren zerfallen oder aber aufgetrieben oder zeigten Abweichungen in der Imprägnation. Die SCHWANNschen Elemente waren in Kern und Plasma vielfach vacuolisiert und zeigten in letzterem mit Silber schwärzbare Granula. Die MEISSNERschen und VATER-PACINIschen Körperchen waren geschwunden. Diese Ergebnisse sollten zu einer ausgedehnteren Untersuchung *aller* Lepraformen mit den neuen Imprägnierungsmethoden anregen.

Bacillen finden sich anfangs im Bindegewebe des Peri- und Endoneuriums und in den Fibrillenscheiden, sowohl einzeln wie zu 2—3, sowie in Haufen;

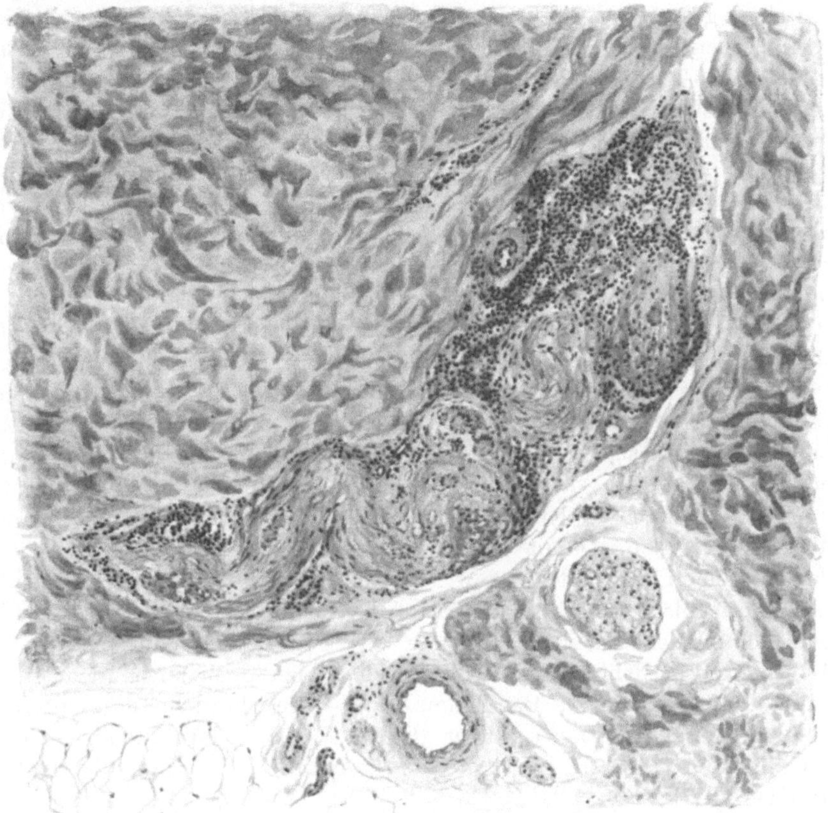

Abb. 206. *Lepra maculo-anaesthetica.* (♀, 24jähr., Unterschenkel, dorsal.) Interstitielle Neuritis eines kleinen Hautnerven an der Cutis-Subcutisgrenze. Polychromes Methylenblau, neutrales Orcein. O = 128:1; R = 115:1.

äußerst selten, und dann auch nur in den tiefer liegenden Nerven, als kleine Globi (LIE). Auch hier finden sie sich sowohl intra- wie extracellulär in den Lymphspalten, am reichlichsten in den stärker gewucherten Abschnitten. Das eigentlich nervöse Gewebe schwindet in der Weise, daß die Bindegewebsumwandlung fortschreitet; gleichzeitig mit ihr nimmt auch die Zahl der Bacillen schnell ab, so daß sie im vollentwickelten, empfindungslosen Fleck nur sehr spärlich, manchmal überhaupt nicht mehr nachzuweisen sind. Aber auch zu Beginn der Veränderungen steht die geringe Zahl der Bacillen in auffallendem Gegensatz zu deren Vorkommen in ungeheuren Mengen bei den Lepromen, wenn sie auch grundsätzlich in jedem leprösen Fleck, sei er nun erythematös, pigmentiert oder depigmentiert, infiltriert oder nicht, anzutreffen sind (DARIER). Sie finden sich in den frischen, roten Flecken überall zerstreut, nehmen aber in den älteren schnell ab. In den ringförmigen Flecken finden sie sich nur noch in der Randzone und auch hier nur sehr spärlich. Insgesamt soll die Epidermis bei der Lepra weniger Glykogen enthalten als normal oder bei anderen Hauterkrankungen (YUYAMA), eine Angabe, die der weiteren Bestätigung bedarf.

Differentialdiagnose. Keine andere Gruppe von Krankheitserregern hat sich im Laufe der letzten Jahre eine stärkere Einschränkung bezüglich der Spezifität der durch sie gesetzten Gewebsveränderungen gefallen lassen müssen, als diejenige der chronischen Infektionskrankheiten, insbesondere die der säurefesten Bacillen. Die Zeiten, wo man glaubte, auf Grund eines „typischen" Aufbaus die Zugehörigkeit eines bestimmten histologischen Bildes zu einer ätiologisch bestimmten Erkrankung annehmen zu dürfen, sind endgültig vorüber. Auch hier hat sich der genugsam betonte Satz bestätigt, daß die Natur nicht in Gruppen eingezwängt werden kann; wir haben gerade bei den „Säurefesten" gelernt, daß von der banalsten entzündlichen Reaktion bis zum scheinbar eindeutigst aufgebauten, krankhaft veränderten Gewebsbild alle Übergänge vorkommen. Daher kann die Differentialdiagnose hier vor unüberwindlichen Schwierigkeiten stehen. Dies trifft insbesondere für die Gewebsveränderungen der *tuberkuloiden* Lepraformen zu, bei denen in gewissen Punkten eine große Ähnlichkeit mit der *Tuberkulose* und der *Lues* besteht. Auf die histologische und auch klinische Ähnlichkeit der tuberkuloiden Lepra mit den *Sarkoiden* hat ganz besonders BRUUSGAARD hingewiesen. Eine Entscheidung auf Grund des histologischen Bildes ist daher oft unmöglich; es sei denn, daß es gelingt, hier die, wenn auch selten, vorhandenen Leprazellen mit dem ganzen Drum und Dran der eingelagerten und veränderten Bacillen festzustellen. Damit wären dann ja allerdings schon Übergangsformen zu den Lepromen vorhanden, wo die Entscheidung an und für sich leichter ist. Denn die vacuoläre und lipoide Entartung der Epitheloiden und Histiocyten tritt im Leprom scharf hervor. Letztere wird zwar auch in luischen und tuberkulösen Gewebsherden gelegentlich gefunden, aber doch lange nicht in diesem Ausmaß. Daher bilden die Bacillenmassen — den „braunen Elementen" HANSENS, den „Globi" NEISSERS oder der „Gloea" UNNAS entsprechend — zusammen mit der lipoiden Degeneration „ein charakteristisches Attribut" der (tuberösen) Lepra (HERXHEIMER).

Grundsätzlich ist indessen der histologische Aufbau bei den drei Erkrankungen *Lues, Tuberkulose, Lepra* gleichartiger Natur. Abweichungen in der einen oder anderen Richtung lassen sich, zum mindesten andeutungsweise, auch bei den beiden ersteren Granulomen finden (CEDERCREUTZ). Allerdings bleiben in den leprösen Herden Capillaren und Blutgefäße im Gegensatz zum gefäßlosen Tuberkel und den mit schwersten Gefäßschädigungen einhergehenden syphilitischen Herden dauernd und meist sehr stark erweitert erhalten. Die Aufbauunterschiede liegen jedoch weniger in der Reaktion der cytologischen Elemente als vielmehr in bakteriologischen und biologischen Eigentümlichkeiten (JADASSOHN). Von den ersteren ist vor allem die ungeheure Zahl der vorhandenen Bacillen kennzeichnend, die tatsächlich alles übertrifft, was man sonst bei Infektionskrankheiten zu Gesicht bekommt. Dazu kommt ihre Neigung, zu Bacillenhaufen und Klumpen auszuwachsen, die dann als „Globi" dem histologischen Bilde ein kennzeichnendes Gepräge geben.

Pathogenese. Diese biologischen Eigentümlichkeiten: der Bacillenreichtum bei der einen die Bacillenarmut bei der anderen Form, sind die Grundlage für unsere Auffassung von der

Histogenese des leprösen Granulationsgewebes geworden. Ersterem entspricht eine herabgesetzte Reaktionsfähigkeit des Organismus, die den Bacillen ein nahezu ungehemmtes Wachstum gestattet, letzterer ein von Hause aus oder durch die eintretende Infektion kraftvoll den Kampf gegen den Eindringling aufnehmendes Gewebe (ARNING, JADASSOHN).

Es ist dabei heute wieder zweifelhaft, ob der Entwicklung leprösen Gewebes in der Haut, abgesehen von der auf den Primäraffekt folgenden Ausbreitung auf dem Lymphwege, in der Regel stets eine Einschwemmung auf dem Blutwege, eine bacilläre Embolie, vorausgeht, die von GOUGEROT als sekundäre Inkubation bezeichnet wurde. Auch die Nervenherde sind wahrscheinlich Folgen solch hämatogener Ausbreitung. Ob jedoch die Lepra tatsächlich — in ihrer anaesthetischen, aber auch in ihrer tuberösen Form — eine ausgesprochene Nervenkrankheit ist (ASKANAZY), bei der der Bacillus (aus Nahrungsrücksichten?) nicht nur die großen Nervenstämme, sondern auch die kleinen Haut- und Schleimhautäste primär ergreift, bedarf noch weiterer Untersuchung an möglichst jungen Krankheitsherden.

c) Hautentzündungen durch pathogene Spirillen.

α) Durch Choleraspirillen.

An *Exanthemen* bei Cholera wurden maculo-papulöse, urticarielle Erytheme in Gestalt hirsekorn- bis markstückgroßer, hellroter Flecke beobachtet, die manchmal zentral eine Hämorrhagie zeigten. Der Ausschlag begann manchmal an den oberen Teilen des Körpers, um von da nach abwärts zu schreiten; er kann aber auch an jeder anderen Hautstelle auftreten. Das Exanthem bildete sich im Laufe weniger Tage aus, um dann allmählich wieder zu verschwinden; manchmal unter leichter Schuppenbildung. In anderen Fällen überwogen masernartige (SOU EK) oder konfluierende Ausschläge (ARZT). Erwähnenswert ist die bereits von FRORIEP dargestellte eigentümliche *Cyanose und Faltenbildung der Haut* bei Cholerakranken.

Die Hautveränderungen sind, soweit man dies bis heute entscheiden kann, auf *toxische* Vorgänge zurückzuführen.

β) Durch die Spirochaeta pallida.

Die Syphilis der Haut.

Als Erreger der Syphilis ist die 1905 von SCHAUDINN und E. HOFFMANN entdeckte Spirochaeta pallida (Treponema pallidum) heute allseitig anerkannt. Die Stellung des ursprünglich von SCHAUDINN zu den Protozoen, und zwar den Trypanosomen gerechneten Erregers ist heute noch umstritten; während einige Forscher ihn noch als tierisches Gebilde betrachten, halten andere (MEIROWSKY u. a.) ihn für pflanzlicher Herkunft. SCHLOSSBERGER lehnt eine Zuordnung zu den Protozoen ab und reiht die Spirochäten als eigene Ordnung unter die Bakterien ein.

Die Spirochaeta pallida ist ein zarter, korkzieherartig gewundener (4—20fach), fadenförmiger, an den Enden zugespitzter, lange geißelartige Fortsätze tragender, sehr schwach lichtbrechender Körper von 4—14 μ Länge und höchstens $^1/_4\,\mu$ Breite (SCHAUDINN). Der durch die Art seiner Fortbewegung sehr gut gekennzeichnete Erreger trägt manchmal am Ende oder in der Mitte des Körpers eine knopfartige Verdickung. Er ist schwer färbbar und nimmt im Ausstrich, nach GIEMSA gefärbt, im Gegensatz zu den bläulich gefärbten anderen Spirillen, eine mehr rötliche bis zartrosa Farbe an. Zur Darstellung im Schnitt haben sich Versilberungsverfahren am besten bewährt, von denen im Gewebsblock die von LEVADITI abgeänderte RAMON Y CAJALsche Methode am empfehlenswertesten ist. Für schnellen Nachweis aus dem Gewebssaft haben das BURRIsche Tuscheverfahren und vor allem die Untersuchung im Dunkelfeld allgemein Eingang gefunden.

Das primäre Syphilid.

(Primäraffekt, Ulcus durum).

Bei der erworbenen Syphilis erfolgt die *Ansteckung*, sei es auf geschlechtlichem oder nichtgeschlechtlichem Wege, durch das Eindringen des Erregers in die Haut, bei der angeborenen Syphilis auf placentarem Wege über den mütterlichen Blutkreislauf. Die ersten Veränderungen bei der *erworbenen Syphilis* treten in der Regel im Verlaufe von etwa drei Wochen nach der Ansteckung — manchmal auch früher oder später — auf. Sie können auf der Höhe der Entwicklung das Bild des klassischen Primäraffektes, des „Ulcus durum" bilden. Aus bisher noch nicht völlig bekannten Gründen muß es jedoch durchaus nicht immer zur Entstehung dieses kennzeichnenden Befundes kommen: als Folge des ersten Haftens des Erregers kann vielmehr eine manchmal kaum oder überhaupt nicht sichtbar werdende initiale Papel mit nicht veränderter oder nur leicht schuppender Oberfläche, die harmloseste oberflächliche Erosion ebenso wie das tiefste Geschwür beobachtet werden. In der Regel fühlt man jedoch unter dieser flachen, feuchten, roten, lackartig glänzenden Erosion oder dem oberflächlichen Geschwür in der Tiefe der Cutis eine kennzeichnende, scharf von der Umgebung abgesetzte, derb elastische, fast knorpelharte Gewebsverdichtung. Diese knotige Infiltration, die je nach dem Sitz die verschiedensten Formen (flache: Pergamentschanker, oder ovale bis kugelige) aufweist, läßt sich leicht von der Umgebung abheben, wenn nicht Eigentümlichkeiten des Sitzes (Labien) zu einer diffusen Verhärtung des ganzen Gewebes führen (Oedema indurativum). Der Primäraffekt pflegt sich nach verschieden langem Bestande unter Hinterlassung eines noch längere Zeit fühlbaren knotigen Infiltrats zurückzubilden.

Auf das Eindringen der Spirochäten in die Haut antwortet zunächst und in erster Linie der *Gefäßbindegewebsapparat;* an ihm spielt sich auch hauptsächlich der ganze Verlauf der chronisch entzündlichen Granulationsgewebsentwicklung ab, während man die Beteiligung der Epidermis in *mancher* Hinsicht als eine mittelbare, in anderer als eine unmittelbare ansehen darf. In Papillarkörper und Cutis entwickelt sich eine scharf umschriebene, zentral außerordentlich dichte *Zellinfiltration*, die von den Lymphgefäßen und Venen (NEUMANN, RIEDER, EHRMANN) ihren Ausgang nimmt und manchmal an diesen entlang strahlenförmig in die Umgebung vordringt. In der Tiefe beschränkt sie sich auf die Umgebung der Blutgefäße, namentlich der Schweißdrüsen und Nerven. Die Infiltration besteht zu Beginn überwiegend aus *Plasmazellen* und Lymphocyten; diese in wechselnder, meist geringerer Zahl. MILIAN nimmt, gestützt auf die Untersuchungen von NANTA, ein Überwiegen der Lymphocyten an und glaubt, daß das Vorkommen und die Bedeutung der Plasmazellen überschätzt werden. Den Bindegewebsspalten entsprechend liegen diese Zellen in scharf abgesetzten dichten Haufen zusammen und begleiten die in kennzeichnender Weise veränderten Gefäße, wobei die Lymphocyten meist den inneren, die Plasmazellen einen äußeren Mantel bilden. Zunächst erkranken die *Lymphgefäße und Venen.* Es entsteht eine *Endothelwucherung*, die das Lumen vielfach verlegt, bei gleichzeitiger Wucherung der mittleren und äußeren Gefäßwandschichten in Form *meso- und periphlebitischer* Prozesse. Das von zahlreichen neugebildeten, weiten, stark gefüllten Blutcapillaren durchzogene Bindegewebe ist manchmal durch Mengen ausgetretener roter Blutkörperchen bzw. ausgefallenen Blutfarbstoff auseinandergedrängt, zeigt aber zunächst keine weiteren Veränderungen. Erst *bei längerem Bestand des Primäraffektes* entwickelt sich eine zunächst perivasculäre *Neubildung* von zarten, vielfach geschlängelten und miteinander verflochtenen jungen Bindegewebsfibrillen (sog. *Gitterfasern*), deren Entwicklung nach ZURHELLE zeitlich der Plasmazellbildung parallel geht bzw. mit dieser sich wieder zurückbildet unter Umwandlung in kollagenes Gewebe. Ob dieses fibromatöse (Fibrom UNNAS) oder gar bereits jenes Gitterfaser-Geflecht die eigentümliche Härte des Schankers bedingt, erscheint um so zweifelhafter, als auch eine ganze Reihe sogar weicher entzündlicher Gewebsneubildungen (Lupus, Lepra) derartige Bindegewebsfasern aufweisen und andererseits die klinisch derben Gebilde der Sklerodermie, der Keloide sie vermissen lassen. — Das elastische Gewebe schwindet innerhalb der Infiltrate schon frühzeitig und liegt später nur noch in Resten vor.

Die *Epidermis* ist über den Randabschnitten des Infiltrats oft erheblich gewuchert, namentlich die Stachelschicht. Diese reicht in Gestalt breiter, kurzer oder längerer Epithelleisten meist ziemlich gleichmäßig in den entsprechend umgestalteten Papillarkörper hinab. Nach der Mitte des Infiltrats zu verdünnt sich die Epidermis; sie ist aber anfangs noch erhalten. Erst wenn die weitere Ausbildung des Infiltrats zu einer Stauung im venösen Gefäßsystem der Cutis und dadurch mittelbar zu einer Ernährungsstörung der Epidermis geführt hat, schwindet diese zunächst in den mittleren Abschnitten. Die anfangs gewucherten Reteleisten werden wieder schmäler; die suprapapillare Stachelschicht ist zu einem oft feinwabigen, aus zusammengepreßten Zellen bestehenden Netzwerk umgewandelt. Die stärker in die Tiefe eingewucherten Leisten werden vielfach von der Epidermis abgeschnürt, so daß man gelegentlich — namentlich am Geschwürsrande — tief in der Cutis eigenartig unregelmäßige, manchmal in der Mitte eine Hornlamelle bergende Reste jener gewucherten Reteleisten vorfindet. Nach der Mitte hin schwindet allmählich das ganze Epithel, indem die Stachelschicht mehr und mehr einem inter- und intracellulären Ödem verfällt. Ihr Maschenwerk ist dann dem einer vereiterten Pocke nicht unähnlich (UNNA). Die Stachelschicht fällt schließlich völliger Zerklüftung anheim. Über sie hinweg zieht dann eine flache Schicht zusammengepreßter, wechselnd dicht von Leukocyten durchsetzter und daher bei entsprechender Färbung sehr stark hervortretender, abgeplatteter Übergangszellen, gelegentlich noch vom Stratum lucidum überlagert, während das Stratum corneum bereits sehr frühzeitig geschwunden ist. Schließlich zerfällt dann die Epidermis in der Mitte vollständig.

Der *Geschwürsgrund* wird dann von einer aus Leukocyten und nekrotischen Gewebsresten bestehenden Schicht gebildet, die von einem in den oberen Abschnitten zarten, in den tieferen Schichten der Kruste aus dicken, wabenartig ausgehöhlten Balken bestehenden *Fibrinnetz* durchzogen wird (URBACH). Den Geschwürsrand bilden oft mächtig gewucherte, ödematöse und stark verzweigte epitheliale „Grenzleisten“, die — besonders wenn ausnahmsweise auch einmal die Hornschicht an der allgemeinen Wucherung der Epidermis teilgenommen hat — wallartig die geschwürig eingesunkene Mitte umgeben. In der näheren Umgebung des Geschwürs fehlt gewöhnlich das Stratum granulosum, und die auch hier vielfach ödematös geschwollenen, von Leukocyten durchsetzten Stachelzellen gehen unmittelbar in die parakeratotische Hornschicht über.

Auf der *Höhe der Entwicklung* wird die Cutis unterhalb der zerfallenden Epitheldecke von einer dichten, aus Lymphocyten und Plasmazellen aufgebauten Infiltration eingenommen, die das „*Massiv der Sklerose*“ (EHRMANN) bildet. Diese Zellhaufen werden von gewucherten und verdickten kollagenen Bindegewebsbündeln durchsetzt, die mit jenen zusammen ein dichtes Flechtwerk bilden.

Schon vor der Entdeckung der Spirochaeta pallida haben die *Gefäßveränderungen* die Aufmerksamkeit der Forscher besonders auf sich gezogen; sah man

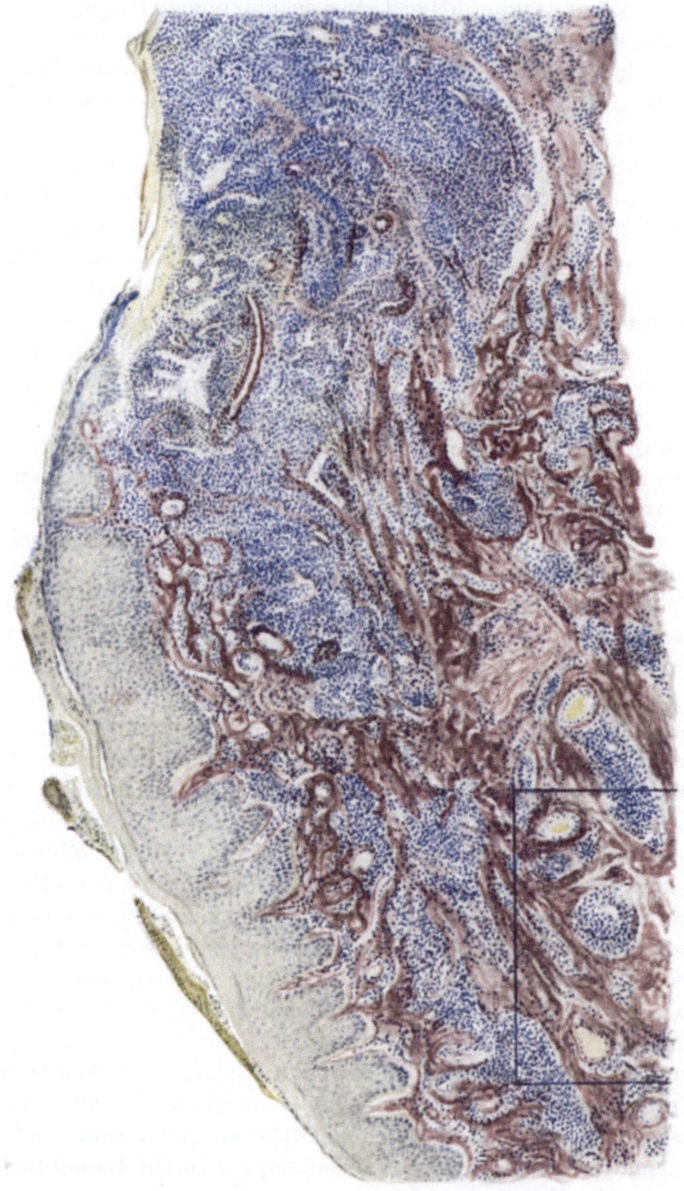

Abb. 207. *Syphilitischer Primäraffekt* (Corona glandis) 4 Wochen nach der Infektion. Klassisches „Ulcus durum“. Rechts geschwürig zerfallende, links acanthotisch gewucherte Epidermis. Erweiterte Gefäße mit ausgedehnten perivasculären Infiltraten, in deren Bereich kollagenes und elastisches Gewebe größtenteils zerstört ist. Saures Orcein, polychromes Methylenblau. O = 30:1; R = 24:1.

doch hier die Veränderung einsetzen und hoffte daher hier am ehesten Aufklärung über die Ursache der Erkrankung zu finden. EHRMANN, der sehr wertvolle Beiträge zur Erforschung dieser *Gefäßveränderungen* geliefert hat, betont die *erhebliche Vermehrung der Blutgefäße* am Rande des Sklerosenmassivs, während nach der Mitte zu und besonders unmittelbar unter der Erosion eine Abnahme und schließlich ein Schwund der früher neugebildeten und zunächst durch Stauung stark erweiterten Gefäße stattfindet. Innerhalb des dichten Infiltrats sind die neugebildeten Blutgefäße zusammengepreßt, die Venen stärker als die Arterien, was zu einer Stauung im oberflächlichen Capillarnetz und daher zur Dehnung der Wandung mit vielfachem Durchtritt roter Blutkörperchen führt, während ausgetretener Blutfarbstoff die eigentümliche Farbe der Erosion bedingt. Die *Adventitia* der Gefäße ist schon in der Umgebung des Knotens durch eingelagerte Plasmazellen unregelmäßig aufgetrieben. Im Sklerose. massiv tritt dazu eine völlige *Auffaserung der Venen- sowie der Arterienwandung.*

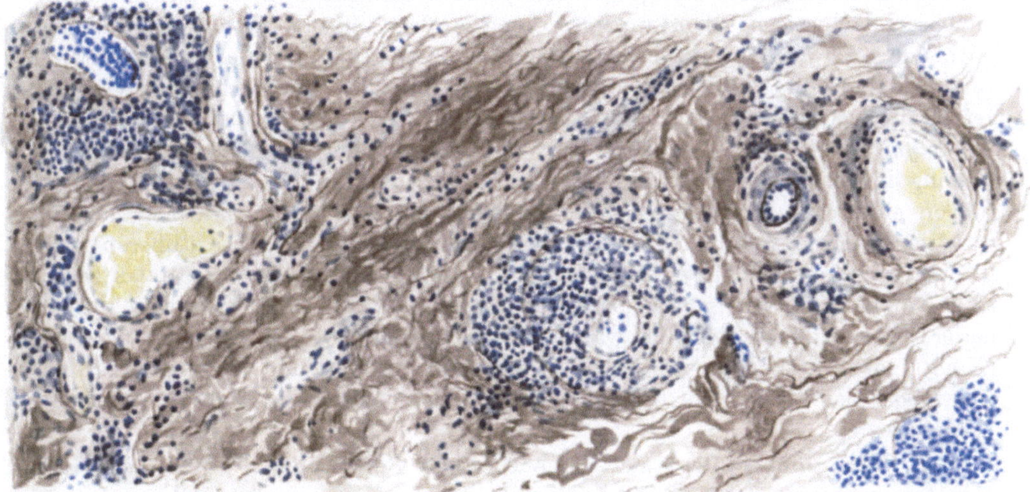

Abb. 208. *Syphilitischer Primäraffekt.* Ausschnitt aus Abb. 207 bei starker Vergrößerung, Gefäßveränderungen: Auffaserung der Gefäßwände durch Lymphocyten- und Plasmazellinfiltration; Intimawucherung. Endovasculitis obliterans. O = 400:1; R = 320:1.

Die Intima wird gegen das Lumen der Gefäße vorgetrieben. Eine gleichzeitig an einzelnen größeren Gefäßen — Arterien sowohl wie Venen — auftretende *Endarteriitis* bzw. *Endophlebitis obliterans* beschleunigt die eben erwähnte Verengerung und kann schließlich auch den völligen Verschluß zur Folge haben.

An Injektionspräparaten sah Ehrmann die *Lymphcapillaren* in jeder Papille ein schlingenförmiges Netz bilden, welches in dem gleichmäßig entwickelten Infiltrat von dem reichlicher entwickelten Blutcapillarnetz durchflochten wurde. Im Stratum subpapillare aber, wo die Lymphgefäße den Grundstock des Infiltrats bilden, wurden diese beiden von dem Blutcapillarnetz korbgeflechtartig umhüllt. Die *Vorliebe des Infiltrats für die Lymphgefäße* läßt sich auf Reihenschnitten bis in die zugehörigen Lymphdrüsen verfolgen; sie zeigt sich auch — soweit diese überhaupt noch ergriffen sind — an den größeren Arterien. Hier durchsetzt es allerdings eigentlich den periarteriellen Lymphraum und nicht die Arterie selbst. In diesen Lymphgefäßen finden sich vielfach sog. „*Lymphzelleninfarkte*".

Was nun die besonderen *Beziehungen des Infiltrats zu den Lymphgefäßen* betrifft, so umgibt es diese bald fortlaufend, bald in spindeligen oder auch nur der einen oder anderen Seite angelagerten Anhäufungen von Lymphocyten und — in den dichteren Abschnitten kleineren, zum Rande hin größeren — Plasmazellen (Unna). Mastzellen finden sich in den Infiltraten in mäßiger Zahl; außerdem noch große, spindelige, vielfach mitotisch sich teilende Bindegewebszellen mit großen blassen Kernen, netzartig das Ganze durchziehend. Das Infiltrat reicht bis an das Lymphgefäßendothel und führt hier zu einer *Endolymphangitis* proliferativa obliterans bei gleichzeitigem Schwund des Endothelsaums. Nach außen dehnt es sich knotenförmig aus, was bei entsprechender Größe auch von dem tastenden Finger festgestellt werden kann. An den größeren, eine Muscularis besitzenden Lymphgefäßen konnte Ehrmann zwei Infiltrationsschichten nachweisen; als Hauptmasse eine äußere, nur bis an die Muscularis reichende *(Perilymphangitis)* und unter dem Endothel in einer gewucherten Bindegewebsschicht, die hier in verschiedener Dicke die Innenfläche des Lymphgefäßrohrs verkleinert, eine Intimawucherung als zweite dünnere Zellschicht *(Endolymphangitis)*. Die Verhältnisse treten besonders bei elastischer Faserfärbung deutlich hervor, während der Nachweis junger, in die intimalen Wucherungen eindringender, neugebildeter Capillaren ohne die von Ehrmann angewandten Injektionsmethoden sehr schwierig ist. In den von den äußeren Infiltraten der Lymphgefäße ausgehenden „*Bubonuli*" fand Ehrmann das zentrale Papillargefäßnetz geschwunden und die Mitte des Infiltrats fettig degeneriert, was er jedoch nicht als wirkliche Verkäsung, vorzeitige Gummenbildung (Koch), sondern ebenso wie Nobl als gewöhnlichen, den Veränderungen an der Oberfläche des Geschwürs entsprechenden Rückbildungsvorgang, als Nekrose betrachtet.

Der Primäraffekt pflegt sich — auch ohne Behandlung — nach einigen Monaten wechselnd schnell und in verschiedenem Grade *zurückzubilden*, unter Hinterlassung einer häufig noch sehr lange tastbaren Verdichtung in der Cutis. Die Gewebsveränderungen solcher, von verschiedenster Seite untersuchter Sklerosenreste, beschränken sich auf umschriebene, hauptsächlich *perilymphangitische Infiltrate* vorwiegend aus Lymphocyten und wenigen Plasmazellen sowie *Verengerung der Gefäßwände* infolge Proliferation in erster Linie der Adventitia. Daneben liegen jedoch vereinzelt auch Beobachtungen vor, wo um die Reste der neugebildeten Blutcapillaren derartige Zellinfiltrate mit wechselnd zahlreichen *Riesenzellen* aufgetreten sind (Unna), die sogar durch den reichlichen Gehalt an epitheloiden Zellen gelegentlich einmal an den Aufbau der Sarkoidosis erinnerten (Habermann).

Die *Epidermis* ist in diesen abgeheilten Sklerosen in der Regel schmäler als normal, entsprechend der Narbenbildung mit niedrigeren oder völlig verstrichenen Epithelleisten; stellenweise findet sich jedoch auch unter der Narbe noch eine Epithelwucherung, insbesondere in den Leisten.

Der *Spirochätengehalt abgeheilter Sklerosen* hängt in weitestem Maße von dem Grade der antiluischen Behandlung ab. Habermann konnte sie in acht antiluisch behandelten Fällen der Bonner Klinik weder histologisch noch durch Tierimpfung nachweisen, während Gans in einem über $^1/_2$ Jahr lang nur hydrotherapeutisch behandelten Falle noch ein positives Ergebnis hatte.

Als *Sekundär-* (Tomasczewski) bzw. *Pseudoschanker* (Frieboes) sind Sekundärveränderungen beschrieben, die klinisch und auch histologisch eine außerordentliche Ähnlichkeit mit einem Primäraffekt zeigen können. Während Ehrmann ihre Entwicklung auf das erneute Auftreten von Spirochäten in den Lymphspalten und Lymphgefäßen zu einem späteren Zeitpunkt zurückführen möchte, ist man heute geneigt, in ihnen den Ausdruck eines erneuten Aktivwerdens bei der Behandlung nicht völlig abgetöteter Spirochätenherde zu erblicken.

Der *Spirochätengehalt der Initialsklerose* ist verschieden, nicht nur nach dem Alter des Krankheitsherdes, sondern auch nach der Stelle, die gerade vorliegt.

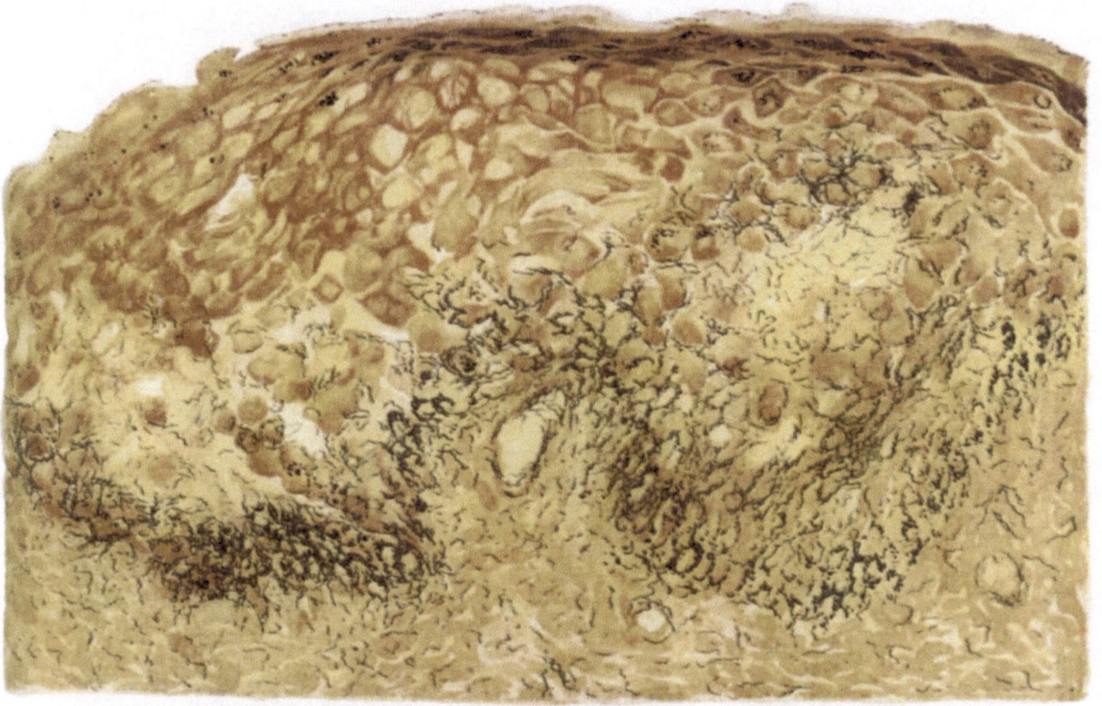

Abb. 209. *Syphilitischer Primäraffekt.* Rechte Hälfte des Gewebsstückes von Abb. 207. Spirochätendarstellung; links geschwüriger, rechts acanthotisch gewucherter Bezirk. Spirochäten im geschwürigen Teil nur in den tieferen Lagen, *unterhalb* der Nekrose. Die Vorliebe für die Gefäßwände deutlich sichtbar. (Keratohyalin ebenfalls schwarzbraun dargestellt.) LEVADITI-Verfahren. O = 412:1; R = 412:1.

Soweit ein Urteil auf Grund einzelner im Schrifttum niedergelegter und eigener Untersuchungen frühester Fälle (mir stand unter anderem ein sieben Tage post infectionem aufgetretener, kaum erodierter Primäraffekt zur Verfügung) abgegeben werden kann, siedeln sich die eingedrungenen Erreger — soweit sie nicht unmittelbar in die Cutis gelangen — zunächst im Stratum basale und spinosum an. Wenigstens scheint die schon von UNNA, dann auch von EHRMANN beobachtete Wucherung der Reteleisten mit der beträchtlichen, oft zu großen Höhlen führenden Erweiterung der interspinalen Saftspalten und ihrem äußerst reichlichen Spirochätengehalt kaum anders erklärlich. Aber auch in den jüngsten der untersuchten Fälle ist bereits eine beträchtliche Erweiterung und Vermehrung der Capillaren mit perivasculärer Infiltration und Wucherung der fixen Bindegewebszellen, ein Ödem des Bindegewebes mit Auflockerung der einzelnen Fibrillen festzustellen. Daher möchte ich auch die Epidermisveränderungen nicht lediglich und allein auf die Spirochätenwirkung zurückführen.

Zwischen den Fibrillen, in den *Gewebsspalten*, finden sich die Spirochäten — genau so wie am fortschreitenden Rande eines älteren Primäraffekts — oft in außerordentlich reichlicher Menge. Sie bilden hier dichte, die Blut- und Lymphgefäße umspannende Netze, die sich bis zu den mittleren Abschnitten des „Sklerosenmassivs" verfolgen lassen. Die Wandung der Lymphgefäße, in geringerem Grade auch die der kleinen Venen, durchsetzen sie, dringen in deren

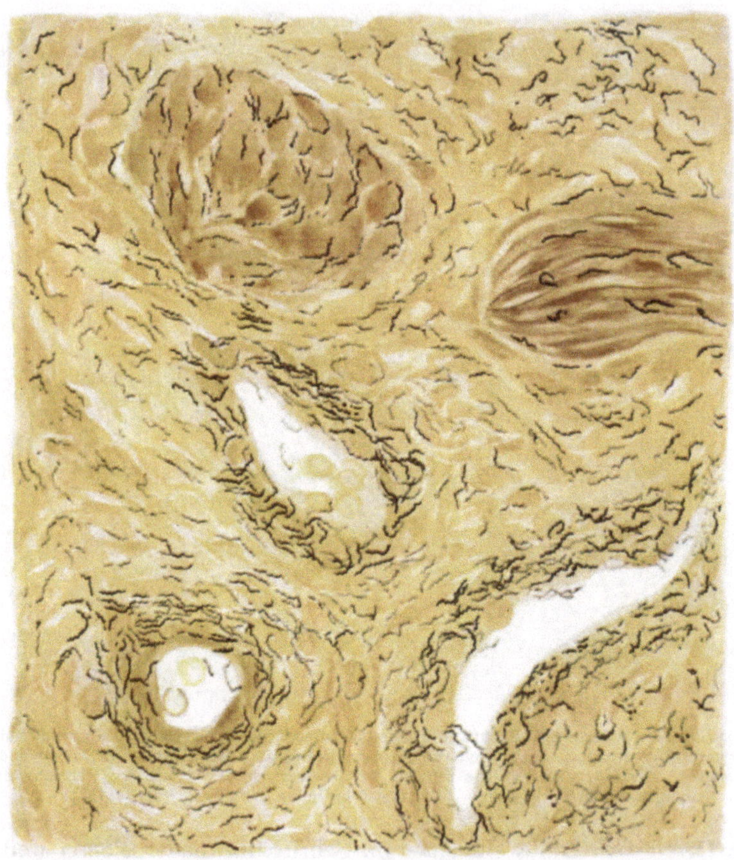

Abb. 210. ***Syphilitischer Primäraffekt.*** (Aus der Tiefe der Abb. 209.) Spirochätenlagerung in bezug auf Vene (in der Mitte), Arterie (links unten), Muskel (oben), Lymphgefäß (rechts unten). LEVADITI. O = 1100:1; R = 1000:1.

Lumen sowie zwischen die einzelnen Fasern der kleineren Nerven ein. In Primäraffekten des Praeputiums und der Penishaut findet man sie schon sehr frühzeitig im Peri- und Endoneurium; im übrigen aber auch eingeschlossen in Fibroblasten, Endothelien und Leukocyten, und zwar am häufigsten in den peripheren Abschnitten (HOFFMANN, EHRMANN).

Um und in den *Gefäßen* findet man sie entweder vereinzelt oder in büschel- bis zopfförmigen langen Zügen an- und ineinandergelagert, im Querschnitt als schwarze Punkte; in den Zellen, namentlich den Bindegewebszellen, seltener in Lymphocyten, Leukocyten und auch Endothelien, zum Teil in körnigem Zerfall [echte Phagocytose (EHRMANN, LEVADITI)]. In dem Maße, wie die Infiltration zunimmt, wird die Zahl der Spirochäten geringer, so daß schließlich im voll entwickelten Primäraffekt das Sklerosemassiv in der Mitte nur sehr wenige, nach dem Rande hin reichlichere und der ödematöse, aber noch nicht infiltrierte Bindegewebsrand äußerst zahlreiche Spirochäten enthält. Diese sind — aus leicht verständlichen Gründen — die Schrittmacher der Infiltration, der wiederum neue, von den eben erst entstandenen, das Infiltrat durchsetzenden Capillaren ausgehende, junge Gefäßsprossen vorausziehen (EHRMANN). Ist die Mitte des Primäraffekts erst oberflächlich geschwürig verfallen, so nimmt hier und in dem unmittelbar darunterliegenden Infiltrat die Zahl der Erreger sehr schnell ab; bald finden sie sich dann nur noch im gewucherten Randepithel, hier allerdings mitunter noch sehr zahlreich.

Differentialdiagnose. Schwierigkeiten dürften der histologischen Untersuchung kaum erwachsen. Wenn das klassische Bild auch durch Mischinfektionen, insbesondere mit *Ulcus molle* weniger deutlich werden kann, so dürfte doch die für den Primäraffekt *kennzeichnende perilymphangitische*, weniger die periphlebitische *Lymphocyteninfiltration* in der Regel genügende Unterscheidungsmöglichkeiten bieten. Wie schon aus den Untersuchungen von AUSPITZ und UNNA hervorgeht, ist dies in frischen Fällen so gut wie immer möglich; denn beim Ulcus molle handelt es sich um eine echte Absceßbildung, die schnell zu einer tiefgehenden, bis in die Subcutis reichenden Zerstörung führt, der auch die elastischen und kollagenen Fasern zum Opfer fallen. Das Infiltrat ist ausgezeichnet durch den außerordentlichen Reichtum an Leukocyten, Überresten von Epithelien, Zellkernen und Bindegewebszellen. Das Ganze wird umsäumt von einem Mantel aus Plasmazellen. Insbesondere bleiben die das Infiltrat umgebenden Gefäße frei von Veränderungen im Gegensatz zum Primäraffekt. Wir finden eben beim Ulcus molle eine grundsätzlich andersartige Anordnung der das Infiltrat aufbauenden Zellen. Dazu kommt schließlich noch der wohl regelmäßig durchführbare Nachweis der Erreger. Selbst beim *gemischten Schanker* ist eine Trennung der beiden Affektionen möglich. Dem Ulcus molle entspricht das in der Mitte zerfallende Geschwür mit zahlreichen Leukocyten und nekrotischen Gewebsresten, mit den diese umgebenden unterminierten Rändern bei verdicktem Epithel; dem Primäraffekt hingegen ein jenes schalenartig einhüllendes, rein „syphilitisches" Infiltrat mit seinen Ausläufern entlang den Gefäßen.

Bei abheilenden Geschwüren kann allerdings die Entscheidung undurchführbar werden, wenn nicht ein positiver Spirochätenbefund — ein negativer besagt nichts — die Frage klärt.

Gelegentlich kommt differentialdiagnostisch noch der *Herpes progenitalis* in Betracht (s. d.). Da dieser jedoch in erster Linie die Epidermis betrifft: Ödem der Stachelschicht, Bläschenbildung, ballonierende Degeneration bei jeglichem Mangel einer organisierten Infiltration in Papillarkörper und Cutis, so liegen genügende Unterscheidungsmerkmale vor. Eine Abgrenzung gegenüber der *Tularämie* und der *Katzenkratzkrankheit* dürfte histologisch und klinisch möglich sein (s. dort).

Die exanthemartigen Syphilide

(Hauterscheinungen der sog. sekundären Syphilis.)

Im Gegensatz zum Primäraffekt, wo die Spirochäten in erster Linie in den Gewebsspalten und Lymphgefäßen, weniger den Blutgefäßen auftreten, erfolgt das den Hautveränderungen der Sekundärperiode vorausgehende Eindringen der Erreger *von der Blutbahn* aus. Sie haften hier in den kleinsten Hautgefäßen und Capillaren, um aus diesen in das umgebende Gewebe vordringend, jene entzündliche Gegenwirkung auszulösen, die sich klinisch etwa 7—10 Wochen nach der Ansteckung in den verschiedenen, mehr oder weniger symmetrisch auftretenden, unter der Gesamtbezeichnung „Sekundärexantheme" bekannten Formen äußert.

Maculöse Syphilide.

Sie werden in der Regel durch die sog. **„Roseola specifica"** eingeleitet: verschieden geformte, wechselnd große, meist nicht oder nur mäßig erhabene (Roseola maculo-papulosa)

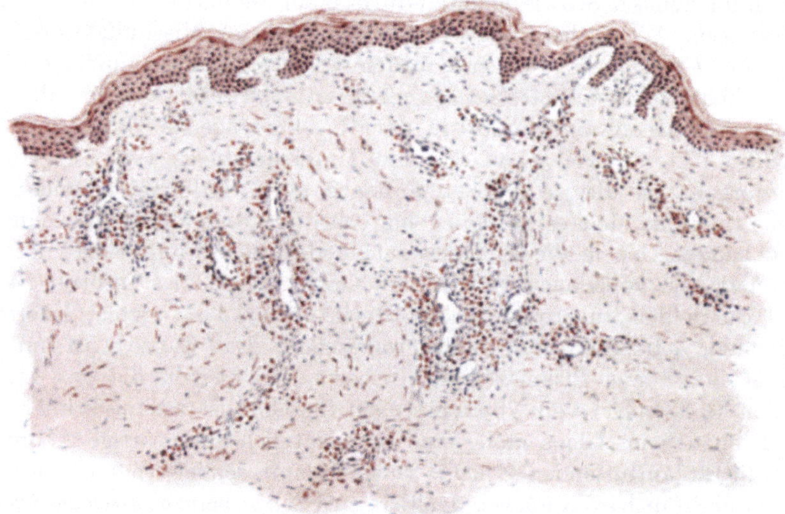

Abb. 211. *Lues II. Maculöses, urticarielles Exanthem (Roseola)* (♀, 20jähr., Bauch, Exanthem seit 6 Tagen bestehend). Gefäße erweitert, Endothelien geschwollen. Ödem und perivasculäre Zellwucherung mäßigen Grades. Methylgrün-Pyronin. O = 128:1; R = 110:1.

Herde, bald vereinzelt, bald zusammenfließend, von anfangs zartrosa, später braun bis kupferroter Farbe. Sie treten, ohne subjektive Beschwerden zu machen, zunächst am Rumpf, besonders an dessen Seiten auf, um nach einigen Wochen unter allmählichem Abblassen wieder zu verschwinden.

Die histologischen Veränderungen sind bei der Roseola zwar geringfügig, aber bereits deutlich ausgesprochen. Sie spielen sich, wie ja überhaupt die syphilitischen Veränderungen, in erster Linie am *Gefäßapparat* ab. Die Gefäße des papillaren und subpapillaren Netzes sind erweitert, die Endothelien vermehrt und geschwollen; ähnlich verhalten sich die perivasculären fixen Bindegewebs- und die adventitiellen Zellen, so daß manchmal die perivasculäre Zellvermehrung recht deutlich ausgesprochen ist, wenn auch eigentliche Entzündungszellen, vor allem Lymphocyten und Plasmazellen, ebenso wie die später stets vorhandene perivasculäre Bindegewebsneubildung (Gitterfasern) noch fehlen. Fibrin ist nicht nachweisbar. Nimmt der entzündliche Charakter der Veränderung zu, zeigt die Macula klinisch eine leichte Schwellung (*Roseola urticata* Unnas), so findet man die Bindegewebsfibrillen bereits wechselnd stark ödematös aufgelockert; die erweiterten Gewebsspalten sind von zunächst wenigen, bei stärkerer Entwicklung reichlicheren Lymphocyten und auch polynucleären Leukocyten durchsetzt. Das Ödem führt in der Epidermis zu einer Erweiterung der Intercellulärräume, in die ebenfalls Leukocyten eindringen: Veränderungen, die bei der JARISCH-HERXHEIMER*schen Reaktion* besonders deutlich werden.

Finden sich in der Umgebung der erweiterten Gefäße neben dem Ödem und der einfachen perivasculären Hyperplasie bereits strangartige, häufig zunächst an den Gefäßen der Knäueldrüsen und Haarfollikel (UNNA) auftretende, fleckförmige, entzündliche Zellansammlungen, vor allem von Lymphocyten und Plasmazellen, so kann man diese meist auch klinisch stärker vorgewölbten Krankheitsherde (*Roseola granulata* UNNAS) als *Übergang zum papulösen* Syphilid, als maculo-papulöses Syphilid bezeichnen.

Im einzelnen läßt sich nämlich in diesen Infiltraten eine äußere Randzone großer, gut entwickelter Plasmazellen unterscheiden, denen nach der Mitte hin aufgehellte und oft auch noch geschwollene Plasmazellen folgen, die von kleinen einkernigen Lymphocyten durchsetzt sind und gelegentlich neben wenigen feinen Spindelzellen und polynucleären Leukocyten auch noch vereinzelte vielkernige Riesenzellen umschließen können. Da das elastische und kollagene Gewebe innerhalb der Zellherde sich auch verschieden verhält: das erstere schwindet, während das letztere sich, wenn auch häufig nur fleckförmig, über längere Zeit erhält, so findet sich hier bereits eine ausgesprochene Anlehnung an das eigentliche papulöse Syphilid.

Anhangsweise sei auf die zuerst von EHRMANN näher beschriebene, bei Menschen mit habitueller Livedo marmorata auftretende Endarteriitis der kleinen Hautgefäße im Bereiche früherer großmaculöser Syphilide hingewiesen, welche auf der Haut die von EHRMANN sog. *Livedo racemosa syphilitica* bedingt; sie ist nach EHRMANN auf den Einfluß der von den Endothelien und der Intima bei der sekundären Aussaat aufgenommenen Spirochäten und eine dadurch bedingte Sklerosierung der kleinen Hautarterien zurückzuführen.

Papulöse Syphilide.

Die Papel beherrscht im klinischen Bilde die Veränderungen der sekundären Periode. Sie tritt, meist ohne besondere Beschwerden zu machen, als stecknadelkopf- bis über erbsengroßes, die Haut überragendes Knötchen von zunächst heller (fleischfarbener), später dunkelroter Farbe und anfangs unveränderter Oberfläche auf, um sich allmählich unter Schuppung, Verstärkung und schließlich Abblassen ihrer Farbe narbenlos zurückzubilden. Sie hebt sich gegen die Umgebung scharf ab; auf Glasdruck tritt ein braungelbliches Infiltrat (Plasmom UNNAS) scharf hervor.

Die Klinik pflegt klein- und großpapulöse Syphilide zu unterscheiden, und diese wiederum zeigen je nach dem Sitz und wohl auch nach besonderen, im erkrankten Körper gelegenen, noch nicht näher ergründeten Bedingungen verschiedene Verlaufsformen, so daß man sie außerdem noch nach einfachen und gemischtpapulösen Syphiliden trennt. Inwieweit und ob Virulenzschwankungen des Erregers hierbei eine Rolle spielen, ist noch nicht entschieden. Sicherlich liegen diesem verschiedenen Verlauf ursprünglich doch wohl gleichartiger Veränderungen neben örtlichen auch allgemeine Eigentümlichkeiten des erkrankten Organismus zugrunde; ob man das als „*Mischform*“ zwischen Syphiliden und anderen Dermatosen betrachten soll (UNNA), bleibe dahingestellt. Für eine klinisch rein beschreibende Betrachtung mag dies zwar manchmal von Vorteil sein; eine kausalgenetische Erkenntnis vermag dies jedoch ebensowenig zu geben, wie die des Bedingtseins durch die verschiedenen Reaktionsformen der Haut (französische Forscher), solange wenigstens nicht, bis wir deren eigentliche Ursachen kennen. JADASSOHNS Allergiebegriff kommt hier — ursprünglich wohl von immunbiologischen Gesichtspunkten ausgehend — für unsere Fragestellung auch nicht ohne weiteres in Betracht, wenn er auch für die experimentell-klinische Forschung von Wert ist. — Solange wie daher die eigentliche Ursache dieser Mannigfaltigkeit noch in Dunkel gehüllt ist, scheint es hier angebracht, sich auf rein beschreibende Gesichtspunkte zu beschränken.

Die syphilitischen Hauterscheinungen in der Sekundärperiode (Sekundärsyphilide) wären daher in Anlehnung an UNNA einzuteilen in:

I. Maculöse Syphilide.
II. Papulöse Syphilide.
  A. Rein papulöse Syphilide.
    1. Miliare, lichenoide Syphilide (Lichen syphiliticus).
    2. Kleinpapulöse Syphilide.
    3. Lentikuläre Syphilide.
    4. Großpapulöse Syphilide.
    5. Nodöse Syphilide (Erythema nod. syph.).
  B. Durch den anatomischen Sitz bedingte Sonderformen:
    1. Papeln der Handteller und Fußsohlen.
    2. Hypertrophierende Papeln (Condyloma latum).
    3. Alopecia syphilitica.
    Anhang: Die Lues connatalis.
  C. Durch Weiterentwicklung (sekundäre Umwandlung) bedingte Sonderformen.
    1. Papulo-squamöse Syphilide (psoriasiforme Syphilide).
    2. Papulo-krustöse Syphilide.
    3. Papulo-pustulöse Syphilide.
      a) Acneiforme Syphilide.
      b) Varicelliforme Syphilide.
      c) Varioliforme Syphilide.
    4. Ulceröse Syphilide (Ecthyma s., Rupia s.).
III. Pigmentverschiebungen im Verlauf der sekundären Syphilis.
  1. Depigmentierung (Leukoderma syphil.).
  2. Hyperpigmentierung (Pigmentsyphilis BOCKHART).

Für unsere Erörterung werden die Verhältnisse dadurch erheblich vereinfacht, daß miliare, lichenoide und kleinpapulöse Syphilide histologisch keinen grundsätzlichen Unterschied zeigen, ebenso lentikuläre und großpapulöse. Die histologische Darstellung kann sich daher bei den: A. rein papulösen Syphiliden beschränken auf 1. kleinpapulöse Syphilide (mit den Sonderformen der lichenoiden und follikulären Syphilide) und 2. großpapulöse Syphilide (mit den lentikulären und scheibenförmigen Syphiliden).

A. Rein papulöse Syphilide.

Das *kleinpapulöse Syphilid* erscheint im Gewebsaufbau, wie das oben kurz angedeutet, lediglich als eine *fortgeschrittene Entwicklung der Roseola*. Die Veränderungen sind daher auch hier in erster Linie an den Gefäßapparat gebunden. Befällt die syphilitische Zellinfiltration dabei vorzugsweise die — vielleicht schon vorher irgendwie geschädigten und daher leichter angreifbaren — Gefäßknäuel des Haarbalg-Talgdrüsenapparates, so entsteht das *lichenoide follikuläre Syphilid* (*Syphilides pilaires*, französischer Autoren), dessen Übergang zum pustulösen, insbesondere acneiformen Syphilid, später noch zu besprechen ist. Dabei sind jedoch diese lichenoiden, mohn- bis höchstens hirsekorngroßen, oft in Herden gruppierten und häufig von einem Haar durchbohrten Papeln durchaus nicht immer an die Follikelmündung gebunden; manchmal wird dieser Sitz nur vorgetäuscht (EHRMANN).

Kleinpapulöse Syphilide.

Histologisch bildet sich als Besonderheit dieser *pilären Papeln* — um dies vorwegzunehmen — eine kernlose, oft stark verdickte, stellenweise auch abgelöste Hornschicht (s. Abb. 212), welche die Mündung der Haarbälge zum Teil verlegt. Die übrigen *Epidermisschichten* sind zum Teil erheblich verschmälert, oft auf 2—3 Zellagen, hier und da von vereinzelten Leukocyten, in den basalen Schichten oft aber auch von Zellen des entzündlichen Infiltrates durchsetzt. Die ursprüngliche Follikelform geht dabei natürlich meist völlig verloren. Das Ostium wird durch die *hyperkeratotischen Massen* unregelmäßig erweitert, ausgebuchtet; der Haarfollikel von einem, entsprechend der Gefäßverteilung gegen die Umgebung in der Regel ziemlich scharf abgesetzten *Zellinfiltrat* völlig eingehüllt. Dieses Infiltrat besteht in der Hauptsache aus Lymphocyten, zum Rande hin aus Plasmazellen und vereinzelten Mastzellen, daneben auch echten Riesenzellen; es führt zu einer Zerstörung des elastischen Gewebes. Ein ganz ähnlicher Gewebsaufbau wurde von JADASSOHN u. a., später von ARNING, bei *generalisierten großpapulösen (tuberkuloiden) Syphiliden* der Sekundärperiode vorgefunden (s. Abb. 213), wo das aus Lymphocyten, Plasma-, Epitheloid- und namentlich in der Randzone reichlichen Riesenzellen bestehende Infiltrat den „typischen Aufbau des Tuberkels“ zeigte, der sich jedoch durch das völlige Fehlen von Nekrosen und die Einhüllung in einen dichten Plasmazellgürtel von dem durch den Tuberkelbacillus hervorgerufenen Knötchen unterschied. Als für die Pathogenese bemerkenswert sei gleich hier hinzugefügt, daß ein Spirochätennachweis in diesen tuberkuloiden Gewebsstrukturen nicht gelang.

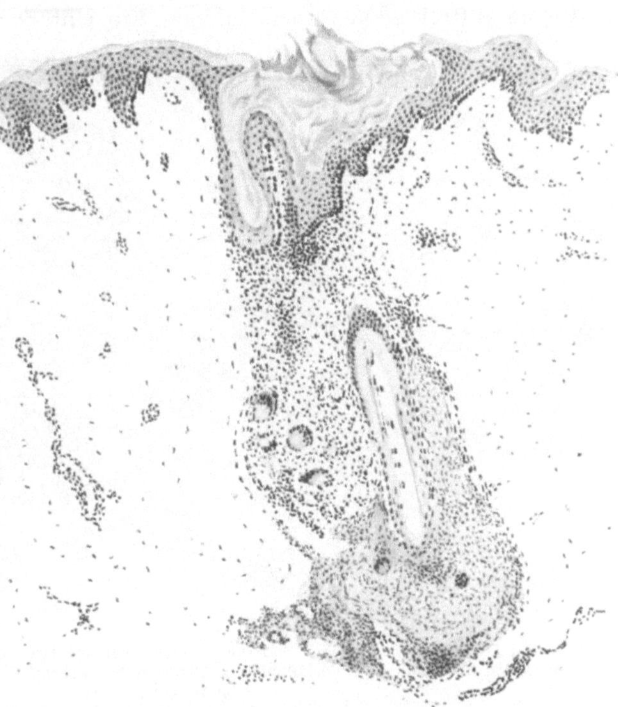

Abb. 212. *Lues II. Peripiläres, lichenoides Syphilid* (♀, 32jähr., Rücken, Infektion vor 1/2 [?] Jahr). Hyperkeratose des Follikelostiums, Acanthose der Epidermis. Perifollikuläres, scharf abgesetztes, riesenzellhaltiges Infiltrat. O = 128:1; R = 100:1.

Beim eigentlichen **kleinpapulösen Syphilid** erstreckt sich das Zellinfiltrat meist linsenförmig über wenige Papillen; es sendet dabei von seiner stärker gewölbten unteren Grenze der Gefäßverteilung entsprechend nach abwärts noch einen oder mehrere Ausläufer in die Cutis vor. Der primäre Angriff auf den Gefäßapparat führt hauptsächlich zu Veränderungen im bindegewebigen Teil der Haut mit nur mittelbarer Beteiligung der Epidermis. Jene äußern sich, neben einem wechselnd starken Ödem der Papillen, zunächst nur in einem Verstreichen der Epidermis-Cutisgrenze und einer über der Mitte der Infiltration stärkeren Abflachung der ödematösen, von einzelnen Leukocyten durchsetzten Oberhaut.

Diese enthält, namentlich über den Randabschnitten des Infiltrats, Mitosen in wechselnder Zahl; erst später treten sekundäre Umbauvorgänge in ihr auf (s. unten).

Großpapulöse Syphilide.

Grundsätzlich unterscheiden sich übrigens auch die Zellinfiltrate der *großpapulösen*, beet- oder linsenförmigen *Syphilide* im Aufbau nicht von den kleinpapulösen, wenn sie auch mehr den Typus der vereinzelt und meist als Rezidivexantheme auftretenden Papeln bilden. Ein Unterschied besteht eigentlich nur

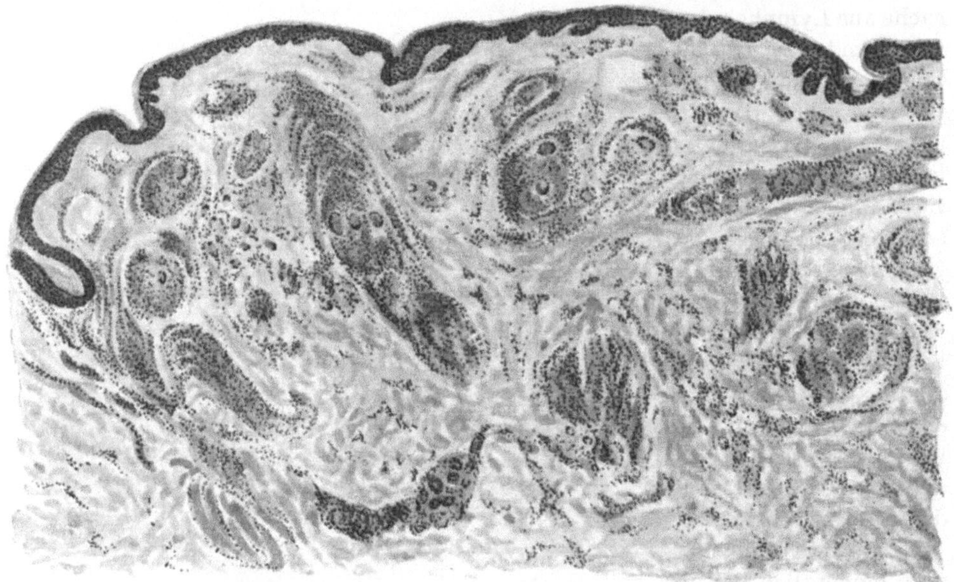

Abb. 213. *Lues II. Papulöses Syphilid.* Scharf abgesetzte, perivasculäre, aus Lymphocyten, Plasma-, Epitheloid- und Riesenzellen aufgebaute, „tuberkuloide" Infiltration hauptsächlich in der Cutis. O = 35:1; R = 35:1. (Sammlung ARNING.)

in der *verschiedenen Lokalisation*, indem das beetförmige Syphilid sich als weniger dichtes und meist nicht so scharf abgesetztes Infiltrat um das papilläre und subpapilläre Gefäßnetz ansiedelt (EHRMANN), um — dies entsprechend den kleinpapulösen Syphiliden — einige Äste senkrecht nach unten in die gesunde, lediglich durch geringe Bindegewebszellwucherung, vielleicht auch vermehrte Mastzellansammlung veränderte Cutis vorzuschieben. Das linsenförmige Infiltrat erscheint demgegenüber schärfer begrenzt und zur Cutis hin stärker ausgebuchtet.

Das ganz *frische Infiltrat* besteht nach EHRMANN aus Lymphocyten, denen nach wenigen Tagen sich zahlreiche Plasmazellen zugesellen. Auf der *Höhe* des Prozesses erscheinen daneben auch wuchernde Bindegewebszellen, zum Teil vielkernig, und Riesenzellen, letztere allerdings nicht regelmäßig. Zu diesem Zeitpunkt wird der Aufbau des Infiltrats aus einer zentralen Grundmasse und den von dort aus den Lymph- und Blutgefäßen der Umgebung entlang ziehenden Zellsträngen besonders deutlich. Inselförmig treten aus dem Infiltrat die erweiterten Lymphspalten und Gefäße mit ihren geschwollenen Endothelien, daneben auch Reste des kollagenen Gewebes hervor. Als schmaler homogener Bindegewebssaum umhüllen sie die Gefäße und trennen diese von dem Infiltrat, das hier meist aus im Zentrum reichlicheren, nach dem Rande hin spärlicheren Plasmazellen, Lymphocyten und hypertrophischen Bindegewebszellen besteht. Als *Zentrum* läßt sich mehr oder weniger deutlich stets eine *komprimierte Capillare oder ein größeres Blutgefäß* feststellen (UNNA), ohne daß es immer möglich wäre, arterielles oder venöses System zu unterscheiden. Nach dem Rande zu treten die gewucherten Bindegewebszellen hinter den Plasmazellen an Zahl zurück; schließlich werden auch diese weniger, und nur vereinzelt deuten sie dann zum Gesunden

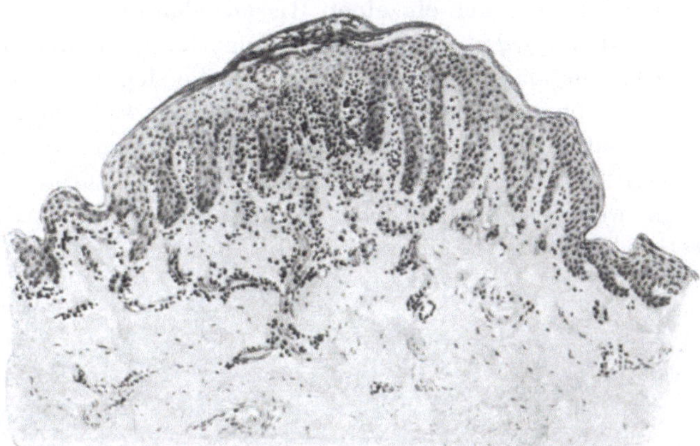

Abb. 214. *Lues II. Lichenoides Syphilid* (Lichen syphil.) (♀, 1 Jahr, Oberschenkel, Streckseite, Infektion extragenital vor 12 Wochen). Auf wenige Papillen beschränktes, riesenzellhaltiges Infiltrat um erweiterte Capillaren, in die Cutis hinabreichend. Ödem im Papelbereich, zentrale Parakeratose mit Schüppchenbildung. O = 66:1; R = 60:1.

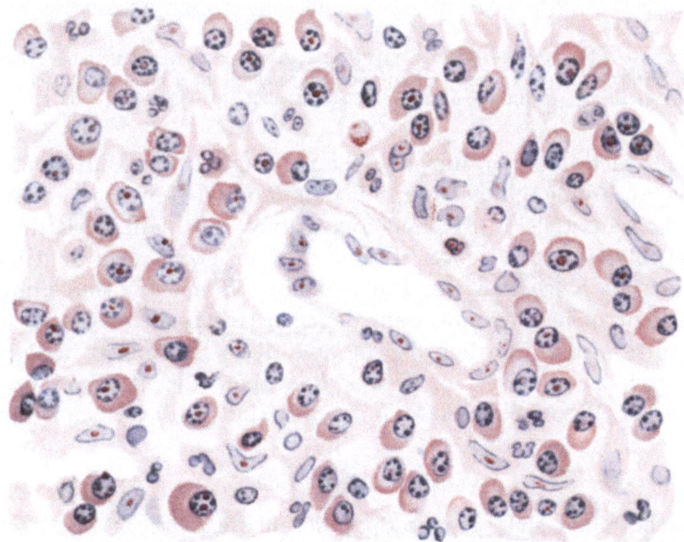

Abb. 215. *Lues II. Papulöses Syphilid.* Ausschnitt aus etwa 20 Tage alter Papel, bei unbehandelter Krankheit. Perivasculäres Plasmazellinfiltrat. Methylgrün-Pyronin. O = 1050:1; R = 900:1.

hin mit den auch hier noch geschwollenen und vermehrten Endo- und Perithelien die bestehende Veränderung an. Das *elastische* Gewebe schwindet innerhalb der Infiltrate bis auf geringe Reste, wenn auch in der Regel nicht so ausgedehnt wie bei den kleinpapulösen Formen.

Die *Epidermisveränderungen* sind meist wenig stark ausgeprägt. Überall dort, wo das Infiltrat das Epidermisepithel erreicht, ist dieses von Lymphocyten, Leukocyten, oft auch einzelnen Riesenzellen durchsetzt; es zeigt ein wechselndes intercelluläres Ödem. Als dessen Folge fehlt vielfach das Stratum granulosum. Es tritt eine mäßige Parakeratose auf, die sich klinisch in leichter Abschuppung äußert. Über die pustulös-ulcerösen Formen siehe später.

In seltenen Fällen wird dieses histologisch einfache Bild des papulösen, gelegentlich auch das des maculösen Syphilids durch eine hinzutretende *Hämorrhagie* weniger übersichtlich. In den Bindegewebsspalten, zwischen den Infiltratherden, vom Papillarkörper bis unter Umständen in die Subcutis hinab-

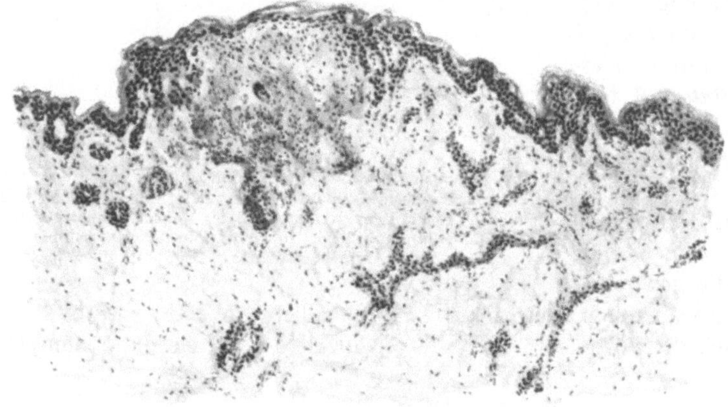

Abb. 216. *Lues II. Mikropapulöses Syphilid* (♂, 17jähr., Bauch, Infektion vor 3 Monaten). Scharf begrenzte, riesenzellhaltige Infiltration im Stratum papillare und subpapillare unter einer atrophischen Epidermis. Perivasculäre Infiltration um die tieferen Gefäße. O = 66:1; R = 66:1.

reichend, finden sich dann braunrote Ansammlungen roter Blutkörperchen, teils in gleichmäßig zusammenhängenden, mit den anderen Gewebsteilen aufs innigste vermischten Massen, teils in Streifen angeordnet, die dem Verlaufe der Bindegewebsbündel folgen; in frischeren Herden in ihrer Form noch deutlich erhalten, später nur noch als Körnchen von Blutpigment. *Blutgefäße* sind inmitten dieser Herde meist nicht mehr nachzuweisen; dagegen treten sie am Rande namentlich als vollgepfropfte Venen deutlich hervor. Ob diese Blutungen in Papillarkörper und Cutis durch Diapedese, im Hypoderm aber durch Zerreißung kleinster Gefäße[1] eintreten (Piccardi in Anlehnung an Sack), bedarf noch weiterer Untersuchung.

Nodöse Syphilide.

Histologisch reihen sich den großpapulösen die *knotigen Syphilide* an. Das akute (sog. *Erythème noueux syphil.* Mauriacs) bzw. subakute *nodöse* Syphilid erscheint klinisch zwar als eine Sonderform, weicht histologisch jedoch, entsprechend den Unterschieden des kleinpapulösen vom großpapulösen, von letzterem nur durch seine Anlehnung vorzugsweise an die größeren und tieferen Venen des Unterhautzellgewebes ab; es ist die zu *Rückbildung ohne Erweichung*

[1] Infolge zelliger Infiltration der Gefäßwand, endophlebitischer bzw. endarteriitischer, kurz frühzeitiger syphilitischer Gefäßveränderungen.

neigende nodöse Form JADASSOHNs, von der er eine zweite wegen ihrer *Neigung zu Einschmelzung und Durchbruch* (MARCUSE) als zu den *Gummen* hinüberleitend unterscheidet. Die Erkrankung geht bei allen diesen Formen von den an Zahl erheblich vermehrten *Vasa vasorum der Media und Adventitia aus* (HOFFMANN). Es handelt sich dabei um eine mit meist mächtiger, aber unregelmäßiger Intimawucherung verlaufende *Phlebitis syphilitica*, die, wie später FISCHL nachgewiesen hat, auf dem *unmittelbaren Eindringen von Spirochäten* höchstwahrscheinlich aus den kleinsten Arterien durch die Adventitia und Muscularis in die Intima der durch irgendeine vorhergehende Noxe geschädigten Venen beruht. Das *Zellinfiltrat* entspricht in seinem Aufbau durchaus den früher geschilderten. Zum *Unterschied von den Papeln* sind hier Epidermis, Papillarkörper und obere Cutis nicht verändert (s. Abb. 217). Erst im mittleren und unteren Cutisdrittel finden sich die aus Plasmazellen, Lymphocyten, Epitheloiden, vereinzelten Leukocyten und Riesenzellen sowie gewucherten Fibroblasten aufgebauten Infiltratmäntel um und besonders in den Gefäßwänden. Sie lassen sich bis zur Subcutis und zum subcutanen Fettgewebe hin verfolgen, um meist hier erst ihre größte Ausdehnung zu erreichen. Als *Ausgangspunkt* der Veränderung kommen in erster Linie die *Teilungsstellen kleinster cutaner Venen* in Betracht. Das Lumen der manchmal mehr, manchmal weniger stark gewucherten Intima ist meist durch einen wandständigen, oft zu völligem Verschluß führenden *Thrombus* verstopft, dessen organisierter Teil im Gegensatz zu den gewöhnlichen Thrombophlebitiden in älteren Fällen reich an echten LANGHANSschen Riesenzellen sein kann.

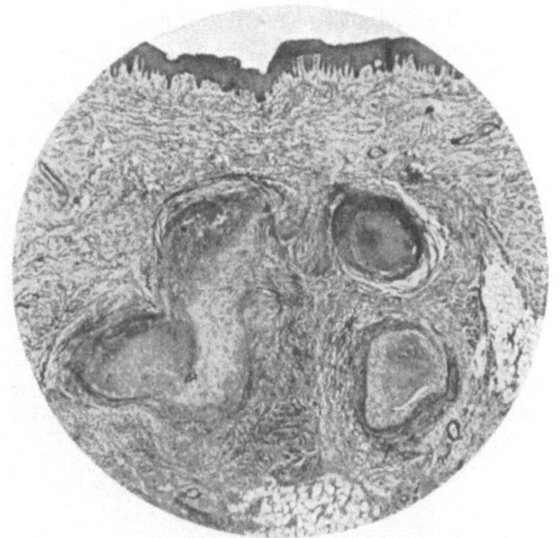

Abb. 217. *Subakutes nodöses cutan-subcutanes Syphilid mit hochgradiger Phlebitis syphilitica.* Varicöse Venen bei sekundärer Lues einer Frau. O = 15:1; R = 15:1. (Sammlung E. HOFFMANN.)

Die celluläre Gewebsreaktion greift vielfach auch auf das dann atrophisierende, ödematöse Fettgewebe, ja sogar die Muskelfascie (SCHERBER) über, wobei die einzelnen Fettzellen erheblich verkleinert erscheinen. In anderen Fällen pflegt das Granulationsgewebe sich zum Teil nekrobiotisch umzuwandeln (MARCUSE), so daß der mit Phlebitis proliferans et obliterans beginnende Prozeß als Einleitung zur Gummenbildung betrachtet werden kann.

Bei der *Abheilung* der papulösen Syphilide fällt das klinische Ende der Papel durchaus nicht mit dem histologischen zusammen; dieses pflegt vielmehr jenes erheblich zu überdauern (UNNA). Der Rückbildungsvorgang spielt sich in erster Linie an den Plasmazellen als den protoplasmareichsten und daher auch wohl wandelbarsten Zellen des Infiltrats ab. Hingegen bleiben Lymphocyten,

Epitheloid-, Riesen- und auch die gewucherten Bindegewebszellen lange Zeit unverändert. Im Körper der Plasmazellen bilden sich Vacuolen von unregelmäßiger Form, so daß die Zellen manchmal wie „zerfetzt“ oder ausgelaugt aussehen. Ihre scharfe Grenze wird verwaschen; dabei bleiben unregelmäßige Fortsätze als Reste erhalten, so daß viele dieser Zellen eine weitgehende Ähnlichkeit mit den übrigen Bindegewebs- oder auch Epitheloidzellen aufweisen. Da ihr Protoplasma gleichzeitig seine tiefe Färbbarkeit einbüßt, treten die Kerne besonders groß und blaß hervor, was jenen Eindruck noch verstärkt und die Annahme von Übergängen zwischen diesen Zellformen wohl verständlich macht. Die aus den Zellen ausgeschwemmten Protoplasmateilchen liegen zunächst als runde oder unregelmäßig gebaute Körnchen und Klumpen frei in den Gewebs-

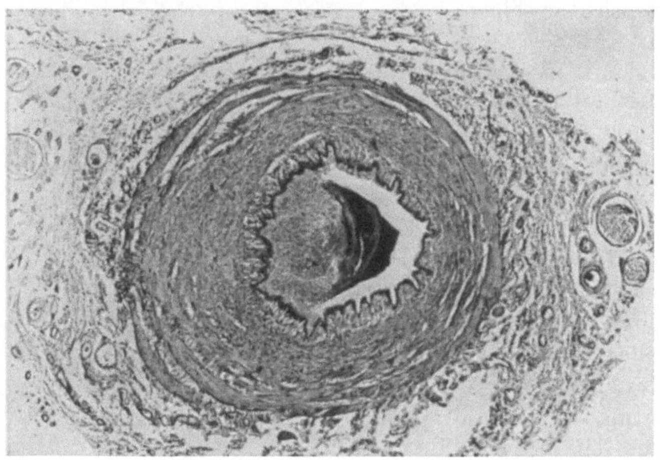

Abb. 218. *Phlebitis syphilitica* der Vena saphena magna vom Unterschenkel eines jungen Mannes. Hochgradige Endo-, Meso- und Periphlebitis. O = 19:1; R = 19:1. (Sammlung E. HOFFMANN.)

spalten; sind sie schließlich völlig geschwunden, so bleibt ein erheblich verkleinerter Zellhaufen inmitten aufgesplitterten Bindegewebes mit weit geöffneten Lymphspalten als Überrest der Veränderung noch lange erhalten.

Bei den rein papulösen Syphiliden erfolgt die Abheilung in der Regel klinisch *ohne Narbenbildung*, da Epidermis und Papillarkörper an den Vorgängen zwar beteiligt, aber doch nicht so schwer verändert sind, daß es zur Einschmelzung kommt. Daher findet man als *Überrest einer abgeheilten Papel* lediglich noch eine wechselnd starke Parakeratose, vereinzelte Leukocyten in Epidermis und Cutis, hier zusammen mit Lymphocyten, Epitheloid- und vereinzelten Riesenzellen als Reste des perivasculären Infiltrats, ferner eine namentlich bei stärker pigmentierten Menschen *vermehrte Pigmentansammlung* am Rande des Infiltrats im Stratum basale und papillare (EHRMANN), eine Vermehrung (?) der Mastzellenkörnelung in Form einzelner Granula bis zu halbseitiger oder gar dichtester Anfüllung des ganzen Zelleibs mit bei Färbung mit polychromem Methylenblau metachromatisch violettroten Körnchen (UNNA).

Daß auch bei dieser Art der Rückbildung — wenn auch nicht klinisch, so doch histologisch — eine Narbenbildung überall da eintreten muß, wo das spezifische Infiltrat zu einer Zerstörung des Bindegewebes geführt hat, zeigen jene wenigen, als *Atrophia maculosa luetica* bekannten Fälle. Bemerkenswert ist im histologischen Bilde, welches im großen ganzen und insbesondere in den Gefäßveränderungen durchaus dem der *Atrophia maculosa cutis idiopathica* entspricht, daß auch hier die *Atrophie weit über die Grenzen der Zellinfiltration hinausgeht*, eine Beobachtung, die insoweit für die Genese der umschriebenen Hautatrophien von Bedeutung ist, als sie die Möglichkeit rein toxischer Schädigung und Zerstörung des Bindegewebes, insbesondere der Elastica, zu beweisen scheint.

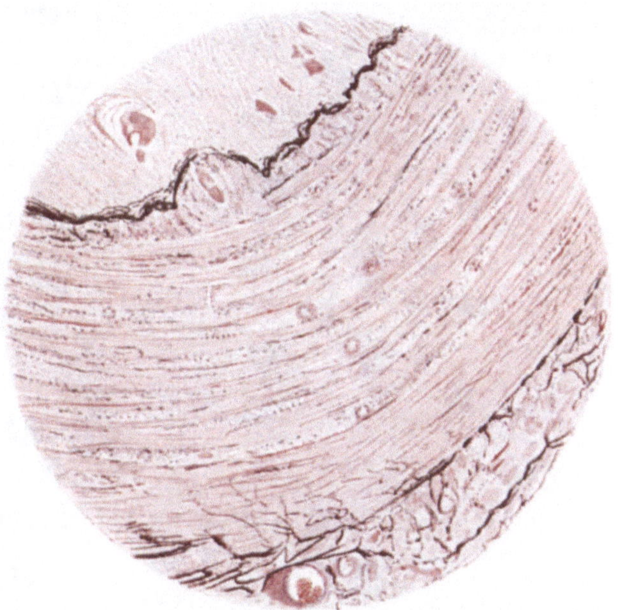

Abb. 219. ***Phlebitis syphilitica*** der Vena saphena magna in der Sekundärperiode. Endo-, Meso- und Periphlebitis, Riesenzellen im Lumen, Rarefikation der Elastica. O = 60:1; R = 60:1. (Sammlung E. HOFFMANN.)

Die klinischen Eigentümlichkeiten der

B. durch den anatomischen Sitz bedingten Sonderformen

werden durch deren histologischen Aufbau völlig verständlich. Bei den *Papeln* der *Handteller bzw. Fußsohlen* nimmt die hier schon physiologischerweise breitere *Epidermis* erheblicheren Anteil an der Papelbildung. Dabei findet sich, entsprechend den Bildern anderer Dyskeratosen dieser Gegend, eine unter Umständen sehr starke Verbreiterung und Verlängerung der interpapillaren Stachelschicht neben einer regelmäßigen, oft aber sogar verschmälerten suprapapillaren (UNNA); beide werden von einem wechselnd stark verbreiterten Stratum granulosum und corneum überzogen, Veränderungen, die gelegentlich einmal in *Schwielen, Clavi* oder *gar Hauthornbildungen* ausarten können (Clavi syphilitici usw.). Den *Hauthörnern* entspricht jedoch histologisch meist ein auf einer erodierten Papel entstandenes *Papillom* (AUDRY und CONSTANTIN, eigene Beobachtung), womit diese Veränderung also dem Condyloma latum näher gerückt ist. Bei den *Clavi* hingegen finden wir in Corium und Papillarkörper die kennzeichnenden Zellansammlungen, die in den feinsten Endzweigen der Gefäße des Papillarkörpers mit den geschwollenen Endothelien zu breiten, streifenförmig oder auf dem Querschnitt runden Zellinseln zusammenfließen, in welchen meist Plasmazellen das Bild beherrschen. Über diesen Zellherden sind die Papillen unregelmäßig verbreitert und verlängert, manchmal verzweigt und ausgebuchtet. Basal- und Stachelzellschicht der Epidermis sind im übrigen nicht verändert, dagegen das Stratum granulosum oft auf das Doppelte und mehr verbreitert, in noch stärkerem Grade das Stratum corneum, während das Stratum lucidum nicht immer so deutlich sichtbar ist wie in der Norm. In anderen Fällen führt das in Papillarkörper und Cutis vorhandene, im übrigen in seinem feineren Aufbau durchaus dem der Papel entsprechende syphilitische Zellinfiltrat zu einer Störung der normalen Verhornung; es kommt zum Schwund des Stratum granulosum und zur Parakeratose, klinisch zum *psoriasiformen Syphilid* der Hand-

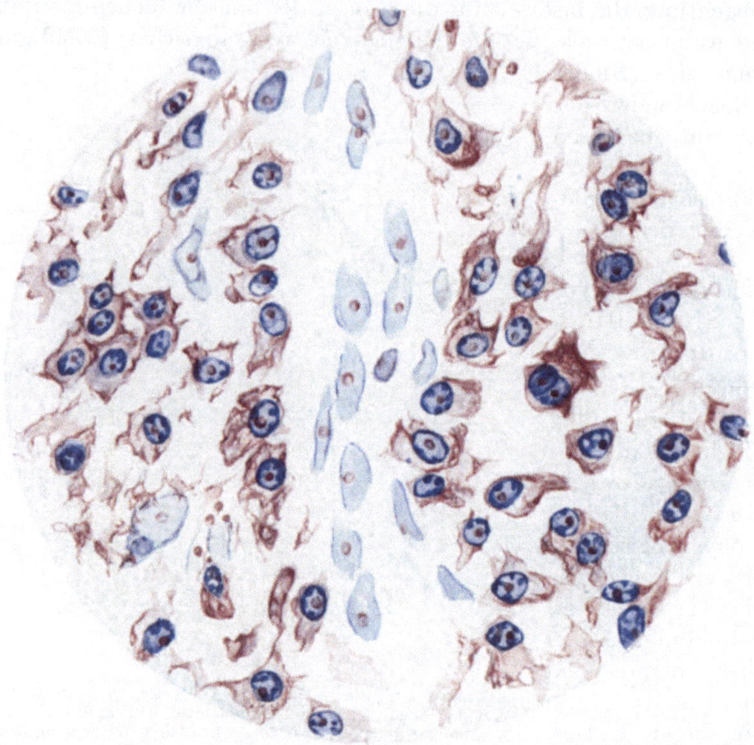

Abb. 220. *Lues II. Papulöses Syphilid.* Gleicher Fall wie Abb. 215 in Abheilung. Ausschnitt aus gleichgroßer Efflorescenz. Perivasculäre Plasmazellherde in Auflösung. Methylgrün-Pyronin. O = 1480:1; R = 1300:1.

teller bzw. der Fußsohlen; differentialdiagnostische Schwierigkeiten bestehen histologisch nicht.

Die Wucherung der interpapillaren, die Rückbildung der suprapapillaren Stachelschicht nimmt besonders ausgeprägte Formen an bei der flachen, nässenden Papel, dem sog.

Condyloma latum.

Dieses findet sich vornehmlich an Kontaktstellen der Haut, dann auch an den Übergangsstellen der äußeren Haut zur Schleimhaut. Mit Ehrmann kann man *histologisch zwei verschiedene Formen* unterscheiden, indem einmal die Wucherung in Papillarkörper und Epidermis das Bild beherrscht, der gegenüber die Beteiligung der eigentlichen Cutis gering erscheint; klinisch entspricht dies der scharf abgesetzten erhabenen Papel. Bei der anderen, klinisch mehr kugelig-wulstigen Form findet sich die Zellansammlung hauptsächlich in den tieferen Cutisschichten, und die Epithelwucherung scheint erst sekundärer Natur. Das spezifische Zellinfiltrat stimmt im übrigen nach Anordnung und Aufbau mit dem der großpapulösen Syphilide völlig überein. Ihre besondere Note erhält die kondylomatöse Papel nur durch die *überaus starke und unregelmäßige Verlängerung* der von erheblich erweiterten Blut- und Lymphgefäßen durchzogenen, ödematös geschwollenen *Papillen,* die oft kleine Tochterpapillen abzweigen. Dem parallel geht eine *starke Wucherung (Acanthose) und ödematöse Auflockerung der Reteleisten,* deren vielfach zu kleinen Hohlräumen erweiterte und von einem äußerst feinmaschigen Fibrinnetz durchzogene Saftspalten von

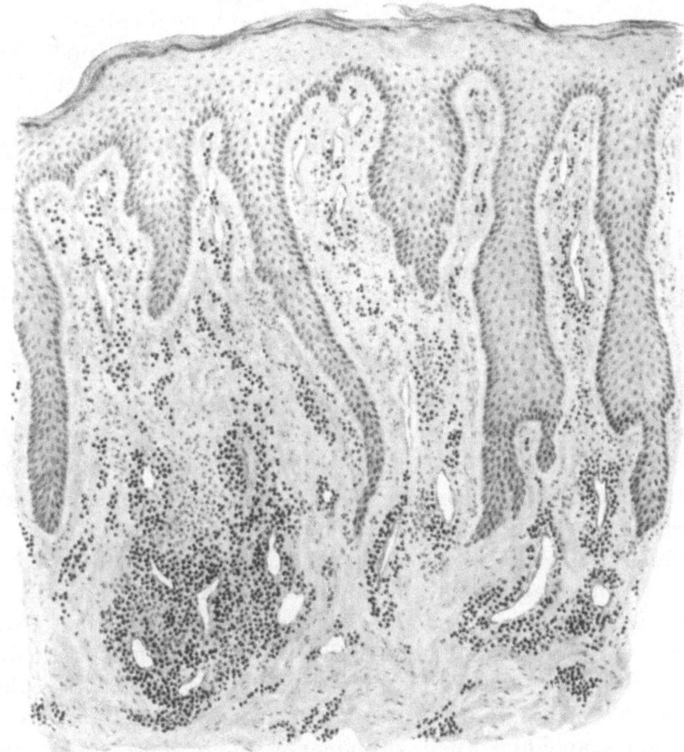

Abb. 221. *Lues II. Condyloma latum* (♀, 21jähr., Infektion vor $^1/_2$ Jahr). Starke Acanthose, besonders einzelner Epithelleisten, Ödem, Keratohyalinmangel, Verlängerung der Papillen. Plasmazellinfiltrate um die erweiterten Gefäße. Polychromes Methylenblau. O = 128:1; R = 120:1.

zahlreichen polynucleären Leukocyten durchsetzt sind. Das starke Ödem führt zum *Keratohyalinschwund,* zu Lockerung und vielfach Abstoßung der oberflächlicheren Epithelschichten, unter Umständen mit stärkerem Gewebszerfall. Die aufgelagerte Kruste ist dabei von breiten, Leukocyten-, Gewebs- und Kerndetritus einschließenden *Fibrinbändern* durchsetzt (URBACH). Die hier häufig vorhandenen banalen Eiterkokken sind infolge der Reizwirkung ihrer zerfallenden Zelleiber bzw. Toxine für die Entstehung der kondylomatösen Papel vielfach verantwortlich gemacht worden, ohne daß das letzte Wort hierüber schon gesprochen ist.

Bei den klinisch noch *trockenen Formen* des breiten Kondyloms folgt auf die Stachelschicht eine gutentwickelte Körnerschicht mit mehr oder weniger verdickter Hornschicht, namentlich über breiteren Epithelleisten. Die Stachelschicht weist übrigens bei allen Formen neben dem intercellulären auch ein starkes *intracelluläres Ödem* auf und damit eine Vergrößerung auch der einzelnen Zellen; außerdem finden sich in den Epithelleisten zahlreiche Mitosen.

Bei der *Rückbildung* der kondylomatösen Papel stoßen sich die nekrotischen Epidermispartien unter Hinterlassung wechselnd tiefer Buchten ab, die dann von neugebildeter Hornschicht überzogen werden. Auch das celluläre Infiltrat schwindet langsam unter Bildung meist *zahlreicher Riesenzellen* und macht schließlich einem derben Bindegewebe Platz. Auf pigmentierter Haut findet man dann ein *Leukoderm*, dem histologisch zentral ein Schwund der Pigmentzellen, zum Rande und damit zum Gesunden hin eine allmähliche Vermehrung derselben mit gesteigertem Pigmentgehalt, zumal in der Cutis entspricht, während die Epidermiszellen auch im peripheren Abschnitt der Papel kein Pigment enthalten (Ehrmann).

Differentialdiagnostisch kann klinisch die Unterscheidung vom *spitzen Kondylom*, besonders aber vom *Pemphigus vegetans* oder auch schließlich von einer *malignen Neubildung* schwierig sein; histologisch ist sie namentlich unter Berücksichtigung des spezifischen Zellinfiltrates leicht durchzuführen.

Die

Alopecia syphilitica

ist die Folge in entsprechender Anordnung aufgetretener, maculöser oder auch papulöser syphilitischer Efflorescenzen, ohne daß diese — namentlich erstere — klinisch stets feststellbar sein müssen. Histologisch findet man ein *perivasculäres syphilitisches Zellinfiltrat, das vorzugsweise die Haarfollikel an ihrem unteren Teil* in verschiedener Ausdehnung und verschiedener Anordnung befällt. Aber auch die interfollikulären Gefäßbezirke, namentlich des oberflächlichen Netzes, sind von der Infiltration befallen; die tieferen Gefäßschlingen der Cutis, ebenso wie die der Schweißdrüsenknäuel und der Talgdrüsen beteiligen sich jedoch nur in besonders schweren und ausgedehnten Fällen. Im Querschnitt tritt das Infiltrat bald nur einseitig, bald den Follikel vollständig umschließend, bald auf zwei gegenüberliegenden Seiten auf; auf Längsschnitten reicht es vom Boden des Follikels, diesem manchmal auch kappenartig anhängend, mehr oder weniger hoch nach oben bis in die Gegend der Talgdrüsen und erreicht meist oberhalb des Bulbus seine größte Ausdehnung (Giovannini). In besonders ausgeprägten Fällen wird der ganze Follikel von dem Zellinfiltrat umhüllt. Ob das Haar selbst noch vorhanden oder bereits ausgefallen oder gar bei fehlendem Haar das Infiltrat nahezu völlig zurückgebildet ist, hängt lediglich von dem Zeitpunkt der Untersuchung ab.

Anhang.

Die bei der

Lues connatalis

meist an diffuse, flächenhaft ausgebreitete oder mehr circumscripte Erytheme sich anschließenden flächenhaften oder umschriebenen *Hautinfiltrate* stimmen in ihrem histologischen Aufbau in mancher Hinsicht mit den maculösen und papulösen Veränderungen der sekundären bzw. tertiären Periode der Lues acquisita überein. Daneben bestehen jedoch auch wichtige Unterschiede. Als solche seien hervorgehoben einmal der insbesondere im histologischen Bilde *mehr diffuse Charakter* der zelligen Gewebsinfiltration; ferner das ausgesprochene Hervortreten *„akut-entzündlicher“ Prozesse*, der stärkere Leukocytengehalt bis zur Bildung *absceßartiger Miliarsyphilome;* das Zurücktreten, ja sogar völlige *Fehlen von Plasmazellen.* P. SCHNEIDER erblickt darin den Ausdruck andersartiger (geringgradigerer) immunbiologischer Vorgänge, die um so ausgesprochener sind, je früher das Kind bzw. der Fetus der Lues zum Opfer fällt. Dabei ist erwähnenswert, daß hier die Erkrankungsherde in der Haut in erster Linie *um die Schweißdrüsen* (daher besonders Befallensein von Handtellern und Fußsohlen) auftreten (HOCHSINGER), eine Tatsache, die sowohl für die diffusen syphilitischen Hautprozesse, wie für den Pemphigus syphiliticus neonatorum zutrifft und von HOCHSINGER formalgenetisch auf eine entwicklungsgeschichtliche Grundlage zurückgeführt wurde: Besondere Affinität der Spirochäten zu jenen Organen, welche während der Fetalzeit besonders entwickelt sind. Vielleicht handelt es sich dabei jedoch nicht um die Entwicklungsvorgänge als solche — die sich ja fast überall abspielen —, sondern um „funktionelle Reize“, durch welche die Spirochäten zur Ansiedlung veranlaßt werden. Auch die Entwicklungsunreife des fetalen Gewebes mit ihrer Hyperplasie der zelligen Bindegewebselemente und der dadurch vielleicht bedingten besonderen Reaktionsfähigkeit mag eine Rolle spielen (P. SCHNEIDER). Die Zellinfiltrate gehen dort von den periglandulären Blutgefäßen sowie von dem periadventitiellen Gewebe der kleinsten Arteriolen und postcapillaren Venen des cutanen Gefäßnetzes aus.

Die für die Lues connatalis pathognomonisch so wichtigen *Lippenrhagaden* des Säuglings zeigen auf der Höhe ihrer Entwicklung unter einem nekrotischen Schorf *in einem stark ödematösen Epithel wechselnd ausgedehnte hämorrhagische Herde*, durchsetzt mit Leukocyten- und Zelltrümmern, wobei die cellulären Veränderungen hinter den rein serösen an Stärke zurücktreten. In den vacuolisierten unteren Epidermisschichten finden sich *reichliche Spirochäten;* in der im übrigen von dem bekannten syphilitischen Zellinfiltrat durchsetzten Cutis nur wenige. Hier liegen sie im Lumen der zum Teil durch ausgedehnte Endothelwucherung verschlossenen Blut- und Lymphgefäße, im Inneren der Nervenbündel sowie gelegentlich auch in den Ausführungsgängen der Lippendrüsen. Dabei handelt es sich bei den späteren *„Narben“* histologisch durchaus nicht immer um solche; denn der Papillarkörper ist überall vorhanden, das Epithel stellenweise oft breiter als schmäler, wenn auch manchmal furchenartig eingezogen.

In Gewebsschnitten des

Pemphigus syphilit. neonatorum,

bei dem in der Haut sowohl wie im Blaseninhalt die Spirochäten besonders reichlich vorhanden sind, fand UNNA im Gegensatz zu dem gewohnten Infiltrat *keine Plasma- und Riesenzellen*, während die perivasculäre Wucherung der fixen Bindegewebszellen im Papillarkörper sowohl wie der obersten Cutis die Norm erheblich überstieg. In der Tat weicht hier das Bild durch das starke Ödem und die diffuse Infiltration des von erweiterten Gefäßsprossen und zahlreichen Schweißdrüsenanlagen durchzogenen Gewebes sehr stark von dem bei der Syphilis gewohnten ab, wenn auch riesenzellartige Formen — allerdings nicht

LANGHANSsche — nach meinen Befunden in den Infiltraten durchaus nicht selten sind (s. Abb. 222).

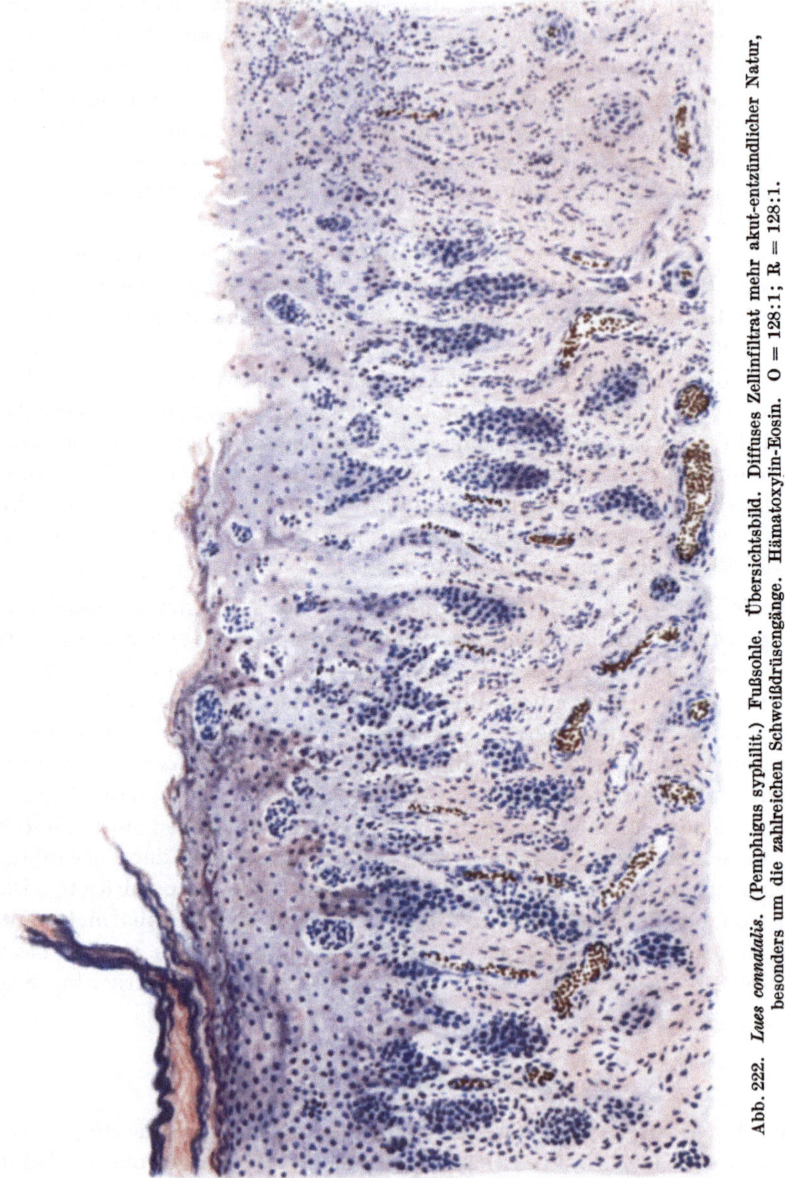

Abb. 222. *Lues connatalis.* (Pemphigus syphilit.) Fußsohle. Übersichtsbild. Diffuses Zellinfiltrat mehr akut-entzündlicher Natur, besonders um die zahlreichen Schweißdrüsengänge. Hämatoxylin-Eosin. O = 128:1; R = 128:1.

Das *Epidermisepithel* ist durch dieses starke, vorwiegend intercelluläre Ödem sehr aufgelockert, die *Hornschicht* dort, wo sie widerstandsfähig genug ist, vor allem an Handteller und Fußsohle, auf weite Strecken *blasig abgehoben*. Das Stratum granulosum scheint kaum verändert. Die Zellen der tieferen Epidermisschichten, hauptsächlich des Stratum basale und der unteren Stachelschicht sind aufgelockert; die zwischen den einzelnen Zellen liegenden feinen Spalträume von einer feingekörnten Exsudatmasse gefüllt. Diese ist von einzelnen losgelösten Epithelien, dann aber auch von wechselnd vielen mono- und polynucleären Leukocyten durchsetzt. Die Gewebsauflockerung bedingt ein *Verstreichen der Epidermis-Bindegewebsgrenze*, ein Loslösen einzelner Epithelien und

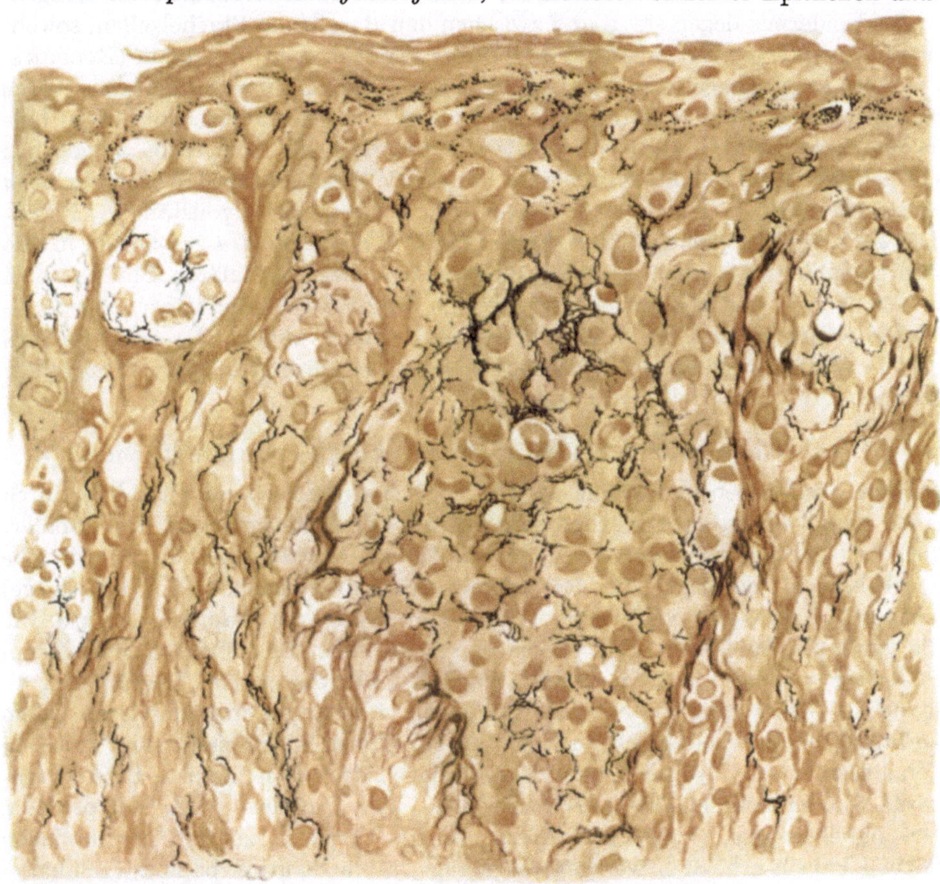

Abb. 223. *Lues connatalis.* (Pemphigus syphilit.) Zahlreiche Spirochäten in der ödematösen, zum Teil vesiculösen Epidermis und im Stratum papillare; hier besonders in den Capillarwänden (*a*). LEVADITI. O = 525:1; R = 500:1.

Epithelhaufen aus dem Gesamtverbande. Außerdem fallen in der Epidermis kleinere und größere, scharf umschriebene, von Epithelzellen begrenzte unregelmäßige *Bläschenbildungen* auf, die auch die eben genannten Gebilde enthalten. Papillarkörper und obere Cutis sind durch das Ödem ebenfalls erheblich aufgelockert, die Bindegewebsfasern auseinandergedrängt und von zahlreichen Lymphocyten umgeben. Die Zellinfiltrate werden dichter um die Blutgefäße, namentlich in der Nähe der Schweißdrüsenknäuel, begleiten aber auch einzelne Gefäße in die Cutis hinunter. In dem ganzen Gebiet sind die Gefäße, namentlich die Präcapillaren und Venen, sehr stark gefüllt, die Lymphgefäße klaffend erweitert.

Geht die Hornschicht schließlich doch verloren oder hält sie von vornherein dem Strome des andrängenden Exsudates nicht stand, so bilden sich im übrigen weiter nicht kennzeichnende krustöse Auflagerungen, nach deren Abheben dann die erodierte, ödematös aufgelockerte und von Leukocyten durchsetzte Stachelschicht frei zutage liegt.

Spirochäten finden sich in den obersten Schichten des Gewebes, sowohl in der Epidermis wie im Papillarkörper, in manchmal außerordentlichen Mengen. In der Epidermis liegen sie in und zwischen den Basal- und Stachelzellen, sowohl supra- wie interpapillär, hier und da bis zum Stratum corneum hinauf (Buschke, Fischer) ganz unregelmäßig verteilt. Am reichlichsten, in dicken Nestern, sieht man sie an der Epidermis-Cutisgrenze, teils in den gelockerten Epithelien, teils in den erweiterten Gewebsspalten oder konzentrisch die Blutgefäße umgebend; vielfach finden sie sich auch in diesen. In den tieferen Gewebsschichten nur noch vereinzelt sichtbar, fehlen sie in Subcutis und Fettgewebe vollständig. Besonders auffallend ist jedoch ihre *Ansammlung in den Schweißdrüsen*, sowohl in den sezernierenden Epithelien, als auch im peri- und interglandulären Bindegewebe, in den *Nerven* und schließlich auch in den *Hautmuskeln und Haarfollikeln*. —

Die wahrscheinlich durch eigenartige, bisher noch unbekannte oder nur vermutete Wechselwirkungen zwischen erkranktem Organismus und eingedrungenem Erreger,

C. durch sekundäre Umwandlung bedingten Sonderformen

betonen ihre Eigentümlichkeit im histologischen Bilde in erster Linie durch einen vom gewohnten abweichenden Aufbau der Epidermis und des Papillarkörpers. Beim *papulo-squamösen, psoriasiformen Syphilid* (s. Abb. 224) ist die Stachelschicht verdickt, die Reteleisten sind entsprechend acanthotisch gewuchert, verbreitert, verlängert und abgestumpft; die Papillen, ebenso wie die untersten Epidermislagen, ödematös geschwollen. Das Stratum granulosum fehlt fast vollständig, so daß die zum Teil parakeratotische Hornschicht an manchen Stellen unmittelbar der von einem inter- und intracellulären Ödem verbreiterten Stachelschicht aufliegt. In der Hornschicht sieht man zwischen den einzelnen unvollständig verhornten Zellagen fleckweise kleinste Leukocytenherde, die manchmal den „*Mikroabscessen*" der Psoriasis völlig entsprechen. Das papillare und cutane Zellinfiltrat ist im Vergleich zu den gewöhnlichen flachen Papeln erheblich weniger ausgeprägt, ja im Stratum papillare oft kaum angedeutet, weicht aber im übrigen nach Aufbau und Anordnung von dem gewohnten Bilde nicht ab.

Nimmt das Ödem und damit die Exsudation stärkere Maße an, kommt es zur Bildung der kleinen Hohlräume bereits in den mittleren Epithellagen, füllen sich diese Hohlräume und die erweiterten Saftspalten reichlicher mit Leukocyten und fibrinösem Exsudat, so sind die Bedingungen zur Bildung der klinisch als *papulo-krustöses Syphilid* bezeichneten Krankheitsform gegeben. Es pflegt dann nämlich die meist parakeratotische, abgestoßene Hornschicht in *eine aus Fibrin, Leukocyten und Zelldetritus gebildete Kruste* eingehüllt zu werden; wiederholt sich dieser Vorgang mehrere Male unter- und nacheinander, so wird die Krustenbildung immer dicker. Von diesem krustösen Syphilid führt eine stärkere Zunahme des Ödems, eine weitere Auflockerung der Stachelschicht durch ein mit Leukocyten und Zelltrümmern durchsetztes Exsudat, eine herdförmige Auflösung umschriebener Epithelbezirke unter Schwund vornehmlich der Epidermisleisten und Bildung großer pustulöser Herde zum *papulo-pustulo-krustösen Syphilid* (s. Abb. 228). Bei dieser Form nimmt der *Epithelschwund noch stärkere Grade* an; vielfach bleibt nur eine dünne, aus schmalen abgeplatteten Stachel- und parakeratotischen Hornzellen bestehende Decke übrig, unter der die *Pustel* mehr oder weniger oberflächlich *(Impetigo syphilitica)* oder tiefer in das Stratum papillare und die Cutis hinabreicht, so daß nach ihrer Abhebung ein wechselnd tiefer Gewebsverlust übrigbleibt *(pustulo-ulceröses Syphilid)*. Im ersteren Falle bilden dann die Reste des spezifischen Zellinfiltrates die Basis der Pustel. Wenn

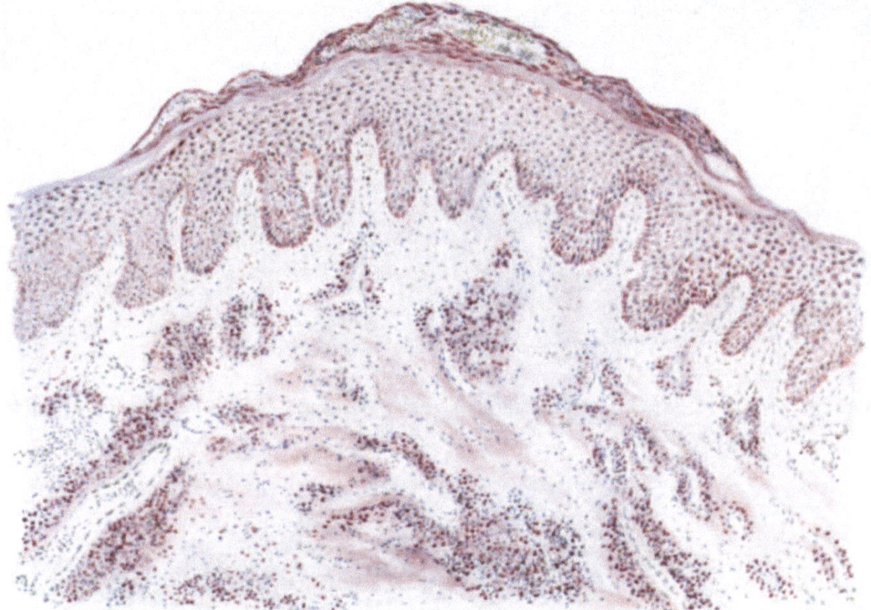

Abb. 224. *Lues II. Psoriasiformes Syphilid.* (♂, 53jähr., Oberschenkel, Innenseite.) Infektion unbekannt. Methylgrün-Pyronin. O = 128:1; R = 100:1.

diese schließlich platzt, der letzte Rest des Epithels schwindet, bleiben ulceröse Formen als seichtere oder tiefere Excoriationen oder Geschwüre *(Ecthyma syphiliticum)* übrig. Verläuft hier der ganze Vorgang der Krustenbildung in einem gewissen gleichmäßigen Rhythmus von Exsudation und Proliferation, so führt er zu dem als *Rupia* namentlich bei der Lues maligna bekannten Bilde. Diese verschiedenen Formen der pustulösen und ulcerösen Syphilide kommen dabei *selten und nur auf kurze Zeit rein vor*, meist findet man bei längerer Dauer des Prozesses *die verschiedensten Entwicklungsstadien nebeneinander*.

Bisweilen treten derartige Pusteln auch unmittelbar als erste Äußerung syphilitischer Exantheme auf, in Form stecknadelkopf- bis hanfkorngroßer, zu Beginn nahezu klarer, sich aber schnell eitrig trübender Bläschen *(Varicellae* bzw. *Variola syphilitica)* (s. Abb. 226). Histologisch sind es oberflächliche, unter der Hornschicht liegende, mit wechselnd zahlreichen Leukocyten und einem zarten Fibrinnetz durchsetzte, *anfangs seröse Bläschen*, die die Horn- und oberen Stachelzellagen oft fächerförmig auseinandergedrängt haben und häufig aus

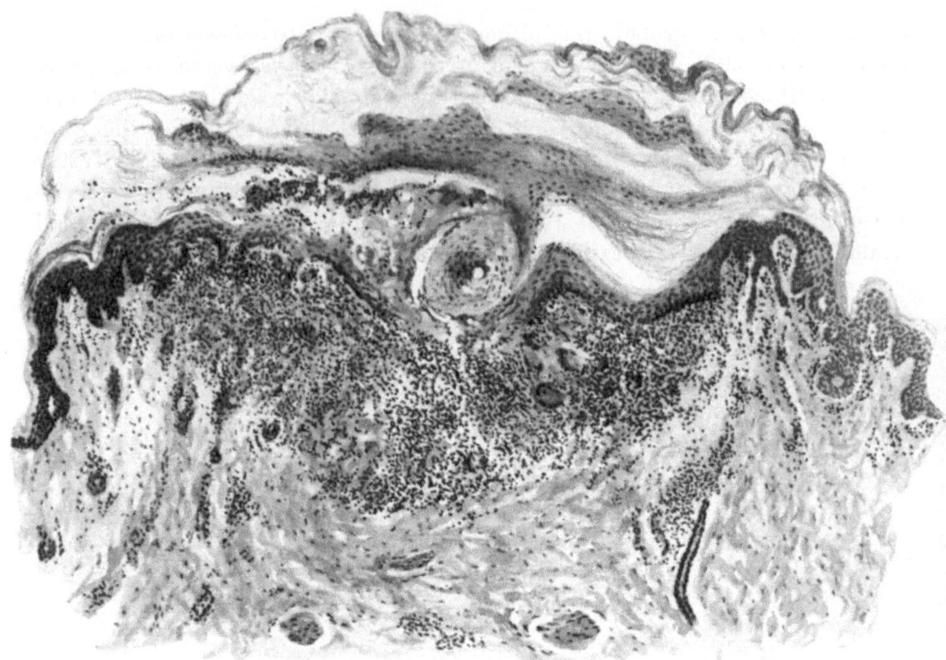

Abb. 225. *Lues II* (♀, 54jähr., Sternum, Infektion vor 3 Monaten). *Lentikuläres, krustöses Syphilid.* O = 66:1; R = 60:1.

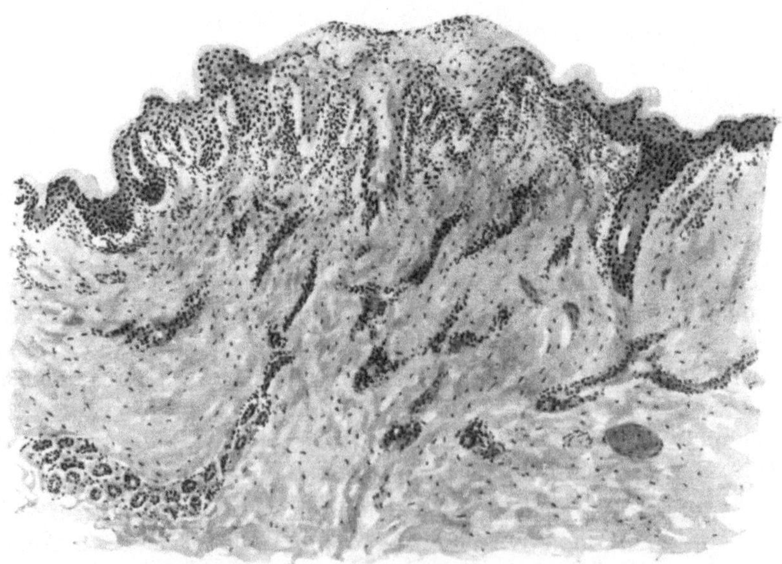

Abb. 226. *Lues II.* (♂, 8 Monate, Oberschenkel, Streckseite, extragenitale Infektion vor 10 Wochen.) *Varioliformes Syphilid.* O = 66:1; R = 66:1.

mehreren kleineren Bläschen zusammengeflossen sind. Daher ist eine Ähnlichkeit mit den Varicellen bzw. den Variolapusteln, wenn auch nur andeutungsweise, vorhanden.

Bei den acneiformen, besser wohl *perifollikulären Syphiliden* (s. Abb. 227), die gewöhnlich mit anderen kleinpapulösen, lichenoiden und pustulösen Efflorescenzen zusammen vorkommen, findet sich über dem *follikulär oder perifollikulär auftretenden spezifischen Zellinfiltrat*, das häufig Riesenzellen enthält, eine kleine Pustel, die den eben beschriebenen völlig entspricht.

Im allgemeinen gehen diese krustös-pustulösen und ulcerösen Prozesse mit einer *stärkeren Blut- und Lymphgefäßwucherung*, mit einem stärkeren Ödem des Papillarkörpers und des Rete, mit einer pralleren Füllung der Blutgefäße einher

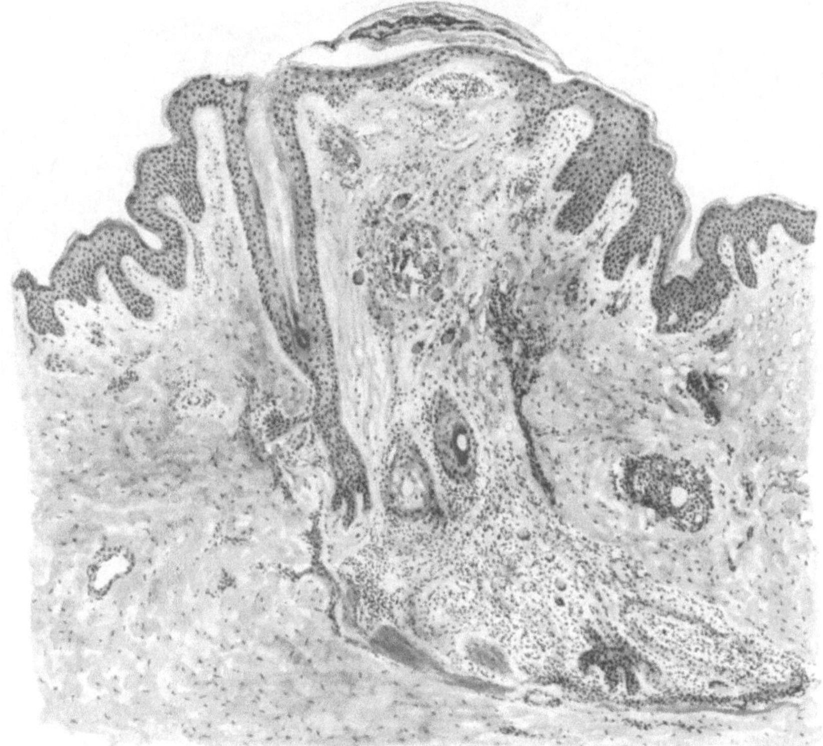

Abb. 227. *Lues II* (♂, 24jähr., Rücken, Infektion unbekannt). *Acneiformes Syphilid.* O = 77:1: R = 70:1.

als die einfach papulösen Formen. Das spezifische Zellinfiltrat tritt demgegenüber an Stärke und Ausdehnung mehr zurück, aber meist ist seine Entwicklung doch so ausgesprochen, daß differentialdiagnostische Schwierigkeiten auch hier kaum entstehen dürften.

Pigmentverschiebungen im Verlauf der Syphilis.

(Über das *Leucoderma syphil.* und seine Pathogenese s. Abschnitt Pigmentstoffwechsel.) Neben diesem — nach der heute zumeist geltenden Ansicht — indirekt als Depigmentierung auf Grund vorhergegangener luischer Veränderungen sich entwickelnden Leukoderm wird von manchen Forschern (Fournier, Majeff, Bockhardt, Unna u. a.) noch eine direkte, maculöse *Pigmentsyphilis* beschrieben, als deren eine klinische Äußerung namentlich von der französischen Schule das häufiger zu beobachtende Collier de Venus (seit Neisser von den meisten deutschen Autoren mit dem Leucoderma luicum identifiziert), dann aber als selteneres Krankheitsbild die durch plötzlich auftretende, braune bis kohlschwarze Pigmentierungen in syphilitischen Erscheinungen gekennzeichnete *echte akute postexanthematische Pigmentsyphilis* erwähnt wird. Diese kann sich klinisch äußern in Form von Flecken, netzförmigen Pigmentierungen, diffusen, nicht netzförmigen, rauchigen, schmutzigen Verfärbungen oder universellen Marmorierungen der Haut.

Histologisch zeigen derartige, ungefärbt durch den intensiv gelbbraunen Grundton auffallende Gewebsschnitte *eine äußerst starke Pigmentierung* der

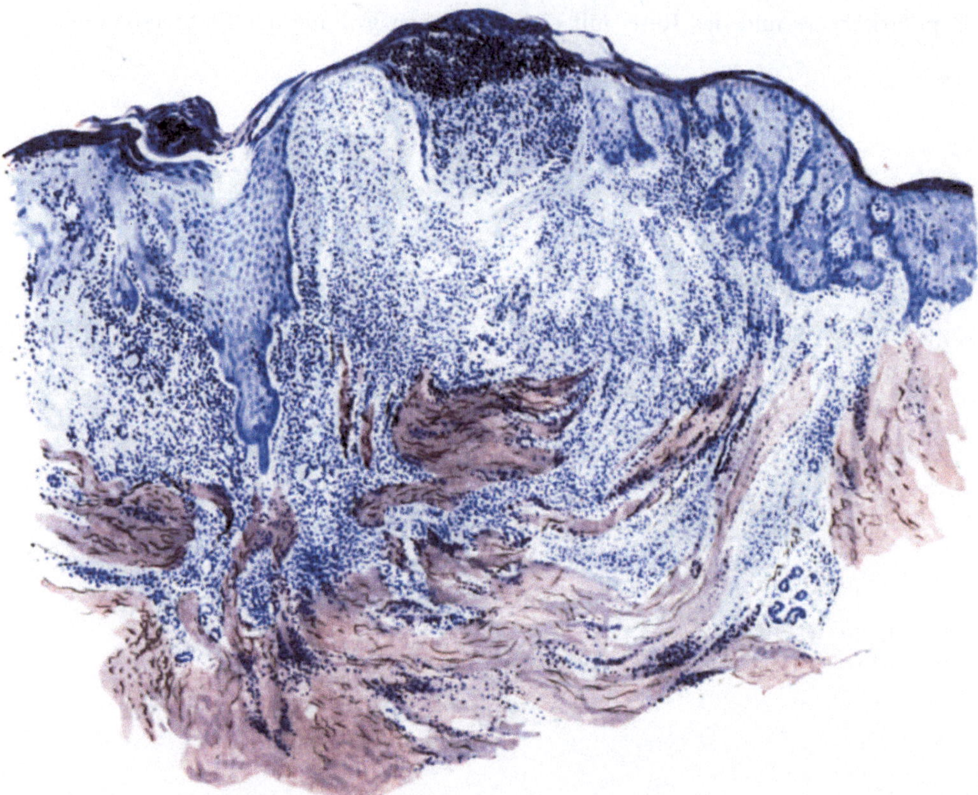

Abb. 228. *Lues III* (♀, 61jähr., Oberarm). *Pustulöses (ulcero-krustöses) Syphilid.* Orcein, polychromes Methylenblau. O = 35:1; R = 35:1.

unteren Epidermisschichten und eine wenig schwächere der Cutis, hier die Gefäße vor allem des Rete vasc. subpap. umfassend und nach unten hin mantelförmig umscheidend. Das *Pigment* liegt als dunkelschwarzbraune, körnige Masse inter- und intracellulär in der Epidermis; in der Cutis eng an die Umgebung der Gefäße gelagert in mehr rötlich-goldbraunen Ansammlungen (P. Unna). Derartige echte Melaninpigmentierungen sind nicht zu verwechseln mit den gelegentlich nach *hämorrhagischen Syphiliden* zu beobachtenden braungelben Flecken, die sich histologisch als teils freie, teils phagocytierte, im Bindegewebe liegende goldgelbe Granula erweisen, welche als aus dem Blutfarbstoff stammendes Hämosiderin mit Ferrocyankali und Salzsäure die Berliner Blau-Reaktion geben.

Wenn auch grundsätzlich eine scharfe Trennung der sekundären von den

regionär umschriebenen Syphiliden

(Hauterscheinungen der sog. tertiären Syphilis)

nicht berechtigt ist, so zeigt uns das histologische Bild doch gewisse Unterschiede, indem gegenüber dem mehr infiltrativ-entzündlichen Wesen der ersten bei den letzten die Bildung richtiger Granulationsgeschwülste im Vordergrunde steht. Bei ihnen unterscheidet man, der Dermatologe im allgemeinen strenger als der pathologische Anatom, zwei Formen spezifischer Veränderungen. Die eine, *das syphilitische Gummi*, welches der alten klassischen Darstellung syphilitischer Gummen entspricht, und bedingt ist durch eine massige Nekrose infolge schnell einsetzender völliger Hemmung der arteriellen Blutzufuhr eines mehr oder weniger ausgedehnten Gefäßbezirks, vornehmlich im Hypoderm, und eine zweite, das sog. *tertiäre (tubero-ulcero-serpiginöse) Syphilid*, das doch noch mehr vom Charakter der produktiven Entzündung zeigt, damit den sekundären Formen näher steht und von diesen auch histologisch im Grunde nicht zu unterscheiden ist. Es führt in seinem Verlaufe neben vielen der Sekundärperiode entsprechenden papulösen Produkten zur Bildung typischer tuberkuloider Veränderungen, mit Epitheloid- und Riesenzellen sowie unter Umständen geringgradiger Nekrose. Es ist in erster Linie eine Erkrankung der oberen Cutis.

Tubero-ulcero-serpiginöse Syphilide.

Klinisch und histologisch wiederholt das *tertiäre tuberöse Syphilid* „in etwas vergrößertem Maßstabe und mit geringen strukturellen Abweichungen aufs genaueste den Typus der sekundären Papel" (UNNA).

Dementsprechend finden wir auch hier bei etwas längerem Bestande alle jene Entwicklungsformen (krustös, ulcerös, serpiginös) wieder, wie wir sie dort gesehen haben. Gegenüber dem exanthemartigen, symmetrischen Auftreten der papulösen Syphilis der Sekundärperiode haben wir jedoch bei der tertiären Syphilis *regionär beschränkte papulo-tuberöse* Herde, die unregelmäßig verteilt, als einzelne oder wenig zahlreiche, kupfer- bis schinkenfarbige, linsen- bis bohnengroße, deutlich vorgewölbte derbe Knötchen auftreten und nach längerem Bestand und zunächst brauner Pigmentansammlung abblassend, schließlich unter auch klinisch wahrnehmbarer *Narbenbildung* abheilen. Die Oberfläche kann glatt sein; meist ist sie jedoch von Schuppen oder Krusten bedeckt, selten papillomatös, häufiger geschwürig zerfallen, wobei dann unregelmäßige, serpiginöse, aber scharf begrenzte Geschwüre entstehen, die Neigung zu fortschreitender Ausbreitung bei Vernarbung der älteren Bezirke zeigen. Die eben beschriebenen verschiedenen Formen können vielfach an ein und demselben Krankheitsherde nebeneinander vorkommen.

Histologisch erinnert das Bild der tuberösen Syphilide außerordentlich an die syphilitische Papel: Entwicklung eines im Gegensatz zu dieser allerdings meist *scharf umschriebenen*, linsenförmigen, perivasculären, plasma- und lymphocellulären *Infiltrats* im Stratum papillare und subpapillare bis zur mittleren Cutis, mit wechselnd zahlreichen Epitheloiden und zum Teil bereits zentral verkäsenden Riesenzellen sowie Wucherung der Fibroblasten. Dabei finden sich in diesen diffusen Zellinfiltraten vielmals kleinere Herde, die genau *dem Aufbau epitheloider Tuberkel* entsprechen und dadurch histologisch eine Trennung vom *Lupus vulgaris* oft schwer, ja unmöglich machen können (NICOLAS und FAVRE, ARNDT u. a.). *An anderen Stellen wieder fehlen Epitheloide und Riesenzellen* nahezu vollständig; das Infiltrat besteht lediglich aus umschriebenen Herden von Lymphocyten und Plasmazellen. Dabei sind im *Gegensatz zur sekundären Syphilis* die Gefäße erheblich vermehrt, stärker erweitert, namentlich am Rande der Zellherde, ihre Wandung deutlich verdickt. Das *elastische* Gewebe im Corium ist innerhalb der Zellherde geschwunden; das *kollagene* Gewebe, soweit es nicht durch das Infiltrat zerstört ist, dicker und plumper, besonders im Papillarkörper,

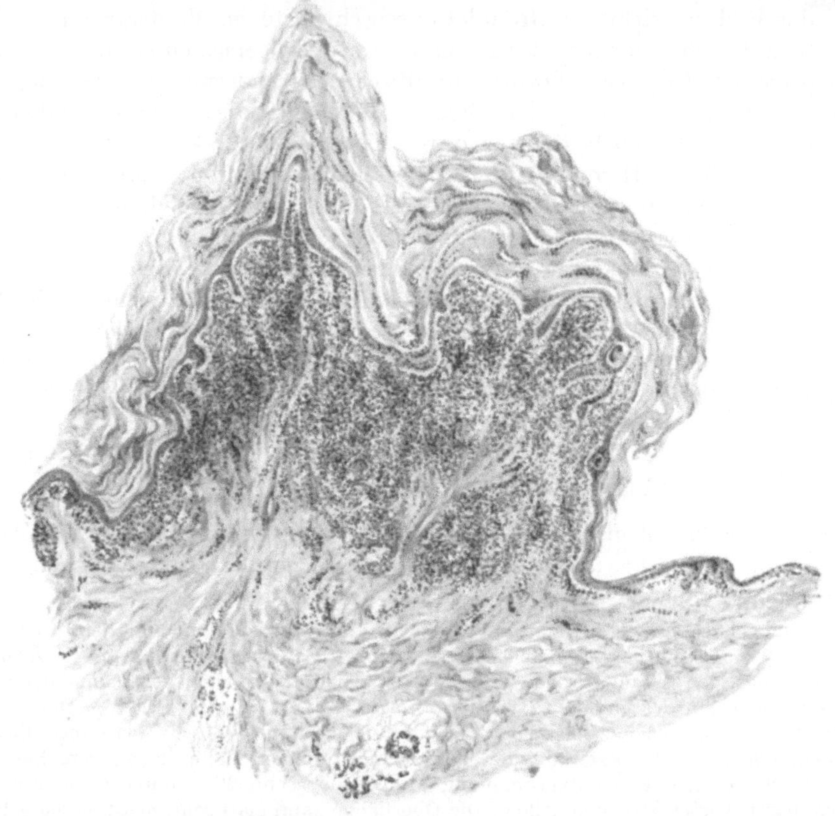

Abb. 229. *Lues III* (♀, 49jähr., Bauch, Infektion vor 25 Jahren). „*Cornu cutaneum*" *syphilit.* O=31:1; R=31:1.

dessen Aufbau dadurch mehr dem der Cutis entspricht, namentlich unter Berücksichtigung der weit klaffenden Blut- und Lymphgefäße (Unna).

Die *Epidermis* nimmt nur passiv an den Veränderungen teil; das wachsende Zellinfiltrat führt zu einem Verstreichen des Papillarkörpers, zur Abflachung und schließlich zum Schwund der Epithelleisten, zur Verdünnung der übrigen Epidermisschichten, in erster Linie der Stachelschicht.

Erfolgt bereits im rein tuberösen Stadium eine *Rückbildung*, so beginnt diese mit einer Resorption des Zellinfiltrats zunächst im Papillarkörper, dann aber auch in der oberen Cutis, unter gleichzeitigem Ersatz durch ein zunächst an jungen Fibroblasten reiches, bald derber und fester werdendes Bindegewebsgerüst, das von weit klaffenden Blut- und namentlich Lymphgefäßen durchzogen ist. Zu diesem Zeitpunkt erinnern nur noch wenige, namentlich an den

Teilungsstellen der kleinen Gefäße liegende Infiltrationsherde an die spezifische Veränderung (s. Abb. 231). Auch diese schwinden schließlich, und es bleibt eine zunächst bräunliche, dann zart weiße, leicht narbige, glatte Einsenkung der Haut zurück, der unter einem verstrichenen Papillarkörper ein in derben horizontalen Bündeln angeordnetes Bindegewebsfeld entspricht.

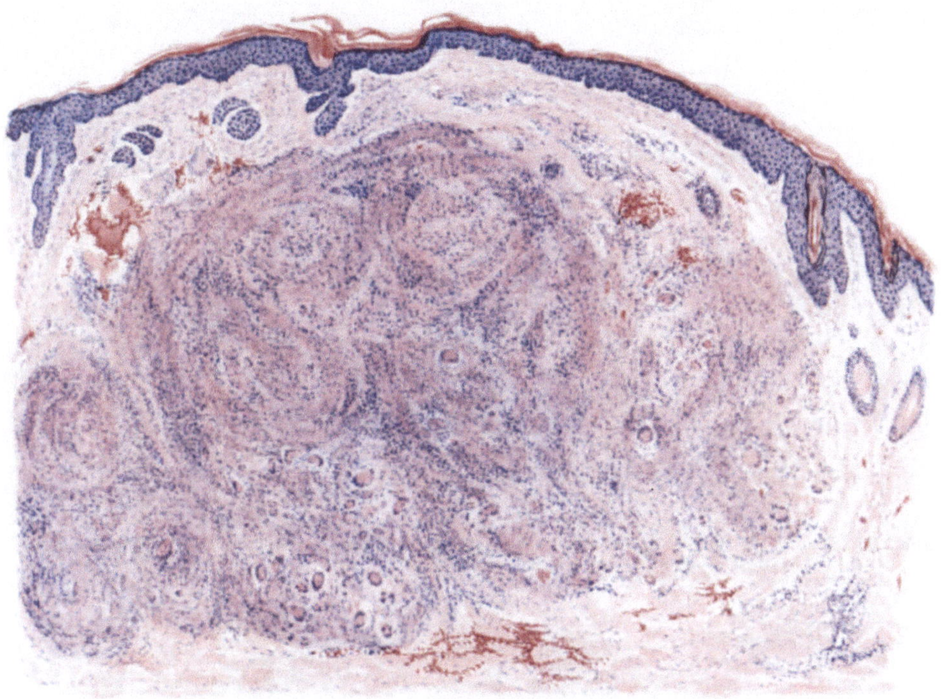

Abb. 230. *Lues III* (♀, 50jähr., Naso-Labialfalte). *Nodöses tuberkuloides Syphilid.* Hämatoxylin-Eosin. O = 35:1; R = 35:1.

Die *Epidermisveränderungen* bei den krustösen und ulcerösen Tubercula und Tubera der Lues III weichen grundsätzlich nicht von den früher bei der sekundären Syphilis geschilderten ab.

Die zu Beginn wechselnd stark ausgeprägte, sowohl inter- wie suprapapilläre Acanthose geht mit der Entwicklung des Zellinfiltrates im Corium allmählich wieder zurück, zuerst in den Epithelleisten, dann auch in der suprapapillären Stachelschicht. Dann tritt die infolge der vorhergehenden Hypertrophie sämtlicher Epidermisschichten meist *erheblich verdickte Hornschicht* unter Umständen sehr nahe an die abgeflachten Papillenspitzen heran, von diesen nur durch wenige Stachelzellagen getrennt. Die zu diesem Zeitpunkt stets vorhandene und hier besonders reichliche Leukocytenauswanderung führt, zusammen mit ausgetretenem Serum, in den zum Teil höhlenförmig erweiterten Saftspalten zu kleinsten *Mikroabscessen*, ähnlich wie bei der Psoriasis, wie wir das ja auch bei der Lues II gesehen haben. Nehmen Exsudation und Leukocytose zu, wird die Krustenbildung stärker, das oberflächliche Zellinfiltrat im Papillarkörper eingeschmolzen, so zerfällt vielfach diese hinfällige Decke völlig, und wir haben das *oberflächliche, ulceröse tertiäre Syphilid* vor uns. An anderen Stellen kann mit dem Zerfall gleichzeitig eine mächtige Wucherung der Stachelzellen über dem papillären Infiltrat zu den *papillomatösen tertiären Syphiliden* führen. Davon abgesehen, bestehen jedoch, wie hieraus hervorgeht, keine erheblichen Unterschiede.

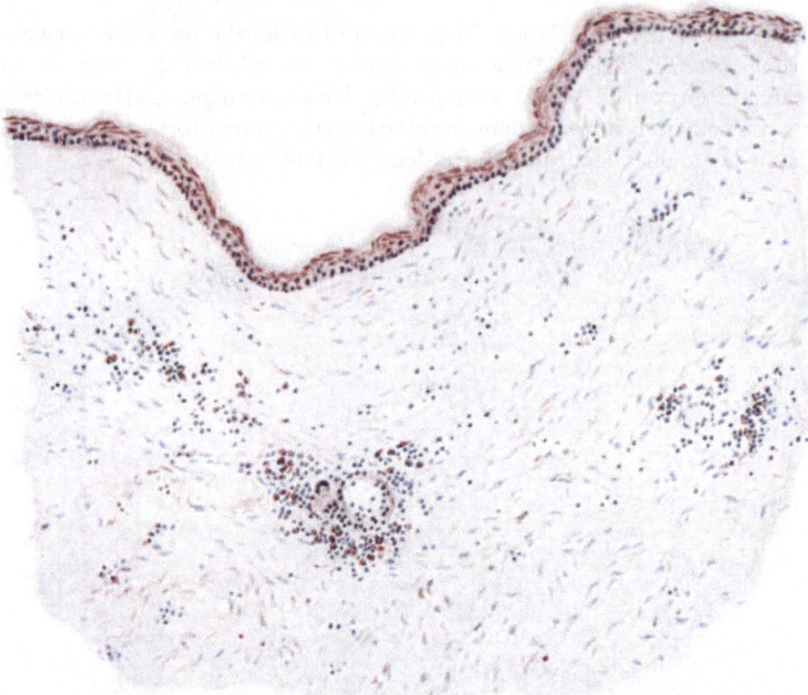

Abb. 231. *Lues III* (♂, 50jähr., Narbe vom Unterschenkel) mit Resten „syphilitischer" Zellinfiltrate um die starren, erweiterten Gefäße. Methylgrün-Pyronin. O = 147:1; R = 130:1.

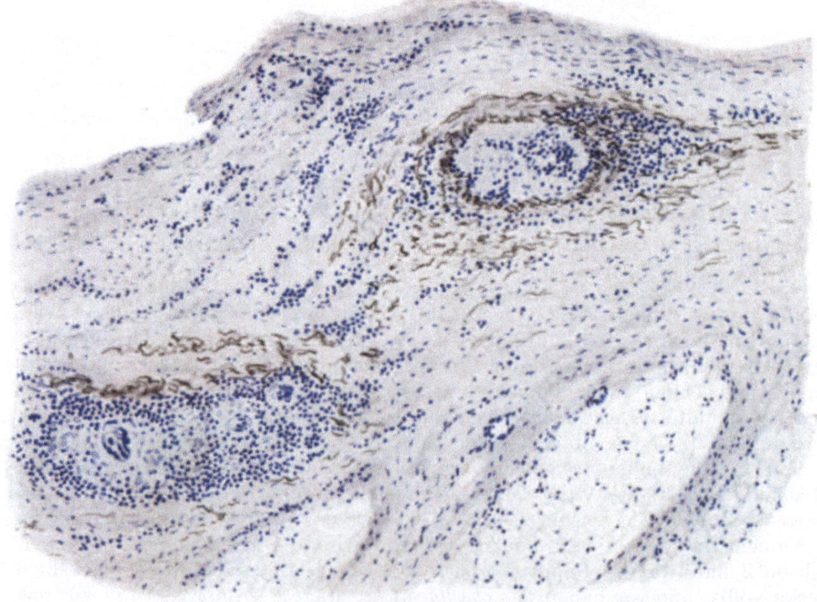

Abb. 232. *Lues III* (♀, 38jähr., Unterschenkel). *Ulceröses Syphilid.* Phlebitis und Periphlebitis obliterans. Saures Orcein, polychrom. Methylenblau. O = 128:1; R = 110:1.

In der Cutis dagegen zeigt die Entwicklung zum ulcerösen Syphilid *einige Eigentümlichkeiten des Gewebszerfalls*, die in gewisser Hinsicht bereits eine Ähnlichkeit mit der formalen Genese *gummöser* Veränderungen der Tertiärperiode aufweisen. Der Prozeß geht von erweiterten, perivasculären, sehr stark infiltrierten, in ein eigenartig gequollenes Gewebe eingelagerten Gefäßen aus, deren Lumen einmal durch eine starke *Endothelwucherung (Endophlebitis)*, dann aber auch durch die die Gefäßwand durchsetzenden Infiltratzellen verengt und schließlich unter Schwund des elastischen Gewebes völlig verschlossen wird *(Phlebitis und Periphlebitis obliterans)* (s. Abb. 232).

Dieser Vorgang kann gelegentlich einmal das histologische Bild völlig beherrschen, namentlich bei Übergangsformen sekundärer zu tertiärer Syphilis. Hier kommt es dann zu einem „eigenartigen knotenförmigen, cutan-subcutan gelegenen, immer mit der Haut verschieblichen, in Einzahl, meist aber in Mehrzahl vorhandenen Krankheitsbild. Meist sitzen diese rundlichen, spindeligen oder strangförmigen Herde an den unteren Extremitäten (sog. *Erythema nodosum syphiliticum)*, gelegentlich auch anderswo, so häufiger in zahlreichen Exemplaren an Stirn, Schläfen und behaartem Kopf. Sie stellen schwere Gefäßschädigungen mit perivascularem Infiltrat, Endothelwucherung, Gefäßverschluß und Zerstörung der Gefäßwand dar“ (Frieboes).

Die derartig gehemmte Blutversorgung führt unter Umständen sehr schnell zu *zentraler Erweichung und Verkäsung;* es ist dann nur eine Frage der Ausdehnung und topographischen Lagerung des ganzen Prozesses, ob es bei einer *miliaren Gummenbildung* — bei oberflächlicher Lage vielleicht mit Einbruch in die Epidermis und daher mit nachfolgender Vernarbung — bleibt oder aber, wenn das nicht der Fall ist, der tuberöse Herd äußerlich keine Veränderung setzt oder schließlich — infolge des Schwundes weiter Gewebsbezirke — eine auch klinisch feststellbare Erweichung, eine gummöse, tertiär luische Bildung eintritt.

Gummöse Syphilide.

Klinisch kommt es in solchen Fällen, am häufigsten an den Unterschenkeln, am Kopf, besonders am Schädeldach, aber auch an jeder anderen Körperstelle, zur Entwicklung kaum schmerzhafter, tief in Cutis und Subcutis gelegener (unter Umständen bei sekundären Hautgummen auch in die Tiefe der Muskulatur und der Knochen reichender), ziemlich scharf umschriebener, wechselnd großer Knoten von zunächst teigig fester, später — falls nicht vorher eine spontane Rückbildung einsetzt — vielfach weicherer Beschaffenheit. Die namentlich über den tiefer gelegenen Gummen zunächst unveränderte Haut wird bei Annäherung des Granulationsgewebes blaurot, livide verfärbt, um endlich geschwürig zu zerfallen. Dabei entstehen dann meist kreisförmige oder ovale Ulcera mit scharfem, unterwühltem Rande und schmierig belegtem, leicht blutendem Grunde. Gelegentlich kommt es auch nur zu einem, den tiefgelegenen Gummiknoten mit der Haut verbindenden Fistelgang, ähnlich wie bei der colliquativen Hauttuberkulose.

Im histologischen Bilde ist die Zellbeteiligung am Infiltrataufbau durchaus die gleiche wie beim tuberösen Syphilid. Das Infiltrat ist hier in seiner Gesamtverteilung jedoch *schärfer abgesetzt*, ziemlich schroff findet der Übergang des infiltrierten in das zellfreie Gewebe der Umgebung statt. Auch bei den Gummen läßt sich in den Frühstadien der *Ausgang* von *einer*, in ein dichtes spezifisches Infiltrat eingelagerten, *perivasculären Bindegewebsneubildung* feststellen. Später findet man hier junges, sehr zellreiches Granulationsgewebe, das aus wuchernden, fixen Bindegewebszellen, Epitheloid- und Riesenzellen aufgebaut und in der Mitte in wechselndem Maße der *Verkäsung* anheimgefallen ist, was schlechte Färbbarkeit des Gewebes, Kern- und Zelldetritus kundtun. Diese zentral verkäste Partie wird dann von einem scharfen Lymphocytenwall abgegrenzt. Kommt es zur *Aufsaugung* dieser nekrotischen Massen, so entwickelt sich an ihrer Stelle ein zunächst zellreiches, dann zellarmes, derbes Narbengewebe. Da vielfach zahlreiche derartige Einzelherde zusammenliegen, kann das Ganze schließlich

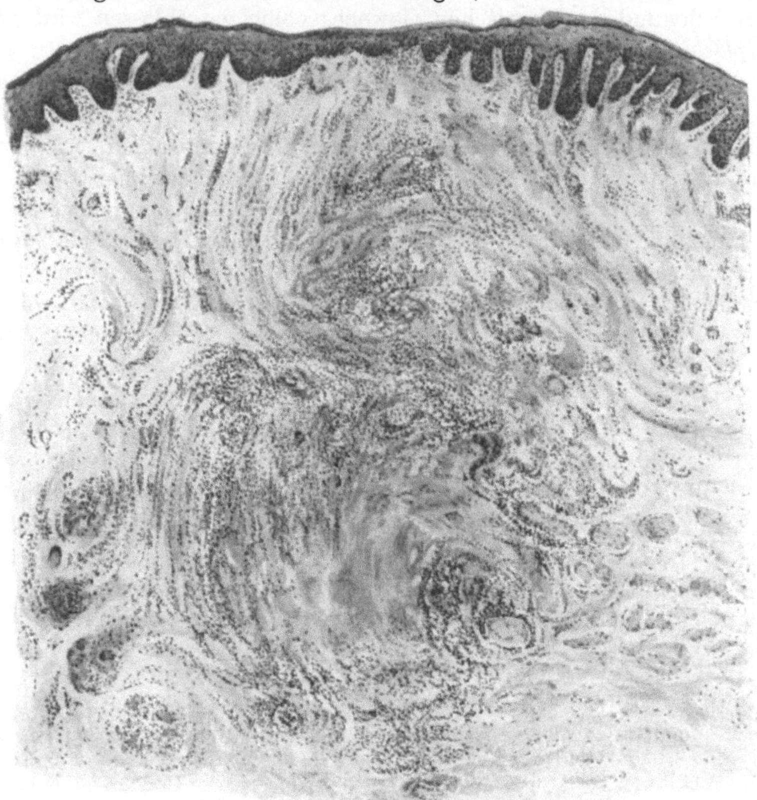

Abb. 233. *Lues III* (♂, 40jähr., Rücken). *Miliares Gummi.* O = 35:1; R = 30:1.

zentral ausgedehnte diffuse Verkäsung zeigen, während zum Rande hin kleine, aus Lymphocyten, Plasmazellen, Epitheloid- und Riesenzellen aufgebaute, teils gefäßhaltige, teils gefäßlose Knötchen auftreten. *Fibrin* ist in diesen geschlossenen Gummen nicht sicher nachzuweisen, wenn auch — falls eine massige Koagulationsnekrose noch nicht vorhanden ist — zwischen den Infiltratzellen ein breitmaschiges, feinfaseriges, nach WEIGERT allerdings kaum färbbares Netzwerk feststellbar sein kann, das vielleicht seine spezifische Färbbarkeit eingebüßt hat (URBACH). In den gummösen Geschwüren ist hingegen sowohl in den Krusten, als auch unterhalb derselben, in den noch nicht verkästen Gewebsteilen, ein fibrinöses Netzwerk vorhanden.

Das *elastische und kollagene* Gewebe, zentral meist eingeschmolzen, ordnet sich zum Rande hin in zum Teil neu entstandenen, schalenartigen Gebilden um das Infiltrat an. Bei den nodösen sowohl wie den ulcerösen Syphiliden finden sich nämlich im Infiltrat überall dort, wo die elastischen Fasern zugrunde gegangen sind, *neugebildete Gitterfasern*, mit Ausnahme der nekrotischen Bezirke (ZURHELLE). Zwischen beiden trifft man als intermediäre Schicht eine Zone, in der das spezifische Infiltrat außerordentlich zellreich, in erster Linie aus Lymphocyten und Plasmazellen aufgebaut ist. Alles in allem ein Anblick, wie wir ihn *ganz ähnlich bei der Tuberkulose* zu sehen gewohnt sind.

Kommt die gummöse Bildung in die Nähe der *Epidermis*, so bleibt diese naturgemäß nicht unbeeinflußt, und man findet, je nach dem Zeitpunkt der Untersuchung, alle Grade des Gewebsabbaues, vom einfachen Ödem über die Epidermisverdünnung bis zum geschwürigen Zerfall, wobei dann die Geschwürsränder infolge der scharfen Absetzung des Cutisinfiltrates bzw. der Gefäßverlegung ziemlich scharf zum Grunde abfallen. Dieser besteht hauptsächlich aus Leukocyten und Zelldetritus, beide eingelagert in eine verkäste Grundmasse, die gegen das umgebende gesunde Gewebe durch ein scharfbegrenztes, zellreiches, mehr oder weniger spezifisch aufgebautes Infiltrat abgesetzt ist.

Spirochäten finden sich bei den *maculösen Exanthemen* vornehmlich im *subpapillären Gefäßnetz*, etwas reichlicher in den ab- als in den zuführenden Stämmchen, während sie in den Capillaren der Papillen um so seltener werden, je näher man der Epidermis kommt. Sie durchsetzen das ganze Gefäßgewebe von den Endothelien im Lumen bis ins perivasale Bindegewebe. *Phagocytiert* finden sie sich in den Endothelien spärlich, häufiger in den Perithelien, insbesondere den gewucherten „Fibroblasten" (EHRMANN), daneben auch in einzelnen Leukocyten. In den *papulösen Syphiliden* der sekundären Syphilis wurden sie zuerst von LEVADITI, in *krustösen* von EHRMANN, in *anulären* Formen von ERICH HOFFMANN nachgewiesen. Sie finden sich bei den papulösen Formen besonders reichlich in der Epidermis, namentlich in den erweiterten Lymphspalten des Stratum basale und unteren Stratum spinosum, aber auch bis zur Hornschicht hinauf (MINASSIAN, TIÈCHE). Sie treten hier nicht nur innerhalb des erkrankten Bezirks, sondern auch in der klinisch und histologisch scheinbar gesunden Umgebung auf.

In der *Cutis* lassen sich die Spirochäten meist im perivasalen Gewebe, besonders des Papillarkörpers nachweisen; aber auch hier ist die Verteilung durchaus ungleichmäßig. *Am reichlichsten* und regelmäßigsten finden sie sich im sekundären Stadium unbedingt *in den nässenden Papeln* (BERTARELLI), und zwar in großen Mengen; manchmal zu dichten Netzwerken und verfilzten Haufen angeordnet im Stratum papillare und der Epidermis; hier besonders oberhalb der Papillen, wo das intercelluläre Ödem der Epidermis am stärksten ausgebildet ist. Sie reichen bis in die obersten Epithellagen hinauf, hier manchmal mit anderen Spirochätenarten vergesellschaftet. Aber auch in den Infiltraten der Cutis, auch hier wieder besonders in der Umgebung der Gefäße und in deren Lumen, sind sie zahlreich vorhanden.

Für die *Entstehung des Leucoderma syphiliticum* mag es von Bedeutung sein, daß — wie ERICH HOFFMANN zuerst betont hat — das Pigment in der Epidermis, soweit die Spirochäten vorgedrungen sind, fehlt oder doch erheblich vermindert ist.

Relativ häufig werden die Spirochäten auch im *Follikelepithel* gefunden, ferner im *Haarbalg*, in der *Wurzelscheide* und in den *Haarpapillen*, *seltener bei lichenoiden, kleinpapulösen und pustulösen Syphiliden und noch seltener bei der tertiären Syphilis* sowie der *Lues maligna*, Tatsachen, auf die bei der Pathogenese noch zurückzukommen ist. Bei der *tertiären Syphilis* finden sich die Spirochäten jedoch nicht im Geschwürsbelag oder Geschwürsgrund, sondern in den geschlossenen Läsionen und den Gummen — hier allerdings *außerordentlich selten* —, und zwar besonders auch hier in den Gefäßwandungen und perivasalen Lymphräumen der Randzonen (E. HOFFMANN, BLASCHKO).

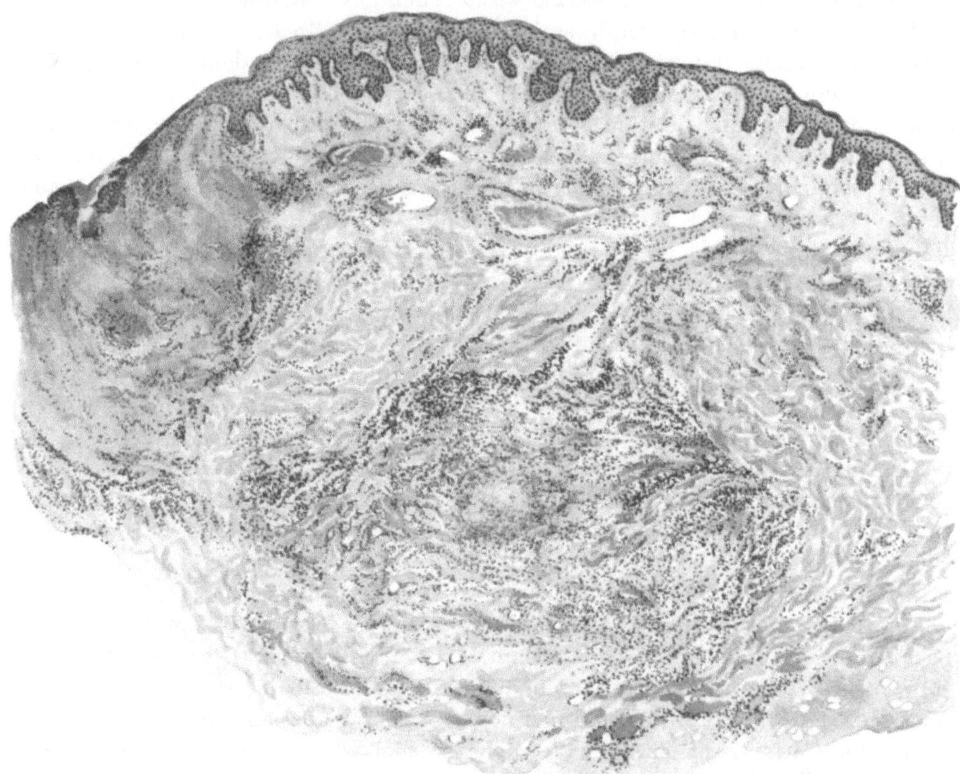

Abb. 234. *Lues III* (♀, 66jähr., Sternalgegend). *Gummen. Randabschnitt.* Links gummöser Zerfall unter der nekrotischen Epidermis, rechts umschriebenes Gummi an der Cutis-Subcutisgrenze. Darüber stark erweiterte Gefäße. O = 31:1; R = 31:1.

Spirochäten fand ALLEN in jüngeren *juxtaarticulären Knoten* (**Nodositates juxtaarticulares**). Diese werden nicht nur bei der Syphilis, sondern auch bei der Framboesie beobachtet. Sie kommen im Spätstadium der Lues vor und bilden einzelne oder mehrere, meist in der Subcutis und besonders häufig in der Ellbogengegend gelegene Knoten. Diese sind zunächst weich und werden später härter. Sie können in ihrem Zentrum zerfallen und dann Cysten bilden, die eine amorphe Masse enthalten.

Histologisch bestehen sie aus fibrösem Bindegewebe, das nach dem umgebenden Fettgewebe hin nicht abgekapselt und locker ist, sich nach dem Zentrum zu aber mehr und mehr verdichtet. Zwischen den Bindegewebssepten und nach der Mitte hin zeigt es deutliche Degeneration mit schließlich völligem Zerfall. Ehe es zu dem völligen Untergang kommt, ist das Bindegewebe zunächst kernarm und hyalin entartet. Die elastischen Fasern sind zerstört. Die meist reichlichen Gefäße zeigen erhebliche degenerative Veränderungen der Wände. Die Intima ist oft bis zu völligem Verschluß des Lumens verdickt. Um die Gefäße, aber auch unabhängig davon zwischen den Bindegewebsbündeln, oft besonders an der Peripherie der Knoten, findet sich ein Infiltrat überwiegend aus Lymphocyten, manchmal mit sehr reichlich Plasmazellen, aber seltener Epitheloiden und Riesenzellen, auch vom LANGHANS-Typ. Lipoidhaltige Schaumzellen, die den Knoten einen xanthomatösen Aufbau geben und hämosiderinhaltige Zellen können sich finden (JESSNER). Die Knoten zeigen häufiger einen dreischichtigen Aufbau (JEANSELME): ein degeneriertes Zentrum und ein äußeres Infiltrat, dazwischen eine Übergangszone.

Differentialdiagnose. Wie oben schon kurz angedeutet, steht die Unterscheidung von der *Tuberkulose* an erster Stelle. Dabei kann es sich nicht allein um Gewebe des tertiären, sondern gelegentlich auch solche des Sekundär-, ja sogar des Primärstadiums handeln. Bei diesem letzteren dürfte bei genauer Berücksichtigung des dort bereits Gesagten eine Schwierigkeit jedoch kaum bestehen. Für die sekundären und tertiär-luischen Veränderungen bzw. die entsprechenden durch den Tuberkelbacillus hervorgerufenen Formen wird man naturgemäß zunächst einen Anhaltspunkt im Nachweis des Erregers suchen, was allerdings, auch im Tierversuch, nicht immer gelingt. Da auch die Seroreaktionen, wenigstens früher, in sicher tertiär-luischen Fällen negativ ausfielen und gerade die tuberösen und ulcerösen bzw. gummösen Erkrankungen dieses Stadiums in erster Linie differentialdiagnostische Schwierigkeiten bereiten, so bleibt der Wunsch nach sicheren Unterscheidungsmerkmalen bestehen. Solche sind jedoch, um das gleich vorweg zu nehmen, in manchen Fällen *histologisch sicherlich nicht zu erbringen.* Insbesondere ist der Standpunkt, daß wir im Epitheloid-Rundzellentuberkel und in der LANGHANSschen Riesenzelle mit ihren typisch wandständigen Kernen ein ausschließliches Produkt des Tuberkelbacillus vor uns hätten, längst aufgegeben. Auch die von BAUMGARTEN u. a. vertretene Ansicht, daß stark verkäste gummenähnliche „tuberkulöse" Granulationsgewebe durch das Vorhandensein typischer Miliartuberkel in ihrer Umgebung sich als echte durch den Tuberkelbacillus bedingte Veränderungen kennzeichneten, ist durch entgegengesetzte Befunde, unter anderem auch in der Haut, widerlegt (LUBARSCH). Man muß vielmehr heute zugeben, daß *die gummösen Produkte der Spirochaeta pallida sich in nichts mit Sicherheit von den Infiltrationen anderer chronisch entzündlicher Gewebsneubildungen unterscheiden.* Diesen Standpunkt hat bereits schon VIRCHOW vertreten, und er hat Recht behalten, wenn auch insbesondere von pathologisch-anatomischer Seite eine Reihe von Beweismitteln angeführt sind, die — wenn sie alle zusammentreffen — in vielen Fällen eine histologische Entscheidung gestatten. Als solche erwähnt LUBARSCH, daß die Verkäsung im Gummiknoten meist eine diffusere und ausgedehntere sei als im Tuberkel und hier im Stadium der bindegewebigen Metamorphose, beim Tuberkel dagegen stets vorher auftrete. Daher sind Bindegewebsbündel und Blutgefäße in verkästen Gummen trotz fehlender Kernfärbung im Gegensatz zu den amorphen Massen des verkästen Tuberkels in der Form wenigstens meist noch gut erkennbar, zumal sich bei entsprechender Färbung vielfach auch in scheinbar echten Tuberkeln in der Umgebung diffuser Verkäsung noch verschlossene, aber in ihrem elastischen Anteil noch wechselnd gut erhaltene Blutgefäße als Beweis für die luische Natur der Veränderung vorfinden.

Hingegen können endarteriitische bzw. endophlebitische Prozesse in der *Umgebung* verkäster Herde für sich allein nichts Entscheidendes bedeuten.

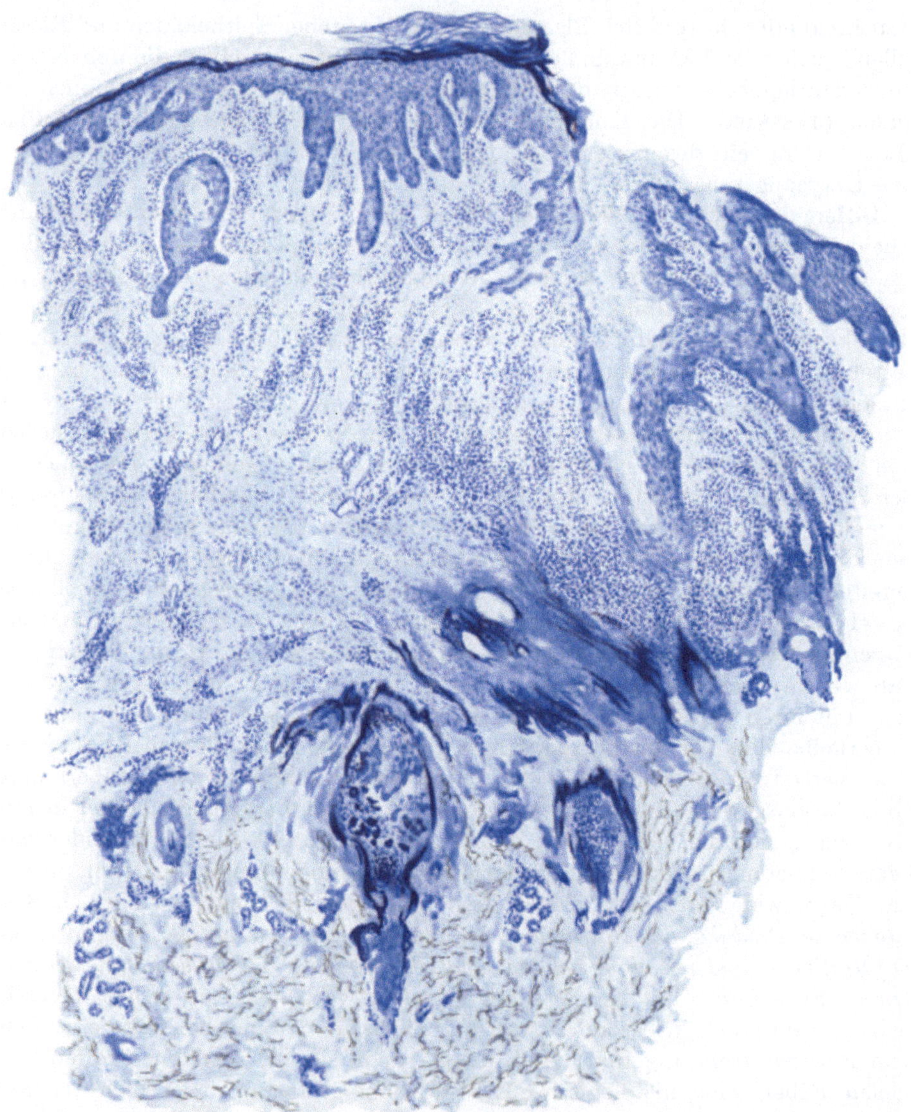

Abb. 235. *Lues III* (♂, 48jähr., Nackengegend). *Pustulös-ulceröses Syphilid mit narbiger Ausheilung*, klinisch an *Keloidacne* erinnernd. Polychromes Methylenblau. O = 31:1; R = 31:1.

Auch die von LUBARSCH betonte, im Vergleich zur Tuberkulose relative Armut der Gummen an Epitheloidzellen im Verhältnis zu den kleinen Granulations- und Plasmazellen, wurde später durch den Nachweis rein aus Epitheloidzellen bestehender und daher sarkoidähnlicher, aber zum Teil gummös erweichter tertiär-luischer Krankheitsprodukte (PAUTRIER) in ihrer Beweiskraft eingeschränkt, wenn auch nicht völlig erschüttert. Dagegen ist der im

Vergleich zum Tuberkel *reichlichere Gehalt der Gummen an Fibroblasten und faserigem Bindegewebe* ein schätzenswertes Hilfsmittel, während die namentlich von dermatologischer Seite in den Vordergrund gestellte Endophlebitis obliterans nicht unbedingt immer für Syphilis sprechen muß (HERXHEIMER). Auch die Trennung von der *Sporotrichose* (s. d.) ist meist sehr schwer. Einen gewissen

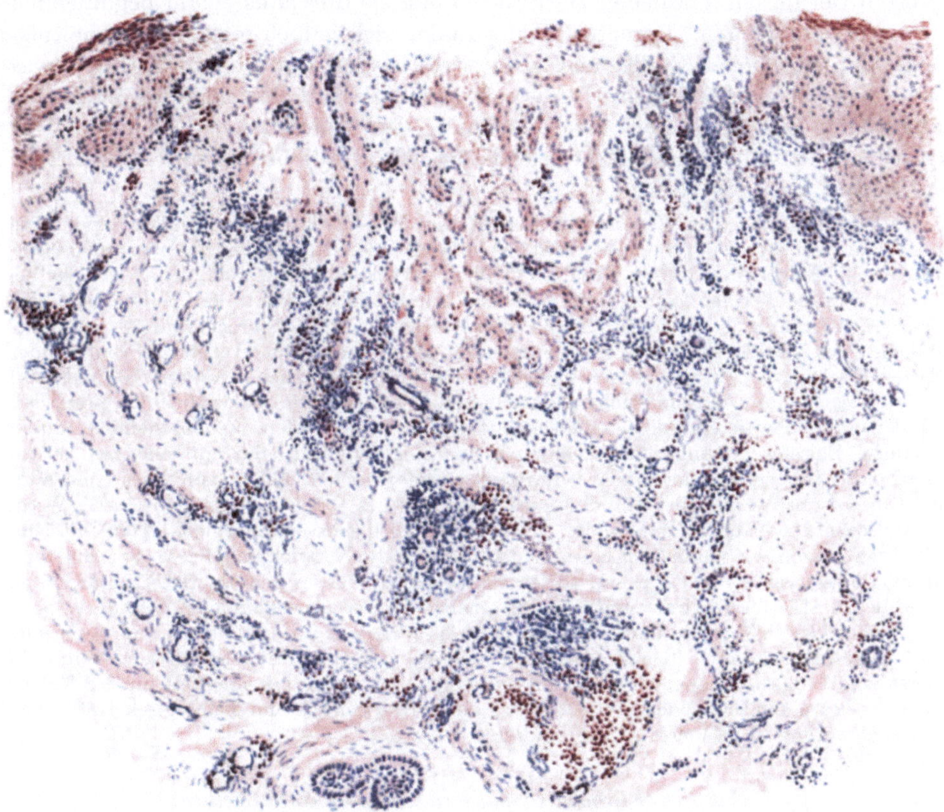

Abb. 236. *Lues III* (♀, 33jähr., Bauch, seit $1^1/_2$ Jahren bestehend, Infektion vor 9, eine Kur vor 8 Jahren). *Tubero-ulceröses Syphilid. Atypische Epithelwucherung.* Methylgrün-Pyronin. O = 16:1; R = 14:1.

Anhalt bietet die fast immer, auch bei den diffusen Formen vorhandene Anordnung des sporotrichotischen Gewebes in drei Zonen: am Rande der Ring hypertrophischer Bindegewebszellen, dann die Zone der degenerierten Epitheloiden und Riesenzellen und schließlich in der Mitte die polynucleären neutrophilen Leukocyten und Makrophagen, teils nekrotisch und teils wohl erhalten, in engem Beieinander; es fehlen bei der Sporotrichose die kleinen Gummen an den Gefäßen der scheinbar gesunden Umgebung, häufig auch elastische und kollagene Faserreste im verkästen Bezirk.

Neben Tuberkulose und Sporotrichose sind dann noch die *malignen epithelialen Neubildungen* von differentialdiagnostischer Bedeutung. Namentlich bei den zerfallenden tertiären Syphiliden, in erster Linie tubero-ulceröser Natur, findet man nicht eben selten hochgradige *atypische Epithelwucherungen* (siehe

Abb. 236), die unter Umständen tief in der Cutis isoliert sitzen, manchmal mit richtiger Hornperlenbildung, und durch ihre reiche Verästelung, ihr ausgedehntes breites und tiefes Wachstum auffallen. Meistens bewahren sie ja trotzdem den normalen Epithelaufbau. Andrerseits finden sich in derartig gewucherten Epithelherden gelegentlich einmal völlig entdifferenzierte, beinahe syncytiale Epithelsprossen tief im entzündlichen Infiltrat, so daß sie durchaus einem beginnenden Carcinom entsprechen. Derartige Bilder finden sich jedoch meist auf verhältnismäßig umschriebener Stelle und dies wird in der Deutung immerhin etwas zurückhaltend machen müssen. Aus rein histologischen Gesichtspunkten heraus wird aber in solchen Fällen eine Ablehnung des beginnenden Carcinoms nicht immer möglich sein. Glücklicherweise haben wir gerade hier in unserer Therapie eine schnell klärende Hilfe.

Pathogenese. Für das Verständnis der *Genese* der syphilitischen Krankheitsprodukte ist Zahl und Verteilung der Spirochäten in den verschiedenen Stadien und Formen von größter Bedeutung. Es geht aus dieser Kenntnis nämlich hervor, daß — gerade so wie wir das bei der Tuberkulose gesehen haben, und es heute bereits als Grundsatz der Entstehung sog. spezifischen Granulationsgewebes, überhaupt betrachtet wird — Spirochätenzahl und Entstehung eines spezifischen Infiltrates in gegenseitigem Abhängigkeitsverhältnis voneinander zu stehen scheinen. Auf die immun-biologischen Erklärungsversuche (Allergie, JADASSOHN) dieser Tatsache kann ich hier nicht näher eingehen. Ich möchte nur darauf hinweisen, daß bei den mit schwersten Allgemeinerscheinungen einhergehenden, augenscheinlich durch plötzliche Einschwemmung zahlreicher Spirochäten in die Blutbahn entstehenden pustulösen, varioliformen und malignen Syphiliden sowie manchen Fällen von Lues congenita, das Gewebssubstrat vielfach ein durchaus unspezifisches, banal entzündliches ist. Wenn wir andrerseits beobachten, wie bei den so außerordentlich spirochätenarmen, tertiär-luischen, tuberösen sowohl wie gummösen Krankheitsprodukten die Entwicklung dieses „spezifischen" Granulationsgewebes die Regel ist, so ist man versucht, hierin gewisse Gesetzmäßigkeiten zu erblicken. Diese sind zwar dazu angetan, einerseits unsere Anschauungen über die „Spezifität" einer Gewebsveränderung für ganze bestimmte Erreger zu erschüttern, uns anderseits aber zu zeigen, wie auch hier ein allgemein gültiges Gesetz auftaucht, das seinerzeit wohl zuerst von JADASSOHN angedeutet, dann von LEWANDOWSKY experimentell für die Tuberkulose erwiesen und schließlich von KYRLE für eben diese klinisch und histologisch ausführlich dargelegt worden ist (Näheres s. Tuberkulose).

γ) Durch die Spirochaeta pallidula (pertenuis Castellani).

Framboesie.

Die Framboesie (Yaws, Tonga, Pian) kommt vor in Nordafrika, Algier, Madagaskar und den tropischen Teilen von Asien, Amerika, daneben aber auch in Australien und gelegentlich einmal — eingeschleppt — in anderen Ländern. Ebenso wie bei der Syphilis finden sich auch bei ihr die verschiedensten Erkrankungsformen, in erster Linie der Haut, dann auch der Knochen und Gelenke. Man pflegt bei ihr, ähnlich wie bei der Syphilis, Früh- und Spätstadien zu unterscheiden.

Die Erkrankung wird durch die 1905 von CASTELLANI entdeckte *Spirochaeta pertenuis* (pallidula) hervorgerufen; es ist dies ein feinstes, gleichmäßig fadenförmiges, korkzieherartig gewundenes Gebilde von meist 8—12 oder auch 4—20 und mehr Windungen und bis zu 20 μ Länge. Morphologisch ist sie nicht von der Spirochaeta pallida zu unterscheiden.

Zur Darstellung im Ausstrich eignet sich die LEISHMANsche oder GIEMSAsche Modifikation der ROMANOWSKY-Färbung.

Die Erkrankung beginnt mit einer *Muttereffloreseenz* (HENGGELER), die meist als schmieriges Granulationsgeschwür beschrieben wird, nach HALLENBERGER jedoch — falls Verunreinigungen ferngehalten werden — als typisches framboesisches Papillom auftritt. Die Ansteckung erfolgt in der Hauptsache extragenital durch unmittelbare Berührung und führt nach rund drei Wochen zu dem primären Papillom, welchem dann nach 3—10 Wochen ein

Allgemeinausbruch entweder als maculöses Exanthem (Roseola) oder auch als Polypapillomatose folgt. Die Veränderungen sitzen mit einer gewissen Vorliebe an den Haut-Schleimhautübergängen, dann auch an den Kontaktflächen des Körpers, kommen jedoch auch an jeder anderen Stelle vor. Sie bilden sich nach mehrwöchigem Bestande entweder zurück oder zerfallen geschwürig und heilen dann unter Narbenbildung aus. Nach einer oft jahrelangen Latenzperiode kann es dann, häufig im Anschluß an Gelenkschmerzen, zu erneuter Geschwürsbildung kommen, die unter Umständen schwere Zerstörungen des harten und weichen Gaumens, der Nase (Rhinopharyngitis mutilans) sowie der Haut und der Knochen hervorruft (Hallenberger).

Das framboesische Papillom zeigt *histologisch* einen Aufbau, der bei oberflächlicher Betrachtung wohl an syphilitische Veränderungen erinnern kann, bei genauerer Durchmusterung jedoch kennzeichnende Unterschiede darbietet, die sich vor allem in der Umgebung der Gefäße feststellen lassen.

Diese Veränderungen sind in ganz *frisch aufgeschossenen Papillomen* zunächst sehr gering; man findet lediglich eine Zellansammlung, besonders um die erweiterten papillaren und subpapillaren Gefäße. Es handelt sich dabei in erster Linie um *Plasmazellen* (Henggeler). Die Infiltrate nehmen bei längerem Bestande an Dichtigkeit außerordentlich zu; sie fließen ineinander über, so daß eine Trennung in einzelne Herde nicht mehr möglich ist. Nunmehr finden sich neben den Plasmazellen auch zahlreiche polynucleäre Leukocyten, weniger Lymphocyten und mäßig gewucherte Bindegewebszellen. Mastzellen trifft man verhältnismäßig häufig. Nach der tieferen Cutis hin und selbst bis zu den Schweißdrüsenknäueln ziehen sich von dem diffusen Infiltrat des Papillarkörpers aus umschriebene perivasculäre Zellmäntel.

In dem Maße, wie das cutane Infiltrat heranwächst, treten auch stärkere *Epidermisveränderungen* auf. Es kommt zu einer ausgedehnten Parakeratose und mächtigen Wucherung besonders der interpapillären Stachelschicht der Epidermis. Dabei sind nicht nur die Zellen als solche durch reichliche Mitosen an Zahl erheblich vermehrt, sondern sie sind auch durch ein inter- und intracelluläres Ödem auseinandergedrängt bzw. vergrößert. Der ganze ödematöse Oberhautbezirk wird, besonders über der Mitte der Wucherung, von zahlreichen polynucleären Leukocyten durchsetzt, die an manchen Stellen in der Epidermis sowohl wie an der Grenze zum Papillarkörper sich in umschriebenen *miliaren Absceßbildungen* anhäufen. Die Zeichnung des Papillarkörpers ist an solchen Stellen völlig verwaschen. Im Vordergrunde steht jedoch, entsprechend der unregelmäßigen Wucherung der Epidermisleisten, eine starke Verlängerung und unregelmäßige Verzweigung der einzelnen Papillen, wodurch eine große Ähnlichkeit mit den nässenden Papeln der Syphilis hervorgerufen wird.

In diesen *älteren Herden* gesellen sich zu den Plasmazellen, namentlich in den Randabschnitten des Infiltrats, Lymphocyten und Fibroblasten, so daß dann das *reine Plasmom der Framboesie* nur noch in den mittleren Abschnitten erhalten bleibt. Das elastische Gewebe und auch das Bindegewebe werden von dem Infiltrat zunächst auseinandergedrängt, aufgelockert und schwinden schließlich völlig.

An den *Gefäßen* finden sich, abgesehen von einer mäßigen Erweiterung, *keinerlei Veränderungen,* auch da nicht, wo sie von dichten Zellmänteln umgeben sind. Nur vereinzelt sieht man eine mäßige Quellung der Endothelien. Die Lymphknoten können die Veränderungen der lipomelanotischen Reticulose (Pautrier und Woringer) aufweisen, was wohl durch die Pigmentabschwemmung aus der Epidermis zu erklären ist (Botreau-Roussel).

Die *lichenoiden,* die *lupusähnlichen* und auch die *pustulo-ulcerösen* Veränderungen, wie sie sich gelegentlich bei der Framboesie vorfinden, zeigen in ihrem histologischen Aufbau grundsätzlich keinen Unterschied von dem vorstehend gegebenen Bilde. Deibel u. a. beobachteten eine ausgesprochene follikuläre Hyperkeratose. Alles das, was sich an Einschmelzungserscheinungen, nekrotischem oder degenerativem Gewebszerfall feststellen läßt, ist wohl auf sekundäre Einflüsse zurückzuführen. Es kommt dabei, namentlich bei den Spätformen, zuweilen zu Riesenzellbildungen und zu einer ausgesprochenen, tiefen Wucherung der Epidermis, letzteres namentlich am unterminierten Rande des *framboesischen Geschwürs.* Das dann vorhandene, den Geschwürsgrund auskleidende Granulationsgewebe zeigt in seinem histologischen Aufbau nichts Kennzeichnendes mehr. Die *gummösen Bildungen,* wie sie ebenfalls in diesen Spätstadien beobachtet werden, finden sich als bindegewebige, von einem dichten Lymphocyten- und Plasmazellwall umgebene, unscharf begrenzte

Wucherungen, innerhalb deren man häufig eine Umwandlung in zunächst *gallertartiges Bindegewebe* und schließlich in eine homogene gallertartige Masse beobachten kann, in welcher Gefäße und Zellinfiltrat noch lange unverändert erhalten bleiben. Meist heilen derartig umgewandelte Gummen mit tief eingezogener Narbe ab; nur selten kommt es zum Durchbruch nach außen und damit zur Geschwürsbildung. Daneben sind manchmal auch noch verkäsende und fettige Degenerationsprozesse an dem Untergang dieser framboesischen, bindegewebigen Neubildungen beteiligt. Auf die auch bei der Framboesie vorkommenden *juxtaarticulären Knoten* haben wir bereits bei der Syphilis (s. S. 568) hingewiesen.

Differentialdiagnose: Die wichtigste und klinisch auch wohl schwierigste Unterscheidung ist diejenige von der *Syphilis.* Histologisch ist dies jedoch leichter. Dazu dienen vor allem die bei der Syphilis vorhandenen eigentümlichen Gefäßveränderungen. Für die Unterscheidung der syphilitischen Primärefflorescenz von der Mutterefflorescenz der Framboesie reicht allerdings die klinische Betrachtung völlig aus; dies gilt auch für die Sekundärexantheme. Schwierig ist lediglich die Unterscheidung der *Spätformen* beider Erkrankungen. Für diese ist das klinisch oft unmöglich. Da gestattet nun das histologische Bild eine sichere Trennung. Die Erreger sind allerdings wegen ihrer großen Ähnlichkeit dafür nicht zu verwerten, zumal sie auch gerade bei diesen Formen nur sehr selten gefunden werden. Als einziges sicheres Unterscheidungsmerkmal bleibt vielmehr nur die *syphilitische Gefäßveränderung,* die in jedem Falle ausschlaggebend sein muß. Bei der Framboesie findet sich lediglich eine Endothelwucherung und auch diese nur selten und andeutungsweise. Alle anderen Unterscheidungsmerkmale (stärkere Epithelwucherung bei der Framboesie, geringere beim syphilitischen Kondylom, schärfere Absetzung der Zellinfiltrate mit ihrem kennzeichnenden Aufbau aus Lymphocyten, Plasmazellen und Fibroblasten bei der Syphilis, unscharfe Begrenzung und außerordentlicher Plasmazellreichtum bei der Framboesie) sind unzuverlässig (SCHAMBERG und KLAUDER, HALLENBERGER u. a.).

Pathogenese. Die Erkrankung wird heute wohl allgemein auf die Spirochaeta pallidula zurückgeführt, für deren Eindringen eine, wenn auch noch so geringfügige Epidermisverletzung notwendig ist. Die Ansteckung erfolgt meist im Kindesalter. Trotz der weitgehenden morphologischen Ähnlichkeit des Erregers mit dem Syphiliserreger, handelt es sich, wie besonders die Untersuchungen NEISSERS ergeben haben, um *zwei verschiedene Krankheiten,* die sogar bei ein und demselben Affen experimentell hervorgerufen werden konnten. Dies gilt auch, obwohl LEVADITI sowie LARRIER nachgewiesen haben, daß syphilisinfizierte Affen gegen Framboesie immun waren, während framboesiekranke Affen mit Syphilis angesteckt werden konnten.

Anhang.

Ulcus tropicum.

Hier sei zunächst eine als *Ulcus tropicum* bezeichnete tropische Hautkrankheit erwähnt, die in Gestalt schmutziggrau-rötlicher, putrid riechender Geschwüre bald oberflächlich als Hautnekrose auftritt, bald tiefer reichend das ganze subcutane Gewebe, ja selbst darunter-gelegene Organteile zur nekrotischen Einschmelzung bringt. Das Geschwür tritt meist im unteren Drittel der Unterschenkel auf und ist zu Beginn ausgesprochen kreisrund. Die Umgebung ist stets ödematös; die steil abfallenden oder leicht unterminierten Ränder sind aufgeworfen und meist schmutziggrau verfärbt. Die Geschwürsfläche ist von einem glasigen, gelblichen, stark stinkenden Schleim bedeckt, der bisweilen zu pseudomembranösen Auflagerungen führt (PROWAZEK).

Histologisch findet man in den Randpartien ein großzelliges, ödematöses, lockeres, nach der Tiefe zu ein festeres Gewebe. Dieses ist von zahlreichen polynucleären Leukocyten und Erythrocyten, vereinzelten Eosinophilen, nach der Tiefe in zunehmender Zahl von Plasmazellen durchsetzt und von reichlichen erweiterten Blutgefäßen durchzogen. Die Geschwürsdecke besteht aus fibrinösen, mit polynucleären Leukocyten und zugrunde gehenden Gewebsresten durchsetzten Massen. Das Geschwür reicht verschieden weit in die Tiefe und wird hier durch wechselnd große extravasculäre Blutansammlungen von dem darunterliegenden gesunden Gewebe abgetrennt. In diesem Gewebe finden sich neben spindelförmigen Bakterien im Sinne der PLAUT-VINCENTschen fusiformen Spirilliosis auch Spirochäten. Der eigentliche Erreger ist noch unbekannt. MELCZER hat bei phagedänischen Prozessen ein

Virus nachgewiesen, das sich mit verschiedenen anderen Erregern kombinieren kann und vielleicht die Neigung zu Zerfallsprozessen erklärt.

Am Rande der Ulcerationen kann es zu erheblichen Wucherungen der Epidermis kommen, wie wir sie schon bei den chronischen Pyodermien kennengelernt haben.

Stomatitis gangraenosa (Noma).

Mit *Noma* (Wasserkrebs) bezeichnet man eine als Stomatitis gangraenosa der Wangenschleimhaut beginnende, schnell fortschreitende feuchte, schwarzrote bis schmutziggraugrüne Gangrän, die sehr schnell durch das Gewebe der Wange nach außen durchbricht. Sie kann außerdem an anderen Körperöffnungen (an der Vulva, seltener am äußeren Gehörgang) auftreten. Die Veränderung ist hauptsächlich durch den schnell fortschreitenden Gewebszerfall gekennzeichnet. Man muß von ihr alle jene Prozesse trennen, bei denen es zwar zum Gewebszerfall kommen kann, aber dieser nicht primär und unbedingt zum Krankheitsbild gehört (Phlegmone, Erysipel, Decubitus, Thrombosen usw.).

Die Noma ist übertragbar und entspricht, wie heute allgemein angenommen wird, dem früher so gefürchteten *Hospitalbrand.*

Im histologischen Bilde ist die Erkrankung eine durch *frühzeitigen nekrotischen Gewebszerfall gekennzeichnete Entzündung.* Man kann dabei mehr oder weniger deutlich mehrere (meist drei), gelegentlich auch nur *zwei verschiedene Zonen* unterscheiden: eine *oberflächlich zerfallende*, eine in der Tiefe liegende, anscheinend noch gesunde Gewebspartie und eine zwischen diesen beiden liegende *Übergangszone* (MATZENAUER).

Am Rande des geschwürig zerfallenden Gewebes findet man als *Übergang zum Gesunden* einen Bezirk, in welchem die Epidermis gelockert oder auch abgehoben ist und das ganze Gewebe die Kernfärbbarkeit verloren hat. Viel ausgesprochener ist dies jedoch im cutanen sowie dem subcutanen Zellgewebe der Fall, wo — entsprechend ihrem Beginn von der Wangenschleimhaut aus — die Veränderung viel ausgedehnter erscheint, als dies den nekrotischen Abschnitten der äußeren Haut entspricht. In diesem *oberflächlichen* Bezirk selbst findet man nur noch diffus gefärbte, kernlose Zellen, die mit ausgetretenen Blutkörperchen und Fibrin zu einer scholligen, oft in homogenen Streifen und Zonen angeordneten Masse verschmolzen sind.

Unmittelbar darunter und in engstem Zusammenhang mit diesem eingeschmolzenen Gewebe findet man eine dichte, aus polynucleären Leukocyten und wuchernden Bindegewebszellen sowie wechselnd zahlreichen, aus den Gefäßen ausgetretenen roten Blutkörperchen bestehende *Zellansammlung.* Diese durchsetzt die erweiterten Lymphspalten, umspinnt die Gefäße sowohl der Haut wie der Anhangsgebilde. Die *Gefäße* selbst sind zum Teil thrombotisch verschlossen, andere wieder zeigen lediglich eine Wucherung ihrer Wandelemente, die zu einer *Peri-* sowohl wie *Endovasculitis* geführt haben, namentlich an den Arterien. Derartige Veränderungen lassen sich naturgemäß nur dann feststellen, wenn das Fortschreiten der Gangrän verhältnismäßig langsam erfolgt ist, so daß überhaupt Zeit zur Entwicklung einer Gewebsreaktion blieb.

In *anderen* Fällen findet man die Gefäße und Anhangsgebilde mitsamt dem elastischen und kollagenen Gewebe bereits von der Einschmelzung weitgehend ergriffen. Es geht dann der nekrotische Gewebsabschnitt ziemlich plötzlich in die scheinbar noch wenig veränderte gesunde Umgebung über, so daß man nur zwei Zonen unterscheiden kann. Aber auch in diesem scheinbar gesunden Abschnitt deutet ein weitgehender Verschluß der Gefäße durch geronnenen Inhalt, das Austreten roter Blutkörperchen in die Umgebung, die hyalinartige Homogenisierung der Gefäßwand bereits auf eine schwere Schädigung hin. Bindegewebe und Muskulatur sind auseinandergedrängt, in der Zeichnung verwaschen, zum Teil und namentlich bei den hämorrhagischen Fällen, von ausgedehnten Blutmassen durchsetzt.

Ein dichter Filz fibrinöser Massen reicht von den oberflächlicheren zu den tieferen Abschnitten der Nekrose hinab und bedingt so jenes feste Zusammenhalten, das im klinischen Bilde die Noma als einen *echt diphtherischen Prozeß* kennzeichnet. Oft findet sich das Fibrin an der Übergangszone des nekrotischen zum entzündlich infiltrierten Gewebe in Form einer dichten, wallartigen Anhäufung. Seine Fasern lassen sich aber auch noch weit ins Gesunde hinein verfolgen, wobei sie besonders die stark erweiterten und gefüllten Blutgefäße umhüllen.

In diesem zerfallenden Gewebe, aber meist auch noch weit in jenen Bereich hinein, wo die Gewebsfärbung noch eine deutliche Zeichnung erkennen läßt, finden sich nun die verschiedenartigsten *Mikroorganismen*. Diese häufen sich an der Übergangszone in das noch weniger veränderte Gewebe oft in so dichten Massen an, daß sie bei entsprechender Färbung hier wie ein vorrückender Wall erscheinen. Von diesem ziehen dann Verzweigungen und Fortsätze in das nekrotische Gewebe hinunter, hier oft unregelmäßige Netzformen bildend. In den oberflächlichen, d. h. den ältesten Schichten des gangränösen Herdes werden sie dann schließlich weniger. Es handelt sich dabei um die verschiedensten Formen von *Bakterien* sowohl, als auch um *Spirochäten* und *Spirillen* und endlich um *fadenartige Pilze*.

Pathogenese. Selbstverständlich hat es nicht an Versuchen gefehlt, das eine oder andere dieser Lebewesen als auslösende Ursache für die so schnell verlaufende Gangrän verantwortlich zu machen. Am geringsten scheint noch die Bedeutung der Pilzfäden, die man am ehesten geneigt ist, als sekundäre Eindringlinge zu betrachten. Inwieweit im übrigen Bakterien oder Spirillen primär verantwortlich sind, dürfte kaum zu entscheiden sein. Wir wissen dies ja auch von der PLAUT-VINCENTschen Angina. Dort wie hier liegt es nahe, in dem *Zusammenwirken der verschiedenen Erregerformen* die Grundlage für die schnell fortschreitende Gangrän zu suchen. Allerdings ist auch diese Frage nach der Ätiologie ebenso wenig wie die nach der Pathogenese der Noma bis heute restlos gelöst. Die Grundkrankheit, an die sich die Gangrän anschließt, kann ganz verschiedener Art sein. Als Erkrankung sui generis ist die Noma wohl kaum zu betrachten. Es wird sich viel eher um eine Komplikation schwerst verlaufender infektiöser Erkrankungen bei hochgradig geschwächten Kranken, namentlich Kindern handeln. Anscheinend schafft dabei die schwere Allgemeinerkrankung die Voraussetzung, unter der dann jene auch in der gesunden Mundhöhle häufig vorkommenden Erreger ihr zerstörendes Werk beginnen.

6. Chronisch-entzündliche Granulationsgeschwülste unbekannter Ätiologie.

Lupus erythematodes (CAZENAVE).

Unter der Bezeichnung Lupus erythematodes (statt Lupus vielleicht besser „Granuloma") faßt man auf Grund gewisser klinischer Eigentümlichkeiten eine Gruppe meist chronischer, seltener akut verlaufender Erkrankungen zusammen, deren genetische Einheitlichkeit noch durchaus umstritten ist.

Während der Lupus erythematodes chronicus eine — nach unserem heutigen Wissen — ausschließlich die Haut befallende Erkrankung darstellt, sind beim *akuten Lupus erythema-*

todes die Hautveränderungen nur Begleiterscheinungen der internen, die nicht vorhanden zu sein brauchen. Sie fehlen z. B. bei dem sog., zum Lupus erythematodes acutus gerechneten, LIPMAN-SACKS-Syndrom (abakterielle, chronische Endocarditis verrucosa, Pericarditis, Pleuritis, Peritonitis u. a. Allgemeinsymptome). Die chronische Form des Lupus erythematodes geht nur sehr selten in die akute über (nach BUNDICK und ELLIS in 5% der Fälle). Daneben wird eine subakute Form abgegrenzt, bei der die Hautveränderungen morphologisch mehr dem akuten Lupus erythematodes entsprechen. Ein Befall anderer Organe als der Haut kann — ebenso wie Allgemeinsymptome — fehlen. Sie sind jedoch häufig vorhanden, meist aber leichterer Natur.

Ob die Formen eine gemeinsame Ätiologie haben, ist fraglich. Die Tuberkulose wird heute nicht mehr als Ursache angenommen. Physikalische Noxen, wie Licht und Kälte, sind verschlimmernde, aber nicht ursächliche Momente (s. Pathogenese).

Die chronische, häufigere Form *(Lupus erythematodes discoides)* tritt meist symmetrisch und unter Bevorzugung des Gesichtes, der Ohren und des behaarten Kopfes, seltener an den Händen und Füßen, dem Rumpf und den Schleimhäuten auf. Sie beginnt mit an und für sich wenig kennzeichnenden hellroten Flecken, die sich allmählich kreisförmig ausdehnen (Erythème centrifuge BIETT), wechselnd stark schuppen und nach einiger Zeit in der Mitte unter weißlicher oder graubrauner Verfärbung atrophisch einsinken, während der erhabene Rand in hell- bis blauroter Farbe sich scharf gegen die Umgebung absetzt. Der Erkrankungsherd zeigt eine wechselnd starke Verhornung; diese tritt, je nach ihrer Stärke, lediglich in Form feiner, den Follikelöffnungen entsprechender Knötchen oder als dicke, schwer ablösbare Schuppenauflagerung von grauweißer Farbe auf, an deren Unterseite nach dem Abheben wechselnd mächtige Hornzapfenbildungen sichtbar werden.

Man hat je nach dem Vorherrschen der einen oder anderen dieser Begleiterscheinungen für die Erkrankung verschiedene Bezeichnungen vorgeschlagen (*Seborrhoea congestiva*, HEBRA, *Erythème centrifuge* BIETT, *Ulerythema centrifugum*, UNNA).

Neben der chronischen ist eine akute Krankheitsform bekannt *(Lupus erythematodes acutus)*, die exanthemartig auftritt. Während wir beim Lupus erythematodes *subacutus* morphologisch mehr dem Lupus erythematodes acutus entsprechende Veränderungen vorfinden, aber meist ohne die schweren Allgemeinveränderungen, stehen diese beim letzten völlig im Vordergrund. Er stellt eine Systemerkrankung des kollagenen Bindegewebes, unter Umständen des gesamten Körpers dar (KLEMPERER), sowohl der zugehörigen Zellen wie der Grundsubstanz und der Fasern, ohne daß damit etwas über die Ätiologie ausgesagt werden könnte. Ebensowenig ist man berechtigt, eine gemeinsame Ursache mit anderen Erkrankungen anzunehmen, die ebenfalls Veränderungen des kollagenen Bindegewebes zur Folge haben (KLEMPERER, GANS). Unter hohem Fieber und schwersten Allgemeinerscheinungen führt die Erkrankung meist zum Tode. Zum gleichen Krankheitsbild kann man wohl das Erythema perstans zählen, das KAPOSI, dem wir 1872 die erste Beschreibung des Lupus erythematodes acutus verdanken, von diesem noch besonders abgegrenzt wissen wollte. Auf die schweren Veränderungen der Bluteiweiße sowie das Auftreten der sog. *Lupus erythematodes-Zelle*, auf die noch genauer einzugehen sein wird, sei hier hingewiesen.

Der histologische Untersuchungsbefund ist naturgemäß je nach dem zur Untersuchung gelangenden Stadium der Erkrankung ganz verschieden, aber auch bei an und für sich den gleichen klinischen Krankheitsformen sind die Ergebnisse derart wechselnd gewesen, daß *von einem kennzeichnenden histologischen Aufbau* der Erkrankung *kaum gesprochen werden kann* (LENGLET, JADASSOHN).

Die einzelnen Veränderungen sind erst dann für die Diagnose verwertbar, wenn sie in bestimmten Zusammenhängen angetroffen werden, wenn jene eigenartige „Kombination verschiedener pathologischer Erscheinungen und Zustände" vorliegt, die eben dem Lupus erythematodes entspricht (LEWANDOWSKY).

Der *Beginn* der Veränderung spielt sich vor allem und nach dem Urteil fast sämtlicher Untersucher *am Gefäßsystem des Papillarkörpers* (LELOIR, VEIEL u. a.) und *vor allem des Stratum subpapillare und der Cutis* ab (LENGLET, UNNA,

SCHOONHEID), so sehr auch im klinischen und histologischen Bilde die Epidermisveränderungen im Vordergrunde zu stehen scheinen. In diesem ersten, dem *erythematösen Stadium*, sind die *Blut- und Lymphgefäße* strotzend gefüllt und außerordentlich *erweitert*, ihre Wandung daher verdünnt. Nur selten wurde eine umschriebene Verdickung der Gefäßwand beobachtet; die von GEBER, LELOIR, OTTOLENGHI-LODIGIANI u. a. erwähnte, bis zu völligem Verschluß führende Endothelwucherung (Endovasculitis obliterans) muß als ganz vereinzelte Ausnahme angesehen werden.

STOUGHTON und WELLS fanden beim chronischen und disseminierten Lupus erythematodes mittels der MCMANUS-HOTCHKISSschen Modifikation der BAUERschen Färbung eine auf

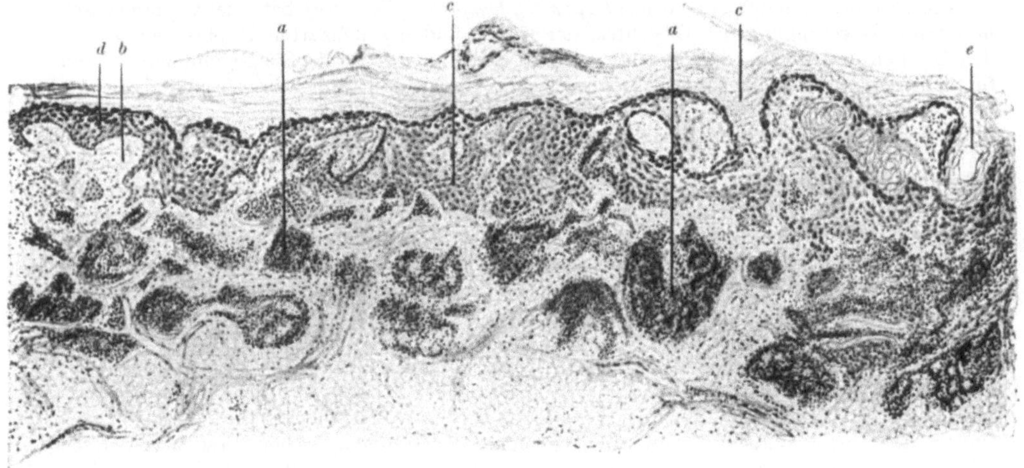

Abb. 237. *Lupus erythematodes.* Übersichtsbild. *a* Lymphocytenherde; *b* Ödem des Papillarkörpers; *c* Verbreiterung des Rete; *d* Verbreiterung der Keratohyalinschicht; *e* Hyperkeratose. (Sammlung LEWANDOWSKY.)

Capillaren und Arteriolen beschränkte leichte Verdickung, Hyperchromie und Homogenisierung der Gefäßwand und des umgebenden Bindegewebes. Mit dieser Färbung fanden sie — um es vorwegzunehmen — beim chronischen Lupus erythematodes eine Verbreiterung des subepidermalen Grenzstreifens, außerdem eine besonders ausgesprochene Zunahme von Polysacchariden im Corium. Es handelt sich dabei *nicht* um Glykogen, Hyaluronsäure oder ein durch Alkalien extrahierbares Glykoprotein.

Zu der Gefäßdilatation, die namentlich an den subepithelialen Lymphgefäßen häufig zur Bildung *„lymphsee"-artiger Erweiterungen* führt (UNNA, JADASSOHN), tritt ein wechselnd *starkes Ödem*, das sich besonders deutlich im Stratum papillare ausprägt, aber auch im Stratum subpapillare und der Cutis in der Regel — wenn auch in schwächerem Grade — nachweisbar ist. In den frühesten Stadien und — was ihnen im großen ganzen entspricht — im fortschreitenden Rande älterer Herde tritt demgegenüber die celluläre Infiltration anfangs erheblich zurück. Auffälliger sind die zu diesem Zeitpunkt nicht eben selten vorhandenen und manchmal recht ansehnlichen Blutungen (KAPOSI, LELOIR, HOLDER, KYRLE u. a.), die bei dem eben geschilderten Verhalten der Gefäße durchaus verständlich erscheinen. In den wenigen Fällen, wo eine Untersuchung ganz frischer (höchstens bis zu 2 mm breiter) Erkrankungsherde möglich war, bestand die zellige Infiltration um die Gefäße, die sich fast ausschließlich auf das Stratum subpapillare beschränkte, aus zahlreichen Plasmazellen

(LEWANDOWSKY). UNNA spricht sogar von einem richtigen *Plasmom*, dessen Plasmazellen jedoch sehr bald einer „spezifischen Atrophie" unterliegen, so daß dann alle Lymphspalten der zentralen Zellherde dicht mit protoplasmatischen Bröckeln erfüllt sind, ein Befund, der allerdings von anderen Untersuchern in diesem Ausmaß nicht festgestellt wurde. Es überwiegen im Gegenteil jene Beobachtungen, wo in den Zellinfiltraten, die sich anfangs ja streng an die Gefäße halten und erst später mehr diffus über den ganzen erkrankten Abschnitt verteilt sind, Plasmazellen nahezu völlig fehlten und die Hauptmasse des Infiltrats neben vermehrten *Bindegewebszellen* aus *Rundzellen* bestand, die in ihrem feineren Aufbau durchaus den Lymphocyten entsprachen. Mitosen sind sehr selten (SCHOONHEID, JADASSOHN). Vereinzelt, besonders in der Umgebung der Follikel, in den Reteleisten und Haarscheiden trifft man auch auf polynucleäre Leukocyten. Die Rundzellen bilden auf der *Höhe der Erkrankung* die Grundlage der Infiltration, die sich von anderen entzündlichen Zellansammlungen besonders dadurch unterscheidet, daß die einzelnen Rundzellen nicht so dicht und eng, sondern nur locker beieinander liegen (SCHOONHEID, KYRLE), ein Befund, der besonders dort recht auffallend wird, wo die Zellherde sehr reichlich und weit verbreitet auftreten. Von hier bis zu der von UNNA und BURI beschriebenen zentralen „*Kanalisierung*", einer enormen Erweiterung der „Saftspalten und Lymphgefäße" in den mittleren Teilen der Zellherde, finden sich alle Übergänge. Allerdings zählen Fälle, wo sich ein „richtiges Röhrensystem" (UNNA) feststellen läßt, zu den Ausnahmen, und auch dann scheint eine Entstehung infolge äußerst starker Ödematisierung des Gewebes verständlicher als eine „inselartige Einschmelzung" der Zellherde. In diesen finden sich neben den Rundzellen kleinere und größere typische Plasmazellen, vor allem am Rande der Zellherde. Die Zahl der *Mastzellen* scheint gegenüber der Norm nicht wesentlich verändert. Über das Vorkommen von *Riesenzellen* sind die Meinungen geteilt. Während LEWANDOWSKY noch betonte, daß sich alle neueren Untersucher im Gegensatz zu den älteren Befunden von AUDRY darin einig seien, daß echte LANGHANSsche Riesenzellen, epitheloide Zellen in größeren Haufen oder tuberkelähnlicher Anordnung nicht vorkommen, liegen einige Beobachtungen vor (ALTMANN), laut welchen ihr bereits von DARIER, JADASSOHN und EHRMANN erwähntes Vorhandensein bestätigt wird, wenn ihnen auch eine besondere Bedeutung nicht zukommen dürfte (ZIELER). Auch lupoide Einlagerungen wurden beschrieben (C. A. HOFFMANN), in Fällen, wo eine Verwechslung mit jenen dem Lupus erythematodes ähnlichen echten Lupusformen (Tuberculosis cutis luposa) sicher ausgeschlossen werden konnte. Nach eigenen Befunden ist jedoch ein Teil derartiger Riesenzellen sicherlich als Fremdkörperriesenzellen anzusprechen, wie sie in der Umgebung entzündeter Haarfollikel nicht eben selten beobachtet werden. Vereinzelt trifft man innerhalb der Infiltrate auf eine hyaline Umwandlung einzelner Zellen, die RUSSELschen Körperchen. Mit Melanin beladene Chromatophoren finden sich in wechselndem Ausmaß (MONTGOMERY). BACCAREDDA sah in seinen Schnitten in und außerhalb des Infiltrates die Anhäufung mesenchymaler Zellelemente mit länglichem, großem intensiv gefärbtem Kern und ebensolchem basophilen Protoplasma.

Die Zellinfiltration, anfangs strang- und knötchenförmig die Gefäße — besonders um die Hautanhangsgebilde — begleitend, ist später mehr diffus verteilt,

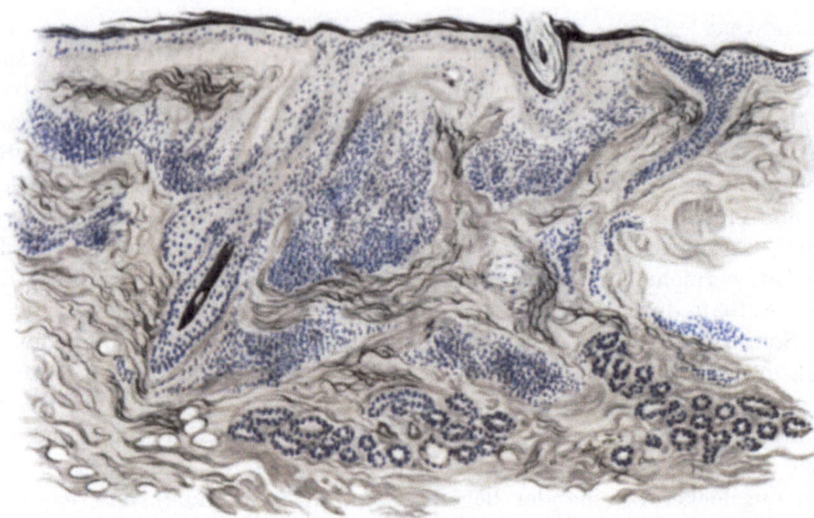

Abb. 238. *Lupus erythematodes discoides.* Älterer Herd. (♀, 25jähr., Wange.) Hyperkeratose, vor allem follikulär; Atrophie der übrigen Epidermisschichten; zur Cutis scharf abgesetzte Infiltrate. Homogenisiertes Bindegewebe im Stratum papillare (Grenzstreifen). Orcein, polychromes Methylenblau. O = 66:1; R = 66:1.

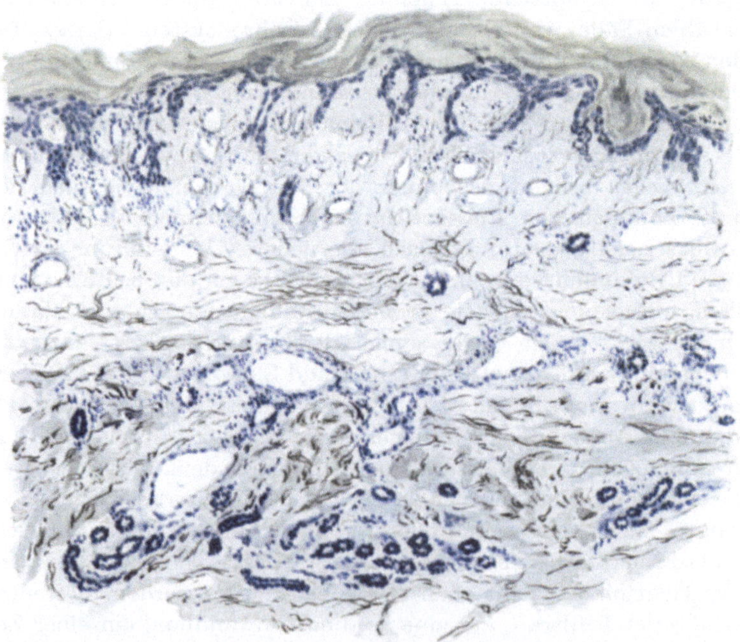

Abb. 239. *Lupus erythematodes discoides.* (♀, 17jähr., Kleinfingerrücken, angeblich seit 8 Wochen bestehend.) Hyperkeratose, Atrophie der übrigen Epidermis, starkes Ödem im Stratum papillare und subpapillare mit Auflockerung des elastischen und kollagenen Gewebes. Starke Erweiterung der Lymph- und Blutgefäße bei sehr geringgradiger diffuser Zellinfiltration, besonders im Stratum papillare. Saures Orcein, polychromes Methylenblau. O = 66:1; R = 60:1.

beschränkt sich aber auch dann auf das Stratum subpapillare und die Cutis. Sie reicht nur an vereinzelten Stellen tiefer hinunter; dies besonders dort, wo das Gefäßsystem der Hautanhangsgebilde die Entwicklung begünstigte. Der *Papillarkörper* ist in der Regel frei, wenn auch namentlich von JADASSOHN Beobachtungen vorliegen, wo bei oberflächlichen Fällen und am Rande ausgedehnter Krankheitsherde die Zellansammlungen bis dicht an das Epithel heranreichen. Ganz allgemein zeigen jedoch die einzelnen Fälle, gleichgültig ob es sich um frische oder länger bestehende handelt, in dieser Hinsicht eine außerordentliche Verschiedenheit, so daß von einer besonderen Regel (ältere Fälle: diffuse Infiltration, LELOIR) hier kaum gesprochen werden kann. Darin stimmen jedoch eigene Befunde mit denen der meisten Beobachter überein, daß, so tief auch die Zellansammlung in der Mitte eines Erkrankungsherdes sein mag — sie wurde sogar im Unterhautzellgewebe festgestellt —, sie nach dem Rande zu immer oberflächlicher wird (JADASSOHN). Die tiefen Herde sowohl wie die der Randabschnitte sind dabei auch dann mehr oder weniger scharf abgesetzt, wenn im übrigen die Zellansammlung sich diffus über den Erkrankungsherd verteilt (BURI, LELOIR, AUDRY, JADASSOHN, LENGLET u. a.).

Das entzündliche Ödem führt gelegentlich zu einer *Lückenbildung* zwischen Epidermis und Cutis (UNNA, JADASSOHN); im Papillarkörper bedingt es eine Auseinanderdrängung der elastischen und kollagenen Fasern, so daß das Bindegewebe in ein zartes Netzwerk aufgelöst ist, die elastischen Fasern namentlich zur Epidermis hin nur noch als zarteste langgestreckte Reiserchen erkennbar bleiben, während die Bindegewebsfasern oft mehr gequollen sind und ein homogenes, hyalines Aussehen haben (UNNA). Damit nicht zu verwechseln ist der — wie bei vielen anderen chronisch infektiösen Granulationsgewebsbildungen — auch hier zu beobachtende dicht unter dem Epithel hinziehende *Grenzstreifen*, der lediglich als Folge des hier stets vorhandenen, wenn auch oft nur geringen Ödems zu betrachten ist. Mit einer irgendwie gearteten Degeneration (hyaline Degeneration, HOLDER) hat dieser Grenzstreifen, wie auch SCHOONHEID und LEWANDOWSKY bereits hervorgehoben haben, nichts zu tun. Auf die Veränderungen der Basalmembran haben wir bereits hingewiesen.

Innerhalb der Infiltrate gehen die *kollagenen*, dann auch die *elastischen* Fasern zugrunde, und zwar zunächst und ziemlich schnell innerhalb der Zellherde selbst (LENGLET), allmählich aber auch in dem zwischen diesen liegenden Gewebe (UNNA). Am längsten bleiben sie noch im Papillarkörper, und namentlich in Epidermisnähe, als mehr oder weniger aufgequollene, verklumpte, homogene, kolloide Blöcke liegen. Die von STOUGHTON und WELLS beschriebene Zunahme der Polysaccharide in der Cutis haben wir erwähnt. Bei allen Formen des Erythematodes findet sich eine geringe Zunahme der Gitterfasern, der bei der Abheilung eine Fibrose des Bindegewebes folgt, wobei die elastischen Fasern fehlen (ZURHELLE, MONTGOMERY). Man hat geglaubt, darin ein besonderes Kennzeichen für den Lupus erythematodes sehen zu dürfen (KYRLE, SCHOONHEID). Die Tatsache, daß es sich in den meisten der untersuchten Fälle um Erkrankungsherde im Gesicht, vor allem der Wangen handelt, macht jedoch die Auswertung derartiger Veränderungen des elastischen Gewebes sehr schwierig. Sie finden sich nämlich in mehr oder weniger ausgesprochenem Maße, wie ich selbst mich an Kontrollpräparaten überzeugen konnte, in ganz ähnlicher Form bei den verschiedensten Erkrankungen der Gesichtshaut *und auch ohne diese* nicht nur in älteren, sondern auch in verhältnismäßig mittleren Jahren, vorausgesetzt, daß die Träger den entsprechenden Witterungseinflüssen ausgesetzt waren (Landleute usw.). Eine Verwertung im Sinne der Diagnose: Lupus erythematodes kann daher, wie dies schon JADASSOHN in Übereinstimmung mit JARISCH, W. PICK und KREIBICH und dann später wieder ARZT betont hat, diesen Veränderungen nicht ohne weiteres zugesprochen werden. Damit soll jedoch durchaus nicht bestritten sein, daß die dem Lupus erythematodes zugrunde liegende Noxe die Entstehung derartiger Gebilde erleichtere oder gar beschleunige.

Beim chronischen Lupus erythematodes sind an den *Gefäßen* selbst, außer den bereits erwähnten, nennenswerte Veränderungen nicht festgestellt worden. Von einer geringen Endothelschwellung abgesehen, zeigen sie in der Regel keine Störungen. Vereinzelt beobachtete Endarteriitiden oder Endophlebitiden bzw. Thrombosen (LELOIR, RAVOGLI, FENGLET, DELBANCO) dürften für die Erkrankung kaum kennzeichnend sein.

Den Veränderungen der *Hautanhangsgebilde* wurde früher große Bedeutung beigelegt, besonders in Hinsicht auf die HEBRAsche Meinung, daß die *Talgdrüsen* den Ausgangspunkt der Veränderung darstellen. NEUMANN, KAPOSI, H. V. HEBRA u. a. glaubten eine Hypertrophie der Talgdrüsen annehmen zu dürfen, ein Irrtum, der wohl in erster Linie darauf zurückzuführen ist, daß die Untersuchungen an der Gesichtshaut vorgenommen wurden, wo ja an und für sich die Talgdrüsenbildung sehr mächtig ist (UNNA). Das gleiche trifft für die Nase zu, wo SCHOONHEID in einem Falle die Talgdrüsenhypertrophie beim Lupus erythematodes besonders hervorhebt. Befunde von anderen Hautstellen [Handfläche, (J. NEUMANN), Schleimhaut], an welchen diese reiche Talgdrüsenbildung nicht so im Vordergrunde steht oder überhaupt fehlt, zwingen vielmehr zu der zuerst von GEBER vertretenen Ansicht, daß eine Vergrößerung dieser Drüsen kaum anzunehmen sei (JADASSOHN, UNNA). Hingegen wird allgemein auf eine im Anschluß an eine Verfettung aller Drüsenzellen auftretende *Atrophie* hingewiesen. Diese wird von einem Teil der Forscher (SCHÜTZ, UNNA) auf die vollständige Verfettung aller Drüsenzellen und eine dadurch hervorgerufene Stauung, von anderen (GEBER, JADASSOHN) auch auf den Druck des die Drüsen oft dicht umspinnenden Infiltrates zurückgeführt. Vereinzelt mag auch das Eindringen von Wanderzellen in die Drüsenläppchen zu deren Untergang führen (JADASSOHN). Am *Haarfollikel* selbst wurden Sproßbildung und reichliche Mitosen beobachtet, die sich allerdings nach UNNA auf den oberen Abschnitt des Follikels beschränken sollen, während der mittlere und untere unverändert bleibe, so daß die Haarbildung selbst keine Störungen erleiden müsse (BURI). Andererseits führen Vorgänge in der Epidermis, auf die gleich einzugehen ist, zur Bildung oberflächlicher Haarcysten (UNNA), zur Aufsplitterung oder völligen Zurückdrängung der Haare, so daß die Follikel nicht selten völlig zugrunde gehen.

Die *Schweißdrüsen* und Schweißdrüsenausführungsgänge sind in der Regel erweitert, eine Veränderung, die durch die Verstopfung der Ostien mit Hornmassen und die dadurch bedingte Sekretretention ohne weiteres verständlich erscheint. Genau wie bei den Talgdrüsen kommt es auch bei den Schweißdrüsentubuli durch das dichte periglanduläre Zellinfiltrat zu degenerativen Vorgängen. Irgendeine Besonderheit kommt jedoch auch diesen nicht zu.

Die *Veränderungen der Epidermis* betrachtet man heute entgegen früheren Anschauungen als rein sekundärer Art. Immerhin findet man schon sehr frühzeitig eine Hyperkeratose an Stellen, wo eine entsprechende Epithelwucherung im übrigen noch völlig fehlt (UNNA). Man möchte daher doch engere Zusammenhänge zwischen der die Krankheit auslösenden Noxe und den Epidermisveränderungen vermuten als dies zur Zeit geschieht. In der Regel pflegt allerdings zugleich mit der starken Hyperkeratose eine wechselnd starke Wucherung der übrigen Epidermisschichten einzusetzen. Diese ist ungleichmäßig über die erkrankte Hautstelle verteilt und führt besonders an den Follikel- und Schweißdrüsenöffnungen, dann aber auch unabhängig von diesen, zu einer Verbreiterung der Stachelschicht und einer Verlängerung der Epithelleisten. Das von der Cutis zur Oberfläche vordringende Zellinfiltrat ruft jedoch sehr bald eine umschriebene Abflachung der Stachelschicht hervor. Besonders deutlich ist dies an den Stellen, wo von der Oberfläche her jene hyperkeratotischen Zapfen in die Tiefe drängen. Hier findet man dann schließlich statt einer Hypertrophie eine umschriebene *Atrophie der Epidermis*. Ihre Zellen sind durch das vom Papillarkörper herübergreifende Ödem gequollen, oft auseinandergedrängt und verfallen häufig einer Art hyaliner Degeneration (RUSSELsche Körper), so daß schließlich nur noch eine schmale Lage plattgedrückter Epithelien den ödematös geschwollenen Papillarkörper von dem Hornstachel trennt. In diesen eingesenkten kleinen Hornzapfen bleiben die Zellkerne nicht selten erhalten, so daß man hier innerhalb der sonst ganz allgemein vorhandenen echten Hyperkeratose kleinste umschriebene parakeratotische Herde antrifft (s. Abb. 240). Die geringe Widerstandsfähigkeit dieser Epithelschicht macht die Neigung zur Blutung nach Entfernung des Hornzapfens leicht verständlich.

Die Hornzapfenbildung beschränkt sich durchaus nicht auf die Follikel- und Schweißdrüsenöffnungen, sondern sie findet sich auch unregelmäßig zerstreut über die ganze Oberfläche, wenn sie hier im allgemeinen auch flacher ist. In den Haarfollikeln führt sie zu cystenartigen Erweiterungen der Haarbalgtrichter, die man früher fälschlich als Milien (NEUMANN) bezeichnete.

An den übrigen Hautstellen ist die Hyperkeratose gleichmäßiger; die Hautoberfläche verläuft daher mehr oder weniger leicht gewellt. Das Verhalten des *Stratum granulosum* wechselt; es erscheint meist verbreitert. Dabei handelt es sich jedoch eher um eine Vergrößerung der einzelnen Zellen, als um eine zahlenmäßige Zunahme, was schon daraus hervorgehen dürfte, daß der Keratohyalingehalt der einzelnen Zelle scheinbar schwächer ist als gewöhnlich. Die *Stachelschicht* wechselt in ihrem Verhalten. Suprapapillär ist sie an einzelnen Stellen deutlich verbreitert mit plumperen Epithelleisten; an anderen Stellen von vornherein deutlich verschmälert, unter mehr oder weniger ausgedehntem Schwund ihres Leistensystems. Auf der Höhe der Veränderung steht die Hyperkeratose entschieden im Vordergrunde, häufig vergesellschaftet mit einem mächtig vergrößerten Stratum granulosum und lucidum. Aber auch diese Angaben werden von anderen Untersuchern bestritten und die ganze Hornschicht vielfach als unverändert beschrieben. Für die späteren Stadien wird allgemein die *Verschmälerung der Epidermis*, manchmal noch mit wechselnder Verdickung ihrer Hornschicht angegeben.

Feinere Veränderungen der Epidermis (trübe Schwellung des Protoplasma, Schwund der „Stacheln", Vacuolisierung der Kerne, hyaline Umwandlung einzelner Zellen, Durchwanderung polynucleärer Leukocyten, Reste elastischer Fasern im Epidermisepithel) werden beschrieben, ohne daß diesen Veränderungen eine besondere Bedeutung beizumessen wäre. Sie alle sind in erster Linie auf das auch in der Epidermis vorhandene *Ödem* zurückzuführen, welches nicht bloß zu *inter-*, sondern auch zu *intracellulärer Flüssigkeitsansammlung*, damit neben Quellung der einzelnen Zellen auch zur Verbreiterung der Intercellularlücken führt. Je nach dem Grade des entzündlichen Ödems sind diese Veränderungen mehr oder weniger stark ausgeprägt; sie werden dort am stärksten sein, wo der entzündliche Prozeß am ausgiebigsten auftritt. Daher wird es leicht verständlich, daß wir die stärksten Grade des Ödems in Gestalt richtiger Bläschen- und *Blasenbildung* gerade beim Lupus erythematodes acutus antreffen. Besonders häufig ist beim Lupus erythematodes eine stärkere ödematöse Auflockerung und Verflüssigung der basalen Epidermisschichten erwähnt. CIVATTE sieht darin sogar den Beginn der Veränderungen.

In dem Maße, wie die entzündlichen Veränderungen zurückgehen, schwindet naturgemäß auch das Ödem. Es hat durch seinen verhältnismäßig langen Bestand jedoch die Epidermis so sehr in Mitleidenschaft gezogen, daß in *abheilenden*

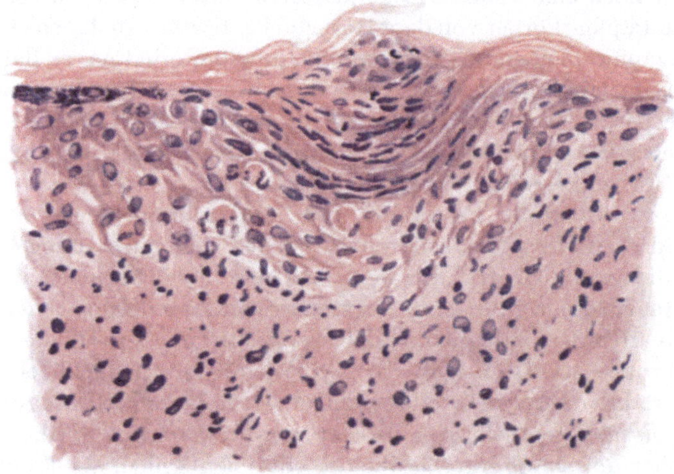

Abb. 240. *Lupus erythematodes subacutus* (♀, 41jähr., Regio mastoidea). Hyperkeratose mit Hornpfropf (zum Teil parakeratotisch bei fehlendem Stratum granulosum). In der Epidermis Ödem, trübe Schwellung des Protoplasma, Schwund der „Stacheln", Vacuolisierung der Kerne, hyaline Umwandlung einzelner Zellen, Durchwanderung polynucleärer Leukocyten. Ödem des Papillarkörpers mit Zell- und Kernzerfall. Hämatoxylin-Eosin. O = 290:1; R = 290:1.

Krankheitsherden die Oberhaut auf wenige Zellagen verringert ist. Über der Mitte dieser atrophischen Herde ist dann auch das Pigment geschwunden; manchmal setzt dieser *Pigmentschwund* schon ziemlich früh ein. Daneben finden sich allerdings häufig zerstreute oder haufenweise aneinandergelagerte Pigmentzellen am oberen Rand der Infiltrate, seltener in den tieferen Cutisabschnitten (JADASSOHN). Innerhalb der atrophischen Herde werden an stark behaarten Stellen die „Haarcysten" mit der gewucherten Hornschicht abgestoßen, die Haarbalgtrichter verkürzt und ausgeglichen (UNNA). Der Haarwuchs kann sich dabei wieder einstellen, während die Haarfollikel der Lanugohärchen vielfach völlig zugrunde gehen. Die in diesen glatt und haarlos erscheinenden, abgeheilten Herden vorhandene *Narbenbildung* führt UNNA auf das Einsinken des Papillarkörpers durch Schwund kollagener Substanz, die auffallende Weiße dieser Narben auf ausgedehnte Lymphangiektasien zurück, denen nur spärliche und verengte, oft völlig verschlossene Blutgefäße gegenüberstehen. Andere Beobachter (SCHOONHEID) haben derartige Lymphveränderungen nicht gesehen. Auch ich konnte sie in nennenswertem Ausmaß nicht feststellen.

Ebenso sind die *Rückbildungsvorgänge in der Cutis* durchaus nicht gleichartig beschrieben, ausgenommen die kolloide Degeneration der elastischen Fasern, die allgemein bestätigt wird. Daneben wurde, namentlich früher, von fettiger, hyaloider und glasiger Degeneration gesprochen, Angaben, die allerdings von Forschern, denen bessere Untersuchungsmethoden zur Verfügung standen (UNNA, JADASSOHN u. a.), nicht bestätigt wurden. Wenn man von der Auflockerung der Zellen und des Gewebes durch das Ödem, worauf besonders UNNA hingewiesen hat, absieht, bleibt nur noch die von JADASSOHN gerade beim Lupus erythematodes mit besonderer Regelmäßigkeit beobachtete *Umwandlung des Granulationsgewebes* in „unregelmäßig fädige, bald sehr lang gezogene, bald an Bindegewebsbündelkerne erinnernde Gebilde" übrig, um den Schwund desselben verständlich zu machen. Es handelt sich dabei um eine vielleicht schleimähnliche Substanz, die von den Zellkernen abstammen sollte (s. auch S. 558) und entweder in umschriebenen kleinsten Herden innerhalb oder am Rande der Infiltrate sichtbar wird, in anderen Fällen jedoch die gesamte Infiltratmasse ersetzt hat. Die Gebilde ähneln den langgezogenen Kernen wandernder Leukocyten, sind jedoch meist länger gestreckt, oft zu langen fädigen Formen. Über die Natur dieser Veränderungen herrscht noch keine Klarheit; JADASSOHN denkt dabei auch an „eine fibrinoide Ausscheidung". Die Abheilung erfolgt, wie erwähnt, mit einer Fibrose des kollagenen Bindegewebes. Alles in allem sind wir über diese der endgültigen Abheilung des Lupus erythematodes zugrunde liegenden Vorgänge noch nicht hinlänglich unterrichtet; das gleiche gilt für den Aufbau der wirklich abgeheilten Abschnitte.

Der Aufbau des Gewebes beim *Lupus erythematodes der Schleimhäute* weicht grundsätzlich nicht von dem der äußeren Haut ab. PAUTRIER und FAGE erwähnen die Umwandlung der Schleimhautepithelien in echte Hornzellen, so daß hier richtige Keratose mit Hornzapfenbildung, gerade wie an der Epidermis, beobachtet wird.

Von anderen *Erscheinungsformen* des chronischen Lupus erythematodes wären noch kurz die an und für sich unbedeutenden Abweichungen zu erwähnen, welche an den *pernioähnlichen Papeln des Hand- und Fingerrückens* (Chilblain-Lupus von HUTCHINSON, Lupus pernio von BESNIER ähnliche Fälle s. d.) beobachtet wurden. Bei ihnen steht die starke, gleichmäßig derbe Hyperkeratose im Vordergrunde; das Ödem, und alle davon abhängigen Veränderungen sind geringer entwickelt, während im übrigen ein Unterschied von dem gewöhnlichen Bilde nicht auffällt (UNNA).

Beim **Lupus erythematodes acutus** steht, wie das für die Epidermisveränderungen oben bereits angeführt wurde, die äußerst starke Entwicklung des Ödems im Vordergrunde. Die gleichen ausgedehnten Flüssigkeitsansammlungen finden sich auch im Papillarkörper und in der Cutis, so daß hier jene eigenartige Lockerung des Zellinfiltrates noch auffallender erscheint als bei den chronischen Formen. Grundsätzlich sind jedoch die *Veränderungen hier wie dort die gleichen*. Je nach dem Grade des Ödems kann man daher vom histologischen Bilde der frisch aufschießenden Papel des Lupus erythematodes discoides alle Übergänge feststellen bis zu den Gewebsveränderungen beim *Erysipelas perstans* bzw. bei den akuten Erythematodesformen. Hier finden sich jedoch in der Regel ausgedehnte Hämorrhagien; es kommt *häufiger* zu einer völligen Abhebung der Epidermis von der

Cutis und damit zur *Bläschen- und Blasenbildung*, wie wir sie in diesem Ausmaß sonst nur noch beim Erythema exsudativum multiforme zu sehen gewohnt

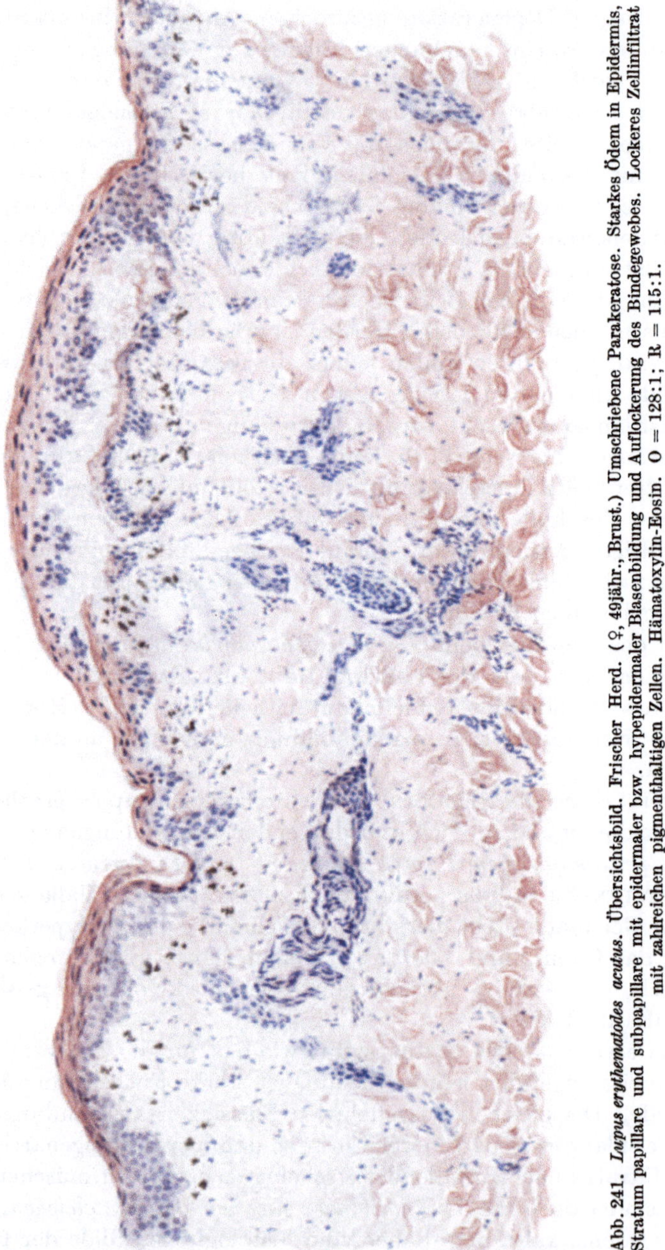

Abb. 241. *Lupus erythematodes acutus.* Übersichtsbild. Frischer Herd. (♀, 49jähr., Brust.) Umschriebene Parakeratose. Starkes Ödem in Epidermis, Stratum papillare und subpapillare mit epidermaler bzw. hypepidermaler Blasenbildung und Auflockerung des Bindegewebes. Lockeres Zellinfiltrat mit zahlreichen pigmenthaltigen Zellen. Hämatoxylin-Eosin. O = 128:1; R = 115:1.

sind (s. Abb. 241). Das Ödem kann natürlich auch in den höheren Schichten der Epidermis stärker auftreten und dann zu *epidermaler Bläschenbildung* führen. In der Umgebung dieser Bläschen findet man dann alle Stadien *vacuolärer*

Degeneration der Epithelzellen, was wiederum zu Störungen in der Keratohyalinbildung und damit, wie das besonders deutlich ein von GANS untersuchter Fall aus der Heidelberger Hautklinik zeigte, im Gegensatz zu der gewöhnlich vorhandenen Hyperkeratose zu ausgedehnter Parakeratose und Krustenbildung (JADASSOHN u. a.) Anlaß gibt.

Manchmal kann eine erhebliche Anhäufung von Melanin in allen Epidermisschichten bis zur Hornschicht angetroffen werden (PETRINI, VERROTTI, GANS u. a.). Im Papillarkörper liegt das Pigment in auffallend großen, plumpen und

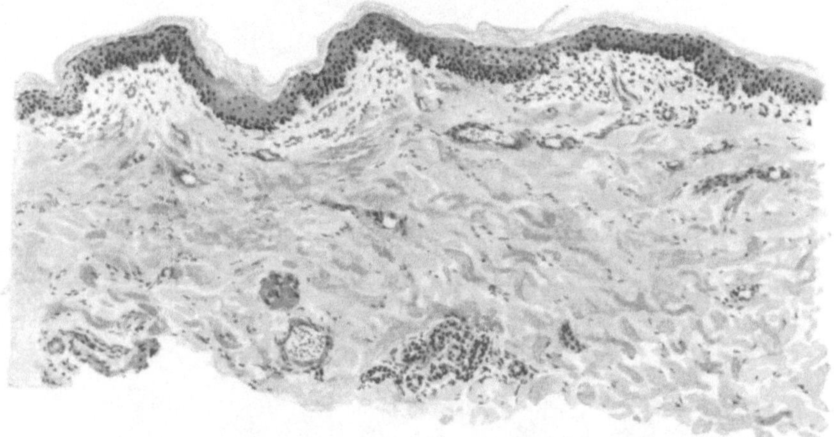

Abb. 242. *Lupus erythematodes acutus* in Abheilung. (♀, 49jähr., Oberarm, Streckseite.) Fleckweise noch Reste des Epidermisödems, scharf abgesetzte homogenisierte Bindegewebsherde in Stratum papillare und subpapillare mit Resten geringgradiger Zellinfiltration und erweiterten Gefäßen. O = 66:1; R = 60:1.

abgerundeten, manchmal um die Anhangsgebilde retrahierten Zellen. PETRINI sah es in den erweiterten Lymphspalten.

Von großem Interesse sind die von KLEMPERER und seinen Mitarbeitern herausgearbeiteten Veränderungen des kollagenen Bindegewebes, die allerdings in der Haut gegenüber anderen Organen zurücktreten und nur seltener beobachtet werden (MONTGOMERY). Die normalerweise unsichtbare Grundsubstanz liegt zwischen den Fibrillen als eosinophiles homogenes Substrat. Die kollagenen Faserbündel schwellen und werden homogen, sind stärker acidophil, schließlich zerfallen sie. Die zunächst acidophilen Strukturen werden basophil. Die Fibroblasten wuchern, später zeigen sie eine Pyknose ihrer Kerne und Zerfallserscheinungen. Fibrinoide Substanz ist zwischen die Kollagenfasern gelagert (KLINGE, KLEMPERER), teilweise verdeckt durch hämatoxylinfärbbare Massen, die sich histochemisch als Thymonucleinsäuren erweisen und vielleicht dem Blute entstammen (KLEMPERER).

STOUGHTON und WELLS fanden die Veränderungen der Basalmembran sowie das Anwachsen der Polysaccharide in der Cutis bei dem akuten Lupus erythematodes weniger ausgesprochen als bei den chronischen Formen (s. d.). Beim akuten und subakuten Lupus erythematodes zeigten jedoch die größeren Gefäße des tieferen Coriums schwere Wandveränderungen in der McMANUS-Färbung. Es kam zum Verschluß des Lumens durch die Vermehrung und das Einwärtsdrängen der Polysaccharide in der Gefäßwand.

KLEMPERER, POLLACK und BAEHR haben in Untersuchungen, die wir mit WATRIN, DUPERRAT und BEUREY schon als klassisch bezeichnen möchten, den Werdegang der Wandveränderungen der Arteriolen dargelegt: Sie sind im Grunde die gleichen, wie wir sie am kollagenen Bindegewebe soeben geschildert haben. Alle Schichten des Gefäßrohres bis auf das Endothel erleiden ein und dieselbe

Veränderung. Eine Zunahme der acidophilen Substanz und eine Anhäufung von Fibroblasten, die, wie erwähnt, zu einem Verschluß des Lumens führen kann. Es folgt ein Untergang der Fibroblasten und eine fibrinoide Nekrose der Gefäßwand. Als Folge davon kann es zu einer Wucherung der Endothelien mit thrombotischem Verschluß des Lumens und endlich zur Nekrose des gesamten Gefäßes kommen. Auch die Basalmembran der Capillaren zeigt eine Verdickung, die besonders deutlich in den Nieren zu beobachten ist („wire loop" der Glomeruli).

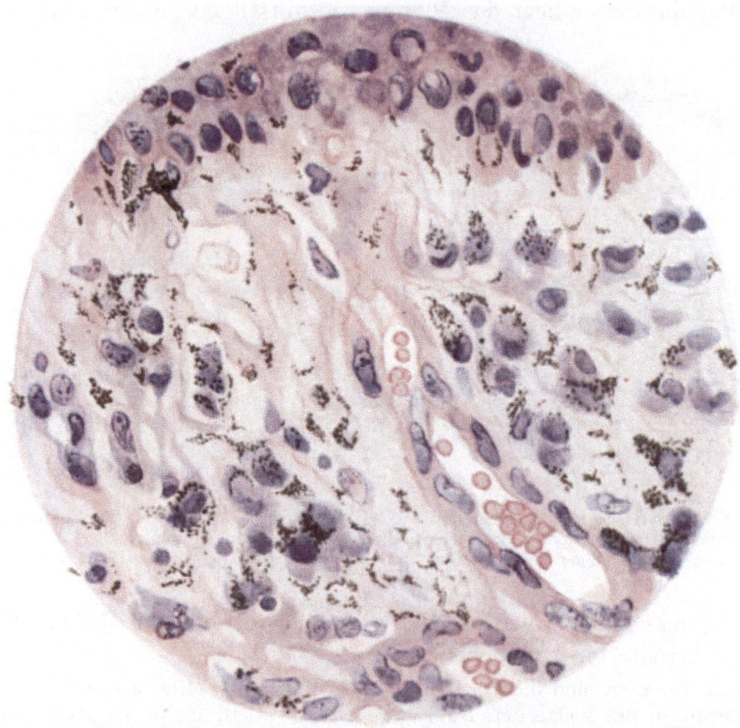

Abb. 243. *Lupus erythematodes acutus.* (♀, 49jähr., Oberarm, Streckseite.) Zahlreiche Melaninpigment tragende Zellen in einem ödematös aufgelockerten Gewebe an der Grenze von Epidermis und Papillarkörper. In der Mitte nach rechts unten ziehend eine Capillare. Hämatoxylin-Eosin. O = 480:1; R = 430:1.

Die Venen können ähnliche, aber weniger ausgeprägte Veränderungen erleiden. In der Haut ist die fibrinoide Degeneration der Gefäße, die übrigens nur dort vorkommt, wo sich Bindegewebe findet, vielleicht wegen des kompakten Gefüges des Kollagens weniger deutlich, wohl aber sind die Degeneration und die Nekrose der Fibroblasten — nach Rost die „bizarren Zellen" von Arndt — vorhanden. Die gleichen Veränderungen können sich auch in den Septen des Fettgewebes abspielen. McCreight und Montgomery fanden an ihrem sehr großen Material nur in wenigen Fällen Gefäßveränderungen in der Haut außer einem Ödem der Wandung. Auch die Umwandlung des Kollagens trat gegenüber der an den inneren Organen sehr zurück. Histologisch besteht eine deutliche Übereinstimmung mit dem Gewebsaufbau der chronischen Form. Der Unterschied ist durch das ausgedehntere Ödem und durch den meist viel kürzeren Bestand der Efflorescenzen bei den akuten Formen zu erklären.

Es sei in diesem Zusammenhang nochmals auf die schon 1925 wiederholt betonte Tatsache hingewiesen, daß der gleiche histologische Aufbau durchaus nicht erlaubt, auf eine gleiche Genese zu schließen.

Vor Abschluß des Kapitels ist noch auf erstmalig bei der verrucösen Endocarditis vom Typ des LIPMAN-SACKS-Syndroms durch GROSS beschriebene Gebilde hinzuweisen. Es handelte sich um Ansammlungen meist spindelförmiger, mit Hämatoxylin gefärbter Körper. GROSS hielt sie für degenerierte Kerne und fand sie nur beim akuten Lupus erythematodes. Obwohl nach KLEMPERER und Mitarbeitern diese Gebilde am häufigsten im Endokard und den Nieren zu beobachten sind, kommen sie auch im übrigen Organismus, einschließlich der Haut, vor. Mit der FEULGEN-Reaktion färben sich nach diesen Autoren die GROSS-Körper rot, mittels der Absorption von Ultraviolettstrahlen und histochemischen Reaktionen läßt sich nachweisen, daß sie Desoxyribonucleinsäure, teilweise in depolymerisiertem Zustand, enthalten. Da KLEMPERER und seine Mitarbeiter die GROSS-Körper phagocytiert in Histiocyten und polymorphkernigen Leukocyten sahen, ist an eine Identität mit den „L.E.-Zellen" bzw. den „TART-Zellen" zu denken (s. unten).

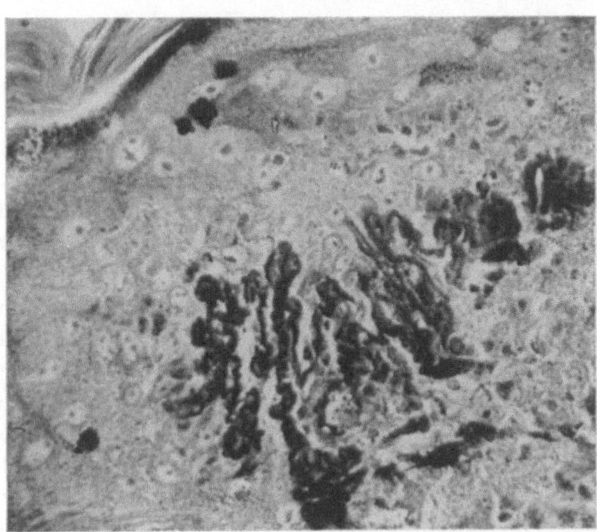

Abb. 244. Lupus erythematodes disseminatus discoides, starke Vergrößerung. MCMANUS-Färbung. Ansammlung von Polysaccharidmassen im Papillarkörper [Aus GANS, O., Hautarzt 4, 399 (1953), nach einem Präparat von ST. ROTHMAN, Chicago.]

Differentialdiagnose. Bereits früher wurde auf die von den verschiedensten Forschern betonte Unmöglichkeit hingewiesen, im Gewebsaufbau des Lupus erythematodes für diesen kennzeichnende Veränderungen festzustellen. Trotzdem wird man auf Grund einer gewissen Regelmäßigkeit ihres Zusammentreffens meist zu einer Entscheidung kommen können. Daß auch ein offenbar kennzeichnendes klinisches Bild nicht immer den Tatsachen entsprechen muß, hat ein von KYRLE berichteter Fall besonders deutlich gemacht, wo sich bei der histologischen Untersuchung nicht das erwartete Bild des Lupus erythematodes, sondern eine richtige *Tuberculosis cutis luposa* ergab. Das Umgekehrte, die Verwechslung der letzteren mit dem ersteren wird bei histologischer Untersuchung allerdings kaum möglich sein, da sich bei der Tuberculosis cutis luposa (s. d.) doch stets der kennzeichnende Aufbau zeigt. Ein gleiches gilt für eine Unterscheidung von *luischen* Veränderungen. Bei diesen steht die Beteiligung der Plasmazellen im Vordergrunde, wovon beim Lupus erythematodes wenigstens für nicht gerade ganz frische Fälle — und diese kommen hierbei differentialdiagnostisch überhaupt nur in Betracht — keine Rede sein kann. Für die Tuberkulose sowohl wie für die Lues ist fernerhin der völlige Schwund des elastischen Gewebes innerhalb der Erkrankungsherde kennzeichnend, während beim Lupus erythematodes das Elastin auch innerhalb der Knoten an vielen

Stellen völlig erhalten bleibt. Wir können dabei jedoch nicht so weit gehen, daß wir dieser Tatsache eine so kennzeichnende Bedeutung beilegen, wie das KYRLE tun möchte. Dies schon nicht mit Rücksicht auf die oft außerordentlich ähnlichen Verhältnisse bei der sog. *senilen Degeneration* des Elastins, die ja schon bei verhältnismäßig jungen Menschen angetroffen werden kann und meiner Erfahrung nach auch in klinisch und mikroskopisch scheinbar unveränderter Haut vorkommt. Dabei mag zugegeben werden, daß gerade eine herdförmige Ansammlung verklumpter Elastica unmittelbar unterhalb der Epidermis beim Lupus erythematodes des Gesichts außerordentlich häufig beobachtet wird.

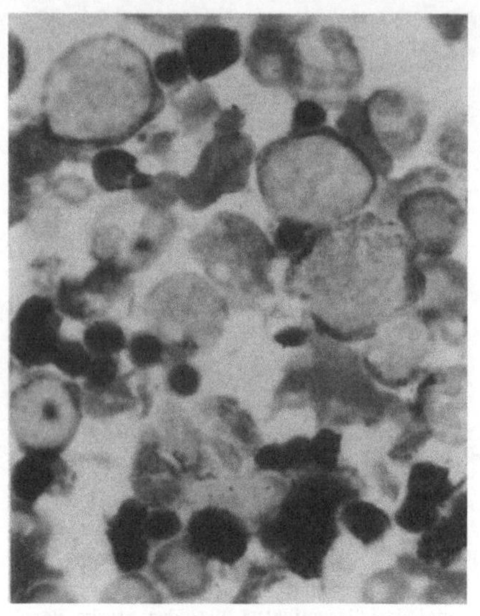

Abb. 245. Lupus-Erythematodeszellen. Am unteren Bildrand Rosettenbildung. Giemsa: O = 1250:1 (Ölimmersion).

Die Unterscheidung von gewissen *Tuberkulidformen* — besonders notwendig dort, wo beide nebeneinander vorkommen — läßt sich durch die bei diesen stets vorhandene, wechselnd ausgedehnte Gewebs*nekrose* ohne weiteres durchführen.

Die im atrophischen Stadium im histologischen Bilde häufig vorhandene Ähnlichkeit der Coriumveränderungen mit jenen der *Dermatrophia cutis idiopathica* gibt zu Verwechslungen keinen Anlaß, da bei letzterer die auffallende Hyperkeratose stets fehlt. Für gewisse Erscheinungsformen des chronischen Lupus erythematodes kann klinisch ferner eine Unterscheidung von chronisch verlaufenden Formen der Dermatitis eczematosa Schwierigkeiten machen. Histologisch haben wir jedoch in der Acanthose, der Spongiose und Parakeratose, in dem völligen Fehlen irgendwelcher atrophischen Veränderungen die Möglichkeit sicherer Unterscheidung.

Für den akuten Lupus erythematodes wäre dann noch die Unterscheidung vom *Erysipel* erforderlich (Erysipelas perstans), eine Aufgabe, die mit Rücksicht auf die Lokalisation im Gesicht wohl stets nur klinisch und nie histologisch zu lösen sein wird.

Schwierig, wenn nicht manchmal unmöglich kann die Abtrennung eines akuten Lupus erythematodes gegenüber einer *Dermatomyositis* sein. Hier, aber auch ganz allgemein, hat die Differentialdiagnose eine große Hilfe durch die Entdeckung der sog. *Lupus erythematodes*-Zelle erfahren.

HARGRAVES, RICHMOND und MORTON fanden im heparinisierten Knochenmark der an Lupus erythematodes Erkrankten die „TART Cell" und die „L.E. Cell", ein Befund, der wenig später durch HAZERICK und SUNDBERG bestätigt werden konnte. SUNDBERG und SICK beschrieben dann die Lupus erythematodes-Zelle im peripheren Blut. Es zeigte sich, daß im Serum der Kranken ein Faktor vorhanden ist, der auch im Blut von Gesunden Lupus erythematodes-Zellen entstehen läßt. Bei der TART-Zelle handelt es sich um Kerneinschlüsse in einem Histiocyten. Sie hat nicht die Bedeutung der Lupus erythematodes-Zelle, da sie gleich als nicht spezifisch erkannt wurde. Sie kommt z. B. beim Morbus HODGKIN und bei metastasierenden Carcinomen vor (HARGRAVES). Die *Lupus erythematodes-Zelle* ist ein reifer polymorphkerniger Leukocyt, dessen Plasma von einer Substanz ausgefüllt ist, die offensichtlich Kernmaterial darstellt. Diese hat die Größe eines Drittels eines Erythrocyten, kann aber auch 3—4fach so groß sein (WATRIN u. a.). Mit der PAPPENHEIMschen Färbung ist sie blau, rot in der Färbung nach WRIGHT. Der Einschluß ist meist rund oder oval und homogen. Er kann das eigentliche Plasma völlig an die Peripherie verdrängen. Der Kern umgibt dann den Einschluß wie ein Halbmond. Ist die eingeschlossene Substanz weniger ausgedehnt, kann man noch deutlich die Granulierung des Leukocytenplasma erkennen. Lagern sich Polymorphkernige um homogene Massen, die in ihrem Aufbau den Einschlüssen durchaus entsprechen, bilden sich die sog. „Rosetten", die als ein Vorstadium der Lupus erythematodes-Zellenbildung angesehen werden können. Die Lupus erythematodes-Zellen finden sich auch im Pleuraexsudat (v. DOORMAAL und SCHREUDER). Mit anderen Körperflüssigkeiten läßt sich das Phänomen erzeugen (HAUSER). Außer beim Lupus erythematodes wurden von HARGRAVES einmal bei multiplen Myelomen Lupus erythematodes-Zellen-ähnliche Gebilde beobachtet. Lupus erythematodes-Zellen-ähnliche Gebilde entstehen auch bei Zusatz von Pilzen, besonders der Aspergillus-Gruppe, zu heparinisiertem Knochenmark. Deshalb sind die von GAUSEWITZ, JONES und WORLEY bei einer Moniliasis beschriebenen Lupus erythematodes-Zellen in Zweifel zu ziehen. Die Bedeutung der Lupus erythematodes-Zellen für die Differentialdiagnose ist daher bisher unbestritten. Ihr Fehlen darf nur nicht überschätzt und als absolut gegen die Diagnose Lupus erythematodes acutus oder subacutus sprechend ausgewertet werden. Andererseits handelt es sich nach JASINSKI, STIEFEL, MÄRKI und WUHRMANN um keinen für den Lupus erythematodes weitgehend spezifischen Befund, da verwandte Phänomene bei vielen anderen Erkrankungen zu beobachten seien. Nach diesen Autoren handelt es sich um eine unspezifische humoral bedingte, mit der Vermehrung der γ-Globuline verknüpfte Erscheinung. In diesem Sinne spricht auch das Vorkommen von Erythematodeszellen bei Fällen von Arzneiüberempfindlichkeit (P. MIESCHER und DELACRÉTAZ), sowie das Auftreten ähnlicher Gebilde in Bläschen, Blasen und Pusteln ganz verschiedener Genese (STEIGLEDER).

Das Phänomen der L.E.-Zellbildung wird daher nicht mehr an sich als beweisend angesehen, sondern nur, wenn zunächst eine Kolliquation von Kern und später auch vom Plasma eingetreten ist und diese Körper dann durch Segmentkernige phagocytiert werden (ROHN und BOND, STICH, FELDMAN und MORRISON, DITTRICH und FRÜHMANN).

Schleimhauterscheinungen, wie sie vereinzelt namentlich an der Mundschleimhaut beobachtet wurden, dürften sowohl vom *Lichen ruber planus* als auch vom *Pemphigus vulgaris* auf Grund der klinischen Veränderungen zu trennen sein; schwieriger kann die Differentialdiagnose gegenüber der *Leukoplakie* werden; jedoch haben wir es bei dieser stets mit Veränderungen zu tun, die wenigstens primär keinerlei entzündliche oder atrophische Erscheinung zeigen.

Pathogenese. Die Ätiologie und Pathogenese des Lupus erythematodes ist völlig unklar. Auch die Zusammengehörigkeit der einzelnen Formen, ja nicht einmal eine gemeinsame Ursache für alle Fälle einer einzigen Gruppe ist gesichert. Die Deutung des Lupus erythematodes als einer allergischen und hyperergischen Reaktion bei einem Organismus, der durch eine tuberkulöse, durch Streptokokken oder irgendwie anders bedingte Infektion sensibilisiert wurde (ROST), ist eine bisher unbewiesene Hypothese. Licht und andere physikalische Noxen sind verschlimmernde, aber nicht ursächliche Momente.

Rein formalgenetisch haben KLEMPERER und seine Mitarbeiter, wie wir bereits erwähnt haben, den Beginn der Erkrankung in Veränderungen des kollagenen Bindegewebes gesehen. Dieses ist wenigstens teilweise vielleicht aus leblosen Substanzen aufgebaut, deren Bildungsstätte wir nicht kennen. Es bleibt die Frage offen, wie die Schädigung an das Kollagen gelangt und sich dort auswirken kann. Der histogenetische Beginn mit einer Gefäßerweiterung (s. oben) läßt den Weg vermuten.

Ulerythema acneiforme.

In engem Zusammenhang mit dem Lupus erythematodes scheint mir ein als *Ulerythema acneiforme* zunächst von UNNA, später auch von RILLE und von GANS beschriebenes Krankheitsbild zu stehen. Es handelt sich um eine auf umschriebene Teile des Kopfes beschränkte, als flache rote Papeln beginnende, dann unter Comedonenbildung abblassende und narbig einsinkende Veränderung. Histologisch finden sich im *papulösen Stadium* eine starke *Hyperkeratose* des ganzen Deckepithels und der ganzen Haarbälge mit comedoartiger Hornpfropfbildung, deutliche *Acanthose* der Stachelschicht, ausgedehnte multilokuläre *Zellinfiltrate* sowie *Ödem* und Rarefikation des Stratum papillare, subpapillare und oberer Cutis; Hypertrophie des muskulären und fleckweise des elastischen Gewebes. Im *atrophischen Narbenstadium* fand GANS ein normales oder auch verschmälertes Deckepithel, also keine Hyperkeratose mehr, eine narbige Atrophie des Papillarkörpers und der Cutis mit Schwund sämtlicher Anhangsgebilde der Haut außer den Knäueldrüsen und Muskeln.

Von der *Acne vulgaris* unterscheidet sich das Ulerythema acneiforme vor allem durch die allgemeine Hyperkeratose und regelmäßige Acanthose der gesamten Decke, das gleichmäßig auftretende perivasculäre Infiltrat, das Ödem und schließlich die umschriebene, aber gleichmäßige Atrophie (GANS).

Granuloma anulare.

Das 1895 zuerst von COLCOTT FOX beschriebene Krankheitsbild wurde auf Grund teils morphologischer, teils pathologisch-anatomischer Eigentümlichkeiten mit den verschiedensten Namen belegt. Von diesen seien erwähnt: Lichen anularis (GALLOWAY), ringed eruption of the fingers (C. FOX), éruption circinée chronique de la main (DUBREUILH), néoplasie circinée et nodulaire (BROCQ), erythémato-circinée du dos de la main (AUDRY), sarkoide Geschwülste der Haut (RASCH und GREGERSEN), benigne Sarkoidgeschwulst der Haut (GALEWSKY). Die von R. CROCKER herrührende Bezeichnung: Erythema elevatum et diutinum, unter der verschiedene Fälle von sicherem Granuloma anulare beschrieben wurden, ist heute einem anderen Krankheitsbilde vorbehalten. Der Name Granuloma anulare stammt ebenfalls von R. CROCKER.

Die Erkrankung kommt im Gegensatz zum Erythema elevatum et diutinum überwiegend bei Kindern und jüngeren Frauen vor. Im Gegensatz zur *Nekrobiosis lipoidica* sind meist die oberen Extremitäten befallen.

Es handelt sich dabei um eine Veränderung, die durch das Auftreten linsengroßer, weißlicher, glatter, keloidartiger Knötchen gekennzeichnet ist, welche besonders an den Streckseiten der Hände und Finger, dann auch der Füße auftreten und ohne besondere Beschwerden zu machen, jahrelang bestehenbleiben können. Die Erkrankung wurde auch an den Vorderarmen, Unterschenkeln, Knien, Ellenbogen, am Gesäß, gelegentlich auch am Halse und im Gesicht (Ohren) sowie dem behaarten Kopf angetroffen. Sie ist besonders gekennzeichnet durch die Neigung der Knötchen, sich in Ringform anzuordnen.

Als gewebliche Grundlage der Veränderung findet sich ein vorwiegend auf die mittlere Cutis beschränktes Granulationsgewebe, das in den zentralen Abschnitten meist scharf gegen die Umgebung abgesetzt ist, nach dem Rande zu unregelmäßiger wird und sich allmählich verliert. Die *Epidermisveränderungen* sind, um dies gleich vorwegzunehmen, rein mittelbarer Natur und in weitestem Maße von der Entwicklung des cutanen Infiltrats abhängig. Über jüngeren und kleineren Erkrankungsherden finden wir die Oberhaut daher gar nicht oder kaum verändert, über älteren kann es gelegentlich zu einer Verbreiterung der Stachelschicht mit oft ungewöhnlich zahlreichen Mitosen, zu einem wenn auch schwachen Ödem und damit wohl in Zusammenhang stehend, zu einem Schwund des Keratohyalin und einer Parakeratose kommen. Veränderungen, die sich allerdings stets auf die nächste Nachbarschaft des cutanen Erkrankungsherdes beschränken. Gelegentlich beobachtet man auch eine Durchwanderung polynucleärer Leukocyten in wechselndem Maße.

Der *Papillarkörper* und das Stratum subpapillare sind, wenn man von einer geringgradigen, mehr oder weniger ausgesprochenen perivasculären *kleinzelligen Infiltration* absieht, in der Regel wenig verändert. Nur vereinzelt reichen die

Ausläufer des hauptsächlich in der Cutis sitzenden Erkrankungsherdes bis in das Stratum papillare hinauf. Das Stratum subpapillare wird häufiger in Mitleidenschaft gezogen, und zwar wird seine Beteiligung um so stärker, je mehr man sich dem eigentlichen Sitz der Veränderung nähert. Nach abwärts reicht diese meist bis an die Grenze der Subcutis.

Am *Haupterkrankungsherd* lassen sich auf Grund des histologischen Aufbaues deutlich zwei oder vielleicht auch drei verschiedene Abschnitte unterscheiden. Es hebt sich meist ein *zentraler*, mehr oder weniger *nekrotischer* Bezirk von einem *peripheren, zellig-infiltrierten* ab, der den ersteren wallartig umgibt. Dieser Wall wird aus *zwei verschiedenen Arten von Zellen* gebildet. Es sind dies einmal gewucherte Bindegewebszellen mit breitem Protoplasmasaum und rundem, ovalem oder spindelförmigem Kern, der häufig mitotische Teilungsvorgänge zeigt. Ansammlungen dieser *epitheloiden Zellen* findet man in zwei verschiedenen Gruppierungen vor. Entweder sind sie zu Zügen angeordnet und manchmal so dicht gelagert, daß eine Zwischensubstanz nicht nachweisbar ist, man also von einer epithelartigen Anordnung, von epitheloiden Zellen im Sinne VIRCHOWS sprechen kann (ARNDT), oder aber, und dies ist häufiger, sie liegen in den Maschen eines kollagenen Fasernetzes, das zum Teil dem auseinandergedrängten bindegewebigen Mutterboden, zum Teil vielleicht aber auch neugebildetem Bindegewebe entspricht. Besonders dicht finden sich diese epitheloiden Zellen in der unmittelbaren Umgebung des zentralen nekrotischen Gewebsbezirks.

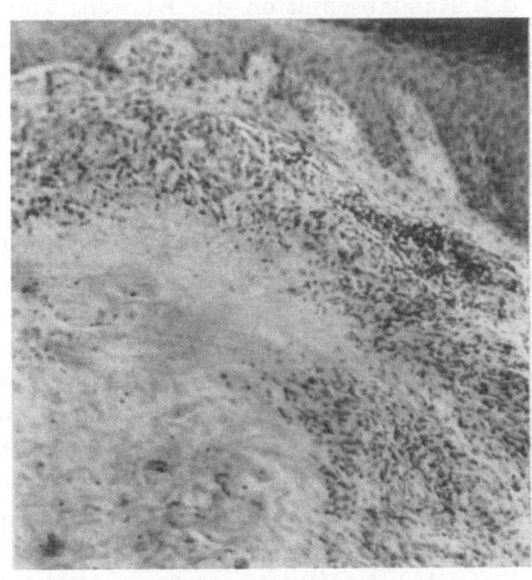

Abb. 246. Typischer Granuloma anulare-Herd (♀, 25 J., Mittelfinger, Streckseite). Oben die Epidermis. Um die Nekrose erkennt man, besonders am rechten oberen Rand, deutlich den Randsaum aus Epitheloiden und Lymphocyten. O = 80:1, Hämatoxylin-Eosin.

Zum Gesunden hin sind ihnen immer reichlicher werdende Mengen von *Lymphocyten* beigemengt, zwischen denen vereinzelte polynucleäre Leukocyten, Mastzellen und gelegentlich auch einmal eine Plasmazelle anzutreffen sind.

Die erweiterten *Gefäße* in der Umgebung des Haupterkrankungsherdes sind von einem zarten perivasculären Infiltrat umgeben, das sich hauptsächlich aus Lymphocyten und gewucherten Gefäßwandzellen in wechselnder Zahl aufbaut. Von den Gefäßen sind namentlich die Venen durch eine deutliche Intimawucherung in wechselndem Grade verschlossen. Die Arterien erscheinen hingegen unverändert. Auch die *neugebildeten* Gefäßsprossen, wie sie in diesem Bezirke vielfach anzutreffen und zum Rande des Erkrankungsherdes hin besonders zahlreich sind, zeigen geschwollene Endothelien und Intimawucherung.

Die *Veränderungen des zentralen Abschnittes* des Erkrankungsherdes sind verschieden, je nach dem Zeitpunkt, zu welchem die Untersuchung erfolgt.

Die voneinander abweichenden Ergebnisse einzelner Untersucher scheinen auf diese Weise erklärlich. In den klassischen Fällen folgt auf die dichteste Anhäufung der Epitheloidzellen ziemlich unvermittelt und scharf abgesetzt ein großer *nekrotischer Herd*, in welchem der Aufbau des Bindegewebes nur schlecht oder gar nicht mehr sichtbar ist und nur spärliche Zell- und Kernreste von dem ursprünglichen Gewebe übriggeblieben sind. Unter ihnen lassen sich meist eine Reihe gut erhaltener polynucleärer Leukocyten feststellen, im Gegensatz zu den Randabschnitten des Knotens und dessen Umgebung, wo sie fast vollkommen fehlen. Von dem nekrotischen Zentrum aus ziehen meist *radiär angeordnete Bindegewebssepten* in das umgebende Zellinfiltrat hinein. Sie sind ebenfalls eigenartig verändert. Es handelt sich dabei um eine *Nekrose des kollagenen Gewebes*, die sich bei VAN GIESON-Färbung in schmutzig-gelblichen Streifen von den rotgefärbten, wohlerhaltenen kollagenen Fasern deutlich abhebt und zur Mitte der einzelnen Krankheitsherde hin an Ausdehnung zunimmt. Fast immer finden sich Einlagerungen von Mucin (MONTGOMERY), manchmal färbt sich das gesamte degenerierte Kollagen metachromatisch. Außerdem trifft man, namentlich im Bereich der Zellherde, nicht eben selten leuchtend rote, homogene, in kleinen Haufen zu mehreren zusammenliegende Kugeln (Russelkörper) hyalin umgewandelten Bindegewebes an. Innerhalb der Nekrosen kann man gröbere und feinere, blaßrötlich gefärbte Fasern antreffen, die teils als Reste des kollagenen Muttergewebes, teils als *neugebildetes junges, fibrilläres Bindegewebe* anzusprechen sind.

Das *elastische* Gewebe geht in dem ganzen erkrankten Bezirk meist völlig verloren; nur in den Randabschnitten bleiben vereinzelte, wenn auch zartere Fasern erhalten. Überhaupt ist der Grad der Nekrose des elastischen und kollagenen Gewebes ein wechselnder.

In *länger bestehenden* Krankheitsherden tritt die Nekrose zurück gegenüber einer reichlicheren und gleichmäßig entwickelten *Neubildung* zahlreicher junger Bindegewebszellen und *Bindegewebsfasern*, die auf *regenerative Vorgänge* in dem nekrotischen Abschnitt zurückzuführen sind. In solchen Fällen ist dann auch das periphere Zellinfiltrat lockerer geworden und weniger dicht, also in Rückbildung.

Es sind jedoch auch Fälle bekanntgeworden, die klinisch durchaus dem Granuloma anulare entsprachen, wo diese Nekrosen indessen völlig fehlten. Statt dessen fand sich lediglich eine umschriebene Bindegewebsneubildung; auch regressive Erscheinungen waren nur in geringem Maße festzustellen. Ebenso fehlten entzündliche Veränderungen (KENEDY u. a.). Derartige Befunde erscheinen uns nach dem vorstehend Gesagten durchaus erklärlich.

Besonders erwähnenswert erscheint ferner eine Beobachtung STETTLERS, der in einem Falle an zwei Stellen typisch *tuberkuloide Gewebsstruktur* fand, die so ausgesprochen war, daß man „das kleine, an einen Follikel gelehnte Knötchen aus Epitheloid- und Riesenzellen getrost als Lichen scrophulosorum hätte demonstrieren können".

Differentialdiagnose. Eine derartige Beobachtung erscheint für die Differentialdiagnose, insbesondere aber für die Beziehungen der Erkrankung zur *Tuberkulose* von einer gewissen Bedeutung.

Wenn wir auch heute weiter denn je davon entfernt sind, den mehr oder weniger tuberkuloiden Gewebsaufbau als Kennzeichen einer spezifisch tuberkulösen Ätiologie anzusprechen, so gewinnen derartige Beobachtungen doch an Wert, wenn dann weiterhin Fälle bekannt werden, wie jener von HAUSER und besonders der von VOLK als „Erythema elevatum et diutinum" vorgestellte, bei welchem gleichzeitig eine sichere Hauttuberkulose bestand. (Über die Beziehungen des Erythema elevatum et diutinum zum Granuloma anulare s. oben.) Dabei würde sicherlich das Granuloma anulare den papulo-nekrotischen Tuberkuliden näher stehen (STETTLER), als den sog. *benignen Sarkoiden* (RASCH und GREGERSEN, GALEWSKY, HARTZELL). Bei diesen ist eine Nekrose sehr selten zu beobachten; sie sind außerdem durch den homogenen Aufbau aus epitheloiden Zellen, durch die scharfe Abgrenzung der einzelnen Herde in einer Art fibröser Kapsel hinlänglich unterschieden.

Auf die nahen Beziehungen zu den *papulo-nekrotischen Tuberkuliden* hat auf Grund histologischer Ähnlichkeit bereits ARNDT hingewiesen, nachdem schon GRAHAM LITTLE die Erkrankung zur Tuberkulose rechnen wollte. Im Gegensatz zum Granuloma anulare findet man jedoch bei den acneiformen Tuberkuliden — und nur diese kommen differentialdiagnostisch in Frage — ein wenig kennzeichnendes, aus Lymphocyten, Leukocyten, Plasmazellen, Epitheloiden und Riesenzellen bestehendes Granulationsgewebe, während beim Granuloma anulare im allgemeinen die Wucherung der Bindegewebszellen im Vordergrunde steht (ARNDT).

Vom *Lupus erythematodes* unterscheidet sich das Granuloma anulare hinlänglich durch die dort stets besonders ausgedehnten Epidermisveränderungen (Hyperkeratose und Acanthose, neben mehr oder weniger ausgesprochener Atrophie; teils diffus, teils knötchenförmig auftretende lymphocytäre Zellansammlungen vor allem im Stratum subpapillare, dann aber auch in den verschiedenen Schichten der Cutis).

Ebenso leicht durchführbar ist eine Trennung von den *Keloiden*, mit denen der Einzelherd des Granuloma anulare eine gewisse Ähnlichkeit aufweisen kann. Histologisch besteht zwischen den beiden Veränderungen keinerlei Beziehung.

Mit Rücksicht auf die pathogenetischen Schlußfolgerungen bedeutungsvoller ist hingegen die Unterscheidung vom *Lichen ruber planus*. Man muß dabei allerdings von vornherein absehen von einer Stellungnahme zu jenem von LIEBREICH beschriebenen Falle, bei welchem vielleicht die klinisch nach Aussehen und Form der Einzelefflorescenz an Granuloma anulare erinnernden Herde eine unbekannte Abart der Lichen ruber-Efflorescenzen gewesen oder aber beide Erkrankungen zufällig einmal gleichzeitig nebeneinander vorgekommen sind. Ob sich wirklich im Sinne von BROCQ fließende Übergänge vom Granuloma anulare zum Lichen ruber planus feststellen lassen, scheint zur Zeit noch sehr fraglich. Denn im histologischen Bilde bestehen zwischen beiden erhebliche Unterschiede. Es fehlt beim Granuloma anulare die weitgehende Epidermisveränderung, der Papillarkörper ist so gut wie völlig frei, während er beim Lichen ruber planus gerade vorwiegend oder fast ausschließlich befallen ist. Diese Infiltrate bestehen hauptsächlich aus Lymphocyten und sind gegen die Cutis hin scharf abgesetzt. Beim Granuloma anulare finden wir vorwiegend Herde gewucherter Bindegewebszellen, welchen Lymphocyten nur in den Randabschnitten beigesellt sind. Die Infiltrate liegen in den mittleren und tieferen Schichten der Cutis und umschließen eine wechselnd ausgebildete zentrale Bindegewebsnekrose, die sich, wenn überhaupt, beim Lichen ruber planus nur an der Epidermis-Cutisgrenze vorfindet.

Außerordentlich schwierig, ja unmöglich kann histologisch die Abgrenzung von der *Nekrobiosis lipoidica* (s. auch dort) sein. In sehr seltenen Fällen kann auch die Nekrose beim Granuloma anulare Fetteinlagerungen zeigen (ELLIS und KIRBY-SMITH). Riesenzellen kommen bei beiden Erkrankungen vor, allerdings häufiger bei der Nekrobiosis lipoidica. Bei beiden kann das degenerierte Kollagen gegenüber dem Infiltrat wenig scharf abgesetzt sein. Während es beim Granuloma anulare zu Mucinablagerungen kommt, finden sich bei der Nekrobiosis lipoidica häufig Kalkablagerungen. Bei dem ersten handelt es sich nach ARNDT um ein Infiltrat entstanden „aus der lebhaften Wucherung präexistenter Bindegewebszellen", bei der letzten um eine Ansiedlung von Rundzellen und Riesenzellen (BOLDT). ELLIS und KIRBY-SMITH glauben dagegen, daß bei dem Granuloma annulare das Infiltrat einen mehr akuten und weniger chronischen Aufbau habe. Auch sind hier Gefäßveränderungen selten, bei der Nekrobiosis in der Regel nachweisbar (BOLDT). Epithelveränderungen fehlen oder sind gering beim Granuloma annulare, bei der Nekrobiosis lipoidica kommt es zur Atrophie und Ulceration der Epidermis. ELLIS und KIRBY-SMITH kommen zu dem Schluß, daß alle histologischen, histochemischen, aber auch klinischen Veränderungen, die mit einem Granuloma anulare verbunden sind, auch gelegentlich bei der Nekrobiosis lipoidica gefunden werden und umgekehrt. Auf die von MIESCHER beschriebene *Nekrobiosis maculosa* haben wir an anderer Stelle hingewiesen.

Die *subcutanen rheumatischen Knoten* unterscheiden sich, abgesehen von ihrer Lokalisation, durch eine viel einförmigere Gewebsreaktion vom Granuloma anulare. Statt des Infiltrates aus Leukocyten, Lymphocyten, Endothelien, Plasmazellen u. a. finden sich hier hauptsächlich Fibroblasten (BOWERS).

Bei den als *Granuloma elevatum* et *diutinum* beschriebenen Fällen lassen sich zwei Formen unterscheiden. Einmal diejenigen, die sich an die Beschreibung von BURY anschließen und die dem Granuloma anulare zuzuordnen sind (COMBES, BEHRMAN und SAPERSTEIN). Hierher gehören die Fälle von HALLE, ZWEIG, VOLK, BUNCH u. a. Daneben stellen die Formen, wie sie HUTCHINSON beschrieben hat, ein eigenes Krankheitsbild dar, das hauptsächlich bei älteren Männern vorkommt, gewöhnlich bilateral auftritt und meist nicht aus einzeln auftretenden Efflorescenzen besteht. DALLA FAVERA und PICCARDI haben solche Fälle beschrieben. *Histologisch* bestand die Veränderung in der Hauptsache aus einer mächtigen Zellinfiltration, die sich einmal perivasculär, dann auch zwischen den kollagenen Fasern der Cutis ausbreitete. Sie enthielt *größtenteils mehrkernige neutrophile Leukocyten*, spärliche eosinophile Leukocyten und große einkernige Zellen mit basophilem Protoplasma. Gerade durch das Vorherrschen der polynucleären Leukocyten sind diese beiden Fälle vom Granuloma anulare grundsätzlich zu unterscheiden. COMBES und Mitarbeiter konnten diesen Gewebsaufbau in zwei eigenen Fällen bestätigen. Sie fanden außerdem schwere degenerative Veränderungen der Endothelien der Blutgefäße und eine Acanthose der Epidermis wie auch WEIDMAN und BESANÇON.

Pathogenese. *Formalgenetisch* liegt beim Granuloma anulare sicherlich ein chronisch-infektiöses Granulationsgewebe vor, das seinen Ausgangspunkt vom Gefäßnetz der mittleren Cutis nimmt. Die Ursache ist völlig unklar. Ein Zusammenhang mit der Tuberkulose ist in keiner Weise gesichert. Eine gewisse histologische Übereinstimmung mit den subcutanen rheumatischen Knötchen (JAEGER) beweist keine gemeinsame Ursache (BOWERS).

Granuloma faciale mit Eosinophilen (Pinkus).

(Granuloma eosinophilicum diutinum faciei Woerdeman.)

Diese Erkrankung wurde erstmalig von Wigley (1945) und Buley (1946), später von Lever (1947) beschrieben. Nachdem einmal das Krankheitsbild scharf umrissen war, wurden rasch eine große Zahl von weiteren Fällen publiziert. Leider wurde unter der äußerst unglücklichen Bezeichnung *Eosinophiles Granulom* der Haut nicht nur die hier vorliegende Erkrankung, sondern auch die zur Hand-Schüller-Christianschen Erkrankung gehörigen Fälle von *Reticulogranuloma eosinophilicum cutis* (s. S. 158ff.) und andere gänzlich differente Veränderungen mit einer zufälligen Anhäufung von Eosinophilen bis zur Klassifizierung durch Weidman zusammengefaßt. Wir haben die Bezeichnung *Granuloma faciale*, die erstmalig von H. Pinkus geprägt wurde, gewählt, weil sie nichts vorwegnimmt und zu keinerlei Mißverständnissen führen kann.

Unsere Schilderung der klinischen und histologischen Veränderungen folgt H. Pinkus.

Das *Granuloma faciale* bildet chronische, rote bis rotbraune, manchmal auch blaurote Flecke, Papeln und Knoten praktisch ausschließlich im Gesicht. Die Herde sind meist nur einzeln vorhanden. Ihre Konsistenz ist weder hart noch weich, sondern elastisch gummiartig. Es bestehen keinerlei Beschwerden. Die Herde vergrößern sich im Laufe von Jahren, sie können sich aber auch spontan zurückbilden. Sie sind glatt, nicht schuppend und ulcerieren nicht. Auf Glasspateldruck bleibt eine diffuse gelbliche oder braune Verfärbung zurück. Das Granuloma faciale ist äußerst resistent gegen jede Therapie, einschließlich Röntgenbestrahlung.

Die *histologischen* Veränderungen sind so charakteristisch, daß sie ohne Anamnese und klinischen Befund eine Diagnose mit großer Wahrscheinlichkeit erlauben (Pinkus).

Die *Epidermis* ist rein sekundär verändert, sie zeigt ebenso wie die Anhangsgebilde bei längerem Bestand der Efflorescenzen eine Atrophie. Die Anhangsgebilde der Haut (Schweiß-Talgdrüsen, Follikel) können verzogen oder auch cystisch erweitert sein. Pinkus erklärt dies so, daß die Infiltrate sich in der oberen Cutis entwickeln und diese auseinanderdrängen. Follikuläre Hyperkeratosen werden beobachtet (Reich). In ausgedehnteren Fällen nimmt das Infiltrat das gesamte Corium ein und folgt den Blutgefäßen bis in das oberflächliche Fettgewebe. Es läßt zur Epidermis und den Anhangsgebilden hin immer eine mehr oder weniger breite Zone normalen Cutisgewebes frei (Lever). Das Infiltrat besteht aus Lymphocyten, polymorphkernigen Leukocyten, mit mehr oder weniger vielen Eosinophilen und Plasmazellen und aus Histiocyten, zum Teil mit Hämosiderin- oder Lipoidgehalt, kaum jedoch Epitheloidzellen. Atypische unreife Zellformen kommen nicht vor. Wichtiger als das äußerst wechselhafte und manchmal sehr spärliche Vorkommen von Eosinophilen ist das in älteren Herden regelmäßige Vorhandensein von *neutrophilen Leukocyten* bei einem so chronischen Prozeß (Pinkus).

Während das Infiltrat ursprünglich nur um die Gefäße angeordnet ist, wird es später dichter und diffus. Die Gefäße sind weit. In gut ausgebildeten Fällen ist das weite, dünnwandige Gefäß von hyalinen acidophilen Bindegewebsbalken umgeben, die sich mit saurem Orcein blaßbraun färben. Diese Bindegewebsbalken bilden ein Netz, in dessen Maschen degenerierte, pyknotische, fragmentierte Leukocytenkerne liegen. Dies kann geradezu als für die Veränderung kennzeichnend angesehen werden (PINKUS). Während die elastischen und kollagenen Fasern zerstört werden, bilden sich frühzeitig Gitterfasern. Bei älteren Herden tritt das Infiltrat zurück, es setzt eine Bindegewebsneubildung ein. LEVER nahm auf Grund dieses Prozesses zwei Stadien an. Wir möchten auch darin PINKUS beipflichten, daß es sich um den *Ablauf eines* Prozesses handelt. Neben der erwähnten Hämosiderinablagerung in den Histiocyten findet sich diffus und fleckweise extracelluläres, eisenhaltiges Material. Einfach und doppelbrechende Lipoide, sowie Schaumzellen können vorkommen.

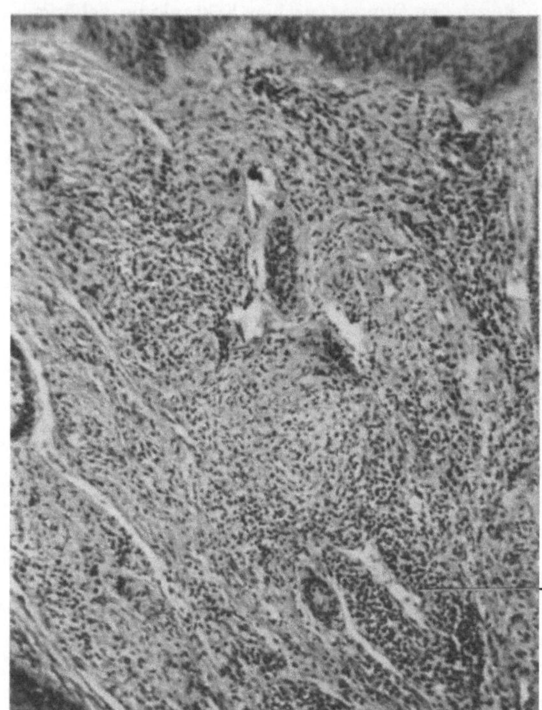

Abb. 247. Granuloma faciale eosinophilicum, ♀, 57 J., seitliche Nase. Links unten Haarfollikel, Mitte linke Seite zugehörige Talgdrüse. *a* Typisches Infiltrat um ein Gefäß. Hämatoxylin-Eosin, O = 80:1.

Bei eigenen Fällen sahen wir am Rande der Veränderungen rein lymphocytäre Infiltrate um — vielleicht rein mechanisch — erweiterte Capillaren. Degenerative Veränderungen fanden sich nicht nur an Leukocyten, sondern auch an Fibroblasten und Fibrocyten. Ein Saum zerfallender Polymorphkerniger begleitete in der Cutis die wabenartig aufgelockerte Epithel-Bindegewebsgrenze.

Ein Herd heilte narbig ab. Die Infiltrate bestanden wieder fast ausschließlich aus Lymphocyten. Dazwischen fanden sich extracelluläre, von zerfallenen Eosinophilen stammende Granula, die eine intensive MCMANUS-Reaktion gaben.

Differentialdiagnose. Das klinische im Verein mit dem histologischen Bild läßt andere Erkrankungen leicht ausschalten.

Pathogenese. Die Ätiologie ist noch völlig unklar. Es handelt sich höchstwahrscheinlich um ein selbständiges, vielleicht dem Erythema elevatum diutinum (HUTCHINSON-Typ) verwandtes Krankheitsbild.

Ob das *Granuloma eosinophilicum pemphigoides* (WOERDEMAN und PRAKKEN) vielleicht ein mit dem *periorifiziellen Granulom mit Eosinophilen* (PAUTRIER) und dem *plasmocytären eosinophilen Granulom* (MIESCHER) zusammengehöriges eigenes Krankheitsbild darstellt, müssen ebenso wie bei den *tumorförmigen eosinophilen Granulomen mit Ulcerationen* (KUSKE) weitere Fälle ergeben. Hier soll der Hinweis genügen.

In einem eigenen Fall zeigte ein Herd von sonst typischem Lupus erythematodes chronicus einen dem Granuloma faciale eosinophilicum sehr ähnlichen histologischen Aufbau. Das letzte konnten wir auch zweimal zusammen mit einem cutanen Naevus pigmentosus beobachten.

Granuloma nitidum (Lichen nitidus).

Die 1907 von Felix Pinkus erstmalig beschriebene Veränderung tritt, ohne subjektive Beschwerden zu machen, in Form nahe beisammenstehender, aber stets isoliert bleibender, kleiner, bis zu stecknadelkopfgroßer, flacher, rundlich oder polygonaler, aber scharf begrenzter, bei auffallendem Licht weißlich glänzender Knötchen auf, die in ihrer Farbe entweder der umgebenden Haut entsprechen oder eine gelbrötliche Eigenfarbe zeigen. Bevorzugt ist das männliche Geschlecht und bei ihm als Sitz meist der Penis und dessen Umgebung; die Veränderung ist jedoch auch bei Frauen sowie in ausgedehnter, besonders an die Beugefläche gebundener und sogar generalisierter Form (Kyrle und MacDonagh) bekannt geworden. An der Mundschleimhaut hat sie Arndt einmal beobachtet.

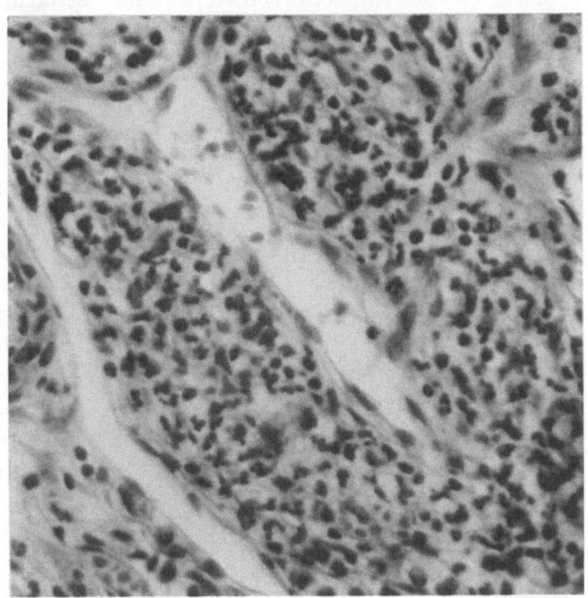

Abb. 248. Das Infiltrat aus Abb. 247, in stärkerer Vergrößerung. Um das erweiterte Gefäß finden sich in einem Ödem polymorphkernige Leukocyten, darunter zahlreiche Eosinophile, untermischt mit Lymphocyten und Trümmern von Polymorphkernigen. Hämatoxylin-Eosin, O = 320:1.

In einem der von Pinkus beschriebenen und als *frühes Stadium* gedeuteten Fälle war die *Epidermis* bis zum Rande des gleich zu schildernden Infiltrates völlig normal. Über dem Infiltrat war sie zu einer dünnen, mehr oder weniger bogenförmig verlaufenden, aus wenigen abgeflachten Epithellagen bestehenden Platte umgewandelt, die an ihrer Unterseite unregelmäßig „angenagt“ oder auch eng zusammengepreßt war. Die Hornschicht war auf dem Gipfel des Knötchens deutlich nach Art eines gewundenen, von wenigen kernhaltigen Hornzellen umgebenen Zapfens verdickt. Leistenbildung und Papillen fehlten; mit ihnen auch das Stratum basale überall dort, wo das celluläre Infiltrat der Cutis an die Epidermis herantrat. Die Veränderung *ähnelte* zu dieser Zeit außerordentlich jüngsten *Lichen planus-Knötchen,* namentlich bezüglich Auflösung und Verflüssigung der unteren Epithellagen, die durch ein Ödem nach Art der Lückenbildung von den Papillen stellenweise abgehoben waren. Zu dem serösen kam in diesem Falle noch ein celluläres Exsudat von polynucleären Leukocyten, die das Epithel über dem befallenen Bezirk wallartig durchsetzten; ein Befund, der allerdings von anderen Beobachtern (Arndt, Kyrle, Lewandowsky) nicht erhoben wurde.

In älteren Fällen mit stärkerer Hyperkeratose findet sich als Zentrum des Knötchens meist ein breiter, zentral *verhornter Epithelzapfen,* dessen unterste Zellagen dann ebenfalls die den übrigen entsprechende Umwandlung zeigen. In anderen Fällen bilden Schweißdrüsenausführungsgänge oder Follikelöffnungen die Mitte des Knötchens, und zwar finden sich diese verschiedenen Formen gelegentlich an ein und demselben Kranken vor (LEWANDOWSKY).

Das Primäre und *Wesentliche* der Veränderung spielt sich jedoch nicht im Epithel, sondern in Papillarkörper und oberer Cutis ab. Hier findet sich ein *kennzeichnendes Infiltrat*, das „geradezu einen kleinen, mit seiner Oberfläche an die Epidermisseite angepreßten Tuberkel" darstellt (PINKUS). Dabei ist es an manchen Stellen sehr schwierig, eine scharfe Grenze zwischen beiden zu finden. Das gegen die umgebende Cutis hin jedoch scharf abgesetzte, längsovale oder auch kugelige Infiltrat besteht so gut wie ausschließlich aus Epitheloiden, Fibroblasten, zahlreichen Riesenzellen — entweder vom LANGHANSschen Typus oder mehr Fremdkörperriesenzellen ähnelnd — und Lymphocyten. Die drei ersteren, häufigeren Zellarten bilden, von wenigen Lymphocyten durchsetzt, vielfach das Zentrum; sie sind von letzteren in Form eines Lymphocytenwalls von wechselnder Breite umgeben, der so die Randzone des Infiltrates darstellt. Elastisches und kollagenes Gewebe sind meist geschwunden, gelegentlich noch in kurzen Bruchstücken erhalten. Eine zentrale Nekrose des Infiltrates wurde zwar von LEWANDOWSKY beobachtet, findet sich jedoch nur in älteren Herden.

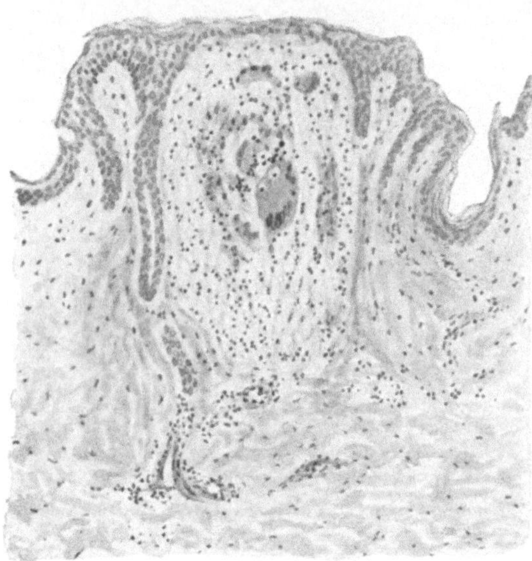

Abb. 249. *Granuloma nitidum* (Lichen nitidus). Umschriebenes, gegen die Cutis scharf abgesetztes tuberkuloides Infiltrat unter der vorgewölbten und abgeflachten Epidermis. Hyaline Wandverdickung der erweiterten Gefäße. O = 128:1; R = 128:1.

Besondere Beachtung verdienen die mit einer gewissen Regelmäßigkeit auftretenden *Gefäßveränderungen*, namentlich für die Deutung der Pathogenese. KYRLE-MACDONAGH sowie auch DALLA FAVERA betonen die Erweiterung, hyaline Wandverdickung und Endothelwucherung der Papillargefäße, die gelegentlich auf größere Strecken völlig verschlossen waren. Als besonders kennzeichnend erwähnen sie auch das unmittelbare Aufhören dieser Gefäßveränderungen am Rande des Infiltrats, über den perivasculäre Zellzylinder nur selten und nur auf kurze Strecken hinausgehen.

Differentialdiagnose: Wenn auch die Unterscheidung von beginnenden *Lichen planus*-Papeln in den meisten Fällen nicht möglich gewesen ist, so ergab doch die histologische Untersuchung bei einige Zeit bestehenden Veränderungen stets sichere Anhaltspunkte. Diese sind vor allem durch den tuberkuloseähnlichen eigenartigen Aufbau gewährleistet, der beim Lichen planus trotz der dort auch vorkommenden Riesenzellbildungen niemals in dieser Eindeutigkeit zu beobachten ist.

Eine gewisse Ähnlichkeit besteht jedoch histologisch einmal mit dem *Lichen scrophulosorum* und zum anderen mit den *miliaren papulösen Syphiliden*. Abgesehen von den namentlich bei letzteren selten fehlenden kennzeichnenden Zellformen (Plasmazellen vor allem), den viel stärker ausgesprochenen entzündlichen Veränderungen bei diesen beiden sicher spezifischen Hautveränderungen, gibt vor allem die Lokalisation des Infiltrates einen Anhaltspunkt. Beim Lichen scrophulosorum und beim miliar-papulösen Syphilid in der Regel perifollikulär, bildet diese Lokalisation hier die Ausnahme. Nun wurde ja allerdings der Lichen scrophulosorum auch um Schweißdrüsenausführungsgänge beobachtet. In solchen Fällen kann dann histologisch eine Unterscheidung schlechterdings unmöglich werden. Der monomorphe Aufbau des Lichen nitidus wird jedoch klinisch wohl stets eine Trennung von den bunten Bildern des Lichen scrophulosorum gestatten.

Pathogenese. Ein Zusammenhang mit den Tuberkuliden ist bisher nicht bewiesen. CIVATTE sieht den Lichen nitidus als eine Variation des Lichen ruber an. Diese Auffassung kann nicht dadurch bewiesen werden, daß der Lichen nitidus gemeinsam mit dem Lichen ruber planus (ELLIS und HILL) vorkommt oder ein KOEBNER-Phänomen zeigt (H. PINKUS) und äußerst selten in konfluierenden Herden auftritt (TAPPEINER). Der gewebliche Aufbau scheint uns auf die Gefäße als den Angriffspunkt der auslösenden Schädigung hinzuweisen. F. PINKUS verlegte ihn in die untersten Epithellagen der Epidermis.

Granuloma teleangiectaticum.

Unter Granuloma teleangiectaticum (Gr. pediculatum benignum) versteht man schnellwachsende Wucherungen, die jedoch nicht zu den echten Blastomen, sondern zu den sog. infektiösen Granulationsgeschwülsten zu rechnen (BENNECKE, KREIBICH u. a.) und von den gewöhnlichen Granulationswucherungen zu trennen sind. Die Veränderung tritt mit Vorliebe an Verletzungen leichter ausgesetzten, unbedeckten Körperstellen entweder als breit aufsitzendes oder häufiger als gestieltes pilzförmiges Gebilde auf. Diese Geschwülste wachsen sehr schnell, meist schmerzlos und neigen bei oberflächlichem Zerfall leicht zu heftigen Blutungen. In der Regel vereinzelt auftretend, wurden sie auch multipel gefunden (DELORE, KÜTTNER, REITMANN u. a.). Die meisten dieser infolge falscher ätiologischer Vorstellungen als menschliche „*Botryomykose*“ bezeichneten Gebilde stimmen in ihrem klinischen Verhalten überein. Man kann bei ihnen eine mehr mit akuteren und eine andere mehr mit chronischen Entzündungserscheinungen verlaufende Form unterscheiden. Daneben sind jedoch, namentlich in der französischen Literatur, eine Reihe von Fällen veröffentlicht, die nicht ohne weiteres in das Krankheitsbild passen und infolge ihrer vieldeutigen Darstellung auch kaum einzuordnen sind. Außerdem wurden in den Tropen ähnliche multipel auftretende Veränderungen beobachtet (BASSEWITZ und BENNECKE), die mehr ein exanthemartiges Auftreten an den verschiedensten Hautstellen bzw. den Schleimhäuten zeigten.

Histologisch weichen diese klinisch einander außerordentlich ähnlichen, sog. Botryomykome des Menschen in verschiedener Hinsicht voneinander ab, und je nach dem Vorherrschen der einen oder anderen Gewebsveränderung ist das *anatomische Bild verschieden*. Bei den *klassischen Fällen*, wie sie namentlich von BENNECKE, KÜTTNER und REITMANN beschrieben wurden, kann man in den Frühstadien eine scharfe Absetzung gegen die Umgebung feststellen, im Gegensatz zu den älteren Wucherungen, wo diese scharfe Abgrenzung verloren geht. Aber auch an diesen kann man deutlich drei verschiedene Abschnitte unterscheiden. Bei einem *Längsschnitt* zeigt sich, daß die Wucherung aus einer *Basis* hervorgeht, die im Corium wurzelt und häufig durch mehrere wechselnd dichte Bindegewebslagen von der Umgebung abgegrenzt ist (KÜTTNER). Irgendwelche Beziehungen zu den Schweißdrüsen, wie dies früher von französischer Seite (PONCET und DOR) angenommen wurde, lassen sich nicht feststellen. Auch in den Fällen, wo die bindegewebige Schale nicht so scharf abgesetzt ist und die Wurzel ohne regelmäßige Begrenzung in die normale Haut übergeht, findet man *lediglich Veränderungen an den Gefäßen und am Bindegewebe*, dagegen keine an den Anhangsgebilden. Aber auch hier bleibt die bereits von BENNECKE betonte Einteilung in drei Abschnitte: die der Haut aufsitzende *eigentliche Geschwulst*, der schmale oder breitere *Stiel*, der allerdings bei den breit und flach aufsitzenden Formen fehlen kann, und schließlich der in der Cutis liegende *Fuß*. Das Bindegewebe im „Fuß“ ist in wechselndem Maße und meist *strichweise* oder zu Haufen angeordnet zellig infiltriert. Die *Infiltration* zieht sich namentlich die Gefäße entlang und besteht aus gewucherten Bindegewebszellen, denen leukocytäre Elemente in verschiedener Menge beigemischt sind. Zu ihnen treten Mastzellen und gelegentlich auch Plasmazellen (REITMANN). Diese durch schmälere oder breitere Bindegewebssepten gewissermaßen in einzelne Haufen geteilten Zellherde werden von zahlreichen erweiterten Gefäßen, namentlich Venen und Capillaren durchzogen, deren Endothelien stark geschwollen sind. Vereinzelt sind Gefäße durch Intimawucherung und Thrombose völlig verschlossen (BENNECKE). Dort, wo die Geschwulst stielförmig der Haut aufsitzt, steigt ein verzweigtes, aber gegenüber dem „Fuße“ auch verdichtetes *Bindegewebsgerüst* von diesem in den Geschwulstkörper empor. Die *Epidermis* in der Umgebung des Stieles ist meist gewuchert, gelegentlich hyperkeratotisch, und diese Wucherung setzt sich noch wechselnd weit auf die eigentliche Geschwulst fort. Dann wird der Epithelbelag jedoch mehr oder weniger plötzlich schmal und kann schließlich völlig schwinden, so daß der eigentliche Geschwulstkörper mit seinem Stroma frei zutage liegt.

Der *Aufbau der Wucherung* ändert sich dort, wo sie das Niveau der umgebenden Haut verläßt. Im Vergleich zur Geschwulstwurzel treten hier die erweiterten Capillaren und Gefäße gegenüber den Zellmassen stärker hervor. Nach der Höhe zu lösen sich diese erweiterten Gefäße in eine *Reihe einzelner Capillaren* auf, die vielfach miteinander in Verbindung stehen und so ein weitmaschiges Netz bilden. Die Wand der Capillaren wird von einem ziemlich kernreichen Endothel gebildet. Zwischen den Capillaren findet sich ein wechselnd stark entwickeltes, meist recht zartes Bindegewebe, das nach oben zu immer spärlicher wird. Hier sind die Capillaren oft von einem Netzwerk feinster Fäserchen umsponnen, die als Capillarsprossen angesehen werden. Im eigentlichen Geschwulstkörper treten also die Zellansammlungen immer stärker zurück zugunsten der erweiterten und vermehrten Gefäße. Daher besteht die Geschwulst hier nur noch aus einem wirren Gemenge einander umspinnender, weiter und enger Capillaren, in deren Umgebung zellige Elemente fast völlig fehlen, so daß man fast an ein kavernöses Angiom erinnert wird, was FREUND wieder besonders betont hat. In anderen (älteren) Fällen tritt eine *Bindegewebsneubildung* stärker in den Vordergrund, die stellenweise in Form breiter Balken die Geschwulst durchsetzt.

Die *oberflächlichsten Schichten* der Wucherung sind meist *ödematös* geschwollen; die Gefäße weit auseinandergedrängt, zum Teil thrombotisch verschlossen, das Bindegewebe recht spärlich, seine Fasern oft durch ausgedehnte Blutextravasate auseinandergedrängt. Der Zusammenhang zwischen diesen und der Epidermis wird, soweit letztere überhaupt noch vorhanden ist, dadurch gelockert. Wo die

Hautdecke geschwunden ist, überzieht ein mit Leukocyten- und Epitheldetritus durchsetztes, eingetrocknetes Exsudat das Geschwulstgewebe. Auch hier finden sich häufig *Hämorrhagien*, die sowohl die Kruste als auch das darunterliegende Gewebe unregelmäßig durchsetzen und als Überreste vorangegangener Capillarblutungen zu betrachten sind. In manchen Fällen führt das Ödem, falls eine Abstoßung der Epidermis nicht eintritt, zur *Parakeratose* der bedeckenden Hornschicht. Die locker aneinandergelagerten parakeratotischen Lamellen

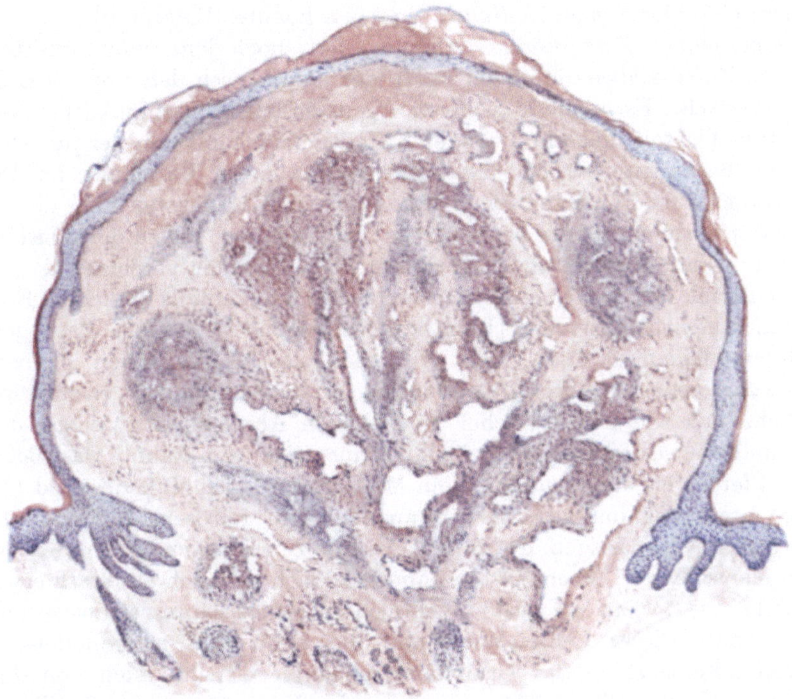

Abb. 250. *Granuloma teleangiectaticum.* (♀, 32jähr., Grav. mens. II. Wange.) Übersichtsbild. Zahlreiche zum Teil erweiterte Blutgefäße und Capillaren in einem zellreichen Gewebe. Ausgedehnter hypepidermaler Bluterguß auf der Kuppe der Geschwulst. Über der verdünnten Epidermis von Leukocyten durchsetzte Blutkruste. Hämatoxylin-Eosin. O = 31:1; R = 25:1.

werden dann in die entstehenden Krusten mit einbezogen; es siedeln sich sekundär oft *Kokkenmassen* darin an. Das Ganze bildet dann, zusammen mit den massenhaft zerfallenden Leukocyten und Epidermiszellen dichte Auflagerungen, die keinerlei regelmäßigen Aufbau mehr erkennen lassen.

Die Darstellung, wie sie im vorstehenden gegeben wurde, ist noch bezüglich des *feineren Aufbaus der Zellherde* zu ergänzen. Die Zellansammlungen — in der Hauptsache gewucherte Bindegewebszellen — überwiegen namentlich in den tieferen Abschnitten der Geschwulst manchmal das Bindegewebe so weitgehend, daß das Ganze den Anschein proliferierender Angiome (KONJETZNY) oder gar maligner sarkomatöser Neubildungen machen kann [DALLA FAVERA u. a. (s. Differentialdiagnose)]. Vereinzelt wurden jedoch auch *Degenerationserscheinungen* im Geschwulstgewebe beobachtet.

Dalla Favera sah eigentümliche homogene Schollenbildung, die durch Aufquellen und Verschmelzen der Bindegewebsfibrillen entstand. Die Kerne blieben anfangs noch erhalten, gingen aber später zugrunde. Bei weiterem Fortschreiten der Veränderung fand er verschieden geformte, rundliche oder auch zackige homogene hyaline Herde, die stellenweise von massenhaften Fremdkörperriesenzellen und Lymphocyten eingeschlossen waren. In einigen Fällen wieder ist der Gefäßreichtum der Geschwülste geringer gewesen, in anderen wiederum traten im Granulationsgewebe Riesenzellen so sehr in den Vordergrund, daß man von einem *Granuloma gigantocellulare* sprechen konnte (Kreibich).

Eine besondere Erwähnung verlangen dann noch jene von Schridde beobachteten *Zelleinschlüsse* in einem Falle, der histologisch den *tropischen* Granulomen entsprach. Es handelte sich um eigentümliche Einschlußkörperchen, die nur in Angioblasten und nie in anderen Zellen und auch nur bei jüngsten Bildungen zu beobachten waren. Schridde bringt sie in Beziehung zu den von Marzinowsky und Bogrow bzw. Bettmann und Wasielewsky bei der Orientbeule beschriebenen, faßt sie demnach als *Protozoen* auf, die zu den Leishmanien zu rechnen wären. Diese Beobachtung steht bis jetzt völlig vereinzelt da; sie war auch bei eigens daraufhin untersuchten anderen, ebenfalls jüngsten Entwicklungsstadien nicht festzustellen [Hammerschmidt und Ludovic (s. Pathogenese)].

Differentialdiagnose. Bei einem Vergleich des histologischen Aufbaus der *tierischen Botryomykose* mit dem Granuloma teleangiectaticum ist es ohne weiteres ersichtlich, daß von irgendwelcher geweblichen Ähnlichkeit zwischen den tierischen und menschlichen Geschwülsten keine Rede sein kann. Das *Botryomykom* des Pferdes ist histologisch als ein Mykofibrom oder Mykodesmoid (Johne) zu betrachten, das im wesentlichen aus derbem, fibrösem Bindegewebe mit eingestreuten absceßartigen, die Botryomycespilze enthaltenden Herden besteht. Bei den menschlichen Geschwülsten handelt es sich lediglich um stark erweiterte Blutgefäße, die in ein wechselnd zellreiches, echtes Granulationsgewebe eingelagert sind. Dieser Zellreichtum und die Größe der neugebildeten Blutcapillaren unterscheiden das Granuloma teleangiectaticum auch von den *einfachen Granulomen.* Die geradezu angiomartige Vermehrung der Capillaren und die Wucherung der endothelialen Elemente werden bei diesen nie vorgefunden (Freund).

Schwierigkeiten kann unter Umständen eine Trennung von dem *Sarkoma idiopathicum multiplex haemorrhagicum* Kaposi machen (Kreibich, Truffi), mit dem oft eine außerordentliche Ähnlichkeit besteht. Auch bei diesem findet sich eine Neubildung der gewöhnlich erweiterten Blutcapillaren, eine Wucherung und Erweiterung der Lymphgefäße, eine Wucherung von Spindelzellen. Diese Lymphgefäßwucherung tritt zwar beim Granuloma teleangiectaticum nur selten auf (Hansemann). Anderseits ist jedoch auch das Vorkommen von Blutungen bei beiden Erkrankungsformen ein weiterer Grund für eine leichte Verwechslung. Eine solche ist auch möglich hinsichtlich *echter Sarkome* (namentlich *Angiosarkome*), mit denen die zellreichen Formen des Granuloma teleangiectaticum eine so große Ähnlichkeit haben, daß man oft vor einer außerordentlich schweren und überdies äußerst verantwortlichen Aufgabe steht. Die Verantwortung ist um so größer, als ja vereinzelt auch klinisch sicher als Granuloma teleangiectaticum erscheinende Fälle sich histologisch als echte Sarkome (Fibrosarkom,

FRÉDÉRIC) entpuppten. Ein gewisser Anhaltspunkt besteht insoweit, als sich auch bei scheinbarer Bösartigkeit derartiger Granuloma teleangiectatica stets nur ein zwar schnelles, aber doch begrenztes Wachstum ergibt, das ausschließlich nach außen gerichtet ist und niemals die tieferen Schichten der Haut infiltriert.

Pathogenese. Die ursprüngliche Annahme von PONCET und DOR, laut welcher ein ätiologischer Zusammenhang mit der Botryomykose der Tiere bestehe, ist zwar längst als irrtümlich erkannt, aber auch heute noch ist ein Erreger mit Sicherheit nicht nachgewiesen. Klinische Gründe sprechen allerdings sehr bestimmt dafür, daß die fraglichen Neubildungen von einer äußeren, wahrscheinlich infektiösen Ursache herrühren, die durch irgendein Trauma in den Körper eingeführt wird.

Ein in vielen Fällen aus den Wucherungen gezüchteter Staphylococcus (BODIN, KÜTTNER, HARTZELL u. a.), der sogar zur Bezeichnung *Granuloma pyogenicum* (HARTZELL) bzw. *Staphylococcosis cutis* (GALLI VALERIO) führte, ist in seiner pathogenetischen Bedeutung noch sehr umstritten. Das gleiche gilt für LETULLES Amöbenfunde sowie auch für SCHRIDDES Protozoen. Fest steht jedoch, daß es sich um chronisch infektiöse Granulationsgeschwülste mit unbekanntem Erreger handelt. Für einen blastomatösen Charakter (KONJETZNY, MARTENS, HANSEMANN und FREUND) liegt kein sicherer Anhaltspunkt vor. Da wir durch neuere Forschungen auch die Übertragbarkeit mancher Sarkomarten (Hühnersarkome) kennengelernt haben, wird uns die Ähnlichkeit im histologischen Bilde dieser verschiedenen Erkrankungsformen der Haut verständlich, wenn wir uns auch über die eigentliche Grundlage der Veränderung heute noch kein sicheres Urteil bilden können.

Lymphogranulomatosis cutis.

Die Lymphogranulomatosis [Lymphomatosis granulomatosa (E. FRAENKEL), malignes Granulom (BENDA)] wurde 1898 von STERNBERG aus jener 1832 von HODGKIN aufgestellten Krankheitsgruppe herausgehoben, welche ursprünglich alle mit Milztumor und Drüsenschwellung ohne kennzeichnende Blutbildveränderung verlaufenden Erkrankungen des lymphatischen Apparates umfaßte. COHNHEIM hatte von diesen schon 1865 die Pseudoleukämie abgetrennt, die ohne Vermehrung der Blutlymphocyten unter fortschreitender Wucherung des Lymphdrüsensystems zum Tode führt. KUNDRAT schließlich versuchte hier eine Trennung der rein hyperplastischen von den entzündlichen Granulationsgeschwülsten durchzuführen.

Auch heute ist die Stellung der Lymphogranulomatose in keiner Weise geklärt. Von manchen Autoren wird sie zu den Tumoren gerechnet. Sicher bewiesen ist diese Auffassung keineswegs, ebensowenig wie die Einordnung unter die Erkrankungen des lymphatischen Systems. Während wir die Leukosen im Zusammenhang mit den Reticulumzellsarkomen abhandeln werden, haben wir die Einordnung der Lymphogranulomatosis cutis belassen, um nichts vorwegzunehmen oder unerlaubt zu vereinfachen. Die vielfach geradezu als selbstverständlich angenommene Fähigkeit der Reticulumzellen, Hämocytoblasten der verschiedenen Arten zu bilden, ist durchaus nicht sicher bewiesen (RÖSSLE, APITZ). Es lassen sich für die Genese der Blutzellen auch andere einleuchtende Erklärungen geben. Bei den Leukosen ist aber ein Verständnis der Pathogenese dann viel leichter möglich, wenn die tumorartigen Erkrankungen des zur Blutbildung befähigten Gewebes im Zusammenhang besprochen werden. Die eigentlichen *Reticulumzellsarkome* sind einschließlich der *Reticulosarkomatosen* zwanglos den Tumoren zuzuordnen, was auch im folgenden geschieht.

Klinisch führt die meist im mittleren Alter auftretende, aber auch Kinder und Greise befallende Erkrankung unter wechselndem, gelegentlich remittierendem, ausnahmsweise auch einmal fortdauerndem Fieber, nach und nach zur Vergrößerung einer oder meist mehrerer Drüsengruppen, manchmal mit gleichzeitiger Milz- und Leberschwellung, sowie Leukocytose und Eosinophilie im Blute, schließlich unter fortschreitender Kachexie zum Tode. In den erkrankten Organen und Organsystemen findet sich jenes eigenartige, aus umschriebenen Knoten oder diffusen Infiltraten aufgebaute entzündliche Granulationsgewebe. Als erster berichtete 1906 GROSS über eine dabei vorkommende spezifische, d. h. histologisch aus typischem Granulationsgewebe aufgebaute Hautveränderung, bei der übrigens im Gegensatz zur Lymphogranulomatosis innerer Organe eine Milzvergrößerung nur in etwa ein Achtel der Fälle beobachtet wurde (WIRZ). Die weitere Forschung ergab schließlich, daß wir bei der Lymphogranulomatosis zwei verschiedene Arten von Hautveränderungen unterscheiden können, die man bisher mit Rücksicht auf ihren histologischen Aufbau in nicht spezifische und spezifische getrennt hat, ohne daß im Einzelfall eine derartige Trennung immer möglich oder gar berechtigt wäre (s. unten). Von den einwandfrei als kennzeichnend zu betrachtenden histologischen Veränderungen in der Haut an kennt man bei ihr alle Übergänge bis zu ganz uncharakteristischen Granulationsgeweben, so daß wir heute — da in allen diesen Fällen die Veränderungen an den inneren Organen eine sichere Lymphogranulomatosis ergaben — eine derartige Unterscheidung nur noch mit einem gewissen Vorbehalt anerkennen dürfen.

In sehr seltenen Fällen kann die Lymphogranulomatosis in der Haut beginnen und unter Umständen jahrelang auf diese beschränkt bleiben (HÖVELBORN). Hingewiesen sei schließlich auf die Formen, die von Lymphknoten aus sich kontinuierlich durch einen Durchbruch des Granulationsgewebes auf die Haut fortsetzen.

Als *nichtspezifische* oder auch toxische Hautveränderungen betrachtet man pruriginöse, daher oft zerkratzte, mit Excoriationen einhergehende Befunde, mit und ohne Pigmentationen, vereinzelt auch der Mundschleimhaut (BACHER); hartnäckigen und oft der eigentlichen Erkrankung lange vorausgehenden Pruritus, urticarielle, erythematöse, erythrosquamöse, bullöse, pemphigusartige, in selteneren Fällen auch einmal hämorrhagische oder skarlatiniforme (?) Ausschläge. Ob gelegentlich umschriebene, mehr oder weniger ödematöse Schwellungen der Haut ebenfalls hierher gehören, muß noch dahingestellt bleiben.

In den an und für sich viel selteneren *spezifischen* Fällen, bei denen klinisch zwar nicht immer, histologisch jedoch stets kennzeichnende Veränderungen vorhanden sind, handelt es sich einmal um eine Reihe unregelmäßig über den Körper verstreuter, blau- bis braunroter, wechselnd harter, hanfkorn- bis bohnengroßer Knoten und Knötchen, die je nach dem Sitz mehr oder weniger deutlich aus der Haut hervorragen, meist glatt, gelegentlich auch einmal erodiert oder gar ulceriert sind. Zum anderen findet man nur wenige, oft nur einen einzigen kleineren oder größeren Knoten, der gelegentlich einmal ohne eigentliche Oberhautveränderungen tief in der Haut auftreten und dann zu irrtümlichen Deutungen (Blastomen) Anlaß geben kann. Ferner kommen auch Bilder vor, die an das Granuloma fung. erinnern, wo dann neben flachen oder gröberen Tumoren auch dermatitisartige Infiltrate auftreten und schließlich sind vereinzelte Fälle bekannt geworden, wo eine hartnäckige Geschwürsbildung die Krankheit einleitete (ARZT u. a.).

Die *histologische* Diagnose der spezifischen Hauterkrankung beruht in erster Linie auf dem Nachweis der von STERNBERG in klassischer Weise dargestellten Veränderungen, die grundsätzlich an der Haut nicht anders aufgebaut sind als an den inneren Organen. Hier wie dort findet sich ein durch die Verschiedenartigkeit seiner Zellformen ausgezeichnetes *Granulationsgewebe*, das aus kleinen und größeren Lymphocyten, aus großen Epitheloiden, aus jenen eigenartigen, als STERNBERGsche bekannten Riesenzellen sowie aus Plasmazellen in wechselnder Zahl besteht. Das normale Gewebe wird allmählich völlig verdrängt; das Infiltrat führt schließlich zu umschriebener Nekrose, der eine narbige Umwandlung folgt. Dergestalt aufgebaute, gegen die Umgebung zunächst mehr oder weniger kugelförmig und scharf, *später eher unregelmäßig abgesetzte* Zellherde treten anfangs in der subpapillaren Cutis und bis weit in die Subcutis hinein auf. Sie siedeln sich in erster Linie vielfach um die Haarfollikel, Talg- und Schweißdrüsen herum an, von denen die ersten allmählich schwinden, während die

Schweißdrüsen und ihre Ausführungsgänge selbst in den größten Granulationsherden erhalten bleiben können (ARNDT). Die jungen Zellherde neigen ebenso wie die Randabschnitte älterer Herde im Aufbau der Zellen *zu scharf umschriebenen, runden oder ovalen Knoten*, die in einen wechselnd ödematösen, manchmal

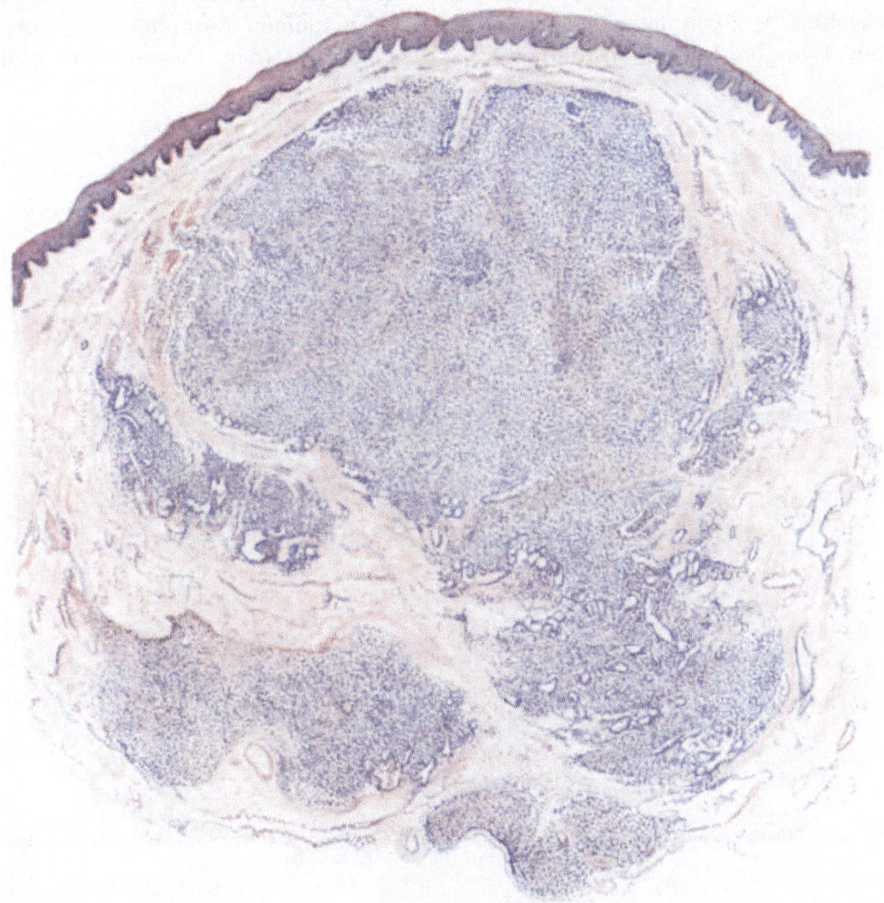

Abb. 251. *Lymphogranulomatosis cutis.* Frischer Herd. Übersichtsbild. Scharf abgesetzte Zellherde in Cutis und Subcutis, besonders um die (erhaltenen) Schweißdrüsen. O = 20:1; R = 16:1. (Sammlung ARZT.)

auch hyalin umgewandelten, vielfach aber auch nicht veränderten *Bindegewebsring* eingelagert sind. *Blut- und Lymphgefäße* sind darin meist *stark erweitert und gefüllt;* die letzteren gelegentlich auch leer und weit klaffend. Im einzelnen Zellherd läßt sich vielfach eine schmale, schärfer und dunkler gezeichnete, aus dicht gedrängten kleinen Lymphocyten aufgebaute Randzone von einer helleren, verwascheneren, durch lockerer aneinandergelagerte Zellen gebildeten Mitte unterscheiden: „*Lymphdrüsenknötchen ohne Keimzentrum*" (ARNDT) (s. auch Lymphadenosis cutis benigna, Bd. 2).

Schon schwächere Vergrößerungen zeigen *in der Mitte der Infiltrate* jene eigenartigen großen, dunklen, vielkernigen STERNBERG-Zellen, die manchmal zu (sarkomartigen) Haufen geordnet, ein anderes Mal eher gleichmäßig über das Gewebe verteilt sind. Bei stärkerer Vergrößerung gibt ein solcher Herd durch die *Vielheit seiner Zellformen* ein außerordentlich bewegtes Bild: Neben zahlreichen völlig nackten oder von einem schmalen Protoplasmarand umsäumten, namentlich in den *Randteilen* auftretenden, lymphknotenartig angehäuften oder ungleichmäßig über den ganzen Herd verteilten kleinen Lymphocyten, vereinzelten Lymphoblasten, lymphocytären Plasmazellen (den Plasmatochterzellen

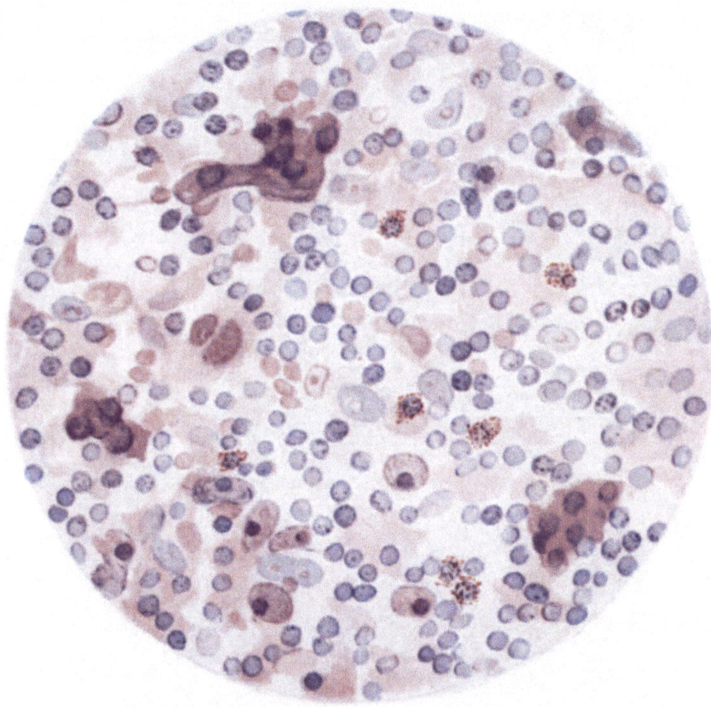

Abb. 252. *Lymphogranulomatosis cutis.* Kennzeichnendes Zellinfiltrat mit STERNBERGschen Riesenzellen. Hämatoxylin-Eosin. O = 900:1; R = 900:1.

UNNAS), hier und da auch eigentlichen Plasmazellen, treten *zur Mitte hin* zahlreiche, lebhaft wuchernde fixe Bindegewebs- — vor allem pathologische reticuläre — und Endothelzellen auf, die durch ihren hellen, bläschenförmigen Kern, ihr spindel- oder auch sternförmig verzweigtes Protoplasma den hellen Farbenton des Zentrums bedingen. Ferner finden sich Mastzellen in wechselnder Zahl, reichlicher am Rande, weniger in der Mitte. Polynucleäre Leukocyten sind zwar auch in nicht zerfallenen Knoten ziemlich gleichmäßig verteilt und in mäßiger Zahl vorhanden, finden sich naturgemäß aber dann besonders zahlreich, wenn sekundäre Einflüsse die reine Lymphogranulomnatur des Gewebes gestört haben. Ziemlich regelmäßig beleben eosinophile Leukocyten, manchmal in großer Zahl das Bild, namentlich in den tieferen Cutisherden und zur Subcutis hin. Auf das recht häufig zu beobachtende Auftreten lipoidhaltiger Schaumzellen sei hingewiesen (ARZT, TAPPEINER). Sein besonderes Gepräge erhält das lymphogranulomatöse Infiltrat jedoch erst mit den schon genannten STERNBERG*schen „Riesenzellen“*, größeren protoplasmareichen Zellen mit großen, dunkel gefärbten, runden, ovalen oder glatten Kernen, die nicht so selten mehrfach zu zweien oder dreien zusammengelagert oder auch gelappt erscheinen. Vereinzelte solcher Zellen besitzen eine größere Anzahl (5—6) Kerne. An manchen sind die Kerne auffallend groß, rund und enthalten mit Eosin färbbare Kernkörperchen oder, was seltener der Fall ist, die Kerne sind blaß gefärbt und enthalten ein oder zwei sich mit Eosin färbende Nucleolen. In der Mehrzahl sind sie jedoch chromatinreich (STERNBERG). Mit Methylgrün-Pyronin wird das unregelmäßige, lang ausgezogene, spindelförmige oder auch rundliche bis ovale Protoplasma dieser Zellen meist rot gefärbt — seltener ist es leicht acidophil —, während der vielgestaltige

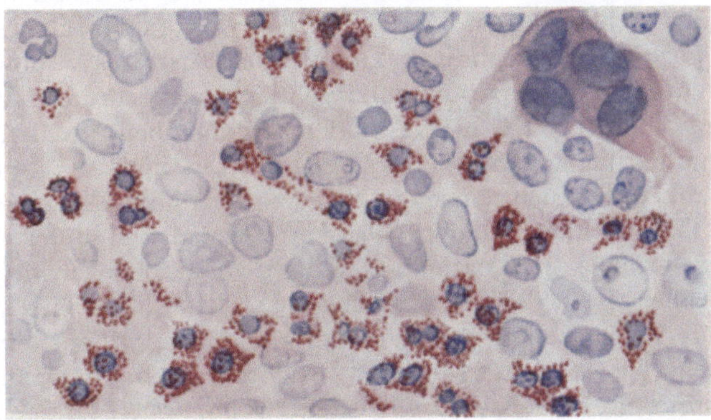

Abb. 253. *Lymphogranulomatosis cutis.* Zellinfiltrat mit STERNBERGscher Riesenzelle und zahlreichen Eosinophilen. Hämatoxylin-Eosin. O = 900:1; R = 900:1.

[rund, oval, nierenförmig, unregelmäßig glatt, korkzieherartig gewunden, hufeisen- oder hirschgeweihartig, ringförmig (ARNDT)] Kern, häufig in Mitose, meist tief dunkelgrün erscheint, so daß die mit Pyronin leuchtend rot gefärbten Kernkörperchen, zwei oder auch mehrere an der Zahl, deutlich hervortreten. Die solcher Art gebauten Zellherde sind in ein *zwar stark aufgefasertes und auseinandergedrängtes*, im übrigen aber *nicht* weiter *verändertes* kollagenes Gewebe eingelagert, das mit den eingeflochtenen, ebenfalls zersplitterten elastischen Fasern überall als feineres oder gröberes Netzwerk nachweisbar ist, am Rande deutlicher und dichter als nach der Mitte hin. In länger bestehenden Herden ist das elastische Gewebe hingegen völlig zerstört, auch die groben Bindegewebsbündel sind geschwunden oder im Anschluß an ein wechselnd starkes Ödem in plumpe hyaline Bruchstücke umgewandelt. An anderen Stellen findet sich ein dicht gefügtes, kernarmes oder auch ein zellreiches junges Gewebe, das man mit ARNDT als beginnende fibröse Induration betrachten kann.

Diese *Veränderungen* trifft man jedoch nur innerhalb der dichten Zellinfiltrate *in der mittleren Cutis und Subcutis. Zum Stratum papillare und damit zur Epidermis hin sind die Zellansammlungen diffuser und lockerer, das Gewebe meist stärker ödematös, so daß sich diese subepitheliale Zone meist ziemlich scharf von dem erst in der Höhe des subpapillaren Gefäßnetzes auftretenden dichten Infiltrat abhebt.* Irgendwie für die Lymphogranulomatosis kennzeichnende Veränderungen finden sich im übrigen im Stratum papillare und in der Epidermis nicht; soweit in letzterer Umbauvorgänge atrophischer oder hypertrophischer Art auftreten, sind sie rein mittelbarer Natur und daher hier auch nicht weiter zu erörtern.

Erwähnt seien noch eigenartige Gefäßveränderungen, wie sie RUSCH als destruierendes Wachstum des Granulationsgewebes zwischen die Muskelfasern einer mittelgroßen Arterie und Wucherung in der Intima desselben Gefäßes, ARNDT als Wandverdickung und -infiltration der neugebildeten Gefäße, vor allem der Venen des tiefen Netzes schildert. Diese waren vielfach in dichtes Granulationsgewebe völlig eingeschlossen und nur an ihrem elastischen Faserring erkennbar. Auf derartige schwerere Gefäßwandschädigungen mag auch wohl das Auftreten zahlreicher Blutungen und Pigmentablagerungen in beiden Beobachtungen zurückzuführen sein.

Die vorstehend gegebene Darstellung ist als die der *klassischen Form* der Lymphogranulomatosis cutis zu betrachten. Es darf jedoch kein Zweifel darüber vorhanden sein, daß bei ihr histologische Bilder vorkommen können, die auch nicht mehr die geringsten Beziehungen zu jener erkennen lassen, obwohl klinisch zweifellos eine echte Lymphogranulomatose der Haut vorliegt (KREN u. a.). Ansätze zu diesen daher wohl häufig zu Unrecht (s. oben) zu den „unspezifischen" Hautveränderungen gerechneten Formen bieten vielfach bereits die Randabschnitte älterer oder auch einzelne kleinere und jüngere Zellherde. Diese weisen dann wohl nur kleine und große Lymphocyten auf, innerhalb deren in der Mitte mehr normale und pathologische reticuläre Zellelemente, Endothel- und Epitheloidzellen, nach dem Rande einige baso- oder acidophile polynucleäre Leukocyten und Plasmazellen liegen. Oder die Mitte ist aus einem Gefüge lockerer, gewucherter Bindegewebs- und Endothelzellen aufgebaut, zwischen denen ganz vereinzelt eine Riesenzelle sichtbar ist. Diese Bindegewebszellen können aus unreifen Reticulumzellen mit zahlreichen Mitosen bestehen, so daß Bilder entstehen, die durchaus einem Reticulumzellsarkom entsprechen. Schließlich gar bestehen sämtliche Infiltrate lediglich aus Lymphocyten und Plasmazellen und geben daher ein durchaus uncharakteristisches Bild. Die STERNBERGschen Riesenzellen können besonders bei Übergangsformen zwischen spezifischen und uncharakteristischen Veränderungen fehlen.

Differentialdiagnose. Derartige Befunde zwingen dann meist schon zu differentialdiagnostischen Erwägungen, die demnach getrennt zu besprechen sind, einmal für jene Formen, die bei sicherer Lymphogranulomatose einen für diese nicht eigenartigen Aufbau zeigen, zum anderen für die Möglichkeit der Trennung von anderen klinisch und auch geweblich ähnlichen Krankheitsbildern.

Zu den eben genannten, durch das Fehlen typischer STERNBERGscher Zellen nicht mehr hinreichend gekennzeichneten wären dann Fälle zu zählen, wie der DÖSSEKERS, wo bei einer sicheren Lymphogranulomatosis der inneren Organe in einem länger bestehenden Hauttumor ein Granulationsgewebe gefunden wurde, das zahlreiche Lymphocyten, einen wechselnden Reichtum an Plasmazellen, Fibroblasten und Epitheloiden in einem meist deutlichen, mehr oder weniger gefäßreichen Reticulum enthielt. Anzuschließen ist hier BACHERS Fall 1, der bei sicherer Lymphogranulomatosis ebenfalls einen durchaus nicht kennzeichnenden Aufbau der Hautveränderungen zeigte, indem neben den eingangs erwähnten unspezifischen und daher hier nur kurz mitzuteilenden perivasculären Zellinfiltrationen chronisch-entzündlicher Natur, im Stratum subpapillare neben starker Gefäßfüllung eine aus Lymphocyten, Fibroblasten, Plasma-, Epitheloid- und vereinzelten Riesenzellen vom LANGHANSschen Typus bestehende diffuse Infiltration beobachtet wurde. Dabei ist hervorzuheben, daß ein Zusammenhang mit Tuberkulose mit Rücksicht auf die negative Tuberkulinreaktion abgelehnt wurde. Auch Fälle, wo neben einer Lymphogranulomatosis cutis gleichzeitig eine Hauttuberkulose bestand, sind bekannt geworden. Sehr selten wurde ein autochthoner

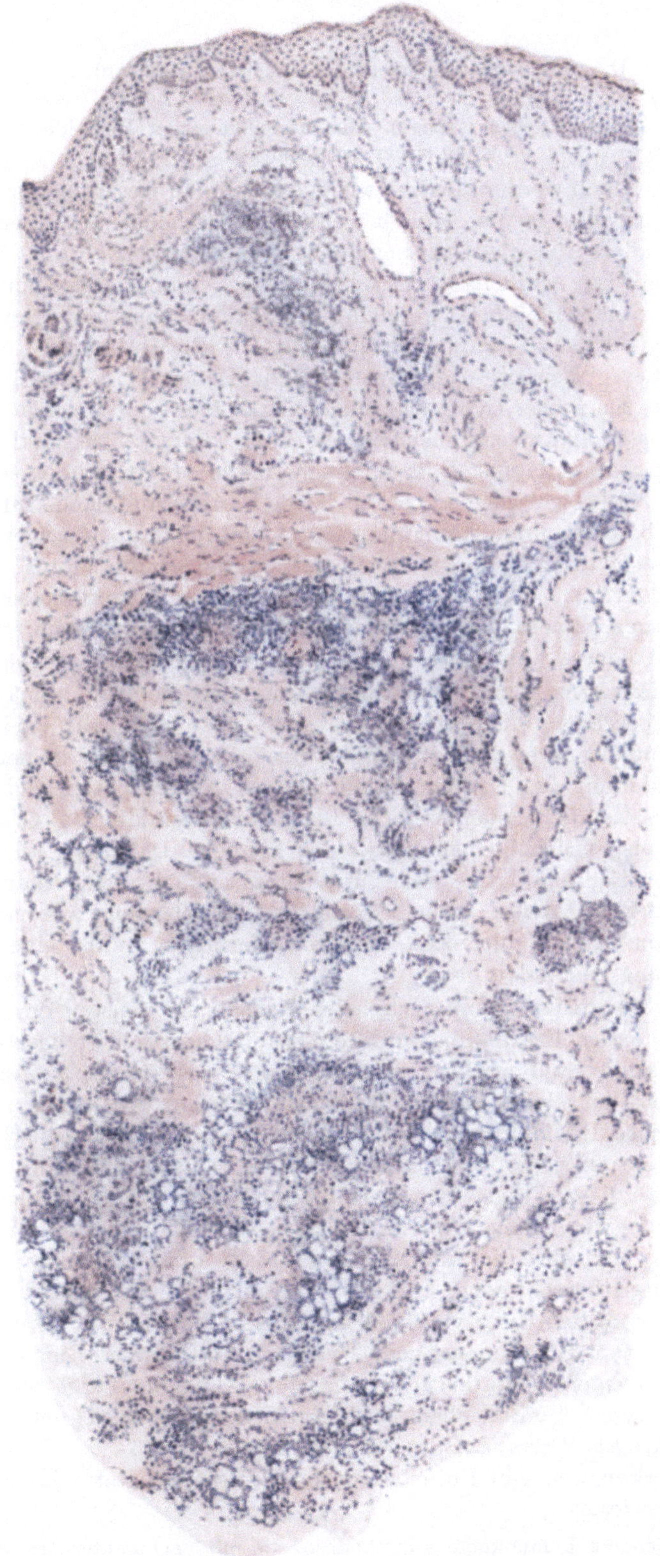

Abb. 254. *Lymphogranulomatosis cutis* (♂, 70jähr., Kniekehle). Übersichtsbild. Diffuse, unscharf begrenzte Zellherde im aufgelockerten, aber sonst nicht veränderten Binde- und subcutanen Fettgewebe. Panchrom. O = 35:1; R = 30:1.

Beginn in der Haut beschrieben (s. oben). Eine Beteiligung der Lymphknoten kann nur durch ihre *histologische* Untersuchung sicher ausgeschlossen werden.

Es muß zugegeben werden, daß — wie aus dem oben Gesagten hervorgeht — die Lymphogranulomatose histologisch nicht immer sicher zu erkennen ist. Dies gilt ganz besonders für die Unterscheidung vom *Granuloma fungoides* (s. d.), mit dem eine gewisse Ähnlichkeit manchmal nicht von der Hand zu weisen ist (Fall ARNDT), und auch dem Reticulumzellsarkom, ohne daß man deshalb berechtigt wäre — wie K. ZIEGLER und später z. B. MOUSSON — eine Übereinstimmung dieser Erkrankungen anzunehmen. Daher ist es von besonderem Wert, daß die Diagnose Lymphogranulomatose meist und schon frühzeitig mit einer gewissen Wahrscheinlichkeit aus dem *klinischen* Krankheitsverlauf gestellt werden kann, da *histologisch* manche Fälle von Granuloma fungoides — nach ARNDT sind es vorwiegend „ekzematoide Formen und flache Infiltrate" — eine gewisse Übereinstimmung mit der Lymphogranulomatosis zeigen. Für die eigentlichen geschwulstartigen Bildungen der Lymphogranulomatose bieten die durchaus nicht immer, aber doch meist vorhandenen STERNBERGschen Zellen jedoch eine ausgezeichnete diagnostische Handhabe, da sie im Tumorstadium des Granuloma fungoides — wenn überhaupt — so nur ganz vereinzelt vorhanden sind.

Auch bei der Lymphogranulomatose findet sich eben ein allmählich fortschreitender Übergang von ganz unausgesprochen zu durchaus eindeutig aufgebautem Granulationsgewebe (s. oben): Tatsachen, die ja in keiner Hinsicht als eine Besonderheit der Lymphogranulomatose zu betrachten sind, vielmehr in ähnlicher Weise mehr oder weniger bei allen entzündlichen Granulationsgeschwülsten gelegentlich beobachtet werden können. Daß trotz aller Umsicht vereinzelt autoptisch eindeutige Fälle intra vitam einfach nicht erkannt werden können, zeigt der Fall KREN, wo neben spezifischen, allerdings zunächst in ihrer Bedeutung unbekannten ulcerösen Hautveränderungen kaum eine periphere Drüsenschwellung bestanden hatte.

Im Vergleich zum Granuloma fungoides machen die meisten der übrigen in Betracht kommenden Erkrankungen differentialdiagnostisch weniger Schwierigkeiten. Zwar ist die Stellung der Lymphogranulomatose zur *Lymphosarkomatose* noch umstritten, da sehr erfahrene Pathologen (CHIARI-YAMASAKI u. a.) Übergänge zwischen beiden feststellen und sie daher zu den eigentlichen Neoplasmen rechnen möchten (ORTH-TSUNODA). Dabei handelt es sich allerdings wohl mehr um die grundsätzliche Frage, inwieweit bei derartigen Veränderungen so vereinzelte Befunde wie diffuse Infiltration und schrankenloses Wachstum, wie Einbrüche und Fortschreiten in den Blutgefäßen, namentlich den Venen, zu solchen Ansichten berechtigen. Für gewöhnlich weicht das Bild der Lymphogranulomatose von dem der Lymphosarkomatose erheblich ab; denn bei dieser findet sich in einem reticulumartigen Gerüst ein einförmiges Bild gleichartiger größerer oder kleinerer lymphatischer Zellen. Ähnliche Verhältnisse, jedoch durch den klinischen Befund ebenfalls hinreichend gekennzeichnet, finden sich bei den *leukämischen Erkrankungen* der Haut (s. d.).

Auf das Vorkommen von Entartungen im Sinne eines Reticulumzellsarkoms (s. d.) sei hingewiesen.

Auch einige andere Lymphknotenschwellungen, die mit uncharakteristischen Hautveränderungen verbunden sind, seien hier kurz erwähnt, weil sie, obwohl sehr häufig und längst bekannt, gerade in letzter Zeit zu zahlreichen Verwechslungen, auch mit der Lymphogranulomatosis cutis, Anlaß gegeben haben. Es handelt sich um die schon 1891 von JADASSOHN beschriebene, von PAUTRIER und WORINGER etwas unglücklich als *lipomelanotische Retikulose* bezeichnete Veränderung. Nach unserer eigenen Erfahrung können die Drüsenschwellungen ganz erheblich sein. Voraussetzung ist das Bestehen einer chronischen juckenden Dermatose irgendwelcher Art (MONTGOMERY). Diese kann umschrieben oder generalisiert sein. ELSCHNER von unserer Klinik und LENNERT vom Pathologischen Institut der Universität Frankfurt konnten in knapp einem Jahr 19 Fälle sammeln. Die Veränderung kann auch sowohl bei abgegrenzten Dermatosen wie dem Lichen ruber und der Psoriasis beobachtet werden. Ihr Verlauf ist — vielleicht von ganz seltenen Ausnahmen abgesehen (BLUEFARB und WEBSTER) — immer gutartig. Häufig wird die Erkrankung mit dem sog. *großfollikulären Lymphoblastom* (BRILL-SYMMERS) verwechselt, das nur äußerst selten mit Hautveränderungen verläuft und in einer *Vergrößerung* der *Lymphknotenfollikel* besteht. Im Gegensatz dazu beginnt die *lipomelanotische Retikulose* in der Rinde *mit einer Vermehrung der Reticulumzellen außerhalb der Follikel,* die sogar völlig verdrängt werden können. Außerdem wird isotropes Fett, Melanin und auch Hämosiderin abgelagert. Eosinophile sind mehr oder weniger reichlich anzutreffen, daneben Plasmazellen, seltener mit Eiweißkristallen und vermehrt Blut und Gewebsmastzellen (LENNERT). Alles in allem handelt es sich bei der lipomelanotischen Retikulose um einen *uncharakteristischen Vorgang,* der bei Kenntnis des Krankheitsbildes niemals weder mit der Lymphogranulomatosis noch mit der BRILL-SYMMERSschen Erkrankung (Näheres siehe HEILMEYER und BEGEMANN) verwechselt werden kann. Die lipomelanotische Retikulose ist keine Erkrankung, sondern ein Phänomen, das, an sich gutartig, auch mit malignen Prozessen gekoppelt sein kann (MONTGOMERY).

Pathogenese. *Formalgenetisch* entstehen die STERNBERGschen Zellen aus großen Rundzellen durch Teilung und Deformation der Kerne. Diese Rundzellen sollen sich aus Reticulumzellen entwickeln (s. HEILMEYER und BEGEMANN). Die histiogene Entstehung der lymphocytären und plasmocytären Infiltrate dürfte allgemein anerkannt sein, eine späte und begründete Anerkennung jener von P. G. UNNA seit jeher vertretenen Ansicht.

Die *Ätiologie* der Erkrankung ist völlig unklar. Zu Beginn der Besprechung hatten wir auf die sich gegenüberstehenden Auffassungen schon hingewiesen. Als infektiös, als Systemerkrankung und als Tumor wird die Lymphogranulomatose bezeichnet, ohne daß sich dies widersprechen müßte. Besonders gutartige Verlaufsweisen werden als *Paragranulome* beschrieben.

Granuloma fungoides (Mycosis fungoides).

Während das Granuloma fungoides nach den grundlegenden Untersuchungen von PALTAUF und von v. ZUMBUSCH lange Jahre zu den sog. spezifischen Granulationsgeschwülsten gerechnet wurde, ist diese Auffassung neuerdings wieder höchst zweifelhaft geworden, ja überwiegend verlassen. Es handelt sich vielmehr wahrscheinlich um eine Allgemeinerkrankung, die besonders im Anfang hauptsächlich auf die Haut beschränkt ist, jedoch im späteren Verlauf so gut wie alle Organe und Organsysteme mit ihrem eigenartigen Granulationsgewebe ergreifen kann. Der Befall der internen Organe wird meist erst bei der Obduktion erkannt und ist vielleicht doch häufiger als bisher angenommen wurde (BERMAN, POST und LINCOLN, CAWLEY u. a.). Das Granuloma fungoides verhält sich also gerade umgekehrt wie die Lymphogranulomatosis cutis PALTAUF-STERNBERG, bei der die Haut nur relativ selten mitbefallen ist. Besonders von amerikanischer Seite wird das Granuloma fungoides unter die sog. Lymphoblastome eingereiht und damit in engste Beziehung nicht nur zur Lymphogranulomatose sondern auch zum Reticulumzellsarkom und den Leukosen gesetzt und als bösartiger Tumor angesehen. Zu diesen gehören sicher jene Fälle, die durch ihren relativ gleichartigen Zellaufbau und durch ihre Neigung zu Metastasen in den inneren Organen sich schon von jeher von dem eigentlichen Granuloma fungoides abgrenzen ließen. Es besteht auch kein Zweifel, daß Reticulumzellsarkome und auch besonders zwischen den charakteristischen und uncharakteristischen Veränderungen stehende Übergangsformen der Lymphogranulomatosis cutis PALTAUF-STERNBERG als Granuloma fungoides bezeichnet worden sind. Die Sonderstellung der klassischen Fälle von Granuloma fungoides ist dadurch nicht erschüttert und bisher berechtigterweise aufrechterhalten worden (ARZT).

Es handelt sich um eine chronische, Jahre und Jahrzehnte fortdauernde Erkrankung der gesamten Hautdecke, die durch das Auf und Ab, durch das schnelle Kommen und Gehen ihrer Erscheinungsformen bei zunächst kaum gestörtem Allgemeinbefinden gekennzeichnet ist. Sie beginnt mit einem jahrelangen, meist sehr stark juckenden, aber sonst wenig kennzeichnendem Vorstadium, dem prämykotischen. Dieses wurde als erythem-, urticaria- (DUHRING, VIDAL-BROCQ), „ekzem-", psoriasis-, lichenähnliche, als ödematöse, nässende, schuppende, verrucöse, hyperkeratotische (JEANSELME und BLOCH), oder auch bläschenartige (KÖBNER u. a.) und selbst blasige (HALLOPEAU) Erscheinungsform beobachtet. Nach und nach entstehen in den allmählich auch diffus und stärker infiltrierten Hautabschnitten an Zahl und Größe wechselnde, eigenartig teigig-weiche, erbsen- bis kleinapfelgroße, normal oder düsterrot bis fast schwarze, oft zentral zerfallende oder auch sich rückbildende Knoten, die der Unterlage breit oder gestielt aufsitzen. Diesen geschwulstartigen Wucherungen verdankt die Erkrankung den Namen (Mycosis fungoides v. ALIBERT). Falls nicht eine andere Erkrankung schließlich das Ende beschleunigt, führt das Granuloma fungoides unter stärkerer Entkräftung schließlich stets zum Tode.

Neben der eben kurz dargestellten klassischen Form, wie sie ALIBERT-BAZIN gezeichnet haben, hat man im Laufe der Zeit noch andere, zum Teil davon beträchtlich abweichende Formen kennengelernt. Die Abart VIDAL-BROCQS, die sog. *Mycosis fungoides d'emblée*, bei der primär und ohne sonstige Hautveränderungen Tumoren auftreten, während die prämycotischen Erscheinungen überhaupt nicht oder erst später folgen, und schließlich als dritte der Abarten die BESNIER-HALLOPEAUS, die von vornherein und über die Gesamtdauer der Erkrankung als generalisierte, *exfoliierende Erythrodermie* (Pityriasis rubra idiopathica), als diffuse Form der Mycosis fungoides (LEREDDE) erscheint. Bestrebungen, klinischerseits den durch den Gegensatz von auf die Haut beschränkten und mit Allgemeinveränderungen einhergehenden Formen entstehenden Schwierigkeiten dadurch aus dem Wege zu gehen, daß man nur die klassische Form ALIBERT-BAZINS, unter Umständen auch noch die Mycosis fungoides d'emblée als Mycosis fungoides bezeichnet, alle anderen Abarten aber möglichst anders unterzubringen sucht, müssen angesichts der übereinstimmenden histologischen Befunde an der Haut sowohl wie an den inneren Organen als nicht ohne weiteres berechtigt bezeichnet werden.

Der *Ausgangspunkt* aller histologischen Veränderungen ist das unter der Oberhaut und dem Papillarkörper gelegene *subpapilläre Gefäßnetz* der Haut. In dem langdauernden ersten Stadium mit seinen oberflächlichen Veränderungen ist es zum Teil ganz allein befallen, zum Teil mit Ausstrahlung in den darüberliegenden Papillarkörper und die Oberhaut. Wir finden entsprechend den verschiedenen klinischen Erscheinungsformen naturgemäß auch histologisch voneinander ganz abweichende und daher für die Mycosis fungoides als solche nicht kennzeichnende Befunde. Diese lassen sich im Frühstadium nur aus den eigentümlichen cellulären Wucherungen um die oben genannten Gefäße feststellen. Die Epidermisveränderungen sind also rein mittelbarer Natur und geben dem histologischen Bilde durchaus nichts Kennzeichnendes.

Bei den *allerfrühesten* Erscheinungen, den *erythematösen* umschriebenen Herden, beschränken sich die Veränderungen auf eine wechselnd deutliche, manchmal auch fehlende Verbreiterung der Epidermis, deren untere Schichten meist ödematös und von einzelnen Leukocyten durchsetzt sind, während die übrigen Schichten kaum verändert, die Hornschicht an einzelnen Stellen kernhaltig erscheint. Auch die Veränderungen im Stratum papillare und in der Cutis sind durchaus *noch nicht kennzeichnend*, wenn auch die während des ganzen Verlaufs vorhandene Erweiterung der Blut- und Lymphgefäße des Stratum subpapillare hier schon deutlich wird. Im gleichen Bezirk findet man eine mäßige Vermehrung der Bindegewebszellen, Mast- und Plasmazellen in wechselnder Zahl, bald mehr (PHILIPPSON, PALTAUF), bald weniger ein normales, lediglich im Stratum papillare mäßig ödematöses Bindegewebe. Alles in allem ein Befund, der kaum differentialdiagnostisch verwertbar ist.

Auch in jenen seltenen Fällen, wo die Krankheit von vornherein oder während des ganzen Verlaufes mit einer sog. *primären Erythrodermie* einhergeht, ist das histologische Bild nicht immer ein kennzeichnendes, wenn es auch manche Anhaltspunkte bietet. Entsprechend der Anordnung des subpapillaren Gefäßnetzes bilden die hauptsächlich perivasculär gelegenen Zellverbände durch Zusammenfließen der einzelnen Herde ein diffuses, bandartig ausgebreitetes Infiltrat. Dieses ist gegen die tieferen, zellärmeren Lagen der Cutis hin sehr deutlich abgegrenzt; es ist entweder auf dieses Gefäßnetz beschränkt oder zieht mit den von diesem senkrecht gegen die Papillen aufsteigenden, erweiterten und reichlich mit Blut gefüllten Präcapillaren und Capillaren in die Höhe. Es breitet sich als wechselnd dichte Ansammlung verschiedenartigster Zellen zwischen den aufgelockerten und auseinandergedrängten Bindegewebsbündeln aus, in diese wie in ein Netzwerk eingelagert. Das Bindegewebe ist meist sehr stark ödematös, die Papillen daher geschwollen, keulenförmig aufgetrieben und von weiten Gefäßen durchzogen. Sie drängen die Epidermis zurück, verschmälern dabei besonders die suprapapillare Stachelschicht und dringen an manchen Stellen bis in die obersten Epidermislagen vor. Das Epithel über diesen dauernd ödematösen Abschnitten ist vielfach gewuchert und mit Leukocyten durchsetzt. Auch die Epithelleisten zeigen diese Erscheinung und sind dann breit und plump. An anderen Stellen, wo das Ödem fehlt, schieben sie sich als lange schmale Gebilde bis in die Cutis vor. Stratum basale und spinosum sind verbreitert, ebenfalls ödematös geschwollen. Ihre zum Teil vacuolisierten Zellen sind zwar recht groß, zeigen aber nur wenige Kernteilungen. Stellenweise fehlt über den ödematösen Abschnitten die Körnerschicht; die häufig verbreiterte Hornschicht erscheint dann kernhaltig, vielfach locker geschichtet und in zarten Lagen abgehoben. An anderen Stellen wieder ist sie ebenfalls ödematös, von kleinsten Bläschen oder Krusten durchsetzt.

Am *Aufbau der Infiltrate* beteiligen sich bei der Erythrodermie in erster Linie gut entwickelte Plasmazellen in wechselnder Zahl. Daneben fällt jedoch bereits hier ein auffallender Formwechsel dieser und anderer am Aufbau der Infiltrate beteiligter Zellen auf. Neben wenigen, abgerundeten ovalen Plasmazellen mit typischem Kern sind die meisten unregelmäßig begrenzt, mit Ausläufern versehen, der Kern wechselnd chromatinreich. Daneben finden sich zahlreiche Mastzellen sowie Bindegewebszellen verschiedener Form und Größe, die vermengt mit den Plasmazellen in das ödematös aufgelockerte bindegewebige Netzwerk eingelagert sind. Eosinophile Zellen treten namentlich am Rande des Infiltrates in reichlicher Menge auf (LEREDDE, PALTAUF). Neben ihnen findet man noch gewöhnliche Lymphocyten und gelegentlich bereits einzelne auffallend große, verschieden geformte Zellen mit großen Kernen: kurz, das Infiltrat ist zwar durchaus noch nicht kennzeichnend für das Granuloma fungoides, es finden sich in ihm jedoch in den Grundzügen bereits jene Zellformen wieder, die den späteren Stadien der Erkrankung histologisch ihr kennzeichnendes Gepräge verleihen und die mit ihrem eosinophilen Protoplasma, der vielfach netzförmigen Chromatinstruktur der Kerne und den meist in der Mehrzahl vorhandenen Nucleolen heute allgemein als jugendliche unreife und pathologische reticuläre Bindegewebselemente angesprochen werden.

Anders liegen die Dinge bereits im *Stadium der Infiltration.* Das in erster Linie Kennzeichnende bei diesem ist bedingt durch den Sitz und Aufbau des

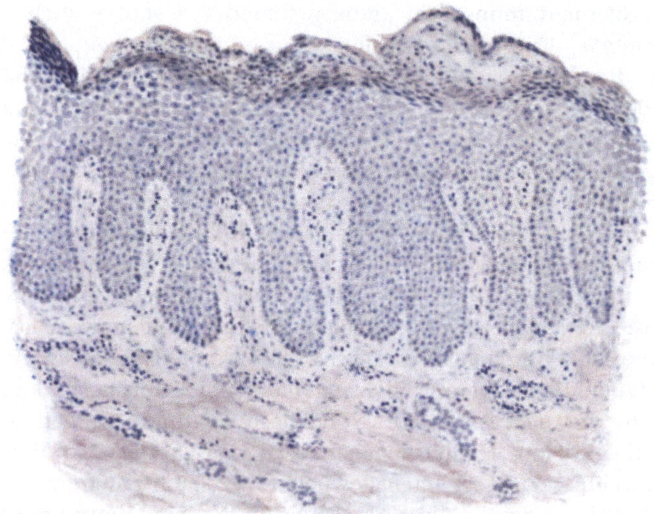

Abb. 255. *Granuloma fungoides. Prämykotisches „Ekzem."* (♀, 45jähr., Schulter.) Parakeratose, Acanthose, Leukocytenauswanderung, Ödem in Epidermis und Papillarkörper; Blut- und Lymphgefäße des Stratum subpapillare erweitert; geringgradige Zellinfiltration. Polychromes Methylenblau, neutrales Orcein. O = 128:1; R = 100:1.

in der subpapillären Schicht regelmäßig vorhandenen Infiltrates. Es tritt schon ziemlich frühzeitig als gleichmäßige Zellansammlung in der oberen Cutis bis an das obere Gefäßnetz heran auf (Unna). Auch die Papillen sind daran meist, wenn auch in schwächerem Maße beteiligt. Hier kommt es um die Blutcapillaren herum, aber auch frei in den Lymphspalten primär zu Zellanhäufungen (Paltauf), ohne daß der Zusammenhang des Gewebes irgendwie durch Einschmelzen oder Zerreißen der Bindegewebsfasern gestört würde. Es handelt sich stets lediglich um eine *Einlagerung zwischen die Bindegewebszüge*, wodurch bei weiterer Entwicklung der Zellherde jener eigentümliche, an das Reticulum der Lymphdrüsen erinnernde Aufbau zustande kommt, der durch die Neubildung von Gitterfasern durch reifere histiocytäre Elemente verstärkt wird, was heute allgemein anerkannt ist (Cailliau, Zink, Wolfram u. a.). Es ist Unnas Verdienst, zuerst auf die das Granuloma fungoides kennzeichnende *Polymorphie der die Infiltrate aufbauenden Zellen* hingewiesen zu haben. Den Hauptbestandteil bilden Zellen mit runden chromatinreichen Kernen und spärlichem Protoplasmarand (Lymphocyten), zwischen denen vereinzelt größere protoplasmareiche

Rundzellen (BRANDWEINER), aber nur wenige Plasmazellen (KRZYSTALOWICZ), gelegentlich auch Riesenzellen (UNNA, PHILIPPSON) auftreten. Diese Riesenzellen sind eigentümliche, mehrkernige (bis zu 20) Zellen, die im Gegensatz zu den echten Riesenzellen der „spezifischen" Granulationsgewebe (Tuberkulose usw.), ein noch völlig normales schaumiges, durchaus nicht homogenisiertes Protoplasma besitzen. Vielfach, und wie es auch mir scheint, in vermehrter Zahl findet man Mastzellen; in den ödematösen Gewebsabschnitten als langspindeige, stern- oder spinnenartige Formen mit dicht angehäuften Granula, während

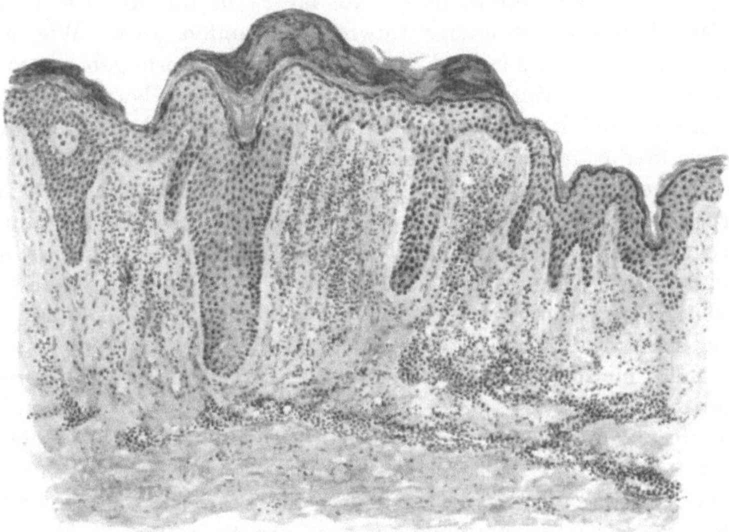

Abb. 256. *Granuloma fungoides.* Beginnende Tumorbildung. (♀, 35jähr., Rücken.) Parakeratose, Acanthose nur noch in den Epidermisleisten. Ödem in Epidermis und Papillarkörper. Stärkere Zellinfiltration um die erweiterten Gefäße. O = 128:1; R = 100:1.

sie in den tieferen Cutisabschnitten ihren gewöhnlichen Aufbau zeigen (LUKASCIEWICZ). In den Zellverbänden sind bereits in diesem Stadium eosinophile Zellen in wechselnder Zahl gefunden worden, während polynucleäre Leukocyten außerordentlich selten angetroffen werden. Die Mannigfaltigkeit dieser Infiltrate wird noch bunter durch einen, dem Granuloma fungoides eigentümlichen, regelmäßig zu beobachtenden frühzeitigen *Kern- und Zellzerfall* (UNNA).

Von Anfang an ist das Infiltrat von einer großen Zahl fein- bis grobkörniger Kernbröckel und Protoplasmareste durchsetzt, die dem Bilde ein besonderes Gepräge verleihen. In einzelnen Fällen feststellbare kleinere Blutungen aus den stets erweiterten und stark gefüllten Gefäßen vollenden das bunte Bild.

Die *Blut- und Lymphgefäße* in dem veränderten Bezirk und dessen nächster Umgebung sind regelmäßig erweitert, namentlich die meist auch reichlich bluthaltigen Capillaren, deren Endothelien zu dieser Zeit — im Gegensatz zu späteren Stadien — noch völlig unverändert sind. Die *Anhangsgebilde* der Haut werden zwar bereits von den Zellinfiltraten mehr oder weniger stark umsponnen, zeigen jedoch im übrigen noch keine Veränderung.

Gegenüber diesen so ziemlich regelmäßig feststellbaren Befunden tritt ein in Papillarkörper und Corium wechselnd stark auftretendes *Ödem* sowie eine

Wucherung fixer Bindegewebszellen an Bedeutung zurück. Beide halten sich im Corium in bescheidenen Grenzen, so daß das elastische und kollagene Gewebe kaum in Mitleidenschaft gezogen werden.

Die *Veränderungen der Epidermis* sind, wie das oben schon betont wurde, rein *sekundärer* Natur. Nur unter diesem Gesichtspunkt seien sie hier kurz erwähnt; eine eingehende Darstellung hieße nämlich nichts anderes, als die bereits erwähnte klinisch hervortretende, rein morphologische Ähnlichkeit mit einer Reihe anderer Dermatosen (chronische Dermatitiden, Lichen usw.) nun histologisch im einzelnen durchführen, ohne daß damit für die Kennzeichnung des Granuloma fungoides ein besonderer Gewinn verbunden wäre. Wie stets bei den „spezifischen" Granulomen sind die Epidermisveränderungen um so ausgesprochener, je näher die Infiltrate der Cutis an das Epithel heranrücken. Dann gehen die proliferierenden Bindegewebszellen in der Umgebung der Infiltrate oft unmittelbar in die gewucherten Epidermiszellen über. Im allgemeinen ist nämlich das Epithel in diesem Stadium gewuchert, weniger in der supra-, stärker in der interpapillären Stachelschicht, die mit zahlreichen Mitosen durchsetzt ist. Die Reteleisten sind daher meist unregelmäßig verbreitert und dringen gelegentlich tief und weit verzweigt in die Cutis vor. Die ganze Epidermis ist von einem wechselnd starken intercellulären *Ödem* durchsetzt. Dieses drängt die Zellen auseinander. In den erweiterten Lücken finden sich polynucleäre Leukocyten, wenn auch meist nur in bescheidener Zahl. Körner- und Hornschicht erscheinen zunächst nicht verändert. Nimmt das Ödem jedoch zu, so entwickeln sich hier umschriebene intercelluläre Bläschen, an anderen Stellen ein an die *Spongiose* erinnerndes Bild. Vereinzelt kommt es auch wohl zu einer *blasenartigen Abhebung der Epidermis* vom Corium. In diesen bläschenartigen Hohlräumen finden sich gelegentlich einmal aus der Cutis abgeschwemmte Zellhaufen, manchmal noch in mitotischer Teilung der Zellen (UNNA), in anderen Fällen Blut- oder Fibringerinnsel, ohne daß diesen Befunden eine besondere Bedeutung zukommt. Eine Körnerschicht ist über derartig ödematösen Abschnitten vielfach nicht vorhanden. Daher bildet sich eine kernhaltige, oft verdickte Hornschicht, die zum Teil in zarten Lamellen abgehoben ist und die klinisch zu beobachtende Schuppung hinlänglich erklärt. Überall dort, wo das Ödem auf den Papillarkörper und die unteren Epithellagen beschränkt bleibt, muß sich die Epidermis umschrieben vorwölben, was zu mehr *papulösen Herden* namentlich dann führt, wenn Stachel- und Hornschicht auch an der allgemeinen Hypertrophie beteiligt sind. Wird das Ödem hingegen stärker, so werden die obersten Epithellagen gelegentlich abgeschwemmt, und es ist dann ein einer nässenden Dermatitis ähnliches zeitweiliges Nässen sehr wohl verständlich.

Zu *Beginn der Tumorbildung* wird das Beherrschende der cutanen Vorgänge noch deutlicher, indem die Zellinfiltration mehr und mehr zunimmt. Sie erstreckt sich vom Stratum subpapillare in die Cutis hinunter bis ins Unterhautzellgewebe, während der Papillarkörper zunächst nur fleckweise befallen wird. Dadurch tritt hier ein hellerer Bindegewebsstreifen hervor, der sich zwischen Infiltrat und Epidermis einschiebt. Er ist übrigens auch von einer ganzen Reihe anderer entzündlicher Granulationsprozesse her bekannt.

Die Infiltration hat sich nun auch um die Anhangsgebilde der Haut, die Haarfollikel und Drüsen stärker ausgedehnt. Die Zellhaufen fließen mehr und mehr zusammen, so daß ihre Beziehungen zu den Gefäßen nicht mehr so deutlich sind wie früher. An den Rändern der Infiltrate ist die *Epidermis* meist noch nicht verändert; zur Mitte hin zeigt sie eine von der Ausdehnung der Zellherde abhängige, wechselnd weit vorgeschrittene Atrophie, die an manchen Stellen sogar zu völligem Schwund geführt hat. Im weiteren Verlauf der Tumorbildung werden auch die *Anhangsgebilde* in die Atrophie einbezogen, so daß sie schließlich schwinden. Der Papillarkörper, anfangs noch deutlich abgesetzt, verstreicht allmählich und die Epidermis-Cutisgrenze wird in eine leicht wellenförmige Linie verwandelt, die in gewissen, manchmal fast regelmäßigen Abständen durch schmale Reste der Reteleisten unterbrochen wird. Im Bereich der Zellinfiltrate sind die elastischen Fasern völlig geschwunden, das Kollagen ist zu feinsten Faserresten aufgesplittert, die in ihrem Aufbau an das Reticulum der Lymphknoten erinnern. Im Gegensatz zu früheren Auffassungen kommt es durch die wuchernden jugendlichen Bindegewebselemente auch zu einer Neubildung silberimprägnierbarer Fasern. Gelegentlich wurde eine basophile Reaktion (Kollazin) jener kollagenen Fasern (TRYB), eine eigenartige (hyaline ?) Degeneration (HERXHEIMER und HÜBNER), vereinzelt auch der Reste des Elastins beobachtet (GALLOWAY und MACLEOD). Daneben tritt dann auch *neugebildetes Bindegewebe* auf. Hier und da findet man noch Reste von Haarbälgen und Drüsen, von denen namentlich die letzteren oft recht lange erhalten bleiben. Die *Gefäße* innerhalb der Infiltrate sind deutlich erweitert, ihre Endothelien geschwollen und vermehrt. Die Wandung der größeren Arterien und Venen ist vielfach hyalin umgewandelt; in anderen Fällen haben lymphocytäre *Wandinfiltrate* ihre Adventitia und Muscularis in ähnlicher Weise aufgefasert wie das umgebende Bindegewebe. Die so entstandenen Maschen sind von Infiltratzellen durchsetzt, das Gefäßlumen manchmal durch *Thromben*bildung völlig verschlossen (DOUTRELEPONT, PHILIPPSON). In solchen Fällen durchziehen dann breite solide hyaline Stränge das Granulom, die nur aus der kreis- oder zylinderförmigen Anordnung der sie begleitenden elastischen Fasern als Reste früherer Gefäße erkennbar sind. Daneben findet man zahlreiche neugebildete und erweiterte Gefäßsprossen, wie sie von früheren Stadien her ja hinlänglich bekannt sind.

Die *Spätveränderungen der Tumoren* des Granuloma fungoides sind in der Cutis ebenso wechselnd wie an der Oberfläche. Hier können sie sich in einem wechselnd starken Ödem und unregelmäßiger Wucherung der Epidermisepithelien neben ausgedehntem Zerfall ganzer Hautabschnitte äußern. Diese zerfallenden Gewebe bilden einen guten Nährboden für Kleinlebewesen mancher Art, die sekundär einwandern und vielfach zu Irrtümern bezüglich der Ätiologie der Erkrankung geführt haben. Die Epidermisveränderungen sind daher hier ebensowenig kennzeichnend wie in den ersten Stadien.

Der celluläre *Aufbau der Infiltrate* bleibt auch im Tumorstadium grundsätzlich der gleiche wie bei den infiltrierenden Formen. Es tritt jedoch die perivasculäre Anhäufung zurück gegenüber einer gleichmäßigen Verteilung über den ganzen Bezirk, bei der sich manchmal eine säulenartige Anordnung der Zellmassen beobachten läßt (UNNA). Sie beschränkt sich in der Regel auf den Papillarkörper und den oberen Teil der Cutis, und hört oft mit einer scharfen Grenze gegen die Subcutis hin auf, während sie sich nach den Seiten allmählich verliert.

In anderen Fällen ziehen, vom Stratum subpapillare ausgehend, längs der Gefäße um die Follikel und Drüsen angeordnete Zellherde in verschiedener Richtung nach abwärts, mannigfach miteinander verflochten und schließlich zu einer einzigen Zellmasse zusammenfließend. Die Mannigfaltigkeit der das Infiltrat aufbauenden Zellformen ist, da sich vielfach neben den proliferativen auch bereits Rückbildungserscheinungen bemerkbar machen, womöglich noch auffallender. Statt der säulenartigen Anordnung tritt dann meist eine Regellosigkeit in der Verteilung der Zellen in den Vordergrund; hier sind sie dichter,

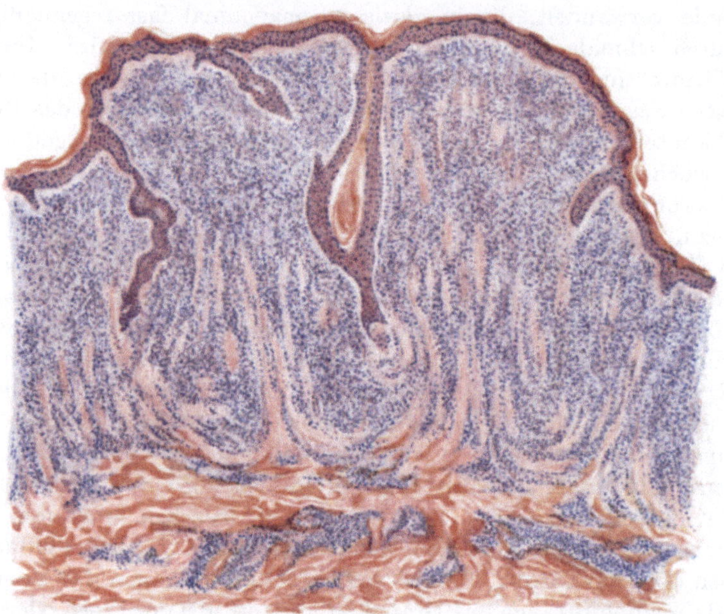

Abb. 257. *Granuloma fungoides.* Tumorstadium. (♂, 41jähr., Schulter.) Dichte Zellinfiltrate im Stratum papillare und subpapillare. Papillarkörper verstrichen. Rückbildung der Epidermis bis auf schmale langgestreckte Reteleisten. Hämatoxylin-Eosin. O = 35:1; R = 28:1.

dort lockerer in das aufgesplitterte Bindegewebe eingelagert. Unter den Zellen fallen protoplasmareiche Formen mit großen, dunklen, unregelmäßig gelagerten Kernen auf (große mononucleäre Zellen); daneben, jene an Zahl überragend, kleinere und größere lymphocytäre Zellen mit zahlreichen Mitosen, schließlich auch Plasma-, Mastzellen und Eosinophile, letztere zahlreicher in jüngeren als in älteren Tumoren. Dazu treten gewucherte Bindegewebszellen und, besonders in älteren Herden, zahlreiche Pigmentzellen. Ferner findet man große, reichlich mitotisch sich teilende, rundliche oder ovale, aber auch unregelmäßig vielgestaltige, wenig scharf begrenzte Zellen mit großen, gut gefärbten Kernen, die an Epitheloidzellen erinnern. Sie werden von einzelnen Forschern von den Bindegewebszellen, von anderen von den Endothelien der Blut- und Lymphgefäße abgeleitet (SECCHI) und stellen wohl unreife und pathologische reticuläre Elemente dar. Auf der Höhe der Wucherung bilden diese Zellen mit ihrem deutlichen Protoplasma und den großen Kernen den Hauptbestandteil des Gewebes, oft von einem Lymphocytenring kranzartig umgeben. In den Frühstadien führen sie häufig zur Bildung eigenartiger, vielgestaltiger Riesenzellen mit 10—20 und noch mehr Kernen in einem schaumartigen Protoplasma. Diese Riesenzellformen werden von manchen Forschern (Herxheimer-Hübner) als spezifisch für das Granuloma fungoides angesehen; andere wieder, so auch Gans, haben sie nicht mit der Regelmäßigkeit angetroffen, die eine solche Stellungnahme rechtfertigen würde. Auch Fremdkörperriesenzellen finden sich, namentlich in älteren Fällen (Paltauf), einmal in der Nähe der Haarfollikel und wuchernden Epithelleisten, außerdem jedoch auch in dichten Zellinfiltraten. Sie enthalten vereinzelt Reste elastischer Fasern (Delbanco). Das Bild wird noch bunter durch die vielen unregelmäßig geformten Protoplasma- und Kernreste. Sie werden in dieser Menge in keinem anderen Granulationsgewebe angetroffen und sind daher besonders kennzeichnend.

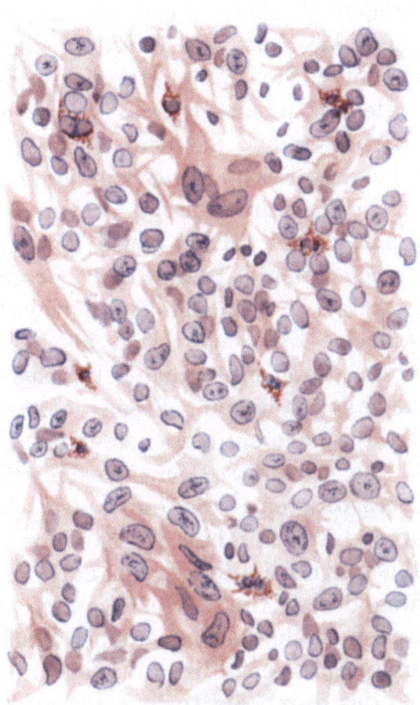

Abb. 258. *Granuloma fungoides.* Tumorstadium. (♂, 41jähr., Schulter.) Polymorphes Zellinfiltrat. O = 480:1; R = 400:1.

Die Veränderungen an erkrankten *Schleimhaut*abschnitten unterscheiden sich grundsätzlich nicht von jenen an der äußeren Haut (Gödel).

Die klinisch so auffallende, oft außerordentlich schnelle *Rückbildung der Granulome* wird histologisch eingeleitet durch Einschwemmung von Kern- und Zellzerfallsresten in erhalten gebliebene bzw. neugebildete und stark erweiterte Gefäße. In diesen sind sie als wolkige oder auch granulierte, von dichten Fibrinfaserbündeln durchzogene Massen feststellbar. Sie finden sich namentlich in den Gefäßen der Umgebung umschriebener Zerfallsherde, in denen Karyorrhexis und Karyolysis der Zellen die Rückbildung einleiten. Innerhalb dieser Herde schwindet allmählich das Infiltrat, die Gefäße verlieren ihre Zellmäntel, treten daher mit ihrer hyalinen Wandung wieder stärker hervor. Das zellreiche, neugebildete (?) kollagene Gewebe nimmt an Dichte zu. Schließlich bleibt neben wenigen Plasma- und Mastzellen ein von feinsten Bindegewebsfasern, mehr oder weniger reich von Pigmentzellen durchsetztes, im übrigen jedoch narbig nicht verändertes Gewebe zurück. Lediglich der stärkere Pigmentgehalt und der eigentümlich starre Verlauf der dickwandigen Gefäße erinnern an den überstandenen Prozeß.

Kommt es zur *ulcerösen Rückbildung* der Knoten, so wandern in die nekrotischen Gewebsherde zahlreiche polynucleäre Leukocyten ein. Gleichzeitig dringen von der Oberfläche häufig Mikroorganismen in die Tiefe, die den Gewebszerfall beschleunigen. Ob tatsächlich, wie dies Unna annimmt, derartige ulceröse Rückbildungen überhaupt nur der sekundären Einwanderung von Kleinlebewesen zuzuschreiben sind, scheint mir nicht unbedingt wahrscheinlich. Derartige nekrotische Herde finden sich doch auch tief im Granulationsgewebe vor, fern von Bakterien und viel zu weit von der Oberfläche entfernt, als daß die dort allerdings regelmäßig zu beobachtenden Schmarotzer oder deren Giftstoffe als Ursache in Frage kommen könnten.

Differentialdiagnose. Bei einer nach Beginn und Verlauf klinisch so wechselvollen Erkrankung, die daher so große Ähnlichkeit mit einer ganzen Reihe der verschiedensten Dermatosen haben kann, kommt naturgemäß der histologischen Diagnose eine ganz besondere und in der Regel ausschlaggebende Bedeutung zu. Wenn wir auch nicht so weit gehen wollen wie LEREDDE, der bereits den initialen Veränderungen an der Haut histologisch eindeutigen Wert beimißt, und andererseits wie VERROTI, der keine Möglichkeit einer histologischen Unterscheidung von anderen wuchernden Granulomen sieht, so muß doch betont werden, daß eine sorgfältig durchgeführte Untersuchung gerade hier auch in manchen frühen Stadien durch Ausschluß der einen oder anderen noch in Frage stehenden Erkrankung von entscheidendem Wert sein kann. Es handelt sich um die Trennung einmal von den sog. Blutkrankheiten und deren Erscheinungsformen in der Haut sowie der Lymphogranulomatose, zum anderen von den verschiedenen „spezifischen" Granulationsgeschwülsten und schließlich von bestimmten Fällen der idiopathischen generalisierten exfoliierenden Erythrodermien. Zwar wird sich im Einzelfall ein großer Teil dieser Veränderungen bereits durch eine genaue klinische, insbesondere hämatologische Untersuchung ausschließen lassen. Aber es bleiben trotzdem noch Fälle genug übrig, bei denen der Histologe ein entscheidendes Wort mitreden kann.

Die echten *Sarkome* einschließlich der *Reticulumzellsarkome* sowohl wie der *Lymphosarkome* und die *leukotischen Tumoren* der Haut unterscheiden sich in ihrem histologischen Aufbau vor allem durch die jeweilige Einförmigkeit bzw. Gleichartigkeit der Zellen oder des Gewebes hinreichend von dem Granuloma fungoides. PALTAUF insbesondere hat darauf hingewiesen, daß bei den lymphatischen, leukämischen, aleukämischen oder leukosarkomatösen Tumoren immer nur lymphatische bzw. myeloische Zellen die Infiltrate aufbauen. Dabei verhält sich das durch die Infiltration auseinandergedrängte Bindegewebe einfach passiv und zeigt keinerlei Proliferation wie beim Granuloma fungoides. Beim *Sarkom* findet sich so gut wie niemals eine stärkere Wucherung des Epidermisepithels; im Gegenteil, durch die andrängenden Geschwulstmassen wird die Epidermis vorgedrängt und verschmälert. Das Sarkom sitzt außerdem mehr in den tieferen Schichten des Coriums und wächst langsamer oder schneller nach dem Papillarkörper zu. Aber selbst bei länger bestehenden Fällen bleibt noch immer ein Teil des oberen Drittels von der sarkomatösen Neubildung frei. Im Gegensatz dazu wird beim Granuloma fungoides in erster Linie das Gebiet des oberflächlichen Gefäßnetzes befallen; das Granulom reicht bis an die äußerste Grenze des Papillarkörpers heran. Von amerikanischen Autoren wird allerdings darauf hingewiesen, daß eine Trennung der einzelnen von ihnen als Lymphoblastoma zusammengefaßten Krankheitsbilder, also den Lymphosarkomen einschließlich den mehr oder weniger ausgereiften Reticulumzellsarkomen, den Leukosen, der Lymphogranulomatosis cutis STERNBERG-PALTAUF und dem Granuloma fungoides histologisch in vielen Fällen unmöglich sei (s. II. Bd.).

Besonders die *Lymphogranulomatose* (STERNBERG-PALTAUF) zeigt mit ihrer ebenfalls außerordentlichen Polymorphie der Zellen ähnliche Bilder wie das Granuloma fungoides. Aber einmal werden bei ihr äußerst selten Hauttumoren gefunden, im Gegensatz zum Granuloma fungoides, das ja stets in der Haut auftritt. Zum anderen findet sich bei der Lymphogranulomatose nie jener *akute* Zell- und Kernzerfall, wie er uns zusammen mit der Geschwürsbildung von dem Granuloma fungoides her geläufig ist; die Rückbildung geht vielmehr mit trockener, der Verkäsung ähnlicher Nekrotisierung einher. Arterienveränderungen in der Haut — wie sie DOUTRELEPONT beim Granuloma fungoides feststellte, allerdings erst an den Arterienästen der tieferen Cutis — fehlen ebenfalls. In erster Linie gestatten aber die STERNBERGschen Zellen mit ihren tief gelappten, geweihartigen Riesenkernen in den meisten Fällen ohne weiteres eine Unterscheidung. Außerdem ist der klinische Befund bei der Lymphogranulomatose (s. d.) *meist* so eindeutig (Pruritus, multiple Drüsenschwellungen, schneller Verlauf mit frühzeitiger Kachexie), daß er eine Unterscheidung gestattet. Exfoliative Dermatitiden und Erythrodermien können außer bei dem Granuloma fungoides auch bei den Leukosen, einschließlich der sog. Monocytenleukämie, der Lymphogranulomatosis (STERNBERG-PALTAUF) und Formen des Lymphosarkoms auftreten (MONTGOMERY u. a.).

Gelegentlich kann die Trennung von der *Tuberkulose* und der *Syphilis* schwierig sein. Zwar kommen Nekrosen, wie sie bei der Tuberkulose zur Regel gehören, beim gewöhnlichen Verlauf des Granuloma fungoides nicht vor; auch bietet das Zellinfiltrat im allgemeinen ein anderes Bild: keine ausgesprochene Lagerung um die Gefäße, zahlreiche und wohlgebildete Plasmazellen, Riesenzellen mit homogenisiertem, nicht mit normalem, schaumigem Protoplasmaleib, frühzeitiger Schwund des Bindegewebes. Bei der *Lues* in erster Linie perivasculäre Anlagerung der Infiltrate unter starker Erweiterung der Blutgefäße. Auch hier meist ein Vorherrschen gut entwickelter, typischer Plasmazellen, Seltenheit der Mitosen (ähnlich wie bei der Tuberkulose), Neigung des Kollagen zu selbständiger Wucherung, nur mäßige Hyperplasie der Bindegewebszellen innerhalb der Infiltrate, die im Gegensatz zum Granuloma fungoides keinerlei Neigung zum Verschmelzen der einzelnen Herde erkennen lassen.

Schwer, ja fast unmöglich kann in manchen Fällen jedoch klinisch ebenso wie histologisch eine Unterscheidung von jenen *Dermatitis eczematosa*-artigen, *lichenoiden* und anderen *Veränderungen* sein, die dem Tumorstadium des Granuloma fungoides voranzugehen pflegen. Die große Mannigfaltigkeit der Zellen einschließlich der Plasmazellen, die zahlreichen Mitosen, die Lagerung der Zellansammlungen im oberen Corium, um das Gefäßnetz des Stratum subpapillare und papillare, die Erweiterung der Gefäße in der Umgebung und insbesondere oberhalb der Infiltrate, zusammen mit den durch das begleitende Ödem hervorgerufenen Veränderungen, gestatten jedoch in den *meisten* auch dieser Frühfälle von Granuloma fungoides histologisch schließlich eine Stellungnahme.

Pathogenese. *Formalgenetisch* ist nach der Meinung von PALTAUF und SCHERBER die mykotische Gewebsbildung ein Granulom, „dessen Entwicklung mit entzündlichen Erscheinungen, beträchtlicher Hyperämie, Ödem, auch Ausscheidung von Fibrin bei geringer Zellemigration einsetzt, wobei unter Auffaserung und Auflockerung des Bindegewebes eigenartige Zellen auftreten, deren Proliferation zum charakteristischen Granulationsgewebe führt". Heute wird von vielen Autoren das Granuloma fungoides zu den Tumoren gezählt und die Polymorphie mit der Polyvalenz der reticulären Bindegewebselemente (s. Näheres bei der Besprechung der Erkrankungen des hämatopoetischen System) erklärt, bzw. als eine Abwehrmaßnahme des Organismus gedeutet (FRASER), die später versage, so daß die

Tumoren mehr und mehr die einheitlichere Form des Lymphosarkoms bzw. des Reticulumzellsarkoms annähmen.

Kausalgenetisch ist das Granuloma fungoides noch völlig ungeklärt. Auch hier gilt der Hinweis, daß eine Wucherung der Reticulumzellen noch keinen Tumor bedeutet, daß die Abgrenzung der Retikulosen gegenüber den Reticulumzellsarkomen sehr unsicher und unklar ist und daß schließlich eine infektiöse Ätiologie nicht der Auffassung als Neoplasma der Reticulumzellen widersprechen muß.

Die Beobachtung GOUGEROTS, welcher bei einem histologisch der Mycosis fungoides nahestehenden Erkrankungsfalle im Tierversuch einen positiven Tuberkelbacillenbefund erzielte, mahnt auch hier daran, die Beweiskraft histologischer Beobachtungen nicht zu überschätzen.

Literatur.

Die Literatur wurde möglichst lückenlos berücksichtigt. In der nachfolgenden Aufstellung war das jedoch mit Rücksicht auf den Umfang nicht möglich. Es sind daher neben den *grundlegenden* hier nur die *neueren* Arbeiten aufgeführt und das Aufsuchen der übrigen dadurch erleichtert, daß auf Arbeiten mit ausführlicherem Literaturnachweis durch Anfügen der Bezeichnung (Lit.) hingewiesen ist.

Allgemeines (Lehr- und Handbücher).

ASCHOFF: Lehrbuch der Pathologie und pathologischen Anatomie, 5. Aufl. Jena 1921. — BARGMANN, W.: Histologie und mikroskopische Anatomie des Menschen, Bd. 1: Zellen- und Gewebelehre. Stuttgart 1948. — BESNIER-BROCQ-JACQUET: La Pratique dermatologique. Paris 1900. — BOSELLINI: La dermatologia nei suoi rapporti con la medicina interna. — BROCQ: PRÉCIS-Atlas de Pratique dermatologique. Paris 1921. — CASSIRER, R.: Die vasomotorisch-trophischen Neurosen, 2. Aufl. Berlin 1912. — DEGOS, R.: Dermatologie. Paris 1953. — FINGER: Die Hautkrankheiten. Leipzig u. Wien 1907. — GALEWSKY: Die wichtigsten Erkrankungen der Haut. Aus Handbuch der Kinderheilkunde (PFAUNDLER-SCHLOSSMANN). Leipzig 1910. — Handbuch der Haut- und Geschlechtskrankheiten, herausgeg. von J. Jadassohn. Berlin: Springer 1928. — HELLER: Die Krankheiten der Nägel. Berlin 1900. — Die vergleichende Pathologie der Haut. Berlin 1910. — JARISCH-MATZENAUER: Die Hautkrankheiten, 2. Aufl. Wien u. Leipzig 1908. — JESIONEK: Die Biologie der Haut. — LANG: Lehrbuch der Hautkrankheiten. Wiesbaden 1902. — LESSER: Lehrbuch der Hautkrankheiten. Berlin 1913. — LUTZ, W.: Lehrbuch der Haut- und Geschlechtskrankheiten. Basel 1951. — MACLEOD, J. M. H.: Practical handbook of the pathology of the skin. etc. London 1903. — MRACEK: Handbuch der Hautkrankheiten. Wien 1901—1909. — NEISSER u. JADASSOHN: Hautkrankheiten. In EBSTEIN-SCHWALBE, Handbuch der praktischen Medizin, Bd. 3, Teil 2. Stuttgart 1901. — NEISSER-JACOBI: Ikonographia dermatologica. Berlin u. Wien 1906—1912. — Nouvelle pratique dermatologique, herausgeg. von DARIER, SABOURAUD, GOUGEROT, MILIAN, PAUTRIER, RAVAUT, SÉZARY und SIMON. Paris 1936. — PLEHN, ALBERT: Die tropischen Hautkrankheiten. Aus MENSE, Handbuch der Tropenkrankheiten. Leipzig 1924. — RIECKE: Lehrbuch der Hautkrankheiten, 6. Aufl. Jena 1921. — ROST: Versuch und Einteilung der Hautkrankheiten auf kausalgenetischer Grundlage. 12. Kongr. der Dtsch. Dermat. Ges. 1921. Arch. f. Dermat. **138** (1922). — SUTTON, RICHARD L.: Diseases of the skin, 5. Aufl. St. Louis 1923. — SUTTON, R. L., and SUTTON R. L.: Diseases of the skin, 10. Aufl. St. Louis 1939. — SIMON: Die Hautkrankheiten durch anatomische Untersuchungen erläutert. Berlin 1851. — TENDELOO: Allgemeine Pathologie. Berlin: Springer 1925. — UNNA: Histopathologie der Hautkrankheiten. Berlin 1894. — Histologischer Atlas zur Pathologie der Haut. Hamburg u. Leipzig 1910.

Normale Anatomie und Entwicklungsgeschichte . . . . S. 1

BARGMANN, W.: Histologie und mikroskopische Anatomie des Menschen, Bd. 1. Stuttgart 1948. — BECKER, S. W., TH. B. FITZPATRICK and H. MONTGOMERY: Human Melanogenesis usw. Arch. of Dermat. **65**, 511—523 (1952) (Lit.). — BONNET: Lehrbuch der Entwicklungsgeschichte, 2. Aufl. Berlin 1912. — BUNTING, H., G. W. WISLOCKI and E. W. DEMPSEY: The chemical cytology of human eccrine and apocrine sweat glands. Anat. Rec. **100**, 61—78 (1948). — CONE: Zur Kenntnis der Zellveränderungen usw. in der Epidermis. Frankf. Z. f. Path. **1** (1907). — FERREIRA-MARQUES, J.: Systema sensitivum intra-epidermicum. Acta neurovegetativa (Wien) **3**, 3—4 (1951). — Arch. f. Dermat. **193**, 191—250 (1951). — FISHER, I., and D. GLICK: Histochemistry. XIX. Localisation of alcaline phosphatase in normal and pathological human skin. Proc. Soc. Exper. Biol. a. Med. **60**, 1018 (1947). — FRIEBOES: Z. Anat., Abt. 1, **61** u. **68**. — Arch. f. Dermat.

136, 139, 140. — Dermat. Z. **31** (1920), **32** (1920). — GRAY, M., H. BLANK and G. RAKE: Electron microskopy of normal human skin. J. Invest. Dermat. **19**, 449—457 (1952). — HANAWA, S.: Zur Kenntnis des Glykogens und des Eleidins in der Oberhaut. Arch. f. Dermat. 118, 357—385 (1913). — HOEPKE: Die Epithelfasern der Haut und ihre Verbindung mit dem Corium. Erg. Anat. **25** (1924). — Der Aufbau des Epithels im spitzen Kondylom. Z. Anat. **75**, H. 3/4 (1925). — JOHN, F.: Querschnitt durch neurohistologische Ergebnisse an der gesunden und kranken Haut des Menschen. Arch. f. Dermat. **191**, 515—526 (1949). — Zur mikroskopischen Anatomie der Gefäß- und Schweißdrüsennerven in der menschlichen Haut. Z. Zellforsch. **30**, 297—319 (1940). — Die Stalagmozyten der menschlichen Epidermis. Z. Zellforsch. **36**, 79—91 (1951). — KRAUSE: Die Entwicklung der Haut und ihrer Nebenorgane. In O. HERTWIG, Handbuch der Entwicklungslehre. Jena 1906. — KREIBICH: Nervenzellen der Haut. Arch. f. Dermat. **124** (1917). — LENNERT, K.: Zur Praxis der pathologisch-anatomischen Knochenmarksuntersuchung. Frankf. Z. Path. **63**, 267—299 (1952). — MACLEOD, J. M. H., and I. MUENDE: Practical handbook of the pathology of the skin, 2. Aufl., S. 55. London 1940. — MASSON, P.: Pigment cells in man. Spec. Publ. of the New York Acad. Sci. **4**, 15—51 (1948). — MEIROWSKY, E., and G. BEHR: Some aspects of the physiology and pathology of cornification. J. Invest. Dermat. **10**, 343 bis 361 (1948). — MONTAGNA, W., H. B. CHASE and J. B. HAMILTON: The distribution of glycogen and lipids in human skin. J. Invest. Dermat. **17**, 147—157 (1951). — ORMEA, F.: Über das nervöse reticulointerstitielle System der menschlichen Haut. Arch. f. Dermat. **194**, 578—613 (1952). — PAKHEISER: Beitrag zum Rongalitweißbild der Haut. Dermat. Z. **38** (1923). — PINKUS: Die Entwicklungsgeschichte der Haut. In KEIBEL-MALL, Handbuch der Entwicklungsgeschichte des Menschen, Bd. 1, 1910; Bd. 2, 1911. Leipzig: S. Hirzel. — PINKUS, H.: Examination of the epidermis by the strip method. II. Biometric data on regeneration of the human epidermis. J. Invest. Dermat. **19**, 431—447 (1952). — RAUBER-KOPSCH: Lehrbuch der Anatomie, Bd. III. Leipzig 1943. — ROBB-SMITH, A. H. T.: The reticular tissue and the skin. Brit. J. Dermat. **56**, 151—176 (1944). — SHAPIRO: On the epithelial fibres in the skin of mammals. Quart. J. Microsc. Sci. **68**, Part 1 (1924). — SCHIEFERDECKER: Über morphologische Sekretionserscheinungen in den ekkrinen Hautdrüsen des Menschen. Arch. f. Dermat. **132** (1921). — SCHMIDT, J. W.: Dermat. Z. **36** (1922). 2 Arbeiten. — TZANCK, A.: Le cyto-diagnostic immediate. Semaine Hôp. **1949**, 3973—3981. — UNNA: Zur feineren Anatomie der Haut. Berl. klin. Wschr. **1921**. — WASSERMANN, F.: Die Fettorgane des Menschen. Z. Zellforsch. **3** (1926). — WIEDMANN, A.: Zur Frage der sogenannten Langerhans-Zellen der Haut. Hautarzt **3**, 249—252 (1952). — ZIMMERMANN, S. A.: Die Entwicklung der Hautfarbe beim Neger vor der Geburt. Mitt. der Thurgauisch. Naturforsch. Gesellschaft, H. XXXVII, 1954. — ZOON, J., and J. W. H. MALI: Remarks on cell-diagnostics in normal and some pathological conditions of the skin. Dermatologica (Basel) **101**, 145—153 (1950).

Leichenerscheinungen . . . . S. 5

Siehe: Lehrbücher der gerichtlichen Medizin v. HOFMANN-HABERDA. — BLANC, W. A.: Syndromes nouveaux de pathologie adipeuse, S. 44. Paris 1951. — HUNZIKER, HANS: Über die Befunde bei Leichenausgrabungen auf den Kirchhöfen Basels. Frankf. Z. Path. **22**, H. 2 (1919). — KLAUER, H., u. K. WALCHER: Über postmortale Knötchenbildung an der Haut einer Wasserleiche. Dtsch. Z. gerichtl. Med. **28**, 6 (1937). — MUELLER, B.: Gerichtliche Medizin. Berlin-Göttingen-Heidelberg: Springer 1953. — MÜLLER, W.: Postmortale Dekomposition und Fettwachsbildung. Zürich 1913. — SCHLEYER, F.: Zur Histologie der Waschhaut. Dtsch. Z. gerichtl. Med. **40**, 680—684 (1951). — WALCHER, K.: Studien über die Leichenfäulnis mit besonderer Berücksichtigung der Histologie derselben. Virchows Arch. **268**, 17—180 (1928).

Atrophien, Allgemeines . . . . S. 13

BLANC, W. A.: Syndromes nouveaux de pathologie adipeuse. Paris 1951. — MÖNCKEBERG: In KREHL-MARCHAND, Handbuch der allgemeinen Pathologie, Bd. 4. Leipzig 1923. — SCHIDACHI: Atrophie des subkutanen Fettgewebes. Arch. f. Dermat. **90** (1908). — TENDELOO: Allgemeine Pathologie. Berlin 1925.

Atrophia cutis senilis . . . . S. 15

AWOKI: Pathologie der elastischen Fasern. Virchows Arch. **255**, 710 (1925). — EJIRI, I.: Studien über die Histologie der menschlichen Haut, 1.—5. Mitteilung. Jap. J. of Dermat. **40**, 173—174, 216—217 (1936); **41**, 8—12, 64—70, 95—96 (1937). — EVANS, COWDRY u. NIELSON: Nach F. und H. PINKUS, Anatomie. In Fortschritte der Dermatologie 1943—1946, herausgeg. von W. LUTZ, S. 1. Basel 1948. — GOTTRON, H.: Veränderungen der Haut im Alter. Neue med. Welt **1950 I**, 13—15, 54—58. — HIMMEL: Zur Kenntnis der senilen Degeneration der Haut. Arch. f. Dermat. **64** (1903) (Lit.). — HILL, W. R., and H. MONTGOMERY: Regional changes and changes caused by age in the normal skin. J. Invest. Dermat. **3**, 231—244 (1940). — HUBER: Über Atrophia idiop. diff. progr. cutis im Gegensatz zur senilen Atrophie der Haut. Arch. f. Dermatol. **52** (1900). — KORTING, G. W., u. E. GOTTRON: Sklerosen-Atrophien, II. Atrophien. Zbl. Hautkrkh. **84**, 114—139 (1953) (Lit.). — KOSUGI, T., u. Y. S. KIM: Zur Pathohistologie der Glatze der Kopfhaut und des Ergrauens der Kopfhaare. Trans. Soc. path. jap. **27**, 651—653 (1937). —KREIBICH: Über Bindegewebsdegeneration. Arch. f. Dermat. **130** (1921). — KRZYSTALOWICZ: Inwieweit vermögen alle bisher angegebenen Färbungen des Elastins auch Elazin zu färben. Mh. prakt. Dermat. **30** (1900). — MANGANOTTI, G.: Ricerche biochimiche ed istologiche su alouni casi di atrofodermia. Giorn. ital. Dermat. **76**, 583—590 (1935). — METSCHNIKOFF: Etudes biologiques sur la vieillesse. Ann. Inst. Pasteur **1901**. — DU MESNIL DE ROCHEMONT: Über das Verhalten der elastischen Fasern bei pathologischem Zustand der Haut. Arch. f. Dermat. **25** (1893). — MÖNCKEBERG: In KREHL-MARCHANDS Handbuch der Allgemeinen Pathologie. Leipzig 1923. — MÜHLMANN, M.: Veränderungen im Greisenalter. Zbl. Path. **11** (1900). — NAUNYN: In SCHWALBES Lehrbuch der Greisenkrankheiten. Stuttgart 1909. — ORLOVSKAYA, G. V.: Development of and change with age in, the fibrous structure of the connective tissue of the skin of the face. Arch. Path. (Moscow) **1949**, 11, 6, 51—58. Nach Excerpta med., XIII **4**, 1569 (1950). — PASSARGE u. KRÖSING: Schwund und Regeneration des elastischen Gewebes der Haut. Dermat. Studien **1894** (Lit.). — PERCIVAL, G. H., P. W. HANNEY and D. H. DUTHIE: Fibrous changes in the dermis with special reference to senile elastosis. Brit. J. Dermat. **61**, 269—276 (1946). — REIZENSTEIN: Über die Altersveränderungen der elastischen Fasern in der Haut. Mh. Dermat. **18** (1894). — SAALFELD: Zur pathologischen Anatomie der Haut im Alter usw. Arch. f. Dermat. **132** (1921). — SCHMIDT, M. B.: Über die Altersveränderungen der elastischen Fasern in der Haut. Virchows Arch. **125** (1891). — STRÖBEL, H.: Die Gewebsveränderungen der Haut im Verlaufe des Lebens. Arch. f. Dermat. **186**, 636—668 (1948). — UNNA: Basophiles Kollagen, Kollagen und Kollastin. Mh. Dermat. **19** (1894). — VIGNOLO-LUTATI: Die glatte Muskulatur in den senilen und präsenilen Atrophien der Haut. Arch. f. Dermat. **74** (1905) (Lit.). — WEIDMAN, F. D.: Ageing of the skin. Problems of ageing, 2. Aufl., S. 391—411. New York 1942. — WIEDMANN, A.: Beiträge zur Pathologie der Gefäßerkrankungen der Haut. Dermatologica (Basel) **73**, 241—329 (1936).

Striae cutis distensae . . . . S. 24

BALZER: In BESNIER, BROCQ, JACQUET, La pratique dermatol., Bd. 4. — BENJAMOWITSCH, E., u. L. N. MASCHKILLEISSON: Beiträge zur Frage der Atrophia cutis striata. (Striae cutis atrophicae.) Acta dermato-vener. (Stockh.) **10**, 59—82 (1929). — BRÜNAUER, ST. R.: Striae cutis distensae bei schwerer Shiga-Kruse-Dysenterie, ein Beitrag zur Pathogenese. Arch. f. Dermat. **143**. — HEGLER, C.: Über Striae distensae cutis. Dermat. Wschr. **72** (1921). — JADASSOHN: Über „Kalkmetastasen" in der Haut. Arch. f. Dermat. **100** (1910). — JORES: Die regressiven Veränderungen des elastischen Gewebes. Erg. Path. **8** (1904) (Lit.). — KÖBNER: Striae cutis distensae. Münch. med. Wschr. **1904**. — KORTING, G. W., u. E. GOTTRON: Sklerosen-Atrophien, II. Atrophien. Zbl. Hautkrkh. **84**, 113—139 (1953). — MUSGER, A.: Experimenteller Beitrag zur Frage der Entstehung der Striae cutis distensae (atrophicae). Arch. f. Dermat. **177**, 233—235 (1938). — PASSARGE u. KRÖSING: Schwund und Regeneration des elastischen Gewebes der Haut usw. Dermat. Studien **18** (1894). — PICHLER: Ein Fall von pigmentierten Schwangerschaftsstreifen. Mschr. Geburtsh. **20** (1904). — ROSENTHAL: Striae dist. et keloideae. Ikonogr. dermat. **7**. — SCHULZ: Über das Verhalten der elastischen Fasern in der normalen und pathologisch veränderten Haut. Diss. Bonn 1893. — ZIELER: Zur Pathogenese der Dehnungsstreifen der Haut (Striae cutis distensae). Münch. med. Wschr. **1905** (Lit.).

BECK: Beitrag zur Lehre von der idiopathischen Hautatrophie. Arch. f. Dermat. **100** (1910). — BEHRING: Über Dermatitis atrophicans chronica idiopathica usw. Arch. f. Dermat. **113** (1912). — BERTACCINI, G.: Le atrofodermie. Giorn. ital. Dermat. **76,** 477—557 (1935). — BREUCKMANN, H.: Über ein der Akrodermatitis chronica atrophicans ähnliches Krankheitsbild bei Winzern mit Arsenschädigung. Arch. f. Dermat. **179,** 695—702 (1939). — BURKHARD, H.: Zur Pathogenese der idiopathischen Hautatrophie. Dermat. Z. **25,** H. 3 (1918). — CHARGIN, L., and H. SILVER: Macular atrophy of the skin. Arch. of Dermat. **24,** 614 (1931). — EHRMANN: Acrodermatitis atrophicans. 11. Kongr. der Dermat. Ges. Wien 1913. — FABRY: Mitteilungen über Hautatrophie. Dermat. Wschr. **64** (1918). — FINGER u. OPPENHEIM: Die Hautatrophie. Wien 1910. — GANS, O., u. E. LANDES: Akrodermatitis atrophicans arthropathica. Hautarzt **3,** 151—155 (1952). — GÖTZ, H.: Die Acrodermatitis chronica atr. Herxheimer als Infektionskrankheit. Hautarzt **5,** 491—504 (1954). — HAUSER, W.: Sternalmarkbefunde und ihre Beziehung zur Blutkörperchensenkungsgeschwindigkeit bei Acrodermatitis chronica atrophicans. Arch. f. Dermat. **195,** 164—170 (1952). — HERXHEIMER u. SCHMIDT: Über „strangförmige Neubildungen" bei der Acrodermatitis chronica atrophicans. Arch. f. Dermat. **105** (1910). Bemerkung zu dem Artikel: Eine vergleichende Studie über Acrodermatitis usw. von KANSKY und SUTTON: J. Cutan. Dis. **27.** — HODARA: Histologische Untersuchung eines Falles von idiopathischer progressiver Hautatrophie. Dermat. Wschr. **57** (1913). — HUDELO et CAILLIAU: Histologische Untersuchungen eines Falles von makulöser Atrophie. Bull. franç. Dermat. **1921,** Nr 8, 372—375. — JADASSOHN: Diskussionsbem. 11. Kongr. Wien 1913. — JESSNER: Über Acrodermatitis atrophicans. Verh. d. Bresl. Ges. Arch. f. Dermat. **133.** — JESSNER, M.: Zur Kenntnis der Acrodermatitis chronica atrophicans. Arch. f. Dermat. **134,** 478 (1921). — IRVINE: Idiopathische Atrophie der Haut. J. Amer. Med. Assoc. **1913.** — KANSKY and SUTTON: J. Cutan. Dis. **27.** — KLAAR: Acrodermatitis chronica atrophicans mit Sarkombildung. Arch. f. Dermat. **134** (1921). — LOMHOLT: Acrodermatitis chronica atrophicans usw. Dermat. Z. **1917,** 485. — MONTGOMERY, H., and R. R. SULLIVAN: Acrodermatitis atrophicans. Arch. of Dermat. **51,** 32—46 (1945). — NOBL: Über das Kombinationsbild der idiopathischen Hautatrophie und herdförmigen Sklerodermie. Arch. f. Dermat. **93** (1908). — Idiopathische Hautatrophie. Wien. Dermat. Ges. 16. Nov. 1916. Arch. f. Dermat. **125** (1918). — OPPENHEIM: Beiträge zur Klinik und Ätiologie der atrophisierenden Dermatitiden. Wien. klin. Wschr. **1912** und Wien. Dermat. Ges. 29. Jan. 1913. Arch. f. Dermat. **115.** — Dermatitis atrophicans. Wien. klin. Wschr. **1913.** — Über die Ausgänge der Dermatitis atrophicans. Arch. f. Dermat. **102** (1910). — PAUTRIER et ELIASCHEFF: Contrib. à l'étude de la dermatite chr. atroph. Ann. de Dermat. **1921.** — RABUT, R., H. LOUIS, et DUPERRAT: Anétodermie, type Schweninger Buzzi. Bull. Soc. franç. Dermat. **57,** 294—295 (1950). — REICH: Histologische Untersuchungen bei diffuser (progressiver) Sklerodermie usw. Arch. f. Dermat. **191,** 505—514 (1950). — RICHTER, W.: Pseudosklerodermie im Verlauf der Akrodermatitis chronica atrophicans in ihrer Stellung zur Sklerodermie. Arch. f. Dermat. **175,** 123—143 (1937). — RUSCH: Atroph. idiop. mac. Wien. Dermat. Ges. 14. Nov. 1916. Arch. f. Dermat. **125** (1918). — SCHWENINGER u. BUZZI: Multiple benign tumor-like new growths of the skin. Internat. Atlas seltener Hautkrankheiten, Bild 15. Leipzig 1891. — SINGER, OSKAR: Beiträge zur Klinik und Ätiologie der Hautatrophien. Arch. f. Dermat. **136,** 198—206 (1921). — SMILOVICI: Cutismyome und Keloidbild im Bereiche einer Acrodermatitis chronica atrophicans. Arch. f. Dermat. **124** (1917). — WISE: Acroderm. chron. atroph. Brit. J. Dermat. **32.** — ZÜRN: Fibrombildung bei Acrodermatitis chronica atrophicans. Charité-Ann. **1913,** 37.

ALLAN, W.: Dermatomyositis or scleroderma? Report of a case. Arch. of Dermat. **19,** 265—269 (1929). — BRÜCKEL, K. W., E. F. PFEIFFER u. W. KRÜCKE: Das dermatomyositische Syndrom. Hautarzt **2,** 148—156 (1951). — DOWLING, G. B., and W. J. GRIFFITH: Dermatomyositis and progressive scleroderma. Lancet **1939 I,** 1424—1428. — FREUDENTHAL, W.: Generalized scleroderma and dermatomyositis. Brit. J. Dermat. **52,** 289—295 (1940). — GOTTRON, H.: Hautveränderungen bei Dermatomyositis. Zbl. Hautkrkh. **37,** 707 (1931). — Hautveränderungen bei Dermatomyositis. VIII. Intern. Kongreß für Dermatologie u. Syphil. Kopenhagen 1930, S. 826. — INGRAM, J. T., and M. J. STEWART:

Dermatomyositis and poikilodermia. Brit. J. Dermat. **46**, 53—65 (1934). — JASINSKI, B., G. E. STIEFEL, H. MÄRKI sen. u. F. WUHRMANN: Über ein dem Lupus erythematodes-Phänomen ähnliches Zellbild im Cantharidenblaseninhalt und seine Beziehungen zu den γ-Globulinen. Klin. Wschr. **1953**, 252—256. — KLEMPERER, P.: Diseases of the collagen system. Bull. New York Acad. Med. **23**, 581—588 (1947). — Collagen disease. Amer. J. Med. **10**, 405—407 (1951). — MADDEN, J. F.: Comparison of muscle biopsies and bone marrow examinations in dermatomyositis and lupus erythematosus. Arch. of Dermat. **62**, 192—205 (1950). — NØRREGAARD, S.: A case of dermatomyositis with universal calcinosis. Acta dermato-vener. (Stockh.) **27**, 479—491 (1947). — O'LEARY, P. A., and WAISMAN: Dermatomyositis. A study of fourty cases. Arch. of Dermat. **41**, 1001—1009 (1940). — SCHUERMANN, H.: Zur Klinik und Pathogenese der Dermatomyositis. Arch. f. Dermat. **178**, 414—468 (1939). — Zur Kenntnis der Dermatomyositis. Arch. f. Dermat. **190**, 284—306 (1950). — Zur Kenntnis der Dermatomyositis (Polymyositis). Med. Welt **1939**, 879—883. — STOUGHTON, R., and G. WELLS: A histochemical study on polysaccharides in normal and diseased skin. J. Invest. Dermat. **14**, 37—51 (1950). — TALBOTT, J. H., E. A. GALL, W. V. CONSOLAZIO and F. S. COOMBS: Dermatomyositis with scleroderma, calcinosis and renal endarteritis associated with focal cortical necrosis. Arch. Int. Med. **63**, 476—496 (1939). — WAINGER, C. K., and W. F. LEVER: Dermatomyositis. Arch. of Dermat. **59**, 196—208 (1949). — WÜSTENBERG, H.: Zur Kenntnis der Dermatomyositis. Zbl. Path. **86**, 97—103 (1950). — ZOON, J. J.: Dermatomyositis und Poikilodermia Jacobi mit Muskelveränderungen. Arch. of Dermat. **171**, 3, 223—237 (1935).

Poikilodermia vascularis atrophicans . . . . S. 40

BETTMANN: Über die Poikilodermia atrophicans vascularis. Arch. f. Dermat. **129** (1921). — BRUCK: Über Poikilodermia atrophicans vascularis. Dermat. Wschr. **68** (1919). — DOWLING, G. B., and W. FREUDENTHAL: Dermatomyositis and poikilodermia atrophicans vascularis: A clinical and histological comparison. Brit. J. Dermat. **50**, 519—539 (1938). — ETTL, H., F. LEONHARTSBERGER u. ST. WOLFRAM: Zur Ätiologie der Pathogenese der poikilodermatischen Veränderungen. I. Mitt. Hautarzt **2**, 489—493 (1952). — FLEHME: Über einen Fall von Poikilodermia atrophicans vascularis (JACOBI). Arch. f. Dermat. **135** (1921). — FRANCESCHETTI, A., et G. MAEDER: Cataracte et affections cutanées du type poikilodermie (syndrome de ROTHMUND) et du type sclérodermie (syndrome de WERNER). J. suisse Méd. **79**, 29, 657—677 (1949). — GLÜCK: Dermatitis atrophicans reticularis mit mucinöser Degeneration der kollagenen Fasern. Arch. f. Dermat. **118** (1913). — JACOBI: Poikilodermia atrophicans vascularis. Verh. d. 9. Kongr. der Dtsch. Dermat. Ges. Bern 1906, S. 320 und Iconogr. dermat. **3** (1908). — LANE, JOHN: Poikilodermia atrophicans vascularis. Arch. of dermat. **4**, No 5, 563—585 (1921). — MÜLLER: Atrophodermia erythematodes vascularis. Arch. f. Dermat. **109** (1911). — PETGES et CLÉJAT: Sclérose atrophique de la peau etc. Ann. de Dermat. **7** (1906). — ROOK, A., and I. WHIMSTER: Congenital cutaneous dystrophy (THOMSONS type). Brit. J. Dermat. **61**, 197—205 (1949). — STEIGLEDER, G. K.: Die Poikilodermien, Genodermien und Genodermatosen ? Arch. f. Dermat. **194**, 461—475 (1952) (Lit.). — STOUGHTON, R., and G. WELLS: A histochemical study on polysaccharides in normal and diseased skin. J. Invest. Dermat. **14**, 37—51 (1950). — WADDINGTON, E.: Die Beziehungen zwischen der Poikilodermia atrophicans vascularis und der Mykosis fungoides. Hautarzt **4**, 282—286 (1953). — ZINSSER: Atrophia cutis reticularis cum pigmentatione etc. Iconogr. dermat. **5** (1910).

Kraurosis vulvae . . . . S. 44

BALDY and WILLIAMS: Kraurosis vulvae. Amer. J. Med. Sci. **118**, No 5 (1899). — BREISKY: Über Kraurosis vulvae, eine wenig beachtete Form von Hautatrophie am Pudendum muliebre. Z. Heilk. **6** (1885). — DELBANCO: Kraurosis glandis et praeputii. Verh. der Dtsch. Dermat. Ges. 1908, Frankfurt. — EWALD: Kraurosis vulvae. New York med. Mschr. **13** (1901). — GALEWSKY: Über Leukokeratosis, Kraurosis glandis et praeputii. Arch. f. Dermat. **109**, 262 (1910). — GRÜTZ, O.: Beiträge zur Klinik der Balanitis xerotica obliterans (STÜHMER). Dermat. Wschr. **105**, 1206—1212 (1937). — HELLER, J.: Ein Fall von Kraurosis vulvae. Z. Geburtsh. **43** (1900). — JUNG, PH.: Zur Ätiologie der Kraurosis vulvae. Z. Geburtsh. **52**, H. 1 (1904). — LAYMON, C. W., and C. FREEMAN: Balanitis xerotica obliterans. Arch.

of Dermat. **44**, 547—559 (1941). — LAYMON, W.: Lichen sclerosus et atrophicus and related disorders. Arch. of Dermat. **64**, 620—627 (1951). — MONTGOMERY, H., V. S. COUNSELLER and W. MCCRAIG: Kraurosis, leukoplakia and pruritus vulvae. Correlation of clinical and pathalogic observations with further studies regarding resection of the sensory nerves of the perineum. Arch. of Dermat. **30**, 80—100 (1934). — MONTGOMERY, H., and W. R. HILL: Lichen sclerosus et atrophicus. Arch. of Dermat. **42**, 755 (1940). — NAVARRO-MARTIN, A., u. C. AGUILERA MARURI: Über die progressiv-atrophischen Prozesse der Glans und des Praeputium (Kraurosis penis, Balanitis xerotica obliterans). Actas dermo-sifiliogr. **31**, 223—242 (1940). — Zbl. Hautkrkh. **66**, 54 (1941). — ROSENSTEIN, B.: Über Kraurosis vulvae. Mschr. Geburtsh. **15**. — SEELIGMANN, L.: Über Kraurosis und Pruritus vulvae. Zbl. Gynäkol. **1911**, Nr 43. — SCHUMANN, G.: Pathologische Veränderungen der periphersten sensiblen Nervenanteile der Haut bei Kraurosis vulvae. Zbl. Gynäkol. **72**, I, 17—21 (1950). — STÜHMER, A.: Balanitis xerotica obliterans (post operationem) und ihre Beziehungen zur Kraurosis glandis et praeputii penis. Arch. f. Dermat. **156**, 613—623 (1928). — SZASZ: Über leukoplak. Veränderungen der Vulva, ohne Beziehung zur Kraurosis vulvae, nebst 2 Fällen von Vulvaca. Mschr. Geburtsh. **17** (1903). — SZODORAY, L.: Kraurosis vulvae mit gleichzeitiger Weißfleckenkrankheit. Zbl. Hautkrankh. **62**, 450 (1939). — WELTON, D. G., and P. NOWLIN: Balanitis xerotica obliterans. Arch. of Dermat. **59**, 636—643 (1949). — ZOON, J. J.: Balanoposthite chronique circonscrite bénigne à plasmocytes. Dermatologica (Basel) **105**, 1—7 (1952).

Blepharochalasis . . . . S. 47

ALVIS, Y.: Blepharochalasis. Report of a case. Amer. J. Ophthalm., III. S. 18, 238—245 (1935). — BRESSON: La blépharochalasis. Thèse de Lyon. 1913. — FEHR: Ein Fall von Lidhauterschlaffung usw. Zbl. Augenheilk. **1898**. — FUCHS, E.: Über Blepharochalasis. Wien. klin. Wschr. **1896**. — GUNTHER, R. W.: Blepharochalasis. Report of a case with pathological histology. Amer. J. Ophthalm., III. S. **18**, 832—834 (1935). — KAGOSHIMA: Zwei Fälle von Blepharochalasis usw. (japanisch). Nippon Gankagakkai zassi **18** (1914). — LODATO: Blefarocalasi etc. Arch. Ottalm. **11** (1903). — LOESER: Über Blepharochalasis etc. Arch. Augenheilk. **61** (1908). — SCRINT: Un cas de blépharochalasis. Arch. d'Ophthalm. **26**, (1909). — WEIDLER: Blepharochalasis. Report of two cases etc. J. Amer. Med. Assoc. **61** (1913).

Alopecia areata . . . . S. 48

BETTMANN: Abrinalopekie. Verh. des Internat. Dermat. Kongr. 1904. — GIOVANNINI: Über einen Fall universeller Alopecia areata usw. Arch. f. Dermat. **78** (1906). — GOHLKE, H., u. J. HOLTSCHMIDT: Neurohistologische Studien bei Alopecia areata. Arch. f. Dermat. **191**, 527—530 (1950). — MONTGOMERY: Die Alopecie der Hypothyreosis. J. Cutan. Dis. **33** (1915). — PÖHLMANN: Beiträge zur Ätiologie der Alopecia usw. Arch. f. Dermat. **114** (1913) (Lit.). — SABOURAUD: Sur les origines de la pélade. Ann. de Dermat. **7** (1896). — SACK: Haarkrankheiten. In MRACEKS Handbuch der Hautkrankheiten. 1907. — WORINGER, FR., et R. THÉE: Étude de la pigmentation dans les aires peladiques. Presse méd. **1935 II**, 1652—1653.

Ichthyosis vulgaris . . . . S. 54

BARGIGLI: Sopra un casi di Ittiosi istrice. Giorn. ital. Dermat. **1907**. — BECK: Über anatomische usw. Veränderungen der Schilddrüse bei Ichthyosis. 11. Kongr. Wien 1913. Arch. f. Dermat. **119** (1914). — BRUHNS: Die atypischen Ichthyosisfälle usw. Arch. f. Dermat. **113** (1912). — GASSMANN: Histologische und klinische Untersuchungen über Ichthyosis. Arch. f. Dermat. Erg.-H. **1904** (Lit.). — JOSEPH: Ichthyosis hystrix. Berlin. Dermat. Ges. 1. März 1897. Arch. f. Dermat. **45** (1898). — KYRLE: Hyperkeratose und Hyperpigmentation. Arch. f. Dermat. **104** (1910). — MCLEOD: Three cases of Ichthyosis etc. Brit. Med. J. **1909**. — MARTINOTTI: Ricerche sulle anomalie e le alterazioni del processo della corneificazione etc. Giorn. ital. Dermat. **1920—1924**. — MORTIMER: Atypische Läsionen bei Ichthyosis. J. Cutan Dis. **1904**. — STÜMPKE: Zur Pathologie und Klinik der Ichthyosis. Arch. f. Dermat. **123** (1916).

Keratoma hereditarium . . . . S. 60

BEURMANN, DE, et GOUGEROT: Porokératose pap. palm. et plant. Ann. de Dermat. **1905**. — BRAUER: Über eine besondere Form des hereditären Keratom usw. Arch. f. Dermat. **114** (1913) (Lit.). — BUSCHKE u. FISCHER: Keratodermia maculosa diss. symm. etc. Iconogr. dermat. **5**. — FISCHER, H.: Familiär hereditäres Vorkommen von Keratoma palm. et plant. usw. Dermat. Z. **32** (1921). — GALESKWY: Über Keratodermia mac. usw. 12. Kongr. der Dtsch. Dermat. Ges. Hamburg 1921. Arch. f. Dermat. **138** (1921). — GANS: Keratoma periporale. 13. Kongr. der Dtsch. Dermat. Ges. München 1923. Arch. f. Dermat. **145**. — GANS, O., u. A. KOCHS: Zur Kenntnis der erythematokeratotischen Phakomatosen. Hautarzt **2**, 389—393 (1951). — GREITHER, A.: Keratosis extremitatum hereditaria progrediens mit dominantem Erbgang. Hautarzt **3**, 198—203 (1952). — HAHN: Über das Keratoma palm. et plant. usw. Dermat. Z. Erg.-H. **1911**. — HOEDE, K.: Die Meleda-Krankheit. Arch. f. Dermat. **182**, 383—395 (1942). — HOPF, G.: Über eine bisher nicht beschriebene disseminierte Keratose (Akrokeratosis verruciformis). Dermat. Z. **60**, 227—250 (1931). — Morphologische und pathogenetische Untersuchungen über primäre Keratosen. Arch. f. Dermat. **167**, 344—376 (1933). — Über die bei der DARIERschen Krankheit an Händen und Füßen vorkommenden Keratosen. Acta dermato-vener. (Stockh.) **13**, 720—734 (1932). — KOGOJ, F.: Die Krankheit von MLJET. Acta dermato-vener. (Stockh.) **15**, 264—299 (1934). — KRZYSZTALOWICZ: Histologie der Keratoma plant. usw. Poln. Ref. Arch. f. Dermat. **117**. — NASS: Ein Fall von Kerat. palm. et plant. usw. Dermat. Z. **33** (1921). — RAFF: In NEISSERS stereoskop. Atlas. 1896. — VÖRNER: Kerat. heredit. palm. et plant. Arch. f. Dermat. **56** (1901) (Lit.). — Weitere Beobachtungen über Kerat. palm. usw. Arch. f. Dermat. **88** (1907).

Keratosis suprafollicularis (alba et rubra) . . . . S. 66

AUDRY: Keratosis circumpilaris. Mh. Dermat. **38** (1904). — BOHNSTEDT, R. M.: Zur Kenntnis der Prurigo nodularis Hyde und deren Beziehung zur Keratosis verrucosa Weidenfeld. Arch. f. Dermat. **165**, 808—814 (1932). — BROCQ: Notes p. servir à l'histoire de la keratose pilaire. Ann. de Dermat. **1900**. — CHALMERS and GIBBON: The keratosis pilaris etc. J. Trop. Med. **24** (1921). — GIOVANNINI: Zur Histologie der Keratosis pilaris. Arch. f. Dermat. **63** (1902) (Lit.). — HECHT, H.: Keratosis pilaris rubra atrophicans faciei. Arch. of Dermat. **58**, 41—46 (1948). — KEINING, E.: Zur Berechtigung des Krankheitsbildes der Keratosis verrucosa Weidenfeld. Dermat. Wschr. **1939 II**, 729—736. — KLINGMÜLLER: Keratosis pilaris. Bresl. Dermat. Ges. Arch. f. Dermat. **60** (1901). — KNIERER, W.: Zur Histologie der Keratosis verrucosa Weidenfeld. Arch. f. Dermat. **173**, 168—172 (1935). — MARX, W.: Beitrag zur Histologie des Ulerythema ophryogenes. Arch. f. Dermat. **163**, 6—17 (1931). — MCLEOD: Three cases of Ichthyosis follicularis. Brit. J. Dermat. **1909**. — MIBELLI: Die Ätiologie und Varietäten der Keratosen. Mh. Dermat. **24** (1897) (Lit.). — NEISSER: Diskussion zu KLINGMÜLLER. — PICCARDI: Keratosis pilaris e Keratosis spinulosa. Turin 1906.

Keratosis follicularis MORROW-BROOKE . . . . S. 71

BROOKE: Keratosis follicularis contagiosa. Atlas internat. de mal. rares de la peau, 22. — EHRMANN: Keratosis follicularis. Wien. Dermat. Ges. 22. Okt. 1902. Arch. f. Dermat. **64**. — GUTMANN: Ein Beitrag zur Kenntnis ungewöhnlicher Keratosisformen. Arch. f. Dermat. **80** (1907) (Lit.). — LEWANDOWSKY: Zur Kenntnis der Keratosis follicularis. MORROW-BROOKE. Arch. f. Dermat. **101** (1910). — MORROW: Keratosis follicularis etc. J. Cutan. Dis. **1886**. — PIECZKOWSKI, O.: Ein Beitrag zum Krankheitsbild der Keratosis follicularis (MORROW-BROOKE). Dermat. Wschr. **1940**, 743—750. — SAMBERGER, FRANZ: Zur Pathologie der Hyperkeratosen. Arch. f. Dermat. **76** (1905).

Keratosis spinulosa . . . . S. 75

ADAMSON: Lichen pilaris seu spinulosus. Brit. Med. J. **1905**. — BECK: Über Keratosis spinulosa. Dermat. Wschr. **55** (1912) (Lit.). — BOTTELLI: A proposito di un caso di cheratosi follicolare. Giorn. ital. di Dermat. **1910**. — COPPOLINO: Keratosis follicularis spinulosa. Arch. f. Dermat. **116** (1913). — FREUND, E.: Contributio allo studio della keratosis spinulosa. (Lichen pilaris seu spinulosus Crocker.) Giorn. ital. Dermat. **64** (1923). — Dermat. Wschr.

1925. — LEWANDOWSKY: Über Lichen spinulosus. Arch. f. Dermat. **73** (1905). — PICCARDI: Keratosis pilaris e Keratosis spinulosa. Turin 1906 (Lit.). — VIGNOLO-LUTATI: Beitrag zum Studium der Keratosis spinulosa. Mh. Dermat. **52** (1911).

Hyperkeratosis follicularis vegetans . . . . S. 77

BELLINI: Dischertoma nevico (Psorospermosi etc.). Giorn. ital. Dermat. **55** (1914) (Lit.). — BEERMAN, H.: Hypertrophic DARIER's disease and nevus syringocystadenomatosus papilliferus. Arch. of Dermat. **60**, 500—527 (1949). — HALTER, K.: Isoliert mamilläre Hyperkeratosis follicularis et parafollicularis in cutem penetrans (KYRLE). Arch. f. Dermat. **176**, 689—693 (1937). — HOPF, G.: Über die bei der DARIERschen Krankheit an Händen und Füßen vorkommenden Keratosen. Acta dermato-vener. (Stockholm.) **13**, 720—734 (1932). — JOHN, F., u. F. ORMEA: Über pathologische Veränderungen vegetativer Ganglien bei Dermatosen. Hautarzt **2**, 14—18 (1951). — JORDAN: Die DARIERsche Krankheit. Dermat. Wschr. **73** (1921). — KYRLE: Wien. Dermat. Ges. 22. Febr. 1917. Ref.: Arch. f. Dermat. **125** (1920). — MU, J. W.: Beitrag zur Untersuchung der Pigmentverhältnisse beim Morbus Darier. Acta dermato-vener. (Stockh.) **11**, 365—372 (1930). — NEUMANN, H.: Über die Primärefflorescenz des Morbus Darier. Arch. f. Dermat. **180**, 204—207 (1940). — PINKUS u. LEDERMANN: Beitrag zur Histologie und Pathologie der DARIERschen Krankheit. Arch. f. Dermat. **131** (1921) (Lit.). — PREISSMANN, M.: Sur l'action provocatrice de la lumière dans la maladie de DARIER. Dermatologica (Basel) **91**, 28—31 (1945). — REHÁK, A.: Hyperkeratosis follicularis et parafollicularis in cutem penetrans. Zvláštiní otisk z Československé Dermat. ročník XXII, seš. 10. — SIBLEY: Case of Keratosis follicularis. Proc. Roy. Soc. Med. **15**, II (1917). — SPIETHOFF: Beitrag zur Pathologie des Morbus Darier. Arch. f. Dermat. **109** (1911). — SPITZER: Zur Kenntnis der DARIERschen Krankheit. Arch. f. Dermat. **135** (1921). — STORCK, H.: Hyperkeratosis follicularis et perifollicularis in cutem penetrans (KYRLE). Dermatologica (Basel) **98**, 332—333 (1949).

Dyskeratosis hereditaria bullosa (M. HAILEY und HAILEY) . . S. 83

DUPONT, A.: Note sur l'histologie du pemphigus familial héréditaire bénign (Maladie de GOUGEROT-HAILEY). Ann. de Dermat. **78**, 703—713 (1951). — ELLIS, F. A.: Vesicular DARIER's disease. Arch. of Dermat. **61**, 715—736 (1950). — FINNERUD, C. W., and F. J. SZYMANSKI: Chronic benign familial pemphigus. Arch. of Dermat. **61**, 737—749 (1950). — FRANK, S. B., and C. R. REIN: Dyskeratoid dermatosis. Arch. of Dermat. **45**, 129 (1942). — GOODMAN, M. H.: Familial benign chronic pemphigus. Arch. of Dermat. **40**, 272—273 (1939). — HAILEY, H., and H. HAILEY: Familial benign chronic pemphigus. Arch. of Dermat. **39**, 679—685 (1939). — MALI, J. W. H., and J. J. ZOON: HAILEY's disease. Dermatologica (Basel) **96**, 401—409 (1948). — PELS, I. R., and M. H. GOODMAN: Criteria for the histologic diagnosis of keratosis follicularis (DARIER). Report of a case with vesiculation. Arch. of Dermat. **39**, 438—455 (1939). — SACHS, W., A. B. HYMAN and M. B. GRAY: Epidermolysis bullosa, a recently described variant. Arch. of Dermat. **55**, 91—100 (1947). — WENTHOLT, H. M. M., a. S. JANSEN: Some observations on pemphigus vegetans. Dermatologica (Basel) **105**, 100—110 (1952). — WINER, L. H., and A. J. LEEB: Benign familial pemphigus. Arch. of Dermat. **67**, 77—83 (1953).

Epidermodysplasia verruciformis (LEWANDOWSKY-LUTZ) . . . . . S. 86

BIZZOZERO: Sull'epidermodysplasia verruciformis (LEWANDOWSKY e LUTZ). Dermatologica (Basel) **85**, 217—236 (1942). — FERREIRA-MARQUES, J., y Z. VIDAL: Contribution al estudio de la epidermodisplasia verruciforme de LEWANDOWSKY y LUTZ. Clin. contemporânea II/18, 1020—1037 (1947) (Lit.). — FUCHS, H.: Ein Fall von eigenartiger Dyskeratose. Arch. f. Dermat. **141**, 225—231 (1922). — HOFFMANN, E.: Über verallgemeinerte Warzenerkrankungen (Verrucosis generalisata) usw. Dermat. Z. **48**, 241—266 (1926). — KOGOJ, F.: Die Epidermodysplasia verruciformis. Acta dermato-vener. (Stockh.) **7**, 170—179 (1926). — LEWANDOWSKY, F., u. W. LUTZ: Ein Fall einer bisher nicht beschriebenen Hauterkrankung (Epidermodysplasia verruciformis). Arch. f. Dermat. **141**, 193—203 (1922). — LOUSTE, LÉVY-FRANCKEL, A., CAILLIAU et SCHWARTZ: Épidermodysplasie verruciforme avec lésions papillomateuses de la muqueuse uréthrale. Bull. Soc. franç. Dermat. **41**, 270—279 (1934). —

LUTZ, W. A.: A propos de l'épidermodysplasia verruciformis. Dermatologica (Basel) **92**, 30—43 (1946). — MASCHKILLEISSON, L. N.: Ist die Epidermodysplasia verruciformis eine selbständige Dermatose? Dermat. Wschr. **92**, 569—578 (1931). — MIDANA, A.: Sulla questione dei rapporti tra epidermodysplasia verruciformis e verrucosi generalizzata. Dermatologica (Basel) **99**, 1—23 (1949). — STEIGLEDER: Bei E. LANDES, Epidermodysplasia verruciformis LEWANDOWSKY-LUTZ und Vitamin A. Dermat. Wschr. **126**, 1130—1137 (1952) (Lit.). — SULLIVAN, M., and F. A. ELLIS: Epidermodysplasia verruciformis. Arch. of Dermat. **40**, 422—432 (1939). — TORNABUONI, G.: Epidermodisplasia verruciformis (LEWANDOWSKY-LUTZ). Giorn. ital. Dermat. **70**, 557—572 (1929). — WAISMAN, M., and H. MONTGOMERY: Verruca plana and epithelial nevus, including a study of epidermodysplasia verruciformis. Arch. of Dermat. **45**, 259—279 (1942) (Lit.). — WENDLBERGER, J.: Zur Frage der „Epidermodysplasia verruciformis". Arch. f. Dermat. **179**, 707—716 (1939). — WISE, F., and D. L. SATENSTEIN: Epidermodysplasia verruciformis (LEWANDOWSKY-LUTZ). Arch. of Dermat. **40**, 742—753 (1939).

Angiokeratoma MIBELLI . . . . S. 87

FABRY: Angiokeratoma circumscriptum usw. Dermat. Z. **22**, H. 1. — Angiokeratoma. Arch. f. Dermat. **123** (1916). — FROHWEIN: Zur Angiokeratomfrage. Mh. Dermat. **42** (1906) (Lit.). — GUSZMANN: Beiträge zur Klinik und Anatomie des Angiokeratom. Virchows Arch. **213** (1913). — MIBELLI: Angiokeratoma. Giorn. ital. Dermat. **24** (1889). — PAUTRIER: Über die tuberkulöse Natur des Angiokeratom. Arch. f. Dermat. **69** (1904). — RUITER, M.: Angiokeratoma corporis diffusum (universale) Fabry als Symptom einer Phosphatidspeicherungskrankheit. Hautarzt **3**, 557—559 (1952) (Lit.). — SCHAUER, L.: Angiokeratoma Mibelli und Angiokeratoma corporis naeviforme. Arch. f. Dermat. **183**, 529—544 (1942/43). — SCHEUER: Drei Fälle von Angiokeratoma Mibelli. Arch. f. Dermat. **98** (1909) (Lit.). — STÜMPKE: Angiokeratoma corporis diffusum. Arch. f. Dermat. **121** (1916). — WIESNIEWSKI: Zur Kenntnis des Angiokeratoma. Arch. f. Dermat. **45** (1898).

Porokeratosis MIBELLI . . . . S. 90

AMBLER, J. V., and K. L. STOUT: Porokeratosis (MIBELLI). Arch. f. Dermat. **29**, 20—25 (1934). — CASAZZA, R.: Morphologische Untersuchung eines Falles von Porokeratosis Mibelli mit außergewöhnlich starken Hornwucherungen. Arch. f. Dermat. **170**, 12—25 (1934). — FREUND, E.: Ungewöhnlicher Fall von systematisierter Porokeratosis Mibelli bei einem Kind (Forma minima). Arch. f. Dermat. **170**, 2—11 (1934). — HABER, H., and H. PORTER: Porokeratosis Mibelli. Brit. J. Dermat. **63**, 28—32 (1951). — HIMMEL: Ein Fall von Porokeratosis (Mibelli). Arch. f. Dermat. **84** (1907) (Lit.). — HODARA, M.: Fall von Porokeratosis Mibelli. Dermat. Wschr. **73**, 1049—1050 (1921). — MARTINOTTI, L.: Ric. sulle anomalie e le alteraz. del processo della corneficazione etc. III. Giorn. ital. Dermat. **62**, 307 (1921). — MIESCHER, G.: Über „Porokeratosis Mibelli". Arch. f. Dermat. **181**, 532—548 (1941) (Lit.). — PASINI: Porokeratose. Kongr. Rom 1912. Arch. f. Dermat. **112** (1913). — RITCHIE, E. B., and S. W. BECKER: Porokeratosis (MIBELLI). Arch. f. Dermat. **26**, 1032—1038 (1932). — SCADUTO: Ein Fall von Porokeratose. Giorn. ital. Dermat. **1909**. — SCHOLL, O. K.: Ein halbseitig lokalisierter Fall von Porokeratosis Mibelli. Dermat. Wschr. **70** (1920). — SELLEI, J.: Ein Fall von Porokeratosis. Dermat. Wschr. **68**, 241 (1919). — SEVERING: Porokeratosis Mibelli. Dermat. Z. **26**, 292 (1920). — WRIGHT: Porokeratosis. Arch. of Dermat. **4** (1921).

Pityriasis rubra pilaris (DEVERGIE) . . . . S. 94

BESNIER: Du P. r. p. Ann. de Dermat. **10** (1889). — BLOCH: Schweiz. med. Wschr. **1921**. — DELBANCO u. UNNA jr.: Zur Klinik und Histologie d. P. r. p. DEV. Arch. f. Dermat. **135** (1921). — FIDAO: Über P. r. p. Inaug.-Diss. Leipzig 1911. — GÄRTNER: Zwei Fälle von P. r. p. Arch. f. Dermat. **129** (1921). — HODARA: Histologische Untersuchungen zweier Fälle von P. r. p. Mh. Dermat. **46** (1908). — LEITNER, Z. A.: Vitamin A and pityriasis rubra pilaris. With a comment of the genetics by E. B. FORD. Brit. J. Dermat. **59**, 407—427 (1947). — KIERLAND, R. R., and M. H. KULWIN: Pityriasis rubra pilaris: a clinical study. Arch. of Dermat. **61**, 925—930 (1950). — NEISSER: Lichen r. ac. oder P. r. p. Arch.

f. Dermat. 123 (1916). — NIELSEN: Generalisierte P. r. p. usw. Mh. Dermat. 50 (1910). — RIECKE: Lichen ruber. In MRACEKS Handbuch 1905 (Lit.). — SOWINSKI: Zur Pathologie der P. r. p. Arch. f. Dermat. 91 (1908). — TOMKINSON: Case of P. r. p. Brit. J. Dermat. 1910. — VIGNOLO-LUTATI: Über P. r. p. Arch. f. Dermat. 79 (1906).

Dystrophia papillaris et pigmentosa (Acanthosis nigricans) . . . . . S. 100

BERNHARDT, R.: Acanthosis nigricans benigna. Arch. f. Dermat. 170, 533—542 (1934). — BERON: Ein Fall von Acanthosis nigricans. Mh. Dermat. 49 (1909). — BOGROW: Beitrag zur Kenntnis der Dyst. pap. et pig. usw. Arch. f. Dermat. 94 (1909) (Lit.). — CAVAGNIS: Acanthosis nigricans. Giorn. ital. Dermat. 1912. — DARIER: Dyst. pap. et pig. Ann. de Dermat. 1893. — DUBREUILH: Acanthosis nigricans etc. Ann. de Dermat. 1918/19. — GROUVEN u. FISCHER: Beitrag zur Acanthosis nigricans. Arch. f. Dermat. 70 (1904) (Lit.). — HELLERSTRÖM, S.: Zur Kenntnis der Acanthosis nigricans. Acta dermato-vener. (Stockh.) 14, 86—98 (1933). — JANOVSKY: Acanthosis nigricans. Internationaler Atlas seltener Hautkrankheiten. 1890. — KIERLAND, R. R.: Acanthosis nigricans: an analysis of data in twenty-two cases and a study of its frequency in necropsy material. J. Inv. Dermat. 9, 299—305 (1947). — KNOWLES, F. C., D. M. SIDLICK and J. B. LUDY: Acanthosis nigricans. Arch. of Dermat. 19, 391—408 (1929). — MARKLEY: Acanthosis nigricans etc. J. Amer. Med. Assoc. 1915. — MASSON, J. C., and H. MONTGOMERY: Relationship of acanthosis nigricans to abdominal malignancy. Amer. J. Obstret. 32, 717—729 (1936). — MASSON, J. C., and H. MONTGOMERY: The relationship of acanthosis nigricans to pelvic malignancy. Proc. Staff. Meet. Mayo Clin. 11, 113—117 (1936). — NICHOLAS, L.: Acanthosis nigricans overlying metastatic malignant growths of the skin. Arch. of Dermat. 44, 349—358 (1941). — OLLENDORFF-CURTH, H.: Benign type of acanthosis nigricans. Arch. of Dermat. 34, 353—366 (1936). — Pseudo-acanthosis nigricans. Ann. de Dermat. 78, 417—429 (1951). — PETRINI DE GALATZ: Acanthosis nigricans. Ann. de Dermat. 1914. — POLLITZER: Acanthosis nigricans. Internationaler Atlas seltener Hautkrankheiten. 1890. — SCHLAMMADINGER, J.: Leiomyosarcoma cutis mit Acanthosis nigricans vergesellschaftet. Dermat Wschr. 99, 1257—1261 (1934). — WOLLENBERG: Beitrag zur Kenntnis der Acanthosis nigricans. Arch. f. Dermat. 113 (1912) (Lit.).

Hyperkeratosis linguae . . . . S. 104

BROSIN: Über die schwarze Haarzunge. Dermat. Studien 7 (1888). — FREEMAN, H. E.: Pigmented hairy tongue, accompanying antibiotherapy. Arch. of Dermat. 65, 99 (1952). — HEIDINGSFELD: Schwarze Haarzunge. J. Amer. Med. Assoc. 1910 und Verh. der Ges. Dtsch. Naturforsch. u. Ärzte. 82. Verslg 1910. — LEBAR: Haarzunge und Keratochromoglossitiden. Ann. de Dermat. 1917. Ref. Arch. f. Dermat. 125. — OPPENHEIM: Drei Fälle von schwarzer Haarzunge. Wien. Dermat. Ges. 22. März 1917. Arch. f. Dermat. 125. — RONCHESE, F., and A. B. KERN: Hairy tongue. Arch. of Dermat. 67, 503—506 (1953). — SCHNABEL: Schwarze Haarzunge. Inaug.-Diss. Leipzig 1904. — SIMONELLI: Hyperkeratosis nigricans linguae. Soc. tal. Dez. 1908. Arch. f. Dermat. 97 (1909).

Sklerodermie . . . . S. 107

BEVANS, M.: Pathology of scleroderma, with special reference to the changes in gastrointestinal tract. Amer. J. Path. 21, 25 (1945). — BIZZOZERO, E.: Sclerodermia guttata, Lichen sclerosus, Kraurosis penis. Arch. f. Dermat. 183, 493—507 (1943). — BIZZOZERO: Sclerodermia circ. usw. Dermat. Z. 22 (1915). — BRODY, J., and D. E. BELLIN: Calcinosis with scleroderma. Arch. of Dermat. 36, 85 (1937). — BROWN, G. E., P. A. O'LEARY and A. W. ADSON: Diagnostic and physiologic studies in certain forms of scleroderma. Ann. Int. Med. 4, 531—554 (1930). — BRUHNS: Knotenbildungen bei Sklerodermie. Arch. f. Dermat. 129 (1921). — CURSCHMANN, H.: Über sklerodermische Dystrophien. Med. Klin. 1921, Nr 41, 1223—1225. — DOSTROVSKY, A.: Progressive scleroderma of the skin with cystic sclerodermal changes of the lungs. Arch. of Dermat. 55, 1—11 (1947). — DREUW: White spot disease oder Sclerodermia circ. Dermat. Studien 21 (1910). — FISCHER: Über eine dem Lichen sclerosus angenäherte Form der Sclerodermia circ. Arch. f. Dermat. 110 (1911). — GANS, O.: Die Pathologie des Bindegewebes mit besonderer Berücksichtigung der Haut. Hautarzt 4, 399—408 (1953). — GOETZ, R. H.: The pathology of progressive systemic sclerosis. Clin. Proc. 4, 337—392 (1945). — GOUGEROT, BURNIER et ELIASCHEFF: Sclérodermie atypique, non indurée, érythemateuse et lilacée, pigmentée et achromique. Arch. derm. syphiligr. Hôp. St. Louis 7, 51—53 (1935). — GOUGEROT, H.: Encore un cas de coexistence d'une sclérodermie en plaque ou lichen porcelainé et de lichen lingual. Bull. Soc. franç. Dermat. 47, 302—308 (1940). — GOTTSCHALK, H. R., and Z. K. COOPER: Lichen sclerosus and atrophicus with bullous lesions and extensive involvement. Arch. of Dermat. 55, 433—440 (1947) (Lit.). — HAZEN: A unusual case of white spot disease. J. Amer. Med. Assoc. 1913. — HERZOG: Über cystische Degeneration der Spinalganglien usw. bei progressiver Sklerodermie. Schweiz. med. Wschr. 1920. — HOFFMANN, E.: Über einen mehrere Jahre hindurch beobachteten Fall von Lichen sclerosus. Iconogr. dermat. 4 (1909). — JOHN, FERD.: Sklerodermie und vegetatives Terminalreticulum. Arch. f. Dermat. 188, 374—415 (1949). — JONES: Sclerodermia guttata. Brit. J. Dermat. 1915. — JULIUSBERG: Über white spot disease. Dermat. Z. 1908. — KOGOJ, F.: Über die Stellung des Lichen sclerosus im System. Arch. f. Dermat. 173, 615—623 (1936). — Lichen sclerosus (atrophicus) primitivus. Arch. f. Dermat. 169, 465—469 (1934). — KORTING, G. W., u. E. GOTTRON: Sklerosen, Atrophien. Zbl. Hautkrkh. 84, 122—139 (1953) (Lit.). — KREN: Über Sklerodermie der Zunge usw. Arch. f. Dermat. 95 (1909). — KRETZMER: Zwei Fälle von Sclerodermia circ. usw. Arch. f. Dermat. 118 (1913). — KRZYSTALOWICZ: Beitrag zur Histologie der diffusen Sklerodermie. Mh. Dermat. 42 (1906). — LEWIN u. HELLER: Die Sklerodermie. Berlin 1895 (Lit.). — LUSHBAUGH, C. C., L. RUBIN and S. ROTHMAN: Scleroderma of the intestinal tract: First report of a fatal case. Gastroenterology 11, 382—387 (1948). — LUTZ, W.: Lichen sclerosus — White spot disease — Kartenblattähnliche und circumscripte Sklerodermie. Dermatologica (Basel) 92, 199—217 (1946). — MASUGI, M. u. YÄ-SHU: Die diffuse Sklerodermie und ihre Gefäßveränderung. Virchows Arch. 302, 39—62 (1938). — MCKEE and WISE: White spot disease. J. Cutan. Dis. 32 (1914). — MEIROWSKY: Sclerodermia diffusa und circ. Iconogr. dermat. 7. — MIESCHER, G.: Über die Beziehung der Weißfleckenkrankheit zur weißfleckigen Sklerodermie. Dermatologica (Basel) 97, Suppl. 75—81 (1948). — Weißfleckenkrankheit. Arch. f. Dermat. 171, 419—429 (1935). — MONTGOMERY, H., and W. R. HILL: Lichen sclerosus et atrophicus. Arch. of Dermat. 42, 755—779 (1940) (Lit.). — MONTGOMERY and ORMSBY: White spot disease etc. J. Cutan. Dis. 25 (1907). — MUSGER, A.: Zur Frage der Weißfleckenkrankheit. Arch. f. Dermat. 174, 76—83 (1936). — NÖDL, F.: Zur Histo-Pathogenese der pseudosklerodermiformen makulösen Atrophie. Dermat. Wschr. 121, 385—392 (1950). — OLIVER, E. L.: Generalized scleroderma in children. Arch. of Dermat. 25, 72—88 (1932). — OLSEN, A. M., P. A. O'LEARY and B. R. KIRKLIN: Esophageal lesions associated with acrosklerosis and scleroderma. Arch. Int. Med. 76, 189—200 (1945). — PAUTRIER, L.-M.: Sclérodermie à évolution rapide, en plaques multiples. Importance des lésions vasculaires initiales et tardives dans l'étude de la sclérodermie. Bull. Soc. franc. Dermat. 36, 928—938 (1929). — Sclérodermies chéloides et calcémie. Press méd. 18 (1933). — PAUTRIER, L. M., et FR. WORINGER: Contribution au diagnostic histopathologique de la sclerodermie: Altérations du réseau vasculaire superficiel dans les états sclérodermiques. Bull. Soc. franç. Dermat. 40, 529—531 (1933). — PAUTRIER, L.-M., et G. LÉVY: L'anatomie pathologique des sclérodermies. Bull. Soc. franç. Dermat. 36, 978—982, 1007—1015 (1929). — PETGES: Morphea guttata et white spot disease. Ann. de Dermat. 1916. — POLLACK, A. D.: Visceral and vascular lesions in scleroderma. Arch. of Path. 29, 859 (1940). — PROSSER, T. E. W.: Calcinosis cutis and sclerodermia. Lancet 1942 II, 389—392. — REICH: Histologische Untersuchungen bei diffuser Sklerodermie, circumscripter Sklerodermie und sklerodermieartigen Veränderungen der Acrodermatitis chronica atrophicans. Arch. f. Dermat. 191, 505—515 (1950). — Über das Krankheitsbild der Sclerodermia circumscripta pemphigoides (Morphaea bullosa). Dermat. Wschr. 121, 486, 492 (1950) (Lit.). — REITMANN: Über eine eigenartige, der Sklerodermie nahestehende Affektion. Arch. f. Dermat. 92 (1908). — RIECKE: Zur Kenntnis der Weißfleckenkrankheit. Arch. f. Dermat. 99 (1910) — RUBIN, L.: Linear scleroderma. Arch. of Dermat. 58, 1—18 (1948). — RUETE: Sclerodermia ulcerosa lineares. Iconogr. dermat. 7. — SAVATARD: A case of sclerodermia guttata. Brit. J. Dermat. 33, 266—267 (1921). — SELYE, H.: Die Sklerodermie und ihre Entstehungsweise. Virchows Arch. 286, 91—115 (1932). — SCHOLTZ: Sklerodermie. Arch. f. Dermat. 92 (1908). — VIDAL, A. Z.: White spot disease. Actas dermo-sifiliogr. 6/7, 538—656 (1949/50). —

VIGNOLO-LUTATI: Beitrag zum Studium der Sclerodermia circ. Dermat. Z. **1912**. — WEIDMAN, F. D.: Necropsy finding in a case of congenital scleroderma and sclerodactylia. Arch. of Dermat. **1**, 375—395 (1920). — WEISSENBACH, R. J., G. BASCH et M. BASCH: Essai critique sur la pathogénie des concrétions calcaires des sclérodermies (syndrom de THIBIERGE-WEISSENBACH) et des syndromes voisins. Ann. Méd. **31**, 504—529 (1932). — WEISSENBACH, R. J., W. STEWART et H. HOESLI: Les troubles fonctionelles oesophagiens et les lésions de l'oesophage dans la sclérodermie. Bull. Soc. franç. Dermat. **44**, 1060—1063 (1937). — ZARUBIN: Histologie der Sclerodermia circ. Arch. f. Dermat. **55** (1901). — ZUMBUSCH, v.: Über Lichen albus usw. Arch. f. Dermat. **82** (1906).

Sklerödem . . . . S. 115

ARNOLD, H.: Skleroderma adultorum (BUSCHKE). Arch. of Dermat. **38**, 210—216 (1938). — ASBOE-HANSEN, G.: A survey of the normal and pathological occurence of mucinous substances and mast cells in the dermal connective tissue in man. Acta dermatatovener. (Stockh.) **30**, 338—347 (1950). — BUSCHKE: Über das Sklerödem usw. Dermat. Wschr. **70** (1920). — EPSTEIN, N.: Scleredema adultorum (BUSCHKE). J. Amer. Med. Assoc. **99**, 820—826 (1932). — FREUND, H.: Histologische Befunde bei Sklerödem (BUSCHKE). Zbl. Hautkrkh. **33**, 303 (1930). — Über Sklerödem BUSCHKE. Arch. f. Dermat. **161**, 92—113 (1930). — GRZYBOWSKI, M.: Über den sog. Lichen sclerosus. Arch. f. Dermat. **175**, 222—231 (1937). — HOFFMANN, E.: Klin. Wschr. **1923**. — KEINING, E., u. O. BRAUN-FALCO: Vergleichende Betrachtungen über das Keloid, Sklerödem und myxömatöse Hautveränderungen. Dermat. Wschr. **126**, 633—640 (1952). — MASCHKILLEISON, L. N., u. L. A. ABRAMOWITSCH: Über Skleroedema adultorum BUSCHKE. Dermat. Z. **72**, 283—287 (1935). — MICHELSON, H. E., and C. W. LAYMON: Scleredema adultorum. Arch. of Dermat. **35**, 960 (1937). — NOBL: Sklerödem der Erwachsenen. Wien. med Wschr. **1919**. — SELLEI, J.: Sklerodema adultorum (BUSCHKE): Induratio progressiva benigna sub cute. Dermat. Z. **54**, 161—168 (1928). — SWEITZER, S. E., and C. W. LAYMON: Scleredema adultorum (BUSCHKE). Arch. of Dermat. **37**, 420 (1938). — TOURAINE, A., GOLÉ et SOULIGNAC: Sur l'historique du „Scléroedème de l'adulte" dit de BUSCHKE. Bull. Soc. franç. Dermat. **43**, 1842—1846 (1938).

Skleroedemata neonatorum (Adiponecrosis subcutanea neonatorum) . . S. 116

BLANC, W. A.: Syndromes nouveaux de pathologie adipeuse. Paris: Masson & Cie. 1951. — CAROL, W. L. L., J. R. PRAKKEN u. H. A. VAN ZWIJNDREGT: Erythema nodosum und „Relapsing febril nodular nonsuppurative panniculitis". Arch. f. Dermat. **182**, 329—366 (1942). — CARPENTER and NEAVE: Microscop. and chem. obs. on a case of scler. neonat. Lancet **1906**. — DISS, A., et F. WORINGER: Les fausses sclérodermiès du nourisson. Bull. Soc. franç. Dermat. **36**, 960—972, 1007—1015 (1929). — FLORY, C. M.: Fat necrosis of the newborn. Arch. of Path. **45**, 278—287 (1948). — FOX, H.: Subcutaneous fat necrosis of the newborn. Arch. of Dermat. **27**, 237—252 (1933). — GRAY, A. M. H.: On the identity of adiponecrosis subcutanea neonatorum with sclerema neonatorum. Brit. J. Dermat. **45**, 498—506 (1933). — GRÜTZ, O.: Beiträge zur Histologie und Pathogenese der Adiponecrosis (Lipodystrophia) subcutanea neonatorum. Arch. f. Kinderheilk. **113**, 199—211 (1938). — JERSILD, T., u. A. PERDRUP: Familial occurence of necrosis adiposa neonatorum. Acta paediatr. (Stockh.) **39**, 389—394 (1950). — KOSTER, L., u. E. BEHR: Eine besondere Form von Lipogranulomatosis generalisata. Nederl. Tijdschr. Geneesk. **1937**, 674—680, deutsche Zusammenfassung 680 und Acta med. scand. (Stockh.) **93**, 30—41 (1937). — LUITHLEN: Die Zellgewebsverh. der Neugeborenen. Wien 1902. — MAYERHOFER: Klinik des sog. Sklerödems der Neugeborenen. Jb. Kinderheilk. **81** (1915) (Lit.). — MCINTOSH, J. F., T. R. WAUGH and S. G. ROSS: Sclerema neonatorum (subcutaneous fat necrosis). Amer. J. Dis. Childr. **55**, 112—127 (1938). — MENSI: Sklerem etc. Giorn. ital. Dermat. **1912**. — MEYER, L. F.: Über Sklerodermie bei Säuglingen. Dtsch. med. Wschr. **1919**. — MOSBERG, G., u. E. BEHR: Lipogranuloma und Adiponecrosis subcutanea neonatorum. Nederl. Tijschr. Geneesk. **1935**, 3050—3058. Ref. Zbl. Hautkrkh. **52**, 289 (1936). — OPITZ, H.: Adiponecrosis subcutanea neonatorum. Mschr. Kinderheilk. **99**, 133—136 (1951). — REICH, N. E.: Sclerema neonatorum. Arch. of Dermat. **45**, 342 (1942). — SCHNITLER, K.: Über einen Fall von multiplen Lipogranulomen bei einem Säugling. Acta dermato-vener. (Stockh.) **19**, 395—403

(1938). — WORINGER, F.: Les granulomes à corps étrangers de la peau. Thèse de Strasbourgh 1929. — WORINGER, F., u. G. WEINER: Le cystostéatonécrose du tissu souscutanée chez le nouveau né. Rev. franç. Pédiatr. **4**, 57—76 (1928). — ZEEK, P., and E. M. MADDEN: Sclerema adiposum neonatorum of both internal and external adipose tissue. Arch. of Path. **41**, 166—174 (1946).

Pseudoxanthoma elasticum . . . . S. 118

ARZT: Zur Pathologie des elastischen Gewebes der Haut. Arch. f. Dermat. **118** (1913) (Lit.). — BENEDICT, W. L., and H. MONTGOMERY: Pseudoxanthoma elasticum and angioid streaks. Amer. J. Ophthalm. **18**, 205—212 (1935). — BRAUNER, H.: Die ernste prognostische Bedeutung des Pseudoxanthoma elasticum (DARIER). Dermat. Wschr. **1949**, 348—353. — DARIER: Pseudoxanthoma elasticum. Mh. Dermat. **23** (1896). — FRANCESCHETTI: Angioid-Streaks und Pseudoxanthoma elasticum-Syndrom von GROENBLAD-STRANDBERG. Klin. Mbl. Augenheilk. **92**, 410 (1943). — FRIEDMANN: Ein Beitrag zur Kenntnis des Pseudoxanthoma elasticum (DARIER). Arch. f. Dermat. **134** (1921) (Lit.). — GROENBLAD: Acta ophthalm. (København.) **7**, 329 (1929). Zit. nach MARCHESANI und WIRZ. — GUTMANN: Über Pseudoxanthoma elasticum. Arch. f. Dermat. **75** (1905). — HAACK, K., u. E. MINDER: Zur Kasuistik des Pseudoxanthoma elasticum (DARIER) mit Pigmentstreifenerkrankung des Augenhintergrundes. Arch. f. Dermat. **167**, 717—725 (1933). — HANNAY, P. W.: Some clinical and histopathological notes on pseudoxanthoma elasticum. Brit. J. Dermat. **63**, 92—99 (1951). — HERXHEIMER u. HELL: Ein Beitrag zur Kenntnis des Pseudoxanthoma elasticum. Arch. f. Dermat. **111** (1912). — HEUCK: Fall von Pseudoxanthoma elasticum. Münch. Dermat. Ges. Sitzg v. 7. Juli 1921. Zbl. Hautkrkh. **2**, 254. — JULIUSBERG: Über Pseudoxanthoma elasticum (Elastom der Haut). Arch. f. Dermat. **84** (1907). — KRANTZ, W.: Beitrag zur Geschichte des Pseudoxanthoma elasticum (DARIER). Hautarzt **3**, 176 (1952). — MARCHESANI, O., u. F. WIRZ: Die Pigmentstreifenerkrankung der Netzhaut — das Pseudoxanthoma elasticum der Haut, eine Systemerkrankung. Arch. f. Augenheilk. **104**, 522—545 (1931). — MILIAN: Pseudoxanthoma élastique. Bull. franç. Dermat. **1914**. — PERCIVAL, G. H., P. W. HANNAY and D. A. DUTHIE: Fibrous changes in the dermis, with special reference to senile elastosis. Brit. J. Dermat. **61**, 269—276 (1949). — THRONE and GOODMAN: Pseudoxanthoma elasticum. Arch. of Dermat. **4**, 419—447 (1921). — TILDEN, I. L., and H. L. ARNOLD: Pseudoxanthoma elasticum with angioid streaks of the retina. Proc. Staff Meet. Clin., Honolulu **11**, 1—8 (1945). — URBACH, E., u. L. NÉKAM: Zur Pathogenese des GROENBLAD-STRANDBERGschen Syndroms. Klin. Wschr. **1936 I**, 857—860. — URBACH, E., u. S. WOLFRAM: Über Veränderungen des elastischen Gewebes bei einem autoptisch untersuchten Fall von GROENBLAD-STRANDBERGschen Syndrom. Arch. f. Dermat. **176**, 167—175 (1937). — WERTHER: Über Pseudoxanthoma elasticum. Arch. f. Dermat. **69** (1904).

Kolloide Degeneration . . . . S. 121

ARNOLD, H. L.: Colloid pseudomilium. Arch. of Dermat. **48**, 262—269 (1943). — ARZT: Zur Kenntnis des Pseudomilium colloidum. Arch. f. Dermat. **118** (1913) (Lit.). — FERREIRA-MARQUES, J., u. N. VAN UDEN: Die Elastosis colloidalis conglomerata. Arch. of Dermat. **192**, 2—60 (1950) (Lit.). — HARTZELL: Kolloide Entartung der Haut usw. Ref. Arch. f. Dermat. **122** (1916). JORES, L.: Über eine der fettigen Metamorphose analoge Degeneration des elastischen Gewebes. Zbl. Path. **14**, 865 (1903). — JULIUSBERG: Über kolloide Degeneration der Haut usw. Arch. f. Dermat. **61** (1902) (Lit.). — KREIBICH: Bindegewebsdegeneration. Arch. f. Dermat. **130** (1921). — KREIBICH, C.: Über lipoide Degeneration des Elastins der Haut. Arch. f. Dermat. **116**, 325—328 (1913). — MILIAN: Pseudomilium colloidale etc. Ann. de Dermat. **1917**. — UNNA: Hyalin und Kolloid im bindegewebigen Abschnitt der Haut. Mh. Dermat. **19** (1894). — VIGNOLO-LUTATI: Beitrag zum Studium der sog. kolloiden Degeneration. Giorn. ital. Dermat. **1914**. — WERTHER: Pseudomilium elasticum. Verh. der Ges. Dtsch. Naturforsch. u. Ärzte. 1906. Arch. f. Dermat. 88 (1907).

Vitiligo, Leukoderm . . . . S. 126

ALMQUIST, J.: Über Leukoderma verschiedenen Ursprungs und 2 Fälle nach Pityriasis rosea. Dermat. Z. **41** (1924). — BECKER, S. W.: Vitiligo. A clinical and a histologic study with a consederation of pinta. Arch. of Dermat. **28**, 497—507 (1933). — BLOCH: Pathogenese der Vitiligo. Arch. f. Dermat. **124** (1917) (Lit.). — BLUMENFELD: Zur Kenntnis des Leucoderma psoriat. Arch. f. Dermat. **96** (1909). — BRANDWEINER: Leucoderma syphiliticum. Leipzig u. Wien 1907. — EHRMANN u. WERTHEIM: Zur Frage des Leucoderma syphil. Arch. f. Dermat. **143** (1913) (Lit.). — EMA: Pigmentanomalien durch Syphilis. Jap. Z. Dermat. u. Urol. **12** (1912). — GEBER: Über die Entstehung des Leucoderma syphiliticum. Arch. f. Dermat. **114** (1913). — GOLDMANN: Pigmentveränderungen der Haare und Haut und Alopecie infolge von Verletzungen des Zentralnervensystems. Dermat. Z. **1917**, H. 6, 359. — HAXTHAUSEN, H.: Studies on the pathogenesis of morphea, vitiligo and acrodermatitis atrophicans by means of transplantation experiments. Acta dermato-vener. (Stockh.) **27**, 352—368 (1947). — HUECK: Die pathologische Pigmentierung. In MARCHAND-KREHL, Handbuch der allgemeinen Pathologie, Bd. 3, 2. Leipzig 1922. — LEBEUF, F.: Etiopathogénie et traitement du vitiligo. Excerpta med. XIII **6**, 1505 (1952). — LEDERMANN: Über Leucoderma psoriaticum. Arch. f. Dermat. **84** (1907). — LIPSCHÜTZ: Über die Beziehungen der Spir. pallida zu Hautpigment usw. Dermat. Z. **14** (1907). — MARC: Beitrag zur Pathologie der Vitiligo usw. Virchows Arch. **136** (1894). — ROBERT, P.: Blutchemische Untersuchungen bei verschiedenen Hautaffektionen, insbesondere bei der Vitiligo. Dermatologica (Basel) **102**, 253—277 (1951). — RILLE: Leukoderm infolge von Psoriasis vulgaris. Verh. der 71. Verslg der Ges. Dtsch. Naturforsch. u. Ärzte 1899. — SPENCER, G. A.: Leukoderma produced by antioxidants. Arch. of Dermat. 58, 215—219 (1948). — ZÜRCHER, H., H. MÜLLER u. F. SCHLIENGER: Pigmentstudien. II. Mitt. Der Vitamin B_1-Gehalt in Hautdialysaten von normaler und vitiliginöser Haut. Dermatologica (Basel) **102**, 279—290 (1951).

Ochronose . . . . S. 131

FRIDERICH, H., u. W. NIKOLOWSKI: Endogene Ochronose. Arch. f. Dermat. **192**, 273—289 (1951). — GROHS u. ALLARD: Alkaptonurie und Ochronose. Mitt. Grenzgeb. Med. u. Chir. **1908**. — LAYMON, C. W.: Ochronosis. Arch. of Dermat. **63**, 796 (1951); **67**, 553—560 (1953) (Lit.). — MARTIN, J., L. O. UNDERDAHL and R. MATHIESON: Alkaptonuria, report of 3 cases. Proc. Staff Meet. Mayo Clin. **27**, 193—200 (1952). — PICK: Über die Ochronose. Berl. klin. Wschr. **1906** u. **1911**. — PINCUSSOHN: Alkaptonurie. Erg. inn. Med. 8 (1912) (Lit.). — POPE: A case of ochronosis etc. Lancet **1906**. — POULSEN: Über Ochronose bei Menschen und Tieren. Beitr. path. Anat. **48** (1910).

Melanosen . . . . S. 132

CARNEY, R. G.: Incontinentia pigmenti. Arch. of Dermat. **64**, 126—135 (1951) (Lit.). — CAROL, W. L. L., u. D. J. H. BOUR: Melanoblastosis cutis linearis seu systematisata. Arch. f. Dermat. **182**, 315—328 (1942). — DOORNINK, F. J.: Über Incontinentia pigmenti und über die SIEMENS-BLOCHsche Pigmentdermatose. Dermatologica (Basel) **102**, 63—72 (1951). — DÖRFFEL, J., u. J. FRÖHLICH: Über die Kriegsmelanosen. Arch. f. Dermat. **185**, 204—221 (1944). — EPSTEIN, S., J. S. VEDDER and H. PINKUS: Bullous variety of incontinentia pigmenti (BLOCH-SULZBERGER). Arch. of Dermat. **65**, 557—567 (1952). — FRANCESCHETTI, A., et W. JADASSOHN: A propos de l'„incontinentia pigmenti“ délimitation des deux syndromes différents figurant sous le même terme. Dermatologica (Basel) **108**, 1—28 (1954) (Lit.). — GANS: Zur Histologie der Arsenmelanose. Beitr. path. Anat. **60** (1914) (Lit.). — HABERMANN: Über die sog. Kriegsmelanose usw. Dermat. Z. **30** (1920) (Lit.). — KERL: Über die Melanose (RIEHL). Arch. f. Dermat. **130** (1921). — NÖRDLINGER, ALICE: Über einen Fall von schwerer Melanose und Hyperkeratose. Arch. f. Dermat. **131**, 257—264 (1921). — SIEMENS, H. W.: Die Melanosis corii degenerativa, eine neue Pigmentdermatose. Arch. f. Dermat. **157**, 382—391 (1929). — STAHL, L.: Über Keratosis und Melanosis arsenicalis. Dermat. Wschr. **63** (1916). — STORCK: Über RIEHLsche Melanose. Dermatologica (Basel) **92**, 246—258 (1946). — SULZBERGER, M. B.: Über eine bisher nicht beschriebene congenitale Pigmentanomalie (Incontinentia pigmenti). Arch. f. Dermat. **154**, 19—32 (1928). — SULZBERGER, M. B.: Incontinentia pigmenti (BLOCH-SULZBERGER). Arch. of Dermat. **38**, 57—69 (1938). — THIBIERGE: Ann. de Dermat. **1918/19**, Nr 4. — UEBEL, H., A. LUDWIG u. G. KORTING: Zur Kenntnis der Incontinentia pigmenti (BLOCH-SULZBERGER). Arch. f. Dermat. **190**, 114—124 (1950).

Morbus Addison . . . . S. 136

Anschütz: Über den Diabetes mit Bronzefärbung der Haut usw. Dtsch. Arch. klin. Med. **62** (1899). — Bittorf: Die Pathologie der Nebennieren und der Morbus Addison. Jena 1908 (Lit.). — Über die Pigmentierung beim Morbus Addison. Dtsch. Arch. klin. Med. **136** (1921). — Bittorf, A.: Über die Pigmentbildung bei der Addisonschen Krankheit. Münch. med. Wschr. **1923**, 230—232. — Bloch und seine Schule: Arbeiten über Dioxyphenylalanin. (Dopa.). — Bloch u. Löffler: Untersuchungen über die Bronzefärbung der Haut bei Morbus Addison. Dtsch. Arch. klin. Med. **121** (1917). — Cardeilhac: De la cachexie pigmentaire consécutive aux purpuras. Thèse de Paris 1898. — French: Sixty-eight cases of pernicious anaemia. Guy's Hosp. Rep. **63** (1909). — Gans: Die Entstehung des Hautpigments. Ref. Zlbl. Hautkrkh. **4**, H. 1 (1922). — Hueck: Die pathologische Pigmentierung. In Krehl-Marchands Handbuch der allgemeinen Pathologie, Bd. 3. Leipzig 1922. — Kahlden, v.: Beiträge zur pathologischen Anatomie des Addison. Virchows Arch. **114** (1888). — Lerner, A. B., K. Shizume and Th. B. Fitzpatrick: On the mechanism of melanin pigmentation in endocrine disorders. J. Inv. Dermat. **21**, 337—338 (1953) (Lit.). — Kreissl: Hämochromatosis der Haut. Arch. f. Dermat. **72** (1904). — Leschcziner: Zur Frage des traumatischen Morbus Addisonii. Virchows Arch. **221** (1916). — Meirowsky: Über den Ursprung des melanotischen Pigments der Haut und des Auges. Leipzig 1908 (Lit.). Montgomery, H., and P. A. O'Leary: Pigmentation of the skin in Addisons disease, acanthosis nigricans and hemochromatosis. Arch. of Dermat. **21**, 970—984 (1930). — Nägeli: Blutkrankheiten und Blutdiagnostik. Leipzig 1912. — Pförringer: Zur Entstehung der Hautpigmentation bei Morbus Addisonii. Zbl. Path. **11** (1900). — Roth: Zur Pathogenese und Klinik der Hämochromatosen. Dtsch. Arch. klin. Med. **117** (1915) (Lit.). — Schucany: Pigmentation der Haut bei perniziöser Anämie. Arch. f. Dermat. **121** (1916).

Hämochromatose . . . . S. 138

Büchmann, P., u. G. Schenz: Zur Diagnose der Hämatochromatose. Dtsch. med. Wschr. **1948**, 634—636. — Letterer, E.: Speicherungskrankheiten. Dtsch. med. Wschr. **1948**, 147—152. — Probleme der Speicherung und der Speicherkrankheiten. Ärztl. Forsch. **2**, 137—141 (1948). — Nienhold, Else: Über einen Fall von hochgradiger allgemeiner Hämochromatose. Arb. path.-anat. Inst. Tübingen **9**, H. 1 (1914). — Sträter, R.: Beitrag zur Lehre von der Hämochromatose und ihren Beziehungen zur allgemeinen Hämosiderose. Virchows Arch. **218**, H. 1. Weitere Angaben siehe unter Morbus Addison.

Myxödem . . . . S. 139

Arzt, L.: Zur Frage des lokalen Myxödems bei Basedow. Med. Klin. **1934 I**, 49—52. — Asboe-Hansen, G.: The intercellulär substance of the connective tissue in myxoedema. J. Invest. Dermat. **15**, 25—32 (1950). — Beck: Über histologische Veränderungen der Haut bei Myxödem. Mh. Dermat. **24** (1897) (Lit.). — Bircher, E.: Fortfall und Änderung der Schilddrüsenfunktion als Krankheitsursache. Erg. Path., 1. Abt. **15** (1911). — Burchard: Lokalisierte myxödematöse Veränderungen der Haut. Schles. Dermat. Ges. Breslau, Sitzg vom 29. Juni 1921. Zbl. Hautkrkh. **2**, H. 9, 425. — Carol, W. L. L.: Über atypische Myxödeme. Acta dermato-vener. (Stockh.) **13**, 127—149 (1932). — Ceelen, W.: Über Myxödem. Beitr. path. Anat. **69** (1921). — Dalton, J. E., and M. A. Seidell: Studies on lichen myxoedematosus (papular mucinosis). Arch. of Dermat. **67**, 194—209 (1953). — Despopoulos, A., and W. H. Perloff: Pituitary versus primary thyroid myxoedema. Amer. J. Med. Sci. **220**, 208—212 (1950). — Dösseker: Fall von atypischem tuberösem Myxödem. Arch. f. Dermat. **123**, 76, 205 (1916). — Dreyfus, G.: Les problèmes de la maladie de Cushing. Semaine Hôp. **1949**, 1647—1652. — Fischer, F. v.: Beitrag zur Klinik und Pathogenese des Myxoedema tuberosum. Dermatologica (Basel) **98**, 270—288 (1949). — Gans: Über die Beziehungen von Hautveränderungen zu den Störungen der endokrinen Drüsen. Zbl. Hautkrkh. **12**, H. 1 (1924). — Gottron, H., u. G. W. Korting: Zur Pathogenese des Myxoedema circumscriptum tuberosum. Arch. f. Dermat. **195**, 625—649 (1953). — Gottron, H.: Hautveränderungen als Symptome von Stoffwechselkrankheiten. In Stoffwechselerkrankungen, herausgeg. von L. R. Grote, Schriftenreihe der Akademie für ärztliche Fortbildung Dresden. Dresden u. Leipzig 1940. — Grais, M. L.: Local injections of a preparation of hyaluronidase in the treatment of localized (pretibial) myxedema. J. Invest. Dermat. **12**, 345—348 (1949). — HURST, H. G.: Localized myxedema. Bull. Univ. Minnesota Hosp. and Minnesota Med. Found. **20**, 341—354 (1949). — JAKSCH, R. v.: Prag. med. Wschr. **1892**, 602—603. Zit. nach HURST. — KEINING, E.: Myxoedema circumsriptum symmetricum bei Basedow. Dermat. Wschr. **87**, 1874 (1928). — LEWTSCHENKOW: Seltener Fall von myxomatöser Hautdegeneration. Mh. Dermat. **50** (1910). — LÖSCHKE: Mannheimer Tagg. Südwestdtsch. Pathologen 1924. — MONTGOMERY, H., and L. J. UNDERWOOD: Lichen myxedematosus (Differentiation from cutaneous myxedemas or mucoid states). J. Inv. Dermat. **20**, 213—236 (1953) (Lit.). — O'LEARY, P. A.: Localized solid edema of the extremities in association with exophthalmic goiter. Arch. of Dermat. **21**, 57—70 (1930). — PERUTZ u. GERSTMANN: Allgemeinerkrankung der Haut und Muskulatur und Aplasie der Thyreoidea. Z. klin. Med. **84** (1917). — PILLSBURY, D. M., and J. H. STOKES: Circumscribed myxedema of the skin. Arch. of Dermat. **24**, 255—270 (1931). — REBAUDI, ST.: Der Schweißdrüsenapparat während der normalen und der pathologischen Schwangerschaft. Beitr. Geburtsh. **17**, 11 (1912). — REUTER, M. J.: Histopathology of the skin in myxedema. Arch. of Dermat. **24**, 55—71 (1931). — RICHTER, W.: Beitrag zum lokalen Myxödem bei Basedow. Arch. f. Dermat. **164**, 100—105 (1931). — RÜHL, K.: Über eine sonderbare menstruelle Hauterscheinung. Dermat. Wschr. **54**, 581 (1912). — SAMEK, J.: Über zircumscriptes Myxödem. Dermat. Wschr. **87**, 1607—1612 (1928). — SCHREUS, H. TH.: Über die Beeinflussung der Körperzellen durch den weiblichen Zyclus, Sexualhormon in neuem Licht. Medizinische **1933 II**, 1359—1362. — SCHREUS, H. TH., W. DÖRNER u. W. SCHÖLDGEN: Ein Beitrag zur cyclischen Allgemeinwirkung der Hormone. Hautarzt **4**, 59—60 (1953). — SCHUERMANN, H.: Über Hauterscheinungen mit Beziehungen zum Myxödem und BASEDOWscher Krankheit. Arch. f. Dermat. **176**, 544—557 (1938). — SIMS, C. F., and H. H. BIBERSTEIN: Myxoedema tuberosum circumscriptum of the legs. Arch. of Dermat. **63**, 649—650 (1951). — SOLLIER, P.: Maladie de Basedow avec myxoedème. Rev. Méd. **11**, 1000—1013 (1891). — TRYB: Über eine seltene Erkrankung der Haut mit Schleimanhäufungen. Arch. f. Dermat. **143** (1923). — WÄLSCH, LUDWIG: Über Veränderungen der Achselschweißdrüsen während der Gravidität. Arch. f. Dermat. **114** (1913). — WATSON, E. M., and R. H. PEARCE: The mucopolysaccharide content of the skin in localized (pretibial) myxedema. Amer. J. Clin. Path. **19**, 442—447 (1949).

Adipositas dolorosa . . . . S. 143

DAMMANN: Zur Pathologie der Adipositas dolorosa. Frankf. Z. f. Path. **12** (1913). — DERCUM and MCCARTHY: Autopsy in a case of Adipositas dolorosa. Amer. J. Med. Sci. **1912**. — DOBROVICI: Adipositas dolorosa. Bull. Soc. franç. de Dermat. **20**, 4 (1914). — JORES, A.: Die DERCUMsche Krankheit (Adipositas dolorosa). In Handbuch der Neurologie, herausgeg. von O. BUMKE und O. FÖRSTER, Bd. 15, S. 427—429. Berlin 1937. — MCCORMAC: Case of Dercum disease. Proc. Roy. Soc. Med. **14** (1921). — MARCHAND et NOUET: Etude anatomo-pathol. d'un cas de mal. de Dercum etc. Nouvelle Iconogr. de la Salpêtrière. 1911. — MÉNÉAU: La maladie de Dercum. J. mal. cut. et syph. **10** (1909). — OBERMAYER, M. E.: Adiposis dolorosa (DERCUM'S disease). Arch. of Dermat. **32**, 679—680 (1935). — SCHWENKENBECHER: Über die Adipositas dolorosa. Dtsch. Arch. klin. Med. **80**. — THIMM: Adipositas dolorosa usw. Mh. Dermat. **37** (1903).

Lipodystrophia progressiva . . . . S. 143

BARRAQUER-FERRÉ, L.: Lipodystrophie progressive (Syndrome de BARRAQUER-SIMONS). Presse méd. **1935 II**, 1672—1674. — FEER: Zwei Fälle von Lipodystrophia progressiva. Jb. Kinderheilk. **82** (1915). — HARTSTON, W.: Lipodystrophia progressiva. Lancet **1933 II**, 1416—1418. — KUZNITZKY u. MELCHIOR: Subcutane Lymphsackbildung und Kalkablagerung usw. Arch. f. Dermat. **123** (1916). — LEEUWEN, H. C. VAN: Über familiäres Vorkommen von Lipodystrophia progressiva zusammen mit Otosklerose, Knochencysten und geistiger Debilität. Z. klin. Med. **123**, 534—547 (1933). — PERUTZ, A.: Zur Pathogenese der als „Lipodystrophia progressiva" bezeichneten Erkrankung. Arch. f. Dermat. **166**, 653—668 (1932). — ROST, G. A.: Über Lipodystrophia progressiva usw. Arch. f. Dermat. **147** (1924). — SIMONS: Eine seltene Trophoneurose (Lipodystrophia progressiva). Z. Neur. **5** (1911); **19** (1913).

Amyloidosis der Haut . . . . S. 144

Apitz, K.: Die Paraproteinosen. Virchows Arch. **306**, 631—699 (1940) (Lit.). — Bizzozero, E., et A. Midana: Sur l'amyloidose cutanée. Ann. de Dermat. **10**, 18—24 (1950). — Brunsting, L. A., and J. D. MacDonald: Primary systematized amyloidosis with macroglossia: A syndrome related to Bence-Jones proteinuria and myeloma. J. Invest. Dermat. **8**, 145—165 (1947). — Gottron, H. A.: Amyloidosis cutis nodularis atrophicans diabetica. Dtsch. med. Wschr. **1950**, 19—40. — Gottron, H.: Systematisierte Haut-Muskel-Amyloidose unter dem Bilde eines Skleroderma amyloidosum. Arch. f. Dermat. **166**, 584—615 (1932). — Greenbaum, S. S., and J. T. Bauer: Primary lichen amyloidosis. Arch. of Dermat. **55**, 251—255 (1947). — Gross, H.: Über Amyloidtumoren der Zunge. Dtsch. Z. Chir. **84**. — Gutmann: Zur Kenntnis der Amyloidosis der Haut. Dermat. Z. **38** (1923). — Iverson, L., and A. B. Morrison: Primary systemic amyloidosis. Arch. of Path. **45**, 1—20 (1948). — Jadassohn: Hautkrankheiten bei Stoffwechselanomalien. Aus v. Noorden, Handbuch der Pathologie des Stoffwechsels, Bd. 2. Berlin 1905. — Juliusberg: Eigentümliche, lichen-ruber-ähnliche Hautveränderung usw. Festschr. Kaposi, Erg.-Bd. Arch. f. Dermat. **1900**, Dermat. Z. **39** (1923). — Kenedy: Über herdförmige Amyloidentartung bei einem Falle von Dermatitis atrophicans diffusa. Arch. f. Dermat. **136** (1921). — Königstein, Hans: Über Amyloidablagerung als pathologisch-anatomischer Befund bei Dermatosen. Wien. klin. Wschr. **1921**. — Kreibich, C.: Über Amyloiddegeneration der Haut. Arch. f. Dermat. **116**, 285—288 (1913). — Kuczynski, Max H.: Weiterer Beitrag zur Lehre vom Amyloid. Klin. Wschr. **1923**, Nr 48. — Letterer, E.: Neue Untersuchungen über die Entstehung des Amyloids. Virchows Arch. **293**, 34—72 (1934). — Probleme der Speicherung und der Speicherkrankheiten. Ärztl. Forsch. **2**, 137—141 (1948). — Speicherungskrankheiten. Dtsch. med. Wschr. **1948**, 147—152. — Die Amyloidose im Lichte neuer Forschungsmethoden. Dtsch. med. Wschr. **1950**, 15—19. — Leupold, E.: Untersuchung über die Mikrochemie und Genese des Amyloids. Beitr. path. Anat. **64** (1918). — Lubarsch, O.: Zur Kenntnis ungewöhnlicher Amyloidablagerungen. Virchows Arch. **271**, 867—889 (1929). — Marchionini, A., u. F. John: Über lichenoide und poikilodermieartige Hautamyloidosen. Arch. f. Dermat. **173**, 545—561 (1936). — Miescher, G.: Beitrag zur Klinik der Paramyloidose. Dermatologica (Basel) **91**, 177—186 (1945). — Palitz, L. L., and S. Peck: Amyloidosis cutis: a macular variant. Arch. of Dermat. **65**, 451—457 (1952). — Pearson, B., M. M. Rice and K. L. Dickens: Primary systemic amyloidosis. Arch. of Path. **32**, 1—10 (1941). — Schilder, Paul: Über die amyloide Entartung der Haut. Frankf. Z. Path. **3** (1909). — Winer, L. H.: Local amyloidosis of the skin. Arch. of Dermat. **23**, 866—871 (1931). — Wolfram, St.: Lokale, tumorförmige Amyloidose bei atypisch generalisierter (systematisierter) Amyloidose. Arch. f. Dermat. **184**, 289—297 (1943).

Xanthomatosen der Haut . . . . S. 149

Anitschkow: Experimentelle Untersuchungen über die Ablagerung von Cholesterinfetten usw. Arch. f. Dermat. **120** (1914). — Arning u. Lippmann: Essentielle Cholesterinämie mit Xanthombildung. Z. klin. Med. **89** (1920). — Arzt: Beiträge zur Xanthomfrage. Arch. f. Dermat. **126** (1919) (Lit.). — Aschoff: Zur Morphologie der lipoiden Substanzen. Beitr. path. Anat. **47** (1909) (Lit.). — Beerman, H.: Lipid diseases as manifested in the skin. Med. Clin. N. Amer. **35**, 433—456 (1951). — Bürger u. Reinhart: Über die Genese des Xanthoma diabeticum. Dtsch. med. Wschr. **1919**. — Bürger, M., u. O. Grütz: Über hepatosplenomegale Lipoidose mit xanthomatösen Veränderungen in Haut und Schleimhaut. Arch. f. Dermat. **166**, 542—575 (1932). — Chvostek: Xanthelasma und Ikterus. Z. klin. Med. **73** (1911) (Lit.). — Cobane, J. H., C. L. Straith and H. Pinkus: Facial granulomas with eosinophilia. Arch. of Dermat. **61**, 442—454 (1950). — Curschmann: Über seltene Formen der pluriglandulären endokrinen Insuffizienz usw. Z. klin. Med. **87** (1919). — Curtis, A. C., and H. C. Blaylock: Secondary eruptive xanthomatosis due to myxedema. Arch. of Dermat. **66**, 460 (1952). — Engelbreth-Holm, J., G. Teilum and E. Christensen: Eosinophil granuloma of bone-Schüller-Christian's disease. Acta med. scand. (Stockh.) **118**, 292—312 (1944). — Erber, L. J.: Über sogenannte Reticulose mit Fettspeicherung. Virchows Arch. **282**, 620—629 (1931). — Fahr: Zur Frage des Xanthoms. Zbl. Path. **30** (1920). — Gaucher et Druelle: Xanthelasma aigu. Ann. de Dermatol. **1904**. — Gottron, H.: Schüller-Christiansche Krankheit unter besonderer Berücksichtigung der

Hautveränderungen. Arch. f. Dermat. **182**, 691—731 (1942). — GRÜTZ, O.: Zur Klinik und Histologie des Xanthoms bzw. der anisotropen Verfettung der Haut, nebst Bemerkungen über das Speicherungsvermögen der sogenannten Xanthomzellen. Arch. f. Dermat. **150**, 137—147 (1926). — HOESSLI: Experimentell erzeugte Cholesterinablagerungen usw. Bruns' Beitr. **95** (1914). — HOFFMANN, E.: Über weitverbreitete Hautxanthome bei hochgradiger Lipämie. Dtsch. med. Wschr. **1918**. — IGHENTI, W. K.: Zur Frage der allgemeinen granulomatösen Xanthomatose. Virchows Arch. **282**, 585—612 (1931). — KALKOFF, K. W.: Xanthoma planum et tuberosum partim striatum bei biliärer xanthomatöser Cirrhose. Hautarzt **2**, 536—538 (1951). — KAWAMURA: Die Cholesterinverfettung usw. Jena 1911. — KLEINMANN, F.: Beitrag zur Lipoidchemie der granulomatösen Xanthomatose. Virchows Arch. **282**, 613—620 (1931). — KNOWLES: The path. of xanth. tub. mult. Brit. J. Dermat. **32** (1914). — LANE, C. W., and M. G. SMITH: Cutaneous manifestations of chronic (idiopathic) lipoidosis (HAND-SCHÜLLER-CHRISTIAN disease). Arch. of Dermat. **39**, 617—646 (1939). — LAYMON, C. W., and E. P. SCHOCH: Nevoxantho-Endothelioma. Minnesota Med. **32**, 596—598 (1949). — LAYMON, C. W., and J. J. SEVENANTS: Systemic reticuloendothelial granuloma. Arch. of Dermat. **57**, 873—890 (1948). — LEBEDEW: Exp. xanth. Dermat. Wschr. **1914**. — LETTERER, E.: Aleukämische Retikulose. Frankf. Z. Path. **30**, 377—394 (1924). — Lipoidchemische Untersuchungen einer xanthösen Lymphogranulomatose in ihrer Beziehung zur HANDschen Krankheit. Klin. Wschr. **1934**, 1046—1048. — LEVER, W. F.: Eosinophilic granuloma of the skin. Arch. of Dermat. **55**, 194—211 (1947). — LEVER, W. F., C. G. LANE, J. G. DOWNING and A. S. SPANGLER: Eosinophilic granuloma of the skin. Arch. of Dermat. **58**, 430—438 (1948). — LEVER, W. F., and R. W. LEEPER: Eosinophilic granuloma of the skin. Arch. of Dermat. **62**, 85—96 (1950). — LEVER, W. F., and J. G. MACLEAN: Primary familial xanthomatosis and biliary xanthomatosis. (Biliary cirrhosis with xanthomatosis.) J. Invest. Dermat. **15**, 173—180 (1950). — LINSER: Über das Xanthom. Med. Klin. **1915**. — LUBARSCH: Generalisiertes Xanthom bei Diabetes. Dtsch. med. Wschr. **1918**. — MCCREARY, J. H.: Eosinophilic granuloma with simultaneous involvement of skin and bones. Arch. of Dermat. **58**, 372—380 (1948). — MONTGOMERY, H., and F. Z. HAVENS: Xanthomatosis. Arch. Otolaryng. **29**, 650—661 (1939). — MONTGOMERY, H., and A. E. OSTERBERG: Xanthomatosis. Arch. of Dermat. **37**, 373—401 (1938). — MONTGOMERY, H.: Cutaneous manifestations of diseases of lipoid metabolism. Med. Clin. N. Amer. **1940**, 1249—1269. — Cutaneous Xanthomatosis. Ann. Int. Med. **13**, 671—676 (1939). — NICOL: Ein Fall von Xanthelasma usw. Beitr. path. Anat. **65** (1919). — NÖDL, F.: Zur Histopathogenese der Xanthomatose. Arch. f. Dermat. **193**, 176—190 (1951). — NÖLLER, H. u. Mitarb.: Ann. paediatr. (Basel) **183**, 145—161 (1954). — NOMLAND, R.: Nevoxanthoendothelioma. J. Invest. Dermat. **22**, 207—215 (1954). — O'LEARY, P. A., and H. MONTGOMERY: Xanthomatoses. Canad. Med. Assoc. J. **57**, 445—452 (1947). — PINKUS, H., L. A. COPPS, S. CUSTER and S. EPSTEIN: Reticulogranuloma. Amer. J. Dis. Childr. **77**, 503—519 (1949). — PINKUS, H.: Granulomas with eosinophilia („eosinophilic granulomas"). Med. Clin. N. Amer. **35**, 463—479 (1951). — POLANO, M. K.: Über die Pathogenese der Cholesterosen der Haut. Arch. f. Dermat. **174**, 213—224 (1936). — POLLITZER u. WILE: Xanth. tub. mult. J. Cut. Dis. Incl. Syph. **30**. — SCHMIDT, E.: Beitrag zur Xanthomfrage. Arch. f. Dermat. **140** (1922) (Lit.). — SÉZARY, A., et G. LÉVY-COBLENTZ: De l'histiocytome au xanthome. Bull. Soc. franç. Dermat. **40**, 798—802 (1933). — SIEMENS: Zur Kenntnis der Xanthome. Arch. f. Dermat. **136** (1921). — SIWE, ST. A.: Die Reticuloendotheliose — ein neues Krankheitsbild unter den Hepatosplenomegalien. Z. Kinderheilk. **55**, 212—247 (1933). — STANCANELLI: Xanthelasma etc. Giorn. ital. Dermatol. **1910**. — SWEITZER, S. E., and C. W. LAYMON: LETTERER-SIWE disease. Arch. of Dermat. **59**, 549—558 (1949). — THANNHAUSER, S. J.: Lipidoses. New York: Oxford Univ. Press 1950 (Lit.). — THIBIÈRGE et WEISSENBACH: Xanth. tub. diss. et generalis. Bull. Soc. méd. Hôp. Paris **1911**. — ULLMANN: Diskussionsbemerkung. Wien. Dermat. Ges. 21. Mai 1914. Arch. f. Dermat. **119** (1914). — WEIDMAN, F. D.: The „eosinophilic granulomas" of the skin. Arch. of Dermat. **55**, 155—193 (1947). — WOERDEMAN, M. J.: Granulomata eosinophilica cutis. Amsterdam 1951. — WOERDEMAN, M. J., and J. R. PRAKKEN: Eosinophilic granulomas of the skin. An attempt at their classification. Dermatologica (Basel) **105**, 133—145 (1952) (Lit.).

Hyalinosis cutis et mucosae . . . . S. 161

BRAUN, W., u. H. WEYHBRECHT: Beitrag zur Klinik und Pathogenese der Hyalinosis cutis et mucosae (Lipoidproteinosis WIETHE-URBACH). Arch. f. Dermat. **194**, 538—554

(1952). — DE SOUZA, A. R., e L. D. PATRICIO: Fisiopatologia e Clinica da „Lipoido-Proteinose de URBACH-WIETHE". Anais Faculdade Med. Univ. S. Paulo **24**, 291—419 (1948/49). — FRITZE, E., F. v. ZEZSCHWITZ u. G. SCHULZE: Eiweiß-Lipoid-Stoffwechselstörungen bei Hyalinosis cutis et mucosae. Klin. Wschr. **1950**, Nr 25/26, 435—438. — HOLTZ, K. H., u. W. SCHULZE: Beitrag zur Klinik und Pathogenese der Hyalinosis cutis et mucosae. (Lipoid-Proteinose URBACH-WIETHE.) Arch. f. Dermat. **192**, 206—237 (1950). — LUNDT, V.: Beitrag zur Kenntnis der Hyalinosis cutis et mucosae. Arch. f. Dermat. **188**, 128—145 (1949/50). — SZODORAY, L.: Über die Lipoidproteinose (Lipoidosis cutis et mucosae URBACH-WIETHE). Dermatologica (Basel) **83**, 375—386 (1941). — WEYHBRECHT, H., u. G. W. KORTING: Zur Pathogenese der Hyalinosis cutis et mucosae. Arch. f. Dermat. **197**, 459—478 (1954).

Necrobiosis lipoidica . . . . S. 163

BOLDT, A.: Zur Kenntnis der Necrobiosis lipoidica („diabeticorum"). Arch. f. Dermat. **179**, 74—119 (1939). — DEGOS, LORTAT-JAKOB: Zit. nach GRAEFLIN, Dermatologica (Basel) **98**, 385 (1949). — DEGOS, R.: Dyslipoidoses cutanées du type OPPENHEIM-URBACH. (Necrobiosis lipoidica diabeticorum.) Semaine Hôp. **25**, 2137—2143 (1949). — ELLIS, F. A., and H. KIRBY-SMITH: Necrobiosis lipoidica and granuloma annulare. Arch. of Dermat. **45**, 40—60 (1942). — FARBER, E., E. HINES, H. MONTGOMERY and W. MCK CRAIG: The arterioles of the skin in essential hypertension. J. Invest. Dermat. **9**, 285—298 (1947). — GOTTRON, H.: Zur Kenntnis und Pathogenese der Dermatitis atrophicans lipoides diabetica usw. Med. Klin. **1938**, 145—149, 190—193. — HILDEBRAND, A. G., H. MONTGOMERY and E. H. RYNEARSON: Necrobiosis lipoidica diabeticorum. Arch. Int. Med. **66**, 851—878 (1940). — KAALUND-JORGENSEN: Zit. nach GRAEFLIN, Dermatologica (Basel) **98**, 385 (1949). — KOGOJ, F., u. ST. PURETIĆ: Zur Frage der Granulomatosis disciformis et progressiva MIESCHER. Hautarzt **4**, 305—309 (1953). — MICHELSON, H. E., and C. W. LAYMON: Necrobiosis lipoidica diabeticorum. Arch. of Dermat. **35**, 1130—1136 (1937). — MIESCHER, G.: Nekrobiosis maculosa. Dermatologica (Basel) **98**, 199—204 (1949). — MIESCHER, G., u. M. LEDER: Granulomatosis disciformis chronica et progressiva. (Atypische Tuberkulose.) Dermatologica (Basel) **97**, 25—34 (1948). — MONTGOMERY, H., and F. C. PRUNTY: Granuloma annulare. Arch. of Dermat. **46**, 394—413 (1942). — NICHOLAS, L.: Necrobiosis lipoidica diabeticorum with xanthoma cells. Arch. of Dermat. **48**, 606—611 (1943). — OPPENHEIM, M., and E. URBACH: Dermatitis atrophicans lipoides diabetica; Necrobiosis lipoidica diabeticorum. Arch. of Dermat. **45**, 154 (1942). — SOBEL, N., and J. H. POLLOCK: Extracellular cholesterosis with pulmonary involvement. Arch. of Dermat. **58**, 206—214 (1948).

Mikrocystische disseminierte Steatonekrosen . . . . S. 166

ARNOLD, H. L.: Nodular nonsuppurative panniculitis. (WEBER-CHRISTIAN disease.) Arch. of Dermat. **51**, 94—99 (1945). — BENDEL, W. L.: Relapsing febrile nodular panniculitis. (WEBER-CHRISTIAN disease.) Arch. of Dermat. **60**, 570—596 (1949) (Lit.). — BLANC, W. A.: Syndromes nouveaux de pathologie adipeuse. Paris 1951. — CAROL, W. L. L., J. R. PRAKKEN u. H. A. VAN ZWIJNDREGT: Erythema nodosum und „Relapsing febrile nodular nonsuppurative panniculitis". Arch. f. Dermat. **182**, 329—366 (1942). — DORFAN, M.: Pulmonary hilar enlargement associated with WEBER-CHRISTIAN disease. Arch. of Dermat. **68**, 693—698 (1953) (Lit.). — GOTTRON, H. A., u. W. NIKOLOWSKI: PFEIFER-CHRISTIAN-WEBERsche Krankheit in ihrer Nosologie und Pathogenese. Hautarzt **3**, 530—538 (1952). — GOTTRON, H. A.: Krankheitszustände des subcutanen Fettgewebes. Die Medizinische **39**, 1211—1219 (1952). — KELLNER, H.: Zur Frage der Zusammenhänge zwischen lipophager Granulombildung und Erythema induratum, Sarcoid DARIER-ROUSSY und Panniculitis nonsuppurativa nodularis recidivans. Hautarzt **2**, 299—305 (1951). — KOOIJ, R.: WEBER-CHRISTIAN's disease, a form of spontaneous panniculitis. Dermatologica (Basel) **101**, 332—344 (1950) (Lit.). — LEVER, W. F.: Nodular nonsuppurative panniculitis. (WEBER-CHRISTIAN disease.) Arch. of Dermat. **59**, 31—35 (1949). — MONTGOMERY, H., P. A. O'LEARY and N. W. BARKER: Nodular vascular diseases of the legs. J. Amer. Med. Assoc. **128**, 335—340 (1945). — PFUHL, W.: Die Aufräumung zugrunde gegangener Fettzellen durch Histiocyten im Trypanblauentzündungsherd. Arch. Anat. u. Entw.gesch. **110**, 533—567 (1940). — SCHLIENGER, F.: Zur Kenntnis der medikamentösen Lipogranulome. Dermatologica (Basel) **98**, 289—295 (1949). — TILDEN, I. L., H. C. GOTSHALK and E. V. AVAKIAN: Relapsing febrile nonsuppurative panniculitis. Arch. of Dermat. **41**, 681—689 (1940). — WORINGER, FR.: Les granulomes à corps étrangers de la peau. Strasbourg Méd. **40** (1930).

Verkalkung in der Haut . . . . S. 168

Atkinson, F. R. B., and F. Parkes-Weber: Cutaneous and subcutaneous calcinosis. Brit. J. Dermat. **50**, 267—310 (1938). — De Sa Penella, L.: Calcificacões cutâneas e subcutâneas. Actas dermo-sifiliogr. **33**, 87—107 (1948). — Dösseker: Kalkablagerungen, speziell sog. verkalkende Epitheliome der Haut. Arch. f. Dermat. **129** (1921). — Drucker: Kalkablagerung unter die Haut. Dtsch. med. Wschr. **1919**. — Epstein, E.: Idiopathic calcinosis cutis. Arch. of Dermat. **34**, 367—377 (1936). — Jadassohn: Über „Kalkmetastasen" in der Haut. Arch. f. Dermat. **100** (1910). — Kerl: Beitrag zur Kenntnis der Verkalkungen der Haut. Arch. f. Dermat. **126** (1919) (Lit.). — Kuznitzky u. Melchior: Subcutane Lymphsackbildung und Kalkablagerungen usw. Arch. f. Dermat. **123** (1916). — Lewandowsky: Über subcutane und periartikuläre Verkalkung. Virchows Arch. **181** (1906). McLeod: Oberflächliche Ulcerationen durch Kalksteine. Proc. Roy. Soc. Med. **1914**. — Mosbacher: Ein Fall von Kalkablagerung usw. Dtsch. Arch. klin. Med. **128** (1918). — Penecke: Über zwei Fälle von Ostitis fibrosa Recklinghausen mit Epithelkörperchentumoren. Zbl. Path. **37**, 535 (1926). — Ponhold, J.: Zur Histologie der Kalkgicht. Arch. f. Dermat. **182**, 412—420 (1942). — Pontoppidan: Subcutaner Kalkknoten bei pluriglandulärer Insuffizienz. Hosp.tid. (dän.) **64** (1921). Ref. Zbl. Hkrkh. **1** (1921). — Pospelow: Ein Fall von Kalkablagerung in der Haut. Arch. f. Dermat. **140** (1922). — Schmidt, M. B.: Die Verkalkung. In Marchand-Krehls Handbuch, Bd. III, 2. Abt. Leipzig 1921. — Schnitzer: Über die Verkalkungen im Unterhautzellgewebe. Arch. f. Dermat. **132** (1921) (Lit.). — Schiff, B. L., R. I. Pawtucket and A. B. Kern: Metabolic calcinosis in the newborn. Arch. of Dermat. **68**, 672—680 (1953). — Schütze, W.: Über körnerartige Kalkablagerungen in der Haut. Dermat. Wschr. **1927**, 45—51. — Thibièrge u. Weissenbach: Concrétions calcaires sous-cut. et sclérod. Ann. de Dermat. **1911**. — Versé: Über Calcinosis universalis. Beitr. path. Anat. **53** (1912) (Lit.). — Weidman, F. D., and L. W. Shaffer: Calcification of the skin, including the epiderm, in connection with extensive bone resorption. Arch. of Dermat. **14**, 503—532 (1926). — Weissenbach: Recherches etc. sur les réactions du tissu conj. etc. Ann. de Dermat. **1913**.

Knochenbildung in der Haut . . . . S. 173

Askanazy: Verh. dtsch. path. Ges. **1900**. — Beintema, K.: Knochenbildung in der Haut nach vorausgegangenem Trauma. Acta dermato-vener. (Stockh.) **19**, 49—55 (1938). — Benelli, E.: Ossification von Laparotomienarben. Bruns' Beitr. **75**, H. 3, 549. — Chiari: Über die herdweise Verkalkung und Verknöcherung des subcutanen Fettgewebes usw. Z. Heilk. **1907**, Suppl.-H. — Fraenkel, E.: Über heteroplastische symmetrische Knochenbildung in der Subcutis. Dermat. Wschr. **75** (1922). — Koch, W.: Die Osteome als Exostosen usw. Berl. klin. Wschr. **1907**. — Linser: Über verkalkte Epitheliome und Endotheliome. Bruns' Beitr. **26** (1900). — Musger, A.: Knochenbildung in der Haut. Acta dermato-vener. (Stockh.) **16**, 1—36 (1935) (Lit.). — Saltykow: Über Verknöcherung der verkalkten Hautepitheliome. Zbl. Path. **24**, 481. — Sehrt: Über Knochenbildung in der Haut. Virchows Arch. **200** (1910). — Strassberg: Über heterotope Knochenbildung in der Haut. Virchows Arch. **203** (1911). — Vörner: Über eine Mischgeschwulst der Haut. Arch. f. Dermat. **79** (1906). — Weissenbach: Recherches anatomo-cliniques et exp. sur les réactions du tissu conjonctif au voisinage des dépots calcaires etc. Ann. de Dermat. **1913**, 513.

Hautveränderungen bei Diabetes mellitus . . . . S. 175

Gross, L.: Hautaffektionen bei Diabetes mellitus. Inaug.-Diss. Erlangen 1897. — Hanot: Diabète bronzé. Brit. J. of Dermat. **1896**. — Heller, Julius: Über Hautveränderungen beim Diabète broncé. Dtsch. med. Wschr. **1907**, Nr 30. — Koch, H.: Über ein maculöses Exanthem bei Diabetes mellitus. Arch. f. Dermat. **124**, 845 (1919). — Ungeheuer, R.: Ein Fall von Bronzediabetes usw. Virchows Arch. **216** (1914).

Hauterkrankungen bei Urämie . . . . S. 176

Bloch: Erg. inn. Med. **1908 II**. — Chiari, H.: Über einen Fall von urämischer Dermatitis. Prag. med. Wschr. **30** (1905). — Dalché et Claude: Bull. Soc. méd. Hôp. Paris **20** (1903). — Gruber, G. B.: Über die Pathologie der urämischen Hauterkrankungen. Dtsch. Arch.

klin. Med. **121** (1917) (Lit.). — HERXHEIMER, G., u. W. ROSCHER: Über Hautveränderungen bei Nephritis usw. Münch. med. Wschr. **1918**. — MANGANOTTI, G.: Alterazioni istologiche delle ghiandole sudoripare nelle nefropatine. Sperimentale **80**, 125—129 (1926). — PORTIG: Eine seltene Hauterscheinung auf der Haut eines Patienten mit Niereninsuffizienz. Münch. med. Wschr. **1912**. — RÖSSLE, R.: Urämische Dermatitis. Virchows Arch. **271**, 304—316 (1929) (Lit.). — SCHÜRMANN, P., u. H. E. MACMAHON: Die maligne Nephrosklerose usw. Virchows Arch. **291**, 46—218, 136 (1933).

Gicht . . . . S. 178

GRÜN, E.: Zur Histologie der Gichtknoten. Arch. f. Dermat. **152**, 3—6 (1926).

Ödemkrankheit . . . . S. 178

BETTINGER, H.: Die Ödemkrankheit usw. Virchows Arch. **234** (1921). — JANSEN, W. H.: Ödemkrankheit. Dtsch. Arch. klin. Med. **131** (1920) (Lit.). — LUBARSCH: Zur pathologischen Anatomie der Erschöpfungs- und Ernährungskrankheiten. 18. Tagg der Dtsch. Pathol. Ges. Jena 1921. — MARCHAND, F.: Das Ödem im Lichte der Kolloid-Chemie. Zbl. Path. **22**, 625. — PRYM: Allgemeine Atrophie, Ödemkrankheit und Ruhr. Dtsch. med. Wschr. **1918**.

Störung durch falsches Vitaminangebot. Vitamin A . . . . . . S. 179

CLÉMENT, R.: Hypervitaminose A. Presse méd. **59**, 1570—1572 (1951). — FRAZIER, CH. N., C.-K. HU and F. T. C. K. HU: Variations in the cutaneous manifestations of Vitamin A defiency from infancy to puberty. Arch. of Dermat. **48**, 1—31 (1943). — LECLERCQ, R.: La vitamin A en dermatologie. Ann. de Dermat. **78**, 173—187 (1951) (Lit.). — LEHMAN, E., and H. G. RAPAPORT: Cutaneous manifestations of vitamin A defiency in children. J. Amer. Med. Assoc. **114**, 386—393 (1940). — LOEWENTHAL, L. J. A.: A new cutaneous manifestation in the syndrome of vitamine A defiency. Arch. of Dermat. **28**, 700—708 (1933). — NICHOLLS, L.: A study of vitamin A defiency in Ceylon usw. Indian Med. Gaz. **69**, 5, 241 (1934). — PIERS, F.: Notes on some cutaneous manifestations of defiency disease. East Afric. Med. J. **24**, 246—258 (1947). — SCHUPPLI, R.: Vitamine und Hautkrankheiten. Praxis (Bern) **1948**, 297—305. — STEPP, W., J. KÜHNAU u. H. SCHROEDER: Die Vitamine und ihre klinische Anwendung. Stuttgart **1944**. — STUDER, A., u. J. R. FREY: Über Hautveränderungen der Ratte nach großen oralen Dosen von Vitamin A. Schweiz. med. Wschr. **1949**, 382—384. — SULZBERGER, M. B., and M. P. LAZAR: Hypervitaminosis A. J. Amer. Med. Assoc. **146**, 788—793 (1951) (Lit.). — VILANOVA, u. CAÑADELL: Hypothyreotisches Phrynoderma. Arch. f. Dermat. **191**, 660—672 (1950).

Vitamin C . . . . S. 180

ASCHOFF, L., u. W. KOCH: Skorbut. Veröff. Kriegs- u. Konstit.path. **1919**, H. 1. — FEIG, S.: Beitrag zur Kenntnis des Skorbuts mit besonderer Berücksichtigung seiner hämorrhagischen Komponente. Med. Klin. **1918**, 1207. — NICOLAU: Dermatitis papulo-keratotica scorbutica. Ann. de Dermat. **18/19**, 397. — SAXL, P., u. J. MELKA: Über den Skorbut und seine Beziehungen zu den hämorrhagischen Diathesen. Med. Klin. **1917**, 986. — TÜCHLER: Über Skorbut. Med. Klin. **1918**. — WALLGREN, ARVID: Zur Symptomatologie und Pathogenese des Oedema scorbuticum invisibile. Z. Kinderheilk. **31**.

Pellagra . . . . S. 182

ALESSANDRINI, G., e A. SCALA: Contributo nuovo alla etiologia et patogenesi della pellagra. Ann. Igiene sper. **24** (1914). — ASCHOFF: In KREHL-MARCHANDS, Handbuch der allgemeinen Pathologie, Bd. 1. Leipzig 1908. —BABES u. SION: Die Pellagra. In NOTHNAGELS Spezielle Pathologie und Therapie, Bd. 24, H. 2, Abt. 3. — BABES, A., et AUREL A. BABES: Travaux sur la pellagre, executés sous la direction de V. BABES. Bukarest 1923.— COMEL, M.: Pellagra und Pellagroide Dermatosen. Dermatologica (Basel) **87**, 285—296 (1943). — COZZANI, G.: Osservazioni clinicoistologiche sopra un gruppo di casi di pellagra. Arch. ital. Dermat. **22**, 78—167 (1949). — FIOCCO, G. B.: Istopatologia dei pellagrodermi. Atti del V. congr. pellagr. 1912. — GROSS, P.: Nonpellagrous eruptions due to defiency of vitamin B-complex. Arch. of Dermat. **43**, 504—531 (1941). — JADASSOHN: Über den pellagrösen Symptomenkomplex bei Alkoholikern in der Schweiz. Korresp.bl. Schweiz. Ärzte **1915**, Nr 52; **1916**, Nr 1. — MERK, L.: Die Hauterscheinungen der Pellagra. Innsbruck 1909. — MOORE, R. A., T. D. SPIES and Z. K. COOPER: Histopathology of the skin in pellagra. Arch. of Dermat. **46**, 100—111 (1942). — OPPENHEIM, M.: Über pellagraähnliche Hauterkrankungen unter der Bevölkerung Wiens. Wien. med. Wschr. **1920**, Nr 30—32. — ORMSBY, O. S.: Pellagra. J. of Cutan. Dis. **30** (1912). — ORMSBY and SINGER: Clinical and pathologic. studies. Rep. of Pellagra Com. of State of Illinois. Springfield 1912. — RAUBITSCHEK, H.: Pathologie, Entstehungsweise und Ursachen der Pellagra. Erg. Path. **1915** (Lit.). — ROBERTS: Pellagra. London 1912. — ROSENTOUL: Changes in skin nervous at pellagra. Acta dermato-vener. (Stockh.) **15**, 495—500 (1934). — SMITH, C. S.: Buchweizenvergiftung. Arch. Int. Med. **1909**. — VERESS, FRANZ v.: Über Pellagra mit besonderer Berücksichtigung der Verhältnisse in Ungarn. Arch. f. Dermat. **81**, 233—258 (1906). — VOLLMER: Zur Histologie der Pellagrahaut. Arch. f. Dermat. **57**, 169 (1901). — VOLPINO, G.: Il minofagismo ed i suoi rapporti colla pellagra. Gazz. internaz. med.-chir. **1914**, Nr 14. — WISE, F., u. M. F. LAUTMAN: Pellagra in New York usw. J. of Cutan. Dis. **1915**.

Akute multiple Hautgangrän . . . . S. 185

BRANDWEINER: Multiple neurotische Hautgangrän. Mh. Dermat. **39** (1904). — CASSIRER, R.: Die vasomotorisch-trophischen Neurosen. Berlin 1901. — CRONQUIST u. BJERRE: Ein Fall von echter spontaner Hautgangrän usw. Arch. f. Dermat. **103** (1910). — DINKLER: Über akute multiple Hautgangrän. Arch. f. Dermat. **71**, 61 (1904). — GEUER, D.: Zum Krankheitsbild der multiplen neurotischen Hautgangrän beim Kleinkind. Arch. f. Dermat. **188**, 146—154 (1949). — SUDECK, P.: Symmetrische neurotische Gangrän nach Lumbalanästhesie. Dtsch. Z. Chir. **106**, 618 (1910). — ZIELER: Über akute multiple Hautgangrän nebst Untersuchungen über durch rohe Salzsäure hervorgerufene Nekrosen. Dtsch. Z. Nervenheilk. **28** (1905).

Syringomyelie . . . . S. 188

BONNET, L.: Malum perforans pedis etc. Ann. de Dermat. **1910**. — FISCHER, W.: Über Blasenbildung bei Syringomyelie. Arch. f. Dermat. **113** (1912). — KREIBICH, C.: Über Decubitus acutus und Blasenbildung bei Nervenkrankheiten. Arch. f. Dermat. **92**, 425 (1908). — SCHLESINGER, HERMANN: Über Blaseneruptionen an der Haut bei zentralen Affektionen des Nervensystems. Dtsch. med. Wschr. **1907**. — STEINBERG: Trophische Störungen bei Schußverletzungen peripherischer Nerven. Wien. klin. Wschr. **1915**.

RAYNAUDsche Gangrän . . . . S. 188

BECK, KARL: RAYNAUDsche Krankheit beim Säugling. Jb. Kinderheilk. **72** (1910). — BELKOVSKY, J. M.: Beitrag zur Pathologie der sog. RAYNAUDschen Krankheit oder symmetrischen Gangrän. Neur. Zbl. **1905**, 836. — KOLISCH: Zur Kenntnis der sog. RAYNAUDschen Krankheit. Frankf. Z. Path. **5**, H. 3 (1910). — SÄNGER, ALFRED: Über symmetrische Gangrän. Unnas Dermat. Stud. Bd. 21, S. 276 (1910).

Entzündungen aus mechanischen Ursachen . . . . S. 189

BENEKE, R.: Über Hornschichtabhebungen an der Haut abgestürzter Flieger. Beitr. path. Anat. **69**, 366—372 (1921). — BURCKHARDT, W.: Die Fingerknöchelpolster, eine häufige Hautveränderung. Dermatologica (Basel) 88, 192—197 (1943). — CAROL, W. L. L., u. H. B. VAN HAREN: Über Clavus helicis, bzw. Chondrodermatitis nodularis chronica helicis. Dermatologica (Basel) **83**, 353—374 (1941). — DIETRICH, A.: Druckbrand und Gesäßmuskel. Virchows Arch. **226**, H. 1 (1919). — EWALD: Hartes traumatisches Ödem des Handrückens. Ärztl. Sachverst.Zeitg. **20**, 179 (1914). — HOHMANN, G.: Zur Erklärung des harten traumatischen Ödems des Handrückens. Münch. med. Wschr. **1916**, Nr 51, 1810. — KREIBICH: Zur Blasenbildung und Cutis-Epidermisverbindung. Arch. f. Dermat. **63** (1902). — KÜTTNER, H.: Verschüttungsnekrose ganzer Extremitäten. Bruns' Beitr. **112**, H. 5. — LANGE, ERICH: Stauungsblutungen infolge traumatischer Rumpfkompression. Dtsch. Z. Chir. **120**, 76 (1913). — MARX, M. A.: Über den Tod durch Verschüttung (Hautblasen in 2 Fällen).

Vjschr. gerichtl. Med., III. F. **56** (1918). — NEWCOMER, V. D., C. G. STEFFEN, T. H. STERNBERG u. L. LICHTENSTEIN: Chondrodermatitis nodularis chronica helicis. Arch. of Dermat. **68**, 241—255 (1953). — SKLAREK: Beiträge zur Kenntnis der Schwielen und Hühneraugen. Arch. f. Dermat. **85** (1907) (Lit.). — STRÖBEL, H.: Neuere Untersuchungen über die Fingerknöchelpolster. Arch. f. Dermat. **187**, 91—113 (1949). — STROHMEYER: Über das harte, traumatische Ödem des Handrückens. Dtsch. Z. Chir. **141**, H. 3/4. — WIETING: Zur Pathogenese des „Wundliegens". Dtsch. med. Wschr. **1919**, Nr 8. — WINKLER, K.: Das schmerzhafte Ohrknötchen. Z. Hautkrkh. **8**, 2—5 (1950). — WINKLER, M.: Knotenförmige Erkrankung am Helix. Chondrodermatitis nodularis chronica helicis. Arch. f. Dermat. **121**, 278—285 (1916).

Entzündungen aus anderen physikalischen Ursachen . . . . . S. 195

a) Durch Hitzewirkung . . . . S. 195

ALTMANN, H. W., F. BÜCHNER u. W. BÜNGELER: Die entzündlichen Reaktionen. In Fiat review, general pathology, Bd. II, S. 100—112. Wiesbaden 1948. — HARTZEL: Erythema ab igne. J. of Cutan. Dis. **30** (1912). — LEERS, O., u. R. RAYSKY: Studien über Verbrühung. Virchows Arch. **197** (1909). — MAGNUS, G.: Über Verbrennungen durch das Geschoß. Med. Klin. **1916**, Nr 45. — MARCHAND: Die thermischen Krankheitserscheinungen. In MARCHAND-KREHL, Handbuch der allgemeinen Pathologie, Bd. I. Leipzig 1908 (Lit.). — PAUTRIER et SIMON: Note sur les lésions histologiques provoquées par le grattage méthodique etc. Ann. de Dermat. **1909**. — RAYSKY: Beiträge zur Kasuistik der lokalen und allgemeinen Veränderungen beim Tode durch Verbrennung. Virchows Arch. **201**, 208 (1910). — RIBBERT: Das pathologische Wachstum der Gewebe usw. Bonn 1896 (Lit.). — TEREBINSKY, W.: Beitrag zur Wirkung von Hyperämie und von mechanischen Reizen auf die Epidermis. (Mitosenzahl im Epithel benigner Tumoren, Histologie der Reibungsblasen.) Arch. f. Dermat. **99** (1910). — TÖRÖK: Hautveränderungen durch mechanische Reizung. Arch. f. Dermat. **63** (1902). — TOUTON: Vergleichende Untersuchungen über die Entwicklung der Blasen in der Epidermis. Diss. Tübingen 1882. — ULLMANN: Durch Hitzeeinwirkung hervorgerufene Hautschädigungen. In ULLMANN, OPPENHEIM, RILLE, Die Schädigungen der Haut durch Beruf und gewerbliche Arbeit, Bd. I. Leipzig 1922 (Lit.). — ZINCK, K. H.: Pathologische Anatomie der Verbrennung. Veröff. Konstit. u. Wehrpath. **10**, 1—224 (1940).

b) Durch Kältewirkung . . . . S. 199

BÖTTCHER, H.: Experimentelle Untersuchungen über örtliche Erfrierungen durch langdauernde Einwirkung geringer Kältegrade. Virchows Arch. **312**, 464—485 (1942). — FUERST, E.: Über die Veränderungen des Epithels durch leichte Wärme- und Kälteeinwirkungen usw. Beitr. path. Anat. **24** (1898) (Lit.). — HECHT, VIKT.: Zur Pathologie und Therapie der Erfrierungsgangrän. Wien. med. Wschr. **1915**, Nr 40. — HODARA: Beitrag zur Pathologie der Erfrierung. Mh. prakt. Dermat. **22** (1896). — Histologische Studien über 3 Fälle von Frostbeulen. Mh. Dermat. **42** (1906). — KLINGMÜLLER: Pernionen an den Unterschenkeln. Arch. f. Dermat. **135** (1921). — KRIEGE: Über hyaline Veränderungen der Haut durch Erfrierung. Virchows Arch. **116** (1889). — KYRLE: Durch Kältewirkung hervorgerufene Veränderungen der Haut. In ULLMANN, OPPENHEIM, RILLE, Die Schädigungen der Haut durch Beruf usw. Leipzig 1922 (Lit.). — NÄGELSBACH, E.: Thrombose und Spätgangrän nach Erfrierung. Münch. med. Wschr. **1919**, Nr 13, 353. — PICK, L.: Erfrierungen. In ASCHOFFS Handbuch der Kriegspathologie. 1920. — SCHMINKE: Slg. klin. Vortr. **1918**. — SIEGMUND, H.: Die pathologisch-anatomischen Grundlagen der örtlichen Kälteschäden. Arch. f. Dermat. **184**, 34—45 (1943). — SONNENBURG u. TSCHMARKE: Verbrennung, Erfrierung. Neue Deutsche Chirurgie, Bd. 17. 1915. — STAEMMLER, H. J.: Die Entwicklung der Stase in der terminalen Strombahn bei Anwendung von Kältereizen. Virchows Arch. **312**, 437—463 (1942). — STAEMMLER, M.: Über anatomische Folgeerscheinungen örtlicher Erfrierungen. Virchows Arch. **312**, 501—533 (1942). — VEITH, G.: Kälteschäden. In Fiat review, general pathology, Bd. II, S. 78—97. Wiesbaden 1948. — ZENOW, Z. I.: Über Veränderungen im endokrinen System bei experimenteller örtlicher Erfrierung. Virchows Arch. **312**, 486—500.

c) Durch strahlende Energie . . . . S. 206

ADAMSON: Livedo reticularis. Brit. J. Dermat. **1916**. — ASCHOFF: Die strahlende Energie als Krankheitsursache. In KREHL-MARCHANDS Handbuch der allgemeinen Pathologie, Bd. I.

Leipzig 1908 (Lit.). — BERING: Zur Biologie der physiologischen und pathologischen Wirkungen des Lichtes usw. Erg. Path. **17**, 1 (1914) (Lit.). — BURCKHARDT, W.: Über eine im Frühling, besonders an den Ohren auftretende Lichtdermatose. Dermatologica (Basel) **86**, 85—91 (1942). — Das Licht als pathogene Noxe. Ärztl. Mh. **3**, 627—650 (1947) (Lit.). — EHRMANN: Zur Frage der Livedo racemosa bei Tuberkulose. Dermat. Wschr. **69**, 556. — FINSEN, NIELS R.: Bedeutung der chemischen Strahlen des Lichtes für Medizin und Biologie. Leipzig 1899. — HAMMER: Über den Einfluß des Lichtes auf die Haut. Stuttgart 1891. — HESS u. KERL: Über die Pathogenese der Livedo und ihr nahestehender Hautveränderungen. Dermat. Z. **33** (1922). — HERXHEIMER, K., u. E. UHLMANN: Über die Wirkung der Grenzstrahlen auf die Haut. Arch. f. Dermat. **157**, 467—482 (1929). — JANSEN: Über Gewebssterilisation und Gewebsreaktion bei FINSENS Lichtbehandlung. Beitr. path. Anat. **41** (1907). JESIONEK: Lichtbiologie und Lichtpathologie. Braunschweig 1912 (Lit.). — KESTEN, B. M., and M. SLATKIN: Diseases related to light sensitivity. Arch. of Dermat. **67**, 284—301 (1953) (Lit.). — LEHNER u. KENEDY: Zur Kenntnis der Entzündungen der Haut mit netzförmiger Zeichnung. Arch. f. Dermat. **136** (1922) (Lit.). — LEREDDE et PAUTRIER: Photothérapie et Photobiologie. Paris 1903. — MCLEOD: The pathological changes in the skin produced by the rays from a Finsen-lamp. Brit. Med. J. **1902**. — MEIROWSKY: Untersuchungen über die Wirkung des Finsenlichtes auf die normale und tätowierte Haut. Mh. Dermat. **42** (1906). — MIESCHER, G., E. HARDMEYER u. L. GUGGENHEIM: Über die Wirkung des weißen und infraroten Lichtes auf die Haut. Arch. f. Dermat. **174**, 445—464 (1936). — MÖLLER: Der Einfluß des Lichtes auf die Haut. Biblioth. med. D. II, H. 8. Stuttgart 1900. — PELLER: Zur Kenntnis der Livedo racemosa. Dermat. Wschr. **73**, 1157 (1921). — SONCK, C. E.: Über die Photosensibilität bei Lymphogranuloma inguinale. Acta dermato-vener. (Stockh.) **22**, Suppl. VI (1941). — ZIELER: Über die Wirkung des konzentrierten elektrischen Bogenlichtes auf die normale Haut. Dermat. Z. **13** (1906).

Hydroa vacciniforme . . . . S. 209

BOWEN: Hydroa vacciniforme with histolog. examination. J. Cut. a. Gen. Urin. Dis. 1894. — BRUNSTING, L. A., and L. MASON: Porphyria with cutaneous manifestations. Arch. of Dermat. **60**, 66—79 (1949) (Lit.). — BURCKHARDT, W.: Untersuchungen über die Photoaktivität einiger Sulfanilamide. Dermatologica (Basel) **83**, 63—69 (1941). — Photoallergische Ekzeme durch Sulfanilamidsalben. Dermatologica (Basel) **96**, 280—285 (1948). — FRAENKEL, HEGER u. SCHUMM: Zur Lehre von der Hämatoporphyria congenita. Dtsch. med. Wschr. **1913**, 842. — GOTTRON, H., u. F. ELLINGER: Beitrag zur Klinik der Porphyrie. Arch. f. Dermat. **164**, 10—43 (1931) (Lit.). — GÜNTHER: Die klinischen Symptome der Lichtüberempfindlichkeit. Dermat. Wschr. **68** (1919) (Lit.). — IKEDA: Hydroa vacciniforme. Inaug.-Diss. Rostock 1904. — KIMMIG, J.: Lichtdermatosen und Lichtschutz. 22. Dtsch. Dermatologentgg. 1953 Frankfurt a. M., Arch. f. Derm. **200**, 68, 1955. — MARTENSTEIN, H.: Experimentelle Untersuchungen bei Hydroa vacciniforme. Arch. f. Dermat. **140** (1922). — MIBELLI: Die Histologie der Hydroa vacciniforme usw. Giorn. ital. Dermat. **1896**. — Mh. Dermat. **24** (1897). — PAUTRIER et PAYENNEVILLE: Hydroa vacciniforme. Bull. Soc. franç. Dermat. **24** (1913). — PERUTZ: Hydroa aestivale und vacciniforme. Arch. f. Dermat. **124** (1917). — RADAELI: Contributo alla conoscenza dell'hydroa vacciniforme di Bazin. Giorn. ital. Dermat. **1911**. — TAPPEINER, S.: Die bullöse Porphyrindermatose bei Erwachsenen. Wien. klin. Wschr. **1953**, 143—145.

Xeroderma pigmentosum . . . . S. 213

LÖWENBACH: Xeroderma pigmentosum. In MRACEKS Handbuch. 1903. — MONTGOMERY, H., and M. J. REUTER: Xeroderma pigmentosum. Arch. of Dermat. **26**, 256—267 (1932). — NICOLAS et FAVRE: Deux observations pour servir de contribution à l'étude clinique et histologique du xeroderma pigmentosum. Ann. de Dermat. **1906**, 536. — NOBL: Xeroderma pigmentosum. Tagg. der W. Dermatol. Ges. 7. Nov. 1918. Arch. f. Dermat. **125** (1919). — ROUVIER, G.: Le xeroderma pigmentosum. Paris 1910. — SCHONNEFELD: Über Xeroderma pigmentosum. Arch. f. Dermat. **104** (1910) (Lit.).

Melanodermitis toxica . . . . S. 220

CARTEAUD, A., et G. BOISSY: Evolution de 50 cas de mélanose de RIEHL. Bull. Soc. franç. Dermat. **4**, 426—427 (1950). — HABERMANN: Dermat. Z. **30** (1920). — HAXTHAUSEN:

Epithelproliferationen, hervorgerufen durch Einwirkung von Anilin auf die Haut. Dermat. Z. **23**, 595. — HOFFMANN, E.: Über eine eigenartige Form der Melanodermie (Melanodermitis toxica lichenoides et bullosa). Dermat. Z. **27** (1919). — KERL: „Melanose (RIEHL)". Arch. f. Dermat. **130** (1921) (Lit.). — KISSMEYER, A.: Über Teer-Melanose. Arch. f. Dermat. **140** (1922). — KITAMURA, K.: Gehäuftes Auftreten von Melanosis RIEHL in Japan in den letzten Nachkriegsjahren. Hautarzt **2**, 486—489 (1951). — RIEHL, G.: Über eine eigenartige Melanose. Wien. med. Wschr. **1917**, Nr 25. — SCHÄFFER, J.: Über Melanodermie des Gesichts (sog. Kriegsmelanose). Med. Klin. **1918**, Nr 44, 1079. — STORCK, H.: Über RIEHLsche Melanose. Dermatologica (Basel) **92**, 246—258 (1946).

Durch Röntgenstrahlen . . . . S. 220

BAERMANN u. LINSER: Beitrag zur chirurgischen Behandlung und Histologie der Röntgenulcera. Münch. med. Wschr. **1904**. — BARTHÉLEMY, OUDIN u. DARIER: Über Veränderungen an der Haut usw. Mh. Dermat. **25** (1897). — FREUND u. OPPENHEIM: Über bleibende Hautveränderungen nach Röntgenbestrahlung. Wien. klin. Wschr. **1904**. — GASSMANN: Zur Histologie der Röntgenulcera. Fortschr. Röntgenstr. **2** (1898/99). — HÄNDLY, P.: Pathologisch-anatomische Ergebnisse der Strahlenbehandlung. Strahlenther. **12**, 1—87 (1921). — JOHN, F.: Ein Beitrag zur Kenntnis von Röntgenspätschädigungen. Strahlenther. **63**, 188—198 (1938). — Röntgenspätschäden der Haut und nervöses Terminalreticulum. Strahlenther. **76**, 271—306 (1946). — KRAUSE, P., u. ZIEGLER: Experimentelle Untersuchungen über die Einwirkung der Röntgenstrahlen auf tierische Gewebe. Fortschr. Röntgenstr. **10** (1906/07). LINSER: Beitrag zur Histologie der Röntgenwirkung auf die normale menschliche Haut. Fortschr. Geb. Röntgenstr. 8 (1904/05). — MIESCHER, G.: Die Histologie der akuten Röntgendermatitis (Röntgenerythem). Arch. f. Dermat. **148**, 540—592 (1925). — MILBRADT, W.: Der Einfluß der Grenzstrahlen auf die Haut. Dermat. Wschr. **1936 II**, 1149—1157, 1181—1189. — ROST: Experimentelle Untersuchungen über die biologische Wirkung von Röntgenstrahlen usw. Strahlenther. **6** (1915) (Lit.). — SAUNDERS, T. S., and H. MONTGOMERY: Chronic roentgen and radium dermatitis. J. Amer. Med. Assoc. **110**, 23—28 (1938).— SCHOLZ, W.: Über den Einfluß der Röntgenstrahlen auf die Haut im gesunden und kranken Zustande. Arch. f. Dermat. **59** (1902). — STORCK, H.: Strahlenheilkunde. Dermatologica (Basel) **99**, 384—404 (1949) (Lit.). — **101**, 356—380 (1950) (Lit.). — TELOH, H. A., M. L. MASON and M. C. WHEELOCK: A histopathologic study of radiation injuries of the skin. Surg. etc. **90**, 335—348 (1950). — UNNA, P. G.: Die chronische Röntgendermatitis usw. Fortschr. Röntgenstr. 8 (1904) (Lit.). — WEISHAUPT, E.: Hautveränderungen bei Strahlentherapie der Carcinome (Röntgenulcera). Arch. f. Gynäk. **109**, H. 1/2. — WETTERER: Handbuch der Röntgen- und Radiumtherapie, 3. Aufl. Leipzig 1919.

Durch Radiumstrahlung . . . . S. 230

DARIER: Radiodermitis ulcerosa etc. Ann. de Dermat. **1912**, 541. — DOHI u. MAKI: Histologische Untersuchung des normalen und pathologischen Gewebes unter dem Einflusse der Radiumstrahlen. Jap. Z. Dermat. u. Urol. **13**, H. 3 (1913). — FRIEDLÄNDER: Über chronische Thoriumdermatitis. Arch. f. Dermat. **113** (1912). —GUYOT: Experimentelle Untersuchungen über die Wirkung des Radiums auf die Haut. Arch. f. Dermat. **97** (1909). — HALKIN: Über den Einfluß der Becquerelstrahlen auf die Haut. Arch. f. Dermat. **65** (1903). — KAISERLING, C.: Histologie der Radiumwirkung. In Handbuch der Radiumbiologie und -therapie. Wiesbaden 1913 (Lit.). — THIESS: Wirkung der Radiumstrahlen auf verschiedene Organe und Gewebe. Mitt. Grenzgeb. Med. u. Chir. **1905**. — WERNER: Experimentelle Untersuchungen über die Wirkung der Radiumstrahlen usw. Zbl. Chir. **1904**. — WITTEN, V. H., u. M. B. SULZBERGER: Über die Art der Thorium X-Wirkung auf die menschliche Haut. Hautarzt **3**, 521—527 (1952) (Lit.).

Durch elektrischen Strom . . . . S. 233

DELBANCO, E.: Zur Einwirkung des elektrischen Stroms auf Epithel und Krebszelle. Virchows Arch. **254**, 302—320 (1925). — DÖRFFEL, J., u. PÖPPING: Tierexperimentelle Untersuchungen über die Veränderungen der Haut nach Ätzung mit Dichlordiäthylsulfid (Gelbkreuz) und Mineralsäuren. Virchows Arch. **295**, 1—20 (1935). — GIOVANNINI: Über die durch die elektrolytische Epilation hervorgerufenen histologischen Veränderungen. Arch. f. Dermat. **32**, 3 (1895). — HULST: Hautveränderungen durch den elektrischen Strom. Nederl. Tijdschr. Geneesk. **65** (1921). — JELLINEK: Schädigungen der äußeren Hülle durch den elektrischen Strom. In ULLMANN-RILLE, Die Schädigungen der Haut. Leipzig 1922. — KAWAMURA: Elektropathologische Histologie. Virchows Arch. **231** (1921) (Lit.). — KREIBICH: Über die durch den faradischen Pinsel hervorgerufenen Entzündungen usw. Dtsch. med. Wschr. **1907**. — MIEREMET: Hautveränderungen durch die Einwirkung des elektrischen Stromes usw. Klin. Wschr. **1923** (Lit.). — NIPPE, M.: Zur Genese und Histologie von Blitzfiguren und elektrischen Strommarken. Virchows Arch. **285**, 1—11 (1932). — RIEHL: Die Spuren des elektrischen Starkstroms in der Haut. Münch. med. Wschr. **1923**.— SCHMIDT, M. B.: Über Starkstromverletzung. 14. Tagg. dtsch. path. Ges. **1910**. — SCHRIDDE: Zbl. Path. **32** (1922). — WEIMANN, W.: Zur Histopathologie der Hautveränderungen durch elektrischen Strom. Dtsch. Z. gerichtl. Med. **9**, 587—598 (1927).

Entzündungen durch chemische Ursachen . . . . S. 235

BARGUM: Veränderungen der Haut nach Ätzung mit rauchender NO_3H. Mh. Dermat. **26** (1898). — BETTMANN: „Chlorakne" usw. Dtsch. med. Wschr. **1901**. — BUCK: Histologie der Hautentzündung durch Pyrogallol. Mh. Dermat. **21** (1895). — CONTRERAS, F.: Acné clórico profesional, enfémedad de la perna o halowax. Actas dermo-sifiliogr. **41**, 352—358 (1950). — COLOMBO, G. L.: Die Alterationen der Schweißdrüsen in einem Fall von akuter Sublimatvergiftung. Arch. Sci. med. **1910**, Nr 8. — CORLETT, W.: Dermatitis hiemalis etc. J. Amer. Med. Assoc. **39** (1903). — DUSSART, L.: Un cas d'acné chlorique. Arch. belg. Dermat. **3**, 429 (1947). — FASANI-VOLARELLI, F.: Untersuchungen und Bemerkungen über den Einfluß der Alkalien auf die Haut. Studium (ital.). **11**, **144** (1921). —FISCHL: Hautveränderung bei Leuchtgasvergiftung. Wien. Dermatol. Ges. 10. Febr. 1921. Zbl. Hautkrkh. **3**, 109 (1921). — FLURY, FERDINAND, u. HERMANN WIELAND: Über Kampfgasvergiftungen. VII. Die pharmakologische Wirkung des Dichloräthylsulfids (Thiodiglykolchlorid, Gelbkreuzstoff, Senfgas, Yperit, Lost). Z. Med. **13**, 367—483 (1921). —FRICKENHAUS: Histologische Untersuchungen über die Einwirkungen des Acid. carb. liqu. auf die gesunde Haut. Mh. Dermat. **22** (1896). — GONIN, R.: Epidémie de kératose folliculaire contagieuse de BROOKE. Dermatologica (Basel) **94**, 199—200 (1947). — GOOD, CH. K., and U. PENSKY: Halowax acne („Cable rash"). Arch. of Dermat. **48**, 251—257 (1943). — HEITZMANN, OTTO: Über Kampfgasvergiftungen. VIII. Die pathologisch-anatomischen Veränderungen nach Vergiftung mit Dichloräthylsulfid unter Berücksichtigung der Tierversuche. Z. exper. Med. **13**, 484—522 (1921). — HEUSS: Über chronische Primeldermat. Mh. Dermat. **29**. — HODARA: Histologische Untersuchungen über die Wirkung des Chrysarobins. Mh. Dermat. **31** (1900) u. **32** (1900). — Histologische Untersuchungen über die Einwirkung des Salicyls auf die gesunde Haut. Mh. Dermat. **23** (1896). — HODARA u. HOULOUSSI: Experimentelle histologische Untersuchungen über die Wirkung des Sublimats auf die Haut. Dermat. Wschr. **73**, 1100—1104 (1921). — HOFFMANN, E.: Über eine durch Scilla maritima hervorgerufene vesiculöse Dermatitis. Dermat. Z. **12** (1905). — HOHMANN, W. J., u. G. W. BEENING: Epidémie de comédons en vitamin A gebrek. Nederl. Tijdschr. Geneesk. **91**, 1465—1469 (1947). — KELLOGG: Über das Resorcin in der Dermatotherapie. Mh. Dermat. **24** (1897). — KOPYTOWSKI, W.: Beitrag zu den pathologischen Veränderungen der gesunden Haut nach Schwefelwirkung. Arch. f. Dermat. **114**, 89—100 (1913). — Beitrag zur pathologischen Anatomie der gesunden Haut nach Einwirkung von β-Naphthol. Arch. f. Dermat. **93**, 41 (1908). — Texturveränderungen der Haut, hervorgerufen durch Vesicantia. Nowiny Scharskie **1897**, Nr 2. Ref. Arch. f. Dermat. **40**, 110 (1897). — KULISCH: Sind die durch Cantharidin und Crotonöl hervorgerufenen Entzündungen der Haut Ekzeme? Mh. Dermat. **26** (1898). — LAEGNEL-LAVESTINE et ALAJOUANINE: Intoxication par le gaz d'éclairage etc. Bull. Soc. méd. Hôp. Paris **37**, 484—488 (1921). — LEHMANN, W.: Über Chloracne. Arch. f. Dermat. **77**, 265 (1905). — MARCOTTY: Raupenhaarverletzung des Auges und der Haut. Dtsch. med. Wschr. **1921**, Nr 34, 10—15. — RICHTER, W.: Kampfstoffwirkung und Heilung. Wehr- u. Wissenschaft-Reihe. Leipzig 1939. — RÖSLER, O. A.: Gastroadenitis und periphere symmetrische Haut- und Knochengangrän bei Phosphorintoxikation. Z. klin. Med. **83**, H. 1/2. — SCHENKER, O.: Beobachtungen zur Basler Krankheit. Dermatologica (Basel) **97**, 35—40 (1948). — SCHUPPLI, R.: Keratosis follicularis „epidemica". Dermatologica (Basel) **94**, 44—72 (1947). — SCHWARTZ, L.: An outbreak of halowax acne (cable rash) among electricians. J. Amer. Med. Assoc. **122**, 158—161 (1943). — THIBIERGE, S.: Efeu-Dermatitis usw. Ann. de Dermat. **1900**, 112. — THIBIERGE, PAGNIEZ: L'acné chlorique. Ann. de Dermat. **1900**, 815. — UNNA, P. G.: Die Wirkung des Höllensteins. Dermat. Wschr. **63** (1916). — VELDEN, R. V. D.: Über Kampfgasvergiftungen. X. Dichloräthylsulfid. Z. exper. Med. **14**, 1 (1921). — Wax rash (any questions ?). Brit. Med. J. **1947**, No 4526, 557.

Arzneiexantheme . . . . S. 244

ALMQUIST, J.: Über merkurielle Dermatosen usw. Arch. f. Dermat. **141** (1922) (Lit.). — BÄRMANN, GUSTAV: Über Chinintod. Münch. med. Wschr. **1909**. — BEERMAN, H.: Drug eruptions: a survey of recent literature. Amer. J. Med. Sci. **218**, 446—476 (1949). — BETTMANN: Über Hautaffektionen nach innerlichem Arsengebrauch. Arch. f. Dermat. **51** (1900). BLOCH, BR., u. F. TENCHIO: Zur Klinik und Pathogenese des Bromoderma vegetans. Arch. of Dermat. **165**, 93—148 (1932). — BROCQ, L.: Über eine unbekannte ulcerös-vegetierende Krankheit (Pseudobromurid). Ann. de Dermat. **1918/19**, Nr 9/10. — ENGMANN, M. F., and W. H. MOOK: A contribution to the histo-pathology and the theorie of drug eruptions. J. of Cutan. Dis. **24** (1906). — FISCHEL, RICH., u. PAUL SOBOTKA: Über Jododerma tuberosum nebst Bemerkungen zu mehreren den Jodismus betreffenden Fragen. Arch. f. Dermat. **102** (1910) (Lit.). — GANS: Zur Histologie der Arsenmelanose. Beitr. path. Anat. **60** (1914) (Lit.). — GIOVANNINI: Zur Histologie der Jodacne. Arch. f. Dermat. **45**, 3 (1898). — GRANT PETERKIN, G. A.: Uncummon drug rashes. Edinburgh Med. J. **58**, 41—51 (1951). — HOFFMANN, E.: Fall von Jododerma tuberosum bullosum. Arch. f. Dermat. **103**, 93—102 (1910). — Hg-Dermatitis. Berl. klin. Wschr. **1902**. — JESIONEK: Ein Fall von Jododerma tuberosum. Beitr. z. Dermat. (Festschr. f. NEUMANN) **1900**, 331 (Lit.). — KIMMIG, J.: Ursache und Behandlung des Jododerma tuberosum. Hautarzt **2**, 78—79 (1951). — KUDISCH: Drei Fälle von Bromoderma tuberosum vegetans aut papillomatosum. Dermat. Z. **19**, 713 (1912). — LEWANDOWSKY: Fall von Bromoderma tuberoso-ulcerosum. Ärztl. Ver. Hamburg 12. April 1910. Arch. f. Dermat. **105**, 308 (1910). — MIBELLI: Über die sog. Antipyrinexantheme. Mh. Dermat. **26** (1898). — MONTGOMERY: Eine Jodkalieruption usw. J. of Cutan. Dis. **22**, No 2. — MONTGOMERY, H.: Arsenic as an etiologic agent in certain types of epithelioma. Arch. of Dermat. **32**, 218—233 (1935) (Lit.). — MONTGOMERY, H., and M. WAISMAN: Epithelioma attributable to arsenic. J. Invest. Dermat. **4**, 365 (1941). — OSBORNE, E. D.: Microchemical studies of arsenic in arsenical pigmentation and keratoses. Arch. of Dermat. **12**, 773—788 (1925). — PANICHI: Contrib. alla casistica dell acne bromica. Giorn. ital. Mal. vener. **32**, 575 (1897). — PASINI: Sur la pathogénie des éruptions bromiques. Ann. de Dermat. **1906**. — PETER: Über hämatogenes Jodekzem und seine Bedeutung für die Ekzemlehre. Dermat. Z. **26**, 71. — PINI: Bromoderma nodosum fungoides. Arch. f. Dermat. **52**, 163 (1900). — POLLAND, R.: Ein Fall von Jodpemphigus mit Beteiligung der Magenschleimhaut. Wien. klin. Wschr. **1905**, Nr 12. — POSPELOW jr., W. A.: Ein Fall von Jododerma tuberosum fungoides. Dermat. Wschr. **55** (1912). — SCHÄFFER: Exanthema vegetans ex usu Bromi. Iconographia dermatologica **1909**, 4. — SCHERER, F.: Das Bromoderma im Säuglingsalter. Mschr. Kinderheilk. **10**. — ZUMBUSCH, LEO V.: Die toxischen (Arznei-)Exantheme in JESIONEK, Praktische Ergebnisse der Haut- und Geschlechtskrankheiten, Bd. 1. Wiesbaden 1910.

Autotoxische Exantheme, Urticaria . . . . S. 255

ADLER: Über pigmentierte Urticaria. Dermat. Z. **21** (1915). — BAUM: Ein Fall von sog. Urticaria perstans. Iconogr. dermat. **1906**, H. 1. — CLYMAN, S. G., u. C. R. REIN: Urticaria pigmentosa associated with bone lesions. J. Invest. Dermat. **19**, 179—185 (1952) (Lit.). — GILCHRIST, C.: Some experimental observations on the histopathology of Urticaria factitia. J. of Cutan. Dis. **1908**, 26. — HISSARD, R., L. MONCOURIER et J. JACQUET: Une nouvelle affection hématodermique, la mastocytose. C. r. Acad. Sci. Paris **231**, 253—255 (1950). — A propos d'un cas de mastocytose pure. Origine et évolution des mastocytes. C. r. Acad. Sci. Paris **231**, 1178—1179 (1950). — JADASSOHN, W.: Zur Histologie der Urticaria pigmentosa. Arch. f. Dermat. **147**, 704—707 (1933). — JADASSOHN u. ROTHE: Zur Pathogenese der Urticaria. Berl. klin. Wschr. **1914**, Nr 11. — KERL, WILH.: Zur Kenntnis der pigmentierten Urticariaformen. Arch. f. Dermat. **118**, 563—577 (1913). — KREIBICH: Über „Urticaria chronica“. Arch. f. Dermat. **48** (1899). — MARTINEZ-HEREZ, R., et C. AGUILERA MARURI: Polynévrite cutanée nodulaire, chronique, allergique (prurigo nudulaire de HYDE). Ann. de Dermat. **16**, 623—648 (1949). — MOURSUND, M. P., and V. R. HIRSCHMANN: Teleangiectasia macularis eruptiva perstans. Arch. of Dermat. **63**, 232—249 (1951) (Lit.). — MUCHA: Urticaria chronica papulosa. Iconogr. dermat. **1909**. — PARKES WEBER, F., and H. RAST: Teleangiektasia macularis eruptiva perstans. Acta dermato-vener. (Stockh.) **16**, 216—224 (1935). — PAUTRIER, L. M.: Le névrome de la lichénification circonscrite nodulaire chronique. Ann. de Dermat. **5**, 897—919 (1934). — PINKUS, H.: Anatomie der Haut. Dermatologica (Basel) **104**, 47 (1952); **106**, 39 (1953). — PRAKKEN, J. R., and M. J. WOERDEMAN: Mast cells in diseases of the skin; their relation to tissue eosinophilia. Dermatologica (Basel) **105**, 116—124 (1952). — ROEDERER, J., et F. WORINGER: Urticaire pigmentaire. Bull. Soc. franç. Dermat. **1931**, 1390—1393. — ROGG: Beitrag zur Kenntnis und Therapie der Urticaria papulosa necroticans recidiva. Arch. f. Dermat. **140**. — SAMBERGER: Entzündliche und urticarielle Hautreaktion. Dermat. Wschr. **71** u. **72**. — SCHÄFER, E.: Über Urticaria pigmentosa und das Mastzellenproblem. Acta dermato-vener. (Stockh.) 8, 161—206 (1927) (Lit.). — SCHERBER: Urticaria und urticarielle Exantheme. Arch. f. Dermat. **121**, 765 (1916) (Lit.). — SCHMIDT: Über einen Fall von Urticaria perstans simplex. Iconogr. dermat. **1907**, 65. — STÜHMER, A.: Urticaria pigmentosa pemphigoides mit wechselnder Lokalisation. Dermat. Wschr. **1939 II**, 939—943. — TÖRÖK u. LEHNER: Zur Anatomie und Pathogenese der Urticaria. Arch. f. Dermat. **132** (1921); **139** (1922). — WÄLSCH, L.: Über Acne urticaria. Arch. f. Dermat. **72**, 349 (1904). — WOLTERS: Beitrag zur Kenntnis der Urticaria perstans papulosa. Dermat. Studien **20**, 566 (1910) (Lit.).

Prurigogruppe . . . . S. 265

ALEXANDER, A.: Zur Histologie des Lichen Vidal. Dermat. Z. **33**, 251 (1921). — BOTTER, A. A.: Der Strophulus als Infektionskrankheit. Dermatologica (Basel) **104**, 87—101 (1952). — CORNBLEET: Pregnancy and apocrine gland diseases, hidradenitis FOX-FORDYCE disease. Arch. of Dermat. **65**, 12—19 (1952). — DALOUS: Histologie du Lichen circonscrit chronique (neurodermite circonscrite). Ann. de Dermat. **1903**, 667. — EHRMANN: Über die Neurodermitis, Histologie und Klinik. Arch. f. Dermat. **145**, 142—147 (1924). — FISCHER, H.: Die FOX-FORDYCEsche Krankheit. Zbl. Hautkrkh. **20**, 1—10 (1926). — FREUND, E.: Su due casi della Dermatosi di FOX-FORDYCE. Giorn. ital. Mal. vener. **1924**. — GASTOU: Le prurigo gestationis. Soc. franç. de dermatol. et de syph. Febr. 1900. — KIESS, O.: Beitrag zur Kenntnis der FOX-FORDYCEschen Krankheit. Dermat. Wschr. **78**, 1 (1924). — KREIBICH, C.: Über Neurodermitis alba. Arch. f. Dermat. **104**, 3—8 (1910). — LYNCH, F. W.: Keratoderma climactericum (HAXTHAUSEN). Arch. of Dermat. **48**, 270—281 (1943). — MACCARDLE, R. C., M. F. ENGMAN and M. F. ENGMAN: Histology of Neurodermatitis. Arch. of Dermat. **44**, 161—189 (1941). — Mineral Changes in Neurodermatitis revealed by Microincineration. Arch. of Dermat. **47**, 335—372 (1943). — MATZENAUER: Prurigo, Strophulus. In MRACEKS Handbuch Bd. II. 1905. — NISIWAKI, T.: Über die histologischen Untersuchungen des Strophulus infantum. Jap. J. of Dermat. **47**, 6 (1940). Ref. Zbl. Hautkrkh. **66**, 126 (1941). — OTTOLENGHI-LODIGIANI, FR.: Studio istologico sulla lichenificazione gigante con referimento a particolari cellule della epidermide. Il Dermosifilogr. **15**, 501—527 (1940). — PAUTRIER, L. M.: Contribution a l’étude des lichénifications anormales. Ann. d. Dermat. **6**, 81—113 (1925). — Les lichénifications anormales. Acta dermato-vener. (Stockh.) 8, 313—342 (1928). — PICK, W.: Pathogenesis of FOX-FORDYCE disease. Arch. of Dermat. **13**, 782—793 (1926). — POÓR, F.: Zur Histologie der FOX-FORDYCEschen Krankheit. Arch. f. Dermat. **173**, 336—341 (1936). — RASCH: Prurigo nodularis. Arch. f. Dermat. **123**, 764 (1916) (Lit.). — RUFFING, E.: Zur Pathogenese und Therapie der FOX-FORDYCEschen Erkrankung. Hautarzt **2**, 461—465 (1951). — SCOTT, E. J. VAN: Studies on the arginase activity of the skin. J. Invest. Dermat. **17**, 21—26 (1951). — SENEAR, F. E., and M. R. CARO: Lichen striatus. Arch. of Dermat. **43**, 116—133 (1941). — STEIGLEDER, G. K.: Zur Histochemie und Histologie der Neurodermitis und Psoriasispapel. Vortr. auf der Südwestdtsch. Dermatologen-Tagg Marburg 1953. Dermat. Wschr. **129**, 77 (1954). — Histochemische Untersuchungen bei Psoriasis, Neurodermitis und allergischer Kontaktdermatitis über oxydierende und reduzierende Fermente. X. Internat. Congr. of Dermatology. Excerpta med. **13**, **6**, 1436 (1953). — Zur funktionellen

Bedeutung der Akanthose. Arch. f. Dermat. **200,** 1955. — STOUGHTON, R., and G. WELLS: A histochemical study on polysaccharides in normal and diseased skin. J. Invest. Dermat. **14,** 37—51 (1950). — TOUTON: Über Neurodermititis chronica circumscripta (BROCQ). Arch. f. Dermat. **33** (1895) (Lit.). — VIGNOLO-LUTATI: Neurodermitis linearis psoriasiformis. Arch. f. Dermat. **111** (1912) (Lit.). — WALTER: Ein Fall von FOX-FORDYCEscher Krankheit. Dermat. Wschr. **74** (1922) (Lit.). — WARDE: 2 cases of Prurigo simpl. chron. Brit. J. Dermat. **1902.** — WHITFIELD, A.: On the FORDYCE-FOX syndrome. Brit. J. Dermat. **35** (1923). — WORINGER, F.: Maladie de Fox-FORDYCE. Bull. Soc. franç. Dermat. **1931,** 297—303. — ZEISLER, J.: Prurigo nodularis. J. of Cutan. Dis. **30** (1912).

Dermatitis herpetiformis . . . . S. 273

ALLGEYER: Histologische Untersuchungen bei einem eigenartigen Fall von Dermatitis herpetiformis mit Horncystenbildung. Arch. f. Dermat. **47,** 369 (1899). — FORDYCE: Bericht über eine schwere Dermatitis herpetiformis usw. J. of Cutan Gen.-Ur. Dis. **1897.** — HODARA, M.: Histologische Untersuchung eines Falles von Dermatitis herpetiformis usw. Mh. Dermat. **49** (1909). — MILIAN: Dermatitis pustulosa DUHRING. Ann. de Dermat. **1918/19,** Nr 5, 193. Weitere Literatur s. bei Pemphigus.

Pemphigus . . . . S. 276

BEERMAN, H.: Diskussionsbemerkung bei WINER und LIPSCHULTZ. Arch. of Dermat. **65,** 288—289 (1952). — BOTTELLI, C.: Beitrag zum Studium des Pemphigus vegetans (NEUMANN). Giorn. ital. Mal. vener. **1911,** Nr **4,** **498.** — BRUNSTING, L. A., and L. J. UNDERWOOD: Pyoderma vegetans in association with chronic ulcerativ colitis. Arch. of Dermat. **60,** 161—172 (1949) (Lit.). — CARO, M. R.: Diagnostic pitfalls of dermal pathology. Arch. of Dermat. **67,** 18—29 (1953). — CIVATTE, A.: Diagnostic histopathologique de la dermatite polymorphe douloureuse ou maladie de DUHRING-BROCQ. Ann. de Dermat. 8, 1—30 (1943). — CORDERO, A.: La histopathologia de la dermatitis de DUHRING y de los penficos. Rev. argent. Dermato-Sifilol. **31,** 212—240 (1947). — DIRECTOR, W.: Pemphigus vegetans. — Pemphigus vulgaris. Arch. of Dermat. **65,** 155—169 (1952); **66,** 343—352 (1952). — DUPONT, A., et J. Piérard: Dermatoses bulleuses, Traité de Dermat. T_g II 1, Paris 1938. — FABRY, J.: Pemphigus foliaceus. Arch. f. Dermat. **121,** 237 (1916). — FRÜHWALD: Pemphigus vegetans. Dermat. Studien **23** (1915) (Lit.). — HERXHEIMER: Über Pemphigus vegetans nebst Bemerkungen über die Natur der LANGERHANSschen Zellen. Arch. f. Dermat. **36** (1896). — HOFFMANN, E.: Pemphigus vegetans. Berl. Dermat. Ges. 3. Febr. 1903. Arch. f. Dermat. **65** (1903). — Über Erythematodes disseminatus bullosus (pemphigoides) und seine Sonderstellung gegenüber dem SENEAR-USHERschen Syndrom. Dtsch. Med. Wschr. **1950,** 565—567. — HÜBNER: Zur Histologie des Pemphigus. Arch. f. Dermat. **119,** 397 (1914). — HUNT, S., and A. S. MINOT: The Hyaluronic acid-hyaluronidase system in pemphigus. Arch. of Dermat. **59,** **114** **(1949).** — JARISCH: Zur Anatomie und Pathogenese der Pemphigusblasen. Arch. f. Dermat. (Festschr. PICK) **43,** 341 (1898). — KANITZ, H.: Über einen Fall von Pemphigus foliaceus (nebst einigen Bemerkungen über das Wesen der „Hämatodermitiden“). Mh. Dermat. **44** (1907). — KLAUDER, J. V.: Essential shriveling of the conjunctiva (Ocular Pemphigus), Pemphigus of the mucous membranes. Arch. of Dermat. **37,** 988—989 (1938). — KLAUDER, J. V., and A. COWAN: Ocular pemphigus and its relation to pemphigus of the skin and its mucous membranes. Amer. J. Ophthalm. **25,** 643—662 (1942). — KREIBICH: Histologie des Pemphigus der Haut und Schleimhaut. Arch. f. Dermat. **50,** 209, 375 (1899). — KÜRMEYER: Ein Fall von Pemphigus vegetans. Dermat. Z. **22** (1915). — LANE and LAMBERT: Subacute malignant pemphigus with extensive bullae. Arch. of Dermat. **4,** 141 (1921). — LEREDDE: Etude sur le pemphigus foliacé de Cazenave. Ann. de Dermat. **10** (1899). — LEVER, W. F.: Pemphigus, a histopathologic study. Arch. of Dermat. **64,** 727—753 (1951). — Pemphigus. Medicine **32,** 1—123 (1953) (Lit.). LIPSCHÜTZ, P.: Mikroskopische Befunde bei Pemphigus vulgaris. Arch. f. Dermat. **119,** 411 (1914). — Mikroskopische Untersuchungen über Pemphigus chronicus. Arch. f. Dermat. **111,** 675—738 (1912). — MICHELSON, H. E.: Acute forms of pemphigus. Arch. of Dermat. **65,** 422—428 (1952). — MONTGOMERY, H.: Pathology of lupus erythematosus. J. Invest. Dermat. **2,** 343—359 (1939). — MONTGOMERY, H., and L. A. BRUNSTING: A group of cases of pyoderma with various systemic manifestations. Arch. of Dermat. **41**, 752—753 (1940). — NELEMANS, TH. G.: Pemphigus vulgaris en Dermatitis herpetiformis DUHRING. Proefschrift Universität Groningen 1951. — NELEMANS, G., F. J. KEUNING, TH. G. VAN RIJSSEL and M. RUITER: Histological changes in the tonofibrils in vesicular and bullous diseases of the skin. Brit. J. Dermat. **64**, 177—182 (1952). — PROSE, P. H., and R. I. BAER: Assay of hyaluronidase in various dermatoses. J. Invest. Dermat. **16**, 169—176 (1951). — RAVOGLI, A.: Pemphigus vegetans. J. Cutan. Dis. **24**, 7 (1906). — SCHÄRER, R.: Über einen Fall von Pemphigus vegetans mit CHARCOT-LEYDENschen Kristallen in den Hautefflorescenzen. Med. Klin. **1921**, 720. — SCHERBER, G.: Ein Fall von Pemphigus mit eigentümlichem Verlauf. Wien. klin. Wschr. **1905**, Nr 29. — SCHULTZ, O.: The pathologic findings in a case of pemphigus foliaceus. Cleveland Med. J. **6**, 514 (1907). — SENEAR, F. E.: Chronic pemphigus vulgaris. Arch. of Dermat. **65**, 429—440 (1952). — SENEAR, F. E., and L. B. KINGERY: Pemphigus erythematosus. Arch. of Dermat. **60**, 238—252 (1949) (Lit.). — SPIER, H. W., C. G. SCHIRREN, U. DESSIN u. T. EWINGER: Zur Frage der Jodempfindlichkeit bei der D.h.D. Arch. f. Derm. **195**, 105—137 (1952/53). — TRUFFI, M.: Das NIKOLSKYsche Phänomen beim Pemphigus. Giorn. ital. dermat. **1905**, Nr 5. — TZANCK, A.: Le cytodiagnostic immédiat en dermatologie. Ann. de Dermat. **8**, 205—218 (1948). — VIEIRA, J. P.: Pemphigus foliacé et syndrôme de SENEAR-USHER. São Paulo (Brasil.) 1951. — Consideracões sobre o pênfigo foliáceo no brasil. São Paulo (Brasil.) 1948. — Novas contributicões ao estudo do pênfigo foliáceo (fogo selvagem) no estado de São Paulo. São Paulo (Brasil.) 1940, Arch. of Dermat. **41**, 858 (1940). — VILANOVA, X., y J. ESTELLER: Sobre la histopatologia del penfigo vegetante de NEUMANN. Actas dermo-sifiliogr. **40**, 382—386 (1949). — WILE, U. J., and H. L. ARNOLD: The SENEAR-USHER Syndrome. Arch. of Dermat. **40**, 687—706 (1939). — WINER, L. H., and C. E. LIPSCHULTZ: Comparative study of histologiy and cytology in vesiculating eruptions. Arch. of Dermat. **65**, 270—287 (1952). — ZOON, J. J., and J. W. H. MALI: Remarks on cell-diagnostics in normal and some pathological conditions of the skin. Dermatologica (Basel) **101**, 145—153 (1950). — ZUMBUSCH, L. v.: Über 2 Fälle von Pemphigus vegetans mit Entwicklung von Tumoren. Arch. f. Dermat. **73**, 121 (1905).

Impetigo herpetiformis . . . . S. 287

GAVAZZENI, G. A.: Ein Fall von Impetigo herpetiformis. Mh. Dermat. **49** (1909). — KOCH, F.: Zur Frage der Identität von Impetigo herpetiformis, Psoriasis, Pustulosa und Psoriasis vulgaris. Hautarzt **3**, 165—168 (1952). — RICHTER, WILHELM: Zur Impetigo herpetiformis. Unnas Dermat. Stud. (Unna-Festschr. Bd. I) **20**, 189 (Lit.). — ROST, G. A.: Über Impetigo herpetiformis. Arch. f. Dermat. **131** (1922). — SCHARDON, E.: Über Impetigo herpetiformis. Arch. f. Dermat. **132**, 108—120 (1921) (Lit.). — SCHERBER, G.: Zur Kenntnis der Impetigo herpetiformis. Arch. f. Dermat. **94**, 227 (1909). — S. auch Psoriasis.

Dermatitis symmetrica dysmenorrhoica . . . . S. 289

MATZENAUER, R., u. R. PÖLLAND: Dermatitis symmetrica dysmenorrhoica. Arch. f. Dermat. **111**, 385—454 (1912). — POLLAND, R.: Weitere Beiträge zur Dermatosis dysmenorrhoica symmetrica MATZENAUER-POLLAND. Arch. f. Dermat. **118**, 260—284 (1913) (Lit.).

Dermatitis eczematosa . . . . S. 290

BELISARIO, J. C.: The pathogenesis of eczema. Proc. of 10. Internat. Congr. of Dermat. London 1952, S. 3—29. London 1953. — BLOCH: Ekzemreferat. 3. Kongr. der Dtsch. Dermat. Ges. München 1923. — BROCQ: Neuere Bemerkungen über die Ekzeme. Ann. de Dermat. **1918/19**, 49. — BROCQ, PAUTRIER et AYRIGNAC: Symptomatologie, Histologie und Biochemie des papulo-vesiculösen Ekzems. Ann. de Dermat. **1911**. — COLE, H. N.: Bakteriologische, histologische und experimentelle Beiträge zur Kenntnis der Ekzeme und der Pyodermien. Arch. f. Dermat. **116**, 207—242 (1913). — FEER, E.: Das Ekzem, mit besonderer Berücksichtigung des Kindesalters. Erg. inn. Med. 8, 316 (1912) (Lit.). — GANS, O.: Zur Pathogenese des Ekzems. II. Morbus Unna. Proc. of 10. Internat. Congr. of Dermat. London 1952, 30—54. London 1953. — HODARA: Beitrag zur Histologie des Eczema cruris usw. Mh. 27 (1898). — HYMAN, A. B.: Some histopathologic aspects of disturbances of sweating. Arch.

of Dermat. **66**, 145—179 (1952) (Lit.). — KREIBICH: Zur Anatomie des Eczema seborrhoicum und der seborrhoischen Warzen. Arch. f. Dermat. **114**, 228—232 (1913). — MIESCHER, G.: Zur Histologie der ekzematösen Kontaktreaktion. Dermatologica (Basel) **104**, 215—220 (1952). — L'histologie de l'eczéma, in le mécanisme physiopathologique de l'eczéma. Paris 1954. — Betrachtungen zur Ekzemfrage. Die Bedeutung der Mikrobenbesiedlung. Arch. f. Dermat. **188**, 36—57 (1949). — Die Entwicklung des Ekzemproblems seit HEBRA. Wien. klin. Wschr. **61**, 50/51 (1949). — NESTOROWSKY: Die anatomischen Veränderungen der Haut bei Dishydrosis. Dermat. Z. **13**, 183, 359 (1906) (Lit.). — O'BRIEN, J. P.: Study of miliaria rubra, tropical anhidrosis and anhidrotic asthenia. Brit. J. Dermat. **59**, 125—158 (1947). — PINI u. BOSELLINI: Über das Eczema rubrum universale. Mh. Dermat. **27** (1898). — POLAK, M.: Histopatología del eczema. Prensa méd. argent. **36**, 1319—1322 (1949). — POLAK, M., and A. M. MOM: Histopathology of experimental eczema (allergic contact-type eczematous dermatitis) in man. J. Invest. Dermat. **13**, 125—134 (1949). — RIECKE, E.: Ekzem. In JESIONEKS Ergebnisse der Haut- und Geschlechtskrankheiten. Wiesbaden 1910 (Lit.). — Ekzemreferat. 13. Kongr. der Dtsch. Dermat. Ges. München 1923. — SICOLI, A.: Dyshidroses vraies et pseudo-dyshidroses. Ann. de Dermat. **5**, 69—84 (1924). — SULZBERGER, M. B., and H. M. ZIMMERMANN: Studies in prickly heat. II. Experimental and histologic findings. J. Invest. Dermat. **7**, 61—68 (1946). — SULZBERGER, M. B., and F. HERRMANN: The clinical significance of disturbances in the delivery of sweat. Springfield 1954. (Lit.). — SUTTON: Histopathology of pompholyx. J. Amer. Med. Assoc. **1913**. — TÖRÖK: Über das Verhältnis des Ekzems zur artefiziellen Hautentzündung und zur Impetigo. Dermat. Wschr. **76**, 273 (1923).

Psoriasis . . . . S. 307

BARBER, H. W.: Pustular psoriasis of the extremities. Brit. J. Dermat. **45**, 113—119 (1933). — BOSELLINI: Über den ps. Prozeß. Mh. prakt. Dermat. **29** (1901) (Lit.). — BURKS, J. W., and H. MONTGOMERY: Histopathologic study of psoriasis. Arch. of Dermat. **48**, 479—493 (1943) (Lit.). — CIVATTE, A.: Psoriasis and seborrhoic eczema: Pathological and diagnostic histology of the two dermatoses. Proc. Roy. Soc. Med. **18**, 1—11 (1924). — DEL GUASTA, F.: I lipidi della pella psoriasica. Giorn. ital. Dermat. **81**, 651—661 (1940). — EBERT, M. H.: A psoriasiform eruption with pustular exacerbations. Arch. of Dermat. **27**, 933—953 (1933). — FALK: Psoriasis arthropathica. Arch. f. Dermat. **129** (1921). — FUHS, H.: Zur Klinik und Pathogenese seltener Hautpustulosen. Arch. f. Dermat. **178**, 68—75 (1939). — GANS, O.: Zur Pathogenese der Psoriasis vulgaris. Dermat. Wschr. **88**, 280—284 (1929). — Pathogenesis of psoriasis vulgaris. Arch. of Dermat. **67**, 1 (1953). — Zur Pathogenese der Psoriasis vulgaris. Hautarzt **3**, 193—198 (1952) (Lit.). — GRÜTZ, O.: Neue histologische Beiträge zum Psoriasisproblem. Arch. f. Dermat. **177**, 246—252 (1938). — HASLUND: Die Histologie und Pathogenese der Psoriasis. Arch. f. Dermat. **114** (1913) (Lit.). — HOFFMANN, E., u. R. STREMPEL: Über einen Fall von Psoriasis mit ausgedehntem großfleckigem Leucoderma psoriat. usw. Dermat. Z. **38** (1923) (Lit.). — JADASSOHN: Psoriasis und verwandte Dermatosen. Med. Klin. **1915**. — KERCKHOFF, J. H. P. VAN: Beiträge zur Kenntnis der Psoriasis vulgaris und ihrer Behandlung. Leipzig 1929. — KISSMEYER: Psoriasis bullosa. Dermat. Z. **24** (1917). — KOCH, F.: Siehe Impetigo herpetiformis. — KOGOJ, F.: Un cas de maladie de Hallopeau. Acta dermato-vener. (Stockh.) **8**, 1—12 (1927). — Acrodermatitis continua Hallopeau und psoriasis pustulosa. Dermat. Z. **75**, 252—270 (1937). — Die spungiforme (schwammartige) Pustel. Dermat. Wschr. **107**, 1485—1487 (1938). — Das klinische und histologische Bild der Acrodermatitis continua. Arch. f. Dermat. **193**, 417—433 (1951). — KOPYTOWSKY: Contribution à l'anatomie patholog. du psoriasis. Ann. de Dermat. **1899**. — LEVER, W. F.: Acrodermatitis continua (Hallopeau). Arch. of Dermat. **49**, 273—277 (1944). — LIPSCHÜTZ: Untersuchungen über Psoriasis vulgaris. Arch. f. Dermat. **127** (1919). — MACKEE, G. M., and P. D. FOSTER: Histopathogenesis of psoriasis and its aberrant lesions. Arch. of Dermat. **34**, 35—56 (1936). — MADDEN, J. F.: Histologic studies of uninvolved skin of patients with psoriasis. Arch. of Dermat. **44**, 655—664 (1941). — MUNRO: Note sur l'histopath. du psoriasis. Ann. de Dermat. **1898**. — NOBL: Psoriasis arthropathica. Arch. f. Dermat. **123** (1916). — REIL: Über Veränderungen der Mundschleimhaut bei Psoriasis. Dermat. Z. **32** (1921) (Lit.). — SACHS, W., G. M. MACKEE and M. J. ROTHSTEIN: Acrodermatitis pustulosa perstans (so-called pustular psoriasis). Arch. of Dermat. **56**, 766—770 (1947). — SCHÄFER: Über Psoriasis pustulosa. Dermat. Z. **33** (1921). — STEIGLEDER, G. K.: Contributi al problema della psoriasi, Istochimica della chiazza psoriasica. Dermatologia (Napoli) **2**, 10 (1951). — Histochemische Untersuchungen im psoriatischen Herd über Oxydation. Reduktion und Lipoidstoffwechsel. Arch. f. Dermat. **194**, 296—307 (1952). — Zur funktionellen Bedeutung der Akanthose. XXII. Dtsch. Dermat.-Kongr. 1953. Arch. f. Derm. **200**, 377, 1955. — STOUGHTON, R., and G. WELLS: A histochemical study of polysaccharides in normal and diseased skin. J. Invest. Dermat. **14**, 37—51 (1950). — VIGNOLO-LUTATI: Über die Morphologie und Histologie der wahren Psoriasis rupioides. Arch. f. Dermat. **120** (1914). — WÄLSCH: Über die Beziehungen zwischen Psoriasis und Gelenkerkrankungen. Arch. f. Dermat. **104** (1910). — WRONG, N. M.: Pustular psoriasis. Arch. of Dermat. **28**, 682—687 (1933).

Lichen ruber . . . . S. 319

ALDEN, H. S., and L. J. FRANK: Atypical lichenoid dermatitis. Arch. of Dermat. **56**, 13—29 (1947). — ALEXANDER: Lichen sclerosus. Arch. f. Dermat. **121** (1916). — ARNDT: Lichen ruber verruc. B. G. 1907. Arch. f. Dermat. **86** (1907). — BIZZOZERO: Über die Sclerodermia circumscripta und ihre Beziehungen zum Lichen sclerosus. Dermat. Z. **21** (1915) (Lit.). — BUELER, F. A.: Über Lichen obtusus. Arch. f. Dermat. **136**, 117 (1921) (Lit.). — DALLA FAVERA: Beitrag zur Histologie der Papel des Lichen plan. mit besonderer Berücksichtigung des Lichen der Schleimhäute. Mh. Dermat. **48** (1909) (Lit.). — DANLOS et GASTON: Lichen plan. à localisation pilaire etc. Ann. de Dermat. **1906**. — DEFINE: Lichen plan. obtusus (UNNA). Giorn. ital. Dermat. **1910**. — DUBREUILH: Hist. du lichen plan. des muqueuses. Ann. de Dermat. **1906**. — ENGMAN, MARTIN: Report of a case of lichen plan. bullosus etc. J. of Cutan. Dis. **22** (1904). — FELDMAN, S.: Lichen planus et acuminatus atrophicans. Arch. of Dermat. **34**, 378—397 (1936). — FINGER: Ein Beitrag zur Frage des Lichen ruber ac. Arch. f. Dermat. **124** (1917). — FLEHME: Fall von Lichen ruber pemphigoides usw. Dermat. Wschr. **73** (1921) (Lit.). — FORDYCE, J. A.: The lichen etc. J. of Cutan. Dis. **28** (1909) (Lit.). — GALEWSKY: Ätiologie des Lichen ruber. Arch. f. Dermat. **129** (1921). — GOTTRON, H.: Familiäre Akrogerie. Arch. f. Dermat. **181**, 571—583 (1941). — Lichen planus alter Leute (Lupus vulgarisartiger Lichen planus). Dermat. Z. **56**, 417—418 (1929). — HELLER: Lichen ruber hypertrophicus (non hyperkeratosus). Dermat. Studien **21** (1910). — HERRMANN, F., u. M. WALTHER: Über den Lichen ruber bullosus der Mundschleimhaut. Zugleich ein Beitrag zur Histologie des Schleimhaut-Lichen und Bemerkungen über die Natur der lichenoiden Reaktion. Arch. f. Dermat. **168**, 49—59 (1933). — HOFFMANN, E.: Lichen sclerosus usw. Iconogr. dermat. 3. — HOFFMANN: Lichen sclerosus der weiblichen Genitalien. Dermat. Z. **21**, 473. — HÖKE: Über einen Fall von xanthomisiertem Lichen obt. usw. Diss. Gelsenkirchen 1921. — JADASSOHN: Beiträge zur Kenntnis des Lichen nebst einigen Bemerkungen über Arsentherapie. Arch. f. Dermat. (Festschr. KAPOSI) **1900**, 877. — KLINGMÜLLER: Über Lichen ruber verr. vegetans. Arch. f. Dermat. **113** (1922). — KREIBICH: Lichen sclerosus. Arch. f. Dermat. **124**, 589 (1917). — LEVY, G.: Le pigment mélanique dans le lichen plan cutané. Bull. Soc. franç. Dermat. **34**, 534—538 (1927). — LIPSCHÜTZ: Lichen ruber framboesiformis. Iconogr. dermat. **7**. — MIESCHER, G.: Weißfleckenkrankheit. Arch. f. Dermat. **172**, 419—429 (1935). — MILLER, O., F. HERRMANN and J. RUBIN: The effects of mepacrine hydrochloride (atabrine) upon the human skin. J. Invest. Dermat. **15**, 445—452 (1950) (Lit.). — MONTGOMERY: Diskussionsbemerkung zu ALDEN. — MONTGOMERY and CULVER: Lichen sclerosus vulvae. J. of Cutan. Dis. **33** (1915). — MONTGOMERY, H., and W. R. HILL: Lichen sclerosus et atrophicus. Arch. of Dermat. **42**, 775—779 (1940) (Lit.). — NELSON, L.-M.: Unusual dermatosis simulating lichen planus and lichen corneus hypertrophicus. Arch. of Dermat. **55**, 12—27 (1947). — NOMLAND, R.: Lichen sclerosus et atrophicus (Hallopeau) and related cutaneous atrophies. Arch. of Dermat. **21**, 575—594 (1930). — ORMEA, F.: Lichen ruber planus Studien. Arch. f. Dermat. **196**, 88—108 (1953). — ORMSBY: Lichen plan. sclerosus et atrophicans etc. J. Amer. Med. Assoc. **1910**. — PAUTRIER: Lichen obtusus corné. Bull. Soc. franç. Dermat. **1921**, Nr 8. — PAUTRIER, L. M., et DISS: Sur la présence d'élements nerveux et sur la prédominance des lésions nerveuses dans la papule du lichen plan. Bull. Soc. franç. Dermat. **1927**, 522—534. — PELLIER: Ann. de Dermat. **1917**. — PINKUS: Lichen plan. zoniformis. Dermat. Z. **12** (1905). — PINKUS, H.: Lichen striatus and lichen planus. J. Invest. Dermat. **11**, 9—17 (1948). — PIRILÄ: Über die Histologie und Pathologie des Lichen ruber plan. Dermat. Z. **26** (1918). — POLANO: Zur Histologie des Lichen ruber verr. Dermat. Z. **14** (1907). — POOR: Zur Anatomie der Schleimhautaffektion bei Lichen plan. Dermat. Z. **12** (1905). — RAVOGLI: Lichen plan. verr. J. of Cutan. Dis. **22** (1904). — RIEKE: In MRACEKS Handbuch der Hautkrankheiten, 1906/07 (Lit.). — SABOURAUD: Sur quelques points de l'anat. pathol. du l. pl. etc. Ann. de Dermat. **1910**. — SINGH, I.: Mepacrine dermatitis. Brit. J. Dermat. **60**, 90—105 (1948). — SPIER, H. W., u. W. KEILIG: Lichen ruber follicularis decalvans (GRAHAM-LITTLE-Syndrom) und seine Beziehungen zur Pseudopelade BROCQ. Hautarzt **4**, 457—467 (1953) (Lit.). — STEIGLEDER, G. K.: Die haemorrhagisch pigmentären Dermatosen — ein Syndrom oder eine selbständige Erkrankung? Hautarzt **4**, 515—520 (1953). — SULZBERGER, M. B., F. HERRMANN and F. G. ZAK: Studies of sweating. I., J. Invest. Dermat. **9**, 221—242 (1947). — TAMM: Blasen bei Lichen ruber plan. Dermat. Z. **22** (1915). — UNNA: Lichen. Dermat. Wschr. **72** (1912). — VIGNOLO-LUTATI: Del l. p. atr. e delle sue relazioni colle atrofie cutanee circonscritto. Giorn. ital. Dermat. **1907** (Lit.). — VÖRNER: Dellenbildung bei Lichen ruber plan. der Schleimhaut. Dermat. Z. **13** (1906). — WALLACE, E. G., and R. NOMLAND: Lichen sclerosus et atrophicus of the vulva. Arch. of Dermat. **57**, 240—254 (1948). — WINER, L. H., and H. LEVITT: Lichen planus in the negro. Arch. of Dermat. **56**, 437—442 (1947). — WISE, F., and CH. R. REIN: Lichen ruber moniliformis (Morbus moniliformis lichenoides). Arch. of Dermat. **34**, 830—849 (1936) (Lit.). — ZUMBUSCH, V.: Über Lichen albus usw. Arch. f. Dermat. **82** (1907).

Parapsoriasisgruppe . . . . S. 339

ARNDT, G.: Über BROCQsche Krankheit usw. Arch. f. Dermat. **100** (1910) (Lit.). — BEJARANO u. COVISA: Anatomisch-pathologische Studien zur Parapsoriasis. Actas dermosifiliogr. **15**, 162 (1923). Zit. nach Zbl. Hautkrkh. **13**, 55 (1924). — BERING, F.: Xanthoerythrodermia. Iconogr. Dermat. **7**. — BIZZOZERO, E.: Parapsoriasis en plaques. Giorn. ital. Dermat. **1912**, H. 6, 688. — BOGROW: Zur Klinik und Diagnose der Parapsoriasis en plaques (BROCQ). Dermat. Z. **1911**. — BROCQ, L.: Les parapsoriasis. Ann. de Dermat. **1902**, 433. — BUCEK, A.: Beitrag zur Kenntnis der Parapsoriasis (BROCQ). Mh. Dermat. **37** (1903). — CALLOMON: Zur Kenntnis der BROCQschen Krankheit. Erythrodermie pityriasiques en plaques disseminées. Arch. f. Dermat. **114**, 503—510 (1913). — CHWATT, L.: Les rapports entre parapsoriasis en plaques parapsoriasis lichénoide et mycosis fungoide. Bull. Soc. franç. Dermat. **1937**, 1354—1371. — CIVATTE, A.: Les parapsoriasis de BROCQ. Thèse de Paris 1906. — Le cinquantenaire du parapsoriasis. Ann. de Dermat. **78**, 5—22 (1951). — CORLETT, W. T., and O. T. SCHULTZ: Parapsoriasis etc. J. Cutan. Dis. **27** (1909). — CRAWFORD, ST.: Pityriasis lichenoides et varioliformis acuta. Arch. of Dermat. **26**, 991—996 (1932). — CSILLAG, J.: Zur Identität der Parakeratosis variegata mit einigen anderen bekannten Krankheitsformen. Arch. f. Dermat. **76**, 3—8 (1905). — FOX, C. T., and J. M. H. MACLEOD: On a case of Parakeratosis variegata. Brit. J. Dermat. **1901**. — GOUGEROT, H., P. BLUM et O. ELIASCHEFF: Parapsoriasis ponctué et en plaques, téleangiectasique purpurique et pigmentaire. Bull. Soc. franç. Dermat. **41**, 884—889 (1934). — GROSS, P.: Pityriasis lichenoides et varioliformis acuta. Arch. of Dermat. **23**, 33—48 (1931). — HELLER, F.: Über die Beziehungen der Parapsoriasis en gouttes zu der BROCQschen Krankheit. Arch. f. Dermat. **108**, 71—82 (1911) (Lit.). — HODARA, M.: Ein Fall von Parakeratosis variegata (UNNA), Exanthema psoriasiforme lichenoides (JADASSOHN), Parapsoriasis en gouttes (BROCQ). Dermat. Wschr. **55**, 848, 877 (1912) (Lit.). — INGRAM, J. I.: Parapsoriasis. Excerpta Med. **13**, 6 (1952). — JULIUSBERG: Über die Pityriasis lichenoides chronica. Arch. f. Dermat. **50**, 359 (1899). — KLAUSNER, E.: Die Beziehungen der UNNAschen Parakeratosis variegata zur Pityriasis lichenoides. Dermat. Wschr. **56** (1913). — KRZYSTALOWICZ, F. v.: Ein Fall von Pityriasis lichenoides chronica (Parakeratosis variegata) usw. Arch. f. Dermat. **124**, 649 (1919) (Lit.). — MCCARTHY, L.: Differential diagnosis of parapsoriasis. Arch. of Dermat. **45**, 81—102 (1942). — MIESCHER, G.: Ein Fall von ausgedehnter mikropapulöser und papulokrustöser Parapsoriasis guttata. Dermatologica (Basel) **94**, 181—184 (1947). — MILIAN: Parapsoriasis. Soc. franç. de Dermatol. 7. Febr. 1907. — MUCHA: Über einen der Parakeratosis variegata (UNNA) usw. nahestehenden eigentümlichen Fall. Arch. f. Dermat. **123**, 586 (1916). — MUSCHTER: Parapsoriasis. Arch. f. Dermat. **121**, 918 (1916) (Lit.). — OPPENHEIM, M.: Pityriasis lichenoides mit varicellaähnlichem Vorstadium. Wien. Dermatol. Ges. 24. Febr. 1921. Zbl. Hautkrkh. **1** (1921). — PINKUS: Ein Fall von psoriasiformem und lichenoidem Exanthem. Arch. f. Dermat. **44** (1898). — RADCLIFF-CROCKER: Xantho-erythrodermia perstans. Brit. J. Dermat. **1905**. — RIECKE, E.: Über die sog. Parapsoriasis mit besonderer Berücksichtigung der Erythrodermia maculosa perstans. Arch. f. Dermat. **131**, 480—505 (1921). — ROBINSON, S. S.: Pityriasis varioliformis acuta. Arch. of Dermat. **36**, 991—997 (1937). — RUSCH: Pityriasis lichenoides chronica. Wien. Dermatol. Ges. 28. Juni 1917. Arch. f. Dermat. **125**, 175 (1918). — SENEAR, F. E., and E. A. OLIVER: Pityriasis lichenoides et varioliformis acuta (HABERMANN). Arch. of Dermat. **23**, 12—32 (1931). — SKLARZ, E.: Kasuistik in Bildern. Dermat. Wschr. **130**, 797—801 (1954). — STOKES: Pityriasis lichenoides chronica (JULIUSBERG). J. of Cutan. Dis. **34**, 343. — VANDEKERCKHOVE, M.: Parapsoriasis en plaques atypique ou parapsoriasis lichénoide? Arch. belg. Dermat. **5** (**II**), 132—139 (1949). — WADDINGTON, E.: Beziehungen zwischen der Poikilodermia atrophicans vascularis und der Mycosis fungoides. Hautarzt **4**, 282—286 (1953). — WALTHER, D.: Dermatitis lichenoides striata et reticularis partim haemorrhagica. Arch. f. Dermat. **196**, 109—123 (1953). — WEISS, L.: Parakeratosis ostracea (scutularis). J. Amer. Med. Assoc. **1912**. — WERTHER: Pityriasis lichenoides chronica usw. Dermat. Zbl. **22**, 320.

Erythrodermia exfoliativa general., Pityriasis rubra Heb.-Jad. . . . . S. 347

AUDRY et NANTA: Pityriasis Heb. und Erythrodermia leucaemica. Ann. de Dermat. **18/19**, 329. — BARNEY, R. E.: Pityriasis rubra (Hebra). Arch. of Dermat. **18**, 716—729 (1928). — BRUUSGAARD: Beitrag zu den tuberkulösen Hauteruptionen usw. Arch. f. Dermat. **67** (1903). — CRIEGERN, v.: Zur Kenntnis der Dermatitis exfoliativa acuta benigna (BROCQ), auch Erythème scarlatiniforme recidivante genannt. Dtsch. Arch. klin. Med. **95**, H. 6. — FABRY: Ein Fall von Pityriasis Heb. mit Lymphdrüsentuberkulose. Arch. f. Dermat. **91** (1908). — FIOCCO: Über einen Fall von Pityriasis Heb. Dermat. Studien **20** (1910). — FOSTER: Beitrag zur Kenntnis der Pityriasis Heb. Arch. f. Dermat. **93** (1908) (Lit.). — HALLE: Über einen Fall von Pityriasis Heb. Arch. f. Dermat. 88 (1907). — JADASSOHN: Über die Pityriasis Heb. usw. Arch. f. Dermat. **23/24** (1892). — JORDAN: Über einen Fall von Dermatitis exfoliativa chronica. J. russe mal. cut. **1908**. — KANITZ: Beitrag zur Klinik, Histologie und Pathogenese der Pityriasis Heb. Arch. f. Dermat. 81 (1906). — LONGO, P.: Dermatitis chronica exfoliativa (Herpétides malignes Bazin). Giorn. ital. Dermat. **1912**, Nr 6, 695. — LUITHLEN: Dermatitis exfoliativa Wilson und Erythema scarlatiniforme recidivans. Dermat. Z. **9** (1902) (Lit.). — MONTGOMERY and BASSOE: A case of Pityriasis Heb. etc. J. of Cutan. Dis. **24** (1906). — MONTGOMERY, H.: Exfoliative dermatosis and malignant erythroderma. Arch. of Dermat. **27**, 253—273 (1933). — MORGAN, W., u. C. ILIESCOU: Beitrag zum Studium der exfoliierenden Erythrodermien, besonders der Pityriasis rubra. Ann. de Dermat. **1913**, Nr 11, 577. — MÜLLER: Ein Fall von Pityriasis Heb. usw. Arch. f. Dermat. **87** (1907). — NEUHOLD, R.: Zur Frage der exfoliativen Erythrodermie. Hautarzt **2**, 265—268 (1951). — POLLAND: Über die Beziehungen gewisser Formen exfoliativer Erythrodermien zur Tuberkulose. Dermat. Z. **21** (1914). — SACHS, O.: Zur Pathologie der generalisierten exfoliativen Erythrodermien. Arch. f. Dermat. **118**, 209—244 (1913) (Lit.). — WALLHAUSER: A case of pityriasis Heb. J. Amer. Med. Assoc. **1912**. — WEIDMAN, F. D., u. R. L. GILMAN: Pathologisch-anatomische Veränderungen bei allgemeiner Exfoliation der Haut bei Neugeborenen, mit besonderer Berücksichtigung der RITTERschen Krankheit. Arch. f. Dermat. **167**, 491—513 (1933).

Erythrodermia desquamativa (LEINER) . . . . S. 352

LEINER, K.: Über eigenartige Erythemtypen und Dermatitiden des frühen Säuglingsalters. Wien u. Leipzig 1912. — MORO: Über die Stellung der Erythrodermia desquamativa (LEINER) im Krankheitssystem. Münch. med. Wschr. **1911**, Nr 10.

Impetigo streptogenes und staphylogenes . . . . S. 356

BIGGER, J. W., and G. A. HODGSON: Impetigo contagiosa, its cause and treatment. Lancet **1943 I**, 544—547. — BOCKHART: Über die Ätiologie und Therapie der Impetigo usw. Mh. Dermat. **6** (1887). — CALLOMON: Impetigo framboesiformis. Arch. f. Dermat. **64**, 421. — DOHI, K., u. SH. DOHI: Zur Klinik und Ätiologie der Impetigo contagiosa. Arch. f. Dermat. **111** (1912). — FUCHS, D.: Beitrag zur Frage der Impetigo contagiosa und des Ecthyma. Arch. f. Dermat. **139** (1921) (Lit.). — HERXHEIMER: Über Impetigo contagiosa vegetans usw. Arch. f. Dermat. **38** (1897). — KREIBICH: Zur Eiterung der Haut. Arch. f. Dermat. (Festschr. KAPOSI) **1901**. — KRZYSTALOWICZ, F.: Über chronische streptogene Hautaffektion sub forma einer bullösen Dermatitis (eines Pemphigus). Mh. Dermat. **36** (1903). — LEWANDOWSKY: Über Impetigo contagiosa s. vulgaris. Arch. f. Dermat. **94**, 164 (1909). — 12. Kongr. der Dtsch. Dermatol. Ges. Hamburg 1921. Arch. f. Dermat. **138**. — UNNA, P. G., u. Frau SCHWENTER-TRACHSLER: Impetigo vulgaris. Mh. Dermat. **28** (1899).

Ecthyma streptogenes . . . . S. 360

BRUNSTING, L. A., W. H. GOECKERMANN and P. A. O'LEARY: Pyoderma gangrenosum. Arch. of Dermat. **22**, 655—680 (1930). — BRUNSTING, L. A., and L. J. UNDERWOOD: Pyoderma vegetans in association with chronic ulcerative colitis. Arch. of Dermat. **60**, 161—171 (1949) (Lit.). — COVISA u. BEJARANO: Pathologische Anatomie der schankerartigen Pyodermitiden. Actas dermo-sifiliogr. **17**, 140—143 (1925). Ref. Zbl. Hautkrkh. **19**, 407 (1926). — DAMMANN, F.: Pyodermia chronica serpiginosa superficialis ulcerativa. Arch. f. Dermat. **153**, 278—285 (1927). — GAY PRIERTO, J., u. A. CASCOS: Über die Pyodermitis chronica vegetans von Azúa. Dermatologica (Basel) **103**, 135—144 (1951). — HOFFMANN, E.: Isolierte schankerähnliche Pyodermie der Gesichtshaut (Pyodermia chancriformis faciei). Arch. f. Dermat. **170**, 403—409 (1934). — HOFFMANN, H.: Acne conglobata und verwandte Krankheiten. Zbl. Hautkrkh. **19**, 1—10 (1926). — KUMER, L.: Über Pyodermia chronica papillaris et exulcerans. Dermatologica (Basel) **48**, 1—24 (1926). — LAUBÁL, S.: Histopathologie der Dermatitis papillaris capillitii. Zbl. Hautkrkh. **37**, 29 (1931). — MIESCHER, G.: Pyoderma serpiginosum gangraenosum. Dermatologica (Basel) **91**, 226—229 (1945). — NANTA, A., et A. BAZEX: Formes cliniques des pyodermites végétantes. Ann. de Dermat., VII. ser. **8**, 609—623 (1937). — PAUTRIER, L. M., et F. WORINGER: Anatomie pathologique de l'acne chéloidienne. Bull. Soc. franç. Dermat. **38**, 993—999 (1931). — REYHER, P.: Zur Ätiologie und Pathogenese des Ecthyma cachecticum. Charité-Ann. **33**, 161 (1909). — VOLAVSEK, W.: Zur Kenntnis der Pyodermia chronica papillaris et exulcerans. Arch. f. Dermat. **178**, 331—339 (1939). — WALKER, N. u. R. CRANSTON LAW: Dermatitis gangraenosa infantum. Iconogr. dermat. **4** (1909). — WÖLFLE, E.: Schankriforme Pyodermie am Augennasenwinkel. Diss. Heidelberg 1950 (Lit.). — ZURHELLE, E., u. J. KLEIN: Chronisch vegetierende und ulcerierende Pyodermien mit serpiginösem Fortschreiten und flächenhafter Narbenbildung. (Pyodermia chronica papillaris et exulcerans.) Arch. f. Dermat. **151**, 387—390 (1926). — Chronische vegetierende und ulcerierende Pyodermien mit serpiginösem Fortschreiten und flächenhafter Narbenbildung (Pyodermia chronica papillaris et exulcerans). Dermatologica (Basel) **46**, 63—86 (1926). (Weitere Angaben s. bei Impetigo S. 658ff.)

Erysipel . . . . S. 362

DALÉAS, P.: A clinical study on erysipelas of the newly born. Internat. Clin. **1** (1921). — JANNI: Beitrag zur pathologischen Histologie der Haut bei Erysipelas. Zbl. Bakter. I Orig. **22**, 733 (1897). — REICKE: Erysipelas staphylococcog. Zbl. inn. Med. **35** (1914).

Erysipeloid, Schweinerotlauf . . . . S. 366

DIEMER: Zur Frage des Erysipeloids. Klin. Wschr. **1923**, Nr 22. — DÜTTMANN: Schweinerotlauf und Erysipeloid. Bruns' Beitr. **123** (1921). — MANNINI, R.: Per l'istopatologia delle lesioni cutanee da mal rossino nell'uomo. Arch. „De Vecchi" (Firenze) **4**, 148—160 (1941). — RAHM: Der Schweinerotlauf beim Menschen. Bruns' Beitr. **115**, 664—675 (1919). — Med. Klin. **1922**.

Impetigo follicularis staphylogenes . . . . S. 367

BOCKHART, M.: Über die Ätiologie und Therapie der Impetigo usw. Mh. Dermat. **6** (1887). NOBL, G.: Originäre Kuhpocke oder Impetigo (BOCKHART)? Dermat. Wschr. **67**, Nr 33 (1918). (S. auch Impetigo S. 658ff.)

Sycosis coccogenes . . . . S. 370

BOCKHART: Ätiologie und Therapie der Impetigo usw. Mh. Dermat. **6** (1887). — EHRMANN: Follikuläre und perifollikuläre Erkrankungen usw. In MRACEKS Handbuch, Bd. II. Wien 1902. — PINKUS, H.: Chronic scarring pseudofolliculitis of the negro beard. Arch. of Dermat. **47**, 782—792 (1943) (Lit.). — Arch. of Dermat. **48**, 539, 540 (1943). (S. auch Impetigo S. 658ff.)

Folliculitis nuchae scleroticans . . . . S. 373

ADAMSON: Dermatitis papillaris capillitii (KAPOSI). Brit. J. Dermat. **1913**, 69. — PAUTRIER u. GOUIN: Beitrag zum Studium der Histologie und der Pathogenese des Acnekeloids am Nacken. Ann. de Dermat. **1911**, Nr 4. — SCHEUER, O.: Beginnt die Dermatitis papillaris capillitii (KAPOSI) als Folliculitis oder nicht? Mh. Dermat. **51** (1910). — SCHMIDT u. WAGNER: Beitrag zur pathologischen Anatomie der Dermatitis papillaris capillitii (KAPOSI). Dermat. Z. **1912**, 581. — STANCANELLI, P.: Giorn. internaz. Sci. med. **23** (1910). — TRYB, A.: Über das Nackenkeloid oder Dermatitis nuchae scleroticans. Dermat. Wschr. **55**, 1491 (1912). — VÖRNER, HANS: Neues von der Dermatitis capillitii (KAPOSI). Arch. f. Dermat. **111**, 647—674 (1912) (Lit.).

Folliculitis variolif. s. necroticans . . . . S. 376

BEATTY, WALLACE: Fall von Folliculitis decalvans und Lichen spinulosus. Brit. J. **1915**, 331. — BROCQ: Des folliculites et perifolliculites décalvantes. Ann. de Dermat. **1889**. — BROCQ, LENGLET et AYRIGNAC: Recherches sur l'alopécie atrophiante. Ann. de Dermat. **1905**. — GRÜNFELD: Über Folliculitis decalvans. Arch. f. Dermat. **95** (1909). — MONTGOMERY, H.: Acne necrotica miliaris of the scalp. Arch. of Dermat. **36**, 40—44 (1937). — SAMBERGER, FR.: Folliculitis (sycosis) scleroticans. Arch. f. Dermat. **83**, 163 (1907).

Acne vulgaris . . . . S. 383

APRA, A. A.: Sur l'histologie du tuberculide rosaceiforme de LEWANDOWSKI. Bull. Soc. franç. Dermat. **4**, 402 (1942). — BECK: Über Befunde in Resorcinschwarten. Mh. prakt. Dermat. **25** (1897). — DUBREUILH: L'acné hypertrophique du nez et son traitement. Ann. de Dermat. **1903**, 785. — HOFFMANN, H.: Acne conglobata und verwandte Krankheiten. Zbl. Hautkrkh. **19**, 1—11 (1926). — LAYMON, C. W., and E. P. SCHOCH: Micropapular tuberculid and rosacea. Arch. of Dermat. **58**, 286—300 (1948) (Lit.). — LYNCH, F. W.: Acne vulgaris. Arch. of Dermat. **42**, 593—603 (1940). — MICHELSON, H. E., and P. K. ALLEN: Acne conglobata. Arch. of Dermat. **23**, 49—67 (1931). — MIESCHER, G.: Rosacea und Rosacea-ähnliche Tuberkulide. Dermatologica (Basel) 88, 150—170 (1943). — O'LEARY, and R. R. KIERLAND: Pyoderma faciale. Arch. of Dermat. **41**, 451—462 (1940). — PAUTRIER, L. M.: Acné comédonienne, indurée, phlegmoneuse a ponts fibreuse a cheloides vraies sur acne. Ann. de Dermat. VII. ser. **5**, 233—285 (1934). — SELISKY, A. B.: Zur Histologie der Acne conglobata. Arch. f. Dermat. **158**, 460—467 (1929). — SEMON, H. C., and F. HERRMANN: Some observations on the sugar metabolism in acne vulgaris. Brit. J. Dermat. **52**, 123—128 (1940). — SUTTON, R. L.: Acne vulgaris a pustular lipoidosis. South. Med. J. **34**, 1071—1082 (1941). — TOUTON: Ätiologie und Pathologie der Acne. Verh. des 6. Kongr. der Dtsch. Dermat. Ges. 1898. — UNNA, P. G.: Acne. Med. Klin. **1908**.

Multiple Abscesse im Säuglingsalter . . . . S. 390

LEWANDOWSKY, F.: Zur Pathogenese der multiplen Abscesse im Säuglingsalter. Arch. f. Dermat. **80**, 179 (1906). — Dtsch. med. Wschr. **1907**.

Achselhöhlenabscesse . . . . S. 392

BRUNSTING, H. A.: Hidradenitis suppurativa; Abszess of the apokrine sweat glands. Arch. of Dermat. **39**, 108—120 (1939). — FEHRMANN: Zur Histologie und Pathogenese der Achselhöhlenabscesse. Arch. f. Dermat. **127** (1919). — GANS, O.: Zur Pathogenese der Achselhöhlenabscesse. Dermat. Wschr. **1923**, Nr 15. — KOCH, F.: Zur Histogenese und Pathogenese des Schweißdrüsenabszesses. Dtsch. med. Wschr. **1937 I**, 965—967. — ROST: Klin. Wschr. **1922**, Nr 46.

Dermatitis exfoliativa neonatorum . . . . S. 394

BENDER: Beitrag zur Histologie der Dermatitis exfoliativa. Virchows Arch. **99** (1900). — BIERENDE: Pemphigus neonatorum. Arch. Gynäk. **114**, 411—427 (1921). — BLOCH: Über den Pemphigus acutus malignus neonatorum (non syph.). Arch. Kinderheilk. **28** (1900). — DALLA FAVERA, P. B.: Über Dermatitis exfoliativa neonatorum (RITTER). Arch. f. Dermat.

98, 231 (1909) (Lit.). — DELBANCO, ERNST: Zur Ätiologie der Fingerkuppenimpetigo (Tournio le SABOURAUD) und des Pemphigus neonatorum. Dermat. Wschr. **72**, Nr 18, 362—366 (1921). — FERRAND: Les dermites des nouveau-nés (erythèmes infantiles); étude histol. Ann. de Dermat. **1908**. — HANSTEEN: Histologische und bakteriologische Momente zur Ätiologie der Dermatitis exfoliativa neonatorum (RITTER). Arch. f. Dermat. (Festschr. KAPOSI) **1901**, 135. — HEDINGER: Über den Zusammenhang der Dermatitis exfoliativa neonatorum mit dem Pemphigus acutus neonatorum. Arch. f. Dermat. **80**, 349 (Lit.). — LUITHLEN: Dermatitis exfoliativa RITTER. Arch. f. Dermat. **47**, 323 (1899). — MENSI, E.: Dermatitis exfoliativa neonatorum etc. Giorn. d. R. Ac. di Medic. Turin, Nr 4/5, April/Mai 1912. — MYRICK: Dermatitis exfoliativa neonatorum. Brit. J. Dermat. **60** (1909). — RICHTER: Über Pemphigus neonatorum. Dermat. Z. 8 (1901) (Lit.). — RITTER v. RITTERSHAIN: Die exfoliative Dermatitis junger Säuglinge. Zentralztg Kinderheilk. **2** (1878/79). — WEIDMAN, F. D., u. R. L. GILMAN: Pathologisch anatomische Veränderungen bei allgemeiner Exfoliation der Haut bei Neugeborenen mit besonderer Berücksichtigung der RITTERschen Krankheit. Arch. f. Dermat. **167**, 491—513 (1933). — WINTERNITZ: Ein Beitrag zur Kenntnis der Dermatitis exfoliativa neonatorum (RITTER). Arch. f. Dermat. (Festschr. PICK) **44**, 397 (1898). — WIRZ, A.: Über einen Fall von Dermatitis exfoliativa und seine Beziehungen zum Pemphigus neonatorum. Korresp.bl. Schweiz. Ärzte **1916**, Nr 50, 1685.

Pyogene metastatische Dermatosen . . . . S. 397

FINGER: Ein Beitrag zur Kenntnis der Dermatitis pyaemica. Wien. klin. Wschr. **1896**, Nr 25. — FRÄNKEL, EUGEN: Über metastatische Hautaffektionen bei bakteriellen Allgemeinerkrankungen. Dermat. Studien **20**, 74 (1910). — FRAENKEL: Metastatische Dermatosen bei akuten bakteriellen Allgemeinerkrankungen. Arch. f. Dermat. **129**, 386 (1921). — GANS: Histopathologie polymorpher exsudativer Dermatosen in ihrer Beziehung zur speziellen Ätiologie. Arch. f. Dermat. **130**, 15 (1921) (Lit.). — JADASSOHN: Über Pyodermien, die Infektionen der Haut mit den banalen Krankheitserregern. Halle 1912. — LEBET: Dermatites pyaemiques. Ann. de Dermat. **1903**, 912. — LEHNDORFF u. LEINER: Erythema annulare usw. Z. Kinderheilk. **23** (1922). — MERK: Zur Kenntnis der Dermatitis pyaemica. Arch. f. Dermat. **63**, 252 (1902). — MERKLEN, P., et M. WOLF: Participation des endothélites artériocapillaires au syndrome de l'endocardite maligne lente. Presse méd. **36**, 96—101 (1928). — PHILIPPSON: Über Embolie und Metastase in der Haut. Arch. f. Dermat. **51**, 33 (1900). — SCHERBER: Beitrag zur Klinik der hämorrhagischen Exantheme. Dermat. Z. **25** (1918). — STRANDBERG, JAMES: Ein Fall von vesico-pustulösem Pyämid (MERK). Arch. f. Dermat. **111**, 83—90 (1912). — TANIMURA: Über eine Art von Septicotoxidermie (Erythema septicotoxicum). Arch. f. Dermat. **141** (1922). — WERTHER: Beitrag zur Kenntnis der Pyämide. Münch. med. Wschr. **1913**, Nr 31.

Erythema nodosum . . . . S. 404

BAUR, G.: Erythema nodosum nach Cibazol und Tuberkulose. Schweiz. Z. Tbk. **6**, 273 bis 296 (1949). — BRAUN-FALCO, O.: Über strangförmige oberflächliche Phlebitiden. Dermat. Wschr. **127**, 506—518 (1953) (Lit.). — BRODIER: Erythème noueux dans le cours d'une infection puerpèrale. Méd. mod. **1899**, Nr 62, 491. — CAROL, W. L. L., J. R. PRAKKEN u. H. A. VAN ZWIJNDREGT: Erythema nodosum und Relapsing febrile nodular nonsuppurative panniculitis. Arch. f. Dermat. **182**, 329—366 (1942). — CIBILS AGUIRRE, R., et D. BRACHETTO-BRIAN: Über die pathologische Anatomie des Erythema nodosum. Semana méd. **1932 I**, 253—275. Zit. nach Zbl. Dermat. **41**, 339 (1932). — DENEKE: Erythema nodosum atyp. Dtsch. med. Wschr. **1920**, 9. — ELSCHNER, H.: Die Phlebitis saltans und das Krankheitsbild der Endangitis obliterans. Dermat. Wschr. **127**, 534—541 (1953) (Lit.). — ERNBERG, HARALD: Das Erythema nodosum, seine Natur und seine Bedeutung. Jb. Kinderheilk. 95 (3) F. **45**, H. 1/2, 1—42 (1921). — FAVRE, M.: Le phlébite „fil de fer". Presse méd. **61**, 579—582 (1953). — FÖRSTER: Beziehungen des Erythema nodosum zur Tuberkulose. J. Amer. Med. Assoc. **1914**, 1266. — GANS, O.: Die Histopathologie polymorpher exsudativer Dermatosen usw. Arch. f. Dermat. **130** (1921). — GRZYBOWSKI, M.: Sur l'anatomie pathologique de l'érythème noueux. Bull. Soc. franç. Dermat. **1938**, 1073—1089. — HOFFMANN, E.: Über Ätiologie und Pathogenese des Erythema nodosum. Dtsch. med. Wschr. **1904**, Nr 51. — Erythema nodosum (+ Staphylokokken). Berl. Dermat. Ges. **2**. Juli 1901. Arch. f. Dermat.

58, 288. — LANDOUZY: Über Erythema nodosum auf tuberkulöser Basis. Gaz. méd. Paris **1914**, 37. — LÖFGREN, S., and F. WAHLGREN: On the histopathology of erythema nodosum. Acta dermato-vener. (Stockh.) **29**, 1—13 (1949). — MIESCHER, G.: Zur Histologie des Erythema nodosum. Acta dermato-vener. (Stockh.) **27**, 447—468 (1948) (Lit.). — Zur Histopathologie und Ätiologie des Erythema nodosum. Bull. schweiz. Akad. Med. Wiss. **6**, Suppl. 1, 172—176 (1950). — MONTGOMERY, H., P. A. O'LEARY and N. W. BARKER: Nodular vascular diseases of the leg. J. Amer. Med. Assoc. **128**, 335—340 (1945). — NUBÉ, M. J.: MIESCHERS granulomas in erytema nodosum. Dermatologica (Basel) **101**, 80—84 (1950). — PAUTRIER, L. M., et FR. WORINGER: Contribution à l'étude histologique de l'erythème noueux. Réunion dermat. de Strasbourg. Bull. Soc. franç. Dermat. **1938**, 1068—1073. — PHILIPPSON: Contributo allo studio dell'eritema nodoso. Giorn. ital. Dermat. **1895**. — PICK, W.: Über die persistierende Form des Erythema nodosum. Arch. f. Dermat. **72**, 361 (1904). — SCHUMACHER: Ätiologie des Erythema nodosum. Z. Tbk. **21**, H. 5, 468. — STÜMPKE, G.: Über die Beziehungen zwischen Erythema nodosum und Lues. Arch. f. Dermat. **124**, 670 (1919). — TELFORD, E. D.: Lesions of the skin and subcutaneous tissue in diseases of the peripheral circulation. Arch. of Dermat. **36**, 952—963 (1937). — WAGNER, H., u. B. LINDNER: Ein Beitrag zur Kasuistik der Thrombophlebitis migrans. Z. Hautkrkh. **10**, 259—263 (1951).

Periarteriitis (Panarteriitis) nodosa . . . . S. 409

BAEHR, G., and A. POLLACK: Diffuse vascular diseases. Mod. conc. of cardiovasc. Dis. **15**, 12 (1946). — CAROL, W. L. L., u. J. R. PRAKKEN: Die kutane Form der Periarteriitis nodosa. Acta dermato-vener. (Stockh.) **18**, 102—118 (1937). — FAHR: Rheumatismus nodosus. Virchows Arch. **232**, 134 (1921). — GOUGEROT, H.: Maladie trisymptomatique de H. GOUGEROT. Semaine Hôp. **1947**, 1311—1315. — GRUBER: Über die Pathologie der Periarteriitis nodosa. Z. Herzkrkh. **9** (1917) (Lit.). — HAMPERL, H.: Elastische Fasern als Fremdkörper. Bemerkungen zur sog. Arteriitis temporalis. Virchows Arch. **323**, 591—596 (1953) (Lit.). — HANN, V.: Pathologisch-histologische und experimentelle Untersuchungen über Periarteriitis nodosa. Virchows Arch. **227**, H. 1. — HARRIES u. FRIEDRICH: Zbl. Path. **1922**, 213. — KERNOHAN, J. W., and H. W. WOLTMAN: Periarteriitis nodosa, a clinico-pathologic study with special reference to the nervous system. Arch. of Neur. **39**, 655—686 (1938). — KETRON, L. W., and J. C. BERNSTEIN: Cutaneous manifestations of periarteriitis nodosa. Arch. of Dermat. **40**, 929—944 (1939). — LEMKE: Arterienveränderungen bei Infektionskrankheiten. Virchows Arch. **240** u. **243** (1923) (Lit.). — MELCZER, N., u. T. VENKEI: Über die Hautformen der Periarteriitis nodosa. Arch. f. Dermat. **186**, 107—121 (1946). — MEYER: Über die klinische Erkenntnis der Periarteriitis nodosa usw. Berl. klin. Wschr. **1921**. — MIESCHER, G.: Über kutane Formen der Periarteriitis nodosa. Dermatologica (Basel) **92**, 225—245 (1946). — NIEDNER: Dermatomyositis und infektiöse Muskelerkrankungen. Dtsch. med. Wschr. **46**, Nr 21 (1920). — RALSTON, D. E., and W. F. KVALE: The renal lesions of periarteriitis nodosa. Proc. Staff Meet. Mayo Clin. **24**, 18—28 (1949). — RIDDER: Beitrag zur Kenntnis der Dermatomyositis acuta (Pseudotrichinosis). Berl. klin. Wschr. **1919**, Nr 51. — RUITER, M.: Allergic cutaneous vasculitis. Acta dermato-vener. (Stockh.) **32**, 274—288 (1952). — A case of allergic cutaneous vasculitis (Arteriolitis allergica). Brit. J. Dermat. **65**, 77—83 (1953). — RUITER, M., u. C. H. BRANDSMA: Arteriolitis allergica. Dermatologica (Basel) **97**, 255—271 (1948). — SIMONSOHN, ALFRED: Dermatoneuromyositis chronica atrophicans. Arch. f. Dermat. **108**, 59—70 (1911). — SLINGER, W. N., and V. STARCK: Cutaneous form of polyarteriitis nodosa. Arch. of Dermat. **63**, 461—468 (1951). — STRAUSS, L., J. CHURG and F. G. ZAK: Cutaneous lesions of allergic granulomatosis. J. Invest. Dermat. **17**, 349—359 (1951) (Lit.). — WOERDEMAN, M. J., u. J. R. PRAKKEN: Eosinophilic granulomas of the skin, a attempt at their classification. Dermatologica (Basel) **105**, 133—145 (1952).

Erythema exsudativum multiforme . . . . S. 411

BRUINS SLOT, W. J.: Het syndroom van STEVENS-JOHNSON (ernstige vorm van erythema exsudativum multiforme). Nederl. Tijdschr. Geneesk. **4**, 4069—4071 (1949). — CAROL, W. L. L., u. J. A. VAN KRIEKEN: Zur Histopathologie des Erythema annulare von LEHNDORFF und LEINER. Acta paediatr. (Stockh.) **17**, 372—376 (1935). — GANS, O.: Die Histologie polymorpher exsudativer Dermatosen usw. Arch. f. Dermat. **130** (1921). — HERX-

HEIMER, K., u. K. SCHMIDT: Über Erythema exsudativum multiforme vegetans. Arch. f. Dermat. **116**, 202—206 (1913). — KOGOJ, F.: Un cas d'erythema exsudativum atypicum. Ann. de Dermat. **7**, 364—371 (1930). — KREIBICH, C.: Histologie des Erythema multiforme. Arch. f. Dermat. **58**, 125 (1901). — LIPSCHÜTZ: Erythema bullosum vegetans. Arch. f. Dermat. **123**, 523 (1916). — OPPENHEIM: Erythema multiforme exsudativum chronicum recidivans. Wien. Dermat. Ges. 7. Nov. 1918. Arch. f. Dermat. **125**, 669 (1919).

Purpuragruppe . . . . S. 414

BENESTAD: Fettembolie mit punktförmigen Blutungen in die Haut. Dtsch. Z. Chir. **112**. — CORNIL, L., M. MOSINGER et A. X. JOUVE: Contribution à l'étude histologique du nodule d'OSLER. Ann. d'Anat. path. **13**, 675—686 (1936). — FABRY: Beitrag zur Krankheit der Purpura haemorrhagica nodularis. Arch. f. Dermat. (Festschr. PICK) **43**, 187 (1898). — FINGERLAND, A., u. B. JANOUŠEK: Zur Histologie der OSLERschen Krankheit. Arch. f. Dermat. **178**, 54—64 (1939). — FÖRSTER, ALFONS: Über Morbus maculosus Werlhofii. Z. klin. Med. **92**, 170—186 (1921). — GAIRDNER, D.: The SCHÖNLEIN-HENOCH syndrome (Anaphylactoid purpura). Quart. J. Med. **17**, 95—122 (1948). — GANS: Zur Ätiologie der Purpuraerkrankungen; zugleich ein Nachweis für die lokale Allergie der Haut in der Umgebung der Impfpockenpustel. Dermat. Wschr. **64**, 49. — GOTTRON, H. A.: Amyloidosis cutis nodularis atrophicans diabetica. Dtsch. dermat. Wschr. **75**, 19—26 (1950). — KOLLER, F.: Hämorrhagische Phänomene in der Dermatologie. Dermatologica (Basel) **102**, 189—197 (1951). — LANDWEHR: Purpura haemorrhagica fulminans mit Nekrosenbildung. Ausgang in Heilung. Münch. med. Wschr. **1909**, Nr 30. — PECK, S. M., N. ROSENTHAL and L. ERF: Purpura, classification and treatment with special reference to treatment with snake venom. Arch. of Dermat. **35**, 831—867 (1937). — PFLEGER, L.: Zur Pathogenese unklarer Purpuraformen. Excerpta med. **13**, 1432 (1952). — Arch. f. Dermat. **197**, 187—208 (1954). — RICHTER: Capilläre Blutungen. Beitr. path. Anat. **50** (1911). — SCHÜRER, v. WALDHEIM: Mitteilung über die Blutknötchenkrankheit, Purpura haemorrhagica papulosa et pustulosa. Wien. med. Wschr. **1918**, Nr 46. — STORCK, H.: Über hämorrhagische Phänomene in der Dermatologie. Dermatologica (Basel) **102**, 197—252 (1951). — UNNA: Purpura senilis. Vers. Dtsch. Naturforsch. u. Ärzte. Lübeck 1895. Arch. f. Dermat. **33**, 200 (1895). — WALTHARD: Purpurähnl. Exanthem im Verlaufe einer Adnexerkrankung. Z. Geburtsh. **75**, 358 (1913).

Die chronisch-hämorrhagischen Dermatosen (Purpura Majocchi) . . . S. 417

BRANDWEINER, A.: Purpura annularis teleangiectodes. Dermat. Wschr. **43**. — Weitere Mitteilungen über Purpura annularis teleangiectodes. Dermat. Wschr. **43** (1906); **55** (1912) (Lit.). — DELBANCO: Fall von Purpura annularis teleangiectodes (Majocchi). Ärztl. Verein Hamburg. Sitzg 19. Nov. 1912. — GOTTRON, H.: Purpura Majocchii. Arch. f. Dermat. **159**, 355—467 (1933). — GOUGEROT, H., et P. BLUM: Dermatite lichénoide purpurique et pigmentée, Comparison avec la maladie de SCHAMBERG. Arch. dermat.-syphiligr. Hôp. St. Louis **1**, 555—572 (1929). — Purpura angioscléreux prurigineux avec éléments lichénoides. Bull. Soc. franç. Dermat. **32**, 161—163 (1925). — MCKEE: Purpura annularis teleangiectodes. Verh. New York. Dermat. Ges. 28. Okt. 1913. J. of Cutan. Dis. **32** (1914). — Purpura annularis teleangiectodes. J. of Cutan. Dis. **33** (1915). — LINDENHEIM, H.: Purpura annularis teleangiectodes. Arch. f. Dermat. **113**, 689—700 (1912) (Lit.). — MAJOCCHI, DOMINICO: Purpura annularis teleangiectodes mit 4 Tafeln. Gewidmet F. J. PICK, publ. v. d. königl. Akad. d. Wiss. in Bologna. — MAJOCCHI: Neue klinische Beobachtungen und histopathologische Untersuchungen über die Purpura teleangiectodes Majocchi. Bull. Soc. méd. Hôp. Paris **1913**, H. 10. — OBERSTE-LEHN, H.: Ein Fall von Purpura hyperglobulinaemica unter dem Bilde der SCHAMBERGschen Erkrankung. Z. Hautkrkh. **7**, 204—211 (1949). — PASINI: Über die Purpura annularis teleangiectodes (Majocchi). Giorn. ital. Dermat. **1903**, H. 1. — PFLEGER, L.: s. Purpuragruppe. — POPPER: Purpura teleangiectodes annularis Majocchi. Arch. f. Dermat. **119** (1914). — RADAELI, F.: Über einen Fall von Purpura annularis teleangiectodes. Giorn. ital. Dermat. **1911**, H. 3, 381. — RANDALL, S. J., R. R. KIERLAND and H. MONTGOMERY: Pigmented purpuric eruptions. Arch. of Dermat. **64**, 177—191 (1951) (Lit.). — STEIGLEDER, G. K.: Die hämorrhagisch-pigmentären Dermatosen — Ein Syndrom oder eine selbständige Erkrankung? Hautarzt **4**, 515—520 (1953). — TOURAINE, A.: Les capillarites en dermatologie. Bull. Soc. franç. Dermat. **44**, 838—965 (1937). — Le purpura annulaire téleangiectasique de Majocchi et ses parentés. (Les capillarites ectasiantes.) Presse méd. **57**, 934—936 (1949). — VIGNOLO-LUTATI: Purpura annularis teleangiectodes (Majocchi). Arch. f. Dermat. **114**, 303—324 (1913). — VILMAR, G.: Beitrag zur Kenntnis der Dermatite lichénoide purpurique et pigmentée. Arch. f. Dermat. **186**, 476—492 (1948).

Hauterkrankungen durch Gonokokken . . . . S. 420

ARNING, ED., u. H. MEYER-DELIUS: Beitrag zur Klinik der gonorrhoischen Hyperkeratosen. Arch. f. Dermat. **108**, 3—26 (1911). — BÄRMANN, G.: Über hyperkeratotische Exantheme bei schweren gonorrhoischen Allgemeinerkrankungen. Arch. f. Dermat. **69**, 363 (1904). — BOGROW: Über gonorrhoische Keratosen. Arch. f. Dermat. **143** (1923) (Lit.). — BURNIER: Les chancres blénorrhagiques. Ann. mal. vénér. **14** (1919). — BUSCHKE, A.: Hautkrankheiten bei Gonorrhöe. In Handbuch der Geschlechtskrankheiten. Wien u. Leipzig 1910. — Über Exantheme bei Gonorrhöe. Arch. f. Dermat. **48** (1899). — Über universellsymmetrische entzündliche Hyperkeratosen auf uro-septischer und arthritischer Basis. Arch. f. Dermat. **113**, 223—240 (1912). — BUSCHKE, A., u. M. J. MICHAEL: Zur Kenntnis der hyperkeratotischen vesiculösen Exantheme bei Gonorrhöe. Arch. f. Dermat. **120**, 348—375 (1914) (Lit.). — BUSSALAI, L.: Sopra un caso d'ipercheratose blenorragica. Pathologica (Genova) **16** (1924). — CHAUFFARD, A., u. N. FIESSINGER: Keratosis blenorrhagica. Iconogr. dermat. **5** (1910). — CRONQUIST: Fall von Folliculitis gonorrhoica. Arch. f. Dermat. **80**, 43 (1906). — DU BOIS, CH.: Kératoses blennorrhagiques on dermatites gonococciques? Acta dermatovener. (Stockh.) 5 (1924). — HODARA: Un cas de gonococchémie et d'exanthème gonococcique généralisé. Ref. Zbl. Bakter. 1 Orig. **58**, 609. — KEIM, H. L.: The histogenesis of keratoderma blenorrhagicum. Arch. of Dermat. **9**, 423—440 (1924). — KLINGMÜLLER: Über Wucherungen bei Gonorrhöe. Dtsch. med. Wschr. **1910**. — KUSKE, H.: Über die Hauterscheinungen bei Morbus Reiter. Arch. f. Dermat. **179**, 58—73 (1939). — Eine besondere Verlaufsform des Morbus Reiter. Dermatologica (Basel) **106**, 157—160 (1953). — LEVER, W. F., and G. M. CRAWFORD: Keratosis blennorrhagica without gonorrhea (REITER's disease?). Arch. of Dermat. **49**, 389—397 (1944) (Lit.). — LÖHE: Über einen Fall von herpetiformem gonorrhoischem Exanthem. Dermat. Z. **1908**, 475. — MESCHTSCHERSKY: Ein Fall von multiplen gonorrhoischen Geschwüren bei einem Mann. J. russ. mal. cut. **1910**, Nr 6, 336. — MIALE, J. B., and W. V. SINGLETARY: Cutaneous manifestations of gonoccocic infection. Arch. of Dermat. **57**, 151—157 (1948). — SIMPSON, F. J.: Keratodermia blennorrhagica. J. Amer. Med. Assoc. **1912**, 607. — SOBOTKA, P.: Pustulös-hyperkeratotisches Exanthem bei gonorrhoischer Allgemeinerkrankung. Dermat. Wschr. **56** (1913) (Lit.). — STÜMPKE, G.: Über gonorrhoische Granulationen. Münch. med. Wschr. **1914**, 28. — WISCHER, H.: Zwei Fälle ungewöhnlicher Komplikationen bei Gonorrhöe (gonorrhoischer Hautabsceß — gonorrhoische Periostitis). Arch. f. Dermat. **113**, 1201—1214 (1912) (Lit.).

Hauterkrankungen durch Meningokokken . . . . S. 424

BENDA, C.: Mikroskopische Befunde in der Haut bei petechialer Meningokokken-Meningitis. Berl. klin. Wschr. **1916**, Nr 17, 449. — FERGUSON, J. H., and O. D. CHAPMAN: Fulminating meningococcic infections and the so-called WATERHOUSE-FRIDERICHSEN syndrome. Arch. of Path. **24**, 763—796 (1948). — FRÄNKEL, EUGEN: Über petechiale Hauterkrankungen bei epidemischer Genickstarre. Beitr. path. Anat. **63**, H. 1. — GRAETZ, M. K., u. DEUSSING: Über septische Allgemeininfektion durch Meningokokken. Z. Hyg. **87** (1918) (Lit.). — GRUBER, G. B.: Über das Exanthem im Verlaufe der Meningokokkenmeningitis (Genickstarre). Dtsch. Arch. klin. Med. **117**, H. 3, 250—262. — HILL, W. R., and TH. D. KINNEY: The cutaneous lesions in acute meningococcemia. J. Amer. Med. Assoc. **134**, 513—518 (1947). — PICK, L.: Histologie und histologisch-bakteriologische Befunde beim petechialen Exanthem der epidemischen Genickstarre. Dtsch. med. Wschr. **1916**, Nr 33, 994. — SCHERBER: Hauterscheinungen bei Meningitis cerebrospinalis usw. Dermat. Z. **22**, 511. — SCHMIDT-LA BAUME, F., u. CH. OTTO: Zur Klinik, Histologie und Pathogenese der Pneumokokkenexantheme. Arch. f. Dermat. **169**, 431—435 (1934).

Hauterkrankungen durch Pneumokokken . . . . S. 427

GERBOTH: Pneumokokken als Erreger von Hautgangrän. Diss. Leipzig 1911. — HIRSCH, FRITZ: Petechiales Exanthem bei Pneumokokkenerkrankungen. Med. Klin. **1920**, Nr 7, 181.

Hauterkrankungen durch Friedländer-Bacillen . . . . . S. 427

FRAENKEL, E.: Metastatische Hautaffektionen bei bakteriellen Allgemeinerkrankungen. Dermat. Studien (UNNA-Festschr.) **20** (1910). — REICHERT: Über zwei in ätiologischer Beziehung bemerkenswerte Obduktionsbefunde. Virchows Arch. **231** (1921).

Rhinosklerom . . . . S. 429

ALAGNA: Beitrag zur Ätiologie und feineren Struktur des Rhinosklerom. Zbl. Bakter. I Orig. **85** (1921). — BABES: In KOLLE-WASSERMANN, 3 (Lit.). — GOLZIEHER u. NEUBER: Untersuchungen über das Rhinosklerom. Zbl. Bakter. I Orig. **51**. — MACHULKO-HORBATZEWITSCH, G. S.: Zur Frage der pathologischen Morphologie des Rhinoskleroms. Virchows Arch. **270**, 680—697 (1929). — MARSCHALKO, v.: Die Plasmazellen im Rhinosklerom. Arch. f. Dermat. **53/54** (1900). — SCHRIDDE: Zur Histologie des Rhinosklerom. Arch. f. Dermat. **73** (1905). — SCHWEDKOWA-ROSCHE, T. S.: Zur Histopathologie des Skleroms. Z. Hals- usw. Heilk. **37**, 31—48 (1934). — TÖPLITZ u. KREUDER: Rhinoskleroma. Amer. J. Med. Sci. **130** (1905).

Granuloma venereum . . . . S. 433

FLU, P. C.: Die Ätiologie des Granuloma venereum. Arch. Schiffs- u. Tropenhyg., Beih. **15**, Nr 9, 481 (1911) (Lit.). — HOFFMANN, W. H.: Das venerische Granulom. Münch. med. Wschr. **1920**, Nr 6, 159. — MARTINI: Über einen Fall von Granuloma venereum und seine Ursache. Arch. Schiffs- u. Tropenhyg. **17**, H. 5 (1903).

Lymphogranuloma inguinale . . . . S. 434

D'AUNOY, R., and E. v. HAAM: Venereal Lymphogranuloma. Arch. of Path. **27**, 1032 bis 1082 (1939) (Lit.). — DEWALD, W.: Lymphogranuloma inguinale. Hautarzt **3**, 337—342 (1952). — GANS, O.: Remarque sur la lymphogranulomatose de NICOLAS-FAVRE. Bull. Soc. franç. Dermat. **1931**, 544—546. — HELLERSTRÖM, S.: A contribution to the knowledge of lymphogranuloma inguinale. Acta dermato-vener. (Stockh.) Suppl. **1** (1929). — MELCZER, N., u. K. Sipos: Spezifischer Hautausschlag im Spätstadium des Lymphogranuloma inguinale. Arch. f. Dermat. **178**, 106—111 (1939). — REICHLE, H. S., and W. H. CONNOR: Lymphogranuloma inguinale. Arch. of Dermat. **32**, 196—203 (1935). — SHELDON, W. H., and A. HEYMAN: Lymphogranuloma venereum, a histologic study of the primary lesion, bubonulus and lymphnodes proved by isolation of the virus. Amer. J. Path. **23**, 653—665 (1947). — SONCK, C. E.: Über die Photosensibilität bei Lymphogranuloma inguinale. Acta dermato-vener. (Stockh.) **22**, Suppl. 6 (1941).

Katzenkratzkrankheit . . . . S. 435

HEDINGER, CH.: Die histologischen Veränderungen bei der sog. Katzenkratzkrankheit, einer benignen Viruslymphadenitis. Virchows Arch. **322**, 159—174 (1952). — HEDINGER, CH., C. USTERI, T. WEGMANN u. F. WORTMANN: Der kutane Primäraffekt der sogenannten Katzenkratzkrankheit, einer benignen Viruslymphadenitis. Dermatologica (Basel) **104**, 101—107 (1952). — SCHUERMANN, H., u. H. REICH: Katzenkratzkrankheit (Maladie des griffes de chat) in Deutschland. Hautarzt **3**, 225—227 (1952).

Hauterkrankungen durch Milzbrandbacillen . . . . S. 435

HERRMANN, H.: Ein Fall von Hautmilzbrand usw. Arch. f. Dermat. **62**, 263 (1902). — JACOBI, E.: 4 Fälle von Milzbrand beim Menschen. Habil.-Schr. Berlin 1890 (Lit.). — LEBOWICH, R. J., B. G. MCKILLIP and J. R. CONBOY: Cutaneous anthrax. Amer. J. Clin. Path. **13**, 505—515 (1943). — LEWIN: Über den Milzbrand beim Menschen. Zbl. Bakter. I Orig. **16** (1894). — PALEN: Zur Histologie des Milzbrandkarbunkels. Inaug.-Diss. Tübingen 1887. — TREUTLEIN, A.: Über cutane Infektion mit Milzbrandbacillen. Zbl. Path. **1903**, 257.

Hauterkrankungen durch Influenzabacillen . . . . S. 438

LEICHTENTRITT u. SCHOBER: Influenzabacillensepsis mit rezidivierendem Exanthem. Klin. Wschr. **1924**, Nr 23.

Hauterkrankungen durch Pestbacillen . . . . S. 439

ALBRECHT u. GHON: Über die Beulenpest in Bombay im Jahre 1897. Denkschr. der math.-naturw. Klasse der k. Akad. der Wiss., Bd. 66. Wien 1898. — CROWELL, B. C.: Pathologic anatomy of bubonic plague. (Pathol. Anat. d. Bubonenpest.) Philippine J. Sci. B **10** (1915). — DÜRCK: Beitr. path. Anat. Suppl. **1904** (Lit.). — TEISSIER, P., P. GASTINEL et J. REILLY: De quelques documents anatomiques concernant la peste bubonique etc. J. Physiol. et Path. gén. **21** (1913).

Hauterkrankungen durch Typhus- und Paratyphusbacillen . . . . S. 439

FISCHL: Hauterscheinungen bei Typhus abdominalis. Wien. med. Wschr. **1915**, Nr 34. — FRAENKEL, E.: Über Roseola typhosa. Z. Hyg. **34** (1900). — Über Roseola paratyphosa. Z. Hyg. **93**, 372 (1921). — Arch. f. Dermat. **147**, H. 3. — FRIEBOES: Über eigenartige meist scarlatiniforme Exantheme nach Typhus- und Choleraschutzimpfung. Münch. med. Wschr. **1916**, Nr 7. — LÖWENTHAL: Eigenartiges Ulcus der äußeren Haut bei Typhus abdominalis im Anschluß an Thrombophlebitis. Dtsch. Arch. klin. Med. **119**, H. 9. — MALENCHINI e PIERACCINI: Ascessi da bacillo dell'Eberth svillupatesi nel cellulare sottocutaneo. Sperimentale **53**, 21. — NOBEL u. ZILCZER: Paratyphus A-Fälle mit Exanthem. Dtsch. med. Wschr. **1918**, Nr 27. — POEHLMANN, A.: Untersuchungen an Typhus- und Paratyphusroseolen. Arch. f. Dermat. **131**, 384—452 (1921) (Lit.); **147**, H. 3. — Zur Frage der Histologie der Typhus- und Paratyphusroseolen. Arch. f. Dermat. **148**, 454—462 (1925). — SCHÖPPLER: Toxisches Exanthem im Verlauf von Typhus abdominalis. Münch. med. Wschr. **1917**, Nr 29. — WILLIMCZIK, M.: Über Typhusabscesse. Berl. klin. Wschr. **1915**, Nr 18, 459.

Hauterkrankungen durch den Bacillus pyocyaneus . . . . . . S. 442

FRAENKEL, EUGEN: Untersuchungen über die Menschenpathogenität des Bacillus pyocyaneus. Z. Hyg. **72** (1912); **84**, 369 (1917) (Lit.). — HITSCHMANN u. KREIBICH: Ätiologie des Ecthyma gangraenosum. Arch. f. Dermat. **50**, 81 (1899). — Ein weiterer Beitrag zur Ätiologie des Ecthyma gangraenosum. Wien. klin. Wschr. **1897**, Nr 50. — LEWANDOWSKY: Über einen Fall von ulceröser Hautaffektion beim Erwachsenen, verursacht durch den Bacillus pyocyaneus. Münch. med. Wschr. **1907**. — RUSSEL, B.: Phagedenic and gangrenous ulceration of the skin complicating ulcerative colitis. Brit. J. Dermat. **62**, 114—124 (1950). — WAITE, H. H.: Contribution to the study of pyocyaneus-infections etc. J. Inf. Dis. **5** (1908). — ZURHELLE, E.: Über eine pockenähnliche, pemphigoide Pyocyaneusinfektion bei einem Säugling. Dtsch. med. Wschr. **1921**, 1080. — Dermat. Z. **1921**.

Hauterkrankungen durch den Streptobacillus des Ulcus molle . . . S. 445

BRUCK: Pathogenese des weichen Schankers. Arch. f. Dermat. **129**, 170 (1921). — KRZYSZTALOWICZ, FRANZ: Die Gestalt der Plasmome bei Ulcus molle und syphilitischer Initialsklerose. Dermat. Studien (UNNA-Festschr. Bd. 1) **20**, 154. — LENNHOFF, CARL: Über einen Fall von knotigen vereiternden hämatogenen Metastasen an den Unterschenkeln bei weichem Schanker. Arch. f. Dermat. **137**, 80—86 (1921). — UNNA, P. G.: Eine verbesserte Darstellung des Streptobacillus des weichen Schankers. Dermat. Wschr. **69**, 683.

Ulcus vulvae acutum . . . . S. 448

HEIM, L.: Bemerkungen zu der Abhandlung von R. LIPSCHÜTZ über den DÖDERLEINschen Scheidenbacillus. Med. Klin. **1921**. — LIPSCHÜTZ, B.: Über eine eigenartige Geschwürsform des weiblichen Genitales (Ulcus vulvae acutum). Arch. f. Dermat. **114**, 363—396 (1913). — LIPSCHÜTZ u. BRÜNAUER: Das histologische Bild des Ulcus vulvae acutum. Arch. f. Dermat. **136**, 48 (1921). — PLANNER u. REMENOVSKY: Beiträge zur Kenntnis der Ulcerationen am äußeren weiblichen Genitale. Arch. f. Dermat. **140** (1922). — SCHERBER, G.: Klinik und Bakteriologie der pseudotuberkulösen Geschwüre s. Ulcus acutum vulvae. Arch. f. Dermat. **127**, 359 (1919). — SYMMERS, DOUGLAS and ALBERT D. FROST: Granuloma inguinale in the United States. J. Amer. Med. Assoc. **74**, No 19 (1920).

Hauterkrankungen durch Diphtheriebacillen . . . . . . S. 449

ADLER: Über Hautdiphtherien im Kindesalter. Wien. med. Wschr. **1904**. — BIBERSTEIN: Über Hautdiphtherie. Berl. klin. Wschr. **1921**, 934. — DEUTSCHLÄNDER: Über die diphtherische Erkrankung der Haut usw. Dtsch. Z. Chir. **115** (1912) (Lit.). — FRANKENTHAL, L.: Bedeutung der Mischinfektion bei der Wunddiphtherie. Zbl. Chir. **48**, 782—784 (1921). — KNOWLESG u. FRESCOLN: Ungewöhnlicher Typus der Hautdiphtherie. J. Amer. Med. Assoc. **1914**. — KREN, O.: Zur chronischen Diphtherie der Haut und Schleimhaut (KYRLE). Arch. f. Dermat. **126**, 395 (1911). — MARSCHALKO, v.: Über Hautdiphtherie. Arch. f. Dermat. **94**, 379 (1909). — NIEMAND-ANDERSSEN, L.: Über Diphtheriebacillenbefunde auf erkrankter Haut und deren Nachweis. Arch. f. Dermat. **190**, 209—221 (1950). — REINHARDT, A.: Zur Kenntnis der Hautdiphtherie. Virchows Arch. **205**, 452 (1911) (Lit.). — SCHUCHT, ARTUR: Zur Kenntnis der diphtherischen Hautentzündungen, besonders der durch echte Diphtheriebacillen hervorgerufenen. Arch. f. Dermat. **85**, 105—120 (1907). — SOWADE, H.: Beitrag zur Kenntnis der Hautdiphtherie. Arch. f. Dermat. **113**, 1039—1046 (1912). — TIÈCHE, M.: Ein Fall von multiplen diphtherischen Ulcerationen der Haut nach Pemph. neonat. resp. infantum. Korresp.bl. Schweiz. Ärzte **1908**, 488. — WINKLER, MAX: Über die Diphtherie der Haut. Schweiz. med. Wschr. **1921**, Nr 10, 374—376.

Hauterkrankungen durch Rotzbacillen . . . . S. 451

BALOGH, E. DE: Skin lesions in human glanders. Verh. 9. Internat. Kongr. Dermat. **2**, 427—431 (1936). — BERNSTEIN u. CARLING: Über Rotz beim Menschen usw. Brit. J. Dermat. **1909**, 319. — BOSELLINI: Fall von Malleus acutus. Arch. f. Dermat. **74**, 41 (1905). — BUSCHKE: Über chronischen Rotz der menschlichen Haut usw. Arch. f. Dermat. **36**, 323 (1896). — EHRICH: Zur Symptomatologie und Pathologie des Rotzes beim Menschen. Bruns' Beitr. **17** (1896). — HERZOG, G.: Ein neuer Fall von Malleus acutus. Münch. med. Wschr. **1919**, Nr 6, 157. — JENKEL, A.: Beitrag zur Kenntnis der Rotzinfektion beim Menschen. Dtsch. Z. Chir. **125** (1904) (Lit.). — KOCH, J.: Zur Diagnose des akuten Rotzes beim Menschen. Arch. klin. Chir. **65** (1904). — LOW: Malleus acutus. A case of glanders. Iconogr. dermat. **1912**. — LUTZ: Chronischer Rotz beim Menschen. Korresp.bl. Schweiz. Ärzte (Festschr. f. JADASSOHN) **1917**, 1282. — STEIN, R. O.: Zur Kenntnis des chronischen Rotzes der Haut und der Gelenke. Arch. f. Dermat. **116**, 804—816 (1913). — VALK, J. W. VAN DER, u. H. J. M. SCHOO: Ein Fall von Malleus chronicus beim Menschen. Arch. f. Dermat. **118**, 743—756 (1914). — WRIGTH: The histol. lesions of acute glanders in men etc. J. of Exper. Med. **1**, 577.

Tularämie . . . . S. 455

ARZT, L.: Die Tularaemie im Gebiet von Niederdonau im Herbst und Winter 1936/37 mit besonderer Berücksichtigung der Haut und Drüsenveränderungen. Arch. f. Dermat. **178**, 294—317 (1939). — HITCH, J. M., and D. C. SMITH: Cutaneous manifestations of tularemia. Arch. of Dermat. **38**, 859—876 (1938). — JUNG, H.-D.: Die Tularaemie als neue differentialdiagnostisch wichtige Erkrankung gegenüber den Geschlechtskrankheiten und der Hauttuberkulose. Dermat. Wschr. **123**, 73—76, 274—275 (1951). — MÜLLER, R.: Medizinische Mikrobiologie. 3. Aufl. Berlin 1946. — NETHERTON, E. W.: Tularemia with reference to its cutaneous manifestations. Arch. of Dermat. **16**, 170—184 (1927). — PULLEN, R. L., and B. M. STUART: Tularemia. J. Amer. Med. Assoc. **129**, 495—500 (1945). — RANDERATH, E.: Die mikroskopischen Befunde in den Lymphknoten bei der Tularaemie mit besonderer Berücksichtigung der Differentialdiagnose zwischen Tularaemie und Tuberkulose. Virchows Arch. **312**, 165—189 (1944). — REICH, H.: Zur Kenntnis der Tularaemie hautnaher (regionaler) Lymphknoten. Arch. f. Dermat. **192**, 175—188 (1950). — RILLE, J. H.: Die Tularaemie im deutschen Schrifttum. Dermat. Wschr. **123**, 463—464 (1951). — ROBERT, P.: Tularaemie. Dermatologica (Basel) **80**, 98—107 (1939). — SCHUERMANN, H., u. H. REICH: Zur Klinik und Histologie des cutan lokalisierten tularaemischen Primäraffekts. Arch. f. Dermat. **190**, 579—604 (1950). — SCHULTEN, H.: Tularaemie. Erg. inn. Med. **64**, 2, 1160—1215 (1945) (Lit.).

Tuberkulose der Haut. Allgemeines . . . . S. 457

BRUUSGAARD: Beiträge zu den tuberkulösen Hauteruptionen. Erythema exfoliat. universalis tuberculosa. Arch. f. Dermat. **67**, 227 (1903). — CASTRÉN, H.: Studien über die

Struktur der Fibroplasten, Epitheloidzellen und Riesenzellen des tuberkulösen Gewebes beim Menschen. Arb. path. Inst. Helsingfors (Jena) **3**, 191—274 (1923). — JADASSOHN: Die Tuberkulose. In MRACEKS Handbuch der Hautkrankheiten. Wien 1903. — KALKOFF, K.-W.: Die Tuberkulose der Haut. Stuttgart 1950. — KRAUSE, A. K.: The anatomical structure of tubercle from histogenesis to cavity. Amer. Rev. Tbc. **15**, 137—168 (1927). — KYRLE: Über die tuberkuloiden Gewebsstrukturen der Haut. Arch. f. Dermat. **125**, 481 (1919). — LETTERER, E.: Über normergische und hyperergische Entzündung. Dtsch. med. Wschr. **1953**, 759 bis 768. — LEWANDOWSKY, F.: Die Tuberkulose der Haut. In Enzyklopädie der klinischen Medizin. Berlin: Springer 1916. — Tuberkulose-Immunität und Tuberkulide. Arch. f. Dermat. **123**, 1 (1916). — LIPSCHÜTZ, B.: Über ein eigenartiges, durch den Typus gallinaceus hervorgerufenes Krankheitsbild der Tuberkulose, nebst Bemerkungen über den Nachweis und Bedeutung der einzelnen Typen des Tuberkelbacillus bei klinisch verschiedenartigen Formen der Hauttuberkulose. Arch. f. Dermat. **120**, 387—443 (1914). — LUBARSCH: Beiträge zur Pathologie der Tuberkulose. Virchows Arch. **213** (1913). — LUTZ, W.: Lehrbuch der Haut- und Geschlechtskrankheiten. Basel 1951. — MIESCHER, G.: Mikrobenstreuung und Mikrobide mit besonderer Berücksichtigung der Tuberkulose. Schweiz. med. Wschr. **1953**, 419—424. — MONTGOMERY, H.: Histopathology of the various types of cutaneous tuberculosis. Arch. of Dermat. **35**, 698—715 (1937). — MOORE, M.: Mycotic Granulomata and Cutaneous Tuberculosis. A Comparison of the Histopathologic Reponse. J. Invest. Dermat. **6**, 149—181 (1945). — OPPENHEIM, M.: Lupoidähnliche Hauterkrankungen nach subcutanen Injektionen. Dermat. Wschr. **57**, 1289 (1913). — Beitrag zur Frage der Beeinflussung des elastischen Gewebes durch Tuberkulose. Wien. klin. Wschr. **1910**, Nr 6. — PASCHER, F., M. B. SULZBERGER and D. L. SATENSTEIN: Histologic studies of reactions to intracutaneous tests in allergy of infection in humans. J. of Immun. **46**, 195—206 (1943) (Lit.). — PAUTRIER, L. M.: Les lesions histologiques des intradermo-réactions à la tuberculine. Bull. Soc. franç. Dermat. **9**, 1826—1838 (1934). — SABIN, F. R., and A. L. JOYNER: Cellular reactions to defatted tubercle bacilli and their products. J. of Exper. Med. **68**, 853—863 (1938) (Lit.). — STEIN, A. A.: Über entzündliche Epithelwucherungen bei einigen Formen der Hauttuberkulose. Arch. f. Dermat. **174**, 385—399 (1936). — WICHMANN, P.: Zur Ätiologie des Lupuscarcinoms. Arch. f. Dermat. **132**, 474—482 (1921). — ZIELER, K.: Experimentelle und klinische Untersuchungen zur Frage der „toxischen" Tuberkulose der Haut. Arch. f. Dermat. **102**, 37—64 (1910). — Hauttuberkulose und Tuberkuloide. In JESIONEKS Ergebnisse, Bd. III. 1914 (Lit.).

Tbc.-Primärkomplex . . . . S. 460

BRUUSGAARD, E.: Klinische Beiträge zur Pathologie der Hauttuberkulose. I. Der primäre Komplex an der Haut. Arch. f. Dermat. **152**, 465—481 (1926). — KRANTZ, W.: Der tuberkulöse Primärkomplex an der Haut. Zbl. Hautkrkh. **39**, 1—19 (1931). — MICHELSON, H. E.: The primary complex of tuberculosis of the skin. Arch. of Dermat. **32**, 589—601 (1935). — MONTGOMERY, H. M., and H. F. HELMHOLZ: Primary cutaneous tuberculous complex. Proc. Staff Meet. Mayo Clin. **11**, 407—410 (1925). — O'LEARY, P. A., and M. W. HARRISON: Inoculation Tuberculosis. Arch. of Dermat. **44**, 371—390 (1941). — WINER, L. H.: Lectures on tuberculosis of the skin and related lesions, Univ. of Southern California, Graduate School of Medicine. Persönliche Mitteilung.

Tuberculosis cutis luposa . . . . S. 460

BENJAMIN: Lupus elephantiasticus. Diss. Bonn 1912. — MARTENSTEIN: Die rhinoskleromatoide Form des Lupus vulgaris nasi. Arch. f. Dermat. **134** (1921). — MICHELSON, H. E.: The history of lupus vulgaris. J. Invest. Dermat. **7**, 261—267 (1946). — PICK, WALTHER: Über die Einschlüsse im Lupusgewebe. Arch. f. Dermat. **78**, 185—198 (1908). — SCHNELLER: Über Lupus lymphangiomatosus. Frankf. Z. Path. **4**, H. 2. — ZURHELLE: Über ein Granuloma pediculatum luposum. Dermat. Wschr. **66**, 346 (1918).

Tuberculosis cutis verrucosa . . . . S. 472

BOURGEOIS: Über disseminierte postexanthematische hämatogene Tuberculosis verrucosa cutis. Dermat. Z. **21**, H. 1, 1. — GHEZZI, C.: Zur Histologie und Bakteriologie des anatomischen Tuberkels. Giorn. ital. Dermat. **4**, 493 (1912) (Lit.). — SILBERSTEIN: Postexanthematische hämatogene Tuberculosis cutis verrucosa mit Pigmenthypertrophien. Arch. f. Dermat. **123**, 863 (1916).

Tuberculosis cutis colliquativa . . . . S. 477

ARZT u. KUMER: Atypische Formen der colliquativen Hauttuberkulose. Arch. f. Dermat. **136** (1921). — FRIEDMANN: Über „Brücken" und „Fibromatoide" in Skrofulodermnarben. Arch. f. Dermat. **134** (1921). — KIENDL: Beitrag zur sichtbaren Lymphangitis tuberculosa. Dermat. Wschr. **70**, Nr 4 (1920). — PHILIPPSON: Sopra la tromboflebite tubercolosa cutanea etc. Giorn. ital. Dermat. **1900**. — REINES, S.: Framboesiforme, colliquative Kontiguitätstuberkulose der Haut. Arch. f. Dermat. **86**, 153 (1907).

Tuberculosis cutis ulcerosa . . . . S. 483

PORTEN, V. D.: Tuberculosis cutis ulcerosa serpig. univers. Dermat. Wschr. **67** (1918).

Tuberculosis cutis acuta miliaris generalis . . . . S. 485

BOSELLINI, P.: Sopra un caso di tubercolosi rupiale. Giorn. ital. Dermat. **3** (1904). — GEIPEL, P.: Die Beteiligung der Haut bei Miliartuberkulose. Virchows Arch. **286**, 591—603 (1932). — HASLUND: Hämatogenes tuberkulöses Exanthem usw. Arch. f. Dermat. **123**, 349 (1916). — LEINER u. SPIELER: Über diss. Hauttuberkulose im Kindesalter. Erg. inn. Med. **7** (1911).

Tuberculosis cutis lichenoides . . . . S. 487

CIVATTE, A.: Le criterium histologique des tuberculides. Bull. Soc. franç. Dermat. **45**, 1464—1554. — LESSELIERS: Contribution à l'étude du lichen scrophulosorum. Ann. de Dermat. **1906**, 897. — RIECKE: Lichen scrophulos. In MRACEKS Handbuch, Bd. IV. 1906. — VIGNOLO-LUTATI: Lichen scroph. atyp. Ann de Dermat. **1913**, Nr 4.

Tuberculosis cutis papulo-necrotica . . . . S. 491

BERNSTEIN, J. C.: Papulonecrotic tuberculosis in children. Amer. J. Dis. Childr. **57**, 1260—1271 (1939). — DARIER et WALTER: Tuberculides papulo-nécrotiques. Ann. de Dermat. **1905**. — EHRMANN: Tuberkulide. Arch. f. Dermat. **119**, 83 (1914). — Was ist Chilblainlupus Hutchinson und was Lupus pernio Besnier-Tenneson. Dermat. Studien **21** (1910). — FEER, L.: Die kleinpapulösen Hauttuberkulide beim Kinde. Korresp.bl. Schweiz. Ärzte **1914**, 1217. — FISCHL: Der Chilblainlupus etc. Arch. f. Dermat. **136** (1921) (Lit.). — GOUGEROT et LAROCHE: Pathogénie des tuberculides cutanées non folliculaires. Arch. Méd. exper. **21** (1909). — GROSS: Chilblainlupus (Hutchinson) etc. Dermat. Wschr. **54** (1912). — HAUSER: Ungewöhnliche Tuberkulidformen. Arch. f. Dermat. **128**, 149 (1920). — HODARA, L.: Histologische Untersuchungen in 2 Fällen von papulo-nekrotischen Tuberkuliden. Vergleich der histologischen Veränderungen bei Tuberkuliden und bei Parakeratosis variegata oder Parapsoriasis. Dermat. Wschr. **55**, 1516 (1912). — JADASSOHN: Tuberkulide. Arch. f. Dermat. **119**, 10 (1914). — JULIUSBERG, FRITZ: Über „Tuberkulide" und disseminierte Hauttuberkulosen. Mitt. Grenzgeb. Med. u. Chir. **13** (1904). — KAUFMANN-WOLF, MARIE: Ein durch Reizung entstandener Fall von Folliclis, der unter dem Bild des Lichen ruber planus auftrat. Arch. f. Dermat. **120**, 285—288 (1914). — KLINGMÜLLER, V.: Über Dermatitis nodularis necrotica. Arch. f. Dermat. **110** (1911). — KREN, O.: Über ein pustulo-nekrotisches Exanthem bei Tuberkulösen. Arch. f. Dermat. **99**, 67 (1910). — LATEINER, M.: Über den histologischen Bau und die bacilläre Ätiologie des sog. papulösen Tuberkulids des Säuglings (HAMBURGER). Z. Kinderheilk. **1**, 442 (1911). — LAYMON, C. W., and H. E. MICHELSON: The micropapular tuberculid. Arch. of Dermat. **42**, 625—638 (1940). — LAYMON, C. W., and E. P. SCHUCK: Micropapular tuberculid and rosacea. Arch. of Dermat. **58**, 286—300 (1948). — MALI, J. W. H.: Granulomatosis disciformis chronica et progressiva (MIESCHER). A form of tuberculosis? Dermatologica (Basel) **101**, 84—89 (1950). — MIESCHER, G.: Rosacea und Rosacea-ähnliche Tuberkulide. Dermatologica (Basel) **88**, 150—170 (1943). — MIESCHER, G., u. M. LEDER: Granulomatosis disciformis chronica et progressiva (Atypische Tuberkulose). Dermatologica

(Basel) **97**, 25—34 (1948). — OCKULY, O. E., and H. MONTGOMERY: Lichenoid Tuberculid. J. Invest. Dermat. **14**, 415—426 (1950). — OLIVER: A case of acne acuminata (CROCKER). Brit. J. Dermat. **26**, 439 (1914). — PICK, H.: Zur Kenntnis der Acne teleangiect. KAPOSI (Acnitis Barthélemy). Arch. f. Dermat. **7**, 193 (1904). — RENSBURG: Hauttuberkulide. Jb. Kinderheilk. **59** (1904). — RUETE: Beiträge zur Frage der Tuberkulide und des Lupus erythematodes. Dermat. Z. **23**, H. 10 (1916). — SCHERBER, G.: Zur Klinik und Histologie der gruppierten, papulösen Tuberkulide. Arch. f. Dermat. **126**, 558 (1919). — SNAPP, R. H.: LEWANDOWSKYS rosacea-like eruption. J. Invest. Dermat. **13**, 175—189 (1949). — TAPPEINER, S.: Zur Klinik und Histologie der Granulomatosis disciformis chronica et progressiva (MIESCHER). Arch. f. Dermat. **194**, 341—352 (1952). — TÖRÖK: Dermatitis nodularis necrotica. In MRACEK Bd. I, S. 446. — VERESS, v.: Acne cachecticorum. Dermat. Wschr. **66**, 191 (1918). — VOLK: Ätiologie und Pathogenese der Tuberkulide. Arch. f. Dermat. **133**, 1 (1921) (Lit.). — WERTHER: Dermatitis nodularis necrotica. Iconogr. dermat. **5**.

Tuberculosis cutis luposa mil. diss. . . . . S. 498

ARNDT: Über die Kombination von Lupus miliaris disseminatus faciei mit Acnitis usw. Verh. Berl. Dermat. Ges. Dermat. Z. **18** (1911). — BRUUSGAARD: Über Lupus foll. diss. Arch. f. Dermat. **110**, 111 (1911). — FANTL, GUST: Lupus follicularis acutus unter dem Bilde eines Erythema nodosum. Dermat. Wschr. **68**, Nr 15 (1919). — KUMER: Zur Kenntnis des Lupus mil. diss. Arch. f. Dermat. **143** (1923). — LÖWENBERG, MAX: Über Lupus follicularis disseminatus faciei. Arch. f. Dermat. **104**, 261—284 (1910).

Tuberculosis cutis indurativa . . . . S. 503

ALEXANDER, A.: Über die Beziehungen zwischen dem Erythema induratum resp. dessen Atypien und den nicht tuberkulösen entzündlichen Fettgewebstumoren. Dermat. Z. **27** (1919). — BOECK, C.: Weitere Beobachtungen über das multiple benigne Sarkoid der Haut. Arch. f. Dermat. (Festschr. KAPOSI) **1901**, 153. — Nochmals „benignes Miliarlupoid". Arch. f. Dermat. **121**, 767 (1916). — BOSELLINI: Erythema induratum Bazin. Dermat. Wschr. **60**, 41 (1915). — BRAUN-FALCO, O., u. B. RATHJENS: Zum Bild der Pareiitis granulomatosa. Dermat. Wschr. **128**, 1073—1078 (1953) (Lit.). — BROCQ et PAUTRIER: L'angiolupoide. Ann. de Dermat. **1913**, 1. — BRUHNS u. ALEXANDER: Zur Kenntnis des Lupus pernio und des BOECKschen Sarkoides. Arch. f. Dermat. **127**, 833 (1919). — DALLA FAVERA: Über einen Fall von Erythema induratum (BAZIN). Giorn. ital. Dermat. **1913**, H. 1. — DARIER, J.: Die cutanen und subcutanen Sarkoide. Ihre Beziehungen zum Sarkom, zur Lymphodermie, zur Tuberkulose usw. Mh. Dermat. **50** (1910). — 2 nouveaux cas de sarcoides multiples souscutanées. Ann. de Dermat. **1904**, 347. — FINDLAY, G. H.: Idiopathic enlargements of the lips, cheilitis granulomatosa. ASCHERS syndrome and douple lip. Brit. J. Dermat. **66**, 129—138 (1954). — FUNK, C. FR.: BOECKsches Sarkoid als Allgemeinerkrankung. Med. Mschr. **10**, 721 (1950). — GAHLEN, W., u. B. BRÜCKNER: Beitrag zur Pathogenese des MELKERSSON-ROSENTHAL-Syndrom. Arch. f. Dermat. **192**, 468—477 (1951). — GANS, O.: Über Lupus pernio und seine Beziehungen zum Sarkoid BOECK. Dermat. Z. **33**, 64—80 (1921). — GRZYBOWSKI, M., and S. JABLONSKA: La macrocheilite granulomateuse. Ann. de Dermat. **4**, 389—396 (1949). — HALLOPEAU et ECK: Contribution à l'étude des sarkoides de BOECK. Ann. de Derm. **1902**, 985. — HARTTUNG u. ALEXANDER: Weitere Beiträge zur Klinik und Histologie des „Erythème induré Bazin". Arch. f. Dermat. **71**, 385 (1914). — KULWIN, M., W. H. FELDMAN, H. C. HINSHAW and H. MONTGOMERY: Sarcoidosis. A clinical and laboratory study of seventeen cases. Minnesota Med. **32**, 989—990 (1949). — KYRLE, J.: Über die tuberkuloiden Gewebsstrukturen der Haut. Arch. f. Dermat. **125** (1919). — Die Anfangsstadien des BOECKschen Lupoids. Beitrag zur Frage der tuberkulösen Ätiologie dieser Dermatose. Arch. f. Dermat. **131**, 33—68 (1921). — LANDOUZY: Erythème noueuse etc. Presse méd. **1913**. — LEITNER, S.: Der Morbus Besnier-Boeck-Schaumann, Chronische epitheloidzellige Reticuloendotheliose oder Granulomatose. Basel 1949 (Lit.). — LEVER, W. F., and D. G. FREIMAN: Sarcoidosis. Arch. of Dermat. **57**, 639—654 (1948). — LEWANDOWSKY: Zur Kenntnis der BOECKschen Sarkoide. Arch. f. Dermat. **135**, 287 (1921). — LUTZ, W.: Zur Kenntnis des BOECKschen Miliarlupoids. Arch. f. Dermat. **126**, 947 (1919). — MICHELSON, H. E.: Sarcoidosis. J. Amer. Med. Assoc. **136**, 1034—1039 (1948). — MIESCHER, G.: Deux cas de macrocheilie, tuberculide ou maladie de BESNIER-BOECK? Dermatologica

(Basel) **89**, 185—194 (1944). — Über essentielle granulomatöse Makrocheilie (Cheilitis granulomatosa). Dermatologica (Basel) **91**, 57—85 (1945). — Montgomery, H., P. A. O'Leary and N. W. Barker: Nodular vascular diseases of the legs. J. Amer. Med. Assoc. **128**, 335—340 (1945). — Mozza, G.: Über das multiple benigne Sarkoid der Haut (Boeck). Arch. f. Dermat. **91** (1908). — Mucha, V.: Über atypische Formen des Erythema induratum (Bazin) und seine Beziehungen zur Tuberkulose. Arch. f. Dermat. **107**, 61—94 (1911). — Nobl: Die Beziehungen des Bazinschen Erythems zum benignen Miliarlupoid. Dermat. Z. **26** (1918). — Pautrier: Sarcoides et syphilis. Ann. de Dermat. **1914**, 344. — Pautrier, L. M.: Cinq cas de maladie de Besnier-Boeck, lymphogranulomatose bénigne de Jorgen-Schaumann (Sarcoides dermiques disséminées, à gros nodules avec lésions ganglionaires et pulmonaires). Bull. Soc. franç. Dermat. **1934**, 1054—1102. — Maladie de Besnier-Boeck-Schaumann à forme uniquement pulmonaire et ganglionaire sans manifestations cutanées. Ann. de Dermat., VII. s. **9**, 1—13 (1938). — Richter, R.: Die indurative Tuberkulose der Haut unter dem Bilde der Besnier-Boeck-Schaumannschen Erkrankung. Arch. f. Dermat. **190**, 176—202 (1950). — Rostenberg, A., F. J. Szymansky, G. J. Brebis, J. B. Haeberlin and F. E. Senear: Experimental studies on sarcoidosis. Arch. of Dermat. **67**, 306—314 (1953). — Schaumann, J.: Étude sur le lupus pernio et ses rapports avec les sarcoides et la tuberculose. Ann. de Dermat. **1917**. — Sur quelques dermatoses non attribuables à la lymphogranulomatose bénigne. Bull. Soc. franç. Dermat. **41**, 1322—1327 (1934). — Schaumann, J., and G. Seeberg: On cutaneous reactions in cases of lymphogranulomatosis benigna. Acta dermato-vener. (Stockh.) **28**, 158—168 (1948). — Schuermann, H.: Glossitis und Pareiitis granulomatosa. Ein Beitrag zur „Cheilitis granulomatosa Miescher" bzw. zum „Melkersson-Rosenthal-Syndrom". Hautarzt **3**, 538—542 (1952). — Spezifische Veränderungen am lymphatischen System bei „Cheilitis" (Pareiitis usw.) granulomatosa. Hautarzt **5**, 174—175 (1954). — Stockes, John H.: Erythema nodosum and tuberculosis etc. Arch. of Dermat. **3** (1921). — Tappeiner, S.: Zur Klinik und Pathogenese der Cheilitis granulomatosa (Miescher). Hautarzt **4**, 130—134 (1953) (Lit.). — Thibierge et Bord: Note sur deux cas de sarcoides souscutanées. Ann. de Dermat. **1907**, 113. — Thibierge et Ravant: Étude sur les lésions et la nature de l'érythème induré. Ann. de Dermat. **10** (1899). — Unna, P.: Ein typischer Fall von Boeckscher Krankheit. Dermat. Wschr. **55**, 1203 (1912). — Weinberger: Boecksches Miliarlupoid und Tuberkulose. Münch. med. Wschr. **1916**, Nr 25. — Whitfield, A.: A further contribution to our knowledge of erythema induratum. Brit. J. Dermat. **1905**, 241.

Lepra . . . . S. 520

Arning: Lepra und Syphilis, eine Parallele. Dtsch. Z. Nervenheilk. **1921**, 68/69. — Arnold, H. L.: The classification of leprosy. In R. D. G. Ph. Simons, Handbook of Tropical Dermatology. 1952. — Askanazy: Die Rolle der Nerven im Lepraprozeß. Verh. dtsch. path. Ges. **15** (1912). — Babes: Untersuchungen über den Leprabacillus usw. Berlin 1898. — Bruusgaard: Beitrag zur Kenntnis der tuberkuloiden Lepra. Arch. f. Dermat. **129** (1921). — Büngeler, W.: Die Pathologische Anatomie der Lepra. II. Mitt. Virchows Arch. **310**, 493—565 (1943). — Die Pathologische Anatomie der Lepra. III. Mitt. Über pathologisch anatomische Befunde bei der tuberkuloiden Lepra und beim uncharakteristischen Infiltrat. Virchows Arch. **310**, 566—630 (1943). — Cedercreutz: Leprastudien. Arch. f. Dermat. **128** (1920). — Chuma u. Guyo: Eine histologische Untersuchung über das Leprom mittels Vitalfärbung. Virchows Arch. **240** (1923). — Darier: Recherches anat.-pathol. etc. de la lèpre. Ann. de Dermat. **1897**. — Favre et Savy: Histol.-pathol. du léprome etc. Arch. Méd. exper. **1913**, 25. — Herxheimer: Die Lepra und ihre Parallelen zur Tuberkulose. Klin. Wschr. **1923**. — Hodara: Histologische und bakterielle Untersuchungen. 2 Fälle von Neuroleprid usw. Dermat. Wschr. **1911**, 53. — Jabonero, V., u. H. Hermann: Neurohistologische Beobachtungen an der menschlichen Haut bei Lepra. Arch. f. Dermat. **195**, 447—458 (1953); **198**, 482—506 (1954). — Jadassohn: Lepra. Im Handbuch der pathogenen Mikroorganismen von Kolle-Wassermann, Bd. V. 1913 (Lit.). — Kedrowski: Zur Histologie der Lepra. Arch. f. Dermat. **120** (1914). — Kyrle: Beitrag zur Frage der Lepraüberimpfung auf Affen. Frankf. Z. Path. **1916**, 19. — Lie: Über die Flecken der Lepra mac.-anaesth. Arch. f. Dermat. **113** (1912). — Marie-Suzanne et A. Policard: Recherches cytologiques sur les inclusion astéroides de certaines cellules géantes lépreuses. Bull. Histol. appl. **23**, 143—150 (1946). — Merian:

2 Fälle von Lepra mit tuberkuloiden Gewebsveränderungen. Dermat. Wschr. **1912**, 54. — NOEL, R., et MARIE-SUZANNE: A propos du diagnostic différentiel histologique de la lèpre lépromateuse et de la lèpre tuberculoide. Internat. J. Leprosy **17**, 389—398 (1949). — SIMONS, R. D. G. PH.: Handbook of Tropical Dermatology. Amsterdam 1952. — UNNA: Materialsammlung für eine künftige Bearbeitung der Lepraätiologie. Hamburger med. Überseehefte **1914**, 3. — UNNA jr. P.: Fall von tuberkuloider Lepra. Dermat. Wschr. **1914**, 58. — VILANOVA, X.: Anatomia patológica general de la lepra. Fontilles (Alicante) **3**, 211—224 (1945). — WIRADIKARTA, D., u. A. DARWIS: Die tuberkuloide Lepra. Acta dermato.-vener. **27**, 307—333 (1947). — YUYAMA, H.: Über die histologische Untersuchung der Glykogenverteilung in der leprösen Haut. Zbl. Hautkrkh. **52**, 377.

Cholera . . . . S. 531

ARZT, L.: Über Exantheme bei Cholera asiatica. Wien. klin. Wschr. **1917**, Nr 29. — SOUCEK: Über das Exanthem bei Cholera asiatica. Wien. med. Wschr. **1916**, Nr 12.

Syphilis . . . . S. 531

ALEXANDER: Livedo racemosa ohne nachweisbare Lues. Dermat. Wschr. **67**, Nr 29 (1918). — Über Atrophia cutis maculosa luetica. Dermat. Z. **23**, 1. — ALLEN, A. C.: Survey of pathologic studies of cutaneous diseases during world war. II. Arch. of Dermat. **57**, 19—56 (1948). — ARNDT: Tertiäre lupoide Syphilis. Verh. Berl. dermat. Ges. **1909**. — BENNETT, G. A., J. W. ZELLER and W. BAUER: Subcutaneous nodules of rheumatoid arthritis and rheumatic fever. Arch. of Path. **30**, 70—89 (1940). — BURNIER et BLOCH: Infiltration sclérogommeuse syphilitique à type de sarcoide hypodermique. Bull. Soc. franç. Dermat. **1921**. — DENNIE: J. of Cutan. Dis. **1915**, 33. — EHRMANN: Syphilis. In Handbuch der Geschlechtskrankheiten. Wien u. Leipzig 1916. — FRIEBOES: Zwei Fälle von Phlebitis usw. Dermat. Z. **20**. — GIOVANNINI: Über die histologischen Veränderungen der syphilitischen Alopecie usw. Mh. Dermat. **1893**, 16. — GOUGEROT: Syphilis méconnue par erreur de biopsie. Presse méd. **1933 II**, 1041—1043. — HERXHEIMER, G.: Zur Ätiologie und pathologischen Anatomie der Syphilis. Erg. Path. **11** (1907). — HOCHSINGER: Studien über hereditäre Syphilis. Leipzig u. Wien 1898. — HOFFMANN, E.: Die Ätiologie der Syphilis. Berlin 1908 (Lit.). — Tuberkuloseähnliche Gewebsveränderungen bei Syphilis usw. Dtsch. med. Wschr. **1917**. — JADASSOHN: Syphilidol. Beiträge. Arch. f. Dermat. **86** (1907) (Lit.). — JESSNER, MAX: Über syphilitische juxtaartikuläre Knotenbildung. Arch. f. Dermat. **152**, 132—157 (1926) (Lit.). — KISSMEYER: Cas de „sarkoide souscutanée (DARIER)" a. base syph. Forh. nord. dermat. For. (dän.) **1919**. — KRZYSTALOWICZ: Die histologischen Merkmale der syphilitischen Exantheme usw. Mh. Dermat. **1901**, 33 (Lit.). — LAURENTIER: Contribution à l'étude cytol. du syph. Ann. de Dermat. **1923**, 4. — LIPSCHÜTZ, B.: Untersuchungen über nicht venerische Gewebsveränderungen am äußeren Genitale des Weibes. III. Das Bild der Pseudosyphilis am äußeren Genitale des Weibes. Arch. f. Dermat. **131**, 104—113 (1921). — PASINI: Sopra un caso di eritema sifilitico emoragico. Giorn. ital. Dermat. **1904**. — PAUTRIER: Sarcoides et syph. Ann. de Dermat. **1914**. — PIRILÄ: Zur Kenntnis der luetischen Primäraffekte. Jena 1914. — ROUSSY, G., et R. LEROUX: Diagnostic histologique et histo-bactériologique de la syphilis. J. méd. franç. **12**, 311—317 (1923). — SABRAZÈS et DUPÉRIÉ: Rhagades des lèvres et érythème papulo-érosif des nourissons etc. Arch. Méd. exper. **1910**, 22. — SCHLOSSBERGER, H., A. JAKOB u. G. PIEKARSKI: Zur systematischen Stellung der Spirochäten. Naturwiss. **37**, 186—187 (1950). — THOMSEN: Studien über die kongenitale Syphilis usw. (dän.) Kopenhagen 1915. — TIÈCHE: Untersuchungen über die Spirochäten usw. Arch. f. Dermat. **101** (1912). — UNNA jr., P.: Zur Kenntnis der Pigmentsyphilis. Arch. f. Dermat. **132** (1921). — URBACH: Über das Vorkommen von Fibrin in syphilitischen Prozessen. Arch. f. Dermat. **134** (1921). — VOLK, RICHARD: Über Anetodermia cutis maculosa in luetico. Arch. f. Dermat. **104**, 9—46 (1910). — ZURHELLE: Über den Anteil der feinsten Bindegewebsfibrillen, der sog. Gitterfasern, am Aufbau syphilitischer u. a. Hautveränderungen. Dermat. Z. **1922**, 35.

Framboesie . . . . S. 572

BAERMANN, G.: Die spezifischen Veränderungen der Haut der Hände und Füße bei Framboesie usw. Arch. Schiffs- u. Tropenhyg. **15**, Beih. 6 (1912). — BOTREAU-ROUSSEL,

FARGES, et GAUTHIER-VILLARS: Documents anatomo-pathologiques sur le pian. Ann. d'Anat. path. **14**, 699—719 (1937). — BREDA: Beitrag zum klinischen und bakteriellen Studium der brasilianischen Framboesie oder „Boubas". Arch. f. Dermat. **33**, 3 (1895). — CASTELLANI: Framboesia tropica (Yaws, Pian, Bouba). J. of Cutan. Dis. **1908**. — On the presence of Spirochaetae in two cases of parangi (Yaws). Brit. Med. J. **1905**. — DEIBEL, H., KELLERMANN u. E. M. ELSBACH: Lichen framboesiacus. Geneesk. Tijdschr. Nederl.-Indië **71, 675—689** (1931). — GOODMAN: Arch. of Dermat. **1920** (Lit.). — HACKETT, C. J.: Yaws (Framboesia-Pian). In Handbook of Tropical Dermatology, Bd. I, herausgeg. von R. D. G. PH. SIMONS. Amsterdam 1952 (Lit.). — HALLENBERGER: Die Framboesia tropica in Kamerun. Ausführungen über die Histopathologie der geschwürigen frambösischen Spätformen und die Rhinopharyngitis mutilans und deren Abgrenzung gegen tertiäre Syphilis. Arch. Schiffs- u. Tropenhyg. **20**, Beih. 3 (1916). — HENGGELER: Über einige Tropenkrankheiten der Haut. Mh. Dermat. **40**, 235 (1905) (Lit.). — JEANSELME: Le pian dans l'indo-chine française. Gaz. hebdom. Méd. et Chir. **1901**, 1411. — MACLEOD, J. M. H.: Contribution to the histo-pathology of Yaws. Brit. Med. J. **1901**. — MARSCHALL, H.: Yaws: A Histologic Study. Philippine J. Sci. **2**, 419 (1907). — SCHAMBERG u. KLAUDER: Arch. of Dermat. **1921** (Lit.). — SIEBERT: Betrachtungen über histo-pathologische Untersuchungen bei Framboesia tropica. Arch. Schiffs- u. Tropenhyg. **12**, Beih. 5 (1908). — VERRITI, G.: Histologische, bakterielle und experimentelle Untersuchungen bei 3 Fällen von Boubas brasiliana. Gazz. internaz. Sci. med. **1911**, H. 7.

Ulcus tropicum . . . . S. 574

KERSTEN: Über Ulcus tropicum in Deutsch-Neuguinea. Arch. Schiffs- u. Tropenhyg. **20**, 274 (1916). — KEYSSELITZ u. MAYER: Über Ulcus tropicum. Arch. Schiffs- u. Tropenhyg. **13**, H. 5 (1909). — SIMONS, R. D. G. PH., u. S. T. ANNING: Ulceration in the tropics. In Handbook of Tropical Dermatology, Bd. I, herausgeg. von R. D. G. PH. SIMONS. Amsterdam 1952 (Lit.).

Noma . . . . S. 575

COMBA: Osservaz. clin., istol. e batter. in 7 casi di noma delle guantie. Sperimentale **2** (1899). — HOFMANN: Untersuchungen über die Ätiologie der Noma. Bruns' Beitr. **1904**, 44. — KUHN: Beitrag zur Kenntnis der Noma. Z. Kinderheilk. **35**, 79 (1923) (Lit.). —MATZENAUER: Noma und Nosocomialgangrän. Arch. f. Dermat. **60**, 383 (1901). — MIKULICZ u. KÜMMEL: Krankheiten des Mundes, 4. Aufl. Jena 1922. — PERTHES: Arch. klin. Chir. **1898**, 59. — RONA, S.: Zur Ätiologie und Pathogenese der PLAUT-VINCENTschen Angina, der Stomakace usw. und der Lungengangrän. Arch. f. Dermat. **74**, 171. — TRENDELENBURG: Nosokomialgangrän. Dermat. Wschr. **60**, 385 (Lit.). — VINCENT: Récherches bact. sur l'angine à bacilles fusiformes. Ann. Inst. Pasteur **1899**. — WHEAVER, H., and TUNNICLIFF: Noma. J. Inf. Dis. **1**, 1 (1907).

Lupus erythematodes . . . . S. 576

ALTMANN: Zur Kenntnis der BOECKschen Erkrankung. Arch. f. Dermat. **135** (1921). — ARNDT, G.: Über den Nachweis von Tuberkelbacillen bei Lupus erythematodes acutus resp. subacutus. Berl. klin. Wschr. **1910**, Nr 29, 1360. — BACCAREDDA, A.: Su alcune delicate espressioni iperergiche relative nel quadro istopatologico del „lupus eritematoso". Dermatologica (Basel) **82**, 350—363 (1940). — BAUER-JOKL, M.: Zur Ätiologie des generalisierten Lupus erythematodes. Arch. f. Dermat. **127** (1919) (Lit.). — BAUM, G.: Zur Kasuistik des Lupus erythematodes. Arch. f. Dermat. **88**, 99—104 (1907). — BLOCH, BR., u. H. FUCHS: Über die Beziehungen des chronischen Lupus erythematodes zur Tuberkulose. Arch. f. Dermat. **116**, 742—803 (1913). — BRUNSTING, L. A.: Acute disseminated lupus erythematosus. Med. Clin. N. Amer. **35**, 399—409 (1951). — BUNDICK, W. R., and F. A. ELLIS: Lupus erythematosus. South. Med. J. **44**, 204—213 (1951). — DELBANCO, E.: Zur Klinik und Anatomie des Lupus erythematodes. Mh. Dermat. **48** (1909). — DOORMAAL, T. A. J. VAN, u. J. TH. R. SCHREUDER: Über die sogenannte Erythematodeszelle und deren Vorkommen in der Pleuraflüssigkeit usw. Dermatologica (Basel) **101**, 167—172 (1950). — FONSS: Verhältnis des Lupus erythematodes zur Tuberkulose. Arch. f. Dermat. **129**, 367 (1921). — GAHAN, E.: Original

Descripition of lupus erythematosus. Arch. of Dermat. **66**, 458 (1952). — GANS, O.: Ulerythema acneiforme. Dermat. Wschr. **58** (1914). — Die Pathologie des Bindegewebes mit besonderer Berücksichtigung der Haut. Hautarzt **4**, 399—408 (1953). — GAY-PRIETO, J.: Etiologie, pathogénie et traitement du lupus érythemateux, VIII. Congr. des dermatologistes et syphiligraphes de langue française, Nancy-Vittel 29.—31. Mai 1953. — GOECKERMAN, W. H., and H. MONTGOMERY: Lupus erythematosus. Arch. of Dermat. **25**, 304—316 (1932). — GOUGEROT: Pathogénie des tuberculides cutanées nonfoll. etc. Arch. Méd. expér. Anat. path. **1909**, Nr 3. — HASLUND: Über das Vorkommen von Lupus erythematosus auf dem Prolabium der Lippen und der Schleimhaut des Mundes. Dermat. Z. **23**, H. 12 (1916). — HERZBERG, J. J.: Kritische Betrachtungen über die Pathogenese des Erythematodes. I.—III. Mitt. Hautarzt **1**, 354, 450, 502 (1950). — HOFFMANN, C. A.: Lupoide Einlagerungen bei Lupus erythematodes. Arch. f. Dermat. **113**, 431—436 (1912). — JADASSOHN: Lupus erythematodes. In MRACEKS Handbuch, Bd. III. — JASINSKI, B., G. E. STIEFEL, H. MÄRKI u. F. WUHRMANN: Über ein dem Lupus Erythematodes-Phänomen ähnliches Zellbild im Cantharidenblaseninhalt und seine Beziehungen zu den γ-Globulinen. Klin. Wschr. **1953**, 252—256. — KLEMPERER, P.: Diseases of the collagen system. Bull. New York Acad. Med. **23**, 581—588 (1947). — Collagen disease. Amer. J. Med. **10**, 405—407 (1951). — Über fibrinoide Substanzen. Wien. klin. Wschr. **1953**, 713—716 (Lit.). — KLEMPERER, P., B. GUEFT, S. L. LEE, C. LEUCHTENBERGER and A. W. POLLISTER: Cytochemical changes of acute lupus erythematosus. Arch. of Path. **49**, 503—516 (1950). — KLEMPERER, P., A. D. POLLACK and G. BAEHR: Pathology of disseminated lupus erythematodes. Arch. of Path. **32**, 569—631 (1941). Siehe auch zugehöriges Referat von ROST, Zbl. Hautkrkh. **70**, 268 (1943). — KLINGMÜLLER: Lupus erythematodes. Arch. f. Dermat. **130**, 519 (1921). — KYRLE, J.: Über einen Fall von Lupus erythematodes in Gemeinschaft mit Lupus vulgaris. Beitrag zur Histologie des Lupus erythematodes. Arch. f. Dermat. **94**, 309 (1909). — LEWANDOWSKY: Die Tuberkulose der Haut. Berlin: Springer 1916. — MAKI: Zur Histologie des Lupus erythematodes disseminatus. Jap. J. of Dermat. **13** (1913). — MAYR, JULIUS KARL: Zur Frage des Erythema perstans (KAPOSI-JADASSOHN). Arch. f. Dermat. **131**, 198—203 (1921). — MCCREIGHT, W. G., and H. MONTGOMERY: Cutaneous changes in lupus erythematosus. Arch. of Dermat. **61**, 1—11 (1950). — MICHELSON, H. E.: The problem of lupus erythematosus. California Med. **70**, 1—5 (1949). — MIESCHER, P., u. J. DELACRÉTAZ: Démonstration d'un phénomène „LE" positif dans deux cas d'hypersensibilité médicamenteuse. Schweiz. med. Wschr. **1953**, 536—538. — MONTGOMERY, H.: Pathology of lupus erythematosus. J. Invest. Dermat. **2**, 343—359 (1939). — Pathology of lupus erythematosus. Proc. Staff Meet. Mayo Clin. **15**, 678—680 (1940). — MONTGOMERY, H., and W. G. MCCREIGHT: Disseminate lupus erythematosus. Arch. of Dermat. **60**, 356—369 (1949). — NEUWIRTH, E.: Zur Ätiologie des Lupus erythematodes. Arch. f. Dermat. **136**, H. 2, 226—230 (1921). — OTTOLENGHI-LODIGIANI, F.: Lupus eritematoso disseminato e simmetrico (Touraine et Golé) con particulari note istopatologiche. Giorn. ital. Dermat. **83**, 872—880 (1942). — PAUTRIER, L. M.: Le lupus érythémateux aigu. Formes cliniques. Considérations générales, VIII. Congr. des dermatologistes et syphiligraphes de langue française, Nancy-Vittel 29.—31. Mai 1953. — REITMANN u. v. ZUMBUSCH: Beitrag zur Pathologie des Lupus erythematodes acutus (disseminatus). Arch. f. Dermat. **99**, 147 (1910). — SCHOONHEID: Zur Histologie des Lupus erythematosus und der elastischen Fasern. Arch. f. Dermat. **54**, 163 (1900) (Lit.). — SILVER, H., and A. KUNA: Experimental simulation of the L. E. phenomenon. J. Invest. Dermat. **19**, 281—287 (1952). — STEIGLEDER, G. K.: Zur Diagnostik aus dem Grundausstrich von Bläschen, Blasen und Pusteln. Dermat. Wschr. **130**, 1194 (1954). — STOUGHTON, R., and G. WELLS: A histochemical study on polysaccharides in normal and diseased skin. J. Invest. Dermat. **14**, 37—51 (1950). — VERROTI, G.: Über Lupus erythematosus diff. des ganzen Kopfes und der Hände. Arch. f. Dermat. **103**, 241 (1910). — VILANOVA, X.: Lupus Erythematodes-Zellen. Arch. f. Dermat. **193**, 598—609 (1951). — WATRIN, J., B. DUPERRAT et J. BEUREY: Le lupus érythémateux aigu, VIII. Congr. des dermatologistes et syphiligraphes de langue française, Nancy-Vittel 29., 30. u. 31. Mai 1953 (Lit.).

Granuloma anulare . . . . S. 592

ARNDT, G.: Zur Kenntnis des Granuloma annulare (RADCLIFFE-CROCKER). Arch. f. Dermat. **108**, 229—260 (1911). — BERNSTEIN, J. G.: Necrobiosis lipoidica diabeticorum (URBACH), comparison with granuloma annulare. Arch. of Dermat. **36**, 282—286 (1937). —

Boldt, A.: Beitrag zur Klinik und Ätiologie des Granuloma anulare. Arch. f. Dermat. **179**, 603—610 (1939). — Bowers, R. E.: The histology of granuloma annulare compared with that of the necrobiotic nodules of rheumatic arthritis. Brit. J. Dermat. **61**, 247—250 (1948). — Braun, O.: Über einen atypischen Fall von Granuloma annulare. Arch. f. Dermat. **190**, 438—455 (1950). — Brun, A.: Ein Beitrag zur Kenntnis des Granuloma annulare. Arch. f. Dermat. **135** (1921). — Bunch: Fall von Erythema elevatum diutinum. Proc. Roy. Soc. Med. **1917**. — Bunch, J. L.: Granuloma annulare. Brit. J. Dermat. **1913**. — Chipman, E.: Granuloma annulare. Brit. J. Dermat. **1911**. — Combes, F. C., H. T. Behrman and R. Saperstein: Status of erythema elevatum diutinum. Arch. of Dermat. **57**, 219—226 (1948). — Define, G.: Granuloma annulare. Festschrift Barduzzi. Livorno officina arti grafiche 1911. — Ellis, F. A., u. H. Kirby-Smith: Necrobiosis lipoidica and granuloma annulare. Arch. of Dermat. **45**, 40—60 (1942) (Lit.). — Favera: Beitrag zum Studium des sog. „Granuloma annulare“ (R. Crocker). Éruption circinée chronique de la main (Dubreuilh). Dermat. Z. **1909**, 74. — Erythema elevatum diutinum und Granuloma annulare. Dermat. Z. **1910**, Nr 8, 541. — Frühwald: Fall von Erythema elevatum. Dermat. Wschr. **63**, H. 42 (1916). — Grütz u. Hornemann: Beitrag zur Klinik und Histologie des Granuloma annulare. Arch. f. Dermat. **136**, 1 (1921). — Hartzell: Granuloma annulare. J. Amer. Med. Assoc. **1914**, 230. — Jaeger, H.: Granuloma annulare (The possible identy of its lesions with the subcutaneous nodules seen in rheumatism). Dermatologica (Basel) **92**, 325—326 (1946). — Kenedy, J.: Über einen Fall von Granuloma annulare. Arch. f. Dermat. **140** (1922). — Little, G.: Granuloma annulare. Brit. J. Dermat. **1908**. — Granuloma annulare. Dermat. S. Proc. of the Roy. Soc. of London, 21. Okt. 1915. — Prunty, F. C., and H. Montgomery: Granuloma annulare. Arch. of Dermat. **46**, 394—413 (1942) (Lit.). — Radcliffe-Crocker: Granuloma annulare. Brit. J. Dermat. **1902**. — Stettler, Eduard: Beitrag zur Kenntnis des Granuloma annulare. Arch. f. Dermat. **132**, 314—328 (1921). — Volk: Erythema elevatum et diutinum. Wien. Dermat. Ges. Sitzg. 20. Okt. 1921. Zbl. Hautkrkh. **3**, H. 6, 338. — Woringer, F., et Th. Chorazak: Les formes cliniques du granulome annulaire. Ann. de Dermat., VII. s. **8**, 529—560 (1937).

Granuloma faciale eosinophilicum . . . . S. 597

Cobane, J. H., C. L. Straith and H. Pinkus: Facial granulomas with eosinophilia. Arch. of Dermat. **61**, 442—454 (1950). — Kuske, H.: Tumorförmige eosinophile Granulome der Haut. Dermatologica (Basel) **104**, 254—259 (1952). — Lever, W. F., and R. W. Leeper: Eosinophilic granuloma of the skin. Arch. of Dermat. **62**, 85—96 (1950). — Pinkus, H.: Granulomas with eosinophilia (eosinophilic granulomas). Med. Clin. N. Amer. **35**, 463—479 (1951). — Granuloma faciale. Dermatologica (Basel) **105**, 85—99 (1952) (Lit.). — Steigleder, G. K., u. H. Elschner: Zur Diagnose des Granuloma faciale eosinophilicum. Dermat. Wschr. **130**, 875—879 (1954). — Woerdeman, M. J., and J. R. Prakken: Eosinophilic granulomas of the skin. An attempt at their classification. Dermatologica (Basel) **105**, 133—145 (1952) (Lit.).

Granuloma nitidum . . . . S. 599

Arndt: Beitrag zum Lichen nitidus. Dermat. Z. **1909** (Lit.). — Dalla Favera: A proposito di due osservazione di Lichen nitidus. Giorn. ital. Dermat. **1910**. — Haynes, H., et F. Hellier: Lichen nitidus associé a du lichen plan et a de la lichénification verruqueuse. Ann. de Dermat. VII. s. **8**, 192—214 (1937). — Kyrle u. MacDonagh: Beitrag zur Kenntnis des Lichen nitidus. Arch. f. Dermat. **95** (1909). — Lewandowsky: Lichen nitidus. Arch. f. Dermat. **123** (1916). — Tuberkulose der Haut. Berlin 1916. — Pinkus: Über eine neue knötchenförmige Hauteruption: Lichen nitidus. Arch. f. Dermat. **85** (1907). — Pinkus, H., and H. M. Shair: Koebner Phenomenon in lichen nitidus. Arch. of Dermat. **65**, 82—87 (1952) (Lit.). — Sutton: Lichen nitidus. J. of Cutan. Dis. **28** (1910). — Tappeiner, S.: Zur Stellung des Lichen nitidus im System der Hautkrankheiten. Dermatologica (Basel) **107**, 1—12 (1953).

Granuloma teleangiectaticum . . . . S. 601

Allenet: Botryomycose humaine. (Étude clinique et anatomo-pathologique.) Thèse de Lyon 1908/09 (Lit.). — Beneke: Münch. med. Wschr. **1906**, 553. — Bodin: Botryomycose du sillon rétro-auriculaire. Ann. de Dermat. **1908**, 28. — Sur la botryomycose humaine.

Ann. de Dermat. 3 (1902). — BOSELLINI, O. L.: Sulla condetta botriomicosi umana. Arch. f. Dermat. **110**, 85 (1911). — DALLA FAVERA: Beiträge zur Kenntnis der sog. menschlichen Botryomykose. (UNNA-Festschr. II). Dermat. Studien **21** (1910). — FERRARINI: Sopra un caso di granuloma peduncolatum. Clinica chir. **1913**, Nr 1. — FRÉDÉRIC: Über die sog. menschliche Botryomykose. Dtsch. med. Wschr. **1904** (Lit.). — FREUND, H.: Zur Kenntnis des teleangiektatischen Granuloms. Arch. f. Dermat. **166**, 669—698 (1932). — HAMMERSCHMIDT u. LUDOVICI: „Botryomykose". Arch. f. Dermat. **130**, 246 (1921). — HARTZELL, M. B.: Granuloma pyogenicum. J. of Cutan. Dis. **22**, No 1. — HEUCK: Über „Granuloma pediculatum" (sog. menschl. Botryomykose). Dermat. Z. **1912**, 221, 324, 404. — JAQUET u. BANÉ: Benignes hypertrophisches Granulom (Pseudo-Botryomykose). Ann. de Dermat. **1909**, 574. — KONJETZNY, G. E.: Zur Pathologie und Ätiologie der sog. teleangiectatischen Granulome (Botryomykose). Münch. med. Wschr. **1912**, Nr 41, 2219—2221. — KREIBICH: Über Granulome. Arch. f. Dermat. **94** (1909). — KRZYSTALOWICZ: Die Botryomykose. Mh. Dermat. **1907**. — KÜTTNER, H.: Über teleangiektatische Granulome. Ein Beitrag zur Kenntnis der sog. Botryomykose. Bruns' Beitr. **1905**, **47** (Lit.). — LENORMANT: Über die sog. Botryomykosis beim Menschen. Ann. de Dermat. **1910**, Nr 4, 161. — REITMANN, K.: Über das teleangiektatische Granulom KÜTTNER. Arch. f. Dermat. **91**, 185 (1908). — SABRAZÈS et LAUBIE: Non spécifité de la botryomykose. Arch. génér. méd. **1899**. — SCHRIDDE, H.: Das Granuloma teleangiectaticum europeum, eine Protozoenkrankheit. Dtsch. med. Wschr. **1912**, Nr 5. — WITE, UDO J.: Granuloma pyogenicum. J. of Cutan. Dis. **28**, 663 (1910).

Lymphogranulomatose . . . . S. 605

APITZ, K.: Über eine leukämische Lymphoreticulose (Kombination lymphatischer mit leukämischer Retikulose). Virchows Arch. **304**, 65—78 (1939). — ARNDT: Beiträge zur Kenntnis der Lymphogranulomatose der Haut. Virchows Arch. **209** (1912). — ARZT, L.: Zur Kenntnis der Lymphogranulomatose. Verh. dtsch. path. Ges. **1923**. — Beiträge zur Differenzierung der granulomatösen Hauterkrankungen. Acta dermato-vener. (Stockh.) **1**, 365—388 (1921). — BACHER: Über Lymphogranulomatose mit Hauterscheinungen. Arch. f. Dermat. **135** (1921) (Lit.). — BLOCH: Erythema toxicum bull. und HODGKINsche Krankheit. Arch. f. Dermat. **87** (1907). — BLUEFARB, S. M., and J. R. WEBSTER: Lipomelanotic reticulosis. Arch. of Dermat. **61**, 830—841 (1950). — DÖSSEKER: Zur Kenntnis der Haut-Lymphogranulomatose. Arch. f. Dermat. **126** (1919) (Lit.). — GROSS: Lymphogranulomatosis cutis. Beitr. path. Anat. **1906**, 39. — HEILMEYER, L., u. H. BEGEMANN: Blut und Blutkrankheiten. In Handbuch der inneren Medizin, Bd. 2. Berlin: Springer 1951. — HELD, I. W., and A. A. GOLDBLOOM: Adenopathy. A discussion of differential diagnosis between HODGKINS disease, lymphosarkoma and aleukemic lymphadenosis. Internat. Clin. **46**, 70—97 (1936). — HIRSCHFELD: Über Lymphogranulomatose der Haut. Z. Krebsforsch. **1917**, 16. — HÖVELBORN, CL.: Die isolierte Lymphogranulomatose der Haut. Arch. f. Dermat. **166**, 136—151 (1932). — HOFFMANN, E.: Lymphogranulomatose usw. Dtsch. med. Wschr. **1915**, 38. — HUECK, W.: Über das Mesenchym. III. Teil. Mesenchymale Tumoren. Beitr. path. Anat. **103**, 308—349 (1939). — JADASSOHN, J.: Über Pigmentverschleppung aus der Haut bei Pityriasis rubra und Ekzem. Arch. f. Dermat. **24**, 463 (1892). — KREIBICH: Über Hautveränderungen bei HODGKINscher Krankheit. Verh. dtsch. dermat. Ges. **1908**. — KREN: Lymphogranulomatosis cutis. Arch. f. Dermat. **125** (1919) (Lit.); **130** (1921). — KUSUNOKI: Zur Ätiologie der Lymphomatosis granulom. Virchows Arch. **215** (1914). — LENNERT, K., u. H. ELSCHNER: Zur Kenntnis der lipomelanotischen Reticulo(cyto)se. Frankf. Z. Path. **65**, 559—577 (1954). — LÖBLICH, H. J., u. G. WAGNER: Das pigmentierte Lymphogranulom mit generalisierten Hauterscheinungen. Arch. f. Dermat. **196**, 33—64 (1953) (Lit.). — MARIANI: Klinische und pathol.-anat. Beiträge zum Studium der cutanen Leukämien usw. Arch. f. Dermat. **120** (1914). — MONTGOMERY, H.: Lipomelanotic reticulosis. Persönliche Mitteilung. — MOUSSON, G. L.: Generalisierte Lymphogranulomatose von ungewöhnlicher Ausdehnung unter dem klinischen Bilde der Mycosis fungoides verlaufend. Acta dermato.-vener. **10**, 186—228 (1929). — PAUTRIER, L. M., et F. WORINGER: Note preliminaire sur un tableau histologique particulier des lésions ganglionaire accompagnant de éruptions dermatologiques généralisées, prurigineuses de types cliniques différents. Bull. Soc. franç. Dermat. **39**, 947—955 (1932). — Contribution a l'étude de l'histophysiologie cutanée. 4. Memoire. A propos d'un aspect histopathologique nouveau du ganglion lymphatique: La reticulose lipo-melanique accompagnant certaine dermatoses généralisées. Les échanges entre le peau et le ganglion. Ann. de Dermat., VII. s. 8, 258—273 (1937). — RÖSSLE, R.: Das Retothelsarkom der Lymphdrüsen. Seine Formen und Verwandtschaften. Beitr. path. Anat. **103**, 385—415 (1939). — SACHS: Zur Pathologie der general. exf. Erythrodermien. Arch. f. Dermat. **118** (1913). — STEIGER: Zur Pathologie und Klinik der Lymphogranulomatose. Z. klin. Med. **1914**, 79. — STERNBERG: Verh. dtsch. path. Ges. **1912**. — SWEITZER, S. E., and L. H. WINER: Ulcerative HODGKIN's disease and lymphnode imprints. Arch. of Dermat. **51**, 229—236 (1945). — TAPPEINER, S.: Zur Lymphogranulomatose (PALTAUF-STERNBERG) der Haut. Arch. f. Dermat. **181**, 720—760 (1941). — TERPLAN, K., u. M. MITTELBACH: Beiträge zur Lymphogranulomatose usw. Virchows Arch. **271**, 759—866. — TISCHENDORF, W., u. F. HECKNER: Zur Zytologie und Klinik der großfollikulären Lymphadenopathie (BRILL-SYMMERSsche Krankheit). Neue med. Welt **1950**, 1013—1018. — WIRZ: Zur Kenntnis der Lymphogranulomatosa cutis. Arch. f. Dermat. **132** (1921). — ZIEGLER, KURT: Die HODGKINsche Krankheit. Jena: Gustav Fischer 1911.

Granuloma fungoides . . . . S. 613

ARZT, L.: Has the diagnosis of mycosis fungoides lost his usefulness? Excerpta med. **13** (VI), 1525 (1952). — AUDRY: Dermatite pust. premyc. Ann. de Dermat. **1905**. — BERGER, L., et A. VALLÉE: Le mycosis fungoide: Une réticulo-endotheliose de la peau. Presse méd. **1930 I**, 177—179. — BERGGREEN, P.: Verlaufsweisen der Mycosis fungoides (unter besonderer Berücksichtigung der Atypien). Arch. f. Dermat. **178**, 501—549 (1939). — BERMAN, L.: Pathologic nature of mycosis fungoides. Arch. of Path. **29**, 530—540 (1940). — BÖHMER, E., u. H. J. HEITE: Über die Krankheitsdauer der Mykosis fungoides. Arch. f. Dermat. **196**, 1—22 (1953). — BOSELLINI: Über Lymphodermien und Mycosis fungoides. Arch. f. Dermat. **108** (1911). — CAILLIAU: A propos de l'histogenèse du mycosis fungoide. Ann. de Dermat., VII. s. **9** (II), 856—874 (1938). — CAWLY, E. P., A. C. CURTIS and J. E. K. LEACH: Is mycosis fungoides a reticuloendothelial neoplastic entity. Arch. of Dermat. **64**, 255—272 (1951). — DARIER: Contribution á l'étude des éruptions prémycosiques etc. Dermat. Studien **21** (1910). FIOCCO: Ric. clin. anat.-patol. e sperimentali int. alle Mycosis fungoides. Padua 1902. — FLARER, F.: Reticulo-endoteliosi cutanae. Atti Soc. ital. Dermat. **5**, 188—389 (1942). — FOX: Mycosis fungoides in Psoriasis. J. Amer. Med. Assoc. **1913**. — FRASER, J. F.: The interpretation of mycosis fungoides as a variety of lymphosarcoma. Arch. of Dermat. **11**, 425—445 (1925). — Mycosis fungoides. Arch. of Dermat. **12**, 814—828 (1925). — GABRIEL, H., u. R. NEUHOLD: Ein Beitrag zum Mycosis fungoides-Problem. Arch. f. Dermat. **196**, 445—464 (1953). — GALLOWAY and MACLEOD: Mycosis fungoides. Brit. J. Dermat. **1900**. — GÖDEL: Mycosis fungoides. Arch. f. Dermat. **130** (1921) (Lit.). — HALLOPEAU, GASTOU et RAILLIET: Mycosis fungoides bullosa. Bull. Soc. franç. Dermat. **1907**. — HERXHEIMER u. HÜBNER: 10 Fälle von Mycosis fungoides usw. Arch. f. Dermat. **84** (1907). — HERZBERG, J. J., u. K. H. ÜBERSCHÄR: Die Mykosis fungoides als neoplastische Erkrankung des erweiterten retikuloendothelialen Systems. Dermat. Wschr. **123**, 316—328, 337—354 (1953). — JEANSELME et BLOCH: Forme verr. et hyperkerat. du mycosis fungoides etc. Bull. Soc. franç. Dermat. **1921**, Nr 4. — KNOWLES: Mycosis fungoides. J. of Cutan. Dis. **1915**, 33. — KRZYSTALOWICZ: Ein Fall von Granuloma fungoides. Arch. f. Dermat. **131** (1921). — KUZNITZKY: Lungenbefunde bei Mycosis fungoides. Arch. f. Dermat. **123** (1916). — LEIBKIND: Beiträge zur Kasuistik und Histologie der Mycosis fungoides. Dermat. Zbl. **1911**. — LINDENHEIM: Über das erste Stadium der Mycosis fungoides. Dermat. Z. **1916**, 23. — LÖHE: Drüsenschwellung bei Mycosis fungoides. Arch. f. Dermat. **131** (1921) (Lit.). — MAYR: Zur Klinik und Histologie der Mycosis fungoides d'emblée. Dermat. Z. **1921**, 33. — MONTGOMERY, H.: Lymphoblastoma of the skin, postgraduate medical course in disease of the skin. University of Minnesota 31. 10.—5. 11. 1938. — ORMSBY, O. S., and C. W. FINNERUD: Mycosis fungoides. Arch. of Dermat. **27**, 631—642 (1933). — PALTAUF u. v. ZUMBUSCH: Mycosis fungoides usw. Arch. f. Dermat. **118** (1913). — PALTAUF u. SCHERBER: Mycosis fungoides etc. Virchows Arch. **222** (1916). — PAUTRIER, L. M.: Mycosis fungoides etc. Ann. de Dermat. **1909**. — A propos de l'anatomie pathologique du mycosis fungoides. Bull. Soc. franç. Dermat. **7**, 1365 (1937). — PELAGATTI: Mycosis fungoides und Leukämie. Mh. Dermat. **39** (1904). — POEHLMANN: Prämykotische Dermatitis. Münch. Dermat. Ges. 4. März 1921. Zbl. Hautkrkh. **1** (1921). — RADAELI: Mycosis fungoides. Sperimentale **1911**. — RIECKE: 2 Fälle von Mycosis fungoides. Arch. f. Dermat. **67** (1903). — SACHS:

Prämykotisches Ekzem. Verh. der Wien. Med. Ges. **30**. Okt. 1912. — SEQUEIRA: Mycosis fungoides. Brit. J. Dermat. **1914**. — SÉZARY, A.: Les réticuloses cutanées. Ann. de Dermat. **79**, 378—386 (1952). — SPIETHOFF: Beitrag zur Gewebs- und Blutveränderung bei der Mycosis fungoides. Dermat. Z. **1911**. — SYMMERS, D.: Mycosis fungoides as a clinical and pathologic nonexistent. Arch. of Dermat. **25**, 1—10 (1932). — TRYB: Beiträge zur Kenntnis der Mycosis fungoides. Arch. f. Dermat. **114** (1913). — ULLMANN: Ein Fall von Mycosis fungoides. Mh. Dermat. **39** (1904). — UNNA, P. G.: Granuloma fungoides. Virchows Arch. **202** (1910). — VERROTI: Mycosis fungoides. Giorn. ital. Dermat. **1913**. — WARTHIN, A. S.: The genetic neoplastic relationships of HODGKIN's disease, aleukaemic and leukaemic lymphoblastoma, and mycosis fungoides. Ann. Surg. **93**, 153—161 (1931). — WEBER: Mycosis fungoides. Korresp.bl. Schweiz. Ärzte **1916**. — WISE u. ROSEN: Mycosis fungoides. J. of Cutan. Dis. **34** (1920). — WOLFRAM, S.: Über den Nachweis von Retikulumfasern im Granulationsgewebe der Mycosis fungoides. Wien. klin. Wschr. **1949**, Nr 50/51, 931—935. — ZINCK, K.-H.: Die Neubildung lymphoiden Gewebes bei der Mycosis fungoides. Virchows Arch. **296**, 318—342 (1936). — ZUMBUSCH, v.: Beiträge zur Pathologie und Therapie der Mycosis fungoides. Arch. f. Dermat. **78** (1906). — ZURHELLE: Mycosis fungoides usw. Dermat. Z. **27** (1919) (Lit.).

Sachverzeichnis.

Die fettgedruckten Ziffern geben die Seiten an, auf denen der Gegenstand ausführlich erörtert ist; die Ziffern mit einem Stern (*) weisen auf die Abbildungen hin.

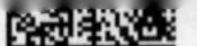